ROTINAS EM
GINECOLOGIA

Nota

A medicina é uma ciência em constante evolução. À medida que novas pesquisas e a própria experiência clínica ampliam o nosso conhecimento, são necessárias modificações na terapêutica, onde também se insere o uso de medicamentos. Os autores desta obra consultaram as fontes consideradas confiáveis, num esforço para oferecer informações completas e, geralmente, de acordo com os padrões aceitos à época da publicação. Entretanto, tendo em vista a possibilidade de falha humana ou de alterações nas ciências médicas, os leitores devem confirmar estas informações com outras fontes. Por exemplo, e em particular, os leitores são aconselhados a conferir a bula completa de qualquer medicamento que pretendam administrar, para se certificar de que a informação contida neste livro está correta e de que não houve alteração na dose recomendada nem nas precauções e contraindicações para o seu uso. Essa recomendação é particularmente importante em relação a medicamentos introduzidos recentemente no mercado farmacêutico ou raramente utilizados.

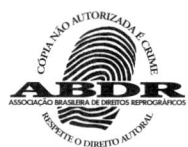
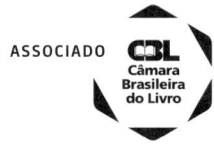

R848   Rotinas em ginecologia / Organizadores, Eduardo Pandolfi Passos ... [et al.] – 8. ed. – Porto Alegre : Artmed, 2023.
xxii, 738 p. : il. color. ; 25 cm.

ISBN 978-65-5882-113-7

1. Medicina – Ginecologia. I. Passos, Eduardo Pandolfi.

CDU 618.1

Catalogação na publicação: Karin Lorien Menoncin – CRB 10/2147

ROTINAS EM GINECOLOGIA

8ª EDIÇÃO

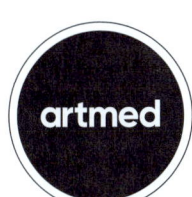

Porto Alegre
2023

EDUARDO PANDOLFI **PASSOS**
SÉRGIO H. **MARTINS-COSTA**
JOSÉ ANTÔNIO **MAGALHÃES**
JOSÉ GERALDO LOPES **RAMOS**
MARIA LÚCIA DA ROCHA **OPPERMANN**
MARIA CELESTE OSÓRIO **WENDER**

ORGS.

© Artmed Editora Ltda., 2023

Gerente editorial
Letícia Bispo de Lima

Colaboraram nesta edição

Editora
Mirian Raquel Fachinetto

Preparação de originais
Heloísa Stefan

Leitura final
Marquieli Oliveira

Projeto gráfico e capa
Paola Manica | Brand & Book

Ilustrações
Gilnei da Costa Cunha

Editoração eletrônica
Kleber dos Santos Moraes

Reservados todos os direitos de publicação, em língua portuguesa, ao GRUPO A EDUCAÇÃO S.A.
(Artmed é um selo editorial do GRUPO A EDUCAÇÃO S.A.)
Rua Ernesto Alves, 150 – Bairro Floresta
90220-190 – Porto Alegre – RS
Fone: (51) 3027-7000

SAC 0800 703 3444 – www.grupoa.com.br

É proibida a duplicação ou reprodução deste volume, no todo ou em parte,
sob quaisquer formas ou por quaisquer meios (eletrônico, mecânico, gravação,
fotocópia, distribuiçãona Web e outros), sem permissão expressa da Editora.

IMPRESSO NO BRASIL
PRINTED IN BRAZIL

AUTORES

EDUARDO PANDOLFI PASSOS Ginecologista e obstetra. Professor titular do Departamento de Ginecologia e Obstetrícia e membro da Comissão coordenadora do Programa de Pós-Graduação (PPG) em Ciências da Saúde: Ginecologia e Obstetrícia da Faculdade de Medicina (Famed) da Universidade Federal do Rio Grande do Sul (UFRGS). Chefe do Setor de Reprodução Assistida do Serviço de Ginecologia e Obstetrícia (SGO) do Hospital de Clínicas de Porto Alegre (HCPA)/UFRGS. Chefe do Serviço de Fertilidade e Reprodução Assistida do Hospital Moinhos de Vento (HMV). Especialista em Reprodução Assistida pela Università Degli Studi di Milano, Itália. Mestre em Medicina: Ginecologia, Doutor e Livre-Docente em Medicina: Ginecologia pela Universidade Federal de São Paulo (Unifesp).

SÉRGIO H. MARTINS-COSTA Ginecologista e obstetra. Professor titular do Departamento de Ginecologia e Obstetrícia da Famed/UFRGS. Especialista em Ginecologia e Obstetrícia pela Fundação Federal de Ciências Médicas de Porto Alegre (FFCMPA). Mestre em Medicina: Nefrologia e Doutor em Ciências Médicas: Ginecologia e Obstetrícia pela UFRGS.

JOSÉ ANTÔNIO MAGALHÃES Ginecologista e obstetra especialista em Medicina Fetal. Professor titular do Departamento de Ginecologia e Obstetrícia e professor do PPG em Ciências da Saúde: Ginecologia e Obstetrícia da Famed/UFRGS. Coordenador do Grupo de Medicina Fetal do SGO/HCPA/UFRGS. Mestre em Medicina pela UFRGS. Doutor em Medicina: Ginecologia pela Unifesp.

JOSÉ GERALDO LOPES RAMOS Ginecologista, obstetra e mastologista. Professor titular do Departamento de Ginecologia e Obstetrícia e professor do PPG em Ciências da Saúde: Ginecologia e Obstetrícia da Famed/UFRGS. Chefe do Setor de Uroginecologia do SGO/HCPA/UFRGS. Especialista em Ginecologia, Obstetrícia e Mastologia pela Federação Brasileira de Ginecologia e Obstetrícia (Febrasgo) e Sociedade Brasileira de Mastologia (SBM). Mestre em Medicina: Nefrologia e Doutor em Clínica Médica pela UFRGS.

MARIA LÚCIA DA ROCHA OPPERMANN Ginecologista e obstetra. Professora titular do Departamento de Ginecologia e Obstetrícia da Famed/UFRGS. Especialização em Gestação de Alto Risco e Diabetes na Gestação no HCPA/UFRGS. Mestra em Medicina: Clínica Médica e Doutora em Epidemiologia pela UFRGS.

MARIA CELESTE OSÓRIO WENDER Ginecologista e obstetra. Professora titular do Departamento de Ginecologia e Obstetrícia e membro da Comissão coordenadora do PPG em Ciências da Saúde: Ginecologia e Obstetrícia da Famed/UFRGS. Chefe do SGO/HCPA/UFRGS. Coordenadora do Ambulatório de Climatério do HCPA/UFRGS. Mestra e Doutora em Ciências Médicas pela UFRGS.

ADRIANI OLIVEIRA GALÃO Ginecologista e obstetra. Professora associada do Departamento de Ginecologia e Obstetrícia da Famed/UFRGS. Professora colaboradora do PPG em Ciências da Saúde: Ginecologia e Obstetrícia da UFRGS. Especialista em Gestão de Operações para a Saúde pela UFRGS. Mestra em Medicina e Ciências da Saúde e Doutora em Clínica Médica e Ciências da Saúde pela Pontifícia Universidade Católica do Rio Grande do Sul (PUCRS).

ALBERTO MANTOVANI ABECHE   Ginecologista e obstetra. Professor associado do Departamento de Ginecologia e Obstetrícia da Famed/UFRGS. Coordenador do Sistema Nacional de Informação sobre Agentes Teratogênicos (SIAT) do HCPA/UFRGS. Mestre e Doutor em Ciências Médicas pela UFRGS.

ALÍSSIA CARDOSO   Ginecologista e obstetra. Mestra em Ciências Médicas pela UFRGS.

ANA LÚCIA LETTI MÜLLER   Ginecologista e obstetra contratada do SGO/HCPA/UFRGS, atuando na Subcomissão de Segurança e Qualidade, no Comitê de Mortalidade Materno Infantil e no Grupo de Medicina Fetal do SGO/HCPA/UFRGS. Título de Especialista em Ginecologia e Obstetrícia (TEGO) pela Febrasgo. Mestra e Doutora em Ciências Médicas: Medicina Fetal pela UFRGS.

ANA SELMA BERTELLI PICOLOTO   Ginecologista e obstetra. Professora adjunta do Departamento de Ginecologia e Obstetrícia da Famed/UFRGS. Especialista em Uroginecologia pela Universidade Federal de Ciências da Saúde de Porto Alegre (UFCSPA). Mestra em Patologia pela UFCSPA. Doutora em Ciências da Saúde: Ginecologia e Obstetrícia pela UFRGS. Membro da Comissão Nacional Especializada em Uroginecologia e Cirurgia Vaginal da Febrasgo. Presidente da Associação de Obstetrícia e Ginecologia do Rio Grande do Sul (Sogirgs).

ANDRÉA PIRES SOUTO DAMIN   Mastologista. Professora adjunta do Departamento de Ginecologia e Obstetrícia da Famed/UFRGS. Chefe do Serviço de Mastologia do HCPA/UFRGS. Mestra e Doutora em Patologia pela UFSCPA.

ÂNGELA ERGUY ZUCATTO   Mastologista contratada do HCPA/UFRGS. Especialista em Oncoplastia pelo HCPA/UFRGS. Mestra em Ciências Médicas pela UFRGS.

ANNA LUIZA SCHMITZ RODRIGUEZ   Ginecologista e obstetra com ano adicional de residência em Oncologia Ginecológica no HCPA/UFRGS.

BEATRIZ VAILATI   Ginecologista do SGO/HCPA/UFRGS. Mestra em Clínica Médica pela UFRGS.

CAMILLA MACHADO DO VALLE PEREIRA   Ginecologista e obstetra. Médica residente em Mastologia do HCPA. Mestranda do PPG em Ciências da Saúde: Ginecologia e Obstetrícia da UFRGS.

CARLOS AUGUSTO BASTOS DE SOUZA   Ginecologista e obstetra. Mestre e Doutor em Ciências Médicas pela UFRGS. Pós-Doutorado em Endometriose e Endoscopia Ginecológica na Université de Paris, França.

CRISTIANO CAETANO SALAZAR   Ginecologista e obstetra plantonista do Centro Obstétrico do HCPA/UFRGS. Pós-Graduação em Terapia Intensiva pela AVM Faculdade Integrada; em Humanização da Gestação e Atenção do Sistema Único de Saúde (SUS) pelo Ministério da Saúde e UFRGS, Universidade Federal Fluminense (UFF), Universidade Regional do Noroeste do Estado do Rio Grande do Sul (Unijuí) e Escola de Saúde Pública do Rio Grande do Sul (ESP/RS) e em Neurociência e Comportamento pela PUCRS.

DANIEL C. DAMIN   Professor de Cirurgia da Famed/UFRGS. Coloproctologista do HCPA/UFRGS e do Hospital Mãe de Deus. Mestre e Doutor em Gastroenterologia pela UFRGS. Pós-Doutorado na University of Miami, Estados Unidos.

DANIELA VANESSA VETTORI   Ginecologista e obstetra. Professora adjunta do Departamento de Ginecologia e Obstetrícia da Famed/UFRGS. Especialista em Medicina Fetal pela Febrasgo. Doutora em Ciências da Saúde pela UFRGS.

DANIELE LIMA ALBERTON   Ginecologista do SGO/HCPA/UFRGS. Especialista em Endoscopia Ginecológica pelo Instituto Nacional de Saúde da Mulher, da Criança e do Adolescente Fernandes Figueira (IFF) da Fundação Oswaldo Cruz (Fiocruz) e Febrasgo. Mestra em Ciências da Saúde pela UFRGS.

EDIMÁRLEI GONSALES VALÉRIO Ginecologista e obstetra. Professora adjunta do Departamento de Ginecologia e Obstetrícia da Famed/UFRGS. Preceptora da Residência Médica em Ginecologia e Obstetrícia no HCPA/UFRGS. Especialização em Gestação de Alto Risco no HCPA/UFRGS. Mestra em Ciências da Saúde e Doutora em Ciências da Saúde: Ginecologia e Obstetrícia pela UFRGS.

EDISON CAPP Ginecologista e obstetra. Professor titular do Departamento de Ginecologia e Obstetrícia da Famed/UFRGS. Doutor em Medicina pela Ludwig-Maximillian-Universität München, Alemanha.

EDUARDO CORRÊA COSTA Cirurgião pediátrico. Médico contratado e coordenador do Programa de Anomalias da Diferenciação Sexual (PADS) do HCPA/UFRGS e da Cirurgia Pediátrica do HMV. Mestre em Ciências Cirúrgicas pela UFRGS.

EDUARDO JOSÉ CECCHIN Ginecologista. Especialista em Endoscopia Ginecológica pelo HCPA/UFRGS. Mestrando do PPG em Ciências da Saúde: Ginecologia e Obstetrícia da UFRGS.

EUNICE BEATRIZ MARTIN CHAVES Ginecologista. Chefe da Unidade de Assistência à Saúde dos Funcionários do HCPA/UFRGS. Especialista em Ginecologia e Obstetrícia e em Medicina do Trabalho pelo HCPA/UFRGS. Mestra e Doutora em Ciências Médicas pela UFRGS.

FERNANDA BOEK DA SILVA Ginecologista e obstetra. Médica residente em Mastologia do HCPA/UFRGS.

FERNANDA SANTOS GROSSI Ginecologista e obstetra. Coordenadora do Serviço de Ginecologia e Obstetrícia do Hospital Geral de Caxias do Sul. Especialista em Sexualidade Humana pela Universidade de São Paulo (USP). Mestra e Doutora em Ciências da Saúde: Ginecologia e Obstetrícia pela UFRGS. Membro da Comissão Nacional Especializada em Gestação de Alto Risco da Febrasgo.

GABRIELA SOUZA DE OLIVEIRA FREITAS Ginecologista e obstetra com ano adicional de residência em Uroginecologia no HCPA/UFRGS. Título de Especialista em Ginecologia e Obstetrícia pela Febrasgo. Mestranda do PPG em Ciências da Saúde: Ginecologia e Obstetrícia da UFRGS.

GABRIELLE SOARES BEHENCK Médica residente em Ginecologia e Obstetrícia do HCPA/UFRGS.

GIOVANA FONTES ROSIN Ginecologista e obstetra. Especialista em Patologia do Trato Genital Inferior e Colposcopia pelo HCPA/UFRGS. Mestra e Doutoranda em Ciências da Saúde: Ginecologia e Obstetrícia da UFRGS.

GUILHERME GUARAGNA FILHO Endocrinologista pediátrico. Professor adjunto de Pediatria da Famed/UFRGS. Membro do PADS/HCPA/UFRGS. Doutor em Saúde da Criança e do Adolescente pela Universidade Estadual de Campinas (Unicamp).

HELENA VON EYE CORLETA Ginecologista e obstetra. Professora titular do Departamento de Ginecologia e Obstetrícia da Famed/UFRGS. Especialista em Reprodução Assistida pela Febrasgo. Mestra em Tocoginecologia pela Faculdade de Medicina de Ribeirão Preto (FMRP) da USP. Doutora em Medicina: Ginecologia pela Ludwig-Maximillian-Universität München, Alemanha.

HILARIO PARISE JUNIOR Ginecologista e obstetra. Especialista em Reprodução Assistida pelo HCPA/UFRGS.

ILMA SIMONI BRUM DA SILVA Bióloga-fisiologista. Professora titular de Fisiologia da UFRGS. Mestra e Doutora em Ciências Biológicas: Fisiologia pela UFRGS. Pós-Doutorado em Endocrinologia na Université de Médecine de Montpellier, França.

ISABEL CIRNE LIMA DE OLIVEIRA DURLI Embriologista. Mestra em Ciências Veterinárias e Doutora em Ciências da Saúde: Ginecologia e Obstetrícia pela UFRGS.

ISADORA BASTIANI BIONDO Ginecologista e obstetra. Pós-Graduação em Sexologia Clínica pelo IBCMED. Mestranda do PPG em Ciências da Saúde: Ginecologia e Obstetrícia da FAMED/UFRGS.

IVAN SERENO MONTENEGRO Ginecologista e especialista em Reprodução Assistida pelo HCPA/UFRGS, Febrasgo e Associação Médica Brasileira (AMB). Médico do setor de Reprodução Assistida do HCPA/UFRGS. Professor de Ginecologia e Obstetrícia e Supervisor do Programa de Residência Médica em Ginecologia e Obstetrícia da Universidade do Vale do Rio dos Sinos (Unisinos). Mestre em Medicina e Doutor em Ciências da Saúde: Ginecologia e Obstetrícia pela UFRGS. Coordenador do Núcleo de Reprodução Assistida da Sogirgs. Membro da Câmara Técnica de Reprodução Assistida do Conselho Regional de Medicina do Estado do Rio Grande do Sul (Cremers).

JANETE VETTORAZZI Ginecologista e obstetra. Professora adjunta do Departamento de Ginecologia e Obstetrícia e do PPG em Ciências da Saúde: Ginecologia e Obstetrícia da Famed/UFRGS. Especialização em Gestação de Alto Risco no HCPA/UFRGS. Título de Especialista em Ginecologia e Obstetrícia e em Sexologia pela Febrasgo. Mestra em Ciências Médicas e Doutora em Ciências Médicas: Gestação de Alto Risco pela UFRGS. Pós-Doutorado em Gestação de Alto Risco na UFRGS.

JAQUELINE NEVES LUBIANCA Ginecologista e obstetra. Professora associada do Departamento de Ginecologia e Obstetrícia e do PPG em Ciências Médicas: Ginecologia e Obstetrícia da UFRGS. Coordenadora do Ambulatório de Planejamento Familiar – Situações Especiais do HCPA/UFRGS. *Fellowship* em Ginecologia Infantopuberal no Children's Hospital, Boston, Estados Unidos. Mestra e Doutora em Ciências Médicas pela UFRGS.

JEAN CARLOS DE MATOS Ginecologista e obstetra contratado do HCPA/UFRGS. Especialista em Patologia Cervical pela Associação Brasileira de Patologia do Trato Genital Inferior e Colposcopia (ABPTGIC). Mestre em Clínica Médica: Ginecologia pela UFGRS.

JOÃO SABINO LAHORGUE DA CUNHA FILHO Médico especialista em Reprodução Assistida pela Febrasgo. Professor titular da Famed/UFRGS. Diretor médico da Insemine Centro de Reprodução Humana. Mestre em Medicina e Doutor em Endocrinologia pela UFRGS. Pós-Doutorado na Université de Paris, França. Livre-Docente pela USP.

JORGE VILLANOVA BIAZUS Mastologista. Professor associado do Departamento de Ginecologia e Obstetrícia da Famed/UFRGS. Doutor em Ciências Médicas pela UFRGS.

JOSÉ ANTONIO CAVALHEIRO Mastologista do Serviço de Mastologia do HCPA/UFRGS. Doutor em Ciências Médicas pela UFRGS.

JÚLIA MARQUES DA ROCHA DE AZEVEDO Ginecologista e obstetra. Mestra em Ciências Médicas pela UFRGS.

JULIANA MARIANO DA ROCHA BANDEIRA DE MELLO Médica radiologista especialista em mama do HCPA e da Clínica Mamorad Diagnóstico por Imagem. Preceptora da Residência Médica em Radiologia do HCPA. Título de Especialista em Radiologia e Diagnóstico por Imagem pelo Colégio Brasileiro de Radiologia (CBR) e AMB. Mestra em Ciências Médicas e Doutora em Ciências da Saúde: Ginecologia e Obstetrícia pela UFRGS.

LAURA DOS SANTOS CESA Ginecologista e obstetra. Médica residente em Endoscopia Ginecológica do Hospital Materno Infantil Presidente Vargas (HMIPV). Mestranda do PPG em Ciências da Saúde: Ginecologia e Obstetrícia da UFRGS.

LAURA GAZAL PASSOS Acadêmica de Medicina da PUCRS. Bolsista de Iniciação Científica do Grupo de Reprodução e Farmacologia do Laboratório de Embriologia e Diferenciação Celular do HCPA/UFRGS.

LEILA CRISTINA PEDROSO DE PAULA Endocrinologista e endocrinologista pediátrica. Preceptora da Residência em Endocrinopediatria do HCPA/UFRGS. Mestra e Doutora em Endocrinologia pela UFRGS. Membro do Comitê de Endocrinologia da Sociedade Brasileira de Pediatria (SBP).

LETÍCIA ROYER VOIGT Ginecologista e obstetra com ano adicional de residência em Ginecologia Endócrina no HCPA/UFRGS. Mestranda do PPG em Ciências da Saúde: Ginecologia e Obstetrícia da UFRGS.

LUCAS LOCKS-COELHO Ginecologista e obstetra com ano adicional de residência em Oncologia Ginecológica no HCPA/UFRGS. Plantonista, preceptor da Residência em Ginecologia e Obstetrícia da Universidade Luterana do Brasil (Ulbra) e do Hospital Santa Clara do Complexo Hospitalar Santa Casa de Misericórdia de Porto Alegre. Cirurgião da Oncologia Ginecológica do Hospital Bom Jesus, de Taquara, RS. Mestrando em Ciências da Saúde: Ginecologia e Obstetrícia da UFRGS.

LUCIANA LAUREANO PAIVA Fisioterapeuta. Professora associada II do Curso de Fisioterapia da UFRGS. Mestra em Ciências do Movimento Humano pela UFRGS. Doutora em Gerontologia Biomédica pela PUCRS. PhD em Ciências da Saúde: Ginecologia e Obstetrícia pela UFRGS.

LUÍZA GUAZZELLI PEZZALI Ginecologista e obstetra. Atuação em Atenção Primária à Saúde no Município de Gravataí, RS. Professora adjunta de Ginecologia e Obstetrícia da Ulbra. Especialista em Ginecologia Endócrina pelo HCPA/UFRGS. Mestranda do PPG em Ciências da Saúde: Ginecologia e Obstetrícia da UFRGS.

MARCELLE JAEGER ANZOLCH Ginecologista e obstetra com ano adicional de residência em Uroginecologia e Distúrbios da Estática Pélvica no HCPA/UFRGS. Mestranda do PPG em Ciências da Saúde: Ginecologia e Obstetrícia da UFRGS.

MÁRCIA L. M. APPEL Ginecologista. Professora do Departamento de Ginecologia e Obstetrícia com atuação em Ginecologia Oncológica da Famed/UFRGS. Especialista em Patologia do Trato Genital Inferior e Colposcopia pela Associação Brasileira de Patologia do Trato Genital Inferior e Colposcopia (ABPTGIC). Mestra e Doutora em Ciências Médicas pela UFRGS.

MÁRCIA PORTELA DE MELO Mastologista contratada do Serviço de Mastologia do HCPA/UFRGS. Mestra em Ciências Médicas e Doutora em Ciências da Saúde: Ginecologia e Obstetrícia pela UFRGS.

MARIA ALEXANDRINA ZANATTA Médica residente em Ginecologia e Obstetrícia do HCPA/UFRGS.

MARIA TERESA PEDRAZZI CHAVES Ginecologista e obstetra contratada do HCPA/UFRGS. Especialista em Ultrassonografia na área de Ginecologia e Obstetrícia pela Febrasgo/CBR. Mestra em Ciências da Saúde pela UFRGS.

MONA LÚCIA DALL'AGNO Ginecologista e obstetra. Professora assistente de Ginecologia e Obstetrícia do Curso de Medicina da Universidade de Caxias do Sul (UCS). Especialista em Ginecologia Endócrina e Reprodução Humana pelo HCPA/UFRGS. Mestra e Doutoranda em Ciências da Saúde: Ginecologia e Obstetrícia da UFRGS.

OLY CAMPOS CORLETA Cirurgião geral. Professor associado de Cirurgia da Famed/UFRGS. Adjunto cirúrgico da Diretoria Médica do HCPA. Especialista em Cirurgia Geral e Cirurgia do Aparelho Digestivo pelo HCPA/UFRGS. Mestre e Doutor em Clínica Cirúrgica pela FMRP/USP.

OSCAR DE ANDRADE MIGUEL Ginecologista contratado do HCPA/UFRGS.

OSVALDO ARTIGALÁS Geneticista. Médico do Centro de Fertilidade do HMV e do Serviço de Genética Médica do HCPA/UFRGS. Especialista em Genética Médica e Genômica pela Sociedade Brasileira de Genética Médica (SBGM). Mestre em Genética e Biologia Molecular e Doutor em Ciências: Genética pela UFRGS.

PATRÍCIA WAJNBERG GAMERMANN Anestesiologista, especialista em dor. Responsável pelo Centro de Ensino e Treinamento do Serviço de Anestesiologia e Medicina Perioperatória (Sampe) do HCPA/UFRGS. Título Superior em Anestesiologia pela Sociedade Brasileira de Anestesiologia (SBA).

PAULA BARROS TERRACIANO Bióloga-embriologista. Mestra em Ciências da Saúde: Ginecologia e Obstetrícia e Doutora em Ciências Veterinárias: Biotécnicas da Reprodução pela UFRGS.

PAULO ANTONIO DA SILVA CASSOL Ginecologista, obstetra e mastologista. Mastologista do Mastocentro de Joinville/SC. Especialista em Oncoplástica: Reconstrução Mamária pelo HCPA/UFRGS.

POLI MARA SPRITZER Médica endocrinologista. Professora titular de Fisiologia da Famed/UFRGS. Mestra em Ciências Biológicas: Fisiologia Endócrina pela UFRGS. Doutora em Medicina: Endocrinologia pela FMRP/USP.

RAQUEL DE ALMEIDA SCHNEIDER Biomédica. Coordenadora de Pesquisa Clínica do HCPA. Mestra em Ciências da Saúde: Ginecologia e Obstetrícia pela UFRGS.

RAZYANE AUDIBERT SILVEIRA Ginecologista contratada do SGO/HCPA/UFRGS. Mestra em Ciências da Saúde pela UFRGS.

RENATO MARCHIORI BAKOS Dermatologista. Professor associado de Dermatologia da Famed/UFRGS. Chefe do Serviço de Dermatologia do HCPA/UFRGS. Mestre e Doutor em Ciências Médicas pela UFRGS.

RICARDO FRANCALACCI SAVARIS Ginecologista e obstetra. Professor titular do Departamento de Ginecologia e Obstetrícia da Famed/UFRGS. Chefe da Emergência Ginecológica do HCPA/UFRGS. Mestre em Ciências Reprodutivas pela University of Edinburgh, Escócia. Doutor em Clínica Médica pela UFRGS. Pós-Doutorado na UFRGS, na University of California, Estados Unidos e na University of North Carolina, Estados Unidos.

RICARDO MADALOZO Ginecologista e obstetra. Médico residente em Reprodução Assistida do HCPA/UFRGS.

RODRIGO ROSSI BALBINOTTI Ginecologista e obstetra. Preceptor da Residência Médica da UCS. Pós-Graduação em Patologia do Trato Genital Inferior pela Unifesp. Mestre em Ciências da Saúde e Doutorando do PPG em Ciências da Saúde: Ginecologia e Obstetrícia da UFRGS.

RODRIGO ULIANO MOSER DA SILVA Urologista. Especialista em Andrologia e Infertilidade Masculina pelo HCPA/UFRGS.

ROSI PEREIRA BALBINOTTO Ginecologista com atuação em Cirurgia Ginecológica e Cirurgia Endoscópica. Professora aposentada da Famed/UFRGS. Especialista em Cirurgia Minimamente Invasiva pelo HCPA/UFRGS e em Endoscopia Ginecológica pela Sociedade Brasileira de Cirurgia Minimamente Invasiva e Robótica (Sobracil)/Febrasgo. Mestra em Cirurgia pela UFRGS.

SOLANGE GARCIA ACCETTA Ginecologista e obstetra. Professora associada do Departamento de Ginecologia e Obstetrícia da Famed/UFRGS. Coordenadora do Setor de Ginecologia Infantopuberal do HCPA/UFRGS. Especialista em Ginecologia Infantopuberal pela Sociedade Argentina de Ginecologia Infantojuvenil. Mestra e Doutora em Medicina: Clínica Médica pela UFRGS.

SUZANA ARENHART PESSINI Ginecologista. Professora adjunta da Famed/UFRGS. Mestra e Doutora em Ciências Médicas pela UFCSPA. Vice-Presidente da Comissão Nacional Especializada de Ginecologia Oncológica da Febrasgo.

TATIANA HEMESATH Psicóloga clínica e psicoterapeuta de Orientação Psicanalítica pelo Instituto Wilfred Bion. Especialista em Psicologia Clínica e em Psicologia Hospitalar pela Conselho Federal de Psicologia (CFP). Mestra em Psicologia do Desenvolvimento pela UFRGS.

TERESINHA ZANELLA Ginecologista e obstetra contratada do SGO/HCPA/UFRGS.

THAIS VICENTINE XAVIER Médica residente em Ginecologia e Obstetrícia do HCPA/UFRGS. Mestranda do PPG em Ciências da Saúde: Ginecologia e Obstetrícia da UFRGS.

THOMAS HECK MUNHOZ Ginecologista e obstetra.

TIAGO LEAL GHEZZI Coloproctologista contratado do Serviço de Coloproctologia do HCPA/UFRGS. *International Fellow* na American Society of Colon and Rectal Surgeons (ASCRS). Mestre e Doutor em Ciências Cirúrgicas pela UFRGS. Pós-Doutorado em Ciências Cirúrgicas na UFRGS e em Ciências da Saúde na UFCSPA. Membro titular da Sociedade Brasileira de Cirurgia Plástica (SBCP).

TIAGO SELBACH GARCIA Ginecologista e obstetra contratado da Equipe de Ginecologia Oncológica do HCPA/UFRGS. Professor de Ginecologia do Curso de Medicina da Unisinos. Especialista em Ginecologia Oncológica pelo HCPA/UFRGS. Mestre em Ciências Médicas pela UFRGS.

VALENTINO MAGNO Ginecologista. Professor adjunto da Famed/UFRGS. Especialista em Patologia do Trato Genital Inferior pela ABPTGIC. Mestre em Ciências Médicas e Doutor em Ciências Médicas: Ginecologia e Obstetrícia pela UFRGS. Membro da Comissão Nacional Especializada em Vacinas da Febrasgo.

VANESSA K. GENRO Ginecologista e obstetra contratada do SGO/HCPA/UFRGS. Médica do corpo clínico do Insemine Centro de Reprodução Humana. Doutora em Reprodução Humana pela UFRGS e Université de Paris, França.

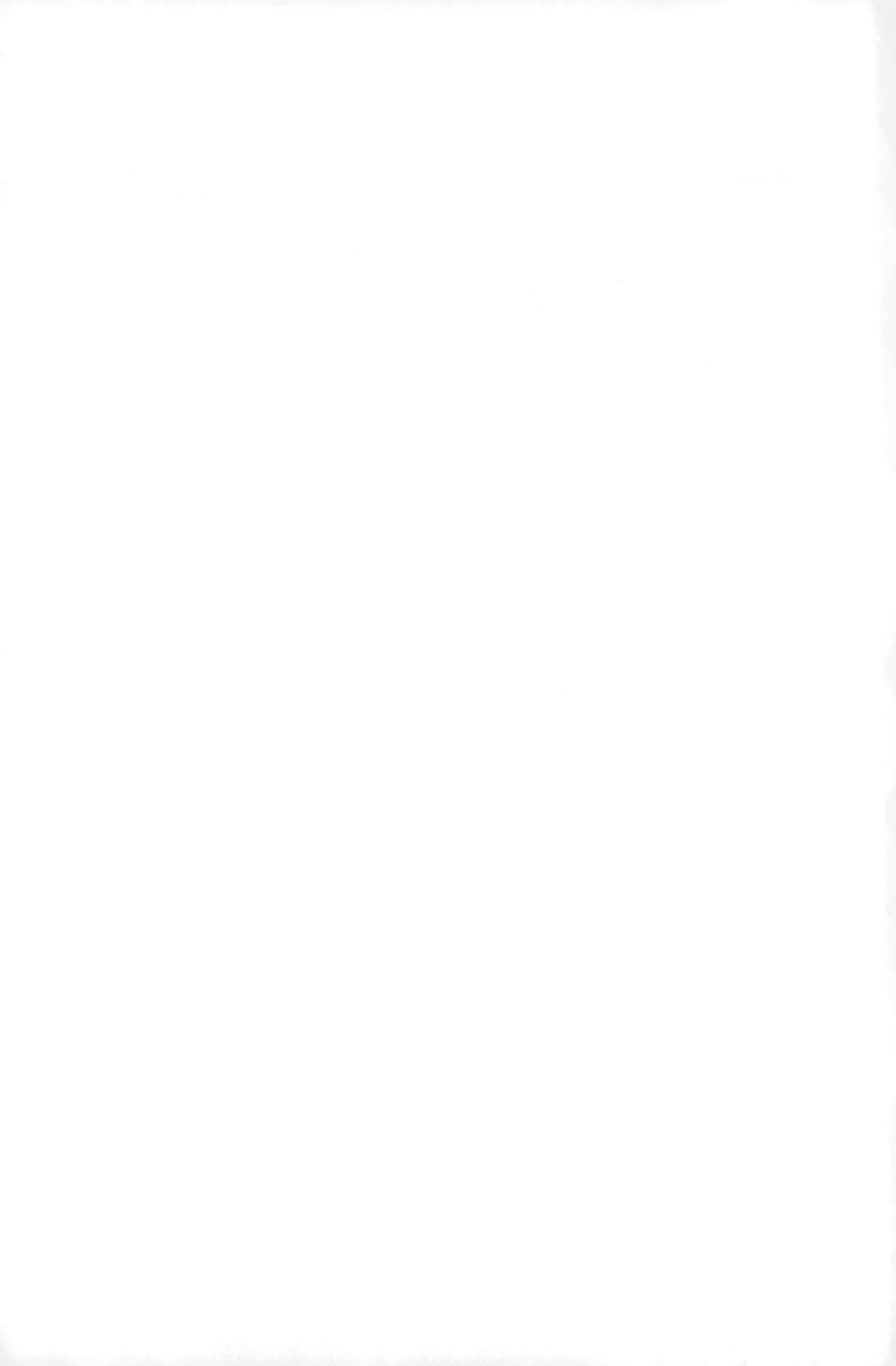

APRESENTAÇÃO

Foi com muita satisfação que recebi o convite para escrever a apresentação dos livros *Rotinas em Ginecologia e Rotinas em Obstetrícia*.

Tive contato com a primeira edição dos "Rotinas", quando era estudante. Posteriormente, já durante a residência, os Rotinas eram a fonte de consulta para todas as questões envolvendo a Ginecologia e a Obstetrícia. Os anos passaram, as edições se sucederam e o alcance dos Rotinas se tornou cada vez maior, sendo uma referência nacional dentro de sua área de conhecimento. As condutas recomendadas pelos Rotinas estão entre as mais embasadas cientificamente. É muito emocionante ver o deslumbramento dos estudantes de graduação ou dos novos médicos ao se encontrarem com os autores dos livros nos quais eles estudam!

Os Rotinas surgiram a partir da visão e da dedicação de um grupo de professores do Departamento de Ginecologia e Obstetrícia da Faculdade de Medicina. De uma maneira madura e visando a longevidade do projeto, a equipe responsável foi incorporando novos nomes a medida em que havia uma renovação dos professores do Departamento de Ginecologia e Obstetrícia. Novos autores, cada um na sua área de maior especialização, foram convidados a participar, garantindo a qualidade da informação e servindo de estímulo para que profissionais não diretamente vinculados à Academia, participassem de atividades que envolvem a produção de conhecimento e a extensão.

Em um período em que a Universidade toma consciência de sua responsabilidade como difusora do conhecimento científico, como fonte responsável de informação verdadeira, embasada em pesquisa e em ensino, a publicação destas novas edições dos Rotinas é motivo de celebração.

E como tanto a teoria sem prática, quanto a prática sem teoria são passíveis de críticas, por falta de comprovação ou de embasamento, a exitosa parceria da Faculdade de Medicina da Universidade Federal do Rio Grande do Sul (UFRGS) com o Hospital de Clínicas de Porto Alegre (HCPA), mais uma vez, produz bons frutos. Da literatura internacional, dos programas de pós-graduação, dos laboratórios, às salas de aula e aos ambulatórios, percebe-se o ciclo completo a partir do qual a informação é produzida, difundida, gerando conhecimento que beneficiará diretamente a saúde da população. Dessa forma, cumprimos nossa missão de formar pessoas e melhorar as condições de saúde da sociedade.

Em nome da Direção da Faculdade de Medicina da UFRGS, mais uma vez, agradeço o privilégio de apresentar essa nova edição! Tenho certeza de que, como as anteriores, balizará de maneira muito apropriada a conduta de todos que a ela recorrerem! Parabéns e vida longa aos Rotinas!!!

Profª Lúcia Maria Kliemann
Diretora da Faculdade de Medicina da UFRGS

PREFÁCIO À 8ª EDIÇÃO

Trinta e quatro anos após a primeira edição da dupla *Rotinas em Ginecologia* e *Rotinas em Obstetrícia*, estamos entregando à sociedade a 8ª edição destes livros que já fazem parte do acervo bibliográfico clássico da especialidade de Ginecologia e Obstetrícia no Brasil. Construídas a partir da experiência do corpo clínico de um hospital universitário, que mescla na medida certa as normas do atendimento humanizado às práticas de segurança assistencial, estas obras se tornaram referências na área, tanto para utilização no Sistema Único de Saúde (SUS), como para o atendimento às pacientes em clínicas privadas, enriquecido com os últimos avanços da medicina, justificados por evidências.

A Faculdade de Medicina da Universidade Federal do Rio Grande do Sul (Famed/UFRGS) foi criada a partir da Escola de Partos da Santa Casa de Misericórdia de Porto Alegre em 1898, em um período no qual o pensamento positivista influenciava profundamente a história da cidade. Tendo permanecido dentro das enfermarias da Santa Casa até 1980, o Departamento de Ginecologia e Obstetrícia foi transferido – de corpo e alma – para o Hospital de Clínicas de Porto Alegre (HCPA) com um corpo docente que já formou mais de 500 médicos – entre residentes, mestres e doutores –, hoje espalhados por todo o mundo.

A possibilidade de ensinar e formar médicos especialistas, mestres e doutores, permitiu ao grupo de professores da Famed e aos demais médicos do HCPA, crescimento em um sistema de retroalimentação do conhecimento, evidenciando que o estímulo propiciado pelos alunos para que se produza mais conhecimento é inquestionavelmente salutar.

Manter o conhecimento atualizado é uma tarefa das mais difíceis em dias nos quais os questionamentos científicos e humanísticos são inevitáveis. As verdades médicas são temporárias na medida em que a verdade científica é a todo momento reavaliada, questionada e atualizada. Temos, acima disso, a imutável vocação de atender as pacientes com humanidade, segurança, ética e dedicação. Para alcançar esses objetivos, contamos com a contribuição de inúmeros profissionais do HCPA/UFRGS, aos quais dedicamos especial agradecimento, e com a parceria da Editora Artmed que assegura a qualidade editorial necessária para garantir aos *Rotinas em Obstetrícia* e *Rotinas em Ginecologia* o lugar de destaque entre as obras de ginecologia e obstetrícia do Brasil.

Os organizadores

RECURSOS VISUAIS

Nesta edição, o *Rotinas em Ginecologia* traz uma novidade na apresentação das informações. Ao longo dos capítulos você verá ícones que objetivam destacar algumas informações. Veja a seguir o que cada um deles indica:

 Atenção, evite. Indica trechos que tratam de condições, condutas ou procedimentos que envolvem risco e/ou complicações, bem como aquelas que devem ser evitadas.

 Lembre-se. Aponta para condutas que devem ser lembradas durante o atendimento à paciente.

 Importante. Destaca trechos cujas informações são importantes, como sintomas, critérios diagnósticos entre outros.

 Prescrição medicamentosa. Relacionado a trechos que trazem informações sobre medicamentos utilizados no tratamento e/ou no manejo.

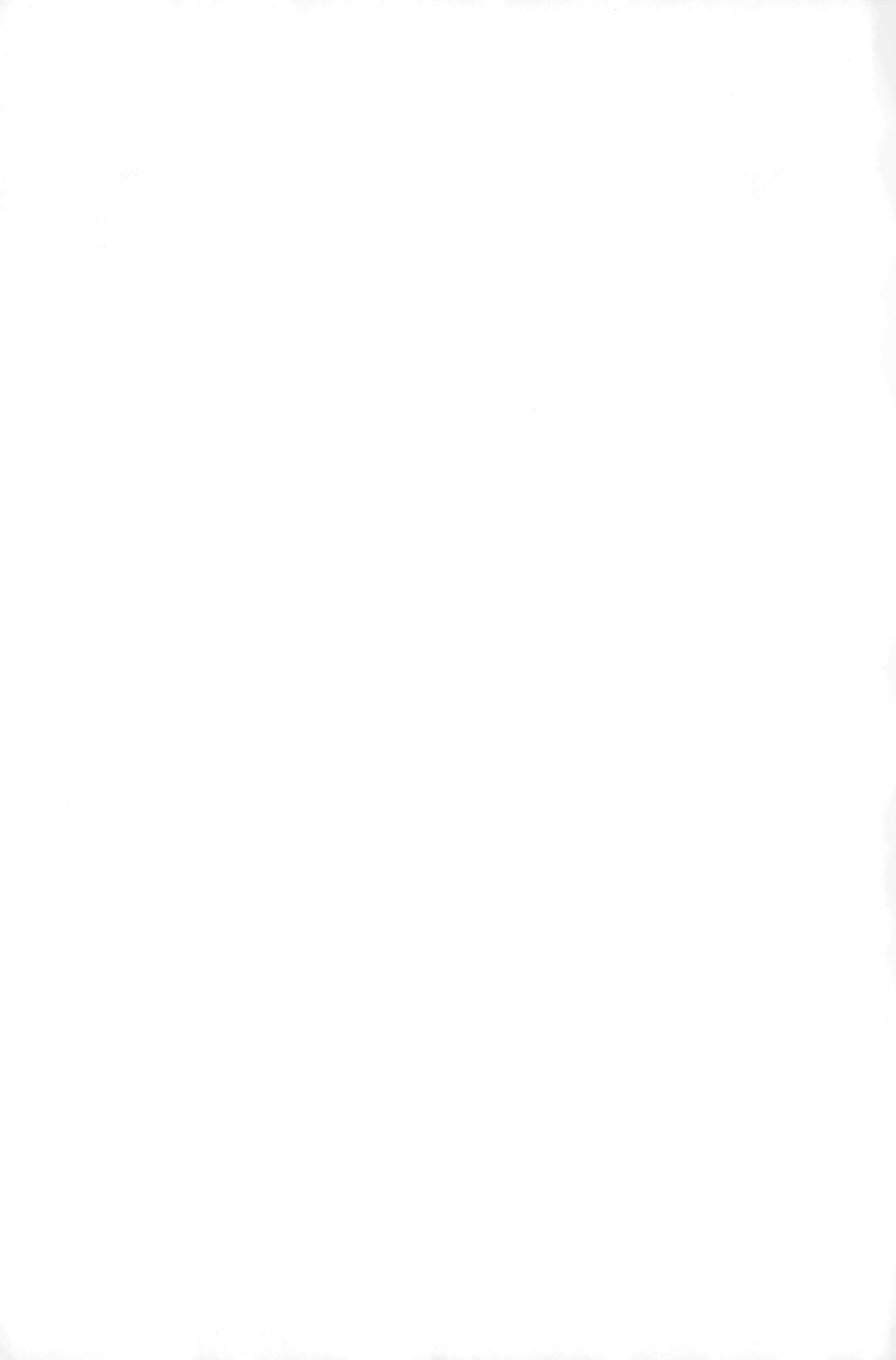

SUMÁRIO

PARTE 1
INTRODUÇÃO E PROPEDÊUTICA GINECOLÓGICA

1. **Qualidade e segurança da assistência em ginecologia** 3
   Ana Selma Bertelli Picoloto
   Teresinha Zanella
   Ana Lúcia Letti Müller
   Carlos Augusto Bastos de Souza
   Vanessa K. Genro

2. **Ciclo menstrual** 11
   Edison Capp
   Ilma Simoni Brum da Silva
   Helena von Eye Corleta

3. **Consulta ginecológica** 21
   Alberto Mantovani Abeche
   Adriani Oliveira Galão
   Solange Garcia Accetta
   Ivan Sereno Montenegro

4. **Ultrassonografia em ginecologia** 37
   José Antônio Magalhães
   Daniela Vanessa Vettori
   Maria Teresa Pedrazzi Chaves
   Ana Lúcia Letti Müller

PARTE 2
GINECOLOGIA GERAL

5. **Síndrome pré-menstrual** 63
   Maria Celeste Osório Wender
   Letícia Royer Voigt
   Luíza Guazzelli Pezzali
   Mona Lúcia Dall'Agno

6. **Sangramento uterino anormal** 74
   Maria Celeste Osório Wender
   Laura dos Santos Cesa
   Letícia Royer Voigt
   Beatriz Vailati
   Mona Lúcia Dall'Agno

7. **Desordens da diferenciação sexual, do útero e da vagina** 91
   Jaqueline Neves Lubianca
   Eduardo Corrêa Costa
   Leila Cristina Pedroso de Paula
   Guilherme Guaragna Filho
   Tatiana Hemesath
   José Antônio Magalhães

8. **Vulvovaginites** 119
   Edimárlei Gonsales Valério
   Jean Carlos de Matos
   Janete Vettorazzi
   Daniela Vanessa Vettori
   Gabrielle Soares Behenck

9. **Miomatose uterina** 129
   Helena von Eye Corleta
   Eunice Beatriz Martin Chaves
   Edison Capp
   Marcelle Jaeger Anzolch

10. **Doença inflamatória pélvica** 137
    Ricardo Francalacci Savaris
    Thais Vicentine Xavier
    Oscar de Andrade Miguel

11. **Infecções sexualmente transmissíveis** 145
    Valentino Magno
    Anna Luiza Schmitz Rodriguez
    Janete Vettorazzi
    Jean Carlos de Matos
    Rodrigo Rossi Balbinotti

12. **Assistência à mulher vítima de violência sexual** 161
    Maria Celeste Osório Wender
    Daniele Lima Alberton
    Ivan Sereno Montenegro
    Razyane Audibert Silveira
    Sérgio H. Martins-Costa

XX | SUMÁRIO

13. Doenças benignas de vulva 172
Renato Marchiori Bakos
Valentino Magno
Márcia L. M. Appel

14. Endometriose 176
João Sabino Lahorgue da Cunha Filho
Carlos Augusto Bastos de Souza
Vanessa K. Genro
Eduardo José Cecchin

15. Dor pélvica crônica 187
João Sabino Lahorgue da Cunha Filho
Carlos Augusto Bastos de Souza
Vanessa K. Genro
Maria Lúcia da Rocha Oppermann

16. Puberdade, sangramento anormal e distúrbio menstrual na adolescência 196
Solange Garcia Accetta
Jaqueline Neves Lubianca
Alberto Mantovani Abeche
Letícia Royer Voigt

17. Doenças da vulva e da vagina na pré-púbere 209
Solange Garcia Accetta
Alberto Mantovani Abeche
Jaqueline Neves Lubianca
Letícia Royer Voigt

18. Anticoncepção na adolescência 219
Alberto Mantovani Abeche
Jaqueline Neves Lubianca
Solange Garcia Accetta
Letícia Royer Voigt

19. Avaliação genética da saúde da mulher 231
Osvaldo Artigalás
Raquel de Almeida Schneider
Eduardo Pandolfi Passos

20. Sexualidade feminina 243
Janete Vettorazzi
Fernanda Santos Grossi
Rodrigo Rossi Balbinotti
Isadora Bastiani Biondo
Edimárlei Gonsales Valério

PARTE 3
ONCOLOGIA GENITAL

21. Rastreamento e prevenção da neoplasia de colo do útero 267
Valentino Magno
Suzana Arenhart Pessini
Márcia L. M. Appel
Giovana Fontes Rosin
Razyane Audibert Silveira

22. Neoplasia de colo do útero 276
Suzana Arenhart Pessini
Valentino Magno
Márcia L. M. Appel
Tiago Selbach Garcia

23. Neoplasia de corpo uterino 290
Márcia L. M. Appel
Lucas Locks-Coelho
Valentino Magno
Suzana Arenhart Pessini
Tiago Selbach Garcia

24. Neoplasias de vulva e de vagina 317
Márcia L. M. Appel
Suzana Arenhart Pessini
Valentino Magno
Tiago Selbach Garcia

25. Neoplasias de ovário e de tuba uterina 327
Márcia L. M. Appel
Tiago Selbach Garcia
Valentino Magno
Suzana Arenhart Pessini
Razyane Audibert Silveira

PARTE 4
MASTOLOGIA

26. Propedêutica em mastologia 355
Andréa Pires Souto Damin
José Antonio Cavalheiro
Márcia Portela de Melo
Camilla Machado do Valle Pereira
Juliana Mariano da Rocha Bandeira de Mello

27. Doenças benignas da mama 369
   Jorge Villanova Biazus
   Andréa Pires Souto Damin
   Paulo Antonio da Silva Cassol
   Camilla Machado do Valle Pereira
   Fernanda Boek da Silva

28. Neoplasia maligna da mama 385
   Jorge Villanova Biazus
   Andréa Pires Souto Damin
   José Antonio Cavalheiro
   Ângela Erguy Zucatto
   Márcia Portela de Melo

PARTE 5
GINECOLOGIA ENDÓCRINA

29. Puberdade precoce 413
   Solange Garcia Accetta
   Jaqueline Neves Lubianca
   Cristiano Caetano Salazar
   Alberto Mantovani Abeche

30. Hiperprolactinemia 425
   Thais Vicentine Xavier
   Edison Capp
   Helena von Eye Corleta

31. Amenorreia 437
   Eduardo Pandolfi Passos
   Ivan Sereno Montenegro
   Cristiano Caetano Salazar
   Laura Gazal Passos
   Letícia Royer Voigt

32. Hiperandrogenismo 450
   Maria Alexandrina Zanatta
   Edison Capp
   Helena von Eye Corleta

33. Climatério 463
   Maria Celeste Osório Wender
   Júlia Marques da Rocha de Azevedo
   Letícia Royer Voigt
   Mona Lúcia Dall'Agno

34. Síndrome geniturinária da menopausa 483
   Maria Celeste Osorio Wender
   Letícia Royer Voigt
   Mona Lúcia Dall'Agno

35. Osteoporose na pós-menopausa 490
   Maria Celeste Osório Wender
   Letícia Royer Voigt
   Poli Mara Spritzer
   Mona Lúcia Dall'Agno

PARTE 6
UROGINECOLOGIA

36. Prolapsos genitais 505
   Ana Selma Bertelli Picoloto
   Gabriela Souza de Oliveira Freitas
   Marcelle Jaeger Anzolch
   José Geraldo Lopes Ramos

37. Avaliação da incontinência urinária feminina 528
   José Geraldo Lopes Ramos
   Ana Selma Bertelli Picoloto
   Alíssia Cardoso da Silva
   Gabriela Souza de Oliveira Freitas
   Marcelle Jaeger Anzolch

38. Tratamento da incontinência urinária feminina 545
   José Geraldo Lopes Ramos
   Luciana Laureano Paiva
   Marcelle Jaeger Anzolch
   Gabriela Souza de Oliveira Freitas
   Ana Selma Bertelli Picoloto

39. Incontinência anal feminina 568
   Tiago Leal Ghezzi
   Daniel C. Damin

PARTE 7
REPRODUÇÃO HUMANA

40. Infertilidade 581
   Eduardo Pandolfi Passos
   Hilario Parise Junior
   Ivan Sereno Montenegro
   Laura Gazal Passos
   Rodrigo Uliano Moser da Silva

41. Estimulação ovariana 593
   Eduardo Pandolfi Passos
   Hilario Parise Junior
   Ivan Sereno Montenegro
   Ricardo Madalozo

42. Reprodução assistida 605
Eduardo Pandolfi Passos
Isabel Cirne Lima de Oliveira Durli
Ivan Sereno Montenegro
Paula Barros Terraciano
Rodrigo Uliano Moser da Silva

43. Preservação da fertilidade 620
Eduardo Pandolfi Passos
Ivan Sereno Montenegro
Laura Gazal Passos
Rodrigo Uliano Moser da Silva

44. Cirurgia ginecológica conservadora para preservação da fertilidade 625
Suzana Arenhart Pessini
Eduardo Pandolfi Passos
Valentino Magno

45. Avaliação genética pré-concepcional 638
Osvaldo Artigalás
Raquel de Almeida Schneider
Eduardo Pandolfi Passos

46. Aborto recorrente 648
Eduardo Pandolfi Passos
Ivan Sereno Montenegro
Laura Gazal Passos
Osvaldo Artigalás

47. Anticoncepção 658
Jaqueline Neves Lubianca
Maria Celeste Osório Wender
Mona Lúcia Dall'Agno

PARTE 8
GINECOLOGIA OPERATÓRIA

48. Avaliação pré-operatória e manejo pós-operatório 693
Oly Campos Corleta
Patrícia Wajnberg Gamermann
Valentino Magno
Helena von Eye Corleta

49. Cirurgia laparoscópica e robótica em ginecologia 716
José Geraldo Lopes Ramos
Rosi Pereira Balbinotto
Thomas Heck Munhoz
Ivan Sereno Montenegro
Carlos Augusto Bastos de Souza

Índice 727

PARTE 1

INTRODUÇÃO E PROPEDÊUTICA GINECOLÓGICA

1

QUALIDADE E SEGURANÇA DA ASSISTÊNCIA EM GINECOLOGIA*

ANA SELMA BERTELLI PICOLOTO
TERESINHA ZANELLA
ANA LÚCIA LETTI MÜLLER
CARLOS AUGUSTO BASTOS DE SOUZA
VANESSA K. GENRO

A preocupação com a segurança, embora provavelmente tão antiga quanto a medicina, tornou-se mais visível a partir da publicação, nos Estados Unidos, do relatório *To err is human: building a safer health system*, do Institute of Medicine, o qual determinou o surgimento do movimento de segurança da paciente com a mobilização de inúmeras organizações.[1] Nesse relatório, foram publicados dados alarmantes sobre a estimativa de que a oitava causa de morte no país era decorrente de erros na assistência à saúde. A qualidade e a segurança na assistência à saúde tornaram-se, então, uma preocupação mundial.

A cultura de segurança é embasada na premissa de que qualquer um pode cometer um erro que resulte em desfecho adverso. Estudos têm demonstrado que mais da metade dos eventos adversos na assistência à saúde podem ser prevenidos.[1,2]

Entre as especialidades médicas acusadas de alegado erro médico no Hospital de Clínicas de Porto Alegre (HCPA) entre 1989 e 2021, a ginecologia, excluindo-se os casos obstétricos, é responsável por 7,8% dos casos.[3]

Reduzir riscos e prevenir danos são metas de segurança da paciente. A crescente complexidade da medicina, os sistemas de saúde – muitas vezes, deficientes – e a falibilidade humana podem criar um ambiente sujeito a falhas de processos: a maioria dos erros envolve processos e fluxos deficientes, e não maus profissionais. Desse modo, programas de segurança das pacientes precisam ser vistos como prioridade máxima, em que processos sejam criados com o objetivo de reduzir os riscos de erro – porque seres humanos erram – e evitar danos às pacientes.

As instituições de saúde podem optar pela padronização de seus processos por meio da acreditação hospitalar, demonstrando sua preocupação com a segurança da paciente e com a qualidade do atendimento. As metas internacionais de segurança da paciente que atualmente estão sendo aplicadas na maioria das instituições acreditadas são mostradas no Quadro 1.1.[4]

A abordagem geral para a redução de risco durante os procedimentos cirúrgicos inclui a revisão dos conteúdos do Termo de Consentimento

---

*Os coautores agradecem a Cristina Luce Glitz e Sérgio H. Martins-Costa pelas contribuições dadas à escrita deste capítulo na edição anterior.

> **Quadro 1.1 – Metas internacionais de segurança das pacientes**
>
> - **Meta 1** – Identificação correta da paciente
> - **Meta 2** – Comunicação eficaz
> - **Meta 3** – Melhora da segurança de medicamentos de alta vigilância
> - **Meta 4** – Cirurgia segura
> - **Meta 5** – Redução do risco de infecções associadas aos cuidados
> - **Meta 6** – Prevenção de lesões decorrentes de quedas

Informado Livre e Esclarecido (TCLE), a reconfirmação do diagnóstico e do resultado dos exames, o uso de *time-out*, *briefing* e *debriefing*, além do uso de *checklists* padronizadas para as situações eletivas e protocolos institucionais em contextos de emergência, entre outros.

▪ Definições

- **Qualidade assistencial** – É o grau com que os serviços de saúde aumentam a chance de alcançar desfechos desejados de saúde, tanto de indivíduos quanto de populações, que são consistentes com o conhecimento profissional atual.[1]
- **Time-out** – É uma pausa realizada antes do início do procedimento cirúrgico, quando se aplica uma *checklist* que inclui identificação da paciente, tipo de cirurgia, lateralidade, nomes dos componentes da equipe cirúrgica e suas funções, entre outros itens essenciais para a cirurgia. Esse procedimento já se mostrou eficiente em minimizar erros.[5]
- **Eventos adversos** – São os resultados indesejados decorrentes do cuidado assistencial. De acordo com o Institute for Healthcare Improvement, evento adverso pode ser definido como lesão corporal não intencional resultante ou promovida por cuidados médicos, incluindo a ausência de tratamento médico indicado, que exige acompanhamento adicional, tratamento ou hospitalização, ou que resulte em óbito.[6] Os eventos adversos podem ser classificados em evitáveis (em geral, envolvendo erros) e não evitáveis (efeitos colaterais do tratamento na ausência de quaisquer erros). Erros, por sua vez, são atos de imprudência (fazer algo errado) ou negligência (deixar de fazer o que é certo), levando a um potencial resultado indesejável.[6]
- **Evento-sentinela** – É qualquer evento não primariamente relacionado com o curso natural da doença ou uma condição subjacente, que atinge a paciente e resulta em morte, dano permanente ou dano temporário grave. A palavra "sentinela" reflete a gravidade do dano. Eventos-sentinelas necessitam não apenas de investigação, mas de ações corretivas imediatas.[4]
- **Briefing** – É a revisão, em voz alta, do planejamento acerca do atendimento que irá ocorrer, com o objetivo de preparar as pessoas envolvidas e, dessa forma, reduzir o risco de esquecimento ou falha. O *briefing* permite àqueles que realizarão determinado procedimento rever e questionar o plano desenvolvido, aumentando a segurança e o sucesso do procedimento.[7]
- **Debriefing** – É a discussão realizada em grupo sobre eventos que já ocorreram. A pessoa ou as pessoas que lideram o *debriefing* podem ou não estar envolvidas nos eventos discutidos. No *debriefing*, o fluxo de informações é multidirecional entre o(s) líder(es) e aqueles que estão realizando o *debriefing*.[8] Nesse momento, os membros da equipe devem responder às questões:
    1. O que correu bem e por quê?
    2. O que poderia ter ocorrido melhor e por quê?
    3. O que você faria diferente na próxima vez?

▪ Avaliação da segurança assistencial

A mensuração da segurança é feita a partir da definição de indicadores. A identificação de erros depende amplamente da notificação voluntária dos profissionais envolvidos no cuidado (relatório de incidentes, do inglês *incident report*).

A tríade de Donabedian, descrita pela primeira vez em 1966, é um modelo estruturado e preconizado para a avaliação da qualidade dos serviços de saúde e divide os indicadores em medidas de estrutura, de processo e de resultados da assistência prestada.[9] As medidas de estrutura avaliam como o cuidado é organizado, quais são os recursos humanos ou materiais necessários, bem como as características organizacionais. Já as medidas de processo avaliam o que foi feito, as práticas adotadas pelos profissionais e sua conformidade com as melhores evidências científicas, incluindo as ações tomadas pelas pacientes ou por seus familiares. Por fim, as medidas de resultados avaliam os desfechos da paciente, sua recuperação, a restauração da função e sua sobrevivência.

Como regra, os indicadores ideais devem ser:[10]

- Objetivos (fáceis de definir e observar).
- Relevantes clinicamente (importantes para médicos e pacientes).
- Capazes de auxiliar a identificação de áreas que precisam de melhorias.
- Obtidos por meio de dados existentes ou facilmente coletados.

INDICADORES DE QUALIDADE E DE SEGURANÇA EM GINECOLOGIA

A utilização, pelos hospitais, de indicadores de qualidade, de segurança e de desempenho ajuda a otimizar o atendimento e a disseminar a cultura de segurança. Vários indicadores têm sido utilizados no atendimento hospitalar das pacientes ginecológicas, estando os principais descritos no Quadro 1.2, entre eles taxa de mortalidade-intervenção, taxa de infecção hospitalar, taxa de infecção no sítio cirúrgico, tempo de permanência no hospital, tempo de espera na emergência e taxa de reinternação.[11,12]

Outra forma de medir a segurança, utilizando eventos de baixa frequência, classificados como graves, inclui não somente medir a quantidade de eventos em determinado intervalo de tempo, mas também medir o intervalo de tempo entre os eventos. Esse modelo pode ser usado para eventos-sentinelas que, embora tenham baixa prevalência, são graves o suficiente para exigir correção imediata.

Quadro 1.2 – Indicadores de qualidade hospitalar

1. Evento-sentinela
2. Proporção de reinternações em até 30 dias da saída hospitalar
3. Taxa de parada cardiorrespiratória em unidade de internação
4. Taxa de mortalidade institucional/mortalidade por intervenção
5. Tempo médio de internação
6. Tempo médio de permanência na emergência
7. Tempo médio de espera na emergência para primeiro atendimento
8. Taxa de início de antimicrobiano intravenoso profilático
9. Taxa de infecção de sítio cirúrgico
10. Taxa de infecção de corrente sanguínea associada a cateter venoso central
11. Taxa de infecção do trato urinário associada a cateter vesical de demora
12. Taxa de profilaxia de tromboembolia venosa

Fonte: Agência Nacional de Saúde.[12]

INTERVENÇÕES PARA MELHORAR A QUALIDADE E A SEGURANÇA

A análise rotineira e sistemática dos indicadores de qualidade e de segurança traz a oportunidade de realizar melhorias na assistência. Entre as estratégias para melhorar a qualidade do atendimento, pode ser utilizado o ciclo planejar, fazer, estudar, agir (PDSA, *plan, do, study, act*). Nesse método, as atividades de melhoria da qualidade devem ser planejadas e implementadas (planejar, fazer), o seu impacto deve ser medido (estudar) e seus resultados precisam realimentar o sistema em um contínuo processo de melhoria (agir).[13]

Na definição das estratégias de melhorias, devem ser pensadas as principais causas-raízes dos eventos adversos. As causas-raízes podem situar-se em erros de comunicação, inadequação da cultura organizacional, falta de competências da equipe assistencial, falta de orientação e treinamento em situações pontuais, como punção da cavidade abdominal na cirurgia videolaparoscópica, contagem de compressas no campo cirúrgico, revisão da integridade das estruturas pélvicas (bexiga, alças intestinais), entre outras. As análises devem ser utilizadas para revisar a assistência prestada e identificar sucessos e oportunidades de melhorias, de forma que uma cultura de segurança seja criada, capacitando a equipe para executar procedimentos e processos seguros e eficazes.

 São consideradas medidas robustas para a melhoria da assistência:

- **Treinamento individual e em equipe, com foco na melhoria da comunicação** – Falhas no trabalho em equipe e na comunicação representam fatores importantes na ocorrência de erros na sala cirúrgica; deve haver reconfirmação em voz alta dos diagnósticos e resultados de exames laboratoriais quando a comunicação é feita por telefone.
- **Simulações** – O treinamento por simulação permite desenvolver vias cognitivas e estratégias para cenários específicos. Esses treinamentos podem desenvolver um padrão ou regras mesmo para eventos que são raramente encontrados na prática. Além disso, eles são importantes para situações como inserção de trocater ou agulha de Veress na videolaparoscopia, introdução da ótica e distensão da cavidade endometrial na histeroscopia.
- **Desenvolvimento de protocolos e diretrizes** – A utilização de protocolos e diretrizes atualizados é valiosa para a prevenção de erros de tratamentos. A Federação Brasileira das Associações de Ginecologia e Obstetrícia (Febrasgo) e o American College of Obstetricians and Gynecologists (ACOG), por exemplo, publicam vários protocolos otimizados, como os de prevenção de tromboembolia em cirurgia ginecológica, prevenção de infecção em procedimentos ginecológicos, entre outros.[14,15]

Tais medidas aumentam o conhecimento e melhoram habilidades e comportamentos entre os participantes. No entanto, ainda há limitações nas evidências disponíveis, principalmente em relação aos resultados centrados na paciente, tornando fundamentais mais estudos que busquem avaliar também esses aspectos.

Organização e sistematização das práticas assistenciais

Os programas de residência médica devem não somente capacitar o médico-residente em ginecologia e obstetrícia a promover a saúde, prevenir, diagnosticar e tratar as afecções relacionadas com a mulher em seus diversos níveis de complexidade, nas diferentes fases da vida, mas também estimular e permitir o desenvolvimento das habilidades práticas e do raciocínio clínico e crítico.[16]

Instituições hospitalares que pretendem implementar assistência de qualidade com segurança devem estabelecer normas que incluam minimamente os seguintes parâmetros:
- Protocolos assistenciais bem definidos.
- Indicadores assistenciais claros e comparáveis.
- Medida rotineira dos seus indicadores.
- Avaliação de todos os eventos adversos, sobretudo os eventos-sentinelas.
- Criação de medidas sistêmicas para prevenção de novos eventos adversos.

A prática assistencial vem mudando constantemente, incorporando decisões compartilhadas das pacientes e da equipe médica, que incluem a assistência baseada em evidências.

Cabe às instituições de ensino e treinamento para assistência estimular a postura focada na segurança da paciente e incorporar a matriz de competências para a especialidade definidas nas Diretrizes Nacionais para os Programas de Residência Médica em Ginecologia e Obstetrícia e pela Comissão Nacional de Residência Médica da Febrasgo.[17]

Segurança em cirurgia ginecológica

Os avanços tecnológicos incontestáveis no campo da cirurgia não conseguiram reduzir na mesma medida as taxas de complicações em procedimentos cirúrgicos. Estima-se que 40 a

50% dos eventos adversos de um hospital ocorram dentro do centro cirúrgico.[1] É interessante apontar que os relatos sugerem que as intercorrências são mais frequentes antes e depois do ato cirúrgico propriamente dito. A incidência certamente é subestimada pela ausência de registro, na maioria das vezes, e por muitos "quase erros".

É responsabilidade de toda a equipe, especialmente do cirurgião, o cumprimento de todas as normas e princípios de segurança de um procedimento, por mais simples que ele seja. Os pontos-chave para a realização de uma cirurgia segura estão descritos no Quadro 1.3.

Todos os dias, um incontável número de pacientes é submetido a cirurgias ginecológicas que são realizadas por via vaginal, abdominal ou minimamente invasiva.

Quadro 1.3 – Pontos-chave para a realização de cirurgias seguras

- Aplicação de *checklist* institucional, como o *time-out* – pausa realizada antes do início do procedimento, em que a equipe cirúrgica responde as questões de uma lista preestabelecida, que inclui nome e idade da paciente, tipo de cirurgia, lateralidade, nomes dos integrantes da equipe cirúrgica e suas funções, previsão de uso de material complementar, radiologia, hemocomponentes, entre outros itens
- Cuidados antes da cirurgia
  - Seleção do caso
  - Conhecimento profundo da técnica cirúrgica
  - Planejamento cirúrgico
- Cuidados durante o ato cirúrgico
  - Conhecimento da anatomia
  - Utilização da anatomia (espaços avasculares)
  - Posicionamento e fixação da paciente na mesa cirúrgica
- Utilização de técnica minimamente invasiva
  - Conhecimento do material cirúrgico
  - Reconhecimento precoce de complicações
  - Testes e protocolos de segurança
- Cuidados pós-cirúrgicos
  - Atenção a sinais de alerta
  - Observação/investigação e avaliação precoce

A cirurgia minimamente invasiva traz vários benefícios: menor tempo de internação, retorno mais rápido à atividade habitual, redução das infecções de sítio cirúrgico, menos dor pós-operatória, menor perda de sangue e redução da incidência de tromboembolia venosa, sepse e íleo paralítico no pós-operatório. Entretanto, a cirurgia minimamente invasiva pode levar a tempos mais longos na sala operatória e a aumento de complicações em 30 dias nas histerectomias laparoscópicas e robóticas para condições benignas.[3] Apesar disso, a cirurgia minimamente invasiva demonstrou diminuir complicações gerais quando comparada com as cirurgias abertas, em histerectomias por condições benignas e malignas.[4] Isso é especialmente verdadeiro para aquelas mulheres com maior índice de massa corporal, que têm, independentemente, taxas mais altas de tromboembolia venosa e infecção de sítio operatório.[5]

Os princípios para uma cirurgia segura iniciam-se muito antes da entrada no centro cirúrgico. A seleção do caso e a identificação de comorbidades e características da paciente que podem dificultar ou propiciar complicações são fundamentais. Nesse aspecto, um conjunto de condições assume importância, como os extremos de peso corporal e intervenções cirúrgicas prévias e suas cicatrizes. Além disso, conhecer os fatores de risco para eventos tromboembólicos é essencial para o preparo antecipado da equipe e a elaboração do plano cirúrgico.

Na cirurgia laparoscópica ou robótica, condições clínicas que possam restringir o pneumoperitônio e a posição de Trendelenburg também são fundamentais. Conhecimento profundo da anatomia pélvica, treinamento cirúrgico contínuo e domínio da técnica são condições elementares para a equipe cirúrgica, visto que as técnicas cirúrgicas evoluem com o tempo. Além disso, o conhecimento sobre o funcionamento e a montagem do material cirúrgico não deve ser exclusividade do instrumentador ou da equipe de apoio. É responsabilidade do cirurgião e de seus auxiliares a revisão de todos os equipamentos cirúrgicos a serem empregados.

PACIENTE

Ao indicar uma cirurgia, o médico deve estar atento a fatores individuais da paciente que tenham potencial de trazer dificuldades cirúrgicas ou maior taxa de complicação pós-operatória. A obesidade é uma doença crônica complexa considerada a segunda causa de morte prevenível nos Estados Unidos e já reconhecida como comorbidade.

Além das dificuldades anestésicas e da associação com outras doenças, o índice de massa corporal, por si só, é um fator de risco para desfechos operatórios negativos.[6] Dificuldades de acesso transoperatório, dificuldade de ventilação e impossibilidade de adequado posicionamento em Trendelenburg, necessário em várias cirurgias endoscópicas e abertas, além do aumento da incidência de infecção de ferida cirúrgica e de deiscência de aponeurose, estão entre as mais citadas.[7]

O principal ponto de entrada das cirurgias videolaparoscópicas ginecológicas é a cicatriz umbilical. As incisões abdominais longitudinais prévias, decorrentes de cirurgias abertas, aumentam o risco de aderências na linha média em cerca de 30% em comparação com as incisões transversais. Da mesma forma, cirurgias intestinais associam-se a maior risco de aderências. O conhecimento sobre a história cirúrgica prévia da paciente é essencial: incisão, cirurgia realizada, eventual reintervenção, uso de drenos e tempo de internação podem alertar para maior risco de lesão na entrada da cavidade abdominal.[8]

 A consulta pré-operatória é a oportunidade de elencar esses e outros fatores associados a potenciais complicações anestésicas e cirúrgicas, permitindo a avaliação de risco e o preparo oportuno de toda a equipe, inclusive o planejamento de uma via de acesso alternativa, como o uso da via vaginal, em vez da via endoscópica, para uma histerectomia.

EQUIPAMENTO

Apesar de óbvio, esse ponto é muitas vezes menosprezado pela equipe cirúrgica. A endoscopia ginecológica exige equipamento especializado, cabendo ressaltar o alto custo de aquisição e, principalmente, de manutenção do material endoscópico. Seria ideal que os cirurgiões pudessem tomar parte no planejamento da aquisição do material e adequar a aquisição aos recursos disponíveis do serviço e às necessidades previstas.

Os passos de montagem, uso e processamento do material devem fazer parte do treinamento cirúrgico. A realidade do trabalho médico no país geralmente determina que o profissional trabalhe em mais de um estabelecimento, aumentando, assim, a necessidade de conhecimento e adaptação às diferentes realidades.

POSICIONAMENTO

O posicionamento correto da paciente na mesa cirúrgica é essencial para proporcionar o adequado acesso ao campo cirúrgico e evitar lesões decorrentes de compressão nervosa. Estima-se que as neuropatias pós-operatórias ocorram em 1,8 a 1,9% das cirurgias pélvicas.[9] Elas podem ser causadas por posicionamento inadequado da paciente, particularmente em cirurgias longas, má adaptação das perneiras e compressão direta de nervos periféricos. A lesão neuronal direta também pode ocorrer durante o fechamento dos portais dos trocateres laterais inferiores na cirurgia laparoscópica. Para entender e prevenir a lesão neurológica iatrogênica, o conhecimento da anatomia, incluindo a localização e o curso dos feixes nervosos mais comumente lesados, e de seu relacionamento com estruturas ósseas próximas e outros marcos anatômicos de interesse é de extrema importância para evitar compressão, extensão ou lesão neuronal direta.[9,10]

A incidência de lesões relacionadas com o mau posicionamento em laparoscopia ginecológica é estimada entre 0,02 e 0,16% nos membros superiores, entre 1,5 e 1,8% nos membros inferiores e em menos de 1% nas cirurgias com assistência robótica. A exata incidência não é conhecida, em razão da subnotificação e da resolução espontânea da maioria das lesões, a menos que tenha ocorrido secção neuronal total sem reparo posterior. Fatores de risco para lesão nervosa iatrogênica incluem índice de massa corporal muito alto ou muito baixo, idade superior a 60 anos, tabagismo ou ingestão de álcool, hipovolemia, hipotensão, desequilíbrio hidreletrolítico e desnutrição.[11] Os locais de lesão nervosa mais frequentes na cirurgia ginecológica minimamente invasiva incluem os nervos do plexo braquial, ulnar, femoral, fibular comum, ílio-hipogástrico e ílio-inguinal. Evidências mostram incremento da frequência de lesões nervosas com o aumento do tempo cirúrgico em posição de litotomia.[12]

Nas cirurgias laparoscópicas e robóticas, a necessidade de abordagem da pelve com a posição de Trendelenburg e de litotomia exige todo esforço para o posicionamento ideal: as pernas devem ser fixadas nas perneiras de forma adequada, e o uso de cintas de fixação à mesa pode auxiliar e aumentar os pontos de apoio, distribuindo a pressão e reduzindo o risco de sobrecarga em uma só área. Ombreiras para evitar o deslizamento cefálico devem ser utilizadas com extremo cuidado, em razão da possibilidade de lesão no plexo braquial.[13]

ATO OPERATÓRIO – CONHECIMENTO TÉCNICO E EQUIPE

A segurança transoperatória está intimamente relacionada com o conhecimento técnico e a experiência do cirurgião, mas o auxiliar deve ser um cirurgião plenamente capacitado a realizar a cirurgia proposta no caso de qualquer impedimento do cirurgião principal. É essencial que a equipe toda se conheça e tenha capacidade de comunicação clara.

Essa etapa pode gerar debate em instituições de ensino com treinamento prático, pois permitir o treinamento sem comprometer a segurança do procedimento pode ser algo de difícil decisão. Cada tipo de procedimento cirúrgico tem a sua própria curva de aprendizado: por exemplo, procedimentos mais complexos, como os de cirurgia minimamente invasiva endoscópica/robótica, tendem a ter uma curva de aprendizado mais longa, demandando anos a mais de especialização e treinamento na formação do cirurgião.

CONHECIMENTO E USO DA ANATOMIA

O uso de estratégia definida e a padronização dos tempos cirúrgicos auxiliam a reduzir complicações e aumentam a efetividade do procedimento cirúrgico. Para o conhecimento adequado da anatomia da pelve, deve-se procurar identificar os reparos anatômicos da área que será trabalhada: os ureteres, trajetos da artéria e veia ilíaca comum, externa e interna e da artéria umbilical obliterada auxiliam a padronização das dissecções. O espaço retroperitoneal tem maior regularidade anatômica, e, em toda cirurgia com grande quantidade de aderências ou anormalidades anatômicas no campo intraperitoneal, o retroperitônio oferece a possibilidade segura de abordagem. No entanto, o cirurgião só terá naturalidade em transitar pelo retroperitônio se estiver familiarizado com a anatomia e a localização das suas estruturas, para que os espaços paravesical e pararretal sejam encarados com naturalidade.

O treinamento específico e contínuo em cirurgia ginecológica e o conhecimento avançado de anatomia cirúrgica são essenciais para empregar formas alternativas de abordagem cirúrgica e implementar novas técnicas.

COMUNICAÇÃO (META 2 DE SEGURANÇA DA PACIENTE)

Falhas de comunicação continuam sendo uma fonte de erros e eventos adversos no ambiente do centro cirúrgico. É mais do que óbvia a necessidade de comunicação clara entre os membros da equipe assistente, principalmente durante a transferência de cuidados, como passagem da paciente do preparo até a sala cirúrgica, da sala operatória até a sala de recuperação e da sala de recuperação à internação. Diversas tentativas de sistematizar a transferência de cuidado têm sido propostas, assim como registros computadorizados. Apesar de todo o esforço, a melhor estratégia ainda não está definida.[15]

PANDEMIA DE COVID-19

Planejar o tratamento cirúrgico de pacientes infectadas pelo vírus causador da Covid-19 foi um desafio enfrentado durante a pandemia. No período inicial, diversas recomendações empíricas foram testadas com o objetivo principal de manter o atendimento de pacientes contaminadas e oferecer segurança para a equipe envolvida no cuidado, bem como para as pacientes que porventura fossem dividir salas e espaços de assistência. Com o aumento do conhecimento do comportamento e da epidemiologia do vírus, ações comportamentais foram assumidas em tempo real. Nesse momento da história, o uso de equipamentos de proteção individual nunca foi tão importante e reforçado.

O uso de cirurgia laparoscópica em pacientes positivas para Covid-19 é um tópico ainda debatido, sem evidência consolidada: o risco aumentado de transmissão viral com o gás e a possível contaminação da equipe assistente em comparação com a cirurgia aberta seguem em discussão.[16] Decisões individualizadas são tomadas com base no risco potencial *versus* benefícios da laparoscopia, como menor tempo de hospitalização e menor taxa de complicações.[17] Na opção pela via endoscópica, algumas sugestões podem ser benéficas, como uso de menor pressão intra-abdominal, incisões menores para evitar vazamento do gás e aspiração completa do dióxido de carbono (CO_2) antes da retirada dos trocateres.[18]

REFERÊNCIAS

1. Kohn LT, Corrigan JM, Donaldson MS, editors. To err is human: building a safer health system. Washington: National Academy Press; 2000.
2. Suliburk JW, Buck QM, Pirko CJ, et al. Analysis of human performance deficiencies associated with surgical adverse events. JAMA New Open. 2019;2:e198067
3. Hospital de Clínicas de Porto Alegre. Coordenadoria Jurídica do HCPA. Serviço de direito administrativo, civil e penal. Porto Alegre: Conjur; 2022. Sistema de acesso restrito.
4. Joint Commission. Sentinel Events (SE). Comprehensive accreditation manual for hospitals: update 1. Oak Brook: Joint Commission; 2021. p. SE-1-20.
5. Papadakis M, Meiwandi A, Grzybowski A, The WHO safer surgery checklist time out procedure revisited: strategies to optimise compliance and safety, Int J Surg. 2019; 69(9):19–22.
6. Institute for Healthcare Improvement. 10 IHI innovations to improve health and health care. Cambridge: IHI; 2017.
7. Agency for Healthcare Research and Quality. Glossary [Internet]. AHRQ. Rockville; 2021 [capturado em 9 dez. 2021]. Disponível em: https://psnet.ahrq.gov/glossary-0.
8. Halamek LP, Cady RAH, Sterling MR. Using briefing, simulation and debriefing to improve human and system performance. Semin Perinatol. 2019;43(8):151-78.
9. Donabedian A. Evaluating the quality of medical care. Milbank Q. 2005;83(4):691–729.
10. Joint Commission. America's hospitals: improving quality and safety: The Joint Commission's Annual Report 2017. Oak Brook: Joint Commission; 2018.
11. Askari R, Baghian N, Baghianimoghadam MH, Mirzaei M, Shafii M. Designing performance condition indicators of gynecology and obstetrics ward. Middle East J Sci Res. 2014;22(9):1281-7.
12. Agência Nacional de Saúde Suplementar. Consórcio de indicadores de qualidade hospitalar: painel geral: fichas técnicas dos indicadores [internet]. Rio de Janeiro: ANS; 2020[capturado em 4 abr. 2022]. Disponível em: http://www.ans.gov.br/images/stories/prestadores/qualiss/1._Indicadores_Gerais_-_Versao_I_publicacao_ANS.pdf
13. Minnesota Department of Health. PDSA: Plan-do-study-act [Internet]. St. Paul: MDH; 2019[capturado em 4 abr. 2022]. Disponível em: https://www.health.state.mn.us/communities/practice/resources/phqitoolbox/pdsa.html
14. American College of Obstetricians and Gynecologists. Prevention of Venous Thromboembolism in Gynecologic Surgery: ACOG practice bulletin no 232. Obstet Gynecol. 2021;138(1): e1-e15.
15. American College of Obstetricians and Gynecologists. ACOG practice bulletin no. 195: prevention of infection after gynecologic procedures. Obstet Gynecol. 2018;131(6):e172-e189.
16. Ramos JGL. Ensino em Ginecologia e Obstetrícia. Femina. 2015;43(2):55–7.
17. Federação Brasileira das Associações de Ginecologia e Obstetrícia. Matriz de competências em ginecologia e obstetrícia: versão 2 [Internet]. São Paulo: Febrasgo; 2019 [capturado em 22 jun. 2022]. Disponível em: https://www.febrasgo.org.br/images/Matriz-de--competencias---2a-edicao---web.pdf.
18. Bresadola V, Biddau C, Puggioni A, Tel A, Robiony M, Hodgkinson J, Leo CA. General surgery and COVID-19: review of practical recommendations in the first pandemic phase. Surg Today. 2020;50(10):1159-1167.

2
CICLO MENSTRUAL*

EDISON CAPP
ILMA SIMONI BRUM DA SILVA
HELENA VON EYE CORLETA

O ciclo menstrual é uma das principais manifestações da atividade hormonal do corpo feminino. Inicia-se na puberdade e tem caráter rítmico (mensal) até a menopausa. Durante a puberdade, diversas relações endócrinas são formadas entre o hipotálamo, a hipófise e os ovários. A tireoide e o córtex suprarrenal têm, também, uma influência indireta sobre o ciclo menstrual. O ciclo menstrual normal é um processo cíclico coordenado por efeitos estimuladores e inibidores que levam à liberação de um óvulo maduro. A regulação desse processo inclui hormônios esteroides e peptídicos.

> O ciclo menstrual normal, ovulatório, varia de 21 a 35 dias, com média de 28 dias. O número de dias da primeira fase do ciclo menstrual (proliferativa ou folicular) pode variar; a segunda fase (lútea ou secretora) é mais constante e tem uma duração de 12 a 14 dias. Ciclos menstruais muito curtos ou muito longos são, geralmente, anovulatórios. Para diagnosticar e tratar os distúrbios do ciclo menstrual, é necessário conhecer a sua fisiologia.

Para o adequado desenvolvimento folicular, é indispensável uma ação integrada e coordenada entre eventos hipotalâmicos, hipofisários e ovarianos. O folículo dominante, no ovário, modula, por meio de retrocontroles positivos e negativos, a função hipotálamo-hipofisária durante o ciclo menstrual.

Hipotálamo, hipófise e ovários

O hipotálamo é uma estrutura neural situada na base do crânio, acima do quiasma óptico e abaixo do terceiro ventrículo. Os neuro-hormônios produzidos nos núcleos hipotalâmicos são levados pela circulação portal-hipofisária até a adeno-hipófise. A circulação sanguínea ocorre no sentido sistema nervoso central-hipófise (Figura 2.1). Ocorre também um fluxo retrógrado, pelo qual os hormônios da hipófise e as gônadas exercem seu retrocontrole. Os neuro-hormônios hipotalâmicos são fatores liberadores de hormônios hipofisários. Apenas a dopamina tem efeito inibidor sobre a secreção hipofisária de prolactina (PRL) (Quadro 2.1).

> Quando a haste hipofisária é obstruída (p. ex., tumor), ocorre a interrupção da circulação portal-hipofisária, causando atrofia das gônadas, além de diminuição da função tireoidiana e suprarrenal. Em contrapartida, a PRL aumenta nessa situação, pois não ocorre a ação inibitória da dopamina.[1,2]

O hormônio liberador de gonadotrofina (GnRH, *gonadotropin-releasing hormone*) é um decapeptídeo produzido por neurônios do núcleo arqueado do hipotálamo (ver Quadro 2.1), sendo responsável pela secreção hipofisária do hormônio luteinizante (LH, *luteinizing hormone*) e do hor-

---
*Os coautores agradecem a Fernando Freitas pela contribuição dada à escrita deste capítulo na edição anterior.

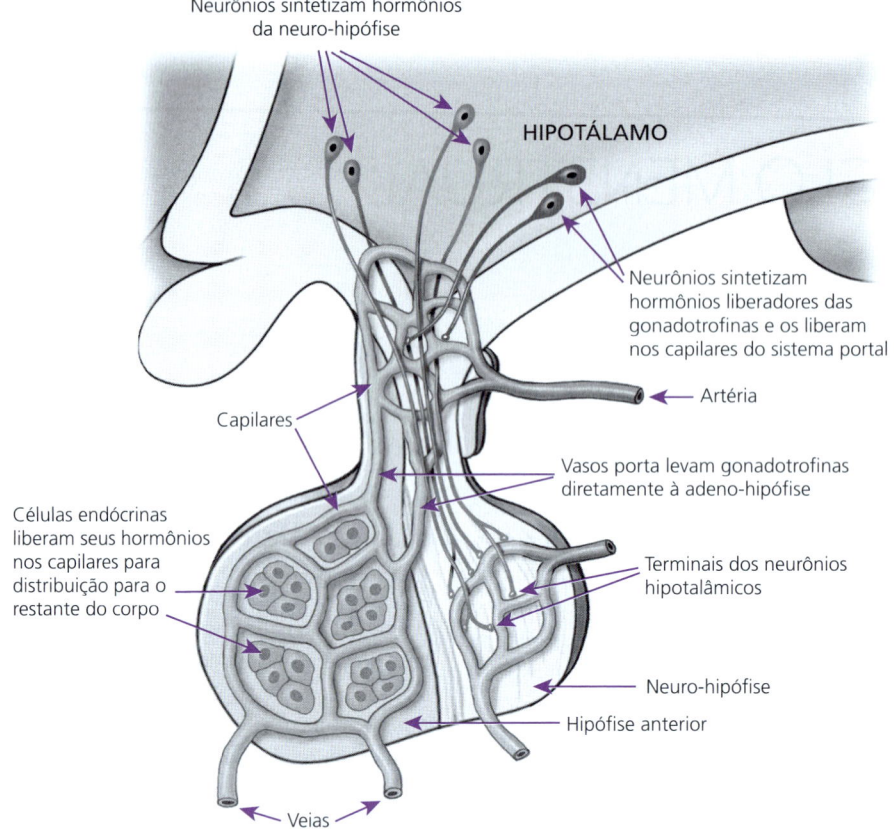

FIGURA 2.1 – Eixo hipotálamo-hipófise e sistema portal-hipofisário.

Quadro 2.1 – Ação dos neuro-hormônios hipotalâmicos

HIPOTÁLAMO				
TRH ↓(+)	GnRH ↓(+)	CRF ↓(+)	GHRH ↓(+)	PIF/Dopamina ↓(−)
ADENO-HIPÓFISE				
TSH ↓(+)	FSH/LH ↓(+)	ACTH ↓(+)	GH ↓(+)	PRL ↓(+)
ÓRGÃO-ALVO				
Tireoide T3/T4	Ovários E2/P	Suprarrenais (glicocorticoides)	Fígado (IGF1 e 2), músculos, diversos órgãos	Mamas, diversos órgãos

ACTH, hormônio adrenocorticotrófico (*adrenocorticotropic hormone*); CRF, fator liberador de corticotrofina (*corticotropin releasing factor*); E2, estradiol; FSH, hormônio folículo-estimulante (*follicle-stimulating hormone*); GH, hormônio do crescimento (*growth hormone*); GHRH, hormônio liberador de hormônio do crescimento (*growth hormone-releasing hormone*); GnRH, hormônio liberador de gonadotrofina (*gonadotropin-releasing hormone*); IGF1 e 2, fator de crescimento insulina-símile 1 e 2 (*insulin growth factor*); LH, hormônio luteinizante (*luteinizing hormone*); P, progesterona; PIF, fator de inibição da prolactina (*prolactin-inhibiting factor*); PRL, prolactina; T3, tri-iodotironina; T4, tetraiodotironina ou tiroxina; TRH, hormônio liberador de tireotrofina (*thyrotropin-releasing hormone*); TSH, tireotrofina.

mônio folículo-estimulante (FSH, *follicle-stimulating hormone*). Para exercer a sua ação moduladora sobre a hipófise, esse neuro-hormônio deve ser secretado de forma pulsátil. Em um estudo utilizando macacas que tiveram o núcleo arqueado destruído, os animais apresentaram ciclos ovulatórios apenas quando a infusão de GnRH era realizada de forma pulsátil.[3] A exposição contínua ao GnRH causa a dessensibilização da hipófise, com a diminuição de receptores de GnRH (esse é o princípio de ação dos análogos do GnRH).[4]

O GnRH não é dosado na circulação sistêmica, pois tem meia-vida extremamente curta (2-4 min), rápida degradação e enorme diluição. Para que o ciclo menstrual seja ovulatório, é necessária a secreção de GnRH dentro de uma faixa crítica de amplitude e frequência: maior na primeira fase do ciclo e menor na segunda. A fisiologia e a fisiopatologia do ciclo menstrual podem, em termos de controle central, ser explicadas pelos mecanismos que afetam a pulsatilidade do GnRH.

Os pulsos de GnRH são modulados pelo sistema supra-hipotalâmico, com influência facilitadora da noradrenalina e inibidora da dopamina (Figura 2.2). Opioides endógenos, catecolestrogênios e outros neurotransmissores[2] também influenciam a secreção de GnRH.

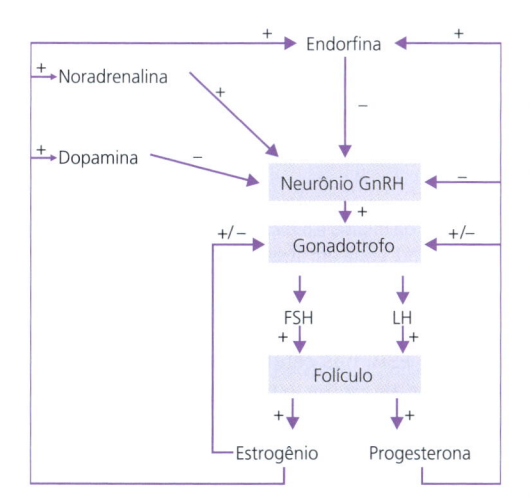

FIGURA 2.2 – Inter-relações hormonais do eixo hipotálamo-hipófise-ovário durante o ciclo menstrual.
FSH, hormônio folículo-estimulante; GnRH, hormônio liberador de gonadotrofina; LH, hormônio luteinizante.

A hipófise está localizada na sela túrcica. As gonadotrofinas, LH e FSH, são produzidas pelos gonadotrofos, localizados na adeno-hipófise. Sob a ação do GnRH, esses gonadotrofos sintetizam, armazenam e liberam as gonadotrofinas. A secreção, a síntese e o armazenamento de gonadotrofinas sofrem alterações ao longo do ciclo menstrual, à medida que estradiol, progesterona e inibinas são produzidos pelo folículo dominante (Figura 2.3).

CRESCIMENTO FOLICULAR

Os ovários contêm, ao nascimento, cerca de 1 milhão de folículos primordiais. Na menarca, início da vida reprodutiva, eles são cerca de 500 mil. Destes, apenas 400 chegarão até a ovulação. Os restantes entrarão em atresia, morte celular programada ou apoptose.[5]

Os folículos primordiais têm apenas uma camada de células da granulosa e estão em repouso. Iniciado o crescimento folicular, eles chegam a folículo primário (0,1 mm), secundário (2 mm) e antral inicial (2 mm), sendo esse crescimento independente das gonadotrofinas (Figura 2.4). O hormônio antimülleriano (HAM) é produzido pelas células da granulosa de folículos pré-antrais e inibe o desenvolvimento folicular em dois níveis: restringindo o recrutamento dos folículos primordiais e, posteriormente, reduzindo a sensibilidade dos folículos antrais iniciais ao FSH. O HAM é um marcador da quantidade de folículos ovarianos não antrais, o que é conhecido como reserva ovariana.[6] O desenvolvimento folicular até a fase antral inicial é permanente, inclusive em situações em que a liberação de gonadotrofinas diminui significativamente (p. ex., infância pré-puberal, gestação, uso de anticoncepcional oral), sendo interrompido após a menopausa, devido à depleção folicular.[5]

O estímulo com gonadotrofinas é o pré-requisito para o desenvolvimento dos folículos antrais iniciais até folículos pré-ovulatórios (ver Figura 2.4). Os últimos 15 dias do crescimento folicular dependem do aumento cíclico de FSH. O número de células da granulosa externa aumenta, bem como o tamanho dos folículos recrutados. Na fase antral

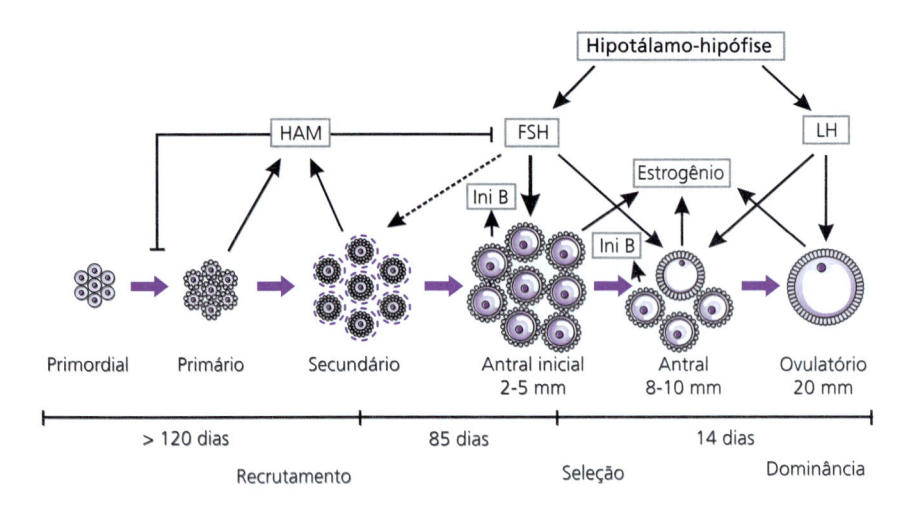

FIGURA 2.3 – Foliculogênese. O desenvolvimento folicular inicial independe de FSH. Os folículos iniciais crescem sob o estímulo de FSH. O HAM inibe a ação do FSH e o desenvolvimento dos folículos primordiais.
FSH, hormônio folículo-estimulante; HAM, hormônio antimülleriano; Ini B; inibina B; LH, hormônio luteinizante.
Fonte: Elaborada com base em Peluso e colaboradores[7] e Fleming e colaboradores.[8]

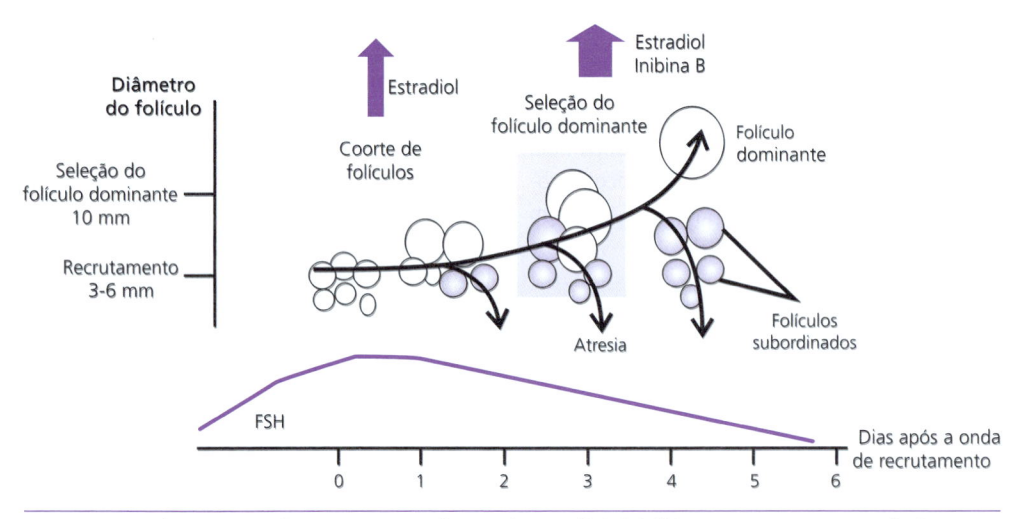

FIGURA 2.4 – Relação temporal entre o aumento do FSH, do estradiol, da inibina e o recrutamento, a seleção e a dominância folicular. O folículo dominante é selecionado, e o restante entra em atresia.
FSH, hormônio folículo-estimulante.
Fonte: Elaborada com base em Baerwald e colaboradores.[5]

inicial, o folículo tem aproximadamente 2 mm e, no período pré-ovulatório, cerca de 18 mm de diâmetro.

TEORIA DAS DUAS CÉLULAS – DUAS GONADOTROFINAS

Nos folículos antrais, os receptores de LH estão presentes apenas nas células da teca, e os receptores de FSH, nas células da granulosa. Sob o estímulo do LH, as células da teca sintetizam androstenediona e testosterona, ao passo que as células da granulosa, por meio da enzima aromatase dependente de FSH, convertem os androgênios em estradiol e estrona. As células da teca, estimuladas por LH, fornecem substratos (androgênios) para a conversão em estrogênios nas células da granulosa. Com o desenvolvimento do folículo, as células da teca expressam genes para a síntese de mais receptores de LH e para a expressão das enzimas do citocromo P450, que catalisam a síntese de androgênios. As células da granulosa, com o crescimento e a proliferação, aumentam seus receptores de FSH e a expressão da enzima aromatase, elevando o nível estrogênico na circulação e no líquido folicular (Figura 2.5).

A seleção do folículo dominante ocorre no quinto ou sexto dia (ver Figura 2.4). Os demais folículos recrutados entram, progressivamente, em atresia. O folículo dominante tem maior atividade da enzima aromatase, o que lhe permite maior produção de estradiol, maior número de receptores de FSH e, paralelamente, estimula a expressão de receptores de LH nas células da granulosa.

O estradiol e a inibina B, secretados principalmente pelo folículo dominante, regulam a secreção de gonadotrofinas. No início da fase folicular, o estradiol e a inibina B inibem a secreção de FSH (retrocontrole negativo). A oferta de FSH aos folículos passa a ser cada vez menor, sendo que a maior parte dos folículos entra em atresia, exceto o dominante, que continua crescendo por ter maior vascularização e maior número de receptores para gonadotrofinas, o que resulta na ovulação de apenas um óvulo (na maior parte das vezes). O mecanismo de dominância folicular não está completamente esclarecido, mas parece estar relacionado com maior número de receptores de FSH no folículo dominante (Figura 2.6A), maior vascularização e maior capacidade de produção de estradiol e inibina B.

Fatores de crescimento locais provavelmente permitem que o folículo dominante permaneça sensível a baixas concentrações de FSH, enquanto os outros folículos entram em apoptose. Vários fatores de crescimento ovarianos aumentam a atividade do FSH (dominância): fatores de crescimento insulina-símile (IGFs, *insulin growth factors*), fator de crescimento transformador β (TGF-β, *transforming growth factor β*), fator de crescimento de fibroblastos (FGF, *fibroblast growth factor*) e ativina. Outros inibem as ações do FSH, estando relacionados com a atresia: inibina, fator de crescimento epidermal (EGF, *epidermal growth factor*), fator de crescimento transformador α (TGF-α, *transforming growth factor α*) e proteínas de ligação do IGF (IGFBPs, *insulin-like growth factor-binding proteins*).[2,12]

As células da teca do folículo pré-ovulatório (dominante) são bem vascularizadas; as células da granulosa expressam receptores tanto de FSH como de LH e produzem quantidades cada vez maiores de estradiol, atingindo um platô aproximadamente 24 a 36 horas antes da ovulação. Os altos níveis de estradiol secretados pelo folículo dominante desencadeiam o pico de LH (retrocontrole positivo do estradiol sobre as gonadotrofinas) (ver Figura 2.6A).

Com o pico de LH, o ovócito reassume a meiose, a síntese de prostaglandinas (importantes no processo de ruptura folicular) é estimulada e as células da granulosa são luteinizadas, passando a sintetizar progesterona e estradiol. Provavelmente, a progesterona em níveis bai-

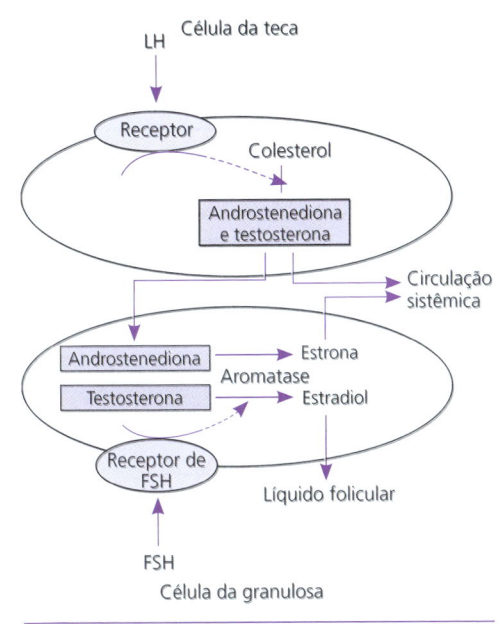

FIGURA 2.5 – Teoria das duas células – duas gonadotrofinas. Representação das células da teca e da granulosa com receptores de LH e FSH, respectivamente. Androgênios são produzidos pelas células da teca e, na granulosa, são convertidos em estrogênios.
FSH, hormônio folículo-estimulante; LH, hormônio luteinizante.
Fonte: Elaborada com base em Peluso e colaboradores[7] e Williams e Erickson.[9]

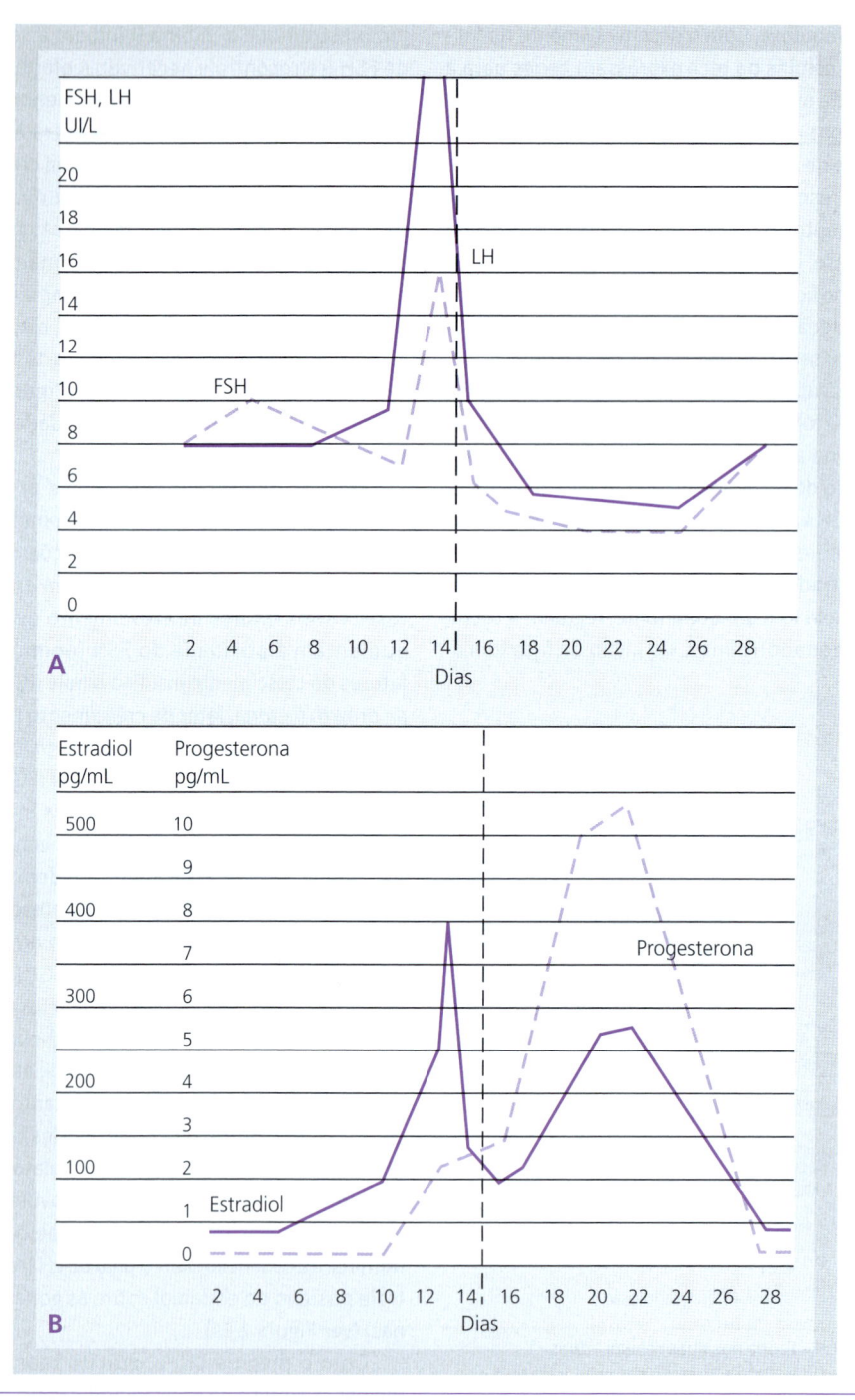

FIGURA 2.6 – O ciclo menstrual: **(A)** níveis de gonadotrofinas; **(B)** níveis de estrogênio e progesterona; **(C)** níveis de inibinas A e B; e **(D)** ciclo ovariano e ciclo endometrial. (*Continua*)
FSH, hormônio folículo-estimulante; LH, hormônio luteinizante.
Fonte: Elaborada com base em Speroff e colaboradores[10] e Groome e colaboradores.[11]

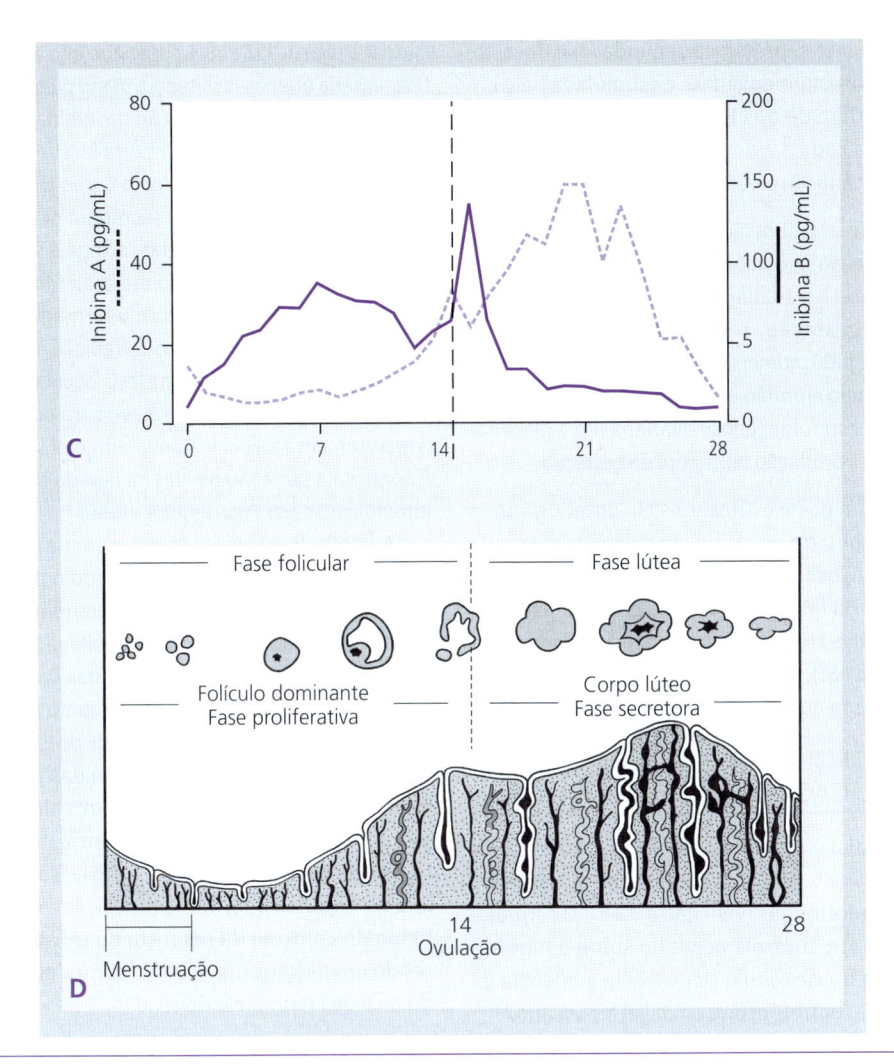

FIGURA 2.6 – (*Continuação*) O ciclo menstrual: **(A)** níveis de gonadotrofinas; **(B)** níveis de estrogênio e progesterona; **(C)** níveis de inibinas A e B; e **(D)** ciclo ovariano e ciclo endometrial.
FSH, hormônio folículo-estimulante; LH, hormônio luteinizante.
Fonte: Elaborada com base em Speroff e colaboradores[10] e Groome e colaboradores.[11]

xos produzida pelo folículo antes da ruptura é o sinal para que ocorra a descarga de FSH no meio do ciclo. Alguns estudos sugerem que a elevação pré-ovulatória do FSH garante a expressão de um maior número de receptores de LH nas células da granulosa, permitindo ao corpo lúteo uma função adequada (ver **Figura 2.6**).

Após a liberação do ovócito (ovulação), o folículo reorganiza-se para formar o corpo lúteo (ou corpo amarelo). Vasos sanguíneos penetram na membrana basal do folículo e fornecem níveis adequados de lipoproteína de baixa densidade (LDL, *low density lipoprotein*), fração do colesterol que serve de substrato para a síntese de progesterona e estradiol. A rápida e intensa vascularização do corpo lúteo é mediada, entre outros, por fatores angiogênicos. A função lútea é controlada pela secreção hipofisária de LH. As concentrações elevadas de progesterona na segunda fase do ciclo reduzem a frequência e a amplitude dos pulsos de GnRH, provavelmente pelo aumento dos opioides endógenos. A inibina A é predominantemente expressa na segunda fase do ciclo, quando a esteroidogênese é estimulada pelo LH. A pulsatilidade do LH na segunda fase do ciclo ocorre a cada 3 a 4 horas, comparada com um pulso a cada 90 minutos na fase folicular.[2]

⭐ Se a fertilização do ovócito e/ou a implantação não ocorrer, o corpo lúteo entra em remissão 12 a 14 dias após a ovulação. Quando ocorre gestação, a gonadotrofina coriônica humana (hCG, *human chorionic gonadotropin*) produzida pelo embrião evita a regressão lútea, mantendo a esteroidogênese ovariana até a placenta assumir a produção hormonal da gestação.

Ao fim da fase lútea do ciclo anterior, com o decréscimo do estradiol, da progesterona e da inibina A, ocorre o aumento do FSH nos primeiros dias da fase folicular. Esse é o sinal para que os folículos antrais, capazes de responder ao estímulo do FSH, iniciem o crescimento e para que comece um novo ciclo.

CONTROLE OVARIANO DA SECREÇÃO DE GONADOTROFINAS

O estradiol e as inibinas A e B são os principais hormônios ovarianos reguladores da secreção de gonadotrofinas (ver **Figura 2.6B**). O estradiol exerce retrocontrole negativo sobre a hipófise durante quase todo o ciclo. Existe evidência de que esse controle ocorra em nível hipofisário.[1,9]

Quando o estradiol, secretado pelo folículo pré-ovulatório, se mantém elevado por 48 horas, ocorre o pico de LH ou retrocontrole positivo de estradiol sobre a hipófise. Uma série de eventos, principalmente hipofisários, culmina no pico de LH: o aumento da resposta do gonadotrofo ao GnRH é observado após níveis elevados de estradiol; o gonadotrofo, nessas condições, expressa maior número de receptores de GnRH e, no hipotálamo, aumenta a secreção de GnRH no meio do ciclo.

A progesterona, secretada em níveis baixos ao fim da fase folicular, é facilitadora do pico de LH e parece ser responsável pelo pico de FSH no meio do ciclo. Em algumas situações experimentais, apenas o estradiol em níveis elevados pode desencadear o pico de LH e FSH, sugerindo que a progesterona seria apenas facilitadora desse pico.

O FSH estimula a secreção de inibina B pelas células da granulosa na primeira fase, ao passo que a inibina A é secretada pelo corpo lúteo, sob controle de LH. A inibina A, secretada pelas células da granulosa luteinizadas, atinge a sua concentração mais elevada no meio da fase lútea, quando o FSH alcança seus níveis mais baixos. Ela diminui paralelamente ao estradiol e à progesterona, mantendo-se baixa na fase folicular inicial, o que permite que o FSH se eleve para promover o recrutamento folicular. Com o estradiol, a inibina A controla a secreção de FSH na fase de transição luteofolicular (ver **Figuras 2.6A** e **2.6C**).[2]

A inibina B é secretada pelas células da granulosa do folículo dominante, tendo o papel de retirar o FSH da circulação, assegurando a dominância do folículo que irá ovular. A inibina B parece ser um bom marcador da função das células da granulosa sob controle de FSH, enquanto a inibina A espelha a função lútea sob controle do LH.

O fator atenuador do aumento das gonadotrofinas (GnSAF, *ovarian gonadotrophin surge-attenuating factor*) é uma substância não esteroide de peso molecular de 12,5 kDa isolada no líquido folicular, que, muito provavelmente, participa do controle da resposta do LH ao GnRH, sendo um mecanismo que facilitaria a plenitude do pico de LH no meio do ciclo.[12]

■ Ciclo endometrial

⭐ O ciclo ovulatório é acompanhado por alterações endometriais visando à implantação de um embrião (ver **Figura 2.6D**). Quando não ocorre a gestação, o corpo lúteo regride e, paralelamente, ocorre a descamação endometrial (menstruação). Alterações morfológicas do endométrio espelham a atividade na fase proliferativa, e a ação do estradiol promove intensa atividade mitótica, com proliferação do estroma endometrial e do epitélio glandular. A espessura endometrial na fase menstrual é em torno de 2 mm, atingindo aproximadamente 10 mm no período pré-ovulatório. As alterações endometriais fisiológicas têm aspecto característico à ultrassonografia transvaginal (Figura 2.7). Na fase lútea, as alterações provocadas pela ação da progesterona são a secreção glandular e o edema do estroma.

A expressão dos receptores de estrogênio e de progesterona no endométrio também varia durante o ciclo ovulatório. A concentração dos receptores de estrogênio é alta na fase proliferativa, diminuindo após a ovulação, o que reflete a ação supressiva da progesterona sobre os receptores de estrogênio. A concentração máxima dos receptores de progesterona no endométrio ocorre na fase ovulatória, espelhando a indução desses receptores pelo estradiol. Na fase lútea, os receptores de progesterona diminuem muito nas glândulas e continuam presentes no estroma.[13]

Diversos outros fatores autócrinos e parácrinos são expressos no endométrio durante o ciclo menstrual. O papel fisiológico de IGFs, EGF, TGF-α, TGF-β, integrinas e metaloproteinases ainda não está definido, e seu conhecimento elucidará os fenômenos endometriais relacionados com a implantação.[13]

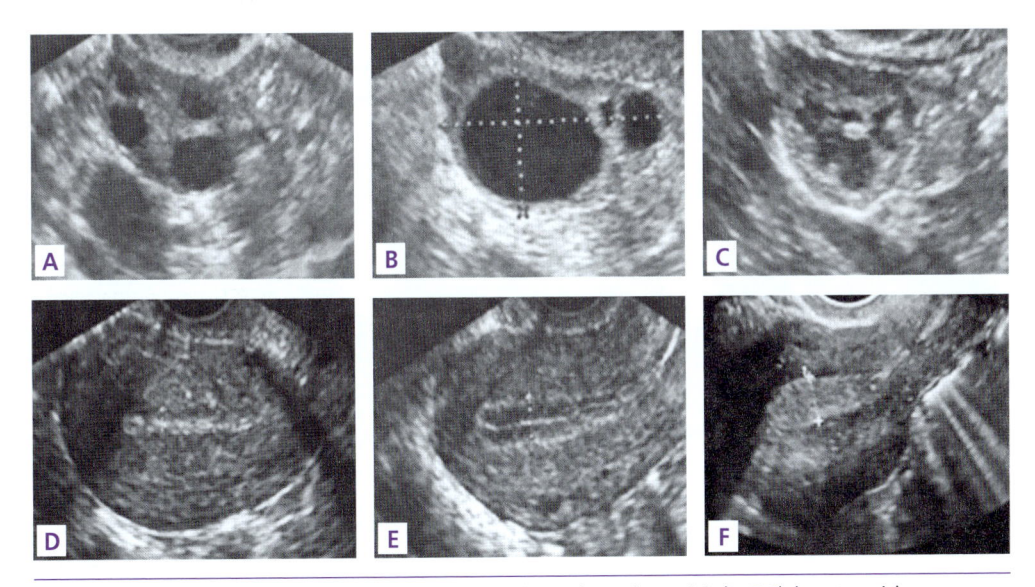

FIGURA 2.7 – Características ultrassonográficas ovarianas (A, B, C) e endometriais (D, E, F) durante o ciclo ovulatório. (A) Folículos antrais no início do ciclo. (D) Fase proliferativa inicial: endométrio fino, ecogênico, linear. (B) Fase pré-ovulatória: presença de folículo dominante. (E) Fase proliferativa tardia: endométrio espesso, trilaminar. (C) Fase lútea: presença de corpo lúteo. (F) Fase secretora: endométrio espesso, hiperecogênico e homogêneo.
Fonte: Adaptada de Reed e Carr.[1]

REFERÊNCIAS

1. Reed BG, Carr BR. The normal menstrual cycle and the control of ovulation. In: Feingold KR, Anawalt B, Boyce A, editors. Endotext. South Dartmouth: MDText.com; 2018.
2. Hall JE. Neuroendocrine control of menstrual cycle. In: Strauss JF, Barbieri RL, editors. Yen & Jaffe's reproductive endocrinology: physiology, pathophysiology, and clinical management. 7th ed. Philadelphia: Elsevier/Sauders; 2014. p. 114-56.
3. Knobil EK, Neils JD. Physiology of reproduction. 3rd ed. New York: Elsevier; 2006.
4. Cakmak H, Rosen MP. Random-start ovarian stimulation in patients with cancer. Curr Opin Obstet Gynecol. 2015;27(3):215-21.
5. Baerwald AR, Adams GP, Pierson RA. Ovarian antral folliculogenesis during the human menstrual cycle: a review. Hum Reprod Update. 2012;18(1):73-91.
6. Xu H, Zhang M, Zhang H, Alpadi K, Wang L, Li R, et al. Clinical applications of serum antimüllerian hormone measurements in both males and females: an update. Innovation. 2021;2(1):100091.
7. Peluso C, Fonseca FL, Rodart IF, Cavalcanti V, Gastaldo G, Christofolini DM, et al. AMH: an ovarian reserve biomarker in assisted reproduction. Clin Chim Acta. 2014;437:175-82.
8. Fleming R, Seifer DB, Frattarelli JL, Ruman J. Assessing ovarian response: antral follicle count versus antimüllerian hormone. Reprod Biomed Online. 2015;31(4):486-96.

9. Williams CJ, Erickson GF. Morphology and physiology of the ovary. In: Feingold KR, Anawalt B, Boyce A, editors. Endotext. South Dartmouth: MDText.com; 2018.

10. Speroff L, Glass RH, Kase NG. Regulation of the menstrual cycle. In: Speroff L, Glass RH, Kase NG, editors. Clinical gynecologic endocrinology and fertility. Baltimore: Lippincott, Williams & Wilkins; 1999. p. 201-45.

11. Groome NP, Illingworth PJ, O'Brien M, Pai R, Rodger FE, Mather JP, et al. Measurement of dimeric inhibin B throughout the human menstrual cycle. J Clin Endocrinol Metab. 1996;81(4):1401-5.

12. Messinis IE, Messini CI, Dafopoulos K. Novel aspects of the endocrinology of the menstrual cycle. Reprod Biomed Online. 2014;28(6):714-22.

13. Maybin JA, Critchley HO. Menstrual physiology: implications for endometrial pathology and beyond. Hum Reprod Update. 2015;21(6):748-61.

3

CONSULTA GINECOLÓGICA

ALBERTO MANTOVANI ABECHE
ADRIANI OLIVEIRA GALÃO
SOLANGE GARCIA ACCETTA
IVAN SERENO MONTENEGRO

Avaliação clínica como base do atendimento em ginecologia

A consulta ginecológica segue o roteiro habitual das consultas médicas: anamnese, exame físico, elaboração de hipóteses diagnósticas, solicitação de exames complementares e conduta quanto à terapêutica e ao seguimento da paciente. No entanto, há particularidades muito importantes que merecem atenção. A consulta abordará assuntos íntimos ligados à sexualidade, à higiene menstrual, ao planejamento familiar e a sintomas percebidos nas mamas e no sistema geniturinário. É preciso, portanto, que o médico procure deixar a paciente à vontade para que ela possa falar livremente de suas queixas e preocupações, abstendo-se de emitir julgamentos ou fazer observações que possam constrangê-la, respeitando a sua fragilidade nesse momento.[1]

Da mesma maneira, durante o exame físico, procura-se respeitar ao máximo o pudor da paciente, tomando alguns cuidados fundamentais. Deve-se permanecer afastado quando a paciente, preparando-se para o exame, trocar de roupa e vestir o avental, com ou sem a ajuda de uma profissional de enfermagem. Isso também é válido para o fim do exame, quando a paciente se vestir novamente. Durante o exame ginecológico, deve-se deixar exposta apenas a parte do corpo que está sendo examinada, e o restante do corpo da paciente deve permanecer coberto. A cada passo do exame, é importante explicar à paciente o que será feito e, se necessário, tranquilizá-la sobre algum temor que expresse no momento. O resultado desses cuidados fundamentais será um exame mais adequado, com a paciente relaxada, permitindo que cada passo seja realizado completamente. Isso também aumentará o grau de confiança no profissional, nas suas orientações e no planejamento terapêutico.

Em termos de saúde pública, é importante compreender que a relutância das mulheres em buscar atendimento ginecológico devido à natureza desse exame pode resultar na demora em procurar atendimento de rotina para prevenção ou diante de algum sintoma, o que pode ter consequências graves para a sua saúde. É fundamental que todos os profissionais de saúde que atendem mulheres avaliem essas pacientes quanto à ansiedade relacionada com os exames pélvicos. Isso pode ajudar a identificar pacientes de risco para a não realização de exames preventivos e consultas regulares.[2]

Estratégias para reduzir ansiedade, medo e dor durante consultas ginecológicas devem ser implementadas rotineiramente, em particular para aquelas pacientes que se mostram ansiosas, temerosas ou com receio de sentirem dor. Os profissionais de saúde que atendem adolescentes e mulheres adultas devem procurar entender essas preocupações da paciente, iniciando conversas sobre exames pélvicos precocemente e educando e esclarecendo as pacientes quanto à importância do acompanhamento ginecológico. Durante a consulta ginecológica, há várias medidas para que a paciente se sinta mais segura e tenha mais conforto. Oferecer a possibilidade da presença de um acompanhante ou de uma pessoa de apoio é muito relevante para a segurança e o conforto da paciente e do profissional de saúde. Durante o exame, os profissionais devem garantir que a paciente esteja confortável, evitar frases negativas ou que possam gerar medo, utilizar o tamanho correto do espéculo, realizar lubrificação quando indicado e buscar um posicionamento adequado da paciente que lhe propicie conforto.[2]

É importante ressaltar que, como em qualquer atendimento médico, a avaliação clínica inicial constitui a base de todo atendimento em ginecologia. Com frequência, observa-se que o descuido com anamnese e exame físico completos, fundamentando-se apenas em exames complementares, leva a erros de avaliação diagnóstica e conduta. Um exame ginecológico atento guiará a elaboração das hipóteses diagnósticas e será o fundamento para a escolha dos exames complementares mais adequados para auxiliar a condução de cada caso.[3]

Anamnese

Como a anamnese em ginecologia aborda assuntos íntimos ligados à saúde da mulher, deve-se realizá-la de forma cordial e atenciosa, evitando constrangimentos que poderiam comprometer a qualidade das informações. Deve-se ter a compreensão de que muitas pacientes chegam à consulta com receio do exame ou com preocupações acerca do diagnóstico que possa ser feito. Compreender a sua ansiedade e procurar estabelecer um diálogo que a tranquilize e que permita ouvir com calma os seus sintomas e questionamentos é fundamental para o atendimento e reforçará o estabelecimento de uma boa relação médico-paciente, que já se inicia no primeiro momento de cada consulta. Uma história detalhada e abrangente é um dos aspectos mais importantes de uma consulta ginecológica em mulheres saudáveis ou mesmo com queixas clínicas.[1]

O roteiro da anamnese é composto de identificação completa da paciente, queixa principal ou motivo da consulta, história da doença atual, revisão de sistemas, antecedentes ginecológicos e obstétricos, antecedentes mórbidos pessoais e familiares, além de perfil psicossocial, o que inclui condições e hábitos de vida.[4]

IDENTIFICAÇÃO

São anotados o nome completo da paciente, sua idade, cor, etnia e estado civil, esclarecendo também se a paciente, independentemente do estado civil oficial, tem companheiro ou companheira. Seguem-se os dados sobre profissão, grau de instrução, naturalidade, procedência, contatos de endereços e telefones. Essas informações podem auxiliar a avaliação de possíveis fatores de risco para desenvolver determinadas doenças, como aquelas associadas à faixa etária, à atividade laboral e à procedência.

Atualmente, existe um questionamento sobre os benefícios para a paciente que a informação relativa à cor e à etnia traria para as discussões de casos e registros médicos. Aqueles que aceitam e advogam pela manutenção de tais dados acreditam que essas informações podem auxiliar o raciocínio clínico e a proposição de hipóteses diagnósticas; aqueles que se contrapõem, justificam que essas informações podem tolher esse raciocínio, pois limitam as possibilidades diagnósticas e mantêm conceitos frequentemente mesclados com estereótipos e preconceitos.[5]

QUEIXA PRINCIPAL E HISTÓRIA DA DOENÇA ATUAL

Registra-se a queixa principal assim como a paciente a expressa e na sua linguagem, observando que, por vezes, o motivo da consulta não é propriamente uma queixa, mas sim a necessidade de alguma instrução a respeito da saúde, realização de exame periódico de rotina ou orientação sobre planejamento familiar.

São detalhados, então, a evolução e o comportamento dos sintomas referidos no item história da doença atual. Aqui, interessa saber quando eles iniciaram, qual é a sua duração e intensidade, além de fatores associados que os aliviam, agravam ou desencadeiam, explorando cada detalhe.[4]

REVISÃO DE SISTEMAS

Os sintomas urinários e os sintomas relativos ao hábito intestinal merecem particular atenção, pois muitas vezes motivam sintomas no baixo ventre e no abdome, e, nesse caso, é importante estabelecer se há doença ginecológica associada ou não. Da mesma forma, sintomas relacionados com coluna, aparelho locomotor e membros inferiores também são úteis, pois eventualmente podem estar associados à dor pélvica. Informações gerais sobre bem-estar, apetite, humor e qualidade do sono são relevantes, assim como sintomas nos demais sistemas, como sistemas nervoso central, circulatório, respiratório, digestório, endócrino, osteoarticular, pele e fâneros.

ANTECEDENTES GINECOLÓGICOS E OBSTÉTRICOS

Os antecedentes ginecológicos e obstétricos são itens da anamnese muito importantes para o ginecologista. Ao não abordar algum dos conteúdos desse item, pode-se perder uma informação fundamental para estabelecer as hipóteses diagnósticas mais adequadas e compreender o que se passa com a paciente.

Inicia-se perguntando à paciente sobre a primeira menstruação (menarca) e os ciclos menstruais subsequentes, sua regularidade, intervalo, duração, intensidade do fluxo, cólicas ou outros sintomas associados, atrasos menstruais, data da última menstruação e se ela teve as características habituais ou foi atípica. Se a paciente já parou de menstruar, anota-se, também, a data da menopausa. Se for possível, resgatam-se dados sobre o desenvolvimento puberal (telarca, pubarca). Quando indicado, investigam-se sintomas climatéricos, em especial alterações menstruais e uso de terapia hormonal.

Aborda-se a vida sexual da paciente de maneira respeitosa, sem manifestar aprovações ou desaprovações e sem emitir julgamentos. Se houver alguma recomendação a dar sobre cuidado ou prevenção de infecções sexualmente transmissíveis (ISTs), o momento de oferecê-la será ao estabelecer a conduta, na conclusão da consulta. Anota-se se a paciente já iniciou a sua vida sexual e a data da primeira relação (sexarca), informações sobre parceiros sexuais, uso de métodos de prevenção para as ISTs, libido, prazer e orgasmo, práticas sexuais, dispareunia, vaginismo e sangramento nas relações sexuais.[6]

Questiona-se sobre os antecedentes obstétricos: número de gestações e sua evolução (pré-natal) – partos espontâneos ou instrumentados, cesarianas, abortos, gestações ectópicas, partos prematuros, curetagens, peso e condição dos recém-nascidos, períodos de amamentação, bem como eventuais complicações decorrentes dos partos, como lacerações, infecções de parede e outras infecções (endometrites, mastites).[6,7]

Investiga-se os sintomas relacionados com a vulva, a vagina e o colo uterino: secreção vaginal e corrimento, características do fluxo (cor, odor, prurido associado), lesões ou alterações da pele e da mucosa observadas pela paciente, adenomegalias associadas, sensações de peso ou saliências na vagina sugestivas de distopias, incontinência ou urgência urinária e suas características. Também é importante saber sobre tratamentos de infecções com medicamentos tópicos ou sistêmicos, cauterizações, punções, biópsias ou outros procedimentos ambulatoriais.

Por fim, pergunta-se sobre sintomas relacionados com as mamas: dor relacionada ou não com o ciclo menstrual e sua localização, percepção de nódulos, derrame papilar espontâneo ou provocado pela expressão e suas características (seroso, sanguinolento, purulento, leitoso).[8]

ANTECEDENTES MÓRBIDOS

Aqui, a paciente é questionada quanto a problemas de saúde ocorridos no passado e sua evolução e resolução. Isso inclui doenças e seu tratamento, internações hospitalares, cirurgias e o período de recuperação, alergias (com especial atenção à alergia associada a medicamentos), transfusões de sangue e vacinação. As vacinas recomendadas na mulher estão descritas na **Tabela 3.1**.[9]

ANTECEDENTES FAMILIARES

Toda história de doenças em familiares é relevante – em particular cardiovasculares (hipertensão arterial, infarto agudo do miocárdio, acidente vascular encefálico, varizes, tromboembolia), endócrinas (doenças da tireoide, diabetes), osteoporose, obesidade, tumores da mama, ginecológicas e gastrintestinais –, anotando-se a idade em que ocorreram, sua gravidade e seu desfecho.

PERFIL PSICOSSOCIAL – CONDIÇÕES E HÁBITOS DE VIDA

As informações relativas ao perfil psicossocial contribuem para entender quais são as condições gerais de vida da paciente, suas condições de habitação, hábitos de higiene e de cuidado com sua saúde. Pergunta-se sobre sua casa (se é de alvenaria, se há luz, água encanada, esgoto, se há animais na casa) e sobre a estrutura de sua família (com quem vive). Também são itens importantes: escolaridade, alimentação, trabalho, lazer, exercícios e atividades físicas, etilismo, tabagismo, obesidade, uso de outras drogas ou medicamentos.

> ⚠ A abordagem da obesidade na consulta exige empatia e delicadeza, evitando-se julgamentos ou preconceitos. Deve ser vista como doença crônica e problema de saúde pública.[10] A recomendação da Associação Médica Canadense e da Rede Canadense de Obesidade se baseia na abordagem dessa paciente em cinco passos, conhecida como 5 As,[11,12] a qual é resumidamente descrita no **Quadro 3.1**.

> Ao concluir o roteiro de anamnese, é oportuno perguntar à paciente se há algo mais que ela gostaria de contar, algo que a preocupe ou que ela só tenha lembrado nesse momento. Esse cuidado leva em consideração as inibições e os receios que a paciente pode apresentar no começo da consulta, a ponto de não referir ao início questões que lhe causem vergonha, medo, constrangimentos e que, por esses motivos, ainda não tenham sido expressas. Após o diálogo que ocorreu durante a anamnese, percebendo a receptividade do médico para ouvi-la com respeito e atenção, a paciente terá uma nova oportunidade para expor suas preocupações.

■ Exame físico

Embora o foco do exame seja relacionado com os aspectos ginecológicos, ele deve iniciar por uma avaliação geral que inclua peso, altura, observação do estado geral da paciente, ectoscopia (pele e distribuição de pelos), pressão arterial, palpação da tireoide, ausculta cardíaca e pulmonar e avaliação das extremidades.[3] A paciente deve ser orientada sobre a necessidade da realização de exame físico ginecológico sempre que necessário, esclarecida sobre suas etapas e objetivos, e deve estar de acordo com a sua realização.[13] É fundamental, por parte do profissional examinador, saber que o exame ginecológico pode causar dor, desconforto, ansiedade, medo, constrangimento e irritabilidade em algumas pacientes. Esses sintomas podem interferir na aceitação em relação à realização do exame físico, resultando em tratamento adiado ou evitado e consequências significativas para a saúde. Assim, ao propor e realizar o exame físico ginecológico, o profissional deve estar atento para identificar as pacientes com maior probabilidade

---

Quadro 3.1 – Recomendações para abordagem da obesidade (5 As)

- **P**EDIR (do inglês **A**SK) permissão para discutir sobre o peso
- **A**VALIAR os riscos relacionados com a obesidade e as "causas" dela
- **A**CONSELHAR sobre riscos para a saúde e opções de tratamento
- OBTER CONCORDÂNCIA (do inglês **A**GREE) com os resultados de saúde e objetivos comportamentais
- FORNECER **A**SSISTÊNCIA para acessar recursos e provedores apropriados

Fonte: Rueda-Clausen e colaboradores[11] e Wharton e colaboradores.[12]

Tabela 3.1 – Calendário de vacinação da mulher: recomendações Febrasgo 2020/2021

VACINA	ESQUEMA BÁSICO*	9-19 ANOS		20-59 ANOS		≥ 60 ANOS		GESTANTES	SUS UBS*
		DOSES PRÉVIAS	CONDUTA	DOSES PRÉVIAS	CONDUTA	DOSES PRÉVIAS	CONDUTA		
Tríplice viral (sarampo, caxumba, rubéola)	2 doses (intervalos > 30 d)	0 ou 1	Completar	0 ou 1	Completar	Indicação em epidemias ou a critério médico (surtos, viagens)		Contraindicada	X
		2	Vacinada	2	Vacinada				
Hepatite A	2 doses (0-6 meses)	0 ou 1	Completar	0 ou 1	Completar	Baixa prevalência de suscetíveis. Vacinar, mesmo esquema, se sorologia (–)		Vacina inativada. Pode ser utilizada considerando risco por comorbidades ou epidemiológico	C
		2	Vacinada	2	Vacinada				
Hepatite B	3 doses (0-1-6 meses)	0, 1 ou 2	Completar	0, 1 ou 2	Completar	0, 1 ou 2	Completar	Recomendada	X/C
		3	Vacinada	3	Vacinada	3	Vacinada		
Hepatites A e B	3 doses (0-1-6 meses) Em ≤ 15 anos 2 doses (0-6 meses)	0, 1 ou 2	Completar	0, 1 ou 2	Completar	0, 1 ou 2	Completar	Ver Hepatite A	
		3	Vacinada	3	Vacinada	3	Vacinada		
HPV 16-18	3 doses (0-1-6 meses) Em ≤ 15 anos 2 doses (0-6 meses)	0, 1 ou 2	Completar	0, 1 ou 2	Completar			Contraindicada	
		2 ou 3 (dependendo da idade)	Vacinada		Vacinada				
	2 doses (0-5 a 13 meses)	0 ou 1	Completar	→ *Esquema para idade de 9 a 14 anos e não imunossuprimidas*					
		2	Vacinada						

(Continua)

Tabela 3.1 – Calendário de vacinação da mulher: recomendações Febrasgo 2020/2021 *(Continuação)*

VACINA	ESQUEMA BÁSICO*	9-19 ANOS		20-59 ANOS		≥ 60 ANOS		GESTANTES	SUS UBS*
		DOSES PRÉVIAS	CONDUTA	DOSES PRÉVIAS	CONDUTA	DOSES PRÉVIAS	CONDUTA		
HPV 6-11-16-18	3 doses (0-1-6 meses) Em ≤ 15 anos 2 doses (0-6 meses)	0, 1 ou 2	Completar	0, 1 ou 2	Completar	→ *Licenciada para mulheres até 45 anos e homens até 26 anos*		Contraindicada	X
		3	Vacinada	3	Vacinada				
Varicela (catapora)	2 doses (0-6 a 12 meses)	0 ou 1	Completar	→ *Esquema para idade de 9 a 14 anos e não imunossuprimidos, ambos os sexos*				Contraindicada	X
		2	Vacinada						
	2 doses (intervalo de 1 a 3 meses) (Se < 13 a = 3 meses)	0 ou 1	Completar	0 ou 1	Completar	0 ou 1	Completar	Contraindicada	C
		2	Vacinada	2	Vacinada	2	Vacinada		
Herpes-zóster	1 dose	Contraindicada		A critério médico a partir de 50 anos		0	1 dose	Contraindicada	
				Indicada se história negativa					
				Se doença prévia, aguardar 12 meses					
Influenza (3V ou 4V)	Dose anual	Dose anual		Dose anual		Dose anual		Recomendada	X
Dupla (dT) e Tríplice bacteriana (dTpa) acelular do "adulto" (difteria, tétano, coqueluche)	3 doses (0-2-6 meses) Reforço a cada 10 anos	Completa (3 doses)	Reforço com dTpa cada 10 anos	Completa (3 doses)	Reforço com dTpa cada 10 anos	Completa (3 doses)	Reforço com dTpa cada 10 anos	Recomendada 1 dose de dTpa após a 20ª semana de IG em cada gestação	
		Incompleta 0, 1 ou 2	1 dose de dTpa e completar com dT	Incompleta 0, 1 ou 2	1 dose de dTpa e completar com dT	Incompleta 0, 1 ou 2	1 dose de dTpa e completar com dT	1 dose de dTpa, independentemente de doses anteriores a partir da 20ª semana de IG se 0 ou 1 dose, completar com dT	

(Continua)

Tabela 3.1 – Calendário de vacinação da mulher: recomendações Febrasgo 2020/2021 *(Continuação)*

VACINA	9-19 ANOS			20-59 ANOS			≥ 60 ANOS			GESTANTES	SUS UBS*
	ESQUEMA BÁSICO*	DOSES PRÉVIAS	CONDUTA		DOSES PRÉVIAS	CONDUTA		DOSES PRÉVIAS	CONDUTA		
Meningocócica conjugada (C)	1 dose	0	1 dose		Dose única	Na vigência de surtos ou de algumas comorbidades de risco ou a critério médico		Dose única	Epidemias ou a critério médico	Vacina inativada. Pode ser utilizada considerando risco por comorbidades ou epidemiológico	X
		Recomendar dose de reforço a cada 5 anos a imunocomprometidas, aspênicas ou em uso de eculizumabe ou ravulizumabe									
Meningocócica conjugada (ACWY)	Vacinadas na infância: 1 dose	1 dose com 11 anos ou 5 anos após a última dose			Dose única	Na vigência de surtos ou de algumas comorbidades de risco ou a critério médico		Dose única	Epidemias ou a critério médico	Vacina inativada. Pode ser utilizada considerando risco por comorbidades ou epidemiológico	X
	Não vacinadas na infância: 2 doses	1 dose com 11 anos e 1 reforço após 5 anos									
		Recomendar dose de reforço a cada 5 anos a imunocomprometidas, aspênicas ou emuso de eculizumabe ou ravulizumabe									
Meningocócica recombinante (B)	2 doses (0-1 a 2 meses)	0 ou 1	Completar		Na vigência de surtos ou de algumas comorbidades de risco ou a critério médico			Não indicada		Vacina inativada. Pode ser utilizada considerando risco por comorbidades ou epidemiológico	
		2	Vacinada								
		Recomendar dose de reforço 1 ano após o fim do esquema básico para cada faixa etária para pessoas em uso de eculizumabe ou ravulizumabe e revacinar a cada 2 ou 3 anos									

(Continua)

Tabela 3.1 – Calendário de vacinação da mulher: recomendações Febrasgo 2020/2021 *(Continuação)*

VACINA	ESQUEMA BÁSICO*	9-19 ANOS DOSES PRÉVIAS	9-19 ANOS CONDUTA	20-59 ANOS DOSES PRÉVIAS	20-59 ANOS CONDUTA	≥ 60 ANOS DOSES PRÉVIAS	≥ 60 ANOS CONDUTA	GESTANTES	SUS UBS*
Pneumocócicas (VPC13 e VPP23)	Esquema sequencial (vide idade ≥ 60 anos)		Na vigência de algumas comorbidades a critério médico		Na vigência de algumas comorbidades a critério médico		Iniciar com 1 dose da VPC13 Após 6-12 meses: 1 dose de VPP23 Com 5 anos: 1 dose de VPP23	Vacina inativada. Pode ser utilizada considerando risco por comorbidades	X/C
Febre amarela	1 dose (proteção após 7-10 dias). Considerar o uso de uma segunda dose	0	1 dose	0	1 dores	0	1 dose	Contraindicada (possível utilização em situações de alto risco, em não vacinadas)	X
						Mais risco de efeitos adversos			
Dengue	3 doses (0-6, 12 meses)	0, 1 ou 2	Completar	0, 1 ou 2	Completar		Não indicada a idosos	Contraindicada	
		3	Vacinada	3	Vacinada				
		Contraindicada a soronegativas para dengue		Licenciada até 45 anos					
Covid-19	De acordo com as vacinas disponíveis e recomendações do PNI								

X – disponível no sistema público, embora haja variação da disponibilização por tipo de vacina e faixa etária, conforme orientação do Programa Nacional de Imunização (PNI); C – disponibilização para grupos específicos, centros de referência de imunológicos especiais (CRIE); SUS/SUBS – disponibilização no serviço público.

de apresentar esses sintomas e deve ser capaz de minimizar, tranquilizar e orientar a paciente sobre os passos do exame físico ginecológico com empatia e com estratégias para reduzir a ansiedade, o medo e a dor durante o exame.[2]

EXAME DAS MAMAS

Normalmente, a avaliação das mamas inicia-se pela inspeção estática seguida da inspeção dinâmica, da palpação das cadeias de linfonodos e da palpação das mamas com expressão delicada dos mamilos (**Figura 3.1**).[7,14]

INSPEÇÃO ESTÁTICA

Para a realização da inspeção estática, a paciente deve estar com o tronco desnudo, na posição sentada e com os braços ao longo do corpo, com o examinador postado à sua frente. Nesse momento, as mamas são observadas para afastar ou diagnosticar áreas de hiperemia, edema, inversão de mamilos e alteração de volume.[15]

INSPEÇÃO DINÂMICA

Com o examinador ainda na frente da paciente sentada, ela é orientada a colocar as mãos apoia-

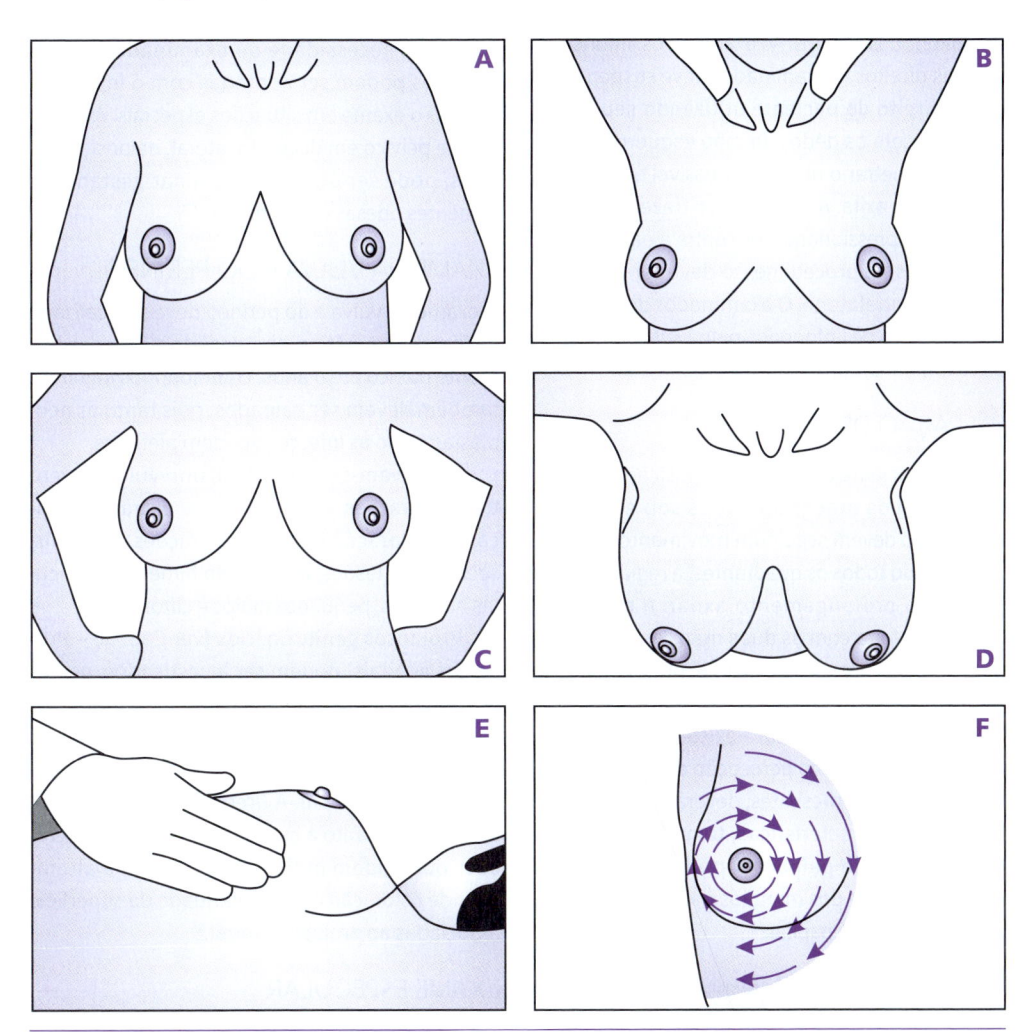

FIGURA 3.1 – Exame físico das mamas. (**A**) Inspeção estática. (**B**) Inspeção dinâmica com os braços erguidos. (**C**) Inspeção dinâmica com as mãos na cintura. (**D**) Inspeção dinâmica com a paciente curvada. (**E**) Palpação da mama. (**F**) Sentido da palpação.

das na cintura e a contrair os músculos peitorais com o objetivo de expor possíveis abaulamentos, retrações e assimetrias.[15]

PALPAÇÃO DE LINFONODOS

Os linfonodos que podem ser acometidos por metástases de câncer de mama sempre devem ser avaliados. Inicialmente, palpam-se os linfonodos das cadeias supraclavicular, cervical posterior, cervical anterior e, por último, axilar. Durante o exame da axila, é importante que a paciente mantenha a musculatura peitoral bem relaxada para evitar dificuldade na identificação dos linfonodos axilares. Ao examinar os linfonodos axilares direitos, o examinador deve suspender o braço direito da paciente utilizando seu braço direito e, com os dedos da mão esquerda espalmados, penetrar o mais alto possível em direção ao ápice da axila. A seguir, deve trazer os dedos para baixo, pressionando-os contra a parede torácica. O mesmo procedimento deve ser realizado na axila contralateral. O examinador deve observar o número de linfonodos palpáveis, bem como o seu tamanho, consistência e mobilidade.[14,15]

PALPAÇÃO DE MAMAS

A paciente deve estar na posição supina e com os braços apoiados sob a cabeça. A palpação deverá seguir um movimento circular, abrangendo todos os quadrantes, a região retroareolar e o prolongamento axilar. A palpação deverá ser feita com as duas mãos espalmadas, para dar mais precisão ao exame, pressionando o tecido mamário contra o gradeado costal e observando com acurácia a existência ou não de anormalidades, como percepção de adensamentos e nódulos. Se presentes, deverão ser descritos localização, características, tamanho e mobilidade. No fim da palpação, pode-se realizar a expressão suave dos mamilos para avaliar a presença de derrame papilar.[15]

EXAME DO ABDOME

Posiciona-se a paciente em decúbito dorsal com as pernas esticadas e a cabeça apoiada para que não haja contração da musculatura abdominal. Inicia-se pela inspeção, observando o aspecto da pele, estrias, hérnias, cicatrizes e diástases dos músculos retos do abdome. A ausculta pode ser feita para pesquisar a presença de ruídos hidroaéreos. Segue-se a percussão e palpação do abdome, investigando a presença eventual de massas abdominais, sinais de ascite ou de irritação peritoneal.[3,6,15]

EXAME PÉLVICO

Enluvam-se as mãos para realizar o exame pélvico. A paciente costuma ficar na posição de litotomia, mas, eventualmente, e dependendo da necessidade do examinador, outras posições podem ser adotadas com o intuito de facilitar o exame em situações especiais. Assim, o exame pélvico em decúbito lateral, na posição de Sims, pode ser útil para examinar gestantes e pacientes obesas ou acamadas.[6,16]

EXAME DA VULVA E DO PERÍNEO

O exame da vulva e do períneo deve ser realizado de forma sistemática, abrangendo a área desde o monte púbico até o ânus. Os linfonodos inguinais também devem ser palpados, pois tanto as neoplasias como as infecções podem afetá-los.

Observam-se pele e trofismo vulvar, eventuais alterações, como eritema e outras mudanças na coloração da pele, lacerações perineais, secreções e lesões, aspecto do hímen e carúnculas himenais, pequenos lábios e clitóris.[7]

Prolapsos geniturinários (ver Cap. 36 – Prolapsos genitais) podem ser investigados, pedindo-se à paciente que faça esforço (manobra de Valsalva). As glândulas vestibulares (glândulas de Bartholin) normalmente não são vistas nem identificadas à palpação. A uretra também deve ser observada quanto à eventual presença de secreções que podem indicar infecções ou a alterações de coloração ou irregularidade da superfície associadas ao prolapso uretral.[15]

EXAME ESPECULAR

Com o objetivo de diminuir o desconforto, o espéculo deverá ser o menor possível, para permitir a visualização adequada das paredes vaginais e do colo uterino. Na clínica diária, a maioria dos exames poderá ser realizada com espéculo 1 de Collins, salvo em paciente obesa ou com distopia genital.[15] A técnica exige a introdução oblíqua do espéculo em relação ao períneo, aprofundando direção ao fundo da vagina, ao mesmo tempo que é feita a rotação para a direita até a posição transversa (Figuras 3.2 e 3.3). Dessa forma, evita-se pressionar a uretra e provocar dor. Deve-se evitar o uso de lubrificantes, pois podem interferir na coleta de exames citológicos. No entanto, se necessário, pode-se usar soro fisiológico, gel ou lubrificante à base de água com o objetivo de umedecer o introito vulvar e introduzir o espéculo com mais facilidade.[17-21] Além da inspeção da vagina e do colo do útero, esse exame permite a coleta de secreção vaginal, endocervical, células para citopatológico (CP) de colo uterino (Figura 3.4), colposcopia, entre outros.

TOQUE VAGINAL BIMANUAL

Com as mãos enluvadas, realiza-se o toque vaginal bimanual unidigital, com o indicador, ou bidigital, com os dedos indicador e médio, que serão introduzidos, após a lubrificação, no canal vaginal, fazendo pressão uniforme na região posterior da vagina enquanto os pequenos lábios são afastados. Palpam-se a musculatura pélvica, as paredes da vagina, o corpo e o colo uterinos e os fundos de saco vaginais.[14,15]

Colocando-se a outra mão espalmada no hipogástrio, comprime-se a parede abdominal enquanto o colo uterino é delicadamente elevado pelos dedos que realizam o exame vaginal, palpando-se o útero entre as duas mãos. Por meio desse exame, é possível avaliar o útero quanto a volume, posição, mobilidade, consistência, regularidade de superfície e dor à mobilização do colo uterino.[15]

A seguir, faz-se a palpação bimanual das regiões anexiais (Figura 3.5). Os ovários podem ser palpados na mulher não obesa, quando adequadamente relaxada durante o exame. As tubas uterinas em geral não são palpáveis ao toque vaginal, mas algumas vezes o exame pode revelar o aumento delas, causado por infecções ou

FIGURA 3.2 – Colo uterino normal.

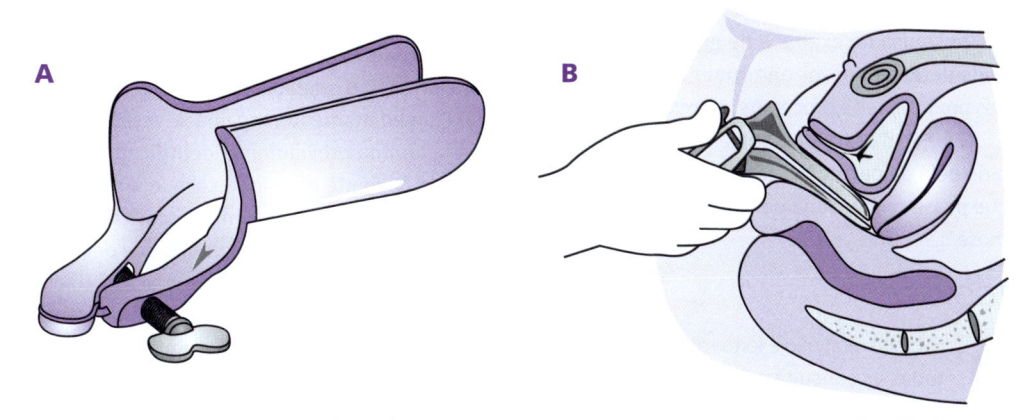

FIGURA 3.3 – (**A**) Espéculo de Collins. (**B**) Direção da introdução do espéculo de Collins.

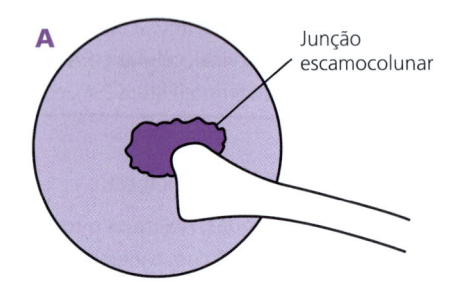

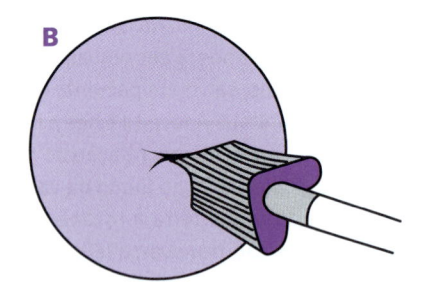

FIGURA 3.4 – Coleta de raspado do colo uterino para exame citopatológico (preventivo ou Papanicolaou). (**A**) Com espátula de Ayre. (**B**) Com escova endocervical.

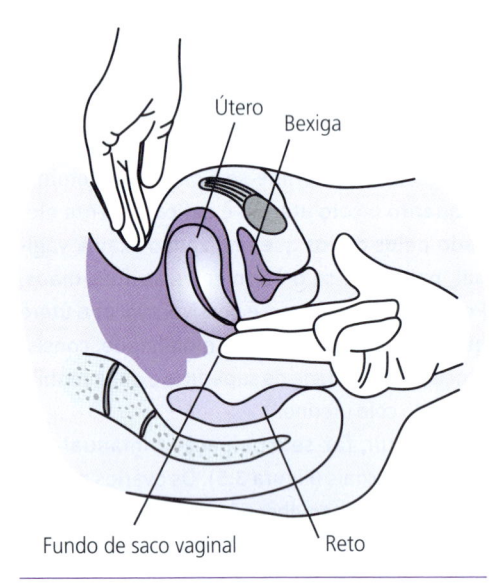

FIGURA 3.5 – Exame vaginal bimanual (toque).

acúmulo de líquido em seu interior. Ainda que muitas vezes os anexos não sejam palpáveis, a sua pesquisa no exame é de grande valor, pois pode detectar anexos anormalmente aumentados por tumores e processos infecciosos.[15]

O fundo de saco de Douglas também é explorado pela palpação, buscando alguma alteração que possa ser causada por tumores ou endometriose.[8]

TOQUE RETAL

O toque retal não é feito rotineiramente em todas as consultas. Ele poderá ser útil na avaliação de neoplasia de colo, outras massas pélvicas e na suspeita de endometriose.[6,22]

■ Exames complementares

Os exames complementares de rotina realizados na consulta ginecológica são exame de secreção vaginal e coleta de CP de colo uterino. O exame de secreção vaginal é realizado com a espátula de Ayre (ponta arredondada). A secreção é coletada do fundo de saco vaginal e colocada sobre uma lâmina previamente preparada com uma gota de soro fisiológico e outra lâmina com hidróxido de potássio (KOH) a 10%. Em seguida, esses dois materiais são cobertos com lamínulas para proceder à análise da microbiota vaginal, que é realizada por meio de microscopia no próprio consultório.[15] O exame com KOH facilita a visualização de hifas e de esporos de fungos (ver Cap. 8 – Vulvovaginites).

A técnica de coleta de CP de colo uterino exige amostragem da junção escamocolunar (JEC) para que o exame seja considerado satisfatório. Utiliza-se a ponta da espátula de Ayre "em rabo de peixe", colocando a parte mais longa no orifício cervical e girando 360° (ver **Figura 3.4A**). Dessa forma, são coletadas células representativas da JEC. Imediatamente, espalha-se esse material sobre a lâmina previamente identificada com o nome da paciente e, se for o caso, o número de prontuário. Utiliza-se, também, a escova endocervical, após a coleta com a espátula, que deve ser girada gentilmente 360° para descamação e coleta das células endocervicais. A lâmina deverá receber os materiais separados, cada um em uma metade, fixados imediatamente com álcool etílico a 95% ou outro fixador. O uso de lâmina única não empobrece o diagnóstico e o custo é menor.[15]

Outros exames podem ser necessários, dependendo da clínica da paciente, como achados físicos durante a consulta ou devido ao resultado de CP coletado anteriormente. Esses exames são colposcopia, biópsia de colo uterino, vulva ou vagina, biópsia de endométrio ou endocérvice.[15]

O exame das mamas, associado aos respectivos exames de imagem, também poderá exigir exames complementares, como punção aspirativa por agulha fina (PAAF) para CP ou biópsia com agulha grossa para exame histopatológico (ver capítulos da Parte 4 - Mastologia).

A colposcopia foi incorporada ao exame ginecológico para avaliação das doenças cervicais.[23-26] Com a utilização de lentes de aumento e iluminação adequada, esse exame permite uma ampliação do trato genital inferior, buscando a identificação de alterações estruturais da vagina e do colo uterino. Com frequência, também é utilizado para avaliação da vulva; nesse caso, é denominado vulvoscopia. Algumas indicações de colposcopia incluem resultado de CP de colo uterino alterado, alterações macroscópicas observadas no exame especular – como lesões, ulcerações, massas tumorais ou outras alterações cervicais – e sangramento pós-coital sem causa identificada ao exame especular. Por meio da colposcopia, é possível realizar biópsia dirigida de áreas suspeitas. Quando, após o procedimento, é preciso realizar hemostasia, pode ser necessário o uso de sulfato férrico. Raramente, há necessidade de suturas, mas os suprimentos e os instrumentos necessários devem estar disponíveis. Em casos nos quais seja preciso realizar biópsias na região da vulva e da vagina, estas poderão ser feitas após a infiltração de anestésico local. As amostras de lesões podem ser obtidas por meio de uma excisão elíptica ou com *punchs*.[15]

Quando houver necessidade de se obter uma amostra do canal endocervical ou do endométrio, em razão do quadro clínico da paciente, pode-se realizar aspiração com cureta de Pipelle ou sonda uretral. Nos casos de suspeita de neoplasia maligna, um resultado negativo não deve interromper a investigação.[15]

Os aparelhos de ultrassonografia são equipamentos frequentemente disponíveis em locais de atendimento ginecológico. Eles permitem diagnóstico rápido e, por vezes, punções que podem ser feitas em nível ambulatorial e com baixo custo. A ultrassonografia é um dos métodos auxiliares mais utilizados pelo ginecologista para diagnóstico e tomada de conduta na prática diária. Ela tem diversas indicações, como avaliação uterina – da vida fetal até a senescência –, avaliação de espessura de endométrio, avaliação de anexos, avaliação de ciclo com monitoração do desenvolvimento folicular ovariano e ovulação, assim como avaliação de massas pélvicas.[15]

Por fim, e não menos importante, o ginecologista deve estar atento aos exames clínicos gerais de sua paciente, tendo, assim, a oportunidade de realizar a promoção e a prevenção da saúde de uma forma abrangente. A vigilância e a solicitação de exames gerais regulares, como medida do peso e da pressão arterial, mamografia, glicemia, perfil lipídico, função tireoidiana, assim como colonoscopia e densitometria óssea (para as pacientes nas quais estejam indicadas), não devem ser consideradas apenas como papel do clínico ou médico de família, mas também do ginecologista no atendimento integral à mulher.[1]

Conclusão da consulta ginecológica

Após aplicar o raciocínio clínico e uma avaliação que inclua o exame da paciente com todos os recursos e equipamentos disponíveis, é fundamental que a consulta seja concluída com a mais completa orientação que se puder oferecer à paciente.

É preciso explicar a ela, em linguagem simples e acessível, quais são as hipóteses diagnósticas e sua fundamentação, a necessidade eventual de exames complementares que ainda não tenham sido realizados e como eles serão feitos. Explicam-se, também, quais são as primeiras medidas terapêuticas a serem estabelecidas e a programação do seu seguimento a partir dessa consulta.

A paciente deve ter oportunidade de expressar suas dúvidas e de solicitar os esclarecimentos que julgar necessários. Se algum familiar da paciente a estiver acompanhando na consulta, também deve ter oportunidade de expressar suas dúvidas e receber orientação.

⭐ Quando medicamentos são prescritos, é preciso assegurar que a paciente e/ou os familiares presentes compreenderam como se deve utilizá-los e como proceder se surgir algum efeito colateral.

Por último, combina-se a periodicidade das consultas e os exames de prevenção que devem ser realizados. Dessa maneira, faz-se um planejamento cujos objetivos são a promoção da saúde nessa área e o acompanhamento mais adequado para cada paciente.[15]

■ Estratégias e técnicas de ensino atual do exame ginecológico aos estudantes

Todo este complexo e fundamental capítulo sobre consulta ginecológica precisa ser transmitido e ensinado na prática aos alunos atuantes na saúde. O exame físico permanece como elemento essencial do diagnóstico e da relação médico-paciente, e seu aprendizado é de suma importância na educação médica.[27]

⚠️ A consulta ginecológica inclui exames de complexidade variada, nos quais há o importante componente de atuação direta sobre as pacientes em um de seus momentos de maior fragilidade. Apesar de todos os cuidados da equipe de atendimento para proteger seu pudor e privacidade, algumas vezes, elas estarão desnudas na frente de jovens aprendizes e seus mestres. É preciso compreender que se trata de uma situação delicada tanto para os alunos ainda inexperientes quanto para as pacientes examinadas.

Atendimentos diretos aos pacientes em modelos clássicos de ensino estão sendo questionados. O desenvolvimento de treinamentos em simulação realística na área da saúde, previamente ao atendimento das pacientes, permite incorporação, em um curto espaço de tempo, de um aprendizado com maior segurança, igualdade de oportunidades, mais confiança nas habilidades adquiridas e melhoria da qualidade geral desses atendimentos.

Pode haver uma grande dificuldade em compreender a anatomia e o exame ginecológico, o que é um desafio ainda maior para os alunos iniciantes na ginecologia e obstetrícia que necessitam examinar as pacientes sem ter habilidades práticas prévias. Nos últimos anos, vêm sendo desenvolvidas tecnologias de simulação que permitam o exame pélvico em manequins com visualização das estruturas anatômicas em computadores, facilitando essa aprendizagem.

⭐ O Pelvic Mentor™ é uma ferramenta que vem sendo utilizada no aprendizado em ginecologia e obstetrícia na Faculdade de Medicina da Universidade Federal do Rio Grande do Sul (Famed/UFRGS) e permite um treinamento prático com *feedback* imediato do reconhecimento anatômico durante o exame físico da região pélvica (Figura 3.6). Esse tipo de treinamento visa a aprimorar e a estimular os alunos na aquisição do conhecimento. Esse simulador é composto de um sistema híbrido integrado, que combina manequim plástico e sistema virtual computadorizado 3D. Ele utiliza sensores externos acoplados aos dedos que permitem, em tempo real, identificar a estrutura palpada e fazer sua correspondência com a estrutura anatômica. É possível identificar diferentes estruturas pélvicas e selecioná-las conforme o interesse do ensino, como vagina, reto, colo uterino, útero, tubas uterinas, ovários, bexiga, uretra, espinhas isquiáticas, entre outras, assim como identificar a relação entre os diferentes tecidos e a vascularização. Trata-se de um modelo altamente realista, que possibilita a percepção de texturas e consistências muito semelhantes às encontradas no exame ginecológico real. Além disso, ele disponibiliza vários níveis de ensino de acordo com a graduação desejada.

Ao fim do treinamento, é possível realizar um teste de competência e receber a certificação de proficiência em exame ginecológico conforme padrões previamente estabelecidos pela equipe de ensino. Esse tipo de equipamento possibilita um grande avanço em termos de treinamento

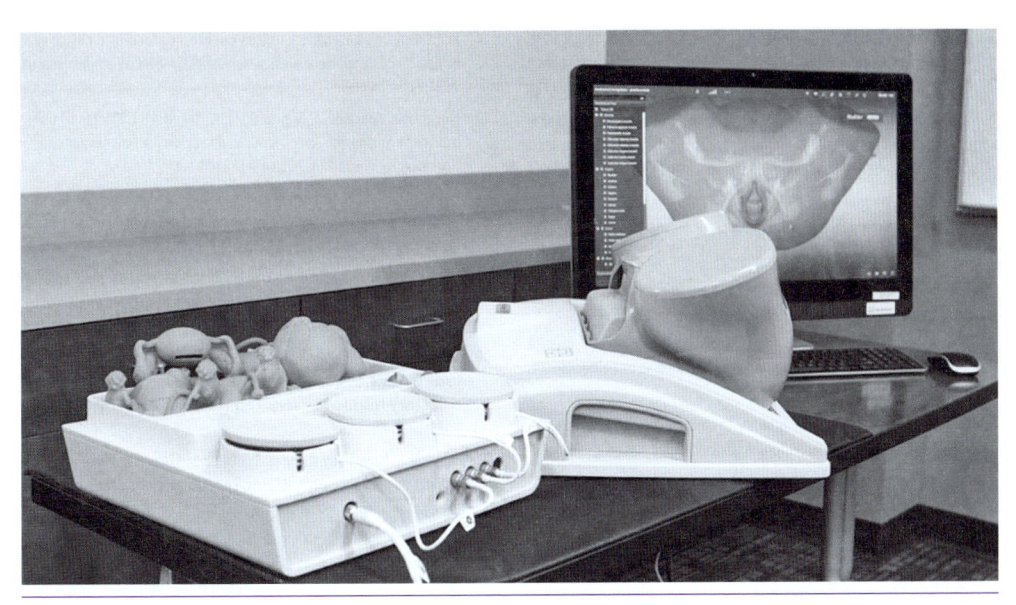

FIGURA 3.6 – Simulador de treinamento virtual no ensino da ginecologia.
Fonte: Simbionix USA Corporation.[30]

na área da ginecologia e obstetrícia, com diversas vantagens: treinamento dos alunos sem limitação de repetições, respeito à ética, redução de custos e melhor capacitação com possibilidade de conferência de proficiência.

Outra técnica de ensino discutida é o *role-playing* ou troca de papéis como sensibilização dos alunos de medicina para o exame.[28] O uso dessa técnica tem sido cada vez mais reconhecido como forma de aprendizagem das habilidades de comunicação e tem se tornado particularmente importante. Com o intuito de analisar o impacto dessa inversão de papéis na formação dos acadêmicos de medicina admitidos no módulo de ginecologia e obstetrícia do internato, um estudo conduzido no Rio de Janeiro realizou simulações de exame ginecológico durante o ambulatório de ginecologia. Os alunos homens foram convidados a colocar um avental de exame físico sobre as suas roupas e a deitar na mesa ginecológica para serem examinados em uma simulação pelas colegas. O espéculo vaginal era passado entre a mesa e o dorso dos alunos por uma aluna, enquanto o restante do grupo de aula prática assistia à simulação. O professor encarregado da dinâmica orientava a aluna quanto a possíveis doenças existentes e corrigia a técnica durante o exame, simulando o exame real em paciente de ambulatório. Após essa simulação, a dinâmica era interpretada pelos participantes de modo pleno, demonstrando que as soluções para as questões abordadas poderiam ser encontradas no íntimo de cada aluno que passa por uma situação de inversão de papéis com sua paciente.

Simulações em obstetrícia e ginecologia têm potencial para melhorar a educação, o treinamento e a avaliação e garantir a competência. Para obter o máximo benefício de simuladores obstétricos e ginecológicos, é preciso ter uma clara compreensão do processo de simulação, bem como das atividades que estão sendo simuladas.[29]

REFERÊNCIAS

1. American College of Obstetricians and Gynecologists. ACOG Committee opinion no. 755: well-woman visit. Obstet Gynecol. 2018;132(4):e181–6.

2. O'Laughlin DJ, Strelow B, Fellows N, Kelsey E, Peters S, Stevens J, et al. Addressing anxiety and fear during the female pelvic examination. J Prim Care Community Health. 2021;12:215013272199219.

3. Bellaver P, Accetta SG. A consulta ginecológica. In: Lubianca JN, Abeche AM, Corleta HE, Buchabqui JA. Introdução à ginecologia e obstetrícia. Porto Alegre: Wwlivros; 2016. p. 159-71.

4. Druszcz RMB, Botogoski SR, Pires TMS. Semiologia ginecológica: o atendimento da mulher na atenção primária à saúde. Arq Med Hosp Fac Cienc Med Santa Casa São Paulo. 2014;59(3):144–51.

5. Brett AS, Goodman CW. First impressions — should we include race or ethnicity at the beginning of clinical case presentations? N Engl J Med. 2021;385(27):2497–9.

6. Fernandes CE, Sá MFS, organizadores. Tratado de ginecologia FEBRASGO. Rio de Janeiro: Gen/Guanabara Koogan; 2019.

7. Xavier NL, Salazar CC. Consulta ginecológica. In: Freitas F, Menke CH, Rivoire WA, Passos EP, organizadores. Rotinas em ginecologia. 6. ed. Porto Alegre: Artmed; 2011.

8. Unkels R. Gynecological history taking and examination. In: Beekhuizen H, Unkels R, editors. A textbook of gynecology for less--resourced locations. London: GLOWM; 2012. p.1-18.

9. Federação Brasileira das Associações de Ginecologia e Obstetrícia. Programa vacinal das mulheres. 2. ed. São Paulo: FEBRASGO; 2021.

10. Instituto Brasileiro de Geografia e Estatística. Informações sobre domicilios, acesso e utilização dos serviços de saúde. Rio de Janeiro: IBGE; 2020.

11. Rueda-Clausen CF, Benterud E, Bond T, Olszowka R, Vallis MT, Sharma AM. Effect of implementing the 5As of obesity management framework on provider-patient interactions in primary care: 5As of obesity management in primary care. Clin Obes. 2014;4(1):39–44.

12. Wharton S, Lau DCW, Vallis M, Sharma AM, Biertho L, Campbell-Scherer D, et al. Obesity in adults: a clinical practice guideline. Can Med Assoc J. 2020;192(31):E875–91.

13. Evans D, Goldstein S, Loewy A, Altman AD. No. 385-indications for pelvic examination. J Obstet Gynaecol Can. 2019;41(8):1221–34.

14. Urbanetz AA, Piazza MJ, Teixeira AC, Mercedes LA, Urbanetz L. A consulta ginecológica. In: Fernandes CE, Sá MFS, organizadores. Tratado de ginecologia FEBRASGO. Rio de Janeiro: Gen/Guanabara Koogan; 2019. p. 150-78.

15. Abeche AM, Galão AO, Accetta SG. Consulta ginecológica. In: Passos EP, Ramos JGL, Martins-Costa SH, Magalhães JA, Menke CH, Freitas F, organizadores. Rotinas em ginecologia. 7. ed. Porto Alegre: Artmed; 2017. p. 45-56.

16. Breitkopf DM. Lateral decubitus position to facilitate pelvic examination of the patient with severe obesity. BMC Womens Health. 2021;21(1):143.

17. Nunes RD, Cascaes M, Schneider IJC, Traebert J. Effects of using lubricant during the speculum examination for Pap smear collection. Diagn Cytopathol. 2018;46(12):1040–4.

18. Bakker R, Peng K, Chelmow D. Speculum lubrication and patient comfort: a meta-analysis of randomized controlled trials. J Low Genit Tract Dis. 2017;21(1):67–72.

19. Harer W. Lubrication of the vaginal introitus and speculum does not affect Papanicolaou smears. Obstet Gynecol. 2002;100(5):887–8.

20. Pergialiotis V, Vlachos DG, Rodolakis A, Thomakos N, Christakis D, Vlachos GD. The effect of vaginal lubrication on unsatisfactory results of cervical smears. J Low Genit Tract Dis. 2015;19(1):55–61.

21. Simavli S, Kaygusuz I, Kınay T, Cukur S. The role of gel application in decreasing pain during speculum examination and its effects on papanicolaou smear results. Arch Gynecol Obstet. 2014;289(4):809–15.

22. Hoffman BL, Schorge JO, Schaffer JI, Halvorson LM, Bradshaw KD, Cunningham FG, editores. Ginecologia de Williams. 2. ed. Porto Alegre: Artmed; 2014.

23. Emmert F. The recognition of cancer of the uterus in its earliest stages. JAMA. 1931;97(23):1684–8.

24. Singer A, Monaghan JM. Colposcopia. Patologia e tratamento do trato genital inferior. 2. ed. Rio de Janeiro: Revinter; 2002.

25. Tatti SA. Colposcopia e patologias do trato genital inferior: vacinação contra o HPV. Porto Alegre: Artmed; 2010.

26. Mayeaux EJ, Cox JT. Tratado e atlas colposcopia moderna. 3. ed. Rio de Janeiro: Di Livros; 2014.

27. Monfredinho AR, Silva RM. Percepção dos pacientes sobre a sua participação como instrumento de aprendizado nas aulas práticas de semiologia. Arq Catarin Med. 2006;35(3):35–41.

28. Aragão JCS, Silveira CO da, Hungria M de M, Oliveira MP de. O uso da técnica de role-playing como sensibilização dos alunos de Medicina para o exame ginecológico. Rev Bras Educ Médica. 2009;33(1):80–3.

29. Macedonia C. Simulation laboratories for training in obstetrics and gynecology. Obstet Gynecol. 2003;102(2):388–92.

30. Simbionix USA Corporation. PELVIC MentorTM [Internet]. Littleton: 3D Systems; c2017 [capturado em 30 jun. 2022]. Disponível em: http://simbionix.com/simulators/pelvic-mentor/.

4

ULTRASSONOGRAFIA EM GINECOLOGIA

JOSÉ ANTÔNIO MAGALHÃES
DANIELA VANESSA VETTORI
MARIA TERESA PEDRAZZI CHAVES
ANA LÚCIA LETTI MÜLLER

Os exames de imagem são solicitados pelos ginecologistas para auxiliar o diagnóstico e a definição de conduta a ser adotada na prática diária.

A ultrassonografia (US) é uma das técnicas auxiliares de diagnóstico mais utilizadas em ginecologia. Neste capítulo, o exame ginecológico é sistematizado e o estudo ultrassonográfico é descrito, complementado pela possibilidade de técnicas diagnósticas adicionais.

Em todo exame de imagem, devem constar o nome da paciente, a data de realização, o número de registro e o médico solicitante. Os médicos executores devem ser informados sobre o motivo da solicitação do exame e os resultados anteriores relacionados.

Aspectos técnicos do exame ultrassonográfico e indicações

Os transdutores usados para a ultrassonografia transvaginal (USTV) têm frequências mais altas (≥ 5 MHz) que os usados para US transabdominal (≥ 3,5 MHz), o que garante maior resolução da imagem, porém menor penetração tecidual.

A resolução das sondas transvaginais é boa até uma profundidade de 6 a 8 cm. As sondas transvaginais são manipuladas por rotação e por angulação com a linha média. Como o campo de visão é muito menor com essa sonda quando comparada com a sonda transabdominal, a orientação correta é essencial para o entendimento da imagem. Na US transabdominal, como a sonda pode ser movimentada em diversas direções, a orientação da imagem é limitada somente pela flexibilidade da mão que a segura. A avaliação padrão é bidimensional (US2D) em escala de cinza.

Para o exame realizado por via transabdominal, a paciente deve estar com a bexiga cheia até uma capacidade cômoda, o que desloca as alças intestinais e proporciona uma janela acústica para visualização dos órgãos pélvicos, permitindo investigar a pelve superior e o abdome. A via abdominal é realizada para complementar a via transvaginal (TV) no caso de grandes massas (miomas, tumores ovarianos que se estendem para o abdome superior) e quando os ovários estão em posição mais alta na pelve, não sendo totalmente visualizados por via TV. É também a via utilizada em crianças e em mulheres que não tiveram sexarca.[1]

- Para a USTV, deve-se posicionar a paciente, após ter esvaziado a bexiga, em posição ginecológica (ou litotomia), geralmente com uma almofada sob as nádegas para elevar a pelve, com os membros inferiores flexionados e os joelhos afastados. A sonda deve ser protegida com preservativo, com o gel lubrificante aplicado sobre e sob ele.

- Inicia-se o exame com uma visão geral da pelve (para que não se percam informações ou grandes volumes), seguida de verificação específica de cada órgão e aspecto da anatomia, sempre ajustando os parâmetros ultrassonográficos (tamanho da imagem, profundidade de penetração, zona focal, ganho e harmônica) para obter boas imagens.
- A visualização TV é limitada pela posição dos órgãos e pela presença de eventuais massas pélvicas. Assim, em alguns casos, pressionar o abdome enquanto se realiza a USTV, a fim de mobilizar útero ou intestinos, pode ser útil para melhorar a visualização dos ovários.
- Técnicas adicionais complementares da avaliação padrão incluem:
  - **US tridimensional (US3D)** – Tem se mostrado de especial utilidade para a visualização da cavidade uterina, de anomalias uterinas estruturais e de dispositivo intrauterino (DIU) supostamente mal posicionado.[2,3]
  - **Histerossonografia** – É a infusão intrauterina de solução salina que pode proporcionar melhor visualização do endométrio durante a USTV.
  - **US com Doppler colorido** – Pode ajudar na avaliação do fluxo sanguíneo de tumores pélvicos. A US com Doppler colorido é utilizada para mostrar a direção do fluxo na imagem em tempo real. O Power Doppler, ou Doppler de amplitude, possibilita a visualização de fluxos mais lentos sem diferenciar a direção do fluxo.

As principais indicações da USTV e os principais componentes do exame de US ginecológica encontram-se apontados nos Quadros 4.1 e 4.2, respectivamente.[1] Se a US transabdominal não é suficiente e a paciente não tolera a USTV, um exame transperineal ou transretal pode ser considerado.

Quadro 4.1 – Principais indicações ginecológicas da ultrassonografia transvaginal

- Avaliação do ciclo menstrual (espessura endometrial, desenvolvimento folicular)
- Monitoração do desenvolvimento folicular no tratamento de infertilidade
- Avaliação de SUA
- Avaliação de massa pélvica (adenomiose, mioma, cistos)
- Avaliação de infecção pélvica (abscesso, hidrossalpinge)
- Avaliação de anomalias uterinas congênitas
- Rastreamento de neoplasia maligna
- Localização do DIU

DIU, dispositivo intrauterino; SUA, sangramento uterino anormal.
Fonte: Modificado de American Institute of Ultrasound in Medicine.[1]

Quadro 4.2 – Principais componentes da ultrassonografia ginecológica

- Tamanho, formato e orientação do útero
- Avaliação do endométrio, do miométrio e do colo uterino
- Identificação e morfologia dos ovários, se possível
- Avaliação do útero e dos anexos quanto a massas, cistos, hidrossalpinge e coleções líquidas
- Avaliação do fundo de saco quanto a líquido livre ou massas

Fonte: Modificado de American Institute of Ultrasound in Medicine.[1]

■ Sistematização do exame ginecológico

AVALIAÇÃO DA BEXIGA

A avaliação do conteúdo e da parede vesical permite o diagnóstico de lesões (endometriose, papilomas, carcinomas) e cálculos vesicais. Os óstios ureterais podem ser vistos na base da bexiga. A avaliação do colo vesical para investigação da incontinência urinária é discutida no Capítulo 37 – Avaliação da incontinência urinária feminina. Quando a bexiga está vazia, não é possível o seu estudo por meio da US.

AVALIAÇÃO DA VAGINA

A vagina mede cerca de 8 a 10 cm de comprimento. Com a bexiga vazia, ela forma um ângulo de 90° com o eixo uterino. Com o enchimento vesical, esse ângulo aumenta de forma proporcional e a vagina é identificada como uma cavidade virtual formada por ecos fortemente ecogênicos. Pode ser mais bem visualizada pela US translabial (com o transdutor entre os pequenos lábios).

> Os cistos vaginais representam a maioria dos diagnósticos nessa localização. Se a US demonstrar a presença de lesão sólida, deve-se pensar em leiomioma, pois lesões malignas são raras nesse sítio. A US com Doppler colorido também pode auxilia essa diferenciação.

AVALIAÇÃO UTERINA

Ocorrem alterações uterinas dinâmicas conforme a idade, a paridade e o estado hormonal da paciente. O útero evolui da forma infantil para a adulta diminuindo o colo em favor do corpo.

O útero é dividido anatomicamente em corpo e colo, os quais são separados pelo istmo. O istmo é uma região de estreitamento (≤ 1 cm de comprimento), mal delimitada, que aumenta de forma considerável no fim da gestação. A parte do corpo uterino localizada acima da inserção das tubas é chamada de fundo. O colo uterino tem uma porção supravaginal intraperitoneal, que forma um bloco comum com o istmo e o corpo uterino, e uma porção vaginal extraperitoneal, que faz saliência para o interior da vagina. As características avaliadas incluem:

- **Posição** – "Versão" refere-se ao ângulo formado entre o eixo longitudinal da vagina e o eixo longitudinal do colo; "flexão" refere-se ao ângulo entre o eixo longitudinal do colo e o eixo longitudinal do corpo uterino, que varia entre 100 e 140° e se encontra no local mais fixo do útero (istmo). Normalmente, o útero da mulher em idade reprodutiva está em leve anteversão e anteflexão. O útero retrovertido é considerado uma variação da normalidade. Se o ângulo estiver aberto para trás, diz-se que o útero está em retroflexão. O grau de distensão vesical e o enchimento do retossigmoide podem alterar a posição do útero.
- **Tamanho** – Avaliado com base nas medidas do comprimento total no eixo longo (corte sagital), do fundo até o colo do útero (orifício cervical externo), do diâmetro anteroposterior da parede anterior para a posterior externamente, do maior diâmetro perpendicular ao comprimento e à largura do útero, girando a sonda em 90° para a esquerda (sentido anti-horário), e do maior diâmetro nesse plano transversal (corte coronal).
- **Volume** – O volume é calculado da seguinte maneira:[4]

> Comprimento × largura × diâmetro anteroposterior × 0,45 (úteros de formato piriforme) OU × 0,52 (úteros de outros formatos)

- **Textura do útero** – Homogênea, com ecogenicidade de baixa para média. Pequenos vasos (1-3 mm) podem ser identificados na USTV, bem como calcificações vasculares das artérias arqueadas (i.e., formações hiperecogênicas que percorrem o terço mais externo da parede uterina nas mulheres idosas).

> As dimensões habituais do útero estão descritas na Tabela 4.1. Deve-se descrever qualquer alteração uterina de contorno, ecogenicidade, bem como a presença de massas ou cistos. Toda doença identificada que mereça acompanhamento ou intervenção deve ser medida em dois planos.

A US2D e a histerossalpingografia (injeção de corante radiopaco pelo colo uterino, seguida de avaliação radiográfica seriada conforme o corante preenche a cavidade uterina e as tubas e sai na cavidade peritoneal) são as ferramentas de primeira linha na investigação de anomalias uterinas estruturais, mas geralmente necessitam de exames adicionais para estabelecer o diagnóstico definitivo.

A avaliação uterina pode ser sistematizada de acordo com a indicação do exame de US e da doença suspeitada.

Tabela 4.1 – Dimensões uterinas normais na ultrassonografia em cm (DP)					
PARÂMETRO	NULÍPARA	PRIMÍPARA	MULTÍPARA	MENOPAUSA ≤ 5 ANOS	MENOPAUSA > 5 ANOS
Comprimento	7,3 (0,8)	8,3 (0,8)	9,2 (0,8)	6,7 (0,7)	5,6 (0,9)
Largura	4,0 (0,6)	4,6 (0,5)	5,1 (0,5)	3,6 (0,5)	3,1 (0,5)
Anteroposterior	3,2 (0,5)	3,9 (0,5)	4,3 (0,6)	3,1 (0,4)	2,5 (0,4)
Volume (cm^3)	48,5	77,4	104,9	38,9	22,6

DP, desvio-padrão.
Fonte: Modificada de Merz e colaboradores.[4]

MALFORMAÇÕES CONGÊNITAS

Ocorrem por defeitos do desenvolvimento mülleriano. É importante avaliar se o eco endometrial está separado longitudinalmente (sugerindo duplicação), ou se a porção intersticial de uma das tubas não pode ser identificada (sugerindo agenesia). Anomalias renais ocorrem em 20 a 30% das mulheres com defeitos müllerianos. Assim, todos esses casos devem ter investigação renal (US ou pielografia intravenosa). Os defeitos são os seguintes:[5]

1. **Defeitos de fusão lateral:**
   - **Útero septado** – Superfície externa normal, mas duas cavidades endometriais; grau variável desde um pequeno septo na linha média até um útero totalmente septado alcançando o orifício cervical interno, podendo haver septo vaginal longitudinal concomitante.
   - **Útero arqueado** – Discreto septo de linha média com entalhe mínimo no fundo da cavidade.
   - **Útero unicorno** – Uma cavidade é normal, com tuba uterina e colo do útero, ao passo que o ducto de Müller afetado pode não se desenvolver ou vir como um corno rudimentar (que se comunica ou não com o útero). Pode estar associado a um ovário ectópico e, em torno de 40% dos casos, com alterações renais.
   - **Útero bicorno** – Tem fundo com entalhamento ≥ 1 cm e duas cavidades endometriais, com a vagina geralmente normal. O grau de separação dos cornos uterinos pode ser completo ou parcial.
   - **Útero didelfo** – É o útero duplo, em que a duplicação em geral se limita ao útero e ao colo uterino, embora possa ocorrer com a vulva, a vagina, a bexiga, a uretra e o ânus. Em 15 a 20% dos casos, ocorrem anomalias unilaterais (agenesia renal ipsolateral, hemivagina obstruída).

2. **Defeito de fusão vertical:**
   - Septo vaginal.
   - Agenesia/disgenesia cervical.

3. **Agenesia mülleriana** – Resulta na síndrome de Mayer-Rokitansky-Küster-Hauser (ausência de vagina, com útero ausente ou parcialmente desenvolvido).

A histerossalpingografia não avalia o contorno externo. A ressonância magnética (RM) e a US3D são os melhores métodos não invasivos de diagnóstico das anomalias uterinas estruturais.

A RM pode delinear os contornos uterinos externo e interno, medir o diâmetro intercornual, distinguir entre um septo miometrial (útero bicorno) e um septo fibroso (útero septado) e visualizar a extensão desse septo, detectar um corno uterino e visualizar a linha endometrial. Quando o diâmetro for > 4 cm, isso sugere útero bicorno ou didelfo; quando for < 2 cm, sugere útero septado; quando for entre 2 e 4 cm, é indeterminado.

A US3D pode visualizar a cavidade uterina, o miométrio e o contorno externo do útero na mesma imagem (corte coronal), além de ser capaz de diferenciar o útero septado do bicorno.[2]

MIOMATOSE

Os leiomiomas uterinos são tumores benignos provenientes de células musculares lisas do miométrio. Achados ultrassonográficos incluem nódulos sólidos bem definidos, em geral múltiplos e hipoecogênicos, de dimensões variadas e frequentemente mostrando sombras nas bordas da lesão ou várias sombras internas. Pode haver aumento do volume uterino, alteração do contorno uterino (lobulado), alterações fibróticas e calcificações, provocando sombra acústica e alterações degenerativas. Se os nódulos forem pequenos, a ecotextura uterina pode ser difusamente heterogênea. A USTV é o exame de imagem mais utilizado para identificar miomas, em virtude de ter alta sensibilidade (95-100% se o útero for < 10 semanas) e ser acessível e de baixo custo. A localização/classificação de miomas em úteros muito grandes ou com muitos tumores é limitada.[6]

Avalia-se o tamanho, a localização (direita, esquerda, central, fúndica ou cervical) e a situação (séssil ou pediculado).

De acordo com a Federação Internacional de Ginecologia e Obstetrícia (Figo),[7] os leiomiomas são assim classificados (**Figura 4.1**):

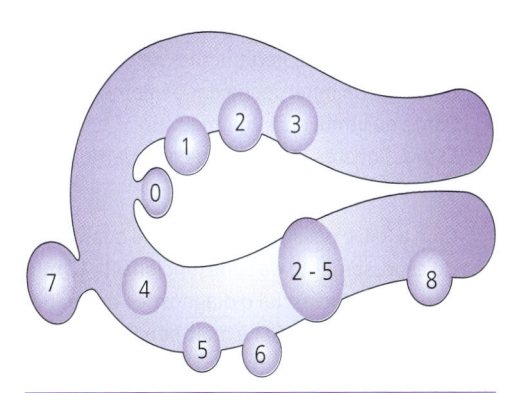

FIGURA 4.1 – Classificação dos miomas segundo a Federação Internacional de Ginecologia e Obstetrícia (Figo): 0 – intracavitário, pediculado; 1 – submucoso, < 50% intramural; 2 – submucoso, ≥ 50% intramural; 3 – intramural, tangenciando o endométrio; 4 – intramural; 5 – subseroso, < 50% intramural; 6 – subseroso, ≥ 50% intramural; 7 – subseroso, pediculado; 8 – outros (p. ex., cervical, parasita).
Fonte: Elaborada com base em Munro e colaboradores.[7]

- Miomas submucosos (Figo tipos 0, 1 e 2) – Derivam das células miometriais logo abaixo do endométrio, projetando-se para o interior da cavidade uterina:
  - **Tipo 0** – Totalmente intracavitário.
  - **Tipo 1** – < 50% do seu volume na parede uterina.
  - **Tipo 2** – ≥ 50% do seu volume na parede uterina.
- Miomas intramurais (Figo tipos 3, 4 e 5) – Desenvolvem-se dentro da parede uterina e podem crescer a ponto de distorcer a cavidade uterina ou a serosa. São transmurais quando se estendem da serosa à superfície mucosa.
- Miomas subserosos, pediculados (Figo tipos 6 e 7) – Originam-se do miométrio junto à superfície serosa do útero. Eles podem ter base larga ou pediculada e podem ser intraligamentares (entre as dobras do ligamento largo).
- Miomas cervicais (Figo tipo 8) – Localizados no colo uterino.

A calcificação em um mioma geralmente indica que este sofreu necrose. Na US, as calcificações podem aparecer como aglomerados ou formações "tipo anel" dentro de uma massa.

À US com Doppler, a vascularização dos leiomiomas é, em geral, predominantemente periférica, mas depende do tamanho, da posição e da presença ou não de alterações degenerativas. Miomas grandes, lateralizados e com alterações inflamatórias podem apresentar menores índices de impedância.

A histerossonografia caracteriza melhor a extensão de miomas submucosos para a cavidade endometrial e permite a identificação de lesões intracavitárias não vistas na US convencional.

A RM é a melhor modalidade para definir o tamanho e a localização dos miomas uterinos e para fazer a distinção entre mioma, adenomiose e adenomiomas. Em virtude de ser dispendiosa, geralmente é reservada para o planejamento cirúrgico de casos mais complicados. Há suspeita de degeneração ou torção de mioma pediculado quando a paciente tem dor ao se passar o transdutor sobre o mioma. Nos casos em que a etiologia da dor não é evidente, a RM com gadolínio pode auxiliar o diagnóstico. Também pode ser útil na diferenciação entre mioma e sarcoma uterino. A tomografia computadorizada (TC) tem pouca utilidade clínica em definir a posição de miomas relacionados com o endométrio ou o miométrio.

SARCOMA

Em geral, os leiomiomas não evoluem para sarcomas, com exceção de raras variantes atípicas ou celulares. A predição de malignidade é de extrema importância. Contudo, dados sobre predição de sarcoma uterino pelo exame de US são escassos e baseados principalmente em uma pequena série de casos retrospectivos, impedindo diretrizes definitivas. Não há nenhum exame de imagem da pelve que possa diferenciar, de forma confiável, miomas uterinos benignos de sarcomas. Essa questão tem se tornado cada vez mais importante em vista do debate frequente sobre quando e se miomas uterinos devem ser morcelados durante a cirurgia laparoscópica.[8]

As mulheres com massa pélvica recém-diagnosticada ou que mudou significativamente de tamanho ou mobilidade, sobretudo se na pós-menopausa, devem fazer US pélvica como estudo de imagem inicial. Achados ultrassonográficos sugestivos de sarcoma incluem o seguinte:

- Misto de áreas ecogênicas e hipoecogênicas.
- Áreas anecoicas irregulares devido à necrose central.
- Contornos mal-definidos.
- Vascularização irregular e de baixa impedância na US Doppler.

No entanto, essas características não são específicas de doença maligna, podendo ocorrer com leiomiomas benignos em alguns casos. Quando presentes, as calcificações sugerem que não há doença maligna.[9] Para as pacientes em que há suspeita de sarcoma (por fatores de risco, características da massa ou achados da US), deve-se fazer seguimento com RM ou TC. No entanto, a RM não fornece diagnóstico definitivo.

Seria de grande valor clínico o estabelecimento de uma base de dados internacional em relação às imagens da US e da RM nos sarcomas e tumores uterinos raros.[8]

ADENOMIOSE

Caracteriza-se pela presença de glândulas e estroma endometrial dentro do miométrio. A adenomiose pode estar presente em um ou mais lugares dentro da parede miometrial como uma lesão confinada, isto é, endometriose focal, ou, em alguns casos, pode se encontrar dispersa dentro do miométrio, estabelecendo a adenomiose difusa. Em raros casos, pode-se encontrar adenomiose mais localizada, configurando uma lesão nodular ou adenomioma.[8] Além disso, a adenomiose pode provocar hipertrofia e hiperplasia do miométrio em torno e, consequentemente, aumento do volume, heterogeneidade difusa e consistência amolecida do útero. Um diagnóstico definitivo pode ser feito somente por exame histológico após a histerectomia.

A USTV tem sensibilidade de 72% e especificidade de 81% no diagnóstico de adenomiose, e a RM, de 77 e 89%, respectivamente, sendo que a RM tem a desvantagem do alto custo.[10] Os achados de adenomiose para ambas as modalidades são os seguintes:

- Útero globoso.
- Espessamento assimétrico do miométrio (parede posterior geralmente maior).
- Aumento da heterogeneidade miometrial.
- Perda do limite endomiometrial.
- Estrias lineares partindo do endométrio.
- Cistos miometriais.

Com a RM, é possível fazer alguma quantificação do espessamento da zona juncional (> 12 mm confirma e < 8 mm exclui o diagnóstico de adenomiose). No entanto, a RM é mais bem empregada na tentativa de excluir neoplasia maligna e para distinguir adenomiose de leiomiomas quando o diagnóstico for importante para definir o manejo.

MASSAS CERVICAIS

Podem ser identificadas lesões malignas, leiomiomas e pólipos. Os cistos de inclusão cervicais (Naboth) são muito comuns e não representam preocupação.

AVALIAÇÃO ENDOMETRIAL E DA CAVIDADE UTERINA

O consenso do grupo Internacional para Análise de Tumores Endometriais (IETA, International Endometrial Tumor Analysis) estabeleceu termos, definições e medidas para descrever as características ultrassonográficas quanto à espessura endometrial e a lesões da cavidade uterina obtidas pela US com escala de cinza, US Doppler e histerossonografia. O endométrio deve ser avaliado quanto a sua espessura, anomalias focais, ecogenicidade e presença de líquido e/ou massas na cavidade uterina. Caso o endométrio não seja visto na sua totalidade ou não esteja bem definido, deve-se registrar o fato no laudo.[11,12,13]

A medida da espessura endometrial (EE) é realizada com o útero em corte sagital e deve incluir as paredes anterior e posterior, de uma camada basal à outra, excluindo-se qualquer líquido que haja na cavidade uterina. Se houver lâmina líquida, os ecos endometriais devem ser medidos separadamente e somados. O endométrio sofre alterações morfológicas e funcionais cíclicas conforme a fase do ciclo menstrual, que altera sua textura na US. Na Tabela 4.2, estão descritas as espessuras e alterações texturais normais para as fases do ciclo reprodutivo.

No período pós-menopáusico, o endométrio não deve medir mais do que 5 mm de espessura, e aparece como uma fina linha ecogênica.

Na avaliação do endométrio, existem algumas particularidades, as quais são destacadas a seguir.

LÍQUIDO INTRACAVITÁRIO

O líquido na cavidade uterina pode ocorrer em torno de 10% das mulheres e não deve ultrapassar 1 mL. Atrofia endometrial (endométrio apagado ou EE < 2 mm) é frequente e pode causar sangramento. As pacientes usuárias de terapia de reposição hormonal apresentam maior EE quando comparadas com as não usuárias.[12]

Em mulheres pós-menopáusicas assintomáticas (sem sangramento) e com EE < 3 mm, o achado de líquido intracavitário geralmente está relacionado com muco represado devido à estenose do orifício cervical interno do colo, devendo-se pensar em neoplasia endometrial quando o líquido vem acompanhado de endométrio espesso e há sangramento.

Devem entrar no diagnóstico diferencial de líquido na cavidade uterina:

- Sangue devido à fase menstrual.
- Hematometra (coleção de sangue que ocorre após a realização de procedimento intrauterino e/ou em mulheres com estenose cervical).
- Gestação.
- Restos ovulares.
- Endometrite.
- Aderências endometriais.
- Estenose cervical.
- Carcinoma endometrial ou cervical.

LESÕES INTRACAVITÁRIAS

Quando uma doença intracavitária estiver presente, a medida total da EE deve ser realizada, incluindo a lesão. Contudo, se um mioma

Tabela 4.2 – Ecotextura endometrial conforme fase do ciclo menstrual

FASE DO CICLO MENSTRUAL	DIA DO CICLO	EE (mm)	ECOTEXTURA ENDOMETRIAL
Menstrual	1-4	4-6	Hiperecogênica; pode haver sangue na cavidade
Proliferativa	5-14	1-8	Homogênea linear (fase proliferativa inicial); trilaminar (fase proliferativa final ou pré-ovulatória), pode haver muco na cavidade
Secretora	15-28	8-14	Perda do padrão trilaminar; aumento da ecogenicidade

EE, espessura endometrial.
Fonte: Modificada de Pastore e Cerri.[12]

submucoso, por exemplo, for bem individualizado, o mioma não deve ser incluído na medida do endométrio.

⭐ As lesões intracavitárias devem ser medidas em três diâmetros perpendiculares, usando para o cálculo do volume:

$$D1 \times D2 \times D3 \times 0{,}523$$

Em um mioma submucoso com componente intramural, a distância da parede do mioma até a serosa uterina deve ser descrita, no caso de ser programada uma ressecção cirúrgica. Os miomas submucosos podem ser classificados desta forma:[11,12]

- **Grau 0** – Totalmente dentro da cavidade, pediculado, sem extensão intramural.
- **Grau 1** – Mioma séssil com ≥ 50% de porção protruindo para dentro da cavidade.
- **Grau 2** – Porção endocavitária do mioma < 50%.

Os pólipos na US caracterizam-se por espessamento endometrial, com área focal ecogênica em continuidade com o endométrio, e sempre inteiramente dentro da cavidade uterina, podendo apresentar pequenas áreas císticas de permeio (Figura 4.2). A realização da US logo após o término da menstruação, ou seja, na primeira fase do ciclo menstrual, facilita a sua identificação. A US com Doppler colorido pode identificar a sua vascularização (pedículo vascular) (Figura 4.3).

O diagnóstico diferencial de um pólipo endometrial na USTV inclui principalmente leiomioma (o mioma submucoso, em geral, é mais hipoecogênico, com atenuação do feixe acústico e situado mais profundamente em relação à linha endometrial), mas também hiperplasia endometrial e neoplasia. O diagnóstico definitivo de pólipo endometrial, bem como a determinação de seu caráter maligno ou benigno, é feito por meio da histologia, após a sua excisão. Na Tabela 4.3, estão descritas as características ultrassonográficas dos pólipos uterinos.

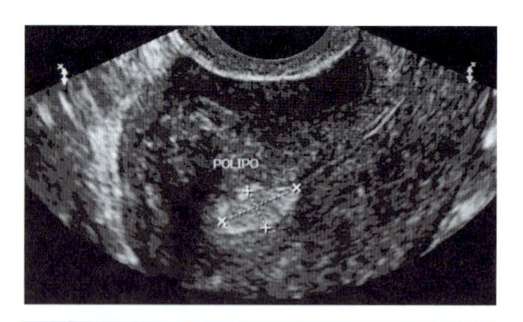

FIGURA 4.2 – Aspecto ultrassonográfico de pólipo endometrial.

A USTV é o estudo de imagem de primeira linha na avaliação de mulheres com sangramento uterino anormal (SUA) e costuma ser suficiente para mulheres que têm indicação de retirar o pólipo por histeroscopia cirúrgica. Para mulheres com achado incerto na US ou que são candidatas ao manejo expectante, a histerossonografia ou a histeroscopia diagnóstica podem ser úteis. As três modalidades de imagem têm boa sensibilidade (S) e especificidade (E) para o diagnóstico de pólipo: USTV (S 91%; E 90%), histerossonografia (S 95%; E 92%) e histeroscopia diagnóstica (S 90%; E 93%), porém as duas últimas fornecem melhor noção da forma da lesão que a USTV isoladamente.[14]

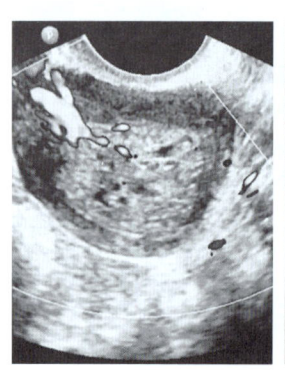

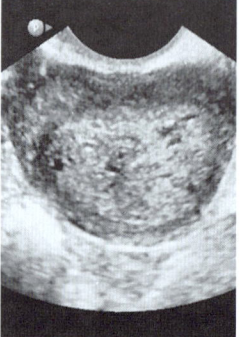

FIGURA 4.3 – Ultrassonografia mostrando pólipo endometrial com pedículo vascular nutridor.

Tabela 4.3 – Características ultrassonográficas dos pólipos uterinos		
EXTENSÃO	**ECOGENICIDADE**	**CONTORNO**
Localizada: < 25% superfície	Uniforme	Regular
• Pediculada: razão entre diâmetro da base e diâmetro transverso máximo < 1 • Séssil: razão entre diâmetro da base e diâmetro transverso máximo ≥ 1	Não uniforme ou cística	Irregular
Não localizada ou extensa: ≥ 25% superfície		

Sinequias são linhas finas ou espessas de tecido que atravessam a cavidade endometrial de uma parede à outra, presas a ambas as paredes uterinas, o que não permite que a cavidade uterina se distenda completamente durante a histerossonografia. Podem surgir após procedimentos uterinos prévios.[11]

HIPERPLASIA ENDOMETRIAL

Em geral, a hiperplasia endometrial manifesta-se associada a SUA e em mulheres pós-menopáusicas. A EE é > 5 mm, podendo apresentar líquido na cavidade uterina e aspecto pseudopolipoide. O aspecto na US pode ser de espessamento endometrial difuso e homogêneo, ou focal e hiperecogênico. A diferenciação entre hiperplasia e carcinoma é feita apenas pela avaliação histológica.

AVALIAÇÃO NO SANGRAMENTO PÓS-MENOPÁUSICO

A EE aferida pela USTV é um método não invasivo utilizado para avaliar se o sangramento pós-menopáusico se relaciona com hiperplasia endometrial ou câncer, no caso de endométrio homogêneo. Qualquer lesão endometrial focal necessita de biópsia.

Em mulheres com sangramento pós-menopáusico e sem terapia hormonal, EE ≤ 4 ou 5 mm associa-se a baixo risco de doença endometrial. O câncer torna-se cada vez mais frequente em relação à doença benigna conforme a EE aproxima-se de 20 mm. O American College of Obstetricians and Gynecologists (ACOG) e a Society of Radiologists in Ultrasound (SRU) concordam que tanto a USTV (com EE ≤ 4 mm ou ≤ 5 mm) quanto a biópsia endometrial são eficazes como primeiro passo diagnóstico no sangramento pós-menopáusico. Além disso, a US pode identificar uma lesão estrutural.[15,16]

O espessamento endometrial não é preditivo de neoplasia em mulheres pós-menopáusicas sem sangramento. Entretanto, 5 a 20% dos casos de câncer endometrial ocorrem sem sangramento. Diferentemente da pós-menopausa, na pré-menopausa e em mulheres em terapia hormonal, o benefício da USTV no rastreamento de neoplasia endometrial não está estabelecido, não havendo limite definido para EE anormal. A avaliação endometrial justifica-se por indicação clínica, e a USTV deve ser realizada entre os dias 4 e 6 do ciclo menstrual, quando o endométrio se encontra o mais fino possível.[17]

Mulheres em uso de tamoxifeno têm endométrio espesso e, muitas vezes, de aparência cística na USTV. Não há definição clara de EE normal e patológica nesses casos. Assim, se houver sangramento anormal, a biópsia deve ser indicada.

LOCALIZAÇÃO DE DISPOSITIVO INTRAUTERINO

Os dispositivos intrauterinos (DIUs) mais utilizados atualmente são o T de cobre (com fio de cobre enrolado) e o DIU hormonal de levonorgestrel. Ambos são dispositivos plásticos em formato de T com um eixo central (vertical) e duas hastes transversais e um fio comum de náilon anexado na extremidade distal, o que torna sua verificação clínica e remoção mais fáceis. O DIU de cobre aparece na US como uma linha bastante ecogênica no interior da cavidade uterina, formando uma sombra acústica posterior.[12] O DIU hormonal (revestido por membrana que libera progestógeno) aparece na US formando uma sombra acústica entre as extremidades ecogênicas proximal e distal do eixo vertical, diferentemente do

DIU de cobre, que é mais completamente ecogênico. O fio, que se exterioriza na vagina, através do colo, pode ter aparência mais ecogênica.

Mais recentemente, surgiu um novo DIU, também de levonorgestrel, com menor quantidade de hormônio que é liberado paulatinamente do reservatório que se encontra no braço vertical da estrutura. Além disso, a haste vertical contém um anel de prata localizado próximo dos braços horizontais e que é visível em exames de US. A estrutura em T contém sulfato de bário, que o torna visível em exames radiográficos.

A US é utilizada para verificar a posição do DIU em casos de suspeita de deslocamento, não sendo indicação de rotina após a inserção do dispositivo. Atualmente, considera-se um DIU normoposicionado quando sua borda distal se encontra acima do orifício cervical interno do colo uterino; ou seja, o DIU não deve penetrar o canal endocervical.[18]

A US é importante para avaliar as complicações do DIU: infecção associada, migração para o miométrio, perfuração uterina, gestação associada e retenção do DIU. Se o DIU não é visualizado pela US, uma radiografia simples pode ser útil para avaliar a sua localização. Além disso, a US3D pode ajudar a identificar um DIU com suspeita de estar mal posicionado pela facilidade de obter o plano coronal e, assim, visualizar os segmentos do DIU simultaneamente.[3]

AVALIAÇÃO DOS ANEXOS

Ao avaliar os anexos, deve-se primeiro tentar identificar os ovários, pois eles servem como importante ponto de referência para analisar a presença de doenças anexiais.

O volume ovariano varia de acordo com a faixa etária e a fase do ciclo menstrual, principalmente se ocorreu ovulação, e é calculado da seguinte maneira:[4]

$$\text{Volume do ovário} = \text{comprimento} \times \text{largura} \times \text{diâmetro anteroposterior} \times 0{,}523$$

O volume ovariano médio na pré-menopausa é de $4{,}9 \pm 0{,}03$ cm^3, e na pós-menopausa, de $2{,}2 \pm 0{,}01$ cm^3. O limite superior do volume ovariano (2 desvios-padrão [DPs] acima da média) fica em torno de 20 cm^3 na pré-menopausa e de 10 cm^3 na pós-menopausa. Cerca de 30% dos ovários não são visualizados na pós-menopausa devido à atrofia do órgão.

Se uma anormalidade anexial é observada, deve-se avaliar na US a sua relação com ovários e útero, o seu tamanho, as suas características e o padrão vascular ao Doppler.

ACHADOS ANEXIAIS NORMAIS (FISIOLÓGICOS) NA ULTRASSONOGRAFIA

A USTV detecta folículos como estruturas anecoicas, circundadas por tecido ovariano mais ecogênico, ≥ 2 mm de diâmetro. Nos dias 5 a 7 do ciclo menstrual, identificam-se pequenos folículos de 2 a 6 mm em ambos os ovários. Por volta dos dias 8 a 10 do ciclo, um folículo alcança 10 mm de diâmetro (folículo dominante) e cresce aproximadamente 2 mm/dia até alcançar 20 a 25 mm na ovulação. Os sinais de iminência de ovulação são de difícil visualização na USTV pela sua brevidade: separação entre as camadas de células da granulosa e da teca, desenvolvendo aparência denteada (algumas horas antes da ovulação); e surgimento do *cumulus oophorus* (pequena estrutura triangular ecogênica), projetando-se para o interior do folículo (nas 24 h antes da ovulação).[19]

Após a ovulação, aparece o corpo lúteo, que pode variar em tamanho e padrão sonográfico (o mais comum é um pequeno cisto irregular de paredes espessas, com ecos de baixa densidade e halo vascular), e a USTV pode detectar aumento de líquido livre no fundo de saco posterior. O diâmetro do corpo lúteo geralmente não excede 30 mm. Qualquer anormalidade em tamanho, formato, localização, ecogenicidade e padrão sonográfico (cístico, sólido, complexo, septado) deve ser descrita, bem como o diagnóstico diferencial das causas mais prováveis.[4,20]

As principais variações anatômicas da gônada feminina são os ovários policísticos e o ovário em fita, discutidos a seguir. Além disso, calcificações focais podem ser vistas ocasionalmente em ovários de aspecto normal e, em geral, representam um processo reacional à hemorragia ou infecção prévia. Excepcionalmente, eles podem ser uma manifestação inicial de neoplasia em pacientes com idade avançada.[12]

- **Ovários policísticos**
  Os ovários policísticos representam uma das variantes anatômicas mais comuns e podem estar associados à síndrome dos ovários policísticos (SOP). Nesse caso, teriam formato arredondado, em geral maior do que o habitual, bilateral e contendo > 10 folículos imaturos de até 9 mm de diâmetro, visualizados como pequenas áreas anecoicas bem definidas na periferia. Cerca de um terço das pacientes com SOP pode apresentar ovários normais na US.
- **Ovário em fita**
  O ovário rudimentar ou em fita está associado à síndrome de Turner, apresentando-se na US pequeno, tubular e de difícil definição. Entretanto, a sua identificação confirma a síndrome.

TUBAS UTERINAS

As tubas normais geralmente não são identificadas. A US consegue diagnosticar as duas principais complicações relacionadas: doença inflamatória pélvica (DIP) e gestação ectópica (GE).

Na DIP, pode-se identificar a sua forma crônica: hidrossalpinge, que se caracteriza por coleção líquida, cilíndrica, no interior tubário.

A GE é a gravidez de implantação anômala, ou seja, fora da cavidade uterina. O sítio mais comum é a tuba, podendo ser cervical, ovariana, cornual ou abdominal. A US transvaginal tem 70 a 90% de possibilidade de identificação desse tipo de gravidez anômala. Útero vazio na US e fração β da gonadotrofina coriônica humana (β-hCG, *human chorionic gonadotropin*) positiva podem corresponder a uma gestação inicial ainda não identificada, de 4 a 5 semanas, ou a uma GE. Níveis de β-hCG seriados e repetição da US podem ser necessários para sua definição. A presença de massa anexial (Figura 4.4), líquido livre no fundo de saco posterior, útero vazio na US e β-hCG > 1.000 mUI podem constituir a hipótese de GE. O diagnóstico diferencial é feito com gravidez tópica, DIP, hidrossalpinge e tumor de ovário. A GE é abordada mais detalhadamente no Capítulo 41 - Gestação ectópica, no livro *Rotinas em Obstetrícia*.[21]

TORÇÃO OVARIANA

Todo ovário aumentado de volume tem risco maior de sofrer torção, que é vista na US como uma área hipoecoica devida à hemorragia. A torção pode ser intermitente ou incompleta, resultando em edema importante. Nesse tipo de torção, os achados na US com Doppler colorido serão mínimos ou ausentes. A obstrução venosa e linfática pode levar à ascite. Na torção completa ou grave de ovário, a US com Doppler colorido constata sobretudo carência no fluxo venoso; depois, alta resistência ao fluxo arterial; posteriormente, este também pode estar ausente.

LESÕES ANEXIAIS

As massas anexiais costumam ser de etiologia ovariana, tubária ou provêm dos tecidos conectivos vizinhos (cistos peritoneais). Podem, ainda, ter sua origem em outros órgãos e ocupar a topografia anexial: leiomiomas uterinos, divertículos vesicais, neoplasias ou abscessos intestinais.

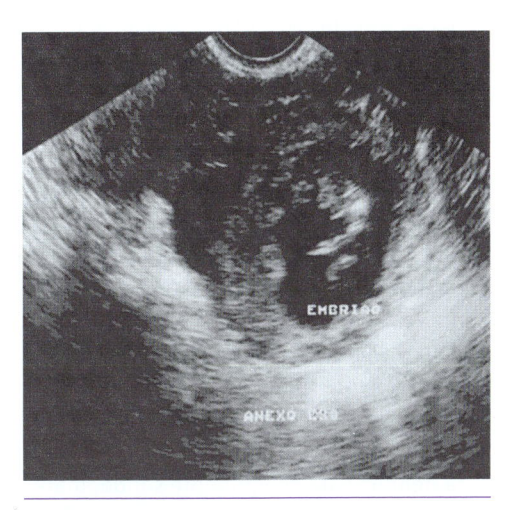

FIGURA 4.4 – Gestação ectópica.

Além disso, as massas anexiais podem ser sintomáticas (dor ou pressão pélvica) ou encontradas casualmente durante a US.

Devido à subjetividade inerente à avaliação das lesões anexiais, tornou-se necessário estabelecer uma padronização quanto a termos, definições e medidas para descrever as características das lesões anexiais avaliadas pela US.

A primeira surgiu a partir do consenso do grupo Internacional para Análise dos Tumores Ovarianos (IOTA, International Ovarian Tumor Analysis): médicos de centros universitários da França, Itália, Suíça, Inglaterra e Bélgica reuniram-se na tentativa de padronizar a avaliação ultrassonográfica das massas anexiais, tanto em relação aos descritores (quais são relevantes e como os descrever) e ao uso do Doppler quanto à interpretação desses descritores focando na diferenciação pré-operatória de lesões malignas e benignas.[22]

O objetivo do grupo IOTA foi ajudar o ultrassonografista na descrição das massas e auxiliar o ginecologista clínico que recebe o exame, aumentando o seu conhecimento. Isso resulta em uma melhor interpretação do exame, impactando no correto direcionamento quanto à conduta, se clínica ou cirúrgica.

Descritores ultrassonográficos segundo o consenso IOTA

- **Lesão ovariana ou paraovariana** – O primeiro passo é definir, se possível, se a lesão é ovariana e, se assim for, se ela ocupa todo o parênquima ovariano. Se houver parênquima saudável, a lesão deve ser medida em separado.
- **Ecogenicidade dominante** – Anecoica (conteúdo líquido anecoico), hipoecoica (debris espessos, ecos em suspensão, tumores produtores de mucina), isoecoica (debris finos e homogêneos, endometriomas), heterogênea (p. ex., porção sólida e porção líquida, corpo lúteo hemorrágico) (Figura 4.5).
- **Componente sólido** – Componente sólido é a característica mais significativa de malignidade na US com escala de cinza.[23] Quanto à definição de componente sólido, material amorfo ou coágulo, é indicado pressio-

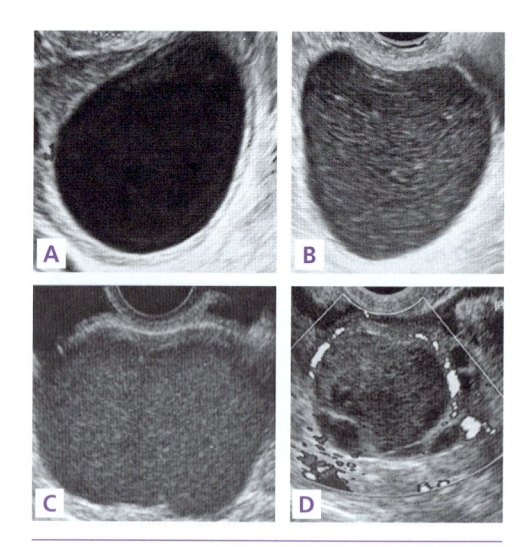

FIGURA 4.5 – Ecogenicidade das lesões ovarianas. (A) Anecoica. (B) Hipoecoica. (C) Isoecoica. (D) Heterogênea (cisto de corpo lúteo hemorrágico).
Fonte: Sayasneh e colaboradores[24] e Ozcan e Kaunitz.[25]

nar a lesão com o transdutor: se for visualizado movimento, trata-se de coágulo, e não de componente sólido. Cisto dermoide não é considerado tecido sólido, portanto não é vascularizado, assim como o coágulo.
- **Projeções papilares** – Segundo o IOTA, projeção papilar = protrusão sólida para dentro do cisto ≥ 3 mm. Se < 3 mm, é considerado parede irregular (Figura 4.6).
- **Septos completos e incompletos** – Septo é uma parede fina de tecido que corre de uma superfície até a outra contralateral. Septos incompletos não são considerados septos;

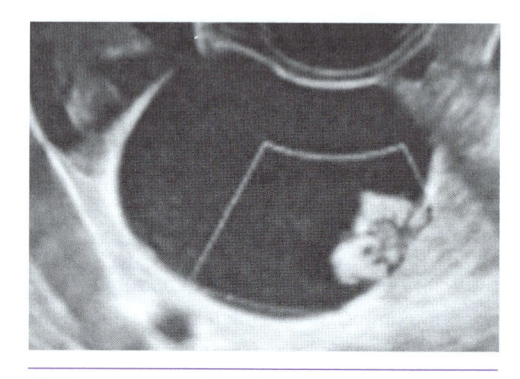

FIGURA 4.6 – Projeção papilar.
Fonte: Sayasneh e colaboradores.[24]

são dobras das paredes sobre si mesmas (hidrossalpinge), portanto não formam lóculo (Figura 4.7).
- **Paredes externas e internas** – Nas lesões sólidas, as paredes externas devem ser avaliadas quanto à regularidade dos seus contornos. Assim, um tumor sólido de contornos irregulares e com vascularização central aumenta o risco de malignidade. É preciso observar as paredes internas quanto à presença de irregularidades ou papilas, que, se presentes, devem ser descritas e medidas (Figura 4.8).
- **Sombra acústica posterior**.
- **Ascite** – Deve-se observar quanto à presença de ascite (líquido fora do fundo de saco de Douglas), realizando uma avaliação qualitativa (pequeno, moderado ou grande volume) e avaliação quantitativa (> medida vertical, > diâmetro anteroposterior em mm).
- **Medidas** – Os ovários devem ser medidos em três dimensões ortogonais. Se houver septo, a sua medida deve ser realizada (septo espesso > 3 mm).
- **Doppler** – Os números velocimétricos não são reportados como relevantes pelo consenso IOTA – apenas a avaliação qualitativa da quantidade de fluxo. Os escores descritos são:
  - nenhum fluxo visualizado.
  - mínimo fluxo visualizado.
  - fluxo moderado.
  - lesão intensamente vascularizada, sobretudo em sua região central.
- **Classificação das massas** – As lesões são classificadas qualitativamente em seis categorias:
  - **Cisto unilocular** – Único lóculo, sem septo, sem componente sólido, com qualquer tipo de líquido (anecoico, hemorrágico, em vidro fosco).

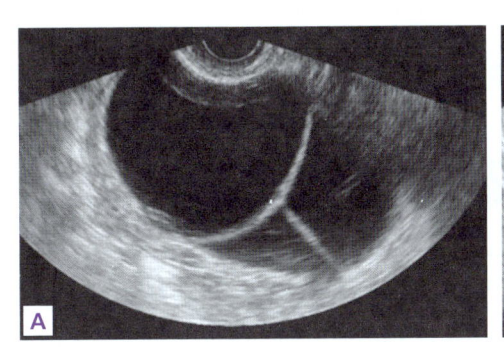

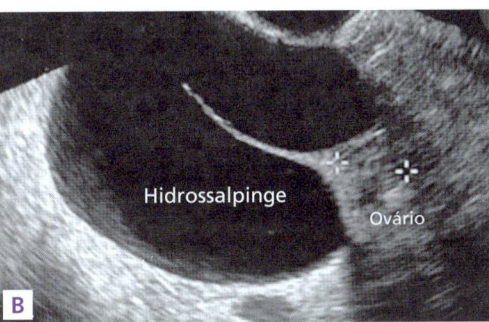

FIGURA 4.7 – Septos. (**A**) Septo completo. (**B**) Septo incompleto.
Fonte: Sayasneh e colaboradores[24] e Hochberg.[26]

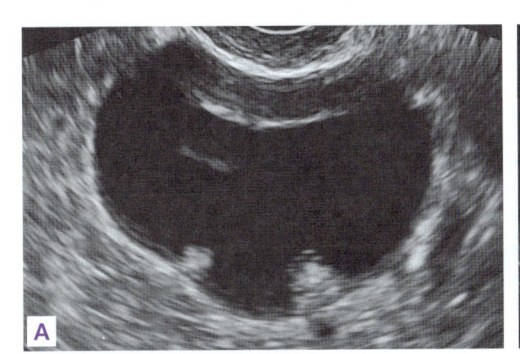

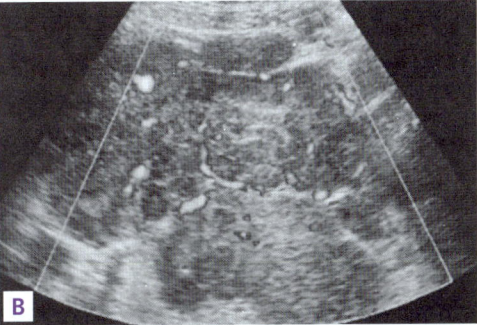

FIGURA 4.8 – Paredes de lesões ovarianas. (**A**) Parede interna com projeções papilares. (**B**) Lesão sólida de contornos irregulares.
Fonte: Sayasneh e colaboradores.[24]

- **Cisto unilocular sólido** – Preenchido com líquido, não apresenta septos, mas apresenta pelo menos uma porção sólida.
- **Cisto multilocular** – Pelo menos um septo, sem papila ou componente sólido.
- **Cisto multilocular sólido** – Apresenta pelo menos um septo, além da porção sólida.
- **Tumor sólido** – Lesão em que 80% de sua composição é sólida, mesmo que exista porção líquida.
- **Não classificável** – Difícil visualização devido à sombra posterior intensa (p. ex., calcificação).

O número de papilas, de septos e de lóculos deve ser contabilizado (um septo divide a lesão em dois lóculos, e assim sucessivamente). A papila é medida em sua base e altura, porém deve ser considerada somente a sua maior dimensão. Deve-se observar o número de papilas e se há fluxo vascular em seu interior.

⭐ Imagens com características ultrassonográficas fisiológicas, tais como folículo dominante, corpo lúteo e outras típicas como teratoma, hidrossalpinge e cistos de inclusão peritoneal não devem ser classificadas por IOTA.

A maioria das massas anexiais pode ser caracterizada usando US em escala de cinza ou associada com o Doppler colorido. Então, em primeiro lugar, deve-se determinar se a massa anexial atende aos critérios para um cisto simples (o que praticamente exclui malignidade). Se não é um cisto simples, deve-se avaliar se tem características potenciais de cisto fisiológico. Se houver dúvida, um controle ultrassonográfico pode ajudar a esclarecer. Por fim, se não for um cisto simples e não tiver potencial para cisto fisiológico, é preciso avaliar se há características de condições específicas, como endometriomas, teratomas, leiomioma pediculado, hidrossalpinge e cisto de inclusão peritoneal, vistas na Tabela 4.4.[27,28]

Outra abordagem para avaliar a probabilidade de malignidade de uma massa anexial na US foi descrita pelo mesmo grupo IOTA em 2008 e baseia-se em um conjunto de cinco características indicativas de tumor benigno (B) e cinco

Tabela 4.4 – Características das imagens anexiais conforme doença suspeita

DOENÇA	CARACTERÍSTICAS NA ULTRASSONOGRAFIA
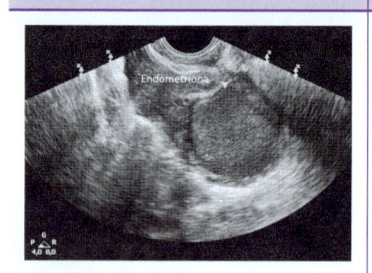 **Endometrioma**	• Ecos homogêneos de baixa a média densidade em uma massa cística (uni ou multilocular) • Pequenos focos ecogênicos na parede interna do cisto • Diferentes graus de ecogenicidade nas diversas loculações • Pode justapor-se ao aspecto de cisto hemorrágico • Até 25% terão componente de aspecto sólido, devido a um coágulo ou tecido endometrial, que pode ser difícil de distinguir de neoplasia
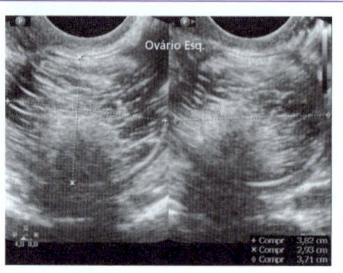 **Teratoma maduro (dermoide)**	• Nódulo hiperecoico no interior da massa, formando uma sombra acústica posterior • Ecos lineares puntiformes brilhantes ("trama dermoide") • Diferentes níveis líquidos ou glóbulos flutuantes • Deve ser avaliado por meio de US com Doppler colorido, sendo que a identificação de fluxo dentro da lesão torna o diagnóstico de teratoma bastante improvável e levanta a possibilidade de *struma ovarii*, teratoma maligno, lipoleiomioma exofítico ou outra causa

(Continua)

Tabela 4.4 – Características das imagens anexiais conforme doença suspeita *(Continuação)*

DOENÇA	CARACTERÍSTICAS NA ULTRASSONOGRAFIA
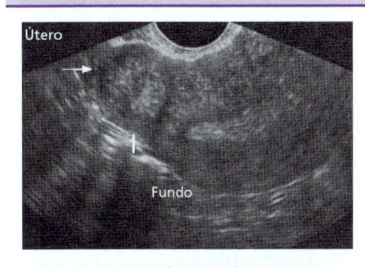 **Leiomioma uterino pediculado**	• Massa sólida hipoecogênica heterogênea • Confundido com massa ovariana mais facilmente se o ovário ipsolateral não for identificado e/ou se o mioma tiver degeneração cística • US Doppler pode ser útil ao detectar pedículo vascular comunicante
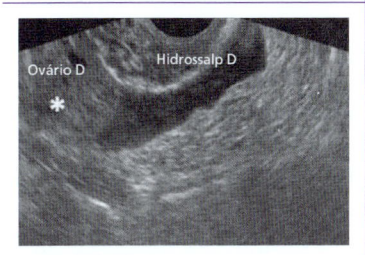 **Hidrossalpinge**	• Aspecto tubular, podendo formar septos incompletos (devido à dobra da lesão sobre si). Pode haver espessamento dos folhetos da endossalpinge, especialmente em caso de salpingite
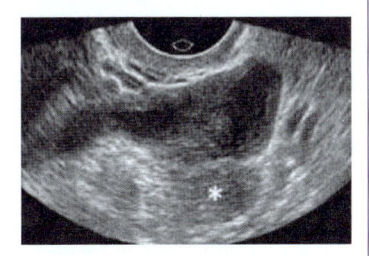 **Salpingite** Fonte: Andrade Neto e colaboradores.[29]	
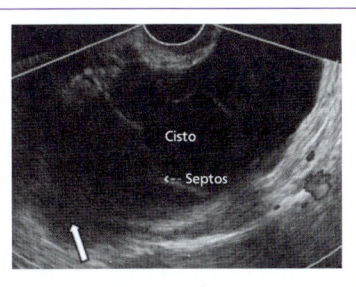 **Cisto de inclusão peritoneal** Fonte: Ozcan e Kaunitz.[30]	• Massa cística septada que cerca o ovário, associada a aderências pélvicas • Se o ovário normal não for visualizado, uma neoplasia de ovário deve ser excluída antes de interpretar como cisto de inclusão peritoneal
Aderências	• Faixas de tecido cercadas de líquido fluido

características de tumor maligno (M), chamadas, em conjunto, de regras simples (*simple rules*), que podem ser visualizadas no **Quadro 4.3**.[28,31,32]

Os tumores são classificados como benignos se apenas características B forem observadas e como malignos se houver apenas caracte-

Quadro 4.3 – Características preditoras dos tumores ovarianos

REGRAS PREDITORAS DE TUMOR BENIGNO		REGRAS PREDITORAS DE TUMOR MALIGNO	
B1	Cisto unilocular	M1	Tumor sólido irregular
B2	Presença de componente sólido com diâmetro máximo de 7 mm	M2	Presença de ascite
B3	Presença de sombra acústica posterior	M3	Pelo menos 4 vegetações
B4	Tumor multilocular com diâmetro máximo < 100 mm	M4	Tumor multilocular sólido irregular com diâmetro máximo ≥ 100 mm
B5	Sem vascularização (escore 1)	M5	Vascularização exuberante (escore 4)

Fonte: Modificado de Timmerman e colaboradores.[28]

rísticas M. Se ambos os indicadores estiverem presentes ou se nenhum estiver presente, a avaliação é considerada inconclusiva, devendo a massa ser analisada por um ultrassonografista experiente ou classificada como maligna (a fim de aumentar a sensibilidade da abordagem para malignidade).

A diferenciação pré-operatória de massas ovarianas quanto ao risco de benignidade ou malignidade pode ser alcançada pela US bem realizada e pela aplicação das regras simples de IOTA ou dos modelos de regressão logística, estes últimos gratuitamente disponíveis na *web*, no *site* do grupo IOTA ou em aplicativos para aparelhos celulares iOS e Android (IOTA ADNEX).[33] Esses modelos utilizam três variáveis clínicas (idade; se é centro de referência oncológica ou não; valor do Ca-125 [*cancer antigen 125*]) e seis variáveis ultrassonográficas (maior diâmetro da lesão; maior diâmetro da porção sólida; presença de mais de 10 lóculos ou não; número de projeções papilares: 0,1,2,3 ou mais de 3; presença de sombra acústica ou não; presença de ascite ou não) **(Figura 4.9)**.

Tanto as regras simples de IOTA quanto o modelo ADNEX não devem ser usados para rastreamento de câncer (CA) de ovário – somente para avaliação do risco de malignidade com o objetivo de encaminhamento para centros de referência, quando necessário.

GI-RADS

Apesar da utilização dos critérios IOTA, continuou-se a verificar variação significativa na interpretação dos achados ultrassonográficos e impôs-se a adoção de uma classificação que facilitasse a comunicação dos resultados. Amor e colaboradores propuseram uma classificação semelhante à utilizada na doença mamária. A classificação de GI-RADS (Sistema de Laudos e Registro de Dados de Imagem em Ginecologia/Gynecologic Imaging Report and Data System)[32,34] com base nos achados ultrassonográficos, segundo o consenso do grupo IOTA, visa a identificar as massas anexiais com alto risco para malignidade, auxiliando o manejo clínico.

São avaliados os seguintes aspectos: bilateralidade, espessura da parede, existência de septos, vegetações papilares, áreas sólidas, ecogenicidade e presença de ascite. A **Tabela 4.5** mostra o protocolo e a classificação de GI-RADS.

CONSIDERAÇÕES SOBRE O MANEJO CONFORME A FAIXA ETÁRIA

- **Mulheres em idade reprodutiva:**
  - **Cistos simples ≤ 3 cm** – Achados normais; não é necessário seguimento.
  - **Cistos simples > 3 e ≤ 5 cm** – Descrever imagem; não é necessário seguimento.
  - **Cistos simples > 5 e ≤ 7 cm** – Descrever; seguimento anual com US.
  - **Cistos > 7 cm** – Considerar RM ou avaliação cirúrgica para melhor avaliação. O uso de anticoncepcional oral combinado não promove resolução dos cistos funcionais.
  - **Cistos persistentes ou que aumentam de tamanho não devem ser funcionais** – Cirurgia é recomendada.[32,35]

IOTA - ADNEX model

1. Age of the patient at examination (years) [72]
2. Oncology center (referral center for gyn-oncol)? [yes ▾]
3. Maximal diameter of the lesion (mm) [93]
4. Maximal diameter of the largest solid part (mm) [0]
5. More than 10 locules? [yes ▾]
6. Number of papillations (papillary projections) [none ▾]
7. Acoustic shadows present? [no ▾]
8. Ascites (fluid outside pelvis) present? [no ▾]
9. Serum CA-125 (U/ml) [28.5]

[calculate] [Clear]

Additional information is given when moving the mouse pointer over the variable names.

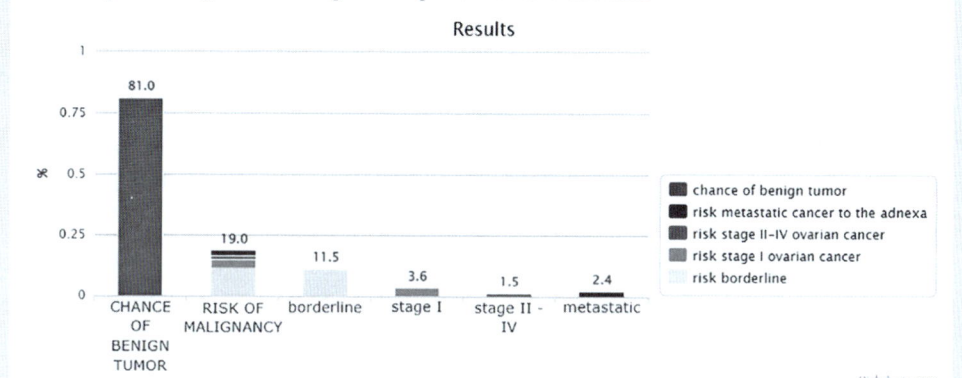

Results

- chance of benign tumor: 81.0
- RISK OF MALIGNANCY: 19.0
- borderline: 11.5
- stage I: 3.6
- stage II-IV: 1.5
- metastatic: 2.4

Legend:
- chance of benign tumor
- risk metastatic cancer to the adnexa
- risk stage II-IV ovarian cancer
- risk stage I ovarian cancer
- risk borderline

	Patient Specific Risk	Relative Risk	Baseline Risk
CHANCE OF BENIGN TUMOR	81.0 %	1.2	68.2 %
RISK OF MALIGNANCY	19.0 %	0.6	31.8 %
->Risk borderline	11.5 %	1.8	6.3 %
->Risk stage I ovarian cancer	3.6 %	0.5	7.5 %
->Risk stage II-IV ovarian cancer	1.5 %	0.1	14.1 %
->Risk metastatic cancer to the adnexa	2.4 %	0.6	4.0 %

Contact Ben Van Calster in case of problems (ben.vancalster@kuleuven.be).

Consult Timmerman et al (Ultrasound in Obstetrics and Gynecology 2000; 16:500-505) for information on the terms and definitions used for standardized ultrasound examination and data collection.

Estratificação do percentual de risco de malignidade para cada massa: benignidade, tumor *borderline*, tumor invasivo estádio I, tumor invasivo estádios II-IV, maligno metastálico.

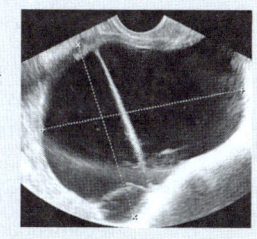

Sensibilidade: 97,5%
Especificidade: 71,3%
Para risco de malignidade

FIGURA 4.9 – Exemplo de uso da calculadora IOTA ADNEX.
Fonte: International Ovarian Tumour Analysis.[33]

Tabela 4.5 – Classificação de GI-RADS das massas anexiais segundo imagem ginecológica na ultrassonografia

GI-RADS	DIAGNÓSTICO	ESTIMATIVA DE PROVÁVEL MALIGNIDADE	DETALHES	MANEJO
1	Definitivamente benigno	0%	Ovários normais identificados e ausência de massas anexiais	Achado normal
2	Muito provavelmente benigno	< 1%	Lesões anexiais com aspecto de origem funcional, como folículos, corpo lúteo e cistos hemorrágicos	Expectante com seguimento por US
3	Provavelmente benigno	1-4%	Lesões anexiais neoplásicas com imagem sugestiva de benignidade, como endometrioma, teratoma, cisto simples, hidrossalpinge, cisto paraovariano, pseudocisto peritoneal, mioma pediculado ou achados sugestivos de DIP	Cirurgia pode ser indicada (pela persistência da lesão)
4	Provavelmente maligno	5-20%	Qualquer lesão anexial não incluída na classificação GI-RADS 1-3 e com um ou dois achados sugestivos de malignidade*	Método adicional de exame + referenciamento para cirurgia oncológica
5	Muito provavelmente maligno	> 20%	Massas anexiais com ≥ 3 achados sugestivos de malignidade*	Estadiamento + cirurgia oncológica

*Projeções papilares grosseiras, septos espessos, áreas sólidas e/ou ascite, definido segundo critérios da IOTA, vascularização no interior de áreas sólidas, projeções papilares ou área central de tumor sólido vascularizado.
DIP, doença inflamatória pélvica; GI-RADS, Gynecologic Imaging Report and Data System; IOTA, International Ovarian Tumor Analysis; US, ultrassonografia.
Fonte: Modificada de Amor e colaboradores.[32]

- **Pós-menopausa precoce:**
  - **Cisto assintomático < 5 cm** – Baixo risco de malignidade; se CA-125 normal: avaliação com US em 4 a 6 meses. Após 1 ano, se as dimensões do cisto diminuírem ou estabilizarem, cessar o acompanhamento.
  - **Cisto sintomático** – Cirurgia.
  - **Cistos > 7 cm** – RM ou cirurgia.[35]
- **Pós-menopausa tardia:**
  - **Cisto com aspecto hemorrágico** – Cirurgia. Em mulheres na perimenopausa, mesmo com preservação ovariana, a salpingectomia oportuna é recomendada, devido a novos conceitos relacionados com a carcinogênese ovariana.[36]

⚠️ Atualmente, nenhuma sociedade médica recomenda o rastreamento de rotina para o CA de ovário. Nenhum método isolado ou em combinação tem sensibilidade e especificidade suficientes para o diagnóstico de certeza de malignidade – apenas diferenciam as pacientes com baixa probabilidade daquelas com alta probabilidade, que devem ser tratadas em centros de referência oncológica.

A USTV é o método mais efetivo para a avaliação de massa anexial.[35,36] A TC, a RM e a tomografia computadorizada por emissão de pósitrons (PET-TC) não aumentam a sensibilidade/especificidade na detecção de malignidade, não sendo recomendadas na avaliação inicial. O diagnóstico diferencial entre massa benigna e maligna é fundamental para evitar intervenção excessiva nos tumores benignos com aumento da morbidade e para orientar prioritariamente os casos suspeitos para centros cirúrgicos de referência.

Em alguns exames de US, os aspectos das massas são indeterminados ou as imagens são subótimas. Assim, o seguimento com US de controle, RM ou dosagem de Ca-125 pode ajudar. Se a US de seguimento está indicada, tentar realizá-la na fase folicular (do 7°-12° dia do ciclo) pode ajudar a minimizar a detecção de um novo cisto de corpo lúteo hemorrágico, por exemplo. Mesmo se um cisto não resolver completamente no seguimento, a diminuição do tamanho ou da aparência do conteúdo ao longo de um curto intervalo de tempo é compatível com atividade fisiológica.

Para massas anexiais que não têm aparência benigna típica, a associação da US com Doppler colorido, para verificar presença ou ausência de fluxo em áreas sólidas ou septos, pode ser útil e parece ser mais eficaz do que a avaliação morfológica ou a US com Doppler colorido isoladas.[23,37] Por último, a relação massa ovariana de maior tamanho e malignidade é incerta, pois vários estudos não encontraram diferença significativa de tamanho entre tumores malignos e benignos. Massa anexial com componente sólido suspeito de qualquer tamanho é fator de risco para malignidade.[38]

A avaliação subjetiva do observador experiente usando USTV continua sendo o melhor método de discriminação entre tumores malignos e benignos. A RM é indicada quando a US não for capaz de fornecer um diagnóstico confiável e os resultados da RM puderem mudar o manejo ginecológico da massa (p. ex., a possibilidade de uma massa anexial ser um leiomioma subseroso).[35]

Ultrassonografia mamária

A US mamária é considerada um exame complementar na avaliação das mamas de mulheres, homens e transgêneros. Ela não substitui a mamografia (MMG) como padrão-ouro no rastreamento do CA de mama, mas acaba sendo mais utilizada do que deveria em nosso meio em razão da disponibilidade e do baixo custo.

De acordo com as diretrizes atuais, são indicações para realização de US mamária em mulheres:[39-42]

- Nódulo palpável.
- Adenopatia axilar.
- Exame inicial para investigação de anormalidade clínica de gestantes ou lactantes antes dos 40 anos.
- Suspeita de anormalidades na MMG ou na RM; diferenciação de lesão cística ou sólida.
- Derrame papilar suspeito.
- Inversão mamilar recente.
- Retração de pele.
- Inflamação mamária.
- Anormalidades na área da cicatriz de cirurgia prévia de CA de mama.
- Anormalidades na presença de implantes mamários.
- Rastreamento de mulheres de alto risco para CA de mama, especialmente se a RM não está disponível.
- Estadiamento locorregional de CA de mama já diagnosticado quando a RM não está disponível.
- Exame guia para intervenções percutâneas (punção de nódulo por agulha, localização pré-cirúrgica, punção e drenagem de coleções líquidas).
- Monitoração de pacientes com CA de mama e terapia neoadjuvante, quando a RM não está disponível.

São indicações possíveis:

- Rastreamento complementar após a mamografia em mulheres entre 40 e 74 anos com mamas densas.
- Diferenciação do tecido mamário normal de uma anormalidade real.
- Trauma mamário, hematoma e necrose gordurosa.

Na Tabela 4.6, estão descritas as principais características identificadas nas USs mamárias, de acordo com os critérios utilizados pelo sistema BI-RADS (Breast Imaging Reporting and Data System – American College of Radiology Ultrasound Assessment Categories).[43,44]

As categorias de BI-RADS e as recomendações de conduta são:

0. **Incompleta** – Necessita de imagem adicional.
1. **Normal** – Controle anual.
2. **Benigna** – Controle anual.

3. **Provavelmente benigna** – Recomenda-se controle em seis meses.
4. **Suspeita** – Necessita de biópsia.
5. **Muito suspeita** – Necessita de biópsia ou cirurgia.
6. **Malignidade já definida** – Conduta conforme tipo e estadiamento.

Um resultado BI-RADS 3 na US recebe a recomendação de repetição em seis meses; se a categoria 3 persistir estável nesse período, a repetição em 12, 18 e 24 meses da data da imagem inicial mantém essa categoria. Após dois anos de estabilidade, deveria ser classificada como BI-RADS 2.[45] Com resultados BI-RADS 1 ou 2, a rotina de controle passa a ser a do risco individual.

Os cuidados na realização do exame para melhorar a caracterização de anormalidades mamárias palpáveis ou não são os seguintes:

- A paciente deve ser posicionada adequadamente para minimizar a espessura da porção da mama a ser examinada.
- As configurações minimamente aceitáveis do ecógrafo devem incluir profundidade e ganho adequados e zonas focais apropriadas.
- As lesões descritas devem ser visualizadas em duas projeções ortogonais.
- Pelo menos duas imagens de lesão devem ser obtidas, uma com as marcações do cáliper e outra sem, exceto para exames de acompanhamento ou lesões grandes o suficiente para que as medidas não obscureçam significativamente as margens.
- Todas as lesões descritas devem ser medidas em três dimensões, incluindo comprimento, largura e altura, a menos que a sombra acústica obscureça a medição acurada da altura.
- Cada imagem deve ter cabeçalho completo, incluindo data e hora do exame, identificação da paciente, se mama direita ou esquerda, orientação do transdutor e localização da lesão descrita e registrada pela orientação de relógio analógico ou pelo quadrante da mama com distância da lesão do mamilo observada em centímetros ou pela região.
- A lesão deve ser correlacionada com o exame físico da mama e estudos de imagem prévios.

Os cistos mamários podem ser simples, complicados ou complexos.[46] Os cistos simples são bem circunscritos, com parede lisa, anecoicos, com sombra posterior e ausência de componentes sólidos, ao passo que os complexos têm ecos internos, misturam componentes sólido e cístico e sempre devem ser investigados. O risco de malignidade nos cistos simples é inferior a 1% e pode chegar a 40% nos cistos complexos.

Os fibroadenomas são mais comuns em mulheres entre 15 e 35 anos, sendo classicamente descritos como nódulos de parede lisa, formato oval ou arredondado, com textura interior homogênea, e cerca de 20% deles podem não aparecer na US.

Tabela 4.6 – Características dos descritores ultrassonográficos BI-RADS

PARÂMETRO	SUGERE MALIGNIDADE	SUGERE BENIGNIDADE	INDETERMINADO
Formato	Irregular, circular	Arredondado, oval ou lobulado	–
Orientação	Não paralela à pele	Paralela à pele	–
Contorno ou margem	Irregular, disforme, espiculado	Bem-definido	–
Limite	Impreciso, halo ecogênico	Interface abrupta	–
Padrão ecogênico	Complexo	Anecoico ou hiperecoico	Isoecoico ou hipoecoico
Característica acústica	Moderada a forte, sombra, atenuação posterior	–	Nenhuma a fraca

BI-RADS, Breast Imaging Reporting and Data System.
Fonte: Raza e colaboradores.[44]

Na avaliação de mamas com prótese mamária, a US mamária pode verificar a integridade da cápsula. A presença de microgránulos de silicone livre sugere a sua ruptura. Entretanto, a RM é superior à US na avaliação dessas pacientes, com custo mais elevado.

> ⚠ Em 2012, o Colégio Brasileiro de Radiologia e Diagnóstico por Imagem (CBR), a Sociedade Brasileira de Mastologia (SBM) e a Federação Brasileira das Associações de Ginecologia e Obstetrícia (Febrasgo), por meio da Comissão Nacional de Mamografia, publicaram as recomendações para o rastreamento por imagem do CA de mama no Brasil.[40] A US mamária complementar aumenta o diagnóstico de CA, mas deve-se considerar que também aumenta as taxas de falso-positivos, número de biópsias e exames de seguimento. Portanto, não deve ser considerada como exame único de rastreamento. De acordo com a população a ser investigada, as recomendações são:

- **População de risco habitual** – Considerada como adjunta à MMG nas mulheres com mamas densas.
- **População de alto risco** – Substituta da RM para as mulheres que não puderem a realizar por qualquer motivo. São consideradas de alto risco: mulheres de alto risco genético (*BRCA1*, *BRCA2*, Lynch, Li-Fraumeni, Cowden, Bannayan-Riley-Ruvalcaba), radioterapia torácica antes dos 30 anos, hiperplasia ductal atípica, neoplasia lobular, história pessoal de câncer de mama).

Atualmente, a US Doppler pode ser utilizada para identificar o padrão hipervascular nos casos de tumores malignos. Em contrapartida, o padrão esperado em lesões benignas é avascular. Para casos duvidosos, pode-se utilizar a tomossíntese mamária, também chamada de mamografia 3D. Trata-se de um método auxiliar no diagnóstico do CA de mama, que objetiva a redução dos efeitos da sobreposição de tecido mamário denso na MMG convencional 2D. Estaria associada ao aumento de até 40% na taxa de detecção do CA de mama e à redução significativa da necessidade de incidências mamográficas complementares.[47]

REFERÊNCIAS

1. American Institute of Ultrasound in Medicine. AIUM practice parameter for the performance of an ultrasound examination of the female pelvis. J Ultrasound Med. 2020;39(5):E17–23.
2. Bermejo C, Martínez-Ten P, Recio M, Ruiz-López L, Díaz D, Illescas T. Three-dimensional ultrasound and magnetic resonance imaging assessment of cervix and vagina in women with uterine malformations. Ultrasound Obstet Gynecol. 2014;43(3):336–45.
3. Benacerraf BR, Shipp TD, Bromley B. Three-dimensional ultrasound detection of abnormally located intrauterine contraceptive devices which are a source of pelvic pain and abnormal bleeding. Ultrasound Obstet Gynecol. 2009;34(1):110–5.
4. Merz E, Miric-Tesanic D, Bahlmann F, Weber G, Wellek S. Sonographic size of uterus and ovaries in pre- and postmenopausal women. Ultrasound Obstet Gynecol. 1996;7(1):38–42.
5. Bhagavath B, Ellie G, Griffiths KM, Winter T, Alur-Gupta S, Richardson C, et al. Uterine malformations: an update of diagnosis, management, and outcomes. Obstet Gynecol Surv. 2017;72(6):377-92.
6. Munro MG, Critchley HOD, Fraser IS, FIGO Menstrual Disorders Committee. The two FIGO systems for normal and abnormal uterine bleeding symptoms and classification of causes of abnormal uterine bleeding in the reproductive years: 2018 revisions. Int J Gynaecol Obstet. 2018;143(2):393–408.
7. Munro MG, Critchley HOD, Broder MS, Fraser IS, FIGO Working Group on Menstrual Disorders. FIGO classification system (PALM COEIN) for causes of abnormal uterine bleeding in nongravid women of reproductive age. Int J Gynaecol Obstet. 2011;113(1):3–13.
8. Van den Bosch T, Dueholm M, Leone FPG, Valentin L, Rasmussen CK, Votino A, et al. Terms, definitions and measurements to describe sonographic features of myometrium and uterine masses: a consensus opinion from the Morphological Uterus Sonographic Assessment (MUSA) group. Ultrasound Obstet Gynecol. 2015;46(3):284–98.
9. Van den Bosch T, Coosemans A, Morina M, Timmerman D, Amant F. Screening for uterine tumours. Best Pract Res Clin Obstet Gynaecol. 2012;26(2):257–66.
10. Champaneria R, Abedin P, Daniels J, Balogun M, Khan KS. Ultrasound scan and magnetic resonance imaging for the diagnosis of adenomyosis: systematic review comparing test accuracy. Acta Obstet Gynecol Scand. 2010;89(11):1374–84.
11. Leone FPG, Timmerman D, Bourne T, Valentin L, Epstein E, Goldstein SR, et al. Terms, definitions and measurements to describe the sonographic features of the endometrium and intrauterine lesions: a consensus opinion from the International Endometrial Tumor Analysis (IETA) group. Ultrasound Obstet Gynecol. 2010;35(1):103–12.
12. Pastore AR, Cerri GG. Ultrassonografia em ginecologia e obstetrícia. 2. ed. São Paulo: Revinter; 2010.
13. Sladkevicius P, Installé A, Van Den Bosch T, Timmerman D, Benacerraf B, Jokubkiene L, et al. International Endometrial Tumor

Analysis (IETA) terminology in women with postmenopausal bleeding and sonographic endometrial thickness ≥ 4.5 mm: agreement and reliability study. Ultrasound Obstet Gynecol. 2018;51(2):259–68.

14. Salim S, Won H, Nesbitt Hawes E, Campbell N, Abbott J. Diagnosis and management of endometrial polyps: a critical review of the literature. J Minim Invasive Gynecol. 2011;18(5):569–81.

15. ACOG Committee Opinion No. 734: The role of transvaginal ultrasonography in evaluating the endometrium of women with postmenopausal bleeding. Obstet Gynecol. 2018;131(5): e124–9.

16. Goldstein RB, Bree RL, Benson CB, Benacerraf BR, Bloss JD, Carlos R, et al. Evaluation of the woman with postmenopausal bleeding: Society of Radiologists in Ultrasound-Sponsored Consensus Conference statement. J Ultrasound Med. 2001;20(10):1025–36.

17. Clarke MA, Long BJ, Sherman ME, Lemens MA, Podratz KC, Hopkins MR, et al. Risk assessment of endometrial cancer and endometrial intraepithelial neoplasia in women with abnormal bleeding and implications for clinical management algorithms. Am J Obstet Gynecol. 2020;223(4):549.e1–549.e13.

18. Letti Müller AL, Lopes Ramos JG, Martins-Costa SH, Palma Dias RS, Valério EG, Hammes LS, et al. Transvaginal ultrasonographic assessment of the expulsion rate of intrauterine devices inserted in the immediate postpartum period: a pilot study. Contraception. 2005;72(3):192–5.

19. Ecochard R, Marret H, Rabilloud M, Bradaï R, Boehringer H, Girotto S, et al. Sensitivity and specificity of ultrasound indices of ovulation in spontaneous cycles. Eur J Obstet Gynecol Reprod Biol. 2000;91(9):59–64.

20. Baerwald AR, Adams GP, Pierson RA. Form and function of the corpus luteum during the human menstrual cycle. Ultrasound Obstet Gynecol. 2005;25(5):498–507.

21. Scibetta EW, Han CS. Ultrasound in early pregnancy: viability, unknown locations, and ectopic pregnancies. Obstet Gynecol Clin North Am. 2019;46(4):783–95.

22. Timmerman D, Valentin L, Bourne TH, Collins WP, Verrelst H, Vergote I, et al. Terms, definitions and measurements to describe the sonographic features of adnexal tumors: a consensus opinion from the International Ovarian Tumor Analysis (IOTA) Group. Ultrasound Obstet Gynecol. 2000;16(5):500–5.

23. Utrilla-Layna J, Alcázar JL, Aubá M, Laparte C, Olartecoechea B, Errasti T, et al. Performance of three dimensional power Doppler angiography as third-step assessment in differential diagnosis of adnexal masses. Ultrasound Obstet Gynecol. 2015;45(5):613–7.

24. Sayasneh A, Ekechi C, Ferrara L, Kaijser J, Stalder C, Sur S, et al. The characteristic ultrasound features of specific types of ovarian pathology (review). Int J Oncol. 2015;46(2):445-58.

25. Ozcan MS, Kaunitz AM. Imaging the suspected ovarian malignancy: 14 cases. OBG Manag. 2015;27(9):102299.

26. Hochberg L. Fallopian tube hydrosalpinx on ultrasound [Internet]. UpToDate; 2022 [capturado em 20 jan 2022]. Disponível em: https://www.uptodate.com/contents/image?imageKey=OBGYN%2F109389&topicKey=OBGYN%2F3204.

27. Patel MD. Pitfalls in the sonographic evaluation of adnexal masses. Ultrasound Q. 2012;28(1):29–40.

28. Timmerman D, Van Calster B, Testa A, Savelli L, Fischerova D, Froyman W, et al. Predicting the risk of malignancy in adnexal masses based on the simple rules from the International Ovarian Tumor Analysis group. Am J Obstet Gynecol. 2016;214(4):424–37.

29. Andrade Neto F, Palma-Dias R, Costa FS. Ultrassonografia nas massas anexiais: aspectos de imagem. Radiol Bras. 2011;44(1):59-67.

30. Ozcan MS, Kaunitz AM. "Cogwheel" and other signs of hydrosalpinx and pelvic inclusion cysts. OBG Manag. 2015;27(8):101767.

31. Kaijser J. Towards an evidence based approach for diagnosis and management of adnexal masses: findings of the International Ovarian Tumour Analysis (IOTA) studies. Facts Views Vis Obgyn. 2015;7(1):42–59.

32. Amor F, Alcázar JL, Vaccaro H, León M, Iturra A. GI-RADS reporting system for ultrasound evaluation of adnexal masses in clinical practice: a prospective multicenter study. Ultrasound Obstet Gynecol. 2011;38(4):450–5.

33. International Ovarian Tumour Analysis. ADNEX risk model [Internet]. Leuven: iota Group; 2019 [capturado em 17 mar. 2022]. Disponível em: https://www.iotagroup.org/iota-models-software/adnex-risk-model.

34. Basha MAA, Refaat R, Ibrahim SA, Madkour NM, Awad AM, Mohamed EM, et al. Gynecology Imaging Reporting and Data System (GIRADS): diagnostic performance and interreviewer agreement. Eur Radiol. 2019;29(11):5981–90.

35. Barbosa RN, Andres MP, Borrelli GM, Abrão MS. Tumores anexiais. São Paulo: Federação Brasileira das Associações de Ginecologia e Obstetrícia; 2018.

36. Levine D, Brown DL, Andreotti RF, Benacerraf B, Benson CB, Brewster WR, et al. Management of asymptomatic ovarian and other adnexal cysts imaged at US Society of Radiologists in Ultrasound consensus conference statement. Ultrasound Q. 2010;26(3):121–31.

37. Kinkel K, Lu Y, Mehdizade A, Pelte M-F, Hricak H. Indeterminate ovarian mass at US: incremental value of second imaging test for characterization--meta-analysis and Bayesian analysis. Radiology. 2005;236(1):85–94.

38. Van Calster B, Van Hoorde K, Valentin L, Testa AC, Fischerova D, Van Holsbeke C, et al. Evaluating the risk of ovarian cancer before surgery using the ADNEX model to differentiate between benign, borderline, early and advanced stage invasive, and secondary metastatic tumours: prospective multicentre diagnostic study. BMJ. 2014;349:5920.

39. Evans A, Trimboli RM, Athanasiou A, Balleyguier C, Baltzer PA, Bick U, et al. Breast ultrasound: recommendations for information to women and referring physicians by the European Society of Breast Imaging. Insights Imaging. 2018;9(4):449–61.

40. Urban LABD, Chala LF, Bauab S di P, Schaefer MB, Santos RP dos, Maranhão NM de A, et al. Recomendações do Colégio Brasileiro de Radiologia e Diagnóstico por Imagem, da Sociedade Brasileira de Mastologia e da Federação Brasileira das Associações de Ginecologia e Obstetrícia para o rastreamento do câncer de mama. Radiol Bras. 2017;50(4):244–9.

41. Evicore healthcare. Clinical guidelines: breast imaging guidelines[internet]. Bluffton: eviCore; 2021 [capturado em 10 mar. 2022]. Disponível em: https://www.evicore.com/-/media/files/evicore/clinical-guidelines/evicore_breast_final_v202021_eff090121_pub05192021.pdf.

42. American College of Radiology . ACR practice parameter for the performance of a diagnostic breast ultrasound examination. Reston; 2021 [capturado em 11 mar. 2022]. Disponível em: https://www.acr.org/-/media/ACR/Files/Practice-Parameters/US-Breast.pdf.

43. The American Society of Breast Surgeons. The American Society of Breast Surgeons performance and practice guidelines for breast ultrasound[internet]. Columbia: ASBS; 2018 [capturado em 11 mar. 2022]. Disponível em: https://www.breastsurgeons.org/docs/statements/Performance-and-Practice-Guidelines-for-Breast-Ultrasound.pdf.

44. Raza S, Goldkamp AL, Chikarmane SA, Birdwell RL. US of breast masses categorized as BIRADS 3, 4, and 5: pictorial review of factors influencing clinical management. Radiographics. 2010;30(5):1199–213.

45. Gordon PB. Ultrasound for breast cancer screening and staging. Radiol Clin North Am. 2002;40(3):431–41.

46. Sabel MS. Overview of benign breast diseases [Internet]. UpToDate. Waltham; 2021 [capturado em 8 mar. 2022]. Disponível em: https://www.uptodate.com/contents/overview-of-benign-breast-diseases.

47. Bernardi D, Ciatto S, Pellegrini M, Anesi V, Burlon S, Cauli E, et al. Application of breast tomosynthesis in screening: incremental effect on mammography acquisition and reading time. Br J Radiol 2012;85(1020):e1174–8.

PARTE 2

GINECOLOGIA GERAL

SÍNDROME PRÉ-MENSTRUAL*

MARIA CELESTE OSÓRIO WENDER
LETÍCIA ROYER VOIGT
LUÍZA GUAZZELLI PEZZALI
MONA LÚCIA DALL'AGNO

A síndrome pré-menstrual (SPM) é um distúrbio crônico que ocorre na fase lútea do ciclo menstrual e desaparece com o início da menstruação ou logo após. Foi cientificamente descrita pela primeira vez em 1931 pelo ginecologista Robert Frank, que classificou sintomas cíclicos de 15 mulheres como *tensão pré-menstrual*. O termo *tensão* foi utilizado até 1950, quando foi substituído por *síndrome pré-menstrual*.

A SPM caracteriza-se por uma combinação de sintomas físicos, psicológicos e comportamentais que afetam as relações interpessoais da mulher de forma negativa. Entre 3 e 8% das mulheres têm sintomas muito intensos, que interferem nas suas atividades diárias e comprometem a sua produtividade e qualidade de vida, o que constitui o transtorno disfórico pré-menstrual (TDPM).

■ Epidemiologia

A ausência de um consenso diagnóstico para definir essa síndrome justifica, pelo menos em parte, a discrepância nos dados de prevalência encontrados na literatura. Estima-se que até 90% das mulheres apresentem a percepção de sintomas pré-menstruais. Estudos demonstram que 20 a 30% das mulheres sofrem de SPM e que, destas, 1,2 a 6,4% apresentam sintomas intensos – o TDPM.[1] Apesar de haver sintomas de SPM na idade reprodutiva, em geral as mulheres procuram assistência médica aos 30 anos, relatando ter sofrido com os sintomas por anos antes de buscar auxílio.[2] A escassa avaliação profissional nesses casos se deve, principalmente, à normalização dos sintomas como próprios da fisiologia feminina e à frustração ao procurar orientação especializada, muitas vezes sem o adequado diagnóstico e tratamento.[3]

A prevalência de SPM e TDPM é mais alta nos países da América Latina (Brasil, México) do que nos países europeus, assim como a conscientização sobre o termo SPM.[4] Uma pesquisa de Petta e colaboradores, realizada em seis grandes cidades do Brasil, incluindo o Distrito Federal, avaliou a atitude e as perspectivas das mulheres (18--40 anos) diante da SPM.[5] Das 1.053 mulheres avaliadas, 65,4% experimentaram sintomas de SPM e 60,7% acreditavam estar com SPM no momento da entrevista. Os sintomas mais relatados foram ansiedade (76,5%) e alterações de humor (55,7%). Esse estudo evidencia que mais ações de saúde e formação de profissionais são necessárias para o atendimento a essas mulheres.[5]

■ Quadro clínico

Os sintomas da SPM são muitos e variados, sendo citados mais de cem sintomas físicos, cognitivos, comportamentais e psicológicos associados.

---

*Os coautores agradecem a Carolina Leão Oderich e Fernando Freitas pelas contribuições dadas à escrita deste capítulo na edição anterior.

⭐ As queixas físicas comuns incluem inchaço abdominal, sensação de fadiga, cefaleia tensional e enxaqueca, mastalgia, dores generalizadas (incluindo articular e abdominal), aumento de peso, tonturas, náuseas e palpitação.

⭐ Entre as alterações cognitivas, diminuição da memória, confusão e redução da concentração são as mais citadas.

⭐ Entre as mudanças de comportamento, são comuns alterações nos hábitos alimentares, não participação em atividades sociais ou profissionais, maior permanência em casa, aumento do consumo de álcool e aumento ou diminuição da libido.

Segundo Carin,[6] as mudanças de hábitos alimentares são classicamente conhecidas em mulheres com SPM, sendo traduzidas como aumento do apetite e avidez por alimentos específicos. Percebe-se preferência por alimentos mais calóricos e carboidratos durante a fase lútea do ciclo menstrual. Apesar de o mecanismo não estar claro, parece não haver mudanças nos níveis séricos de grelina e leptina em mulheres com ou sem SPM.

Outro recente estudo tentou correlacionar mulheres com SPM e disfunção sexual. No entanto, essa associação não se comprovou, uma vez que a função sexual feminina não foi diferente para mulheres com ou sem diagnóstico de SPM. Apesar disso, os escores do questionário Índice de Função Sexual Feminina (FSFI, Female Sexual Function Index) foram menores na fase lútea, em mulheres com ou sem diagnóstico de SPM, o que evidencia certa tendência da influência da fase lútea sobre o comportamento.[7]

⭐ O sintoma psicológico mais frequente é a labilidade de humor, que ocorre em até 80% das pacientes. Outros sintomas são ansiedade, irritabilidade, depressão, sentimento de desvalia, insônia ou aumento de sonolência e crises de raiva ou choro.

A baixa qualidade do sono em mulheres com diagnóstico de SPM foi demonstrada em um estudo brasileiro recente.[8] Independentemente da fase do ciclo menstrual, a qualidade do sono em mulheres com SPM foi duas vezes pior do que em mulheres sem SPM. Nestas últimas, apesar de não haver diferença estatística, a qualidade do sono foi pior na fase lútea.

◼ Etiologia

A etiologia da SPM permanece desconhecida, motivo pelo qual muitas hipóteses têm sido cogitadas, porém nenhuma delas pode ser comprovada. Há consenso de que seja secundária à atividade cíclica ovariana. A menstruação em si não é fundamental, visto que os sintomas se mantêm após a histerectomia. A SMP parece ser consequência de uma interação complexa e pouco compreendida entre hormônios esteroides ovarianos, peptídeos opioides endógenos, neurotransmissores centrais, prostaglandinas e sistemas autonômicos periféricos e endócrinos.

Estudos comprovaram que não há alteração na dosagem sérica dos hormônios sexuais das mulheres com SPM quando comparadas com um grupo-controle.

Os níveis de progesterona estão baixos durante a menstruação e durante a fase folicular e são metabolizados em alopregnanolona (ALLO), um neuroesteroide. A progesterona e a ALLO aumentam na fase lútea e caem rapidamente com a menstruação. Essa exposição crônica, seguida por rápidos aumentos, parece estar envolvida na etiologia do TDPM. A ALLO é um modulador positivo dos receptores do ácido gama-aminobutírico (GABA), similar ao álcool e aos benzodiazepínicos, com propriedades sedativas, ansiolíticas e anestésicas. Há a hipótese de que as mulheres com TDPM tenham resistência à ALLO.[9] História de exposição significativa a estresse também tem sido associada ao TDPM.

Muitos trabalhos mostram que uma desregulação na transmissão da serotonina também pode estar envolvida na fisiopatologia da SPM. A serotonina é um neurotransmissor que também está implicado na gênese de transtornos de humor e de ansiedade. Os esteroides sexuais e seus receptores são abundantes em muitas regiões do cérebro que regulam as emoções e o comportamento, como a amígdala, e modulam a transmissão da serotonina. Os sintomas da SPM poderiam ser desencadeados pela depleção do precursor da serotonina, o triptofano, e por um antagonista do receptor de serotonina.[1]

Recentemente, vem sendo estudado um neurotransmissor, o fator neurotrófico derivado do cérebro (BDNF, *brain-derived neurotrophic factor*), que estaria associado à etiologia da SPM. O BDNF é uma neurotrofina, proteína que regula diversos aspectos do desenvolvimento e funções neuronais, como a estruturação e a plasticidade sináptica dos sistemas periféricos e centrais. É também a proteína mais abundante no cérebro, sendo responsável pelo desenvolvimento e pela manutenção neuronais.[10] Seus níveis são modificados pelo estradiol e apresentam ciclicidade menstrual, assim como sofrem influência positiva dos inibidores seletivos da recaptação de serotonina (ISRSs). A associação dos efeitos do BDNF na etiologia da SPM ainda requer mais investigações.[11]

Fatores inflamatórios podem estar relacionados com a etiologia da SPM. A fase lútea está relacionada com aumento de produção de fatores pró-inflamatórios, como as interleucinas (IL-6) e o fator de necrose tumoral alfa (TNF-α, *tumor necrosis factor*), quando comparada com a fase folicular. O nível de proteína C-reativa varia ao longo do ciclo menstrual. Algumas doenças inflamatórias também tendem a piorar no período pré-menstrual, como a síndrome do intestino irritável e as gengivites.[12]

Diagnóstico

A SPM e o TDPM sempre devem ser diferenciados de outros sintomas psiquiátricos, que, eventualmente, apenas se exacerbam no período pré-menstrual, bem como de algumas condições clínicas, como hipotireoidismo ou hipertireoidismo. Exames laboratoriais poderão ser realizados excepcionalmente, quando for necessário afastar outras doenças.

O uso de entrevistas, questionários e escalas de autoavaliação da paciente já está bem estabelecido, particularmente no âmbito de pesquisas. O questionário Registro Diário da Intensidade dos Problemas (DRSP, Daily Record of Severity of Problems) é considerado, por muitos profissionais, a melhor ferramenta para diagnóstico de SPM (Figura 5.1). A aplicação do DRSP para um diagnóstico de SPM com base nas suas diretrizes atuais requer um registro diário dos sintomas por pelo menos 2 meses. No entanto, essa exigência acaba limitando a sua aplicabilidade prática no dia a dia de atendimento de pacientes com sintomas pré-menstruais.[10]

O Premenstrual Symptoms Screening Tool (PSST) é uma escala de autoaplicação recordatória que reflete os critérios do *Manual diagnóstico e estatístico de transtornos mentais*, 5ª edição (DSM-5, *Diagnostic and Statistical Manual of Mental Disorders*),[13] traduzindo-os em uma escala com graus variados de gravidade (nada, leve, moderado e grave). É uma ferramenta rápida e de fácil aplicação, sendo considerada efetiva no rastreamento de SPM. Entretanto, com sua aplicação, deve-se sempre descartar a hipótese de doença psiquiátrica associada, principalmente depressão.

Em uma pesquisa realizada no Hospital de Clínicas de Porto Alegre (HCPA), verificou-se o desempenho dos questionários PSST e DRSP. O PSST confirmou ser eficaz como ferramenta de rastreio da SPM e, ao ser comparado com o padrão-ouro do DRSP, apresentou sensibilidade de 79% e especificidade de 33%.[14]

Alguns autores postulam que os quadros pré-menstruais constituem um espectro. Em um extremo, está a maior parte das mulheres que apresenta algum desconforto, sobretudo físico, durante o período pré-menstrual. Essas mulheres podem ser classificadas clinicamente de acordo com os critérios diagnósticos do American College of Obstetricians and Gynecologists (ACOG) para SPM (Quadro 5.1).[15] No outro extremo, está o TDPM, que representa a forma mais grave da SPM e é classificado segundo os critérios do DSM-5 (Quadro 5.2). Os critérios do DSM-5 são bastante rigorosos, visto que apenas 5% da população com

REGISTRO DIÁRIO DA INTENSIDADE DOS PROBLEMAS

Nome: _____

Início: ____/____/____   Término: ____/____/____

Descrição das opções de respostas:

1. **Nenhuma** – Você não tem esse problema.
2. **Mínima** – Esse problema é apenas levemente aparente para você, outras pessoas provavelmente nem o perceberiam.
3. **Leve** – Com certeza, é aparente para você e/ou para quem a conhece bem.
4. **Média** – É evidentemente aparente para você e/ou para quem a conhece bem, e isso é um pouco desagradável.
5. **Forte** – É muito aparente para você e/ou para quem a conhece bem, e isso é desagradável.
6. **Extrema** – É tão forte que é aparente não somente para você, mas também para quem não a conhece bem, e isso é muito desagradável.

OBSERVAÇÃO – Os últimos três itens, no fim do diário, sobre como os sintomas citados na lista afetam diversos aspectos da vida de uma pessoa, devem ser respondidos da seguinte maneira: avalie a diminuição da capacidade de fazer certas coisas, assim como o esforço feito.

Avalie a intensidade de cada um dos problemas que você teve, indicados na lista a seguir. Faça a sua avaliação todas as noites. **Anote o número que corresponde à intensidade conforme indicado**. Por exemplo, você ainda foi capaz de fazer tarefas domésticas, mas precisou fazer mais esforço, ou você ficou cansada, ou você levou mais tempo que de costume, ou você teve esquecimentos, etc. – tente levar isso em consideração na sua avaliação.

1 – NENHUMA, 2 – MÍNIMA, 3 – LEVE, 4 – MÉDIA, 5 – FORTE, 6 – EXTREMA																														
DATA DIA DA SEMANA (S, T, Q, Q, S, S, D)	1	2	3	4	5	6	7	8	9	10	11	12	13	14	15	16	17	18	19	20	21	22	23	24	25	26	27	28	29	30
Anote **S** se você teve uma pequena perda de sangue e **M** se você menstruou																														
1a. Senti-me deprimida, triste, "para baixo" ou "de baixo astral"																														
1b. Senti-me arrasada																														
1c. Senti-me culpada																														
2. Senti-me ansiosa, tensa, nervosa ou "no limite"																														
3a. Tive mudanças de humor (p. ex., de repente, senti-me triste ou com vontade de chorar)																														
3b. Estive mais sensível à rejeição; os meus sentimentos foram facilmente feridos																														
4a. Senti raiva, irritei-me com facilidade																														

FIGURA 5.1 – Questionário DRSP. (*Continua*)
DRSP, Daily Record of Severity of Problems (Registro Diário da Intensidade dos Problemas).
Fonte: Henz.[14]

1 – NENHUMA, 2 – MÍNIMA, 3 – LEVE, 4 – MÉDIA, 5 – FORTE, 6 – EXTREMA																														
DATA **DIA DA SEMANA** (S, T, Q, Q, S, S, D)	1	2	3	4	5	6	7	8	9	10	11	12	13	14	15	16	17	18	19	20	21	22	23	24	25	26	27	28	29	30
4b. Tive conflitos ou problemas com as pessoas																														
5. Tive menos interesse nas atividades do dia a dia (p. ex., trabalho, estudos, amigos, lazer)																														
6. Tive dificuldade para me concentrar																														
7. Senti-me "mole", cansada ou sem disposição																														
8a. Meu apetite aumentou ou comi demais																														
8b. Tive desejo de comer determinadas comidas																														
9a. Dormi mais, tirei sonecas, tive dificuldade para acordar quando queria																														
9b. Tive dificuldade para pegar no sono ou para continuar dormindo																														
10a. Senti-me sobrecarregada ou como se não fosse dar conta																														
10b. Perdi o controle																														
11a. Fiquei com os seios doloridos																														
11b. Meus seios aumentaram, senti-me "inchada" ou engordei																														
11c. Tive dor de cabeça																														
11d. Tive dor nas "juntas" ou nos músculos																														
Pelo menos um dos problemas mencionados anteriormente causou redução da produtividade ou ineficiência no trabalho, nos estudos, em casa ou no dia a dia																														

FIGURA 5.1 – (*Continuação*) Questionário DRSP. (*Continua*)
DRSP, Daily Record of Severity of Problems (Registro Diário da Intensidade dos Problemas).
Fonte: Henz.[14]

1 – NENHUMA, 2 – MÍNIMA, 3 – LEVE, 4 – MÉDIA, 5 – FORTE, 6 – EXTREMA																														
DATA DIA DA SEMANA (S, T, Q, Q, S, S, D)	1	2	3	4	5	6	7	8	9	10	11	12	13	14	15	16	17	18	19	20	21	22	23	24	25	26	27	28	29	30
Pelo menos um dos problemas mencionados anteriormente interferiu em meu lazer ou em minhas atividades sociais (p. ex., evitei ou fiz menos)																														
Pelo menos um dos problemas mencionados anteriormente interferiu no meu relacionamento com as outras pessoas																														

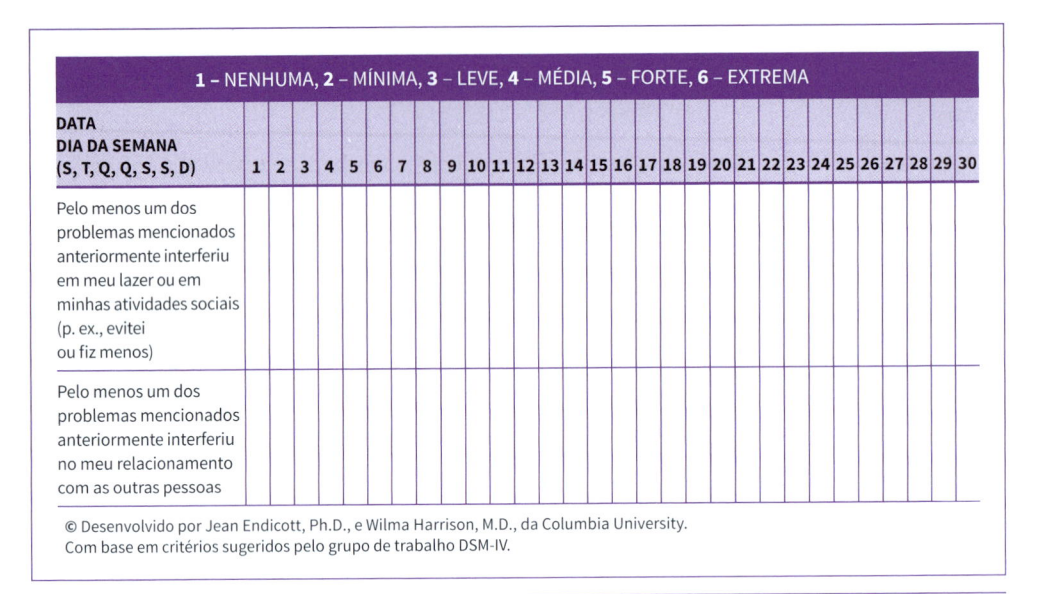

© Desenvolvido por Jean Endicott, Ph.D., e Wilma Harrison, M.D., da Columbia University. Com base em critérios sugeridos pelo grupo de trabalho DSM-IV.

FIGURA 5.1 – *(Continuação)* Questionário DRSP.
DRSP, Daily Record of Severity of Problems (Registro Diário da Intensidade dos Problemas).
Fonte: Henz.[14]

sintomas está inclusa neles, valorizando, principalmente, os sintomas emocionais em detrimento dos físicos.[13] A atual versão do DSM (DSM-5) apresentou algumas modificações em comparação com o DSM-IV. Uma das diferenças é que a labilidade de humor e a irritabilidade foram listadas em primeiro lugar, já que esses são os sintomas mais comuns de TDPM, em vez da depressão, que antes se encontrava em primeiro lugar no DSM-IV.[17] Outra diferença é a inclusão de sintomas de estresse, que devem estar presentes no trabalho, na escola, nas atividades sociais e nos relacionamentos da mulher.[12]

Quadro 5.1 – Critérios para o diagnóstico de síndrome pré-menstrual, de acordo com o ACOG

- Presença de um ou mais sintomas afetivos ou somáticos durante os 5 dias antes da menstruação em cada 1 de 3 ciclos menstruais prévios
    - Sintomas afetivos – depressão, raiva, irritabilidade, ansiedade, confusão, introversão
    - Sintomas somáticos – mastalgia, distensão abdominal, cefaleia, edema das extremidades
- Sintomas aliviados pelo início da menstruação (sintomas aliviados em 4 dias do início da menstruação sem recorrências até pelo menos o dia 13 do ciclo)
- Sintomas presentes na ausência de qualquer terapia farmacológica, consumo de hormônios ou abuso de drogas ou álcool
- Sintomas ocorrem reprodutivamente durante dois ciclos de registros prospectivos
- Paciente apresenta disfunção identificável do desempenho social ou econômico

ACOG, American College of Obstetricians and Gynecologists.
Fonte: American College of Obstetricians and Gynecologist.[15,16]

Tratamento

Estratégias de manejo para pacientes com SPM só podem ser realizadas seguindo uma quantificação adequada dos sintomas e um diagnóstico acurado.[10]

O objetivo do tratamento é aliviar os sintomas e melhorar a qualidade de vida da paciente. O manejo inicial consiste em educação e orientação. As pacientes e seus familiares devem conhecer as características da SPM, pois ela é uma doença endócrina ginecológica de causa ainda indeterminada e não "inventada" pela paciente. Apoio médico, empatia, discussão e paciência parecem ser bastante úteis.

QUADRO 5.2 – Critérios para o diagnóstico de transtorno disfórico pré-menstrual, de acordo com o DSM-5

A. Na maioria dos ciclos menstruais, pelo menos cinco sintomas devem estar presentes na semana final antes do início da menstruação, começar a melhorar poucos dias depois do início da menstruação e tornar-se mínimos ou ausentes na semana pós-menstrual
B. Um (ou mais) dos seguintes sintomas deve estar presente
   1. Labilidade afetiva acentuada (p. ex., mudanças de humor; sentir-se repentinamente triste ou chorosa ou ter sensibilidade aumentada à rejeição)
   2. Irritabilidade ou raiva acentuadas ou aumento dos conflitos interpessoais
   3. Humor deprimido acentuado, sentimentos de desesperança ou pensamentos autodepreciativos
   4. Ansiedade acentuada, tensão e/ou sentimentos de estar nervosa ou no limite
C. Um (ou mais) dos seguintes sintomas deve adicionalmente estar presente para atingir um total de cinco sintomas quando combinados com os sintomas do critério B
   1. Interesse diminuído pelas atividades habituais (p. ex., trabalho, escola, amigos, passatempos)
   2. Sentimento subjetivo de dificuldade em se concentrar
   3. Letargia, fadiga fácil ou falta de energia acentuada
   4. Alteração acentuada do apetite; comer em demasia; ou avidez por alimentos específicos
   5. Hipersonia ou insônia
   6. Sentir-se sobrecarregada ou fora de controle
   7. Sintomas físicos, como sensibilidade ou inchaço das mamas, dor articular ou muscular, sensação de "inchaço" ou ganho de peso
D. Os sintomas estão associados a sofrimento clinicamente significativo ou à interferência no trabalho, na escola, em atividades sociais habituais ou nas relações com outras pessoas (p. ex., esquiva de atividades sociais; diminuição da produtividade e da eficiência no trabalho, na escola ou em casa)
E. A perturbação não é meramente uma exacerbação dos sintomas de outro transtorno, como transtorno depressivo maior, transtorno de pânico, transtorno depressivo persistente (distimia) ou um transtorno da personalidade (embora possa ser concomitante a qualquer um desses transtornos)
F. O critério A deve ser confirmado por avaliações prospectivas diárias durante pelo menos dois ciclos sintomáticos (**Nota**: o diagnóstico pode ser feito provisoriamente antes dessa confirmação)
G. Os sintomas não são consequência dos efeitos fisiológicos de uma substância (p. ex., droga de abuso, medicamento, outro tratamento) ou de outra condição médica (p. ex., hipertireoidismo)

Nota: Os sintomas nos critérios A-C devem ser satisfeitos para a maioria dos ciclos menstruais que ocorreram no ano precedente.
DSM-5, *Manual diagnóstico e estatístico de transtornos mentais*, 5ª edição (do inglês *Diagnostic and statistical manual of mental disorders*); TDPM, transtorno disfórico pré-menstrual.
Fonte: American Psychiatric Association.[13]

O tratamento deve ser individualizado, iniciando com intervenções no estilo de vida. Quadros leves de SPM particularmente beneficiam-se dessa abordagem, que inclui prática de atividade física e alimentação saudável. Uma revisão sistemática demonstrou que a prática de exercícios físicos pode ser um tratamento efetivo para a SPM.[18]

As abordagens em terapia complementar são frequentes entre as pacientes. Estudos indicam que a maioria das pacientes utiliza alguma forma de medicina complementar, mesmo quando satisfeitas com seus tratamentos.[19] Utilizam-se popularmente cálcio, suplementos vitamínicos (vitamina B_6), óleo de prímula, magnésio e compostos herbais. Os dados são inconsistentes em literatura, com estudos de baixa qualidade metodológica. Efeito placebo é encontrado em até 30% dos casos.[20] *Vitex agnus castus* tem eficácia superior a placebo em casos de sintomatologia branda.[21]

A terapia cognitivo-comportamental tem demonstrado eficácia no tratamento da SPM, com redução da intensidade dos sintomas depressivos e ansiosos. Pode ser utilizada de forma complementar à terapia farmacológica empregada. Deve ser considerada rotineiramente como uma opção terapêutica.[20]

A acupuntura parece auxiliar a aliviar os sintomas físicos e de humor, porém com escassa evidência.[22]

É importante salientar que a SPM tem melhora conhecida com placebo. Um estudo propôs-se a avaliar esse fenômeno e detectou melhora sustentada (3-4 meses) em 20% das pacientes e melhora em pelo menos um ciclo entre 30 e 49%. Esse dado deve ser considerado na avaliação da resposta das pacientes.

As opções de tratamento medicamentoso são indicadas para casos moderados a graves e seguem duas linhas:

1. Aquela que atua no sistema nervoso central (particularmente moduladores de serotonina).
2. Aquela que suprime a ovulação (hormonoterapia).[23]

FÁRMACOS PSICOTRÓPICOS

ANTIDEPRESSIVOS SEROTONINÉRGICOS

Os ISRSs são considerados fármacos de primeira linha para o tratamento da SPM e do TDPM. São efetivos na redução de sintomas da SPM quando utilizados apenas na fase lútea ou continuamente. Os efeitos adversos são relativamente frequentes, sendo os mais comuns náusea e astenia. Os efeitos adversos são dose-dependentes.[24]

Muitos estudos avaliaram a eficácia dos ISRSs no manejo da SPM e do TDPM, apresentando taxas de 60 a 90% de melhora, comparadas com 30 a 40% do placebo. Os medicamentos mais utilizados são citalopram, escitalopram, fluoxetina, paroxetina, sertralina e um inibidor seletivo da recaptação de serotonina e norepinefrina (ISRSN), a venlafaxina (Tabela 5.1). Uma metanálise mostrou que os ISRSs (citalopram, fluoxetina, paroxetina e sertralina) são efetivos para o tratamento da SPM e do TDPM, tendo melhor desempenho no regime contínuo (razão de chances [RC] 0,28; intervalo de confiança [IC] 95%, 0,18-0,42) do que no regime intermitente (RC 0,55; IC 95%,

TABELA 5.1 – Utilização de ISRSs e de ISRSN no tratamento da síndrome pré-menstrual e do transtorno disfórico pré-menstrual

MEDICAMENTO	DOSE
Citalopram	20-40 mg/dia ou por metade do ciclo
Escitalopram	10-20 mg/dia ou por metade do ciclo
Fluoxetina	20-60 mg/dia ou por metade do ciclo
Paroxetina*	20-30 mg/dia ou liberação lenta (CR) 12,5-25 mg/dia ou por metade do ciclo
Sertralina	50-150 mg/dia ou por metade do ciclo
Venlafaxina	37,5-150 mg/dia ou por metade do ciclo

*Deve ser evitada em mulheres que planejam gestar.
ISRSs, inibidores seletivos de recaptação de serotonina; ISRSN, inibidor seletivo da recaptação de serotonina e norepinefrina.
Fonte: Elaborada com base em Marjoribanks e colaboradores e Appleton e colaboradores.[24,28]

0,45-0,68).[25] Contudo, o tratamento intermitente (a partir do 15º dia do ciclo) tem sido particularmente útil para sintomas de irritabilidade e labilidade emocional, ao passo que o tratamento contínuo tem sido mais útil em tratamentos de quadros depressivos. Isso se deve à rápida resposta dos ISRSs sobre a ALLO.[26]

Os ISRSs apresentam perfil bastante seguro, não havendo efeitos residuais após a interrupção do medicamento. As alterações na função sexual dificultam a adesão ao tratamento, visto que a redução do desejo sexual e a dificuldade para atingir o orgasmo são disfunções associadas ao uso de ISRSs. O citalopram apresenta um perfil de efeitos colaterais menor. A paroxetina está associada a ganho de peso.[27] As doses utilizadas são semelhantes ao tratamento de quadros depressivos. No tratamento dos quadros depressivos, os ISRSs apresentam demora na apresentação dos seus efeitos, porém, nos quadros disfóricos pré-menstruais, a melhora dos sintomas pode ocorrer alguns dias após o início da medicação. Aparentemente, não há diferença na efetividade dos ISRSs para o TDPM em usuárias e não usuárias de anticoncepcionais orais combinados (ACOs). Sugere-se iniciar com dose reduzida (metade da habitual) para melhor tolerância.

BENZODIAZEPÍNICOS

Sedativos como os benzodiazepínicos (alprazolam 0,25 mg 2×/dia na fase lútea) podem fazer parte excepcionalmente dos recursos terapêuticos da SPM e são comprovadamente eficazes, mas é preciso considerar os riscos de dependência e a rápida tolerância induzida por esses medicamentos. Eles estariam indicados em situações de extrema ansiedade, sempre com muito critério.

SUPRESSÃO DA OVULAÇÃO

SUPRESSÃO DA OVULAÇÃO USANDO ANTICONCEPCIONAIS ORAIS COMBINADOS

Sugere-se o uso de ACO quando há necessidade contraceptiva. Dá-se preferência para formulações monofásicas. A formulação de ACO de primeira escolha para o tratamento de sintomas emocionais e físicos do TDPM contém 20 μg de etinilestradiol + 3 mg de drospirenona no regime 24/4.[29] A drospirenona é um progestogênio derivado da espironolactona com propriedades progestogênicas, mineralocorticoides e antiandrogênicas. A atividade antimineralocorticoide contrabalançaria o efeito de retenção hídrica presente nos ACOs de baixa dose e poderia atenuar sintomas de edema, ganho de peso e mastalgia associados ao período pré-menstrual.

O uso contínuo de ACO contendo levonorgestrel tem sido estudado para avaliar seus efeitos no TDPM. Um estudo randomizado e duplo-cego com 386 mulheres com TDPM avaliou o uso de 90 μg de levonorgestrel + 20 μg de etinilestradiol administrados continuamente.[30] Os autores concluíram que esse medicamento pode aliviar os sintomas físicos e de humor do TDPM, com queda significativa nos escores do DRSP quando comparado com placebo. Como os estudos anteriores são inconsistentes em avaliar se essa dose de anticoncepcional é efetiva para reduzir os sintomas de SPM e TDPM, esses achados são encorajadores.[31] A evidência de melhora da SPM com o uso de ACO em regime estendido ou contínuo ainda deve ser mais bem demonstrada, porém é aceitável na prática clínica.

Não há estudos comparando diretamente formulações de ACO com drospirenona em relação a outros progestogênios.

A utilização de progesterona foi avaliada por vários estudos duplos-cegos controlados com placebo. Nenhum mostrou melhora significativa superior à causada pelo placebo. Uma revisão da Cochrane de 2012 afirma que a progesterona não é efetiva para tratar a SPM, não havendo nenhum ensaio que apresente um subgrupo de mulheres que tenham se beneficiado.[32]

SUPRESSÃO DA OVULAÇÃO USANDO DANAZOL

O danazol, um análogo androgênico, inibe as gonadotrofinas quando administrado em altas doses e pode ser utilizado para reduzir sintomas da SPM. Contudo, seu uso prolongado pode provocar masculinização e outros efeitos colaterais, motivo pelo qual ele é muito pouco empregado atualmente.[23]

SUPRESSÃO DA OVULAÇÃO USANDO AGONISTAS DO HORMÔNIO LIBERADOR DE GONADOTROFINA

Outra opção terapêutica eficaz – ainda que extrema – consiste em agonistas do hormônio liberador de gonadotrofina (GnRH, *gonadotropin-releasing hormone*). Em virtude de provocar bloqueio hormonal, os sintomas da SPM melhoram significativamente. Como o medicamento necessita ser utilizado por tempo prolongado, pode-se provocar aumento do risco de osteoporose na paciente. Além disso, em geral há queixa de fogacho e atrofia geniturinária associados a hipoestrogenismo. Recomenda-se o uso de add-back therapy (associação de outros medicamentos hormonais aos análogos de GnRH) para minimizar tais efeitos.[33]

OOFORECTOMIA BILATERAL E HISTERECTOMIA

O tratamento cirúrgico definitivo pode ser considerado quando há falha de tratamento com outras modalidades terapêuticas ou quando é necessário uso prolongado de agonistas de GnRH.[20]

Recomendações

- Pacientes com critérios para SPM e TDPM devem ser inicialmente bem avaliadas por meio de anamnese, exame físico e, excepcionalmente, alguma avaliação laboratorial complementar.
- Caso haja suspeita de qualquer transtorno psiquiátrico associado, a paciente deve ser encaminhada ao profissional de saúde mental para diagnóstico e tratamento.
- Como os sintomas pré-menstruais são crônicos e recorrentes, o tratamento deve considerar os custos e as reações adversas.
- O manejo inicial deve abordar mudança de hábitos de vida, com atividade física regular.
- O ACO contendo drospirenona mostrou-se efetivo para tratar os sintomas somáticos e físicos do TDPM, podendo ser indicado como primeira escolha. É possível que os ACOs, de maneira geral, quando utilizados de forma contínua, tenham benefício no alívio dos sintomas da SPM.
- Os ISRSs, de forma contínua ou intermitente, são comprovadamente eficazes para tratar SPM e TDPM.

REFERÊNCIAS

1. Yonkers KA, Simoni MK. Premenstrual disorders. Am J Obstet Gynecol. 2018;218(1):68–74
2. Cheng S-H, Shih C-C, Yang Y-K, Chen K-T, Chang Y-H, Yang Y-C. Factors associated with premenstrual syndrome : a survey of new female university students. Kaohsiung J Med Sci. 2013;29(2):100-5.
3. Hernández Aguirre HP, Jiménez R SP, Pardo L JC, Gómez Sánchez PI, Pardo M YJ. Experiencias de mujeres con el tratamiento y manejo del síndrome premenstrual y trastornos menstruales. Rev Colomb Enferm. 2012;7(7):31–8.
4. Bahamondes L, Córdova-Egüez S, Pons JE, Shulman L. Perspectives on premenstrual syndrome/premenstrual dysphoric disorder: Outcomes from a meeting of the Latin America experts group. Dis Manage Health Outcomes. 2007:15(5);263-77.
5. Petta CA, Osis MJD, de Pádua KS, Bahamondes L, Makuch MY. Premenstrual syndrome as reported by Brazilian women. Int J Gynecol Obstet. 2010;108(1):40-3.
6. Gallon CW, Ferreira CF, Henz A, Oderich CL, Conzatti M, Ritondale Sodré de Castro J, et al. Leptin, ghrelin, & insulin levels and food intake in premenstrual syndrome: A case-control study. Appetite. 2022;168(2022):105790.
7. Conzatti M, Maciel RF, Perez AV, De Castro DH, Sbaraini M, Wender MCO. Premenstrual syndrome and female sexual function. J Sex Marital Ther. 2021;47(2):186–96.
8. Conzatti M, Perez AV, Maciel RF, De Castro DH, Sbaraini M, Wender MCO. Sleep quality and excessive daytime sleepiness in women with Premenstrual Syndrome. Gynecol Endocrinol. 2021;37(10):945–9.
9. Schüle C, Nothdurfter C, Rupprecht R. The role of allopregnanolone in depression and anxiety. Prog Neurobiol. 2014;113:79-87.
10. O'Brien PM, Bäckström T, Brown C, Dennerstein L, Endicott J, Epperson CN, et al. Towards a consensus on diagnostic criteria, measurement and trial design of the premenstrual disorders: the ISPMD Montreal consensus. Arch Womens Ment Health. 2011;14(1):13-21.
11. Oral E, Kirkan TS, Yildirim A, Kotan Z, Cansever Z, Ozcan H, et al. Serum brain- derived neurotrophic factor differences between the luteal and follicular phases in premenstrual dysphoric disorder. Gen Hosp Psychiatry. 2015;37(3):266–72.
12. Hantsoo L, Epperson CN. Premenstrual dysphoric disorder: epidemiology and treatment. Curr Psychiatry Rep. 2015;17(11):87.
13. American Psychiatric Association. Manual diagnóstico e estatístico de transtornos mentais: DSM-5. 5. ed. Porto Alegre: Artmed; 2014.
14. Henz A. Diagnóstico da síndrome pré-menstrual : comparação de dois instrumentos - registro diário da intensidade dos problemas (DRSP) e instrumento de rastreamento de sintomas pré-menstruais (PSST) [dissertação]. Porto Alegre: Universidade Federal do Rio Grande do Sul; 2016.
15. American College of Obstetricians and Gynecologist. Premenstrual syndrome. Washington (DC): National Guideline Clearinghouse; 2000.
16. American College of Obstetricians and Gynecologists. Premenstrual Syndrome (PMS) [Internet]. Washington: ACOG; 2021 [capturado em 28 jun. 2022]. Disponível em: https://www.acog.org/en/womens-health/faqs/premenstrual-syndrome.
17. American Psychiatric Association. Manual diagnóstico e estatístico de transtornos mentais: DSM-4. 4. ed. Porto Alegre: Artmed; 2002.
18. Pearce E, Jolly K, Jones LL, Matthewman G, Zanganeh M, Daley A. Exercise for premenstrual syndrome: a systematic review and meta-analysis of randomised controlled trials. BJGP Open. 2020;4(3):bjgpopen20X101032.

19. Busse JW, Montori VM, Krasnik C, Patelis-Siotis I, Guyatt GH. Psychological intervention for premenstrual syndrome: a meta-analysis of randomized controlled trials. Psychother Psychosom. 2009;78(1):6-15.
20. Royal College of Obstetricians and Gynaecologists. Green-top guideline for the management of premenstrual syndrome. 2nd ed. London: RCOG; 2017.
21. van Die MD, Burger HG, Teede HJ, Bone KM. Vitex agnus-castus extracts for female reproductive disorders: a systematic review of clinical trials. Planta Med. 2013;79(7):562-75.
22. Armour M, Ee CC, Hao J, Wilson TM, Yao SS, Smith CA. Acupuncture and acupressure for premenstrual syndrome. Cochrane Database Syst Rev. 2018;8(8):CD005290.
23. Nevatte T, O'Brien PM, Bäckström T, Brown C, Dennerstein L, Endicott J, et al. ISPMD consensus on the management of premenstrual disorders. Arch Womens Ment Health. 2013;16(4):279-91.
24. Marjoribanks J, Brown J, O'Brien PMS, Wyatt K. Selective serotonin reuptake inhibitors for premenstrual syndrome. Cochrane Gynaecology and Fertility Group, editor Cochrane Database Syst Rev. 2013;(6):CD001396.
25. Shah NR, Jones JB, Aperi J, Shemtov R, Karne A, Borenstein J. Selective serotonin reuptake inhibitors for premenstrual syndrome and premenstrual dysphoric disorder-a meta-analysis. Obstet Gynecol. 2008;111(5):1175-82.
26. Landen M, Nissbrandt H, Allgulander C, Sorvik K, Ysander C, Eriksson E. Placebo-controlled trial comparing intermittent and continuous paroxetine in premenstrual dysphoric disorder. Neuropsychopharmacology. 2007;32(1):153-61.
27. Marks DM, Park MH, Ham BJ, Han C, Patkar AA, Masand PS, et al. Paroxetine: safety and tolerability issues. Expert Opin Drug Saf. 2008;7(6):783-94.
28. Appleton SM. Premenstrual syndrome: evidence-based evaluation and treatment. Clin Obstet Gynecol. 2018;61(1):52-61.
29. Lopez LM, Kaptein AA, Helmerhorst FM. Oral contraceptives containing drospirenone for premenstrual syndrome. Cochrane Database Syst Rev. 2009;(2):CD006586. Update in: Cochrane Database Syst Rev. 2012;2:CD006586.
30. Halbreich U, Freeman EW, Rapkin AJ, Cohen LS, Grubb GS, Bergeron R et al. Continuous oral levonorgestrel/ethinyl estradiol for treating premenstrual dysphoric disorder. Contraception. 2012;85(1):19-27.
31. Freeman EW, Halbreich U, Grubb GS, Rapkin AJ, Skouby SO, Smith L, et al. An overview of four studies of a continuous oral contraceptive (levonorgestrel 90 mcg/ethinyl estradiol 20 mcg) on premenstrual dysphoric disorder and premenstrual syndrome. Contraception. 2012;85(5):437-45
32. Ford O, Lethaby A, Roberts H, Mol BW. Progesterone for premenstrual syndrome. Cochrane Database Syst Rev. 2012;(3):CD003415.
33. Wyatt KM, Dimmock PW, Ismail KM, Jones PW, O'Brien PM. The effectiveness of GnRHa with and without 'add-back' therapy in treating premenstrual syndrome: a meta analysis. BJOG. 2004;111(6):585-93.

SANGRAMENTO UTERINO ANORMAL*

MARIA CELESTE OSÓRIO WENDER
LAURA DOS SANTOS CESA
LETÍCIA ROYER VOIGT
BEATRIZ VAILATI
MONA LÚCIA DALL'AGNO

Representando uma das principais queixas referidas pelas pacientes em idade reprodutiva, o sangramento uterino anormal (SUA) é um sintoma que descreve o sangramento de características diferentes do padrão menstrual geral da população. O SUA compreende até um terço das consultas ginecológicas, impactando de forma significativa a qualidade de vida dessas mulheres.[1,2]

Em 2011, a Federação Internacional de Ginecologia e Obstetrícia (Figo), por meio do Menstrual Disorders Working Group (MDWG), publicou novas recomendações para definição e terminologia, propondo uma nova classificação para o SUA, aceita internacionalmente por importantes associações de ginecologistas, como o American College of Obstetricians and Gynecologists (ACOG) nos Estados Unidos e o Royal College of Obstetricians and Gynaecologists (RCOG) no Reino Unido.[3] Essa mudança teve o propósito de padronizar os termos utilizados para descrever os padrões anormais de sangramento uterino por médicos de diferentes nacionalidades, cientistas e, principalmente, pacientes. Em 2018, essas recomendações foram revisadas e atualizadas.[4]

⭐ Segundo a Figo[3], **SUA crônico** é o sangramento originado do corpo uterino na ausência de gravidez, anormal em frequência, regularidade, duração e/ou volume, persistente por mais de 6 meses. Não necessita de intervenção médica imediata. Já o **SUA agudo** é definido por episódio de sangramento intenso, na ausência de gravidez, em quantidade suficiente para determinar necessidade de intervenção imediata. Pode ocorrer na vigência de um quadro crônico de SUA. O sangramento entre dois ciclos menstruais regulares é denominado **sangramento intermenstrual** e pode ocorrer de forma aleatória ou ser recorrente e previsível.

Os padrões normais de sangramento menstrual foram sugeridos por Fraser e colaboradores[5] a partir da análise de estudos populacionais e compreendem variações de regularidade, frequência, duração e volume de sangramento entre os percentis 5 e 95. Padrões fora desses limites são caracterizados como SUA. A ampla variação entre os percentis de cada parâmetro, em particular o da regularidade, ocorre em razão da alta prevalência de distúrbios menstruais na população em geral, além das mudanças no ciclo inerentes à idade e à etnia (Tabela 6.1). Um parâmetro alternativo seria considerar normal o intervalo entre ciclos de 24 e 35 dias.

⭐ A recomendação atual é o abandono e a substituição dos termos tradicionais – menorragia, hipermenorreia, sangramento disfuncional, menometrorragia, oligomenorreia,

---
*Os coautores agradecem a Eduardo Pandolfi Passos e Fernando Freitas pelas contribuições dadas à escrita deste capítulo na edição anterior.

Tabela 6.1 – Definições de sangramento menstrual normal e anormal

PARÂMETRO MENSTRUAL	TERMO DESCRITIVO	DEFINIÇÃO
Frequência (intervalo entre o início de cada ciclo)	Amenorreia	Sem sangramento por > 90 dias
	Frequente	< 24 dias
	Normal	24-38 dias
	Infrequente	> 38 dias
Regularidade (variação na duração entre o maior e o menor ciclo em 12 meses)	Regular	≤ 7 a 9 dias
	Irregular	≥ 10 dias
Duração do sangramento	Prolongada	> 8 dias
	Normal	≤ 8 dias
Volume do fluxo (perda sanguínea total)	Aumentado	Paciente considera aumentado
	Normal	Paciente considera normal
	Leve	Paciente percebe como leve
Sangramento intermenstrual (sangramento entre ciclos menstruais regulares)	Ausente/Normal	Sem sangramento
	Randômico	Presente, não previsível
	Cíclico	Presente, previsível
Sangramento não programado em usuárias de esteroides gonadais (estrogênio com ou sem progestógeno)	Normal	Ausente
	Anormal	Presente
	(Não aplicável)	Sem uso de esteroides

Fonte: Elaborada com base em Wouk & Helton e Munro e colaboradores.[3]

entre outros – por termos simples para que a descrição do quadro de sangramento possa ser compreendida facilmente.[5]

Classificação

A Figo classifica as causas de SUA nas mulheres em idade reprodutiva e na ausência de gestação sob o acrônimo em inglês "PALM-COEIN": *polyp* (pólipo), *adenomyosis* (adenomiose), *leiomyoma* (leiomioma), *malignancy* (malignidade – hiperplasia atípica e câncer), *coagulopathy* (coagulopatia), *ovulatory disorders* (disfunções ovulatórias), *endometrial* (endometrial), *iatrogenic* (iatrogênica) e *not otherwise classified* (não classificada).[3,6]

A categoria "leiomioma" é subdividida conforme a quantidade de miomas: "ao menos um mioma com componente submucoso" e "miomas que não afetam a cavidade uterina". Os miomas ainda são subclassificados em nove categorias, de acordo com sua localização, conforme descrito no Capítulo 9 - Miomatose uterina.[3]

As causas são divididas em "relacionadas com a anormalidades estruturais uterinas" (PALM) e "não relacionadas com anormalidades estruturais uterinas" (COEIN),[7] conforme mostra a **Figura 6.1**. Mais de um fator causal pode estar envolvido.

CAUSAS ESTRUTURAIS

Pólipo (SUA-P) – São proliferações endometriais que envolvem o estroma e as glândulas, com prevalência de 8 a 35% na população. Nessa classifica-

Sangramento uterino anormal
- Frequência
- Regularidade
- Duração
- Volume

PALM – causas estruturais:
- **P**ólipo (SUA-P)
- **A**denomiose (SUA-A)
- **L**eiomioma (SUA-L)
- **M**alignidade (SUA-M)

COEIN – causas não estruturais:
- **C**oagulopatia (SUA-C)
- **D**isfunções **o**vulatórias (SUA-O)
- **E**ndometrial (SUA-E)
- **I**atrogênica (SUA-I)
- **N**ão classificada (SUA-N)

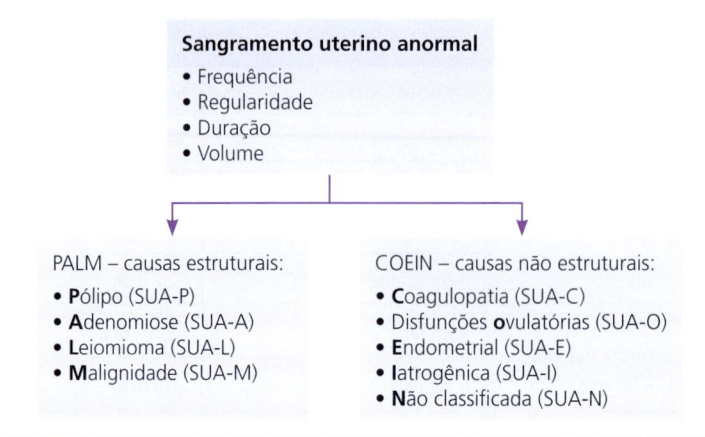

FIGURA 6.1 – Sistema básico de classificação "PALM-COEIN".
Fonte: Adaptada de American College of Obstetricians and Gynecologists.[7]

ção, também estão incluídos os pólipos endocervicais. O sangramento intermenstrual é o sintoma mais comum; muitos, entretanto, são assintomáticos. O exame físico costuma ser normal, e os exames de imagem podem sugerir o diagnóstico.

Adenomiose (SUA-A) – Implantação heterotópica de células endometriais no interior do miométrio. A associação com SUA é controversa, devido a inúmeras variações no diagnóstico histopatológico, o que dificulta relacioná-la com o quadro clínico. Segundo a Figo, para diagnóstico de adenomiose na classificação "PALM-COEIN", achados ultrassonográficos de tecido endometrial no interior do miométrio e/ou hiperplasia miometrial são suficientes, sem necessidade de exames complementares.[3] A Figo orienta o uso dos oito critérios ultrassonográficos para o diagnóstico de adenomiose, sugeridos pelo Morphological Uterus Sonographic Assessment (Musa) group,[4] conforme mostra a Figura 6.2.

Leiomioma (SUA-L) – Tumor fibromuscular do miométrio, de caráter benigno. Os leiomiomas são encontrados ocasionalmente em 80% das mulheres. Apesar da alta prevalência em mulheres com SUA, ainda não se compreende essa relação de maneira integral, já que muitas mulheres são totalmente assintomáticas. O mioma com componente submucoso, sobretudo aquele que distorce a cavidade uterina, apresenta mais frequentemente SUA com fluxo intenso.

Malignidade (SUA-M) – Apesar de incomuns, hiperplasia endometrial atípica e carcinoma de endométrio devem sempre ser aventados em pacientes com SUA, em qualquer idade. Embora

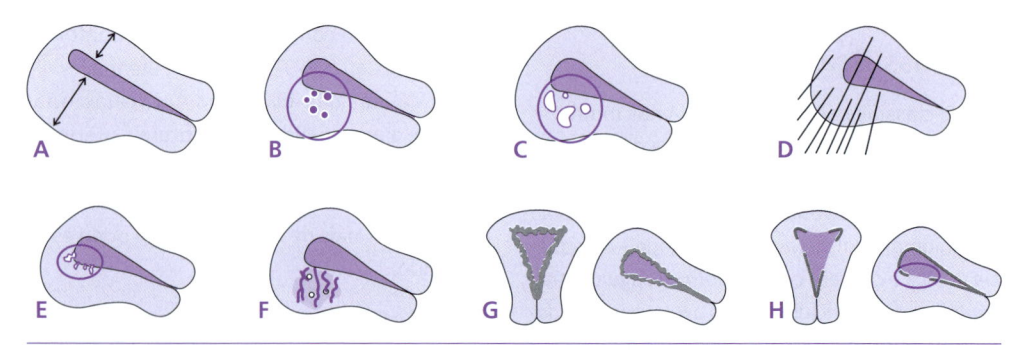

FIGURA 6.2 – Achados ultrassonográficos de adenomiose. (**A**) Espessamento assimétrico. (**B**) Cistos. (**C**) Ilhas hiperecogênicas. (**D**)Sombra em forma de leque. (**E**) Linhas e brotos subendometriais ecogênicos. (**F**) Vascularização translesional. (**G**) Zona juncional irregular. (**H**)Zona juncional interrompida.
Fonte: Elaborada com base em Munro e colaboradores.[4]

a prevalência de câncer de endométrio aumente com a idade, cerca de um quarto dos diagnósticos são feitos antes dos 55 anos. Há alguns fatores de risco maiores (exposição crônica a estrogênio sem oposição com progestógenos, câncer colorretal não polipoide hereditário ou síndrome de Lynch, tumor produtor de estrogênio) e menores (obesidade, nuliparidade, síndrome dos ovários policísticos, infertilidade, menopausa tardia, uso de tamoxifeno, diabetes melito tipo 2, hipertensão, tireoidopatia, doenças da vesícula), os quais devem ser cuidadosamente avaliados em qualquer mulher com SUA.

CAUSAS NÃO ESTRUTURAIS

Coagulopatia (SUA-C) – Em 13% das pacientes com SUA, é identificada alguma alteração na coagulação, sendo a doença de von Willebrand a condição mais comum. Uma história de sangramento menstrual intenso ou prolongado desde a adolescência deve levantar a suspeita de coagulopatia. O rastreio deve ser realizado durante a anamnese, com base no Quadro 6.1.[8] Para as pacientes com rastreio positivo, está indicada investigação laboratorial.

Pacientes em regime de anticoagulação associado ao SUA também são classificadas como SUA-C.

Disfunções ovulatórias (SUA-O) – São representadas por uma ampla variedade de anormalidades menstruais: amenorreia total, sangramento leve e infrequente e episódios de sangramento extremamente aumentado, que, por vezes, requer intervenção de urgência.

No período da menacme, a produção de progesterona durante o ciclo menstrual é determinada pela ovulação e, após, sustentada pelo corpo lúteo. Se não há ovulação, como consequência, não há produção adequada de progesterona. O endométrio torna-se proliferado e espesso devido à ação do estrogênio sem oposição. Essa hiperproliferação torna-o frágil, o que resulta em sangramento anormal.

Ciclos com esse padrão de sangramento correspondem a ciclos anovulatórios, sem instituição de fase lútea. Eles costumam ocorrer nos extremos da vida reprodutiva: nos primeiros anos após a menarca e na perimenopausa.[9]

Anormalidades do eixo hipotálamo-hipófise-ovariano (HHO) devidas à sua imaturidade ou a endocrinopatias podem desencadear disfunções ovulatórias e alterar o ciclo menstrual. São elas: síndrome dos ovários policísticos, hipotireoidismo, hiperprolactinemia, estresse, obesidade, anorexia e atividade física extrema. Alterações no eixo HHO causadas por fármacos que modificam os níveis sorológicos de dopamina, como antidepressivos tricíclicos e outros psicofármacos, consequentemente resultam em disfunções ovulatórias e também estão classificadas como SUA-O, apesar do seu caráter iatrogênico.[3]

Recentemente, a Figo propôs uma nova padronização mundial para a classificação de disfunções ovulatórias com o objetivo de harmonizar definições que possam facilitar o atendimento clínico, a orientação à paciente e a pesquisa científica.[10] Inicialmente, os distúrbios são estratificados a partir de sua origem anatômica presumida: tipo I (hipotalâmico), II (hipofisário ou ptuitário) ou III (ovariano), sendo que o tipo IV refere-se exclusivamente à síndrome dos ovários policísticos. Após realizada a distinção entre tipos I e III, um segundo nível de estratificação é proposto, de acordo com o mecanismo da disfunção ovulatória. Nesta etapa, utiliza-se o mnemônico GAIN-FIT-PIE (do inglês *genetic, autoimune, iatrogenic, neoplasm; functional, infectious/inflammatory, trauma and vascular, physiological, idiopathic and endocrine*).

Quadro 6.1 – Anamnese para rastreio de coagulopatia

- Sangramento intenso desde a menarca
- Um dos seguintes critérios:
  - Hemorragia pós-parto
  - Sangramento relacionado com procedimento cirúrgico
  - Sangramento associado a tratamento dentário
- Dois ou mais dos seguintes critérios:
  - Equimose (1-2 ×/mês)
  - Epistaxe (1-2 ×/mês)
  - Sangramento gengival frequente
  - História familiar de sangramento

Fonte: Adaptado de Kouides e colaboradores.[8]

Esta nova classificação, denominada HyPO-P, é apresentada na **Figura 6.3**.

Endometrial (SUA-E) – Sangramento anormal que ocorre em periodicidade regular, sugerindo ciclo ovulatório, sem outras causas identificadas. É atribuído a alterações primárias do endométrio, entre elas disfunções no mecanismo de homeostasia local, resultando em sangramento aumentado. O aumento de prostaglandinas e plasminogênio local também pode estar envolvido. O padrão de sangramento intermenstrual pode ser secundário a quadros inflamatórios ou infecciosos do endométrio, do colo uterino e das tubas, à presença de *Chlamydia trachomatis* no trato geniturinário, ao aumento da resposta inflamatória local e a alterações da vasculogênese do endométrio.

Iatrogênica (SUA-I) – Inclui o uso de hormônios exógenos sistêmicos ou dispositivos intrauterinos, medicações que impactam diretamente o endométrio, interferem na coagulação sanguínea ou interferem sistemicamente na ovulação.

⭐ Os anticoncepcionais hormonais combinados em diferentes regimes de uso podem resultar em sangramento não programado quando há oscilação nos níveis de estrogênio (devido a esquecimento, atraso, uso incorreto, associação de medicações que diminuam a disponibilidade do hormônio), elevando a concentração de progesterona em relação ao estrogênio e causando sangramento por disruptura. O uso de pílulas ou métodos de longa duração contendo progestógeno exclusivamente (implante de etonogestrel, acetato de medroxiprogesterona de depósito ou sistema intrauterino de levonorgestrel [SIU-LNG]) pode resultar no mesmo tipo de sangramento após um período de uso prolongado.[9]

Medicações que interfiram no eixo HHO com consequências nas concentrações séricas de esteroides e na ovulação, como os psicofármacos, também podem resultar em sangramento anormal.

Não classificada (SUA-N) – São situações ainda não totalmente relacionadas com o SUA ou condições ainda não identificadas, como, por exemplo, malformações arteriovenosas (com padrões variáveis de sangramento).

Investigação

ANAMNESE

👆 A anamnese deve ser guiada pelo sistema "PALM-COEIN". Primeiramente, o foco está em obter detalhes acerca do padrão menstrual comum da paciente e das alterações apresentadas em frequência, intensidade do fluxo, periodicidade e duração. Alguns questionamentos simples podem ser realizados pelo médico e permitem estimar a perda sanguínea, assim como avaliar a repercussão do sangramento em atividades diárias (**Quadro 6.2**). Outros sintomas relacionados devem ser investigados, assim como a história médica

Tipo		
Tipo I Hipotalâmica (**Hy**pothalamic)	**G**enética **A**utoimune **I**atrogênica **N**eoplásica	
Tipo II Hipofisária (**P**ituitary)	**F**uncional **I**nfecciosa/Inflamatória **T**rauma e vascular	
Tipo III **O**variana	Fisiológica (**P**hysiological) **I**diopática **E**ndódrina	
Tipo IV SOP (**P**COS)	Diagnóstico e categorização seguem recomendações da International PCOS Network	

FIGURA 6.3 – Sistema de classificação das desordens ovulatórias da FIGO.
Fonte: Elaborada com base em Munro e colaboradores.[10]

Quadro 6.2 – Questões que ajudam a estimar a perda sanguínea e a avaliar a repercussão do sangramento em atividades diárias

- Durante os dias de maior fluxo, é necessário realizar a troca de absorventes em tempo igual ou inferior a 2 horas?
- Quantos absorventes/tampões você usa em um período menstrual: mais de 21?
- Normalmente, você precisa trocar o absorvente/tampão durante a noite?
- Você tem coágulos maiores que 2,5 cm?
- Algum médico lhe disse que você tem anemia?

Fonte: Adaptado de Warner e colaboradores.[11]

pregressa, a história ginecológica e obstétrica, as doenças sistêmicas e o uso de fármacos (anticoncepcionais hormonais, terapia de reposição hormonal, dispositivos intrauterinos, anticoagulantes, tamoxifeno, antipsicóticos, antidepressivos tricíclicos, inibidores da recaptação de serotonina, etc.).

Questionamentos sobre outros tipos de sangramento, conforme o **Quadro 6.1**, auxiliam a determinação das pacientes que se beneficiarão de exames complementares em busca de coagulopatias ainda não diagnosticadas. Atenção especial deve ser dada à idade da paciente, fator importante no diagnóstico diferencial, já que as principais etiologias do SUA são diferentes para cada fase da vida da mulher (**Quadro 6.3**).

> **Quadro 6.3 –** Sangramento uterino anormal: etiologia *versus* idade
>
> **Nascimento**
> - Privação de estrogênio materno
>
> **Infância**
> - Corpo estranho
> - Trauma
> - Infecção
> - Tumor ovariano
> - Sarcoma botrioide
>
> **Pós-menarca**
> - Anovulação (SUA-O)
> - Coagulopatias (SUA-C)
> - Infecções (SUA-E)
> - Complicações da gravidez
>
> **Menacme**
> - Complicações da gravidez
> - Anovulação (SUA-O)
> - Contracepção hormonal (SUA-I)
> - Infecções (SUA-E)
> - Endocrinopatias (SUA-O)
> - Pólipos e miomas (SUA-P/SUA-L)
>
> **Perimenopausa**
> - Anovulação (SUA-O)
> - Pólipos e miomas (SUA-P/SUA-L)
> - Hiperplasia e câncer endometrial (SUA-M)
>
> **Pós-menopausa**
> - Atrofia vaginal/endometrial
> - Terapia hormonal (SUA-I)
> - Câncer de endométrio (SUA-M)
>
> C, coagulopatia; E, endometrial; I, iatrogênica; L, leiomioma; M, malignidade; O, disfunções ovulatórias; P, pólipo; SUA, sangramento uterino anormal.
> **Fonte:** Adaptado de Speroff e Fritz.[9]

⚠ Diante de uma paciente em idade reprodutiva com sangramento anormal, seja agudo ou crônico, é mandatória a investigação de gravidez. Sabe-se que as complicações de uma gestação não diagnosticada constituem a principal causa de sangramento na menacme.

EXAME FÍSICO

★ A partir do exame físico ginecológico com exame especular e toque vaginal bimanual, pode-se determinar a origem do sangramento por meio da identificação de lesões ou outras alterações. A grande maioria é oriunda do corpo uterino, porém outras fontes a serem consideradas são: vulva (trauma, infecção sexualmente transmissível, lesões cutâneas), vagina (vaginites, úlceras, traumatismos, malformações), colo uterino (lesões malignas, ectopia, cervicite, pólipos), além de uretra, bexiga, ânus e reto, que merecem adequada avaliação.

Além de alterações no exame ginecológico, é importante identificar outros sinais que possam contribuir para o sangramento aumentado. Alterações na tireoide, como bócio e nódulos, galactorreia sugerindo hiperprolactinemia, obesidade, quadro de hiperandrogenismo e sinais de resistência à insulina, como acantose *nigricans*, que possam remeter à síndrome dos ovários policísticos, são alguns exemplos. A presença de petéquias e equimoses sugere distúrbios hematológicos e coagulopatias, devendo ser pesquisada.

⚠ Em situações de sangramento agudo importante, deve-se atentar para sinais de grande perda sanguínea e hipovolemia, como alterações em sinais vitais e anemia grave. Nesses casos, é mandatória a estabilização da paciente antes de prosseguir a investigação.

EXAMES COMPLEMENTARES

EXAMES LABORATORIAIS

Segundo as recomendações da Figo, todas as pacientes com quadro de SUA agudo ou crônico devem ser avaliadas para anemia com hemograma completo, incluindo contagem de plaquetas, além de teste de gravidez.[3]

Outros exames laboratoriais estão indicados quando houver suspeita clínica de doenças relacionadas: tireotrofina (TSH), tiroxina (T_4) livre e hiperprolactinemia. As pacientes com suspeita de distúrbios hematológicos e coagulopatias, com rastreio positivo por meio da anamnese ou de sinais ao exame físico, devem ser submetidas à avaliação inicial com dosagens de tempo de protrombina (TP) e tempo de tromboplastina parcial ativada (TTPa). Se houver alterações, sugere-se avaliação com hematologista e pesquisa de testes específicos para doença de von Willebrand (atividade do fator de von Willebrand, atividade do cofator da ristocetina e nível do fator VII) e outras coagulopatias.

A pesquisa para *C. trachomatis* deve ser considerada quando houver fatores de risco para a infecção. A citologia para rastreio de câncer cervical deve estar atualizada.

O estado ovulatório pode ser inferido pela clínica, sem necessidade de exames complementares. A regularidade menstrual, na quase totalidade dos casos, é um marcador de ovulação.

AVALIAÇÃO UTERINA

A avaliação uterina deve ser realizada por meio de exames de imagem e biópsia endometrial, quando indicada (**Figura 6.4**).

EXAMES DE IMAGEM

Os exames de imagem devem ser realizados quando há anormalidade no exame físico ou se não há resposta ao tratamento em pacientes com exame físico normal.

ULTRASSONOGRAFIA

A avaliação inicial deve ser realizada com ultrassonografia (US) transvaginal, que permite avaliar o formato e o volume uterinos, a cavidade endometrial, bem como a espessura da lâmina endometrial, o miométrio e os anexos. Com alguma precisão, é possível identificar lesões intrauterinas como pólipos, miomas e tumorações; porém, a especificidade para essas alterações é baixa. Preferencialmente, o exame deve ser realizado na primeira fase do ciclo menstrual, quando o endométrio está menos espesso, o que aumenta a visibilidade para lesões intracavitárias.

A imagem normal é suficiente para encerrar a investigação de causas estruturais. Todavia, está recomendada a complementação diagnóstica com método mais sensível quando há suspeita de lesões, como pólipos e miomas, que distorcem a cavidade, ou quando o exame é subótimo ou inconclusivo. Os métodos a serem utilizados são a histerossonografia (ou sono-histerografia) (SIS, *saline infusion sonohysterography*) e a histeroscopia (HSC).

A US transvaginal é o exame de imagem de primeira linha em pacientes com SUA, uma vez que é eficaz em caracterizar não apenas doenças uterinas anatômicas, mas também doenças vasculares e lesões anexiais. Se o acesso vaginal não for possível, como no caso de adolescentes e mulheres virgens, ou em razão de recusa da paciente, sugere-se realizar US pélvica transabdominal.[6]

A ressonância magnética (RM) não é a primeira escolha no diagnóstico, e sua indicação deve ser individualizada, devido ao alto custo para a sua realização.

HISTEROSSONOGRAFIA

Consiste na instilação de solução salina durante a US transvaginal, distendendo a cavidade uterina e permitindo uma melhor visão intracavitária, aumentando a sensibilidade e a especificidade em identificar lesões focais no endométrio. Tem acurácia similar à HSC ambulatorial para diagnóstico de lesões uterinas.

HISTEROSCOPIA

É o melhor método para avaliação da cavidade uterina, pois – além da visualização direta da cavidade e do endométrio – permite biópsias dirigidas e a instituição de métodos terapêuticos, quando possível.

A histeroscopia consiste em uma técnica de endoscopia ginecológica na qual se visualiza a cavidade uterina com uma pequena óptica posicionada através do colo uterino. Pode ser realizada em caráter diagnóstico, como alternativa à SIS, em consultório ou em nível ambulatorial, sem anestesia, ou em caráter terapêutico, sob aneste-

```
                         Sangramento uterino anormal
                                      │
                           Anamnese e exame físico
                                      │
                              Excluir gestação
                          ┌───────────┴───────────┐
                          ▼                       ▼
    Fatores de risco para câncer de endométrio?
    (obesidade, nuliparidade, DM, exposição à       Há suspeita de anormalidades estruturais?
    estimulação estrogênica sem oposição da
    progesterona, anovulação crônica, uso de
    tamoxifeno ou TH)
              │       ┌──── Não ◄───────┤
              ▼       │                 ▼
        BE aspirativa ◄── Sim         Sim ──► US transvaginal
              │                                 │
              ▼                                 ▼
        Amostra adequada      SUA-E ou SUA-O ◄── Sim    Cavidade endometrial normal
              │                       ▲                    │
              ▼                       │                    ▼
        Hiperplasia atípica                               Não
        ou câncer                                         │
              │                                    HSC ──┼── SIS
              ▼                   Não                    │
    Tratamento para SUA-M                                ▼
                                Há lesão focal? ──► Sem acesso
                                Sim                      │
                                  │                      ▼
                                  ▼                 Considerar RM
                Tratamento para SUA-L, SUA-P e SUA-A
```

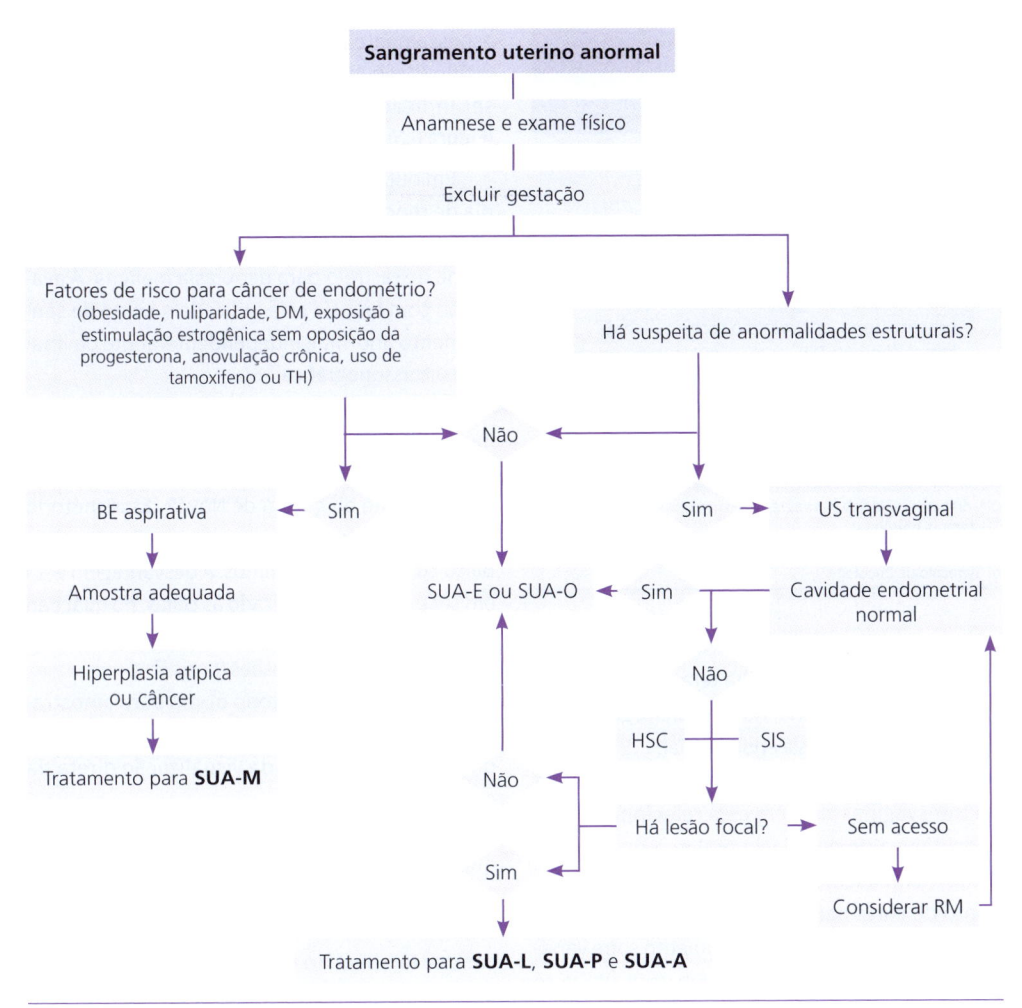

FIGURA 6.4 – Fluxograma para avaliação uterina.
A, adenomiose; BE, biópsia endometrial; DM, diabetes melito; E, endometrial; HSC, histeroscopia; L, leiomioma; M, malignidade; O, disfunções ovulatórias; P, pólipo; RM, ressonância magnética; SIS, histerossonografia (*saline infusion sonohysterography*); SUA, sangramento uterino anormal; TH, terapia hormonal; US, ultrassonografia.
Fonte: Adaptada de Munro e colaboradores.[3]

sia geral e em centro cirúrgico, quando há necessidade de confirmar e tratar lesões suspeitas em exames de imagem prévios.

BIÓPSIA ENDOMETRIAL

A principal função da biópsia endometrial nas pacientes com SUA é excluir a presença de lesões pré-malignas (hiperplasias) ou carcinoma endometrial.

⭐ Sabe-se que o risco para desenvolver doenças malignas do endométrio aumenta com a idade da paciente; porém, o fator isolado mais relevante é o tempo de exposição à estimulação endometrial estrogênica sem oposição da progesterona.

Como recomendação geral, a biópsia endometrial deve ser realizada como primeira linha de investigação nas pacientes com SUA com mais de 45 anos (**Quadro 6.4**). Contudo, toda paciente com sangramento anormal, independentemente da idade, com fatores de risco para carcinoma de endométrio, história de exposição continuada ao estrogênio sem oposição da progesterona (caso

> **Quadro 6.4 –** Indicações de biópsia endometrial no sangramento uterino anormal
>
> **Mais de 45 anos**
> - SUA
>
> **Qualquer idade**
> - SUA + fatores de risco para neoplasia maligna (obesidade, nuliparidade, DM, exposição à estimulação estrogênica sem oposição da progesterona, anovulação crônica, uso de tamoxifeno ou TH)
> - SUA + irregularidade endometrial (endométrio heterogêneo)
> - SUA persistente
> - Falha de tratamento
>
> DM, diabetes melito; SUA, sangramento uterino anormal; TH, terapia hormonal.
> **Fonte:** Adaptado de Committee on Gynecologic Practice, Society of Gynecologic Oncology.[12]

da síndrome dos ovários policísticos e da obesidade), SUA persistente, falha terapêutica ou irregularidade endometrial na US transvaginal deve ser submetida à biópsia endometrial.

A medida da espessura do endométrio na US transvaginal também está relacionada com a incidência de neoplasia maligna ou pré-maligna. Na menacme, não há consenso quanto ao ponto de corte para indicar avaliação endometrial com biópsia, já que o endométrio sofre variações durante o ciclo menstrual. Em geral, utiliza-se o ponto de corte de 12 mm para USs realizadas na primeira fase do ciclo como indicativo de avaliação endometrial complementar por meio de biópsia aspirativa de endométrio ou HSC com biópsia. O espessamento endometrial em exame ultrassonográfico em pacientes em idade reprodutiva e assintomáticas não tem valor para indicar avaliação adicional.[12,13]

⚠️ Na pós-menopausa, o aumento da incidência de doença maligna foi relacionado com espessura endometrial na US transvaginal maior ou igual a 5 mm associada à clínica de sangramento anormal. Essas pacientes têm obrigatoriedade de avaliação complementar por meio do exame anatomopatológico. Já nas pacientes pós-menopáusicas assintomáticas, o significado de espessamento endometrial não está bem estabelecido e, segundo as evidências atuais, não deve ser indicador para avaliação complementar[14] (Figura 6.5).

Em outros casos especiais, como uso de terapia de reposição hormonal e uso de tamoxifeno, a US transvaginal não deve ser realizada como rotina de rastreio para neoplasia maligna. A avaliação com biópsia está indicada no caso de sangramento anormal, independentemente da imagem ultrassonográfica.[13,14]

O procedimento para amostragem de endométrio pode ser realizado no consultório por aspiração com cânulas pequenas e flexíveis, cateter de Pipelle ou cureta de Novak. Esse método costuma ser bem tolerado pelas pacientes e tem baixo custo e riscos mínimos. A desvantagem está em ser um método realizado às cegas, no qual não é obtido material de todo o endométrio, podendo passar despercebidas lesões focais.[13]

Considerado o método ótimo para amostragem endometrial, a HSC permite uma biópsia direcionada por meio da visualização direta da cavidade.

Alternativas incluem a citologia endometrial, que só deve ser valorizada no caso de positividade para células malignas, e a dilatação seguida de curetagem uterina. Esta última, apesar do caráter terapêutico em casos de sangramentos de grande volume ou agudos, também é realizada às cegas, necessitando de anestesia geral e estrutura de centro cirúrgico, o que aumenta custos e riscos para a paciente.

Para qualquer tipo de biópsia endometrial, nos casos em que há suspeita de doença maligna, a histologia negativa não deve interromper a investigação.

■ Tratamento

Os objetivos do tratamento nos casos de SUA são manejar a fase aguda, estabilizando a paciente e cessando o sangramento, corrigir as alterações do padrão menstrual e a anemia, quando existente, além de evitar a recidiva e melhorar a qualidade de vida (Quadro 6.5). Em muitos casos, pequenas irregularidades e alterações leves no

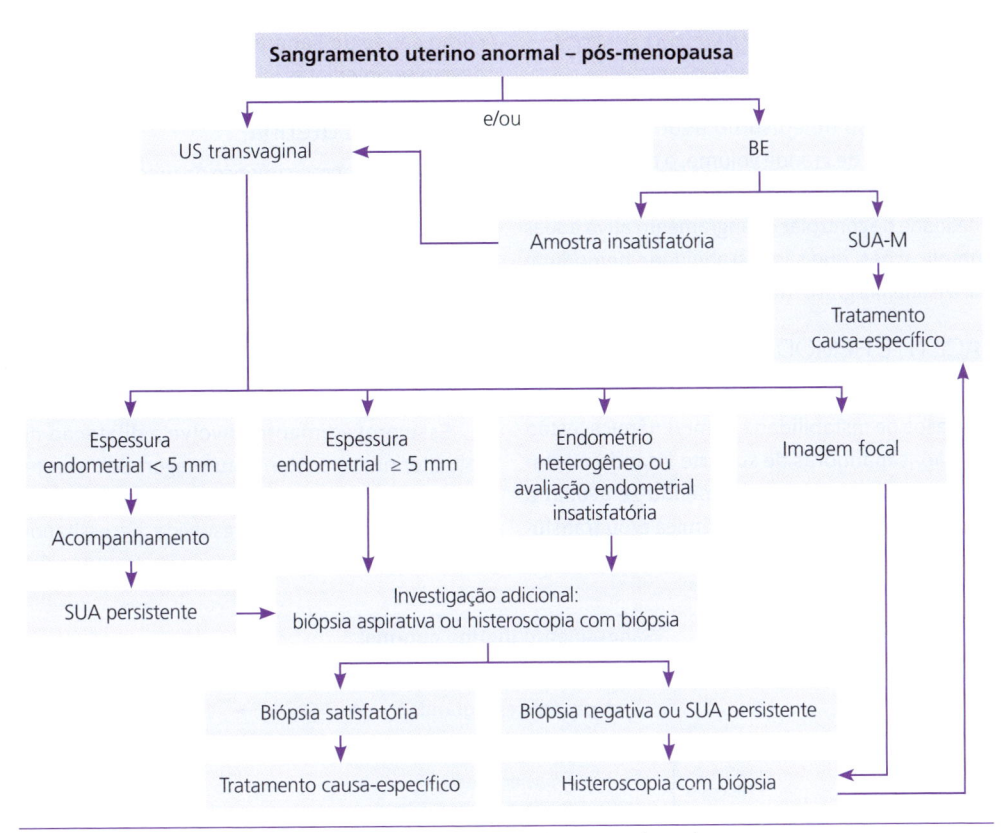

```
                    Sangramento uterino anormal – pós-menopausa
                                      │
                           ┌──────── e/ou ────────┐
                           ▼                       ▼
                     US transvaginal ◄──────      BE
                           │                  ┌────┴────┐
                           │                  ▼         ▼
                           │        Amostra insatisfatória   SUA-M
                           │                                  │
                           │                                  ▼
                           │                            Tratamento
                           │                          causa-específico
                           │                                  ▲
          ┌────────┬───────┴────────┬─────────────┐           │
          ▼        ▼                ▼             ▼           │
     Espessura   Espessura      Endométrio    Imagem focal    │
     endometrial endometrial    heterogêneo ou                │
     < 5 mm      ≥ 5 mm         avaliação endometrial         │
          │        │            insatisfatória                │
          ▼        │                │                         │
    Acompanhamento │                │                         │
          │        ▼                ▼                         │
          ▼     Investigação adicional:                       │
    SUA persistente ──► biópsia aspirativa ou histeroscopia com biópsia
                        │                   │
                        ▼                   ▼
                 Biópsia satisfatória   Biópsia negativa ou SUA persistente
                        │                   │
                        ▼                   ▼
                 Tratamento            Histeroscopia com biópsia ──────────┘
                 causa-específico
```

FIGURA 6.5 – Fluxograma para avaliação do sangramento uterino anormal na pós-menopausa.
BE, biópsia endometrial; M, malignidade; SUA, sangramento uterino anormal; US, ultrassonografia.
Fonte: American College of Obstetricians and Gynecologists.[14]

Quadro 6.5 – Princípios do tratamento do sangramento uterino anormal

- Estabilizar e/ou manter a estabilidade hemodinâmica
- Corrigir a anemia aguda ou crônica
- Retornar o padrão de ciclos menstruais normais
- Prevenir a recorrência
- Prevenir as consequências da anovulação em longo prazo

Fonte: Strufaldi.[17]

fluxo menstrual não necessitam de tratamento, desde que a causa básica esteja clara.

O tratamento do SUA pode ser medicamentoso, com fármacos não hormonais e hormonais, ou cirúrgico. A decisão baseia-se no padrão e na causa do sangramento, na presença de comorbidades concomitantes, no desejo de gestar em futuro próximo e na preferência e tolerabilidade da paciente. Esta deve receber orientações sobre os riscos e benefícios de cada opção, assim como a respeito da preservação da fertilidade.[15]

De maneira geral, o tratamento medicamentoso é considerado a primeira linha para causas não estruturais. Em alguns casos, será necessária intervenção cirúrgica, com procedimentos como tamponamento endometrial, dilatação e curetagem, histeroscopia, ablação endometrial, embolização das artérias uterinas ou histerectomia. A histerectomia é considerada a última opção terapêutica, devendo-se levar em consideração o desejo reprodutivo e a constituição da prole de cada mulher.[16]

TRATAMENTO DO SANGRAMENTO UTERINO ANORMAL AGUDO

⚠ No caso de episódio agudo de sangramento de grande volume, o manejo é imediato e exige rápida intervenção médica, com a finalidade de controlar o sangramento ativo e suas complicações, que são instabilidade hemodinâmica e anemia grave[7] (Figura 6.6).

PACIENTE HEMODINAMICAMENTE INSTÁVEL

Em casos de instabilidade hemodinâmica, estão indicadas manobras de suporte visando à estabilização da paciente. Recomenda-se avaliar a necessidade de reposição volêmica e/ou transfusão sanguínea. Deve-se sempre excluir gravidez como causa do sangramento. As intervenções devem ser imediatas.[7]

Curetagem uterina

É um procedimento cirúrgico de urgência de escolha para pacientes instáveis com sangramento agudo grave e que necessitam de intervenção imediata. Também é a opção mais segura para aquelas que desejam preservar a fertilidade. No entanto, considerando-se as demais opções terapêuticas disponíveis, não é mais um procedimento tão recomendado atualmente.[15]

Esse procedimento envolve a dilatação do colo uterino e a posterior curetagem sob anestesia geral. O sangramento pode recorrer, já que a sua causa em geral não é resolvida, necessitando de tratamento complementar para manutenção.

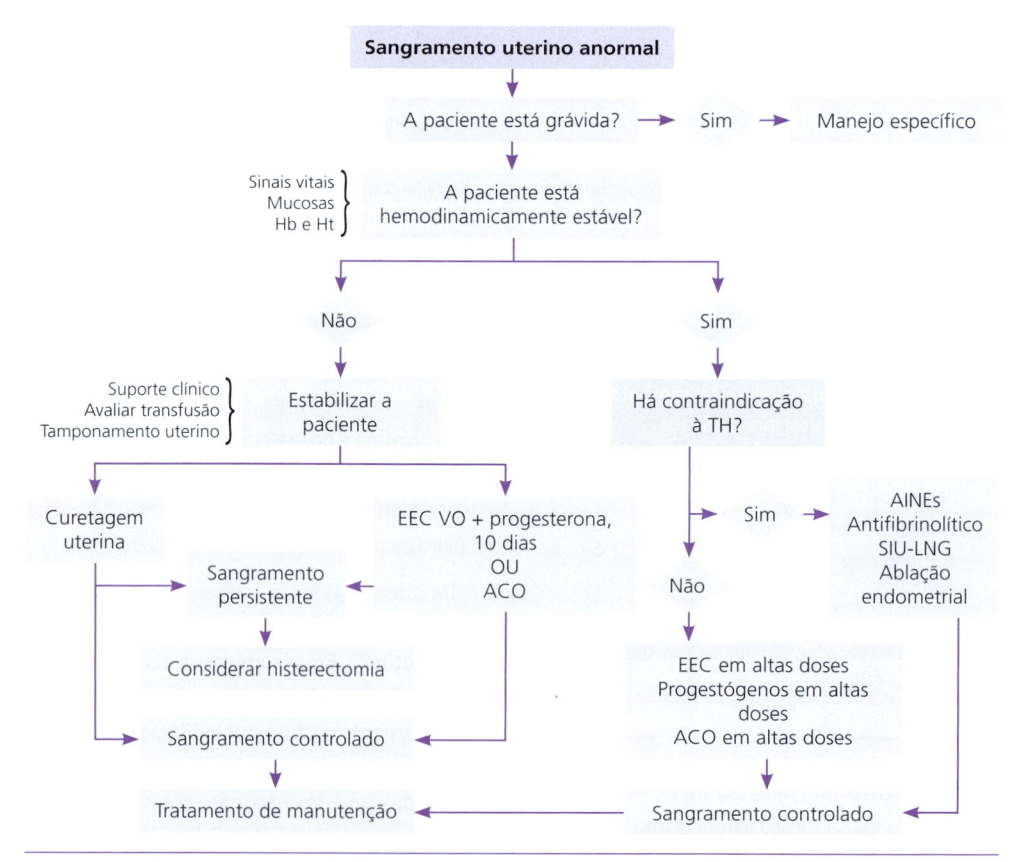

FIGURA 6.6 – Fluxograma para manejo do sangramento uterino anormal agudo.
ACO, anticoncepcional oral combinado; AINEs, anti-inflamatórios não esteroides; EEC, estrogênio equino conjugado; Hb, hemoglobina; Ht, hematócrito; SIU-LNG, sistema intrauterino de levonorgestrel; TH, terapia hormonal; VO, via oral.
Fonte: American College of Obstetricians and Gynecologists.[7]

O material curetado deve ser enviado para análise histopatológica.[17]

Tamponamento uterino

O sangramento pode ser controlado com a introdução de uma sonda de Foley e, após, a infusão de 30 mL de líquido no seu balonete. Outra forma de tamponamento inclui o tampão de gaze. O objetivo é controlar o sangramento e estabilizar a paciente para posterior instituição de tratamento definitivo.[18]

Estrogênios equinos conjugados em altas doses

Nas situações em que a via oral (VO) está preservada, utilizam-se estrogênios equinos conjugados (EECs) em altas doses para controle do sangramento nas pacientes sem contraindicação conhecida para uso de terapia hormonal (TH). Há a opção pela via intravenosa (IV) (25 mg, a cada 4-6 h, por 24 h), que causa rápido crescimento do endométrio, estimula a contração das artérias uterinas, promove agregação plaquetária e coagulação, tendo demonstrado, na literatura, controle do sangramento em 72% dos casos;[19,20] contudo, ela não está disponível no Brasil.

Toda terapia com estrogênio isolado deve ser seguida por cobertura com progestógenos. Após, a manutenção pode ser realizada com anticoncepcional oral combinado (ACO).[21]

- EEC 1,5 mg VO de 6/6 h, durante 21 a 25 dias; após, acetato de medroxiprogesterona 10 mg VO 1×/dia, durante 10 dias.
OU
- ACO com 30 a 35 µg de etinilestradiol VO de 8/8 h, durante 7 dias.
- Realizar pausa de 7 dias para sangramento de deprivação.
- Reiniciar com ACO 1×/dia para manutenção.

Muitas pacientes podem ter náuseas durante a tomada de altas doses de estrogênio. Deve-se prescrever um antiemético para ser usado se necessário.

Não há dados quanto ao tempo de ação com altas doses de estrogênio VO. Levando em consideração dados da terapia com estrogênio IV e considerando o tempo de ação da administração oral da medicação, presume-se que o sangramento cesse dentro de 10 horas após a primeira dose, na maioria das pacientes.[22]

O tratamento com estrogênio parece ser mais efetivo que o tratamento com ACO ou progestógeno isolado, pois o progestógeno inibe a síntese de receptores de estrogênio e aumenta a 17 β-hidroxiesteroide-desidrogenase, impedindo a rápida proliferação do endométrio induzida pelo estrogênio.[22]

Embolização uterina

É a escolha para pacientes com malformações arteriovenosas uterinas. Pode ser considerada em casos de miomatose uterina[22] (ver Cap. 9 – Miomatose uterina).

Histerectomia

Deve ser considerada quando houver falha dos outros métodos e necessidade de pronta intervenção.

PACIENTE HEMODINAMICAMENTE ESTÁVEL

Tratamento hormonal

Tratamentos hormonais são considerados a primeira linha de tratamento para mulheres com SUA agudo. Eles incluem estrogênios conjugados, ACOs e progestógenos por VO.

Estrogênios equinos combinados orais

São a primeira linha para pacientes estáveis, por VO, sendo utilizados de forma similar ao tratamento para paciente instável.[7]

- EEC 1,5 mg VO de 6/6 h, durante 21 a 25 dias; após, acetato de medroxiprogesterona 10 mg VO 1×/dia, durante 10 dias.

Anticoncepcionais orais combinados

Os ACOs são recomendados para o tratamento de SUA agudo na ausência de contraindicações aos estrogênios, podendo também ser utilizados como tratamento de manutenção após a estabilização do quadro agudo. As formulações mais estudadas e com mais evidência de sucesso terapêutico são as monofásicas, que contêm etinilestradiol, combinadas com progestógenos. Recomenda-se o seguinte esquema:

- Etinilestradiol 35 mg VO de 8/8 h, durante 7 dias; após, 1 comprimido ao dia.[24]

Durante o tratamento hormonal, é importante reavaliar a paciente após 48 a 72 horas e orientá-la sobre o principal efeito colateral, que são as náuseas (considerar antieméticos).

Progestógenos isolados

O uso oral de acetato de medroxiprogesterona e de noretisterona também é válido para o tratamento de SUA agudo, pelo mecanismo de inibição da proliferação endometrial. Os progestógenos isolados são especialmente recomendados em casos de contraindicação aos estrogênios.

- Acetato de medroxiprogesterona 20 mg OU noretisterona 5 mg 3×/dia, durante 7 dias; seguido de 1 dose ao dia, durante 3 semanas.

O sistema intrauterino de levonorgestrel, o implante subdérmico de etonogestrel e o acetato de medroxiprogesterona de depósito são formulações contendo progestógenos isolados que podem ser utilizadas como tratamento de manutenção para sangramento anormal, mas não são a primeira linha para o manejo do quadro agudo.

Tratamento não hormonal

Antifibrinolíticos

O endométrio das pacientes com sangramento uterino aumentado apresenta concentrações maiores de ativadores de plasminogênio, grupo de enzimas que causa fibrinólise. Os antifibrinolíticos inibem os ativadores de plasminogênio, diminuindo a fibrinólise, promovendo a coagulação sanguínea e diminuindo o sangramento menstrual.

Conforme revisão sistemática da Cochrane, os antifibrinolíticos apresentam melhores resultados em redução de fluxo quando comparados com os anti-inflamatórios não esteroides (AINEs) e os progestógenos de fase lútea; nenhum estudo comparou o uso de antifibrinolíticos com o uso de anti-

concepcionais combinados. O tratamento com ácido tranexâmico também se associou à melhor qualidade de vida.[25] Pode ser considerado como uma das primeiras opções terapêuticas até a conclusão da investigação da causa de SUA.[15]

O ácido tranexâmico deve ser prescrito a partir do primeiro dia de sangramento, devendo ser continuado por cinco dias, ou antes, se cessar o sangramento. Seu uso pode ser VO ou IV no caso de sangramento excessivo grave.[18,22]

- Ácido tranexâmico 250 mg 2-4 cp (500 mg a 1 g) 3×/dia (8/8 h). OU
- Ácido tranexâmico e 10 mg/kg IV (máximo de 600 mg/dose).

Anti-inflamatórios não esteroides

Reduzem os níveis de prostaglandinas, inibindo a enzima cicloxigenase (COX), responsável pela conversão de ácido araquidônico em prostaglandina, com ação na hemostasia endometrial devido à vasoconstrição. O resultado é a diminuição do fluxo menstrual, sendo o uso indicado para pacientes com sangramento ovulatório de grande volume. Apesar de inferiores às formulações hormonais na redução de SUA, os AINEs são opções úteis quando as pacientes preferem evitar ou têm contraindicações ao tratamento hormonal.[23] A redução do fluxo chega a 20 a 50% em 75% das mulheres com SUA de fluxo intenso.[21]

Não há evidências de superioridade entre os AINEs disponíveis. Os mais utilizados e estudados são o ácido mefenâmico, o naproxeno e o ibuprofeno; no entanto, qualquer inibidor da cicloxigenase-1 (COX-1) ou da cicloxigenase-2 (COX-2) pode ser utilizado. Uma grande metanálise comparou AINE e placebo, comprovando a superioridade do AINE. Ao serem comparados AINEs e outras opções para tratamento de sangramento aumentado, SIU-LNG e ácido tranexâmico mostraram-se superiores aos AINEs.[20]

Os AINEs são contraindicados para pacientes com plaquetopenia ou anticoagulação. Os efeitos colaterais são basicamente gastrintestinais.[21]

- Ácido mefenâmico 500 mg 3×/dia (8/8 h).
- Naproxeno 500 mg 2×/dia (12/12 h).
- Ibuprofeno 600 mg 1×/dia.

Ablação endometrial

Procedimento cirúrgico utilizado para mulheres com sangramento uterino disfuncional e contraindicação à TH, ou na ausência de sucesso com outras terapêuticas, que já tenham prole completa. A principal indicação é o sangramento de origem endometrial, com ciclos ovulatórios, excluindo-se anormalidades estruturais em cavidade uterina.[26] A utilização desse tratamento para casos de miomatose ou adenomiose está descrita na literatura, porém com taxas variáveis de sucesso.[26] A ablação endometrial tem como objetivo a destruição da camada basal do endométrio e pode ser realizada por meio de diferentes técnicas: ressectoscópica (tradicional) e não ressectocópica, "às cegas" (segunda geração).[17,27] Na revisão da Cochrane de 2013, não houve evidência suficiente para sugerir superioridade de uma técnica particular entre métodos individuais de ablação e ressecção.[27]

O objetivo é reduzir o volume de sangramento, visto que a grande maioria das ablações não resultará em amenorreia.[26] Quando comparada com a histerectomia, encontram-se taxas inferiores de tempo de internação, recuperação mais rápida e menor incidência de complicações cirúrgicas.[26] Resulta em taxa de satisfação de aproximadamente 88% das pacientes no período de um ano.[23] No entanto, entre 29 e 40% das pacientes necessitarão de novo tratamento para controle de sangramento.[28] Um estudo comparando SIU-levonorgestrel com ablação endometrial[29] encontrou taxas de satisfação e de qualidade de vida semelhantes entre os grupos, apesar da superioridade da ablação em redução de sangramento. Sugere-se evitar gestação subsequente com o uso de contraceptivo eficaz após o procedimento.[15]

TRATAMENTO DO SANGRAMENTO UTERINO ANORMAL CRÔNICO (TRATAMENTO DE MANUTENÇÃO)

O tratamento de manutenção não deve ser instituído sem que a etiologia do sangramento esteja elucidada, e a presença de neoplasia maligna, excluída. Para evitar as recidivas, a doença de base deve ser identificada e, quando possível, tratada. É o caso das causas estruturais, como miomas, pólipos e adenomiose, que podem ser abordadas cirurgicamente, e das infecções e endocrinopatias, que têm manejo farmacológico específico e que, ao terem a terapêutica correta instituída, evoluem com normalização do ciclo menstrual na maioria das vezes. As doenças hematológicas também têm tratamento específico. Essas pacientes devem ter acompanhamento de hematologista indefinidamente.[9]

TRATAMENTO HORMONAL

O tratamento medicamentoso hormonal é a primeira escolha para pacientes com SUA e sem coagulopatias.[9] No entanto, devem ser observadas as contraindicações, listadas no Quadro 6.6. Nos casos de miomatose uterina, com miomas volumosos (acima de 3 cm), a eficácia dos tratamentos farmacológicos pode ser limitada.[15]

Anticoncepcional oral combinado

Para pacientes que desejam contracepção, os ACOs são a primeira escolha. Sabe-se que seu uso reduz o fluxo menstrual, regulariza o ciclo, diminui a dismenorreia e tem a vantagem de ser contraceptivo. Os regimes, os tipos de hormônio e as

Quadro 6.6 – Algumas contraindicações à terapia hormonal

- Câncer de mama
- Tabagismo e idade superior a 35 anos
- Hipertensão não controlada
- História de TVP ou embolia pulmonar
- Distúrbios tromboembólicos conhecidos
- Doença cerebrovascular
- Doença coronariana isquêmica
- Doença coronariana valvar com complicações
- Enxaqueca com aura
- Doença hepática grave (com ou sem comprometimento da função)
- DM com complicações vasculares
- Imobilização prolongada

DM, diabetes melito; TVP, trombose venosa profunda.

vias de administração são variados, e todos são efetivos para a manutenção do SUA segundo o National Institute for Health and Care Excellence (NICE), apesar de apenas o composto de valerato de estradiol e dienogeste estar indicado formalmente para "tratamento de sangramento menstrual intenso e/ou prolongado em mulheres sem doença orgânica que optarem pelo uso de contracepção oral", conforme aprovado pela Agência Nacional de Vigilância Sanitária (Anvisa) em 2021; associa-se à redução de sangramento em cerca de 64% dos casos.[30,31]

Dispositivo intrauterino de levonorgestrel

Opção para as pacientes com contraindicação ao uso de estrogênio e com desejo de contracepção prolongada, o dispositivo intrauterino de levonorgestrel 52 mg libera 20 μg de levonorgestrel ao dia, diretamente no endométrio. Suas principais indicações são miomas menores que 3 cm, que não distorcem a cavidade uterina, suspeita de adenomiose ou causa desconhecida (após a avaliação adequada).[15] O efeito no fluxo menstrual é progressivo, com diminuição do volume menstrual em 71 a 96% das pacientes em tratamento. Orienta-se aguardar pelo menos 6 meses para avaliar o benefício do tratamento proposto.[15] No fim do primeiro ano de uso, 20 a 30% das usuárias desenvolvem amenorreia. O dispositivo intrauterino de levonorgestrel tem efeito contraceptivo com duração de 5 anos conforme bula no Brasil, porém nos Estados Unidos, a Food and Drug Administration (FDA) aprovou seu uso por até 6 anos.[27]

Progestógenos

Os progestógenos são amplamente empregados para o controle do SUA. São uma alternativa segura para pacientes com contraindicação ao uso de terapia estrogênica. Podem ser utilizados na forma de depósito (acetato de medroxiprogesterona 150 mg a cada 90 dias), uso oral contínuo ou de forma cíclica. A forma cíclica é administrada durante 10 a 14 dias no mês, corrigindo a insuficiência lútea das pacientes anovulatórias. Ao término de cada ciclo, ocorrerá sangramento. Esse regime não tem efeito contraceptivo.[30] Opções disponíveis no mercado estão listadas na Tabela 6.2.

Outros

Danazol, gestrinona e agonistas do hormônio liberador de gonadotrofina (GnRH, *gonadotropin-releasing hormone*) são medicações que, apesar de seu grande poder em suprimir o sangramento uterino, têm uso limitado, devido a importantes efeitos adversos e ao elevado custo.

TRATAMENTO NÃO HORMONAL

O tratamento não hormonal é utilizado com o tratamento hormonal ou isoladamente para as pacientes com contraindicação ao uso de estrogênio e/ou progesterona.

Antifibrinolíticos e anti-inflamatórios não esteroides

Os antifibrinolíticos e os AINEs são opções para pacientes com contraindicação à TH. Alguns estudos comprovaram a superioridade da terapia antifibrinolítica em comparação com o uso de AINEs.

Tabela 6.2 – Progestógenos disponíveis no mercado

PROGESTÓGENO	POSOLOGIA
Acetato de medroxiprogesterona 10 mg	10-14 dias por mês ou contínuo
Acetato de noretisterona 10 mg	10-14 dias por mês ou contínuo
Desogestrel 75 mg	Contínuo
Acetato de medroxiprogesterona 150 mg injetável	1 ampola IM a cada 90 dias

IM, intramuscular.

O mecanismo e a posologia são os mesmos já descritos no tratamento do SUA agudo.

TRATAMENTO CIRÚRGICO

O tratamento cirúrgico é oferecido quando há falha do tratamento medicamentoso, recorrência do SUA, quando existe desejo da paciente por um tratamento duradouro ou definitivo ou quando a etiologia primária do SUA tem manejo cirúrgico.[9,27]

- **Polipectomia** – Realizada via HSC, consiste na exérese de pólipo endometrial ou endocervical.
- **Miomectomia** – Pode ser realizada via HSC no caso de miomas submucosos (tipo 0 ou 1), de forma segura, rápida e minimamente invasiva. A taxa de complicações de miomectomia histeroscópica varia entre 1 e 5% na maioria dos estudos.[32] No caso de miomas de grande volume ou número, o procedimento pode ser realizado via laparoscopia ou laparotomia. É a escolha para casos de miomas e desejo de manter a fertilidade.

Outras opções envolvem a ablação endometrial e a embolização das artérias uterinas. A gestação após esses procedimentos não está recomendada e o uso de contraceptivos deve ser incentivado.

- **Histerectomia** – É o tratamento definitivo para o SUA e está relacionada com altas taxas de satisfação pós-tratamento.[33] Em geral, é indicada após a falha de outras terapias e não necessita de seguimento em longo prazo ou uso de medicações após a cirurgia; no entanto, está relacionada com riscos cirúrgicos (tais como hemorragia e lesão de órgãos adjacentes ao útero) e riscos anestésicos significativos, bem como maiores taxas de morbimortalidade. Toda paciente submetida ao procedimento deve ser orientada sobre a possibilidade de perda de função ovariana, mesmo que não seja realizada ooforectomia.[15] A via da cirurgia deve ser discutida com a paciente, considerando-se os recursos do local de saúde, a habilidade do cirurgião e as limitações e os riscos próprios de cada método.

SITUAÇÕES ESPECIAIS

Pacientes anticoaguladas

Aproximadamente dois terços das pacientes que fazem tratamento com anticoagulantes orais experienciam sangramento uterino anormal. Em algumas pacientes anticoaguladas, o fármaco em si não é a etiologia primária do SUA, mas pode exacerbá-lo.

A presença do SUA é dose-dependente. Em pacientes que fazem uso crônico de varfarina ajustada conforme índice normalizado internacional (INR), com o objetivo de atingir o alvo entre 2 e 3, e que não relatam sangramento uterino aumentado, espera-se que o sangramento aumentado venha a ocorrer quando esse alvo é excedido. O SUA parece ocorrer com mais frequência em pacientes que usam rivaroxabana, se comparada com a enoxaparina ou antagonistas da vitamina K.

Pacientes anticoaguladas que apresentam sangramento uterino irregular, prolongado ou aumentado, devem ser avaliadas a fim de identificar a etiologia. Lesões estruturais (p. ex., pólipos endometriais, leiomiomas) podem ser removidas após a avaliação pré-operatória do clínico prescritor da terapia de anticoagulação.[34]

Em pacientes anticoaguladas, ACOs ou progestógenos isolados não parecem aumentar o risco de tromboembolia venosa (TEV) recorrente. Entretanto, como os efeitos pró-coagulantes dos ACOs persistem por até 6 meses após a sua descontinuação, é importante descontinuar o contraceptivo antes de interromper a anticoagulação. Assim, em pacientes com história de TEV em anticoagulação com varfarina, preferem-se terapias apenas com progestógenos, especificamente dispositivos intrauterinos de levonorgestrel ou medroxiprogesterona de depósito.[34]

REFERÊNCIAS

1. Whitaker L, Critchley HOD. Abnormal uterine bleeding. Best Pract Res Clin Obstet Gynaecol. 2016;34:54-65.
2. Matthews ML. Abnormal uterine bleeding in reproductiveaged women. Obstet Gynecol Clin North Am. 2015;42(1):103-15.
3. Munro MG, Critchley HOD, Broder MS, Fraser IS, for the FIGO Working Group on Menstrual Disorders. FIGO classification system (PALM-COEIN) for causes of abnormal uterine bleeding in nongravid women of reproductive age. Int J Gynecol Obstet. 2011;113(1):3-13.
4. Munro MG, Critchley HOD, Fraser IS, FIGO Menstrual Disorders Committee. The two FIGO systems for normal and abnormal uterine bleeding symptoms and classification of causes of abnormal uterine bleeding in the reproductive years: 2018 revisions. Int J Gynaecol Obstet. 2018;143(3):393-408.
5. Fraser I, Critchley H, Broder M, Munro M. The FIGO Recommendations on terminologies and definitions for normal and abnormal uterine bleeding. Semin Reprod Med. 2011;29(05):383-90.
6. Kaunitz AM. Abnormal uterine bleeding in nonpregnant reproductive-age patients: Terminology, evaluation, and approach to diagnosis [Internet]. Walthman: UpToDate; 2021 [capturado em 15 mar. 2022]. Disponível em: https://www.uptodate.com/contents/abnormal-uterine-bleeding-in-nonpregnant-reproductive-age-patients-terminology-evaluation-and-approach-to-diagnosis.
7. American College of Obstetricians and Gynecologists. Committee Opinion No. 557: Management of acute abnormal uterine bleeding in nonpregnant reproductiveaged women. Obstet Gynecol. 2013;121(4):891-6.
8. Kouides PA, Conard J, Peyvandi F, Lukes A, Kadir R. Hemostasis and menstruation: appropriate investigation for underlying disorders of hemostasis in women with excessive menstrual bleeding. Fertil Steril. 2005;84(5):1345-51.
9. Fritz MA, Speroff L. Clinical gynecologic endocrinology & infertility. 8th ed. Philadelphia: Lippincott Williams & Wilkins; 2010.
10. Munro MG, Balen AH, Cho S, Critchley HOD, Díaz I, Ferriani R, et al. The FIGO Ovulatory Disorders Classification System. Hum Reprod. 2022;37(10):2446-64.
11. Warner PE, Critchley HOD, Lumsden MA, CampbellBrown M, Douglas A, Murray GD. Menorrhagia I: measured blood loss, clinical features, and outcome in women with heavy periods: a survey with followup data. Am J Obstet Gynecol. 2004;190(5):1216-23.
12. American College of Obstetricians and Gynecologists. Committee opinion no. 631. endometrial intraepithelial neoplasia. Obstet Gynecol. 2015;125(5):1272-8.
13. American College of Obstetricians and Gynecologists. ACOG committee opinion no. 440: the role of transvaginal ultrasonography in the evaluation of postmenopausal bleeding. Obstet Gynecol. 2009;114(2):409-11.
14. American College of Obstetricians and Gynecologists. Committee opinion no. 601: tamoxifen and uterine cancer. Obstet Gynecol. 2014;123(6):1394-7.
15. National Institute for Health and Care Excellence. Heavy menstrual bleeding: assessment and management [Internet]. London: NICE; 2021 [capturado em 1 abr. 2022]. Disponível em: http://www.ncbi.nlm.nih.gov/books/NBK493300/.
16. Federação Brasileira das Associações de Ginecologia e Obstetrícia. Diagnóstico e tratamento de sangramento uterino anormal agudo. São Paulo: FEBRASGO; 2021.
17. Strufaldi R. Guia prático de condutas: tratamento do sangramento uterino anormal (menorragia). São Paulo: FEBRASGO; 2014.
18. Lethaby A, Farquhar C, Cooke I. Antifibrinolytics for heavy menstrual bleeding. Cochrane Gynaecology and Fertility Group, organizador. Cochrane Database Syst Rev. 2000;4:CD000249.
19. Lethaby A, Augood C, Duckitt K, Farquhar C. Nonsteroidal anti-inflammatory drugs for heavy menstrual bleeding. 2007;4:CD000400.
20. García León F, Ibarrola E, Esparza Iturbide J, Toscano A, Reyes Cuervo H. [Current state of uterine tamponade with Foley catheter in intractable bleeding]. Ginecol Obstet Mex. 1998;66:483-5.
21. Roy SN, Bhattacharya S. Benefits and risks of pharmacological agents used for the treatment of menorrhagia: Drug Saf. 2004; 27(2):75-90.
22. Zacur HA. Managing an episode of acute uterine bleeding [Internet]. Waltham: UpToDate; 2022 [capturado em 10 mar. 2022]. Disponível em: https://www.uptodate.com/contents/managing-an-episode-of-acute-uterine-bleeding.
23. Kaunitz AM. Abnormal uterine bleeding in reproductiveage women. JAMA. 2019;321(21):2126.
24. Marnach ML, LaughlinTommaso SK. Evaluation and management of abnormal uterine bleeding. Mayo Clin Proc. 2019;94(2):326-35.
25. Bryant-Smith AC, Lethaby A, Farquhar C, Hickey M. Antifibrinolytics for heavy menstrual bleeding. Cochrane Database Syst Rev. 2018;4:CD000249.
26. Munro MG. Endometrial ablation. Best Pract Res Clin Obstet Gynaecol. 2018;46:120-39.
27. Roberts TE, Tsourapas A, Middleton LJ, Champaneria R, Daniels JP, Cooper KG, et al. Hysterectomy, endometrial ablation, and levonorgestrel releasing intrauterine system (Mirena) for treatment of heavy menstrual bleeding: cost effectiveness analysis. BMJ. 2011;342(1):d2202.
28. Lethaby A, Penninx J, Hickey M, Garry R, Marjoribanks J. Endometrial resection and ablation techniques for heavy menstrual bleeding. Cochrane Database Syst Rev. 2013;8:CD001501
29. Beelen P, van den Brink MJ, Herman MC, Geomini PMAJ, Dekker JH, Duijnhoven RG, et al. Levonorgestrelreleasing intrauterine system versus endometrial ablation for heavy menstrual bleeding. Am J Obstet Gynecol. 2021;224(2):187.e1187.e10.
30. Munro MG, Mainor N, Basu R, Brisinger M, Barreda L. Oral medroxyprogesterone acetate and combination oral contraceptives for acute uterine bleeding: a randomized controlled trial. Obstet Gynecol. 2006;108(4):924-9.
31. Jensen JT, Parke S, Mellinger U, Machlitt A, Fraser IS. Effective treatment of heavy menstrual bleeding with estradiol valerate and dienogest: a randomized controlled trial. Obstet Gynecol. 2011; 117(4):777-87.
32. American College of Obstetricians and Gynecologists. ACOG committee opinion no 800: the use of hysteroscopy for the diagnosis and treatment of intrauterine pathology. Obstet Gynecol. 2020;135(3):e138-48.
33. American College of Obstetricians and Gynecologists. ACOG practice bulletin no 228: management of symptomatic uterine leiomyomas. Obstet Gynecol. 2021;137(6):e100-15.
34. Kaunitz AM. Abnormal uterine bleeding in nonpregnant reproductive-age patients: management [Internet]. Walthman: UpToDate; 2022 [capturado em 20 mar. 2022]. Disponível em: https://www.uptodate.com/contents/abnormal-uterine-bleeding-in-nonpregnant-reproductive-age-patients-management.

7

DESORDENS DA DIFERENCIAÇÃO SEXUAL, DO ÚTERO E DA VAGINA

JAQUELINE NEVES LUBIANCA
EDUARDO CORRÊA COSTA
LEILA CRISTINA PEDROSO DE PAULA
GUILHERME GUARAGNA FILHO
TATIANA HEMESATH
JOSÉ ANTÔNIO MAGALHÃES

As desordens da diferenciação sexual (DDSs) são condições nas quais o desenvolvimento do sexo cromossômico, gonadal ou dos órgãos genitais internos e/ou externos é atípico.[1]

⭐ O médico ginecologista, muitas vezes, é o primeiro a ter contato com essa paciente por uma série de apresentações clínicas que motivam a investigação. Isso pode ocorrer com o obstetra ou o ultrassonografista no período pré--natal, quando a ultrassonografia (US) obstétrica mostra genitália indiferenciada ou quando o cariótipo do pré-natal é contraditório com a genitália externa. Outras vezes, o diagnóstico se dará na consulta com o ginecologista, na avaliação de crianças com indiferenciação genital e de meninas adolescentes em investigação por virilização ou amenorreia primária. O ginecologista é membro atuante da equipe multidisciplinar de acompanhamento dessas pacientes, por questões particulares, como a reposição hormonal, o uso de dilatadores vaginais e a realização de vaginoplastia, quando necessário.

◼ Diagnóstico pré-natal

DDS é um termo "guarda-chuva" cuja apresentação clínica mais grave é genitália indiferenciada (também chamada de genitália ambígua). O sexo fetal pode ser identificado em 99% dos casos a partir de 16 semanas de idade gestacional. Quando, no período pré-natal, não se consegue definir o sexo fetal pela US, tem-se um quadro de genitália indiferenciada (Figura 7.1).[2] A dificuldade em identificar o sexo fetal na US leva à suspeita da possibilidade de DDS.

⭐ Não se consegue diferenciar um pênis pequeno de um clitóris hipertrofiado, ou, ainda, um escroto bífido pode ser confundido com grandes lábios vulvares. O achado pode ser isolado ou fazer parte de uma síndrome genética.[3]

A determinação do sexo cromossômico pode ser realizada já no pré-natal, por meio do estudo do cariótipo fetal no líquido amniótico, obtido pela amniocentese. Além disso, sugere-se estudo detalhado da morfologia fetal à US ou de malformação cloacal. Recomenda-se, também, quando

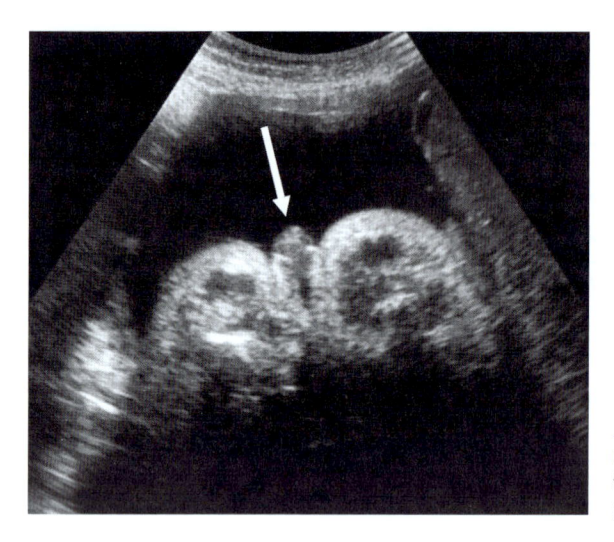

FIGURA 7.1 – Ultrassonografia de genitália fetal indefinida. Cariótipo: 46,XX. Confirmação pós-nascimento: hipertrofia do clitóris.

disponível, análise molecular (p. ex., exoma) com amostra de líquido amniótico.

Entre as causas pesquisadas, está a síndrome adrenogenital, o que justifica a avaliação detalhada das glândulas suprarrenais.

■ Etiologia das desordens da diferenciação sexual

As DDSs podem ser provocadas pelo **excesso de androgênios**, com consequente virilização de um feto 46,XX (DDS 46,XX), por **defeito da síntese ou da ação androgênica**, com hipervirilização de um feto 46,XY (DDS 46,XY), ou por **anormalidades dos cromossomos sexuais**, levando a alterações principalmente na formação das gônadas.[1] Nas Tabelas 7.1 e 7.2, estão resumidas as características das DDSs.[4]

DDS 46,XX

Considera-se DDS 46,XX quando ocorre virilização de um feto geneticamente feminino, podendo essa alteração ter origem fetal ou materna.

A principal causa de DDS em pacientes 46,XX é a hiperplasia suprarrenal congênita (HSRC) na forma clássica (perdedora de sal ou virilizante simples), que, em 95% dos casos, decorre da deficiência da enzima 21-hidroxilase. Essa enzima medeia

Tabela 7.1 – Características das DDSs 46,XX

DOENÇA	GENITÁLIA EXTERNA	SINAIS E SINTOMAS	PERFIL LABORATORIAL
HSRC por deficiência de 21-hidroxilase	Indiferenciada (formas clássicas)	Virilização moderada a grave ao nascimento; insuficiência suprarrenal grave com ou sem perda de sal nas primeiras semanas de vida	Eleva 17-OH-progesterona, androstenediona e testosterona Eleva renina e potássio e reduz pressão arterial, cortisol e sódio nas formas perdedoras de sal Ambas as formas clássicas podem cursar com hipoglicemia
HSRC por deficiência de 11β-hidroxilase	Indiferenciada (forma clássica)	Virilização moderada a grave ao nascimento; insuficiência suprarrenal grave nas primeiras semanas de vida, raramente com perda de sal; hipertensão variável ao longo da infância	Eleva 11-desoxicortisol, 11-desoxicorticosterona, androstenediona e testosterona Reduz cortisol, aldosterona e renina

(Continua)

Tabela 7.1 – Características das DDSs 46,XX (Continuação)

DOENÇA	GENITÁLIA EXTERNA	SINAIS E SINTOMAS	PERFIL LABORATORIAL
HSRC por deficiência de 3β-hidroxiesteroide-desidrogenase tipo II	Normal feminina ou clitoromegalia	Insuficiência suprarrenal grave com ou sem perda de sal nas primeiras semanas de vida; virilização durante a infância ou a puberdade; pubarca precoce	Eleva pregnenolona, 17-OH-pregnenolona e DHEA. Reduz cortisol, estradiol, sódio e glicemia
HSRC por deficiência de POR	Indiferenciada ou normal feminina	Virilização materna durante a gestação; deficiência de glicocorticoide; malformações esqueléticas (síndrome de Antley-Bixley)	Eleva 17-OH-progesterona, androstenediona, progesterona e corticosterona. Cortisol normal ou baixo. Reduz estradiol
Deficiência de P450 aromatase	Indiferenciada	Virilização materna durante a gestação; desenvolvimento de cistos ovarianos durante a infância; atraso de idade óssea	Androgênios elevados no sangue de cordão; depois, normalizam
Luteoma	Indiferenciada	Achado ultrassonográfico de luteoma materno no pré-natal	Testosterona materna elevada durante a gestação
Exposição materna a androgênios	Clitoromegalia a indiferenciada	Uso de ciclos de anabolizantes em academias	

17-OH-pregnenolona, 17-hidroxipregnenolona; 17-OH-progesterona, 17-hidroxiprogesterona; DDS, desordens da diferenciação sexual; DHEA, desidroepiandrosterona; HSRC, hiperplasia suprarrenal congênita; POR, P450 oxidorredutase.

Tabela 7.2 – Características das DDSs 46,XY

DOENÇA	GENITÁLIA EXTERNA	SINAIS E SINTOMAS	PERFIL LABORATORIAL
Hipoplasia de células de Leydig	Feminina ou indiferenciada	Hipovirilização com produção variável de testosterona na puberdade	Eleva LH. Reduz testosterona. FSH normal
HSRC lipídica e deficiência de P450scc	Feminina ou indiferenciada	Insuficiência suprarrenal grave com perda salina na primeira infância; atraso puberal; dano gonadal por acúmulo lipídico	Eleva ACTH e renina. Reduz cortisol, SDHEA, pregnenolona, estradiol, 17-OH-progesterona, aldosterona e testosterona
HSRC por deficiência de 3β-hidroxiesteroide-desidrogenase tipo II	Indiferenciada	Insuficiência suprarrenal grave com ou sem perda de sal nas primeiras semanas de vida; hipovirilização genital; pubarca precoce	Eleva ACTH, renina, DHEA, pregnenolona e 17-OH-pregnenolona. Reduz cortisol, 17-OH-progesterona e testosterona
Deficiência de POR	Indiferenciada ou normal masculina	Virilização materna durante a gestação; deficiência de glicocorticoide; malformações esqueléticas	Eleva 17-OH-progesterona, androstenediona, progesterona e corticosterona. Cortisol normal ou baixo. Reduz testosterona

(Continua)

Tabela 7.2 – Características das DDSs 46,XY (Continuação)

DOENÇA	GENITÁLIA EXTERNA	SINAIS E SINTOMAS	PERFIL LABORATORIAL
Deficiência combinada de 17α-hidroxilase/ 17,20-liase	Feminina ou indiferenciada	Ginecomastia; hipovirilização durante a puberdade; hipertensão	Eleva ACTH, LH, desoxicorticosterona e 17-OH-progesterona Reduz cortisol, testosterona, DHEA, estradiol e androstenediona
Deficiência isolada de 17,20-liase	Feminina ou indiferenciada	Ginecomastia; hipovirilização durante a puberdade	Eleva 17-OH-progesterona e LH Reduz testosterona, DHEA, estradiol e androstenediona
Deficiência de 17β-hidroxiesteroide-desidrogenase tipo III (defeito de síntese de testosterona)	Feminina ou indiferenciada	Virilização na puberdade; ginecomastia variável	Reduz a relação testosterona/androstenediona
Deficiência de 5α-redutase	Feminina ou indiferenciada	Geralmente sem ginecomastia; redução de pelos corporais	Eleva testosterona e relação testosterona/DHT
CAIS (síndrome de Morris)	Feminina	Mamas bem-formadas; redução de pelos corporais	Eleva testosterona e LH Relação testosterona/DHT normal ou elevada
PAIS	Indiferenciada ou masculina (na forma mais leve)	Mamas bem-formadas; pode haver virilização	Eleva testosterona e LH Relação testosterona/DHT normal ou elevada

17-OH-pregnenolona, 17-hidroxipregnenolona; 17-OH-progesterona, 17-hidroxiprogesterona; ACTH, hormônio adrenocorticotrófico (*adrenocorticotropic hormone*); DDS, desordens da diferenciação sexual; CAIS, insensibilidade completa aos androgênios (*complete androgen insensitivity syndrome*); DHEA, desidroepiandrosterona; DHT, di-hidrotestosterona; FSH, hormônio folículo-estimulante (*follicle-stimulating hormone*); HSRC, hiperplasia suprarrenal congênita; LH, hormônio luteinizante (*luteinizing hormone*); PAIS, insensibilidade parcial aos androgênios (*partial androgen insensitivity syndrome*); POR, P450 oxidorredutase; SDHEA, sulfato de desidroepiandrosterona.

um dos passos da esteroidogênese, e a diminuição da sua atividade enzimática provoca a redução da produção de cortisol e, em alguns casos, de aldosterona, com acúmulo do seu precursor, a 17-hidroxiprogesterona (17-OH-progesterona). A incidência de HSRC virilizante é de 1:10.000 recém-nascidos (RNs).

Nas primeiras semanas de vida, as formas clássicas da HSRC manifestam-se obrigatoriamente com quadro de indiferenciação genital nos indivíduos 46,XX, podendo ocorrer insuficiência suprarrenal com hiponatremia, hiperpotassemia, acidose, desidratação e choque (forma perdedora de sal). Entretanto, na sua forma não clássica (HSRC-NC), a diminuição da atividade enzimática não é tão intensa, podendo apresentar-se apenas com pubarca precoce ou hirsutismo/infertilidade.

A deficiência de outras enzimas da esteroidogênese também pode causar virilização genital em pacientes 46,XX, como a HSRC por deficiência de 11β-hidroxilase, por deficiência de 3β-hidroxiesteroide-desidrogenase tipo II e por deficiência de P450 oxidorredutase (POR). Esta última pode vir acompanhada de virilização materna na gestação e alterações no feto compatíveis com a síndrome de Antley-Bixler. Essas outras deficiências enzimáticas são mais raras e apresentam espectros clínico e laboratorial distintos em relação à HSRC por deficiência de 21-hidroxilase, os quais estão descritos na Tabela 7.1.

Ainda entre as DDSs 46,XX, existe a **deficiência de aromatase** e o **luteoma materno**. Em ambas as situações, costuma haver sinais de virilização materna durante a gestação, como acne, hirsutismo e, ocasionalmente, clitoromegalia.

DDS 46,XY

As DDSs 46,XY decorrem de alterações no processo de virilização de um feto masculino. Essa hipovirilização pode ser devida a defeitos na produção dos androgênios, à falha na conversão da testosterona (T) no androgênio mais potente – a di-hidrotestosterona (DHT) – e, finalmente, ao defeito no receptor androgênico.[4] As DDSs 46,XY, que, em geral, são encaminhadas para atendimento com o médico ginecologista, são as que provocam grave hipovirilização. Essa hipovirilização pode estar associada a um quadro de insuficiência suprarrenal diagnosticada logo após o nascimento. Nesse caso, destaca-se a HSRC por deficiência da 17α-hidroxilase, que é a segunda forma de HSRC mais comum no Brasil. Nesses casos, tanto indivíduos 46,XX quanto 46,XY apresentam genitália externa feminina, amenorreia primária, sem telarca e, em geral, com quadro hipertensivo associado. Entretanto, os casos mais comuns são pacientes sem insuficiência suprarrenal, que procuram atendimento ginecológico na puberdade por amenorreia, com ou sem telarca, ou virilização. Nesses casos, as pacientes têm genitália externa feminina ou quase feminina, podendo ter vagina em fundo cego ou até mesmo a presença de derivados müllerianos (nas disgenesias gonadais) e gônadas abdominais ou na região inguinal. As manifestações clínicas típicas de cada etiologia estão descritas na **Tabela 7.2**.

DDS POR ANORMALIDADES DOS CROMOSSOMOS SEXUAIS

As DDSs cromossômicas caracterizam-se por diferentes alterações estruturais (monossomias, como a síndrome de Turner, trissomias, como a síndrome de Klinefelter, mosaicismos) nos cromossomos sexuais, apresentando as mais diversas formas de genitália externa (desde feminina a quase completamente masculina), com diferentes conformações de manutenção e desenvolvimento de ductos de Wolff e de Müller.[1]

Em geral, as DDSs cromossômicas ocorrem com a formação de uma ou ambas as gônadas disgenéticas ou de uma gônada não concordante com a gônada contralateral e/ou a presença de tecido ovariano e testicular na mesma gônada, o que é chamado de ovotestis (é importante destacar que um ovotestis pode ocorrer com qualquer cariótipo, inclusive 46,XX e 46,XY). Esses defeitos cromossômicos também podem apresentar outras características clínicas, como malformações múltiplas, baixa estatura ou alta estatura, displasia metafisária, rins em ferradura, entre outras.

Diagnóstico neonatal e na infância/adolescência

O nascimento de uma criança com genitália externa indiferenciada gera incertezas e angústias desde a sala de parto, quando os primeiros a prestar assistência são o obstetra e o pediatra, que geralmente têm vínculo prévio com a família. Sabe-se que a primeira informação à família é fundamental e considerada como "a verdade" pelos pais. Quando dada de forma equivocada, pode provocar angústias ainda maiores. Assim, a primeira equipe a prestar o atendimento ao RN e à família tem papel de extrema importância no bom andamento da investigação.[1]

Devem ser avaliados todos os RNs com indiferenciação genital evidente, assim como pacientes com extrofias vesical ou de cloaca. Em pacientes que apresentam **genitália aparentemente feminina**, é importante atentar para a medida do falo (diâmetro > 6 mm, comprimento > 9 mm), fusão labial posterior, presença de seio urogenital (um orifício no períneo além do ânus) e massa na região inguinal ou em prega labioescrotal. Já nos pacientes com **genitália aparentemente masculina**, o tamanho do falo deve ser valorizado (alterado se abaixo de 2,5 desvios-padrão [DPs] em relação à média para a idade cronológica) (**Tabela 7.3**).[5] Além disso, as gônadas não palpáveis bilateralmente, o meato uretral em posição proximal ao falo e o meato uretral não tópico associado à gônada não descida também devem ser pesquisados e chamam atenção para DDS.

Por muitos anos, a conduta sugerida era de que esses pacientes não fossem regis-

Tabela 7.3 – Tamanho peniano (em cm) para diferentes idades

IDADE	MÉDIA ± DP	MÉDIA −2,5 DP
< 30 semanas	2,5 ± 0,4	1,5
34 semanas	3,0 ± 0,4	2,0
A termo	3,5 ± 0,4	2,5
0-5 meses	3,9 ± 0,8	1,9
6-12 meses	4,3 ± 0,8	2,3
1-2 anos	4,7 ± 0,8	2,6
2-3 anos	5,1 ± 0,9	2,9
3-4 anos	5,5 ± 0,9	3,3
4-5 anos	5,7 ± 0,9	3,5
5-6 anos	6,0 ± 0,9	3,8
6-7 anos	6,1 ± 0,9	3,9
7-8 anos	6,2 ± 1,0	3,7
8-9 anos	6,3 ± 1,0	3,8
9-10 anos	6,3 ± 1,0	3,8
10-11 anos	6,4 ± 1,1	3,7
Adulto	13,3 ± 1,6	9,3

DP, desvio-padrão.

trados até o fim da investigação etiológica, porém isso trazia várias dificuldades do ponto de vista social e jurídico. Em 2019, o Estado do Rio Grande do Sul, por meio da Corregedoria Geral de Justiça do Estado, lançou pioneiramente o provimento número 016/2019 (de 3 de junho de 2019), que permitia o registro do nascituro como "RN de..." e registro do sexo como "ignorado", podendo-se, depois de 2 meses, de forma gratuita, fazer uma correção em qualquer cartório para o nome e sexo definitivos.

Em 2021, com base no provimento gaúcho, a Comissão Nacional de Justiça publicou o provimento número 122 (de 13 de agosto de 2021), que manteve praticamente as mesmas bases, apenas **resolvendo que seja usado provisoriamente um nome para ambos os sexos** ou, não havendo concordância dos pais para isso, que seja usada a sugestão deles. Na eventualidade de uma morte precoce no período neonatal, sugere-se a realização de autópsia mediante autorização da família.

Além dos pacientes diagnosticados no período perinatal/neonatal, também devem ser investigadas as adolescentes com amenorreia, desenvolvimento deficiente das mamas ou virilização, bem como os meninos com ginecomastia, hipovirilização ou hematúria cíclica.

O atendimento ao paciente com DDS deve ser feito por uma equipe multidisciplinar idealmente composta de pediatra, endocrinologista pediátrico, cirurgião pediátrico, geneticista, psicólogo, ginecologista, enfermeiro, assistente social e de bioética, conforme Resolução nº 1.664/2003 do Conselho Federal de Medicina (CFM).[6]

ANAMNESE E EXAME FÍSICO

Durante a coleta da história do paciente investigado, alguns tópicos têm maior relevância, entre eles:

- História de consanguinidade.
- História familiar de indiferenciação genital.
- Amenorreia primária ou infertilidade.
- Ocorrência de morte perinatal na família.
- Uso de medicação virilizante ou feminilizante pela mãe (especialmente no primeiro trimestre de gestação).
- Virilização materna no período gestacional.
- Outras intercorrências ocorridas durante a gestação.
- Apgar, forma de nutrição do RN, além de desidratação e/ou hipoglicemia perinatal.[7]

No exame físico geral, dados como peso, comprimento, pressão arterial, grau de hidratação e sinais vitais são importantes. Ao examinar o paciente, é fundamental estar atento à possibilidade de malformações associadas (síndromes, sequências, associações e disrupções).

A avaliação da genitália externa é importante para estabelecer a ação androgênica sobre as estruturas indiferenciadas da vida intrauterina. O falo deve ser medido, tanto em comprimento quanto em diâmetro, além de palpado para identificação dos corpos cavernosos e avaliação do grau de diferenciação. Deve-se verificar a posição de inserção do meato uretral em relação ao falo, bem como a identificação e a relação com o introito vaginal, quando existente. Isso deve ser feito a partir do afastamento das pregas labioescrotais. No exame genital, é importante avaliar o grau de pigmentação da região, assim como dos mamilos/aréolas. As regiões inguinais e as pregas labioescrotais devem ser palpadas com a intenção de identificar as gônadas, que devem ser examinadas quanto a seu formato, consistência e posição. Há necessidade de descrever esses achados.[8]

A classificação proposta por Prader para avaliação do grau de virilização da genitália externa das pacientes com HSRC leva em consideração o tamanho do falo, o nível de fusão dos lábios e a posição do meato uretral, sendo útil para a descrição da virilização.[9] Diamond, mais tarde, desenvolveu uma classificação muito semelhante, porém em ordem inversa, que serve para avaliar o grau de virilização da genitália externa dos pacientes com insensibilidade androgênica.[10]

Tradicionalmente, a classificação descrita por Prader é a mais usada, e alguns autores recomendam que seja utilizada para avaliação de todos os pacientes com DDS de forma ampliada (**Figura 7.2**).[11]

EXAMES DE IMAGEM

A realização de exames de imagem durante a investigação auxilia o estabelecimento do grau de ação androgênica sofrida pelas estruturas indiferenciadas da genitália interna durante a gestação. As USs abdominal e pélvica auxiliam a pesquisa de gônadas intra-abdominais, útero, tubas, remanescentes müllerianos, hidrocolpos ou hidrometrocolpos, hidronefrose e suprarrenais. É muito importante ressaltar que, em virtude de ser um exame dependente da habilidade do examinador, pode ter sua acurácia prejudicada; porém, em mãos experientes, pode ser de grande auxílio. Além disso, a literatura prevê que, em pacientes normais submetidos à US pélvica, apenas um ovário é identificado em 40% das vezes, ao passo que, em 16% das vezes, nenhum ovário é identificado. Quando são identificadas suprarrenais maiores que 20 mm no sentido longitudinal e 4 mm no transversal ou 4 mm transversal com superfície lobulada e ecotextura pontilhada, a possibilidade de HSRC deve ser considerada.[12]

Atualmente, a US transperineal vem sendo realizada com a identificação da uretra e de rema-

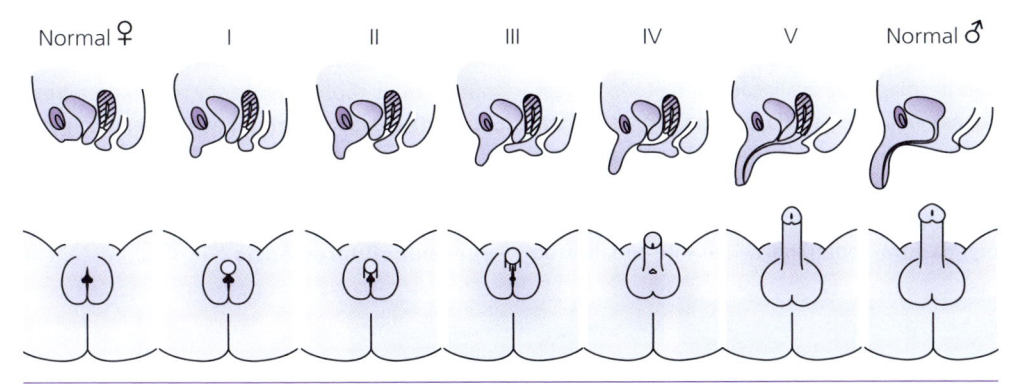

FIGURA 7.2 – Adaptação da escala de Prader para a avaliação de todos os pacientes com desordem da diferenciação sexual. Da esquerda para a direita: genitália **feminina normal**; **estágio I** – feminina levemente virilizada, suave hipertrofia do clitóris, sem fusão labial; **estágio II** – presença de fusão labial posterior, com razão anogenital > 0,5, clitoromegalia, orifício vaginal pequeno, mas separado do meato uretral; **estágio III** – fusão labial completa, somente com seio urogenital e falo aumentado; **estágio IV** – parece mais masculino que feminino, com bolsa escrotal vazia e falo com tamanho de um pênis normal, com possível encurvamento ventral, e orifício único que pode corresponder à uretra/vagina na base ou no corpo do falo, que pode ser considerado uma hipospadia em um menino, mas é um seio urogenital; **estágio V** – virilização completa masculina, com orifício único na ponta de um pênis normal (ou próximo dela), mas que pode corresponder a seio urogenital longo; presença de bolsa escrotal vazia e genitália **masculina normal**.
Fonte: Elaborada com base em McNamara e colaboradores.[11]

nescentes müllerianos, bem como a avaliação do seio urogenital, sendo possível medir o comprimento das estruturas e programar a cirurgia (Figura 7.3).

A genitografia, que consiste na infusão de contraste via retrógrada pelo seio urogenital, visa a identificar o canal comum, a uretra, a bexiga, a vagina e o útero, às vezes. Além de visualizar as estruturas, pode-se medi-las, o que é de extrema importância para o planejamento cirúrgico (ver Figura 7.3).[11]

Algumas vezes, a comunicação entre uretra e vagina é estreita, não sendo possível contrastar a vagina, o que proporciona a falsa impressão de uretra longa. Nesses casos, a avaliação via transperineal por US é de grande auxílio.

Recentemente, a realização de ressonância magnética (RM) tem sido adicionada à investigação. Em geral, ela não acrescenta muito aos demais exames já citados, mas pode ser de grande auxílio em casos com alterações anatômicas mais raras. Deve-se sempre considerar que, para sua realização, é necessário o uso de contraste, assim como de anestesia geral.

AVALIAÇÃO POR MÉTODOS INVASIVOS

Além do exame físico detalhado e do uso de exames de imagem, a avaliação por métodos invasivos às vezes é necessária, em que os mais esclarecedores para a equipe cirúrgica são a laparoscopia e a uretrocistoscopia (ou genitoscopia).

A laparoscopia possibilita a visualização dos órgãos intra-abdominais e permite a realização de biópsias gonadais. Também tem caráter terapêutico, possibilitando gonadectomia e ressecção de remanescentes müllerianos, quando pertinente, ou o auxílio da descida do testículo, quando necessário.[13] Durante a laparoscopia, é fundamental a identificação das estruturas, bem como sua descrição, que deve ser o mais minuciosa possível. Quando indicada a biópsia gonadal, é muito importante que seja feita em **ambas as gônadas** e em **todo o eixo longitudinal** (retirada de uma fita), pois, na coexistência de ambas as linhagens (ovariana e testicular), o tecido ovariano geralmente se situa nos polos.[14]

Já a uretrocistoscopia/genitoscopia fica mais reservada para planejamento pré-operatório. É possível avaliar a uretra, o seio urogenital, a vagina, o colo do útero, a bexiga e a presença de utrículo prostático. Sua principal utilidade é na HSRC, pois é possível confirmar as informações já disponíveis na genitografia e na US transperineal, aferir o comprimento das estruturas (seio urogenital, uretra e vagina) e decidir qual é o melhor momento para cirurgia, bem como a melhor técnica para correção.[11]

AVALIAÇÃO LABORATORIAL

É obrigatória a coleta de cariótipo obtido no período imediatamente neonatal, e, como alternativa mais rápida, pode ser realizada a **pesquisa da região determinante do sexo do gene Y** (**SRY**, *sex-determining region of the Y gene*) **por reação em cadeia da polimerase** (PCR, *polymerase chain reaction*) **ou hibridização *in situ* por imunofluorescência** (FISH, *fluorescent in*

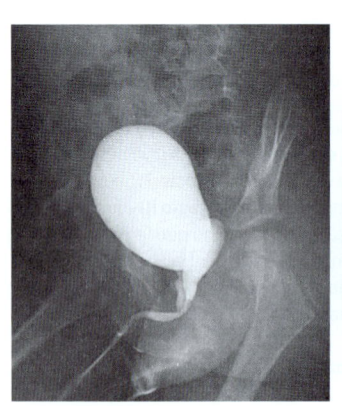

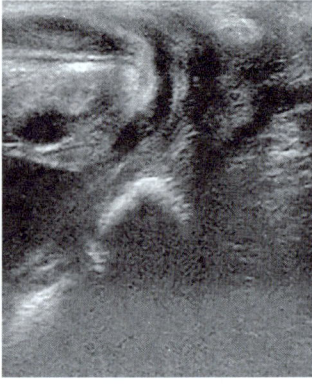

FIGURA 7.3 – Ultrassonografia transperineal e genitografia da mesma paciente permitem identificar seio urogenital, uretra, vagina e bexiga.

situ hybridization) enquanto o cariótipo não fica pronto. Exames moleculares, como, por exemplo, o **exoma**, quando disponível, podem ser bastante elucidativos.

A investigação hormonal será diferenciada conforme a palpação de gônadas.[1]

GÔNADAS IMPALPÁVEIS

Quando as gônadas não são palpáveis bilateralmente, o diagnóstico mais provável é DDS 46,XX por HSRC por deficiência de 21-hidroxilase; no entanto, não se pode excluir todas as outras formas de DDS. Nesse caso, no terceiro dia de vida, coleta-se amostra de sangue para dosagem de 17-OH-progesterona, androstenediona e hormônio adrenocorticotrófico (ACTH, *adrenocorticotropic hormone*). Exames basais de sódio e potássio devem ser coletados, e a medida de eletrólitos deve ser repetida diariamente até a definição do quadro.[15]

Caso não se confirme o diagnóstico de HSRC por deficiência de 21-hidroxilase, utiliza-se plasma armazenado dessa coleta para dosagem dos demais esteroides, conforme descrito a seguir, incluindo estradiol.[16]

GÔNADAS PALPÁVEIS

O diagnóstico mais provável é DDS 46,XY; no entanto, não se pode excluir DDS por alteração cromossômica ou mesmo 46,XX. Para RN com cariótipo 46,XY ou outras DDSs com gônadas palpáveis, a avaliação inicial será a da integridade da via de produção de testosterona. Pode-se coletar amostra de sangue nas primeiras 12 horas de vida com dosagem de hormônio luteinizante (LH, *luteinizing hormone*) e testosterona (T).[17] No entanto, o ideal é que essa avaliação hormonal seja mais completa e ocorra no pico da minipuberdade (período fisiológico em que as gonadotrofinas hipofisárias estão ativadas no lactente), que é entre 15 e 90 dias de vida. Deve-se solicitar dosagem de hormônio folículo-estimulante (FSH, *follicle-stimulating hormone*), progesterona (P), testosterona (T), androstenediona (A) e DHT.[1,17]

Se os valores de testosterona estiverem elevados ou normais para a faixa etária, deve-se fazer o diagnóstico diferencial entre a insensibilidade parcial aos hormônios androgênicos e a deficiência de 5α-redutase tipo 2.

No caso de níveis de testosterona baixos e em que o precursor que acumula não é a androstenediona, deve-se dosar todos os demais esteroides passíveis de acúmulo em caso de defeitos de síntese, ou seja, 17-OH-progesterona, sulfato de desidroepiandrosterona (SDHEA), progesterona e 17-hidroxipregnenolona (17-OH-pregnenolona).

A avaliação concomitante do hormônio anti-mülleriano (AMH) e da testosterona em pacientes 46,XY reflete a função de células de Sertoli e de Leydig e permite classificar a DDS 46,XY.

Deve-se pensar em DDS disgenética quando tanto o AMH quanto a testosterona estão baixos. AMH normal, androstenediona alta e testosterona baixa sugerem defeito de síntese de testosterona. Em pacientes 46,XX, o AMH pode ser útil para diferenciar DDS ovotesticular 46,XX de outras causas de virilização, uma vez que ele estará presente somente nessa etiologia.

Em momentos posteriores à minipuberdade, quando se deseja avaliar a produção de testosterona antes da puberdade propriamente dita, o teste de estímulo com gonadotrofina coriônica humana (hCG, *human chorionic gonadotropin*) é uma ferramenta importante, pois tem estrutura e ação similar à do LH.[18,19]

Na interpretação do teste, deve ocorrer elevação dos níveis de testosterona para acima do limite superior para pré-púberes ou o dobro do valor em relação à concentração basal.[19] Se a resposta for satisfatória, estarão excluídos todos os defeitos de síntese de testosterona, hipogenesia/agenesia de células de Leydig ou anorquia. Uma relação T/A menor que 0,8 é indicativa de defeito na síntese de testosterona.[20] A deficiência de 5α-redutase é sugerida por uma relação T/DHT acima de 30 em crianças e adolescentes.

As Figuras 7.4 a 7.7 apresentam exemplos de genitálias de RNs.

▌Tratamento

O tratamento também deverá ser multidisciplinar. Pode-se dividi-lo em aspectos clínicos, hormonais,

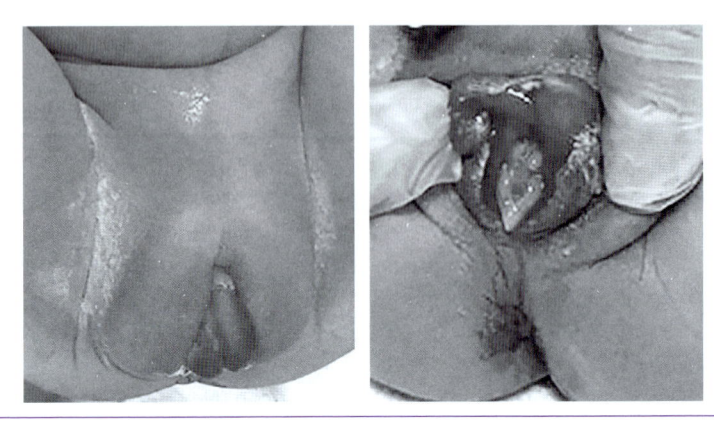

FIGURA 7.4 – Recém-nascido com genitália feminina normal.

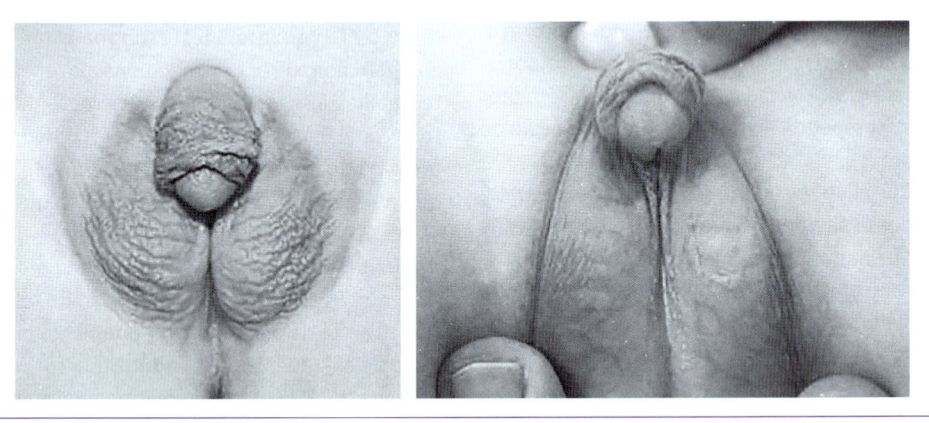

FIGURA 7.5 – Recém-nascido com genitália indiferenciada – DDS 46,XX, HSRC.
DDS, desordem da diferenciação sexual; HSRC, hiperplasia suprarrenal congênita.

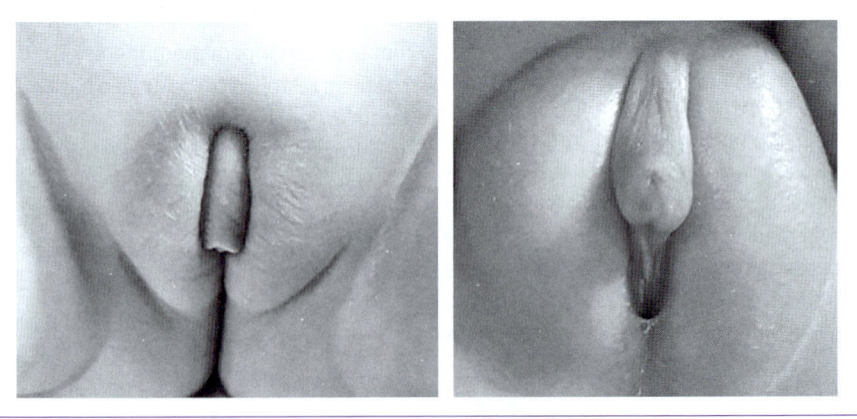

FIGURA 7.6 – Recém-nascido com genitália indiferenciada – DDS 46,XY, PAIS.
DDS, desordem da diferenciação sexual; PAIS, insensibilidade parcial aos androgênios (*partial androgen insensitivity syndrome*).

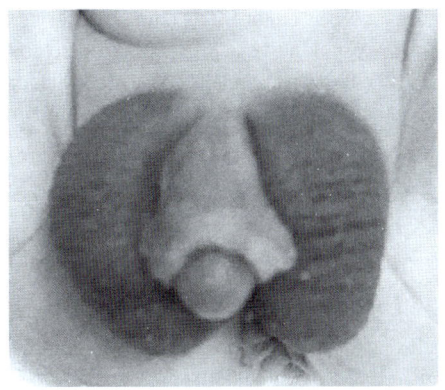

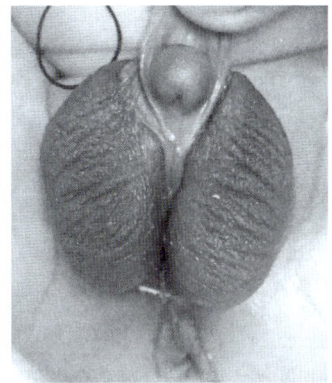

FIGURA 7.7 – Recém-nascido com genitália indiferenciada – DDS 46,XY, defeito na síntese de testosterona.
DDS, desordem da diferenciação sexual.

cirúrgicos e psicológicos. Este último é abordado em tópico específico no fim do capítulo.

CLÍNICO

⭐ É primordial a monitorização para clínica de insuficiência suprarrenal nos casos de HSRC, avaliando a presença de desidratação, vômitos, hiponatremia, hiperpotassemia, hipoglicemia, hipovolemia e colapso cardiovascular do RN. Na criança, é importante o acompanhamento do crescimento e da evolução da idade óssea.

HORMONAL

Na insuficiência suprarrenal, deve ser administrada dose de estresse de hidrocortisona de 100 mg/m² de superfície corporal como dose de ataque (depois, deixa-se 100 mg/m²/dia divididos de 6/6 h nas primeiras 24 h). Uma vez confirmado o diagnóstico de HSRC, inicia-se ou mantém-se a terapia com glicocorticoide e, quando houver perda salina, associa-se mineralocorticoide (fludrocortisona na dose de 0,1-0,2 mg/dia).[11,13,14] A dose de manutenção da hidrocortisona é de 10 a 20 mg/m²/dia de superfície corporal (ou equivalente de dexametasona ou prednisolona). A dose de fludrocortisona costuma ser mais elevada no RN, sempre com reposição de sódio (1 g de NaCl diluído em 100 mL de água oferecido entre as mamadas), pois o leite materno ou as fórmulas são pobres em sódio.[21]

⚠️ A maioria das pacientes 46,XX é fértil quando tem a HSRC bem controlada. Nos casos de diagnóstico ou suspeita pré-natal de HSRC, **não é recomendado** o tratamento pré-natal com dexametasona, devido ao risco de prejudicar, entre outras coisas, o desenvolvimento cognitivo do feto.[22] Nos casos em que a gestante apresenta diagnóstico de HSRC na forma clássica, o tratamento deve ser realizado com prednisona ou prednisolona, pois esses glicocorticoides não atravessam a barreira placentária.

Os pacientes DDS 46,XY ou DDS com alterações nos cromossomos sexuais que foram criados no sexo feminino em geral necessitam de reposição estrogênica, iniciando em doses baixas, para simular a puberdade verdadeira, aumentando progressivamente a dose, para o desenvolvimento dos caracteres sexuais secundários e para a correta formação e manutenção da densidade mineral óssea. Pacientes que não têm útero não necessitam de reposição de progestógeno.

CIRÚRGICO

Após a designação sexual e o adequado tratamento hormonal, chega o momento da adequação cirúrgica da genitália. Durante um longo período, considerou-se que a genitoplastia feminilizante era mais facilmente realizada do que a masculinizante, sendo indicada para todos os pacientes com cariótipo XX e para aqueles com XY que apresentavam micropênis. O seguimento de pacientes que receberam esse manejo demonstrou que muitos estavam insatisfeitos com os resultados, e essa prática foi modificada. Atualmente, graças à evolução das técnicas cirúrgicas, existem diversas possibilidades de adequação da genitália ao sexo designado. No entanto, ainda persiste o caráter desafiador desses procedimentos.

Na genitoplastia feminilizante, alguns passos devem ser seguidos para o sucesso da correção. São eles: clitoroplastia, vaginoplastia e vulvoplastia. O momento em que os procedimentos devem ser realizados segue sendo um ponto crítico. A literatura cirúrgica mundial e a American Academy of Pediatrics (AAP) ainda recomendam que a adequação da genitália ocorra o mais cedo possível (idealmente, entre 6 semanas e 15 meses). Os benefícios seriam reduzir a ansiedade da família, melhorar a imagem do corpo do bebê, proporcionar melhor desenvolvimento emocional e cognitivo (prejudicado pela indiferenciação da genitália), além de tornar mais fácil a cirurgia, por aproveitar a presença do estrogênio nos tecidos. A corrente que recomenda a cirurgia precoce também advoga que, na menina pequena, as distâncias são menores e os tecidos são mais elásticos e maleáveis, propiciando melhor resultado.[23]

Entretanto, existe uma corrente do campo da psicologia social que recomenda a não realização da cirurgia até uma idade em que o paciente possa decidir. Ainda não há dados que possam comprovar essa teoria baseada em relatos de experiência. Além disso, um estudo recente demonstrou que dois terços das pacientes com HSRC cuja cirurgia foi realizada precocemente consideraram que o procedimento foi apropriado, e somente cerca de 10% delas não concordaram com a cirurgia nesse período.[24] Com isso, a decisão individualizada é a recomendação mais importante, associada à completa informação dos pais e paciente.

Já nos casos em que a paciente **não tem seio urogenital** e requer procedimentos para criar uma neovagina (p. ex., com uso de outro tecido), a literatura recomenda que a cirurgia seja postergada para a adolescência.

A clitoroplastia consiste na redução do clitóris. A maioria dos autores indica a ressecção dos corpos cavernosos com a preservação do feixe vasculonervoso presente no dorso do falo. A redução da glande somente está indicada nos casos com intensa hipertrofia.[25] Na última década, Pippi Salle propôs uma nova forma de clitoroplastia, que evita a ressecção dos corpos cavernosos: após a dissecção dos corpos cavernosos, estes são divididos e implantados nos grandes lábios ipsolaterais durante a vulvoplastia.[26] Durante a dissecção, recomenda-se a preservação do feixe vasculonervoso.

A vaginoplastia, sobretudo nas pacientes com HSRC, consiste na separação do seio urogenital em uretra e vagina. Atualmente, a mobilização em bloco do seio urogenital é a técnica mais empregada, recomendada por Peña para pacientes com seio urogenital com comprimento de 3 cm no máximo.[27] Quando a confluência é baixa, a mobilização e a separação costumam ser mais facilmente realizadas. Entretanto, nas pacientes com confluência mais alta ou com reintervenções (por complicações como fístula ou resultado insatisfatório), a mobilização é mais complicada. Em casos extremos, é necessária abordagem via sagital anterior transretal (Astra), conforme descrito por Di Benedetto (**Figura 7.8**).[28] No preparo das pacientes que serão submetidas à separação do seio urogenital, uma estratégia importante é a utilização da uretrocistoscopia/genitoscopia para o implante de sonda vesical e de outra sonda na vagina (ou cateter de Fogarty®). Esse detalhe facilita a localização da confluência durante a dissecção. A permanência dessas sondas no pós-operatório é rotineira, sendo variável o tempo para sua retirada.

Para a vulvoplastia, é muito importante que o cirurgião programe e prepare os retalhos de pele que serão necessários para o remodelamento da genitália antes do início de todos os procedimentos. Existem diversas técnicas para a confecção dos retalhos, porém a decisão de escolha depende de cada caso especificamente.[28,29] Em virtude de se tratar de cirurgias complexas, complicações são esperadas. A mais frequente é a estenose do introito vaginal, com até 50% das pacientes necessitando de algum tipo de intervenção no futuro. São descritas mais raramente fístulas uretrovaginais, ressecção incompleta dos corpos cavernosos do clitóris e até mesmo necrose do clitóris.

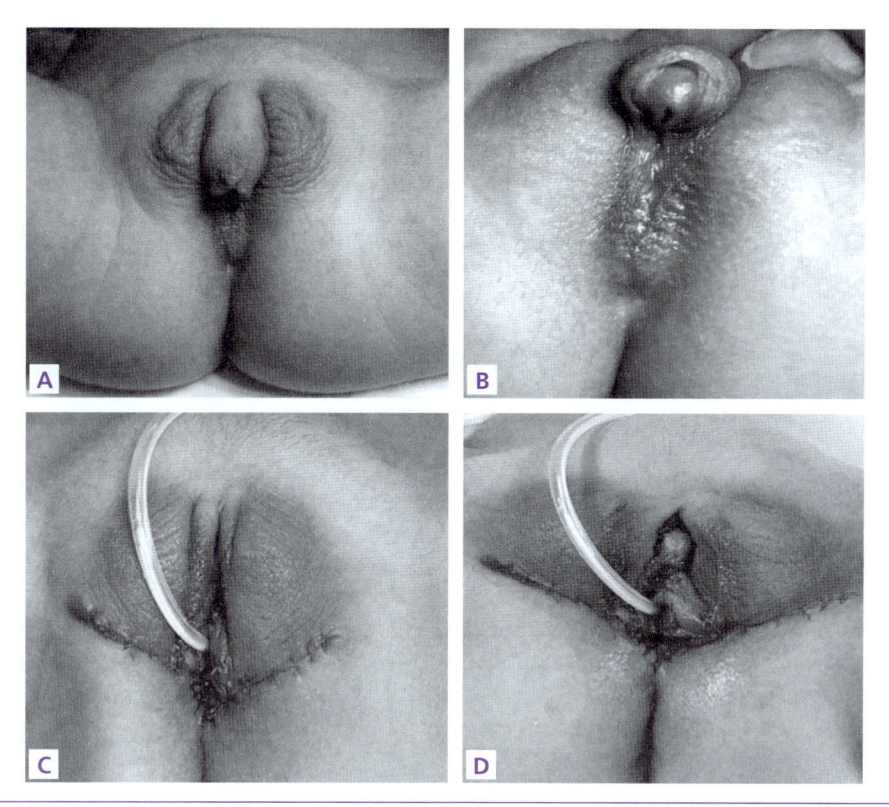

FIGURA 7.8 – Cirurgia completa (clitoroplastia, vaginoplastia, vulvoplastia) de paciente com hiperplasia suprarrenal congênita com 1 ano de idade (DDS 46,XX) pela técnica de abordagem via sagital anterior transretal (Astra). **(A)** Aspecto da genitália pré-operatória. **(B)** Aspecto pré-operatório, com afastamento das saliências labioescrotais que favorece a visualização do óstio do seio urogenital. **(C)** Aspecto final da genitália, com sonda na uretra. **(D)** Aspecto final da genitália, demonstrando a redução do clitóris e o amplo introito vaginal proporcionado pelo afastamento dos lábios.
DDS, desordem da diferenciação sexual.

Já na genitoplastia masculinizante, os passos cirúrgicos variam de caso para caso, mas a grande maioria consiste em correção da hipospadia e do encurvamento, adequação da relação penoescrotal e orquidopexia. Os casos masculinos não são abordados neste capítulo, por fugirem da área de interesse da ginecologia.

Imagens de casos cirúrgicos podem ser vistas nas **Figuras 7.9** a **7.11**.

Anomalias congênitas müllerianas

Alterações em processos genéticos, hormonais e em fatores epigenéticos podem afetar o desenvolvimento normal dos ductos de Müller, dos ductos de Wolff e do seio urogenital, levando a anomalias uterinas, do colo uterino, das tubas e da vagina. Dependendo da anormalidade, mulheres afetadas poderão apresentar problemas ginecológicos, obstétricos e de fertilidade. A incidência real das anomalias müllerianas é difícil de precisar, tendo-se em vista a multiplicidade de apresentações. Além disso, apesar de a maioria das anomalias ocorrer de forma isolada, algumas delas são componentes de síndromes congênitas.

Existe uma relação de anomalias müllerianas com maiores taxas de abortamento espontâneo, trabalho de parto pré-termo (TPP), apresentação fetal anômala e distocia. Portanto, em alguns casos, poderá ser importante a interven-

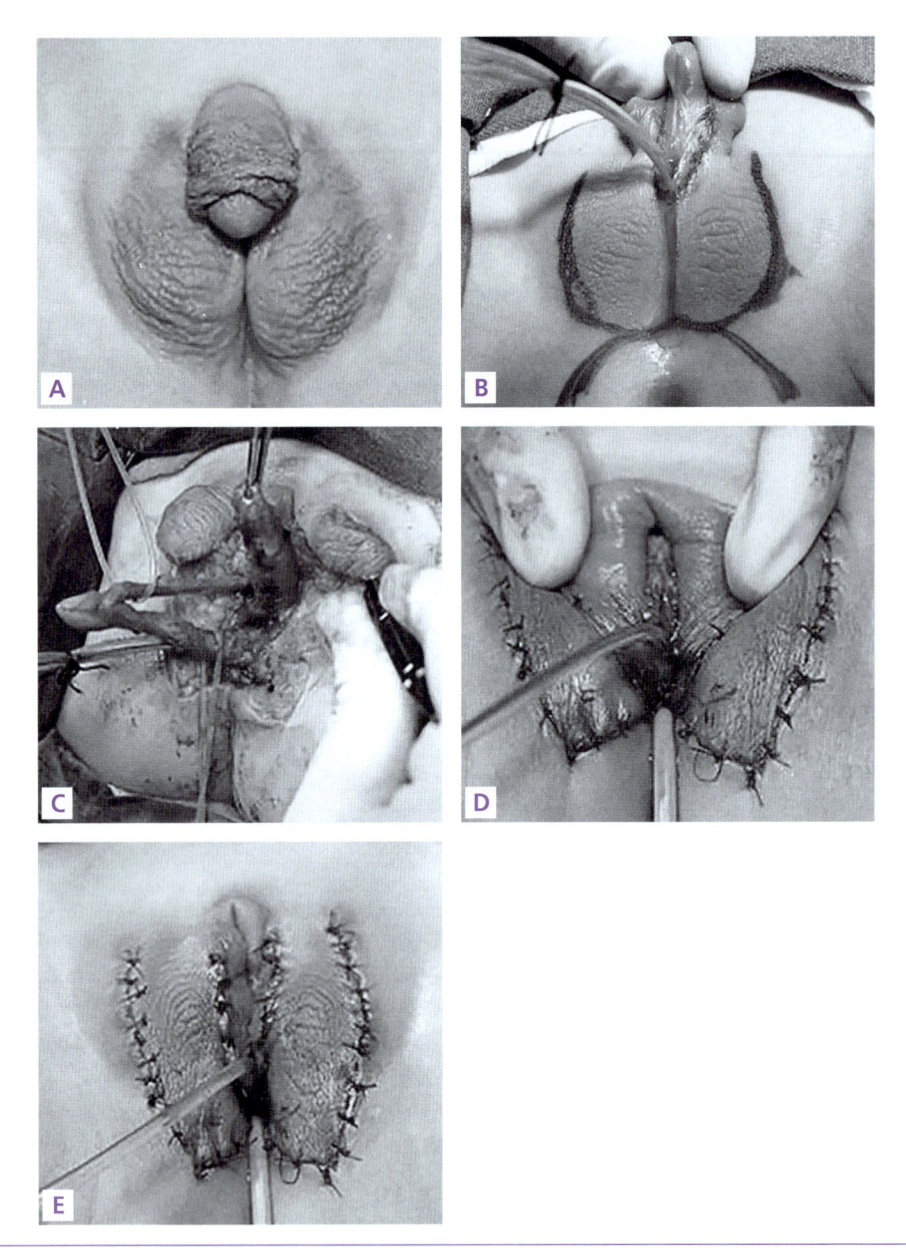

FIGURA 7.9 – Cirurgia completa (clitoroplastia, vaginoplastia, vulvoplastia) de paciente com hiperplasia suprarrenal congênita com 1 ano de idade (DDS 46,XX). (**A**) Aspecto da genitália pré-operatória. (**B**) Linhas de incisão demarcadas para vulvoplastia – durante a cistoscopia/genitoscopia pré-operatória foi posicionada uma sonda de Foley siliconada na bexiga (sonda transparente) e um cateter de Fogarty®. (**C**) Ressecção dos corpos cavernosos para clitoroplastia (pinça de Adson), reparo superior demarcando feixe vasculonervoso, reparo inferior com seio urogenital (presença de sonda de Foley e cateter de Fogarty® no interior do seio urogenital). (**D**) Aspecto final da genitália, demonstrando a redução do clitóris. (**E**) Aspecto final da genitália, com sonda uretral (Foley siliconada) e sonda vaginal (Foley amarela).
DDS, desordem da diferenciação sexual.

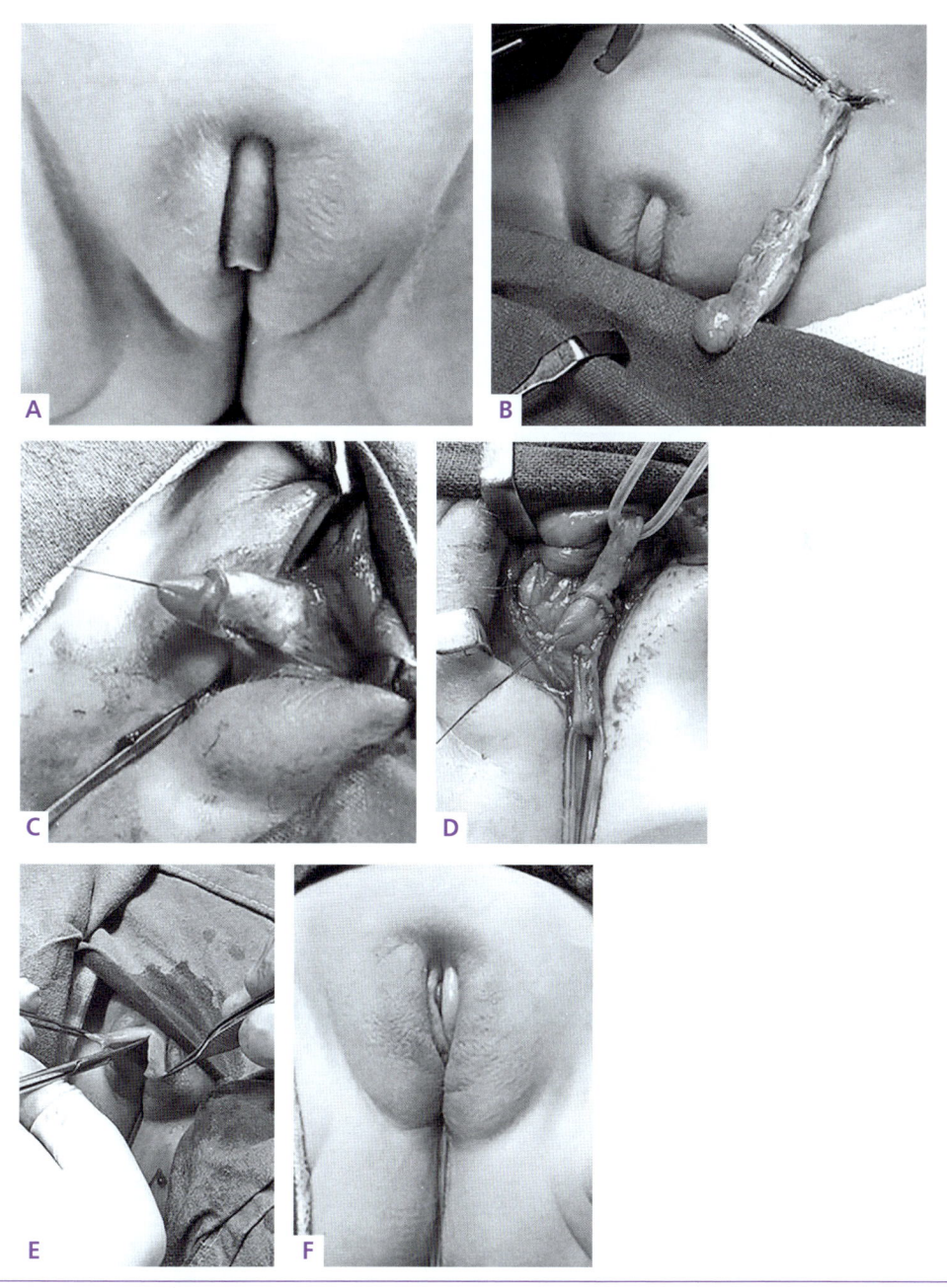

FIGURA 7.10 – Cirurgia (clitoroplastia, vulvoplastia, gonadectomia) de paciente com PAIS (DDS 46,XY).
(A) Aspecto da genitália pré-operatória. **(B)** Gonadectomia. **(C)** Dissecção dos corpos cavernosos para clitoroplastia.
(D) Reimplante da glande do clitóris no períneo (reparo superior demarcando feixe vasculonervoso, reparo inferior na placa uretral). **(E)** Preparação dos retalhos da pele excedente do prepúcio do clitóris para pequenos lábios.
(F) Aspecto final da genitália, com sonda uretral (Foley siliconada).
DDS, desordem da diferenciação sexual; PAIS, insensibilidade parcial aos androgênios (*partial androgen insensitivity syndrome*).

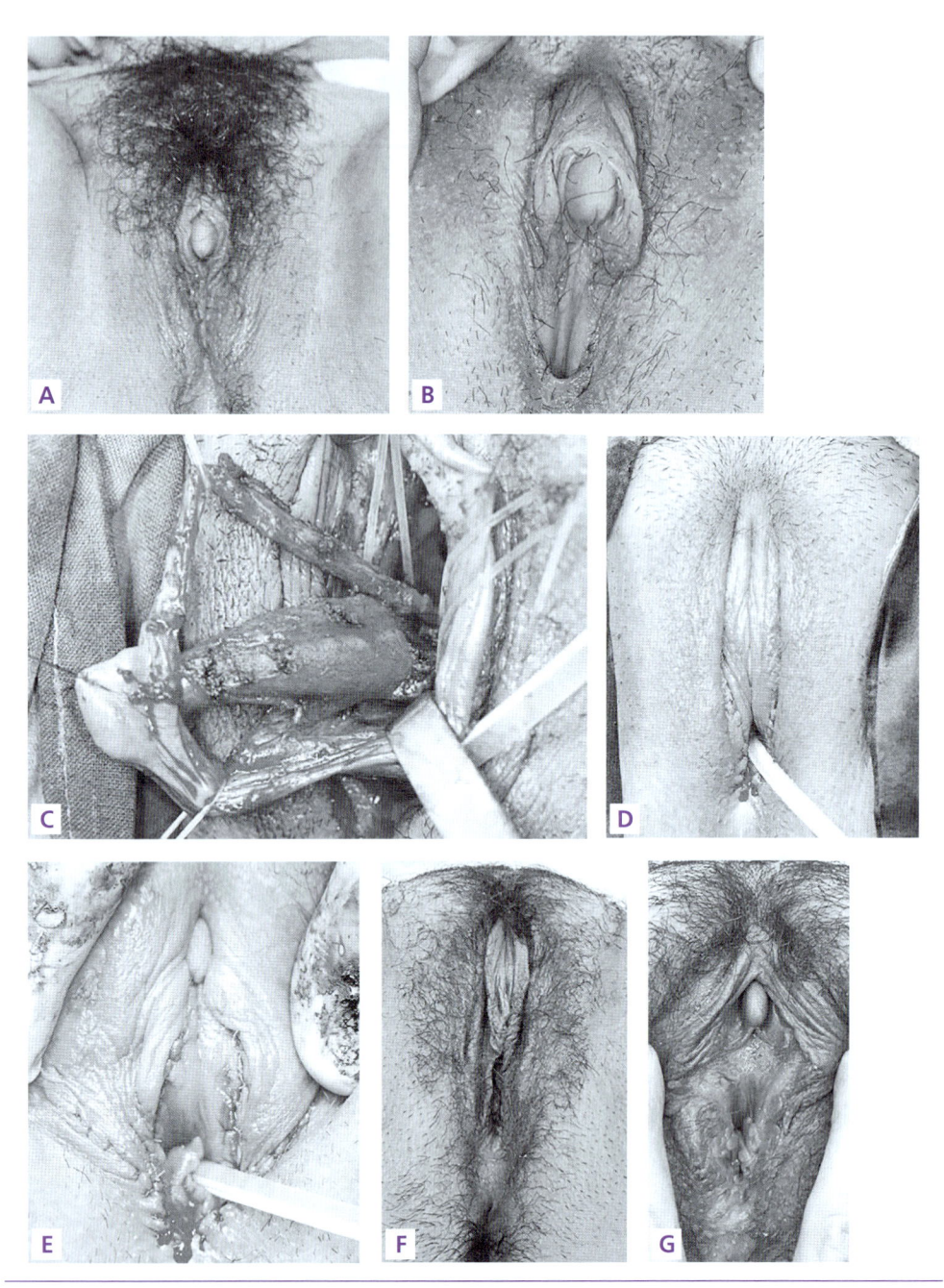

FIGURA 7.11 – Cirurgia completa (clitoroplastia, vaginoplastia, vulvoplastia) de paciente com hiperplasia suprarrenal congênita com 14 anos de idade (DDS 46,XX) e controle tardio após 1 ano e 6 meses. (**A, B**) Aspecto da genitália pré-operatória. (**C**) Dissecção dos corpos cavernosos para clitoroplastia, reparo superior demarcando feixe vasculonervoso, reparo inferior com seio urogenital (presença de sonda de Foley no interior do seio urogenital). (**D, E**) Aspecto final da genitália, demonstrando, a redução do clitóris e o aspecto final da genitália, com sonda uretral (Foley siliconada). (**F, G**) Aspecto da genitália no acompanhamento tardio (1 ano e 6 meses de pós-operatório).
DDS, desordem da diferenciação sexual.

ção durante a infância, a adolescência ou o período reprodutivo.

EMBRIOLOGIA

O sistema de ductos masculinos (de Wolff ou mesonéfricos) e femininos (de Müller ou paramesonéfricos) é indistinguível nos fetos com menos de 6 semanas de vida. Na ausência do cromossomo Y, na maioria dos casos, resulta o desenvolvimento dos ovários. Sem testosterona, os ductos de Wolff regridem e permitem o desenvolvimento dos ductos de Müller.

Contrariamente, a regressão dos ductos de Müller exige a presença do AMH, que é secretado pelos testículos. Na ausência do AMH, os ductos de Müller desenvolvem-se na superfície lateral dos ductos mesonéfricos, com as porções superiores formando as tubas uterinas, ao passo que as porções inferiores se fundem em formato de uma estrutura em Y para criar o útero, o colo uterino e as duas porções superiores da vagina. Assim, alterações nesse processo em qualquer estágio podem causar anomalias müllerianas que impactam o desenvolvimento e a função sexual feminina.

CLASSIFICAÇÃO E EFEITOS CLÍNICOS

A classificação de Buttram e Gibbons[30] pode ser vista no **Quadro 7.1**. A **Figura 7.12** apresenta a classificação de Kim e Kim.[31]

> **Quadro 7.1** – Classificação de Buttram e Gibbons das anomalias müllerianas
>
> - **Classe I** – Agenesia segmentar e vários graus de hipoplasia uterovaginal; esse grupo inclui agenesia mülleriana e agenesia vaginal
> - **Classe II** – Útero unicorno
> - **Classe III** – Útero didelfo
> - **Classe IV** – Útero bicorno e vários graus de fusão incompleta do segmento superior do canal uterovaginal
> - **Classe V** – Graus variados de útero septado
> - **Classe VI** – Graus variados de útero arqueado
> - **Classe VII** – Sequela de exposição ao DES
>
> DES, dietilestilbestrol.
> **Fonte:** Adaptado de Buttram e Gibbons.[35]

A anomalia mülleriana mais comum é o útero septado (classe V), que compreende cerca de 50% de todas as anomalias relatadas. Entre as anomalias müllerianas que permitem a gestação, as anomalias da classe V estão associadas à marcada redução da capacidade de manter a gestação, com taxas de abortamento espontâneo que variam de 26 a 94%. Também se relacionam com eventos adversos obstétricos, como TPP (9-30%) e menor sobrevida neonatal.

A diferença entre o útero septado e as anomalias da classe IV (útero bicorno) baseia-se na aparência externa do útero. Essas duas classes resultam de processos embriológicos diferentes – o útero bicorno, a segunda anomalia mülleriana mais frequente, compreendendo até 10% de todas as anomalias, é o resultado da incompleta fusão dos cornos uterovaginais.

O útero bicorno não requer intervenção cirúrgica. O útero septado foi, no passado, tratado com metroplastia de Strassman, para unificar as duas cavidades, mas os resultados eram conflitantes; muitas vezes, tal tratamento acabava resultando em histerectomia por infecção.

O útero didelfo (classe III) corresponde a 5% das anomalias e resulta da falha completa da fusão dos ductos de Müller. Nesses casos, cada ducto desenvolve-se como duas hemicavidades uterinas que dividem um único colo uterino ou, em alguns casos, cada um com seu próprio único colo uterino. Sem obstrução, o útero didelfo é assintomático. Entretanto, em muitos casos, está associado à obstrução total ou parcial por septo vaginal e apresenta-se com dismenorreia progressiva na menarca, podendo levar à endometriose e a aderências pélvicas.

O útero unicorno (classe II) resulta da falha de desenvolvimento de um dos dois ductos de Müller e representa um quinto das anomalias müllerianas. Pode apresentar-se como uma anomalia totalmente isolada, mas, em dois terços dos casos, apresenta-se em associação a um corno rudimentar. Esse corno rudimentar apresenta endométrio em cerca de 50% das vezes. A maioria dos úteros unicornos está à direita,

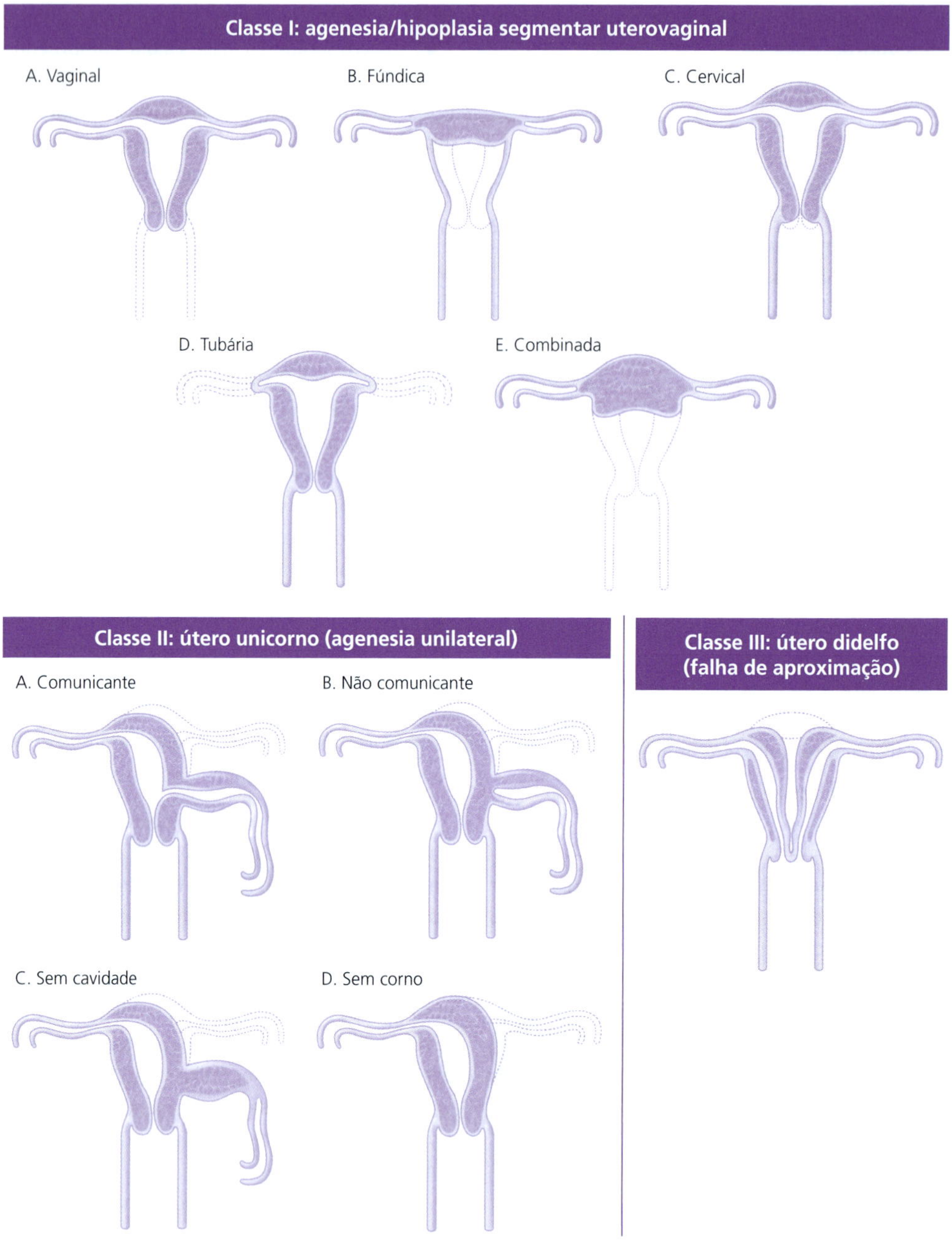

FIGURA 7.12 – Classificação das malformações genitais müllerianas. (*Continua*)
Fonte: Elaborada com base em Kim e Kim.[31]

fenômeno ainda não explicado. Essa anomalia está relacionada com maior risco de abortamento espontâneo e TPP. Pacientes com útero rudimentar com tecido endometrial e não comunicante podem se apresentar com dismenorreia progressiva após a menarca. Nos casos em que houver útero rudimentar com tecido endometrial, a sua ressecção está indicada.

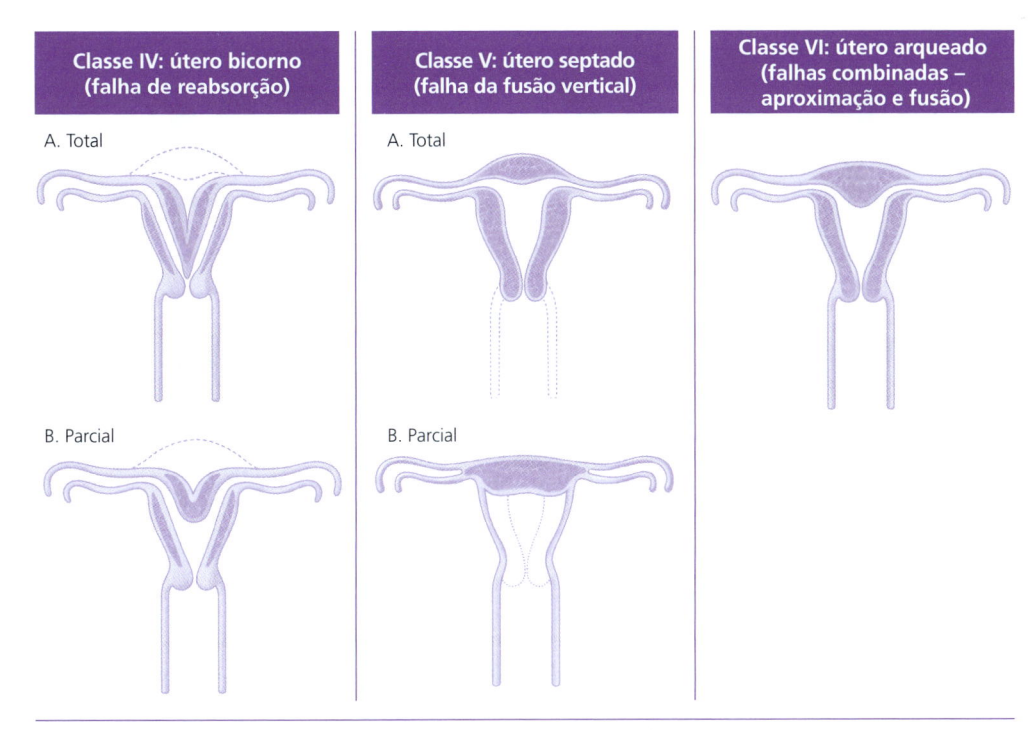

FIGURA 7.12 – (*Continuação*) Classificação das malformações genitais müllerianas.
Fonte: Elaborada com base em Kim e Kim.[31]

As anomalias de classe I representam as alterações mais graves da função ginecológica e são responsáveis por 8 a 10% das anomalias müllerianas. Apresentam-se sem alterações fenotípicas ao nascimento e são diagnosticadas apenas na época da menarca. Em virtude da sua importância, a síndrome de Mayer-Rokitansky-Küster-Hauser e a agenesia são descritas a seguir.

O diagnóstico das anomalias müllerianas é idealmente realizado por RM.

A Figura 7.13 mostra as anomalias de fusão uterina.

Agenesia vaginal e síndrome de Mayer-Rokitansky--Küster-Hauser (classe I)

A agenesia vaginal é uma anomalia rara do trato genital, com prevalência de 1:5.000 mulheres, que se apresenta, na maioria das vezes, como amenorreia primária em adolescentes com desenvolvimento normal das características sexuais secundárias, cariótipo 46,XX e função ovariana normal. Sua causa é desconhecida. Essa agenesia é frequentemente associada a outras anomalias. Os casos que se apresentam como amenorreia primária e dismenorreia progressiva sugerem a presença de tecidos endometriais em porções superiores, que não têm comunicação com a vagina inexistente. Isso leva à dor associada aos quadros obstrutivos.

Quando o útero está ausente em associação com a agenesia vaginal (malformação bilateral do tubérculo e ducto de Müller), a anomalia é conhecida como síndrome de Mayer-Rokitansky--Küster-Hauser (MRKH).

Os sintomas dependem da presença ou da ausência de endométrio funcionante. Na ausência de sintomas de dismenorreia progressiva, a intervenção pode ser postergada até o início da atividade sexual. Os dilatadores de Frank são a primeira opção de tratamento, considerando-se o tratamento cirúrgico apenas quando não houver resposta satisfatória. Em casos de agenesia vaginal,

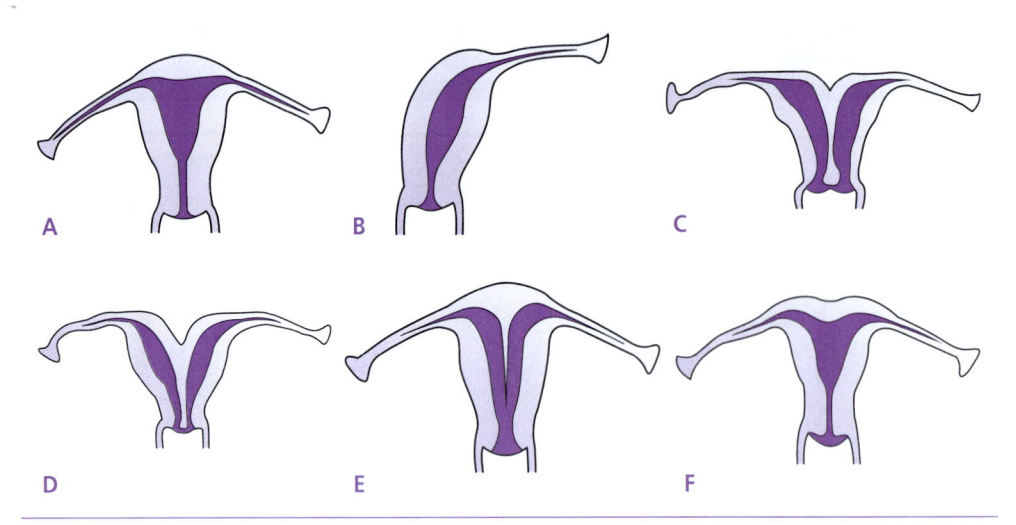

FIGURA 7.13 – Anomalias de fusão uterina. (**A**) Útero normal. (**B**) Classe II – útero unicorno. (**C**) Classe III – útero didelfo. (**D**) Classe IV – útero bicorno. (**E**) Classe V – útero septado. (**F**) Classe VI – útero arqueado.

a remoção das porções com endométrio pode ser realizada por meio de videolaparoscopia cirúrgica.

Outras anomalias que também podem estar presentes são as do trato urinário, incluindo agenesia renal bilateral (21%), rim pélvico, rim em ferradura e duplicação ureteral; as três últimas estão presentes em até 40% dos casos. Anomalias da coluna vertebral também podem ocorrer (10-12% dos casos) e incluem corpos vertebrais supranumerários, assimétricos, rudimentares ou em cunha. A combinação de aplasia mülleriana com aplasia renal e displasia da coluna cervicotorácica é conhecida como associação de MURCS (*müllerian duct aplasia, renal agenesis, cervicothoracic somite dysplasia*).[32] Outras anomalias associadas à agenesia vaginal incluem anomalias da orelha e perda auditiva, o que pode ocorrer em até 25% dos casos. O padrão das anomalias associadas sugere causa embriológica. Também há possibilidade de malformações cardíacas e neurológicas, em menor frequência.

⚠ O objetivo de todo o tratamento dessas pacientes não é apenas a criação de uma vagina funcional, em termos de comprimento vaginal e satisfação sexual, mas também melhorar a qualidade de vida e o bem-estar psicológico. O risco de morbidade psicológica nesse grupo de pacientes não deve ser subestimado, e o tratamento com os dilatadores vaginais – a primeira linha de tratamento para a agenesia vaginal – pode dar origem a sentimentos embaraçosos e de vergonha. Assim, é importante que essas pacientes recebam atendimento multidisciplinar, com apoio da psicologia, da enfermagem e das equipes médicas de ginecologia infanto-puberal, cirurgia ginecológica e cirurgia pediátrica.

DILATADORES DE FRANK

A capacidade de criar uma neovagina sem cirurgia foi inicialmente relatada por Frank em 1938,[33] mas esse relato recebeu escassa importância nos 40 anos subsequentes. Em 1983, Rock e colaboradores[34] relataram taxa de 66% de sucesso em 21 pacientes; Broadbent e colaboradores,[35] em 1984, e Roberts e colaboradores,[36] em 2001, relataram 95 e 91% de sucesso, respectivamente.[37]

Em 1981, Ingram[38] modificou a técnica empregada por Frank ao inserir os dilatadores no assento de uma bicicleta e fazer as pacientes se sentarem ali para gentilmente criar uma pressão perineal. Apesar do desconforto referido pelas pacientes com essa técnica, a taxa de sucesso foi de 92%.

A despeito dos resultados satisfatórios com as técnicas de dilatação, os ginecologistas buscam mais soluções cirúrgicas do que não cirúrgicas.

Algumas técnicas cirúrgicas são a cirurgia de Vecchietti,[39] o enxerto de McIndoe-Reed, o enxerto de pele, a vaginoplastia de âmnio, a neovagina de intestino, entre outras. Todas essas técnicas obtiveram taxas de sucesso entre 80 e 90%, nenhuma excedendo, porém, a taxa de sucesso do procedimento não cirúrgico.

Em 2006, o comitê do American College of Obstetricians and Gynecologists (ACOG)[40] definiu que **as técnicas não cirúrgicas eram a primeira linha de tratamento para todas as pacientes com agenesia vaginal**. Entretanto, várias publicações sobre técnicas cirúrgicas surgiram, e apenas uma sobre o uso de dilatadores. Nenhuma dessas técnicas encontrou a mesma taxa de sucesso do procedimento não cirúrgico.

A definição de comprimento vaginal adequado varia de 6 a 13 cm, mas inclusive vaginas de 10 a 12 cm alcançadas por técnica cirúrgica podem necessitar do emprego de dilatadores vaginais em longo prazo.[41]

Com a técnica não cirúrgica, **não** é necessário manter o uso dos dilatadores após a profundidade/distensibilidade da vagina ter sido atingida e a relação sexual ser frequente.

Quando as pacientes iniciam um relacionamento sexual após um período sem usar os dilatadores ou ter relações, algumas precisam os utilizar novamente, por um curto período, e rapidamente recuperam a patência vaginal. Embora o apoio psicológico faça diferença no entendimento das pacientes, o uso continuado de dilatadores pela paciente, mesmo que benéfico, pode atuar como uma constante lembrança de "ser diferente".

Na série de Kimberly e colaboradores,[42] foi alcançada uma taxa de sucesso de 95%; as falhas foram atribuídas à presença de múltiplas anomalias congênitas com fatores sociais, psicológicos e culturais, mais do que à falha da técnica propriamente dita. No fim do programa de tratamento, 100% das pacientes obtiveram sucesso nessa série de casos. Já Edmonds e colaboradores[43] publicaram os resultados da maior série de casos (n = 245) de pacientes com síndrome de MRKH manejadas em equipe multidisciplinar com o uso de dilatadores vaginais. Todas as pacientes realizavam entrevista psicológica antes de iniciar o programa. A idade média de ingresso no programa foi de 18,6 anos (16-22 anos). Das pacientes que completaram o programa, 94,9% (n = 232) atingiram comprimento vaginal (definido como maior do que 6 cm de comprimento e máxima abertura vaginal, especialmente no ápice vaginal) e função sexual adequados.

No Ambulatório de Ginecologia Infanto-Puberal do Hospital de Clínicas de Porto Alegre (HCPA), **o tratamento inicial é sempre não cirúrgico**, com o emprego de dilatadores *vaginal dimple* (fundo cego vaginal) com mais de 3 cm de profundidade. Como o HCPA não dispõe dos dilatadores de Frank, foram desenvolvidos, com o setor de Engenharia do HCPA, dilatadores, em formato cilíndrico e com bordos arredondados, personalizados para a medida vaginal, com diâmetros progressivos, confeccionados em impressora 3D. Os dilatadores são de fácil manuseio, leves, fáceis de lavar e podem ser esterilizados. Na extremidade distal, existe um fio absorvível que facilita a retirada (Figura 7.14).

No Serviço de Ginecologia Infanto-Puberal do HCPA, pacientes com *vaginal dimple* inferiores a 3 cm são submetidos à abordagem cirúrgica inicial

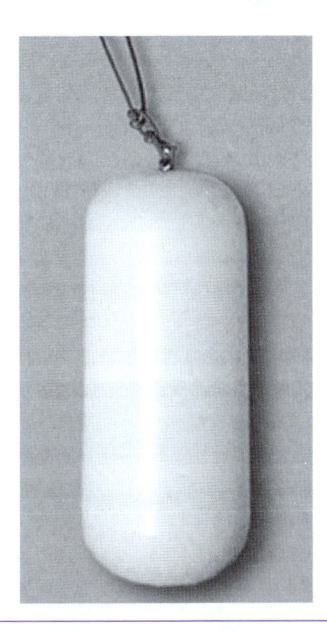

FIGURA 7.14 – Dilatador de *teflon* desenvolvido no Hospital de Clínicas de Porto Alegre.

para a criação do espaço perineal para o uso do dilatador. Dessa forma, evita-se a dor que acompanha o procedimento nas primeiras introduções, pois a criação desse espaço é atingida sob anestesia.

O procedimento cirúrgico definitivo é realizado apenas nos casos em que não se obtém sucesso com o uso de dilatadores de diâmetros progressivos. Nesses casos, utiliza-se a técnica de enxerto de pele extraída do abdome (preferencialmente) ou a técnica de Creatsas, conforme descrito a seguir.

NEOVAGINA – TÉCNICA DE ENXERTO DE PELE DO ABDOME

Inicialmente, explora-se a área perineal (tempo perineal) sob anestesia, realizando a abertura do fundo cego vaginal (*vaginal dimple*) e criando um espaço nessa região por meio de dissecção romba em direção à bexiga anteriormente e ao reto posteriormente.

A seguir, resseca-se um retalho de pele de 20 cm de comprimento e 15 cm de largura. Esse retalho é microperfurado com lâmina de bisturi (Figura 7.15B). Após, recobre-se um molde de silicone (vazado no seu interior), aproximando os bordos com fio PDS 4-0 ou 5-0. Introduz-se o molde recoberto pelo retalho no espaço perineal, suturando-se o bordo distal com fio PDS na extremidade superior do espaço e o bordo proximal na altura do hímen. É colocada gaze de tamponamento dentro do molde para mantê-lo aberto. O molde permanece por 7 dias para facilitar a "pega" do enxerto.

NEOVAGINA – TÉCNICA DE CREATSAS

A vaginoplastia de Creatsas[44] é uma técnica rápida e simples, na qual um retalho de pele perineal é utilizado para criar uma bolsa perineal. Inicialmente, o hímen é cortado, para evitar hemorragia na primeira relação sexual, e uma incisão em formato de U é realizada no períneo. Depois, os tecidos são mobilizados, e a margem interna do retalho de pele criado é suturada de maneira unida, usando suturas absorvíveis. O mesmo fio é utilizado para aproximar os músculos perineais, a gordura subcutânea e a margem externa da pele do retalho. Para mais detalhes sobre a técnica, consultar a bibliografia específica.

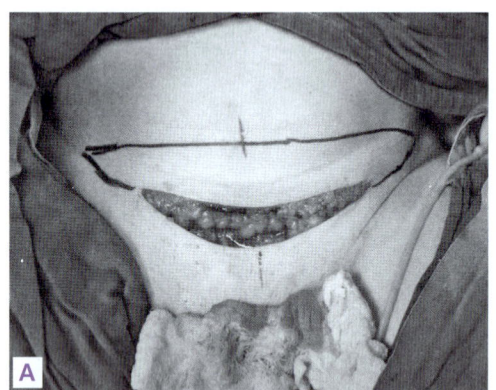

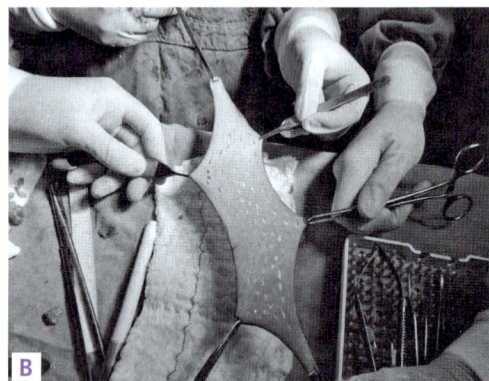

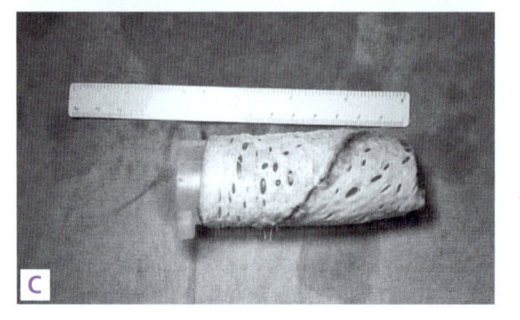

FIGURA 7.15 – Vaginoplastia com enxerto de pele. (**A**) Incisão e demarcação do retalho de pele. (**B**) Retalho de pele microperfurado. (**C**) O retalho é colocado sobre o molde, aproximado com fio cirúrgico (PDS).

O autor descreve que sua técnica já foi empregada em 200 pacientes nos últimos 23 anos. Uma vagina funcional de 10 a 12 cm e 5 cm de largura foi atingida em 95,5% dos casos, ao passo que uma vagina de 7 a 9 cm e 2 a 3 cm de largura foi atingida nos casos restantes. Um total de 94,5% das pacientes relatou vida sexual satisfatória, 5% relataram vida sexual adequada e apenas uma paciente (0,5%) referiu relações sexuais insatisfatórias, apesar de tentativas com mais de um parceiro sexual.

Todas as técnicas cirúrgicas apresentam complicações, como fístula vesicovaginal e retovaginal, perfuração de bexiga, contração do enxerto e formação de queloide. A técnica de maior risco é a que utiliza alça intestinal na formação da neovagina, tendo taxa de complicação de até 20%.[45] Independentemente de o tratamento ser cirúrgico ou não, o suporte da equipe multidisciplinar é fundamental para o sucesso terapêutico.

Poucos estudos avaliaram a satisfação sexual das mulheres tratadas com dilatadores (a grande maioria dos estudos avalia apenas o comprimento vaginal). Nadarajah e colaboradores[43] demonstraram que não havia diferença no desejo sexual, na excitação e no orgasmo entre pacientes tratadas com dilatadores e controles. Outros autores referem apenas uma pequena diferença na capacidade de lubrificação vaginal, com necessidade de uso de lubrificantes durante a relação sexual.

Devido à escassez de estudos nessa área, foi realizado, no Ambulatório de Ginecologia Infanto-Puberal (Anomalias Congênitas) do HCPA, um estudo de coorte prospectivo para avaliar o comprimento vaginal final após a criação de espaço perineal (abordagem cirúrgica) mais o emprego do uso dos dilatadores em oito pacientes. Avaliou-se a frequência de atividade sexual por meio do questionário de satisfação sexual feminina (FSFI, Female Sexual Function Index). A satisfação com o tratamento proposto pela equipe também foi avaliada. Cinco mantiveram o uso regular dos dilatadores, obtendo um aumento de 45% no comprimento vaginal final quando comparado com o pós-operatório imediato. Já aquelas que não aderiram ao tratamento obtiveram uma regressão no comprimento após a cirurgia, com necessidade de reintervenção cirúrgica. A maioria das pacientes mostrou-se satisfeita com o tratamento.

Entre os domínios do questionário FSFI, apenas a lubrificação foi descrita como difícil. Conclui-se que a técnica de criação de espaço perineal com uso de dilatadores vaginais mostra-se como uma escolha aplicável de tratamento, de fácil execução, baixo custo e boa aceitação. Todas as pacientes que mantiveram uso regular obtiveram comprimento vaginal final satisfatório para funcionalidade sexual.

É importante sempre ressaltar que a necessidade de uma paciente com síndrome de MRKH excede a necessidade física de ter uma vagina, como já referido. Resultados positivos em termos de qualidade de vida só serão alcançados se o atendimento dessa paciente for multidisciplinar e preocupado com as questões psicológicas que atingem as mulheres com essa condição.

As pacientes devem ser informadas sobre os tratamentos disponíveis, a sua eficácia e as possíveis complicações. A maturidade emocional da menina deve ser levada em consideração ao se decidir o melhor momento para correção da aplasia vaginal. A criação da neovagina auxiliará a paciente a ter uma vida sexual normal, ao passo que a gravidez substituta (de acordo com a legislação de cada país) pode permitir que a paciente tenha filhos, informação que deve ser repassada sempre que se estiver diante desse diagnóstico.

Aspectos psicológicos em desordens da diferenciação sexual

A criança nascida com DDS causa duplo impacto nos pais. O primeiro, pela malformação em si, e o segundo, porque essa malformação é expressa na genitália da criança, mobilizando questões que dizem respeito à sexualidade. É muito comum o surgimento de fantasias de gênero da criança, mesmo que esta ainda esteja na primeira etapa de sua vida. Assim como nos demais tipos de malformações congênitas, o narcisismo dos pais que têm um filho com esse diagnóstico é "ferido". Na grande maioria desses casos, é identificada, nas mães, vulnerabilidade emocional intensa após o nascimento de crianças com ambiguidade na genitália.

Muitos outros fatores emocionais, principalmente para os pais, estão implicados no nascimento de uma criança com DDS. Na maioria dos casos, os pais sentem-se isolados e têm dificuldade de dividir o diagnóstico e as dúvidas com familiares e amigos. Quando questionados pelas pessoas próximas sobre o sexo do bebê, enquanto ainda não foi determinada a designação sexual, os pais percebem o dilema em que se encontram. Nesses casos, tanto a opção de esconder os fatos e mentir quanto a de compartilhar a verdade são vistas como negativas. No caso da primeira opção, isso ocorre porque esconder os fatos, em longo prazo, pode dar à criança a ideia de que existe algo vergonhoso em sua condição. Além disso, impede a apropriação do paciente da sua condição clínica, o que impacta a adesão ao tratamento quando ele ingressa na adolescência e necessita de maior autonomia. Compartilhar a verdade, em contrapartida, envolve o risco de estigmatizar a criança. O ambiente social nem sempre é tolerante com condições tidas como "raras". As famílias envolvidas com um filho com DDS temem que a condição da criança seja associada a algo bizarro ou estigmatizante.

Além desse temor, a situação também gera nos pais uma grande dificuldade para discutir o problema, o que pode levar à separação do casal. A dissolução do casal é comum, pelo fato de os pais não tolerarem o diagnóstico de DDS da criança. Quando a equipe médica informa aos pais que deverá haver uma investigação genética da criança como parte do tratamento proposto, os pais podem concluir que um deles forneceu um gene "ruim" para o filho. Por isso, o acesso da família a informações de qualidade sobre o diagnóstico e o prognóstico auxilia a desmistificação das fantasias.

Diante das dificuldades apresentadas pelos pais, o mais importante é escutá-los. Os pais devem ser ouvidos, não apenas quanto à designação sexual do filho, mas também para ajudá-los a lidar com seus medos, percepções e fantasias a respeito da situação de DDS. O acompanhamento psicoterápico é importante para que os pais não permaneçam confusos diante do sexo da criança ou, o que é ainda mais grave, para que não criem a criança pensando que a filha é um filho que "deu errado" ou, ainda, que é um "ser esquisito". Dúvidas sobre "o que é" o filho, se menino ou menina, podem originar fantasias de gênero na criança.[39]

A designação do sexo da criança com DDS fundamenta-se em uma conduta terapêutica que prevê a utilização de terapia hormonal e a realização de cirurgia, no intuito de adequar a aparência e a funcionalidade da genitália. No entanto, essa conduta, por si só, não soluciona a questão, já que ainda não há entendimento claro sobre a adaptação psicológica do indivíduo ao sexo designado. Isso ocorre porque o sexo designado ao nascimento apenas será "validado" (ou não) por um conjunto de características orgânicas e psicológicas; por exemplo, o sexo que será escolhido pelos pais para criar o filho, denominado "sexo de criação", e a identidade e papel de gênero, resultantes da organização dos diferentes níveis de distinção sexual: genética, nuclear, gonadal, fenotípica e psicossocial.[46]

Sendo assim, a coerência entre a identidade sexual e a identidade de gênero do indivíduo com DDS (que só será definida anos mais tarde, já na fase adulta) é almejada pelas equipes multiprofissionais que tratam desses casos e é reivindicada pelos próprios pacientes. No entanto, essa convergência depende de uma construção psicossocial amparada em muitos fatores, que se relacionam com o desenvolvimento, a cultura e os modelos familiares e sociais existentes na vida dos indivíduos com DDS. Em termos psicológicos e emocionais, sabe-se que uma melhor adequação ao sexo designado indica menor presença de conflito com a anatomia genital e pressupõe desenvolvimento de identidade de gênero consonante com a anatomia.

O papel dos pais nessa construção é fundamental, pois eles são os responsáveis pelas primeiras relações da criança com o mundo externo, "imprimindo" nela suas referências acerca de sua identidade sexual e da subsequente articulação entre esta e a identidade de gênero. Assim, é desejável que todos os indivíduos nascidos com DDS recebam uma designação sexual, seja masculina, seja feminina, pois isso auxilia os pais a empregarem um sexo de criação definido com a criança. Os pais, mediante atitudes na relação mútua, facilitam que a criança de qualquer dos sexos adquira um papel sexual adequado à sua própria cultura. As possibilidades de se tornar um adulto sexualmente saudável são, portanto, significativamente aumentadas.[47]

⭐ No atendimento às crianças com DDS, os pais devem sempre ser envolvidos no processo da determinação e definição do sexo de criação, pois são os primeiros modelos e principais agentes de mudança. Faz-se necessário, portanto, fortalecer essas influências já no momento do diagnóstico de indiferenciação genital, procurando minimizar a intensa angústia pela qual os pais passam durante o período de indefinição do sexo de seus bebês. A maneira correta de envolver os pais no processo é promover um grande acesso às informações concernentes ao diagnóstico e prognóstico. A transmissão do diagnóstico é uma atribuição do médico, e é direito dos pais e, posteriormente, do próprio paciente conhecê-lo e compreendê-lo de forma honesta e aberta, por mais difícil que seja sua revelação. É a partir do diagnóstico etiológico da DDS que o médico e a equipe elaboram e planejam o tratamento. É por meio do fechamento e da transmissão de um diagnóstico que o paciente elabora, organiza e programa suas próprias estratégias para lidar com a doença.

A cirurgia de adequação da genitália é uma intervenção de cunho preventivo, trazendo alívio aos pais e reforçando o pertencimento da criança a uma identidade sexual definida. Em nossa experiência, a designação do sexo da criança, após a definição do diagnóstico etiológico, traz a premência da cirurgia de adequação genital aos pais. Nesse sentido, eles precisam estar totalmente envolvidos nas tomadas de decisão relacionadas com a cirurgia e o tratamento, devendo sentir-se participantes do processo.

A identidade sexual é apenas um dos elementos que, aliada a outras características, formam a identidade subjetiva do indivíduo, dando lugar à construção de uma ampla gama de caracteres da sua personalidade. Em situações habituais, ela é amparada em um substrato totalmente biológico, pois as crianças nascem meninos ou meninas. Nas DDSs, em um momento em que se tem amplo acesso ao diagnóstico molecular e que o prognóstico de cada etiologia de DDS já está bastante definido, as bases biológicas não são tão diferentes. Assim, para fins do desenvolvimento psicológico desses indivíduos, é muito importante que também se utilize o critério anatômico para definir a identidade sexual do RN. O registro civil dos pacientes torna-se uma espécie de validação do "sexo verdadeiro" a que pertencem.

A identidade de gênero, por sua vez, refere-se ao reconhecimento de como o indivíduo é visto na sociedade. Essa convicção externa é desenvolvida por meio de experiências pós-natais, a partir de observações gerais das normas e expectativas sociais e de comparação com os pares. Os pais têm papel importante no desenvolvimento da identidade de gênero de seus filhos. Depois de o sexo ser definido ao nascimento – com base na genitália externa, normalmente –, será definido o sexo no qual os pais irão criar o filho, ou seja, o sexo de criação.[43] A partir daí, seguem os preceitos culturais, em geral incorporados pela criança sob a forma de comportamentos típicos ou característicos de um ou outro sexo.[45] Essa construção, conduzida e mediada pelos pais, vai definindo a identidade de gênero da criança. A identidade de gênero se consolida, nos seres humanos, entre 36 e 48 meses de vida. Contudo, a consciência sobre o papel e a orientação sexual, bem como suas expressões, começará apenas no início da sexualidade genital, ou seja, na adolescência e no início da vida adulta. Então, todos esses processos anteriores, que fazem parte do desenvolvimento psicossexual infantil, são a base sobre a qual se constrói a sexualidade expressa dos indivíduos. Esta última dificilmente será vivenciada de forma saudável se a outra não for estruturada antes.[47]

MANEJO PSICOLÓGICO EM DESORDENS DA DIFERENCIAÇÃO SEXUAL

É necessário que as famílias recebam acompanhamento psicológico irrestrito e longitudinal, para auxiliá-las a entender o problema e aceitar a criança. Posteriormente, o próprio paciente também deverá ser acompanhado em psicoterapia, em algumas etapas mais decisivas de seu desenvolvimento: idade da conflitiva edípica (cerca de 4 anos), idade escolar, puberdade e transição para a vida adulta.

O apoio psicológico deve ser estendido, a princípio, a toda a família, o que indiretamente irá se refletir na criança em relação ao enfrentamento de sua condição. No que diz respeito aos pais, falar sobre essas questões os auxilia a solidificar o gênero designado para seus bebês, evitando que tenham uma percepção ambígua do gênero. É importante que os pais sejam consistentes com o sexo no qual a criança será criada – menino ou menina – e, a partir disso, sejam congruentes com a escolha de brinquedos, jogos, amizades e aspirações futuras.

O acompanhamento psicológico deve começar no momento do diagnóstico, quando se inicia a investigação etiológica da DDS. Durante esse período, a criança permanece sem identidade sexual definida, o que provoca intenso sofrimento nos genitores. Nessa fase de espera pela designação sexual, é importante que os pais recebam tratamento para elaborar o luto das expectativas prévias que tinham quanto ao sexo do bebê e para curar a ferida psíquica causada pela malformação em si e pela pressão familiar e social a que são submetidos.

O medo é o sentimento que os pais mais frequentemente expressam nessa situação, variando o foco de acordo com a idade e a gravidade do quadro da criança. No nascimento, a evidência de malformação genital associa-se ao risco de mortalidade, sobretudo nos casos de HSRC. Assim, a iminência de morte, a sobrecarga de exames e procedimentos invasivos realizados na criança e a responsabilidade pelo controle medicamentoso desviam a atenção dos pais do foco da anormalidade.

Mais adiante, quando a criança está maior ou já na puberdade, as preocupações dizem respeito ao resultado estético da cirurgia de reparação genital, além de incertezas sobre fertilidade e função sexual. Quando a criança se encontra em uma fase mais adiantada de desenvolvimento, os pais passam a dar mais atenção ao comportamento expresso dela. Ficam mais preocupados com brincadeiras, jogos e comportamentos que possam "significar" condutas homossexuais ou sexuais precoces, as quais são imediatamente coibidas.

O manejo psicológico também deve conter estratégias psicopedagógicas, pois é necessário que os pais compreendam muito bem a condição clínica subjacente aos casos de DDS, como forma de lidar melhor com o problema. As famílias devem ser orientadas, pelo psicólogo, a conversar com seus filhos com DDS sobre o diagnóstico e o tratamento, como forma de devolver à criança (em idade apropriada para seu entendimento) aspectos sobre sua história. Em geral, os pacientes que melhor compreendem sua DDS e conseguem demonstrar maior autonomia em seu tratamento são os que se mostram mais funcionais e adaptados em seu meio social.

Também é importante que o psicólogo, na medida do possível, acompanhe as consultas dos pacientes com a equipe médica. Essa estratégia possibilita que as informações passadas sejam retomadas e que ele possa avaliar como estão sendo compreendidas pelo paciente e/ou sua família. Caso se verifique que o paciente necessita de acompanhamento psicológico sistemático, as consultas seguintes podem ser combinadas com ele nessa ocasião.

ATENDIMENTO MULTIPROFISSIONAL

Na assistência aos pacientes com DDS e com anomalias müllerianas, a **intercomunicação** entre paciente, sua família e as equipes de saúde responsáveis pelo atendimento é um fator determinante para o desenvolvimento psíquico saudável desses indivíduos. Nesse sentido, é necessário trabalhar os aspectos emocionais relacionados com o diagnóstico, tanto com as famílias quanto com o paciente, fortalecendo o trabalho da equipe multiprofissional. O acompanhamento psicológico dessas crianças e de seus pais é fundamental no tratamento dos casos de DDS, considerando-se os aspectos relacionados com o estresse e a ansiedade, pois possibilita a aceitação e o enfrentamento diante dessa condição.

REFERÊNCIAS

1. Lee PA, Houk CP, Ahmed SF, Hughes IA; International Consensus Conference on Intersex organized by the Lawson Wilkins Pediatric Endocrine Society and the European Society for Paediatric Endocrinology. Consensus statement on management of intersex disorders: International Consensus Conference on Intersex. Pediatrics. 2006;118(2):e488-500.
2. Callen P. Ultrasonography in obstetrics and gynecology. Philadelphia (PA): Saunders; 2008.
3. Magalhães JA. Medicina fetal: estudo de casos. São Paulo: Elsevier; 2016.
4. Mendonça BB, Domenice S, Arnhold IJ, Costa EM. 46 XY disorders of sex development (DSD). Clin Endocrinol. 2009;70(2):173-87.
5. Lee PA, Mazur T, Danish R, Amrhein J, Blizzard RM, Money J, et al. Micropenis. I- Criteria, etiologies, and classification. Johns Hopkins Med J. 1980;146(4):156-63.
6. Conselho Federal de Medicina. Resolução nº 1664, de 12 de maio de 2003. Dispõe sobre as normas técnicas necessárias para o tratamento de pacientes portadores de anomalias de diferenciação sexual. Diário Oficial da União. 2003; 90(Seção 1):101-2.
7. Damiani D, Setian N, Kuperman H, Manna TD, Dichtchekenian V. Genitália ambígua: diagnóstico diferencial e conduta. Arq Bras Endocrinol Metab. 2001;45(1);37-48.
8. Andrade AC, Longui CA. Embriologia, genética, etiopatogenia, classificação, diagnóstico e tratamento. In: Carnevale J, Silveira AE, Miranda EG, Tibúrcio MA, editores. Tratado de urologia pediátrica. São Paulo: Sparta; 2013. p. 460-75.
9. Prader A. Der genitalbefund beim pseudo-hermaphroditismus femininus des kongenitalen adrenogenitalen syndrome. Hel Paediat Acta. 1954;9:231-48.
10. Diamond M, Watson LA. Androgen insensitivity syndrome and Klinefelter's syndrome: sex and gender considerations. Child Adolesc Psychiatr Clin N Am. 2004;13(3):623-40.
11. McNamara ER, Swartz JM, Diamond DA. Initial management of disorders of sex development in newborns. Urology. 2017;101:1-8.
12. Barcelos IH. Avaliação por imagem. In: Maciel-Guerra AT, Guerra G Jr, editores. Menino ou menina? Distúrbios da diferenciação do sexo. 2. ed. Rio de Janeiro: Rúbio; 2010. p. 339-47.
13. Bailez MM, Gomes AL. Abordagem cirúrgica. In: Carnevale J, Silveira AE, Miranda EG, Tibúrcio MA, editores. Tratado de urologia pediátrica. São Paulo: Sparta; 2013. p. 476-94.
14. Miranda ML, Costa EC, Bustorff-Silva JM. Correção cirúrgica durante a infância. In: Guerra AT, Guerra G Jr, editores. Menino ou menina? Distúrbios da diferenciação do sexo. 3. ed. Curitiba: Apris; 2019. v. 2 p. 133-44.
15. Ahmed SF, Achermann JC, Arlt W, Balen AH, Conway G, Edwards ZL, et al. UK guidance on the initial evaluation of an infant or an adolescent with a suspected disorder of sex development. Clin Endocrinol (Oxf). 2011;75(1):12-26.
16. Barbaro M, Wedell A, Nordenström A. Disorders of sex development. Semin Fetal Neonatal Med. 2011;16(2):119-27.
17. Lanciotti L, Cofini M, Leonardi A, Penta L, Esposito S. Up-to-date review about mini puberty and overview on hypothalamic-pituitary-gonadal axis activation in fetal and neonatal life. Front. Endocrinol. 2018;9:410.
18. Bertelloni S, Dati O, Ghione S, Baroncelli G. Human chorionic gonadotropin test in childhood: update. Expert Rev Endocrinol Metab. 2010;5(4):615-32.
19. León NY, Reyes AP, Harley VR. A clinical algorithm to diagnose differences of sex development. Lancet Diabetes Endocrinol. 2019;7(7):560-74.
20. Elbuken G, Karaca Z, Tanriverdi F, Unluhizarci K, Kelestimur F. Assessment of the hypothalamic–pituitary–adrenal axis in critical illness. Expert Rev Endocrinol Metab. 2011;6(1):35-48.
21. Hewitt J, Zacharin M. Hormone replacement in disorders of sex development: current thinking. Best Pract Res Clin Endocrinol Metab. 2015; 29(3):437-47.
22. McCann-Crosby B, Placencia FX, Adeyemi-Fowode O, Dietrich J, Franciskovich R, Gunn S, et al. Challenges in prenatal treatment with dexamethasone. Pediatr Endocrinol Rev. 2018;16(1):186-193.
23. Hinman F, Baskin L. Introduction to genital repair in patients with disorders of sex development. In: Hinman F, Baskin, editors. Hinman's atlas of pediatric urologic surgery. 2nd ed. Philadelphia (PA): Saunders; 2009. p. 805-6.
24. Zucker KJ. Sex/gender research and meta-analysis. Arch Sex Behav. 2020;49(2):365-6.
25. Lean WL, Hutson JM, Deshpande AV, Grover S. Clitoroplasty: past, present and future. Pediatr Surg Int. 2007;23(4):289-93.
26. Pippi Salle JL, Braga LP, Macedo N, Rosito N, Bagli D. Initial corporal sparing dismembered clitoroplasty: an alternative technique for feminizing genitoplasty. J Urol. 2007;178(4 Pt 2):1796-800.
27. Peña A. Total urogenital sinus mobilization: an easier way to repair cloacas. J Pediatr Surg. 1997;32(2):263-7.
28. Di Benedetto V, Di Benedetto A. Introduction of the sagittal trans-ano-rectal approach (ASTRA) as a technical variation of the Passerini-Glazel clitoro-vaginoplasty: preliminary results. Pediatr Med Chir. 1997;19(4):273-6.
29. Freitas-Filho L, Carnevale J, Melo C, Laks M, Calcagno Silva M. A posterior-based omega-shaped flap vaginoplasty in girls with congenital adrenal hyperplasia caused by 21-hydroxylase deficiency. BJU Int. 2003;91(3):263-7.
30. Buttram VC Jr, Gibbons WE. Müllerian anomalies: a proposed classification. Fertil Steril. 1979;32(1):40-6.
31. Kim KS, Kim J. Disorders of sexual development. Korean J Urol. 2012;53(1):1-8.
32. Duncan PA, Shapiro LR, Stangel JJ, Klein RM, Addonizio JC. The MURCS association: Müllerian duct aplasia, renal aplasia, and cervicothoracic somite dysplasia. J Pediatr. 1979;95(3):399-402.
33. Frank TR. The formation of an artificial vagina without operation. Am J Obstet Gynecol. 1938;35:1053-5.

34. Rock JA, Reeves LA, Retto H, Baramki TA, Zacur HA, Jones Jr HW. Success following vaginal creation for müllerian agenesis. Fertil Steril. 1983;39:809-13.
35. Broadbent TR, Woolf RM, Hebertson R. Nonoperative construction of the vagina: two unusual cases. Plast Reconstr Surg. 1984;73:117-23.
36. Roberts CP, Haber MJ, Rock JA. Vaginal creation for müllerian agenesis. Am J Obstet Gynecol. 2001;185:1349-52.
37. Edmonds DK, Rose GL, Lipton MG, Quek J. Mayer-Rokitansky-Küster-Hauser syndrome: a review of 245 consecutive cases managed by a multidisciplinary approach with vaginal dilators. Fertil Steril. 2012;97(3):686-90.
38. Ingram JM. The bicycle seat stool in the treatment of vaginal agenesis and stenosis: a preliminary report. Am J Obstet Gynecol. 1981;140:867-73.
39. Borruto F. Mayer-Rokitansky-Küster syndrome: Vecchietti's personal series. Clin Exp Obstet Gynecol. 1992;19:273-4.
40. ACOG Committee on Adolescent Health Care. ACOG committee opinion no. 355: vaginal agenesis: diagnosis, management and routine care. Obstet Gynecol. 2006;108(6):1605-9.
41. Folgueira G, Perez-Medina T, Martinez-Cortes L, Martinez-Lara A, Gomez B, Izquierdo J, et al. Laparoscopic creation of a neovagina in Mayer-Rokitansky-Küster-Hauser syndrome by modified Vecchietti's procedure. Eur J Obstet Gynecol Reprod Biol. 2006;127(2):240-3.
42. Kimberley N, Hutson JM, Southwell BR, Grover SR. Vaginal agenesis, the hymen, and associated anomalies. J Pediatr Adolesc Gynecol. 2012; 25(1):54-8.
43. Nadarajah S, Quek J, Rose GL, Edmonds DK. Sexual function in women treated with dilators for vaginal agenesis. J Pediatr Adolesc Gynecol. 2005; 18(1):39-42.
44. Creatsas G, Deligeoroglou E. Creatsas modification of Williams vaginoplasty for reconstruction of the vaginal aplasia in Mayer-Rokitansky-KüsterHauser syndrome cases. Womens Health. 2010;6(3):367-75.
45. Freitas Filho LG, Carnevale J, Melo CE, Laks M, Miranda EG. Sigmoid reconfigured vaginal construction in children. J Urol. 2001;166(4):1426-8.
46. Hemesath TOP. Anomalias da diferenciação sexual: representações parentais sobre a constituição da identidade de gênero. Psicol Refl Crit. 2013; 26(3):583-90.
47. Paiva e Silva RB, Hemesath T. Aspectos psicológicos. In: Maciel-Guerra AT, Guerra-Júnior G, organizadores. Menino ou menina? os distúrbios da diferenciação de sexo. 3. ed. Curitiba: Appris; 2019. v. 2.

8

VULVOVAGINITES*

EDIMÁRLEI GONSALES VALÉRIO
JEAN CARLOS DE MATOS
JANETE VETTORAZZI
DANIELA VANESSA VETTORI
GABRIELLE SOARES BEHENCK

Considerações gerais

A maioria das mulheres apresentará, ao longo da vida, infecções vaginais caracterizadas por leucorreia, coceira, sensação de ardência ou mau cheiro.[1] O aspecto da secreção vaginal varia conforme a fase do ciclo menstrual e do período reprodutivo em que a mulher se encontra, existindo uma relação com a presença de glicogênio, a concentração de estrogênio e a utilização de hormônios.[2]

A avaliação da queixa de secreção vaginal inclui anamnese, exame físico e microscopia a fresco. Deve-se considerar que apenas a descrição dos sintomas por parte das pacientes pode ser insuficiente para o diagnóstico correto e levar a tratamentos inadequados.[1,3,4]

A secreção vaginal anormal pode ser agrupada em três grandes categorias: mucorreia, vulvovaginites e cervicites, sendo a vaginose bacteriana a causa mais frequente de secreção vaginal anormal aumentada.[1,5]

⚠ Nos casos de vulvovaginites, o exame microscópico direto das secreções vaginais confirma o diagnóstico e aponta, na maioria dos casos, os agentes etiológicos. Os exames culturais são utilizados somente em casos especiais.

*Os coautores agradecem a Valentino Magno pela contribuição dada à escrita deste capítulo na edição anterior.

MUCORREIA

Mucorreia é o aumento da secreção vaginal fisiológica, sem odor, prurido ou outro sintoma infeccioso.[4] O exame especular mostra ausência de inflamação vaginal e áreas de epitélio endocervical secretando muco claro e límpido. O exame microscópico a fresco da secreção vaginal revela células sem alterações inflamatórias, número normal de leucócitos e lactobacilos em abundância, com pH vaginal normal, na faixa de 3,8. As duas principais causas são ectopia e gestação.

Deve-se orientar a paciente sobre sua normalidade, esclarecendo que os tratamentos recomendados em geral produzem pouco ou nenhum alívio para o sintoma referido.[1]

CERVICITES

O epitélio ectocervical é propenso a infecções que acometem a vagina, como as vulvovaginites. Já no epitélio endocervical, essas infecções costumam ser causadas por organismos específicos (*Neisseria gonorrhoeae*, *Chlamydia trachomatis*, *Ureaplasma urealyticum* e *Mycoplasma hominis*). As infecções causadas por esses organismos são abordadas no Capítulo 11 – Infecções sexualmente transmissíveis.

VULVOVAGINITES

As vulvovaginites podem estar associadas a infecções da vagina, do colo uterino ou do trato genital superior, assim como à exposição a agentes químicos ou irritantes (p. ex., duchas vaginais ou espermicidas), a alterações hormonais e, eventualmente, a doenças sistêmicas. Sintomas de candidíase vulvovaginal em geral ocorrem no período pré-menstrual, ao passo que sintomas de tricomoníase e vaginose bacteriana costumam ocorrer imediatamente após o período menstrual.[1]

Recidivas são frequentes, e, nesses casos, é necessário investigar quadros de imunossupressão (diabetes, infecção pelo vírus da imunodeficiência humana [HIV], etc.). Os três principais agentes que causam vulvovaginite são *Gardnerella vaginalis*, *Trichomonas vaginalis* e *Candida albicans*, os quais são responsáveis por cerca de 90% das leucorreias.[1,6]

Atualmente, nenhuma modificação na dieta é relevante no manejo da vaginite, com exceção de evitar o excesso de açúcar refinado em algumas mulheres propensas à vulvovaginite por cândida. Da mesma forma, os probióticos não são comprovadamente úteis na prevenção ou no controle da vaginite.

A Tabela 8.1 traz os agentes, a apresentação clínica e o diagnóstico das principais vulvovaginites.

■ Vaginite/vaginose bacteriana

DIAGNÓSTICO

O diagnóstico de vaginite/vaginose bacteriana (VB) é feito utilizando-se os critérios de Amsel,[7] bastando a associação de três ou mais sinais ou sintomas. Os critérios diagnósticos de VB são:

1. pH vaginal > 4,5 (presente em 80-90% das VBs).

Tabela 8.1 – Agentes, apresentação clínica e diagnóstico das vulvovaginites

	AGENTES	SINAIS E SINTOMAS	DIAGNÓSTICO
Vaginose bacteriana	*Gardnerella vaginalis* *Mobiluncus* sp. *Bacteroides* sp. *Mycoplasma hominis* *Peptococcus* e outros anaeróbios	• Secreção acinzentada, aderente às paredes vaginais • Odor fétido • Sem sintomas inflamatórios	Critérios de Amsel: • pH vaginal > 4,5 • Corrimento homogêneo e fino • *Whiff test* positivo • *Clue-cells*
Tricomoníase	*Trichomonas vaginalis*	• Prurido intenso • Edema vulvar • Dispareunia • Secreção vaginal amarelo-esverdeada bolhosa e fétida • Disúria • Colo com petéquias ao exame especular	• Presença do protozoário móvel em exame a fresco • Citologia cervical pode evidenciar *Trichomonas*, com 30% de resultados falso-positivos
Candidíase	*Candida albicans* *Candida glabrata* *Candida tropicalis* *Candida krusei* *Candida parapsilosis* *Saccharomyces cerevisiae*	• Prurido intenso • Dispareunia superficial • Edema vulvar • Secreção vaginal esbranquiçada e grumosa, aderente às paredes vaginais e ao colo • Disúria	• pH vaginal < 4,5 • Presença de hifas e esporos na microscopia da secreção vaginal após a aplicação de KOH

KOH, hidróxido de potássio.
Fonte: American College of Obstetrics and Gynecology[8] e Workowski.[1,9]

2. **Leucorreia** – Cremosa, homogênea, cinzenta e aderida às paredes vaginais e ao colo.
3. ***Whiff test*** **(teste das aminas)** – Adição de 1 a 2 gotas de hidróxido de potássio (KOH) a 10% na secreção vaginal e deposição em uma lâmina. O surgimento imediato de odor desagradável, causado pela volatilização das bases aminadas, é característico das vaginoses.
4. **Exame a fresco (microscopia)** – Presença de *clue-cells* (células epiteliais vaginais recobertas de *G. vaginalis*, que aderem à membrana celular, tornando seu contorno granuloso e impreciso).

A Tabela 8.2 mostra as alternativas de tratamento para a vaginose bacteriana.

CONSIDERAÇÕES

- O tratamento preconizado é clindamicina ou metronidazol por via oral ou vaginal.
- Todas as mulheres sintomáticas devem receber tratamento.
  - Mulheres assintomáticas (identificadas ao exame físico ou na realização do exame de Papanicolaou) não devem ser tratadas, com exceção de gestantes (devido ao risco de parto pré-termo) e mulheres em pré-operatório (devido ao risco de infecção cirúrgica).[1]
- O mesmo tratamento é utilizado em gestantes e lactantes.
- Gestantes sem sintomas e sem fatores de risco para parto pré-termo não devem ser rastreadas para VB. O benefício de rastrear mulheres assintomáticas com fatores de risco para parto pré-termo é controverso.[10]
- Não parece haver diferença entre as vias de administração (oral ou vaginal) na efetividade do tratamento.[1]
- Efeitos adversos da clindamicina intravaginal, como colite e candidíase, estão descritos.
- Os efeitos adversos do metronidazol incluem náuseas e gosto metálico, porém costumam ser menos frequentes e intensos quando utilizados por via vaginal.[11]
- O metronidazol via oral apresenta interação farmacológica com anticoagulantes orais.
- Alguns estudos sugerem risco maior de rompimento do preservativo em pacientes que utilizam clindamicina em creme.[1]
- A ingestão de bebidas alcoólicas é contraindicada por até 24 horas após o término do tratamento com metronidazol.[1,9]
- Recomenda-se abstinência sexual quando se optar por tratamento por via vaginal.
  - Não é necessário tratar a parceria sexual, pois isso não previne recorrências.[1,12]
- Apesar do tratamento, as recorrências são muito comuns, podendo chegar a 50% nos dois meses seguintes ao tratamento.

Tabela 8.2 – Tratamento da vaginose bacteriana

	MEDICAMENTO	DOSE E VIA DE ADMINISTRAÇÃO	INTERVALO	DURAÇÃO
Tratamento recomendado	Metronidazol	500 mg VO	12/12 h	7 dias
		400 mg VO	12/12 h ou 8/8 h	7 dias
	Metronidazol gel a 0,75%	1 aplicador 5 g VV	1× à noite	5 dias
	Clindamicina creme a 2%	1 aplicador 5 g VV	1× à noite	7 dias
Tratamento alternativo	Clindamicina	300 mg VO	12/12 h	7 dias
	Clindamicina óvulo	100 mg VV	1×/dia	3 dias
	Secnidazol	Sachê de 2 g VO OU 2 cp 1 g VO	Dose única	1 dia

VO, via oral; VV, via vaginal.
Fonte: Elaborada com base em Workowski[1]; Carvalho e colaboradores,[13]; Pappas e colaboradores,[14]; Schwebke e colaboradores.[15]

A Figura 8.1 mostra a visualização microscópica de *clue-cells*.

■ Vaginite por *Trichomonas vaginalis*

Os agentes e a apresentação clínica da tricomoníase estão descritos na Tabela 8.1, e suas alternativas terapêuticas são mostradas na Tabela 8.3.

CONSIDERAÇÕES

- O tratamento é sempre sistêmico.
  - A parceria sexual sempre deve ser tratada.
  - Deve-se orientar evitar relações sexuais até completar o tratamento e até a remissão dos sintomas.[1]
- Gestantes sintomáticas devem ser tratadas com metronidazol 2 g via oral em dose única em qualquer estágio da gestação.[1]
- Evidências sugerem que essa infecção pode estar associada ao trabalho de parto pré-termo.[7]
- É contraindicado ingerir bebidas alcoólicas até 24 horas após o término do tratamento com metronidazol. Quando o fármaco utilizado for o tinidazol, a abstinência recomendada é de 72 horas.
- Deve-se rastrear outras infecções sexualmente transmissíveis (ISTs), como HIV e sífilis, no momento do diagnóstico.
- Devido às altas taxas de reinfecção, pode-se considerar rastrear as mulheres para infecções assintomáticas 3 meses após a infecção.

A Figura 8.2 mostra a imagem do protozoário *T. vaginalis* à microscopia.

■ Candidíase vulvovaginal

C. albicans é o agente etiológico da candidíase vulvovaginal (CVV) em 80 a 92% dos casos, podendo o restante ser devido às espécies não *albicans* e *Saccharomyces cerevisiae*.[17]

Os principais fatores de risco incluem gestação, diabetes, altas doses de estrogênio, utilização de antimicrobianos, imunossupressão e uso de espermicidas e de dispositivos intrauterinos.[18]

O tratamento da candidíase depende da gravidade do quadro, que é dividido para

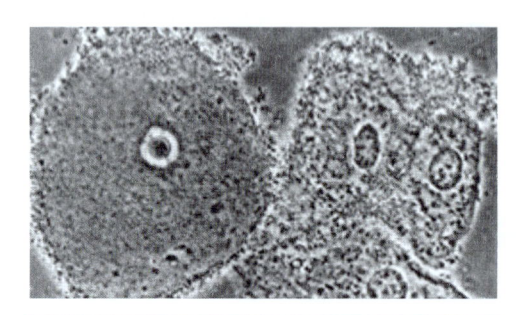

FIGURA 8.1 – Visualização microscópica de *clue-cells*.
Fonte: Decherney e colaboradores.[16]

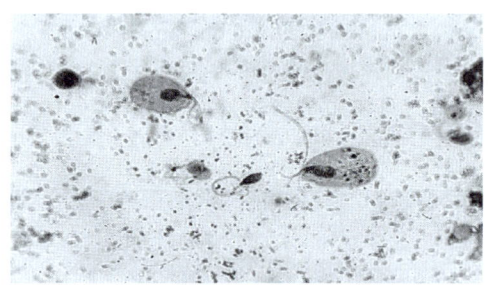

FIGURA 8.2 – *Trichomonas vaginalis* à microscopia.
Fonte: Shutterstock.

Tabela 8.3 – Tratamento da tricomoníase

	MEDICAMENTO	DOSE E VIA DE ADMINISTRAÇÃO	INTERVALO	DURAÇÃO
Tratamento recomendado	Metronidazol	500 mg VO	12/12 h	7 dias
Tratamento alternativo	Metronidazol	2 g VO	Dose única	1 dia
	Tinidazol	2 g VO	Dose única	1 dia

VO, via oral.
Fonte: Elaborada com base em Workowski;[1] Carvalho e colaboradores[13] e Pappas e colaboradores.[14]

fins diagnósticos e terapêuticos como infecção não complicada e infecção complicada.[1,19]

INFECÇÃO NÃO COMPLICADA

- Infecções esporádicas (≤ 3 ao ano) E
- Sintomas leves a moderados E
- Infecção provável por *C. albicans* E
- Mulheres imunocompetentes.

INFECÇÃO COMPLICADA

- Recorrente OU
- Sintomas graves OU
- *Candida* não *albicans* OU
- Mulheres imunossuprimidas.

CANDIDÍASE DE REPETIÇÃO

A candidíase vulvovaginal recorrente (CVVR) é definida como quatro ou mais episódios de infecção sintomática dentro de 1 ano. Ocorre normalmente por uma persistência ou reinfecção por *C. albicans*, mas também pode ocorrer por outras espécies de cândida. Na maioria dos casos, é idiopática, sendo predominante em mulheres saudáveis, mas também pode ser secundária ao uso de antimicrobianos, ao diabetes ou ao estado de imunossupressão. Pesquisas sugerem, ainda, uma associação dos episódios recorrentes com uma hiper-responsividade imune da mucosa vaginal ao fungo. A ideia de que a vulvovaginite por cândida seja decorrente de uma resposta exagerada do sistema imune sugere a possibilidade de desenvolvimento de vacinas como profilaxia para infecções fúngicas.[20]

Culturas vaginais e testes de sensibilidade devem ser obtidos para confirmar o diagnóstico e identificar a espécie de cândida, bem como reconhecer uma possível espécie resistente a azóis e direcionar para o tratamento específico.

O tratamento inclui uma dose de ataque por um período estendido e uma dose de manutenção com antifúngicos orais ou via vaginal.

Infelizmente, a terapia de manutenção só é eficaz enquanto a paciente está em uso da medicação, de forma que uma grande parte das pacientes acaba tendo novos episódios após o fim do tratamento.[21]

A nistatina pode ser usada para tratamento de candidíase não complicada, com uma eficácia inferior à dos azólicos tópicos, bem como em casos de candidíase recorrente por *Candida* não *albicans*, na dose de 100.000 unidades internacionais (UI) via vaginal diariamente, durante 3 a 6 semanas.[22,23]

A **Tabela 8.4** traz alternativas de tratamento para a candidíase vulvovaginal não complicada, complicada e de repetição.

CONSIDERAÇÕES

- A maioria das CVVs não são complicadas e respondem a vários esquemas terapêuticos.
- Não há evidências para recomendar o tratamento de infecções assintomáticas.
- Medicações orais e tópicas apresentam eficácias equivalentes nos casos não graves.
- O tratamento ideal para vulvovaginite por *Candida* não *albicans* ainda é desconhecido, mas sugere-se tratamento com um azol diferente do fluconazol durante 7 a 14 dias. Em caso de recorrência, indica-se o ácido bórico por via vaginal por um período de 3 semanas.[1]
- Pacientes imunocomprometidas podem não responder ao tratamento habitual, sendo necessário um tratamento por período prolongado.[1]
- Deve-se observar a toxicidade hepática quando usar antifúngico por via oral.
- A parceria sexual deve ser tratada apenas se for sintomática.
- Em gestantes, se necessário, pode-se usar fluconazol 150 mg em dose única, inclusive para mulheres expostas ao fluconazol no primeiro trimestre,[9,24-26] embora o tratamento preferencial continue sendo os agentes azólicos tópicos.[1]
- Recomendações gerais para pacientes com vulvovaginite por cândida incluem evitar uso

Tabela 8.4 – Tratamento da candidíase

	MEDICAMENTO	DOSE E VIA DE ADMINISTRAÇÃO	INTERVALO	DURAÇÃO
Candidíase não complicada	Fluconazol	150 mg VO	Dose única	1 dia
	Clotrimazol creme a 2%	1 aplicador 5 g VV	1× à noite	3 dias
	Miconazol creme a 2%	1 aplicador 5 g VV	1× à noite	7 dias
	Butoconazol creme a 2%	1 aplicador 5 g VV	1× à noite	1 dia
Candidíase complicada	Fluconazol	150 mg VO	3/3 dias	3 doses
	Clotrimazol, miconazol, butoconazol	1 aplicador 5 g VV	1× à noite	7-14 dias
	Ácido bórico (para *Candida* não *albicans*)	600 mg VV	1× à noite	14-21 dias
Candidíase de repetição	Tratamento agudo			
	Clotrimazol, miconazol, butoconazol	1 aplicador 5 g VV	1× à noite	7-14 dias
	Fluconazol	150 mg VO	3/3 dias	3 doses
	Tratamento de manutenção			
	Fluconazol	150 mg VO	1×/semana	6 meses
	Clotrimazol	200 mg VV	1×/semana	6 meses

VO, via oral; VV, via vaginal.
Fonte: Elaborada com base em Workowski;[1] Carvalho e colaboradores[13] e Pappas e colaboradores.[14]

de roupas íntimas de material sintético, lubrificantes tópicos, duchas vaginais e dieta com açúcar refinado, porém apenas esta última medida tem embasamento científico.

- O uso de probióticos e lactobacilos não apresenta eficácia comprovada no controle da doença, não devendo ser recomendado.[27] Além disso, sua utilização indiscriminada é capaz de alterar o ecossistema microbiano humano.

- Alguns trabalhos demonstraram a eficácia da terapia de fotomodulação no tratamento de vulvovaginite por cândida. Essa terapia tem as vantagens de possuir rápida ação e evitar a resistência a antimicrobianos, sendo a luz azul a frequência de onda de luz mais adequada para o tratamento de tais infecções.[28-30]

A Figura 8.3 mostra a microscopia de candidíase.

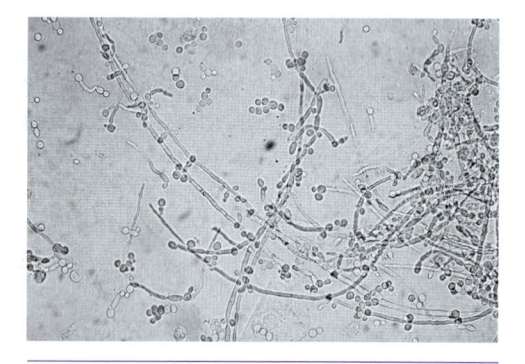

FIGURA 8.3 – Visualização microscópica de candidíase (hifas e esporos).
Fonte: Shutterstock.

Vaginite inflamatória descamativa

Também chamada de vaginite exsudativa, erosiva, hemorrágica ou hidrorreia vaginal, apresenta-se com uma sintomatologia vulvovaginal crônica.

Embora não seja considerada muito comum, foi descrita em cerca de 8% das mulheres com sintomas de vulvovaginites. A sua etiologia ainda não foi esclarecida, embora alguns considerem que se trate de uma vaginite inflamatória não infecciosa, com comprometimento microbiótico secundário.

> Uma vez que os sinais e sintomas são inespecíficos, é fundamental excluir outras causas de vaginites, como as antes descritas. A microscopia a fresco assume um papel importante no diagnóstico e na monitoração do tratamento, sendo característico o aumento das células inflamatórias e parabasais, com diminuição ou ausência dos lactobacilos. O pH costuma ser superior a 4,5.[31]

> Para o tratamento, são utilizados agentes tópicos:
- Clindamicina creme a 2% na dose de 4 a 5 g (dosada com aplicador vaginal) 1 vez ao dia, durante 4 a 6 semanas; ou
- Hidrocortisona creme a 10% na dose de 3 a 5 g (dosada com aplicador vaginal) 1 vez ao dia, durante 4 a 6 semanas.

A resposta costuma ser favorável na maioria dos casos.[23] Contudo, ainda não existem ensaios clínicos randomizados comparando a eficácia dessas medicações.

A recorrência é comum, sendo frequentemente necessário tratamento de manutenção para controle dos sinais e sintomas. Pode-se alternar clindamicina com hidrocortisona na recorrência. Para mulheres cujos sintomas ou achados microscópicos não respondem à clindamicina ou à hidrocortisona, o emprego criterioso de tacrolimo a 0,03% intravaginal aplicado 2 vezes ao dia ou de clobetasol a 0,05% via vaginal aplicado 2 vezes ao dia pode ser útil.

Outras causas de secreção vaginal aumentada

ATROFIA

Pode ocorrer no puerpério, por uso de anticoncepcionais e no climatério, e o tratamento será feito de acordo com a causa.

> Na atrofia vaginal pós-parto, que pode persistir sobretudo quando a paciente amamenta e/ou usa anticoncepção com progestagênio exclusivamente, o uso tópico de estriol é recomendado. Quando associada ao uso de anticoncepcionais, pode-se trocar (nos casos de progesterona isolada) por anticoncepcionais combinados ou por outro método de anticoncepção, ou, ainda, associar o uso de estriol tópico. Na atrofia do climatério, causada pelo hipoestrogenismo, pode-se optar pela terapia de reposição hormonal (se houver sintomas vasomotores associados e quando não estiver contraindicada) e/ou uso tópico de estriol ou estradiol (o promestrieno é uma segunda opção, embora não se tenha orientação forte acerca do seu uso na literatura).

LÍQUEN ESCLEROSO VULVAR

Caracteriza-se por alteração inflamatória e atrofiante da vulva, de origem desconhecida. Sinais e sintomas possíveis são:
- Prurido (em 85% dos casos).
- Dispareunia.
- Disúria.
- Pele atrófica.
- Perda de pelos na vulva.
- Fissuras e hiperceratose, podendo atingir a região perianal.
- Sufusões hemorrágicas subepiteliais.

Outras manifestações são fissuras e erosões que surgem após pequenos traumas, até mesmo após o ato de coçar, além da formação de finas pregas paralelas quando se traciona o epitélio. Algumas formas hiperceratósicas de líquen escleroso podem ser inadequadamente diagnosticadas como leucoplasia.

Em casos mais avançados, pode haver perda da arquitetura vulvar, com apagamento dos lábios e fusão parcial da linha média no introito vaginal. O diagnóstico é clínico, mas a biópsia deve ser realizada quando houver dúvida ou suspeita de neoplasia maligna.

> O tratamento é tópico e consiste no uso de propionato de clobetasol 2 vezes ao dia, durante 3 meses, ou indefinidamente em casos de recidiva após a interrupção do tratamento.

⭐ As revisões devem ser anuais quando não houver recidiva. É importante ressaltar que o líquen escleroso pode estar associado à neoplasia vulvar (ver Cap. 24 – Neoplasia de vulva e de vagina).

NEOPLASIA INTRAEPITELIAL VULVAR

Quando há suspeita clínica ou em casos de líquen escleroso que não respondem ao tratamento, a biópsia é mandatória, assim como o encaminhamento para serviço de referência (ver Cap. 24 – Neoplasia de vulva e de vagina).

DERMATITE VULVAR

A dermatite vulvar pode ser causada por alérgenos de produtos de higiene, roupas, medicações, preservativos, espermicidas, desodorantes ou após um episódio de candidíase. Em geral, apresenta-se com prurido, edema, eritema, liquenificação e fissuras. O diagnóstico, na maioria das vezes, é de exclusão.

A dermatite amoniacal é um tipo de dermatite vulvar que ocorre em idosas com quadro de incontinência urinária pelo contato com a urina. Além de cursar com eritema, prurido e irritação local, pode propiciar infecções locais secundárias de etiologia fúngica ou bacteriana.

💊 O tratamento inclui a eliminação do fator precipitante, o uso de corticosteroides tópicos, como clobetasol, triancinolona ou hidrocortisona, a 1% 2 vezes ao dia, durante 3 semanas, ou corticosteroides por via oral, nos casos mais graves.

■ Abordagem sindrômica do fluxo genital

⭐ A anamnese, o exame pélvico e o exame macroscópico do fluxo vaginal podem sugerir vaginite e fornecem dados para o diagnóstico presuntivo de um agente específico. No entanto, o tratamento empírico, baseado apenas na história e no exame físico, deve ser desaconselhado, em razão do risco de erros diagnósticos e tratamentos inadequados. A Figura 8.4 apresenta o fluxograma para o manejo de corrimento vaginal e cervicite, segundo o Ministério da Saúde.

REFERÊNCIAS

1. Workowski KA, Bachmann LH, Chan PA, Johnston CM, Muzny CA, Park I, et al. Sexually transmitted infections treatment guidelines, 2021. MMWR Recomm Rep. 2021;70(4):1-187.
2. Landers DV, Wiesenfeld HC, Heine RP, Krohn MA, Hillier SL. Predictive value of the clinical diagnosis of lower genital tract infection in women. Am J Obstet Gynecol. 2004;190(4):1004-10.
3. Reichman O, Margesson LJ, Rasmussen CA, Lev-Sagie A, Sobel JD. Algorithms for Managing Vulvovaginal Symptomsa Practical Primer. Curr Infect Dis Rep. 2019;21(10):40.
4. Anderson MR, Klink K, Cohrssen A. Evaluation of vaginal complaints. JAMA. 2004;291(11):1368-79.
5. Sobel JD. Bacterial vaginosis: treatment [Internet]. Waltham: UpToDate; 2022 [capturado em 17 jun. 2022]. Disponível em: https://www.uptodate.com/contents/bacterial-vaginosis-treatment.
6. Sobel JD. Vulvovaginitis in healthy women. Compr Ther. 1999;25(67):335-46.
7. Amsel R, Totten PA, Spiegel CA, Chen KC, Eschenbach D, Holmes KK. Nonspecific vaginitis. Diagnostic criteria and microbial and epidemiologic associations. Am J Med . 1983;74(1):14-22.
8. American College of Obstetrics and Gynecology. Diagnosis and management of vulvar skin disorders: ACOG practice bulletin summary, number 224. Obstet Gynecol. 2020;136(1):222-5.
9. Workowski KA, Bolan GA, Centers for Disease Control and Prevention. Sexually transmitted diseases treatment guidelines, 2015. MMWR Recomm Rep. 2015;64(RR03):1-137.
10. Owens DK, Davidson KW, Krist AH, Barry MJ, Cabana M, Caughey AB, et al. Screening for bacterial vaginosis in pregnant persons to prevent preterm delivery: US Preventive Services Task Force Recommendation Statement. JAMA. 2020;323(13):1286-92.
11. Hanson JM, McGregor JA, Hillier SL, Eschenbach DA, Kreutner AK, Galask RP, et al. Metronidazole for bacterial vaginosis. A comparison of vaginal gel vs. oral therapy. J Reprod Med. 2000;45(11):889-96.
12. AmayaGuio J, ViverosCarreño DA, SierraBarrios EM, MartinezVelasquez MY, GrilloArdila CF, Cochrane STI Group. Antibiotic treatment for the sexual partners of women with bacterial vaginosis. Cochrane Database Syst Rev. 2016;(10):CD011701.
13. Carvalho NS de, Eleutério Júnior J, Travassos AG, Santana LB, Miranda AE. Protocolo brasileiro para infecções sexualmente transmissíveis 2020: infecções que causam corrimento vaginal. Epidemiol Serv Saúde. 2021;30(spe 1):e2020593.
14. Pappas PG, Kauffman CA, Andes DR, Clancy CJ, Marr KA, Ostrosky-Zeichner L, et al. Clinical practice guideline for the management of candidiasis: 2016 update by the Infectious Diseases Society of America. Clin Infect Dis. 2016;62(4):e1-50.
15. Schwebke JR, Morgan FG, Koltun W, Nyirjesy P. A phase-3, double-blind, placebo-controlled study of the effectiveness and safety of single oral doses of secnidazole 2 g for the treatment of women with bacterial vaginosis. Am J Obstet Gynecol. 2017;217(6):678.e1-678.e9.

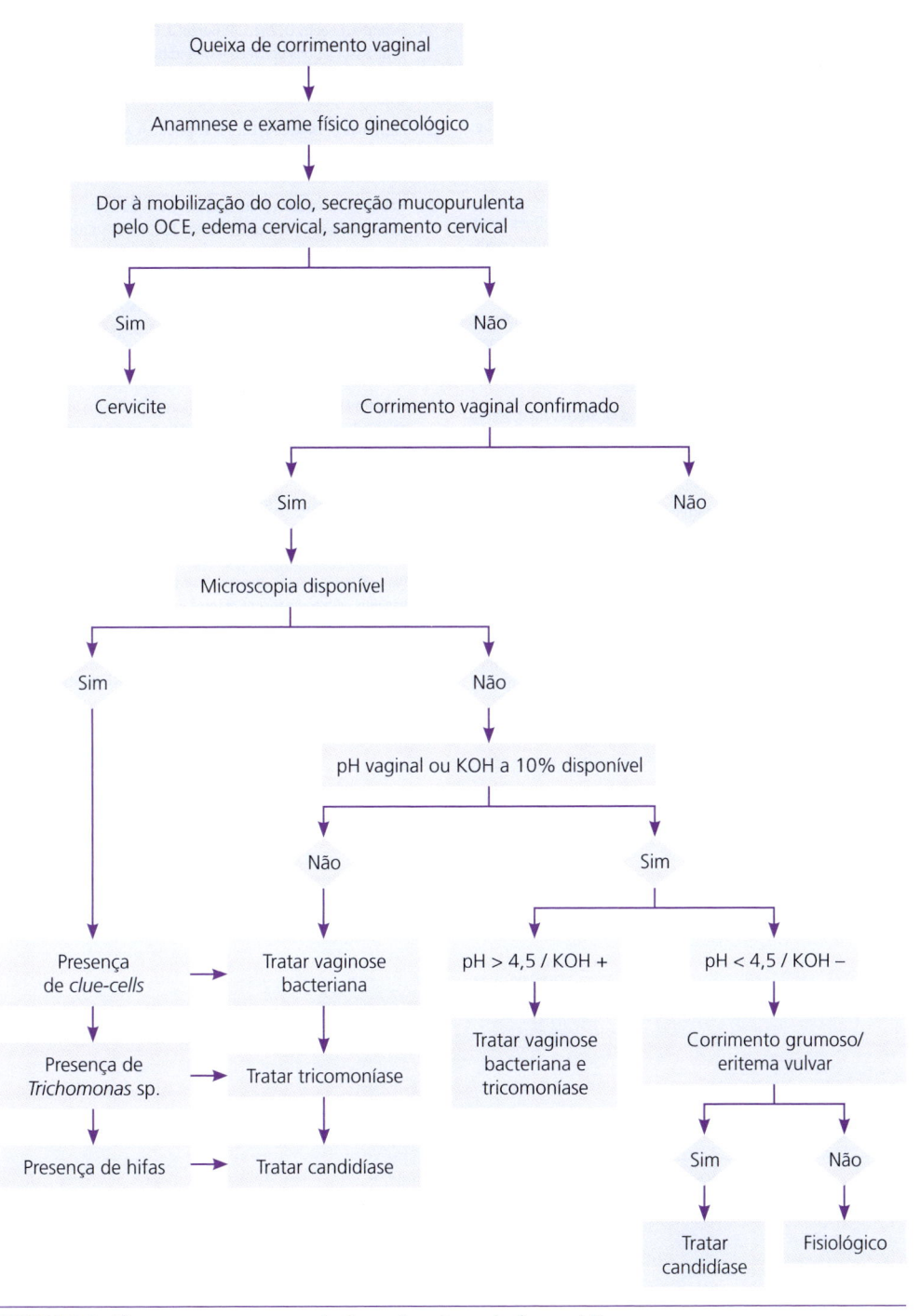

```
Queixa de corrimento vaginal
            │
            ▼
Anamnese e exame físico ginecológico
            │
            ▼
Dor à mobilização do colo, secreção mucopurulenta
pelo OCE, edema cervical, sangramento cervical
       │              │
      Sim            Não
       │              │
       ▼              ▼
   Cervicite    Corrimento vaginal confirmado
                      │
                  ┌───┴───┐
                 Sim      Não
                  │
                  ▼
            Microscopia disponível
              │           │
             Sim         Não
              │           │
                          ▼
                pH vaginal ou KOH a 10% disponível
                      │           │
                     Não         Sim
                      │           │
```

- Presença de clue-cells → Tratar vaginose bacteriana
- Presença de Trichomonas sp. → Tratar tricomoníase
- Presença de hifas → Tratar candidíase

- pH > 4,5 / KOH + → Tratar vaginose bacteriana e tricomoníase
- pH < 4,5 / KOH − → Corrimento grumoso/ eritema vulvar
  - Sim → Tratar candidíase
  - Não → Fisiológico

FIGURA 8.4 – Fluxograma para o manejo de corrimento vaginal e cervicite.
KOH, hidróxido de potássio; OCE, orifício cervical externo.
Fonte: Adaptada de Brasil.[17]

16. Decherney AH, Nathan L, Laufer N, Roman AS, Toledo MS, Borges-Osório ML, et al. Current diagnóstico e tratamento: ginecologia e obstetrícia. 11. ed. Porto Alegre: AMGH; 2014.
17. Brasil. Ministério da Saúde. Secretaria de Vigilância em Saúde. Departamento de Doenças de Condições Crônicas e Infecções Sexualmente Transmissíveis. Protocolo clínico e diretrizes terapêuticas para atenção integral às pessoas com infecções sexualmente transmissíveis (IST). Brasilia: MS; 2022.
18. Cakiroglu Y, Caliskan S, Doger E, Ozcan S, Caliskan E. Does removal of CU-IUD in patients with biofilm forming candida really maintain regression of clinical symptoms? J Obstet Gynaecol. 2015;35(6):600-3.
19. Pappas PG, Kauffman CA, Andes D, Benjamin DK, Calandra TF, Edwards JE, et al. Clinical practice guidelines for the management candidiasis: 2009 update by the Infectious Diseases Society of America. Clin Infect Dis. 2006;48(5):503-35.
20. Fidel PL, Barousse M, Espinosa T, Ficarra M, Sturtevant J, Martin DH, et al. An intravaginal live Candida challenge in humans leads to new hypotheses for the immunopathogenesis of vulvovaginal candidiasis. Infect Immun. 2004;72(5):2939-46.
21. Sobel JD, Wiesenfeld HC, Martens M, Danna P, Hooton TM, Rompalo A, et al. Maintenance fluconazole therapy for recurrent vulvovaginal candidiasis. N Engl J Med. 2004;351(9):876-83.
22. Say PJ, Jacyntho C. Difficult-to-manage vaginitis. Clin Obstet Gynecol. 2005;48(4):753-68.
23. Nurbhai M, Grimshaw J, Watson M, Bond C, Mollison J, Ludbrook A. Oral versus intra-vaginal imidazole and triazole anti-fungal treatment of uncomplicated vulvovaginal candidiasis (thrush). Cochrane Database Syst Rev. 2007;(4):CD002845.
24. Bérard A, Sheehy O, Zhao JP, Gorgui J, Bernatsky S, de Moura CS, et al. Associations between low- and high-dose oral fluconazole and pregnancy outcomes: 3 nested casecontrol studies. CMAJ. 2019;191(7):E179-87.
25. Pasternak B, Wintzell V, Furu K, Engeland A, Neovius M, Stephansson O. Oral fluconazole in pregnancy and risk of stillbirth and neonatal death. JAMA. 2018;319(22):2333-5.
26. Naud P, Vettorazzi J, Matos JC, Magno V. Doenças sexualmente transmissíveis. In: Passos EP, Ramos JGL, Martins-Costa SH, Magalhães JA, Menke CH, Freitas F, organizadores. Rotinas em ginecologia. 7. ed. Porto Alegre: Artmed; 2017. p. 175-95.
27. McClelland RS, Richardson BA, Hassan WM, Graham SM, Kiarie J, Baeten JM, et al. Prospective study of vaginal bacterial flora and other risk factors for vulvovaginal candidiasis. J Infect Dis. 2009;199(12):1883-90.
28. Robatto M, Pavie MC, Garcia I, Menezes MP, Bastos M, Leite HJD, et al. Ultraviolet A/blue lightemitting diode therapy for vulvovaginal candidiasis: a case presentation. Lasers Med Sci. 2019;34(9):1819-27.
29. Pavie MC, Robatto M, Bastos M, Tozetto S, Boas AV, Vitale SG, et al. Blue lightemitting diode in healthy vaginal mucosaa new therapeutic possibility. Lasers Med Sci. 2019;34(5):921-7.
30. Wang T, Dong J, Yin H, Zhang G. Blue light therapy to treat candida vaginitis with comparisons of three wavelengths: an in vitro study. Lasers Med Sci. 2020;35(6):1329-39.
31. Sobel JD, Reichman O, Misra D, Yoo W. Prognosis and treatment of desquamative inflammatory vaginitis. Obstet Gynecol. 2011;117(4):850-5.

9

MIOMATOSE UTERINA

HELENA VON EYE CORLETA
EUNICE BEATRIZ MARTIN CHAVES
EDISON CAPP
MARCELLE JAEGER ANZOLCH

Os miomas, fibromas ou leiomiomas são neoplasias benignas das células musculares lisas do útero muito comuns. Histologicamente, os miomas apresentam matriz extracelular abundante, composta de colágeno, fibronectina e proteoglicanas. O suprimento vascular provém da pseudocápsula, que consiste na interface entre o miométrio saudável e o tumor.[1] Acredita-se que os miomas sejam de origem monoclonal a partir de células-tronco somáticas presentes no miométrio.[2]

Grande parte das pacientes portadoras de miomatose uterina são assintomáticas. O número, o volume e a localização dos miomas correlacionam-se com a sintomatologia e impactam a terapêutica. A Federação Internacional de Ginecologia e Obstetrícia (Figo) padronizou a classificação dos miomas conforme a localização em relação ao miométrio, que pode ser utilizada na descrição de exames de imagem, exame anatomopatológico e planejamento cirúrgico[3] (**Figura 9.1**).

Epidemiologia e fatores de risco

Estudos de rastreamento ultrassonográfico identificaram miomas em 51% das mulheres na pré-menopausa. Ao longo de toda a vida, a porcentagem de pacientes acometidas pode alcançar 80% na população de mulheres negras e 70% na de mulheres brancas.[4,5]

> A maior incidência de miomatose sintomática se dá entre a 3ª a 4ª décadas da vida.

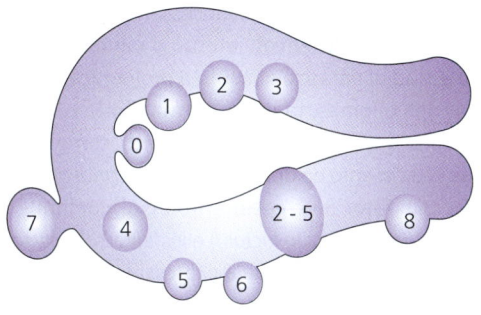

SM – Submucoso	0	Pedunculado intracavitário
	1	< 50% intramural
	2	≥ 50% intramural
O – Outros	3	Contatos com endométrio; 100% intramural
	4	Intramural
	5	Subseroso ≥ 50% intramural
	6	Subseroso < 50% intramural
	7	Subseroso pedunculado
	8	Outros (especificar: cervical, parasitário)
Leiomiomas híbridos	2-5	Submucoso e subseroso, cada um com menos da metade do diâmetro nas cavidades endometrial e peritoneal, respectivamente

FIGURA 9.1 – Subclassificação dos miomas conforme o sistema de classificação de sangramento uterino anormal.
Fonte: Munro e colaboradores.[3]

Os leiomiomas são mais comuns em mulheres negras, nulíparas, obesas, pacientes com menarca antes dos 11 anos e com história familiar de miomatose. Mutações genéticas específicas estão relacionadas com a formação dos miomas, porém a maioria dos casos apresenta herança poligênica.[6] Pacientes portadoras das síndromes de Alport, Reed, Proteus e Cowden apresentam maior frequência de miomatose.[7]

O fato de os miomas aparecerem durante a fase reprodutiva, serem raros em adolescentes, aumentarem durante a gestação e regredirem após a menopausa sugere a sua dependência dos hormônios ovarianos. O estrogênio e a progesterona são ambos necessários para o surgimento e o desenvolvimento da miomatose.[8] O estradiol parece agir sobre a proliferação celular dos miomas, tanto de forma direta quanto mediada por fatores de crescimento, como fator de crescimento epidermal (EGF, *epidermal growth factor*), fator de crescimento insulina-símile I (IGF-I, *insulin growth factor I*) e insulina.[9-11] O estrogênio também aumenta a expressão de receptores de progesterona A e B, que se encontram em maior concentração no tecido miomatoso em relação ao miométrio normal. O índice mitótico dos miomas é maior na fase secretora do ciclo menstrual, provavelmente em resposta ao aumento dos níveis de progesterona.

Algumas substâncias podem, ainda, atuar como ligantes do receptor do estrogênio e estimular o crescimento dos miomas. É o caso dos disruptores endócrinos, como o dietilestilbestrol, dos pesticidas dos organoclorados e fitoestrogênios.[12,13]

◼ Quadro clínico

⭐ A maioria dos miomas são assintomáticos. O principal sintoma associado é o sangramento aumentado e/ou prolongado, que pode resultar em anemia nas mulheres em idade reprodutiva. Sangramentos após a menopausa raramente são secundários a miomas; nessas pacientes, deve-se realizar uma avaliação para buscar outras causas, como hiperplasia e carcinoma endometrial. Quando os miomas são volumosos, podem ocasionar "sintomas de massa" ou compressivos, como aumento da frequência urinária, sensação de peso, aumento do volume abdominal ou mesmo palpação do tumor intra-abdominal pela própria paciente. Menstruação dolorosa, dor pélvica não cíclica, infertilidade e aborto de repetição também podem estar associados a miomas. Uma revisão sistemática recente demonstrou que os sintomas variam conforme a população estudada, sendo os mais frequentes o sangramento uterino aumentado e a dor pélvica inespecífica.[14] O sangramento prolongado e excessivo é o padrão típico, podendo levar à anemia, à falta ao trabalho e a constrangimentos sociais.[14]

Quanto à localização (ver Figura 9.1), os miomas subserosos tendem a causar sintomas compressivos e distorção anatômica de órgãos adjacentes. Já os miomas intramurais causam sangramento e dismenorreia, ao passo que os submucosos produzem sangramentos irregulares e estão mais associados à disfunção reprodutiva.[3]

Leiomiossarcomas são tumores malignos incomuns, distintos dos miomas apenas pela histopatologia. A maior parte são tumores *de novo*, embora existam relatos raros de transformação maligna de miomas preexistentes.[15] Uma metanálise concluiu que 2,94 a cada mil mulheres submetidas à cirurgia para miomatose apresentaram o diagnóstico de leiomiossarcoma.[16] Há suspeita diagnóstica nos miomas de crescimento rápido, particularmente após a menopausa, e em mulheres com história de radioterapia pélvica.[5,17] Nenhum exame pré-operatório consegue confirmar ou excluir a possibilidade de leiomiossarcoma, porém alguns achados em exame de ultrassonografia e ressonância magnética podem auxiliar a suspeição.[18] Quando a histologia demonstra critérios intermediários entre leiomioma e leiomiossarcoma, o diagnóstico será de tumor de músculo liso de potencial de malignidade incerto (STUMP, *smooth muscle tumors of uncertain malignant potential*), cujo manejo ainda é controverso.[19]

◼ Diagnóstico

O diagnóstico final é anatomopatológico, porém, na maior parte das vezes, os miomas são diagnosticados por meio da história clínica (sinais e sintomas), do toque vaginal bimanual e da ultrassonografia. Ao exame ginecológico rotineiro, palpa-se o útero aumentado de volume com consistência firme, superfície lisa, regular ou não. Com frequência, o diagnóstico é feito de modo incidental durante a realização de exame de imagem por outra causa.

> Os exames de imagem são importantes quando existe dúvida diagnóstica, para diferenciar de outras massas anexiais e para definir a localização dos miomas.[3] A ultrassonografia é o método de escolha, devido ao custo acessível, à ampla disponibilidade e à ausência de radiação ionizante. A ultrassonografia transvaginal tem alta sensibilidade (95-100%) na detecção de miomas em úteros de tamanho correspondente a até 10 semanas de gestação. A localização dos miomas em úteros maiores ou quando estes são múltiplos é limitada. A ultrassonografia abdominal pélvica é utilizada nas grandes massas pélvicas e nas pacientes sem sexarca. Uma revisão sistemática demonstrou que a instilação de solução salina intrauterina associada ao exame ultrassonográfico (histerossonografia) tem acurácia comparável à da histeroscopia nos miomas com componente submucoso.[20,21]

A ressonância magnética pode estar indicada nos raros casos em que a ultrassonografia é inconclusiva. Ela permite uma excelente visualização da localização e do tamanho de quase todos os miomas em úteros volumosos, além de auxiliar o diagnóstico diferencial com adenomiose. Quando realizada com contraste, ela avalia a vascularização dos miomas, sendo importante no planejamento de embolização ou ablação guiada por ressonância (ainda não disponível no Brasil). Trata-se de um exame de exceção, devido ao alto custo e à baixa disponibilidade. A tomografia computadorizada raramente é útil na investigação da miomatose.[21]

Miomas e disfunções reprodutivas

FERTILIDADE

Estima-se que esses tumores estejam presentes em 5 a 10% dos casais inférteis. Após todas as causas de infertilidade serem excluídas, os miomas podem ser responsáveis por apenas 2 a 3% dos casos. Não está bem definido de que forma a miomatose se associa à infertilidade, mas o tamanho, o número e, principalmente, a localização dos miomas já foram estudados.[22]

Em revisão sistemática da literatura, Pritts e colaboradores concluíram que miomas submucosos (Figo 0-2) resultam em menores taxas de gravidez espontânea, implantação, gestação clínica e nascidos vivos, bem como maior taxa de abortamento.[23] A relação dos miomas puramente intramurais (Figo 3-4) com infertilidade é fraca, podendo existir quando maiores do que 5 cm. Os miomas subserosos (Figo 5-7) parecem não ter papel na infertilidade.[22,23]

GESTAÇÃO

Em grande parte dos casos, a gestação em portadoras de miomatose não apresenta complicações maiores. Cerca de um terço das pacientes tem crescimento dos miomas no primeiro trimestre da gestação; no período restante, os miomas diminuem ou permanecem inalterados.[5]

> Os miomas aumentam o risco de apresentação fetal anômala (razão de chances [RC] 2,9; intervalo de confiança [IC] 95%, 2,6-3,2), cesariana (RC 3,7; IC 95%, 3,5-3,9), parto pré-termo (RC 1,5; IC 95%, 1,3-1,7) e aborto espontâneo (RC 1,6; IC 95%, 1,3-2,0).[24] Descolamento de placenta, placenta prévia e hemorragia puerperal também estão entre as complicações possíveis.[25] Um estudo de coorte nos Estados Unidos identificou o aumento da taxa de baixo peso ao nascer nas gestações em que foram identificados três ou mais miomas na ultrassonografia de primeiro trimestre.[26]

Dor aguda secundária à miomatose (degeneração, torção, isquemia) não é comum, sendo indicado tratamento sintomático na maior parte das vezes.[27] A degeneração como achado histológico pode estar presente no pós-parto em até 93% das vezes, sendo a vermelha a mais comum, porém em apenas 6% das vezes é sintomática.[28] Nos casos em que o manejo sintomático da dor não é efetivo, a ressecção dos miomas subserosos e pediculados pode ser realizada durante a gestação, preferencialmente no segundo trimestre. Nessa situação, a cesariana eletiva no termo será a via de parto preconizada, exceto no caso de miomas pediculados.[29]

Devido ao risco de sangramento, a miomectomia durante a cesariana é um procedimento de exceção, indicada apenas nos casos em que o mioma interfere na histerorrafia ou para possibilitar a extração fetal. Um estudo de Al Sulaimani e colaboradores estabeleceu um protocolo com colocação de cateteres tipo balão em artérias uterinas bilateralmente, reserva de hemoderivados e disponibilização de uterotônicos para minimização do sangramento em miomectomias durante a cesariana para miomas entre 8 e 10 cm. No entanto, mesmo na vigência do protocolo, duas das cinco pacientes apresentaram perda sanguínea maior que 1.200 mL durante a intervenção.[30]

Tratamento

Mulheres com miomatose assintomática não necessitam de tratamento (nível de evidência A): apenas exame ginecológico de rotina.

Os sintomas da paciente com miomas, a proximidade da menopausa, o desejo de preservar o útero e a fertilidade, a localização e o número dos miomas orientam a terapêutica.[21, 31] Os tratamentos hoje disponíveis utilizam técnicas de ressecção (histerectomia, miomectomia), modulação hormonal ou indução de necrose tecidual (embolização, alcoolização, ablação com ultrassom, radiofrequência ou termoterapia).[32] Todos os tratamentos, à exceção da histerectomia, apresentam elevadas taxas de recorrência.[2]

Em mulheres cuja causa do sangramento é atribuída a miomas submucosos (classificação 0-1), o tratamento preferencial é a miomectomia histeroscópica (nível de evidência A).[21]

TRATAMENTO CLÍNICO

O objetivo do tratamento clínico é unicamente o alívio dos sintomas (nível de evidência C). A grande maioria das pacientes com miomatose torna-se assintomática após a menopausa. Vários tratamentos clínicos tornam os sintomas toleráveis até a mulher atingir a menopausa, quando o sangramento cessa e o volume do útero e o dos miomas diminui. O tratamento clínico tem como vantagens permitir a conservação do útero e evitar os riscos inerentes a cirurgias. O tratamento medicamentoso é útil sobretudo nos casos de sangramento uterino anormal, tendo menor impacto nos sintomas compressivos associados a miomas volumosos.

O sangramento disfuncional e a miomatose são frequentes no climatério pré-menopausa, sendo difícil determinar a sua etiologia. Dessa forma, justifica-se o tratamento clínico para sangramento anormal antes dos tratamentos cirúrgicos.

Os medicamentos usados para tratar sintomas associados à miomatose estão descritos na Tabela 9.1. Algumas medicações, além de diminuir o sangramento, reduzem o volume dos miomas e do útero, podendo aliviar sintomas compressivos. Medicamentos sem comprovação científica de eficácia (inibidores da aromatase, moduladores seletivos do receptor do estrogênio, danazol, acupuntura, medicina tradicional chinesa) não devem ser utilizados, sob pena de que a evolução da miomatose possa dificultar ou impedir o tratamento cirúrgico conservador.

TRATAMENTO CIRÚRGICO/INVASIVO

O tratamento definitivo para a miomatose é a histerectomia, pois evita a recidiva da doença. A histerectomia não é adequada para mulheres sem prole definitiva, com desejo de preservar o útero, sem condições clínicas para se submeter à cirurgia ou que simplesmente não desejam realizar a histerectomia. As terapias invasivas – disponíveis em nosso meio – que conservam o útero são a miomectomia e a embolização da artéria uterina.[5]

MIOMECTOMIA

A indicação de miomectomia dependerá do desejo da paciente de manter a fertilidade e o útero. Após 3 a 5 anos da miomectomia,

Tabela 9.1 – Opções de tratamento para mulheres com miomatose sintomática e seu nível de evidência

	PRESCRIÇÃO	VANTAGENS/DESVANTAGENS	BENEFÍCIOS	NÍVEL DE EVIDÊNCIA
Anticoncepcional oral combinado	Uso oral, contraceptivo	Observar contraindicações: TVP, AVE, risco cardiovascular, tabagismo, idade > 40 anos	↓ Sangramento Não ↓ volume	C
Progestogênio	Uso oral ou IM, contraceptivo	Não melhora no caso de miomas submucosos	↓ Sangramento Não ↓ volume	C
DIU-LNG	Contraceptivo, duração longa	↑ Expulsão com miomas submucosos	↓ Sangramento Não ↓ volume	B
Ácido tranexâmico	Uso oral, no sangramento	↓ Efeitos adversos	↓ Sangramento Não ↓ volume	B
Anti-inflamatório não esteroide	Uso oral, no sangramento	↓ Efeitos adversos	<↓ Sangramento ↓ Dor	B
Análogo do GnRH	SC ou IM Uso por 3-6 meses	↑ Efeitos adversos secundários ao hipoestrogenismo Sintomas retornam após a suspensão tratamento Custo elevado	↓ Sangramento ↓ Volume (indicação no pré-operatório visando a uma abordagem cirúrgica mais conservadora)	A
Danazol	Uso oral	↑ Efeitos adversos	↓ Sangramento	C*
Mifepristona e acetato de ulipristal (inibidor e modulador do receptor de progesterona)	Uso oral	Hiperplasia de endométrio (?) Uso não permitido no Brasil	↓ Sangramento ↓ Volume (por maior período do que com análogo do GnRH)	Liberação em protocolo de pesquisa

*Uso contraindicado.
Nível de evidência A – cientificamente comprovado (baseado em ECRs ou metanálises).
Nível de evidência B – presumivelmente comprovado (ECRs com menor poder, estudos não randomizados comparativos, estudos de coorte).
Nível de evidência C – evidência científica fraca (estudos de caso-controle e estudos não randomizados com viés, retrospectivos e série de casos).
AVE, acidente vascular encefálico; DIU-LNG, dispositivo intrauterino com levonorgestrel; ECRs, ensaios clínicos randomizados; GnRH, hormônio liberador de gonadotrofina (gonadotropin-releasing hormone); IM, intramuscular; SC, subcutânea; TVP, trombose venosa profunda.
Fonte: Elaborada com base em Pritts e colaboradores,[4] Loddo e colaboradores,[20] Gupta e colaboradores[27] e Rothmund e colaboradores.[29]

a recorrência é estimada em 60%.[33] Pacientes que realizam miomectomia, independentemente da técnica cirúrgica, devem ser orientadas quanto ao risco de ruptura uterina durante a gestação e no trabalho de parto (nível de evidência A). No primeiro ano após a miomectomia, ocorre o maior aumento das taxas de concepção, porém, nesse período, também ocorre o maior risco de ruptura uterina.[25]

A miomectomia pode ser por laparotomia, via vaginal, via laparoscópica ou histeroscópica, dependendo da localização e do número de miomas a serem retirados. As complicações relacionadas com o procedimento aumentam com o número de miomas, e o risco de recorrência é menor quando o mioma é único na cirurgia.[25]

A histeroscopia é a via preferencial para o tratamento de miomas submucosos (tipos 0-1) (nível de evidência A). Miomas maiores do que 2 cm com componente intramural maior que 50% (tipo 2) estão associados à maior dificuldade técnica e à necessidade de segundo procedimento, bem como idade inferior a 40 anos, em razão da maior vascularização uterina nas pacientes mais jovens. O uso de agonistas do GnRH pré-operatório pode ser considerado em miomas a partir de 2 cm.[34]

A miomectomia laparoscópica pode ser indicada em pacientes com menos de três miomas intramurais e com diâmetro menor do que 8 cm.[33, 35] Nessa abordagem, o tempo cirúrgico é maior, há menor perda sanguínea e menor tempo de hospitalização do que com a via laparotômica. Miomas intramurais múltiplos e maiores do que 3 cm são preferencialmente abordados por laparotomia, devido à facilidade de sutura em vários planos, o que diminuiria o risco de ruptura uterina.[33, 36] O auxílio da cirurgia robótica durante a miomectomia melhora a qualidade da sutura em relação às laparoscópicas.[36] A formação de aderências e o comprometimento da fertilidade são teoricamente menores nas técnicas laparoscópicas.[35] Entretanto, muitos autores acreditam que, independentemente da técnica cirúrgica, o tamanho, o número e a localização dos miomas são mais importantes para o risco de ruptura uterina (nível de evidência D).[20, 35] Miomas anteriores e fúndicos são mais acessíveis cirurgicamente do que os posteriores, o que diminui a dificuldade de abordagem tanto na miomectomia laparotômica quanto na laparoscópica.

Miomas que protruem pelo orifício cervical externo ("miomas paridos") podem ser retirados por via vaginal. A base do pedículo é identificada e ligada, caso não seja possível identificar o pedículo, e realiza-se o morcelamento do mioma visando a abordar o pedículo e a fazer a ressecção.[37]

HISTERECTOMIA

⭐ A miomatose é a maior indicação de histerectomia no mundo. A histerectomia está indicada na presença de sintomas quando há falha no tratamento clínico, em pacientes com prole constituída ou sem desejo de engravidar. Também é indicada em miomas com crescimento após a menopausa, sem história de reposição hormonal. Em estudos observacionais, mulheres que se submeteram à histerectomia tiveram melhora na qualidade de vida nos 10 anos subsequentes à cirurgia.[35] Interroga-se sobre a possível indicação de histerectomia nos casos de miomatose extensa, porém assintomática.

A histerectomia pode ser realizada pelas vias vaginal, laparoscópica, robótica e abdominal. Essa opção se baseia em diversos fatores, incluindo características clínicas das pacientes, volume do útero, habilidade e experiência do cirurgião, morbidade e custo associado ao procedimento. As técnicas menos invasivas (vaginal e laparoscópica) são preferidas quando há possibilidade técnica e de recursos, porém limitam-se a úteros e miomas menores.[35] O morcelamento do útero e de miomas possibilita que técnicas laparoscópicas sejam realizadas em pacientes com úteros volumosos. Contudo, em 2014, o American College of Obstetricians and Gynecologists (ACOG) restringiu o morcelamento de úteros miomatosos e de miomas, tanto pelo risco de implantes de células benignas (miomatose parasítica) quanto pela disseminação de células malignas (nos casos de leiomiossarcoma tratado inadvertidamente como leiomioma).[4, 38]

A histerectomia abdominal pode ser total ou subtotal. Em geral, reserva-se a histerectomia subtotal para situações de dificuldade técnica intraoperatória, desde que a paciente apresente colpocitologia oncótica normal e faça controle ginecológico periódico. Menos episódios febris ocorrem na histerectomia abdominal subtotal quando comparada com a total,[39] porém até 20% das pacientes que preservam o colo do útero podem apresentar sangramento discreto e cíclico.[39] Realizar histerectomia subtotal para diminuir disfunções sexuais, prolapsos e disfunções pélvicas não é indicado (nível de evidência A).[35]

EMBOLIZAÇÃO

A embolização das artérias uterinas tem sido utilizada para tratar uma série de problemas hemorrágicos em ginecologia e obstetrícia, sendo também uma opção para o tratamento de miomas sintomáticos, com melhora da menorragia e diminuição do volume uterino.[30, 36] A embolização bilateral das artérias uterinas apresenta eficácia em curto prazo de 90% no tratamento de sangramento excessivo, sintomas compressivos e dor pélvica.

⚠️ A embolização não deve ser indicada em pacientes que desejam gestar, pelo risco de comprometer a reserva ovariana.[21, 35, 40] Apesar de aumentar o risco de abortamento em até três vezes nos casos em que ocorre concepção, não há evidência de aumento de risco de complicações gestacionais tardias após a embolização.[41] A embolização também está contraindicada em pacientes pós-menopausa, com suspeita de neoplasia maligna, hipertireoidismo descompensado, alergia a contraste iodado e insuficiência renal grave. Não é recomendada para miomas submucosos isolados,[0-1] subserosos pediculados 7 ou com vascularização predominante via artéria ovariana.[36]

Nas primeiras semanas após o procedimento, pode ocorrer aumento da secreção vaginal, sangramento, cólicas, dor pélvica e eliminação de tecido necrótico. No caso de secreção purulenta, o diagnóstico diferencial de infecção deve ser considerado. A indicação de histerectomia por complicações do procedimento é rara. A proteção radiológica é uma questão importante com relação à embolização, devendo ser usada fluoroscopia pulsada, com valores médios inferiores a 50 Gy/cm^2, o que corresponderia à exposição à radiação gama de 2 a 3 tomografias computadorizadas de abdome.[42]

OUTROS TRATAMENTOS

A ablação endometrial é um procedimento cirúrgico menos invasivo do que a miomectomia e a histerectomia para o manejo do sangramento uterino anormal devido à miomatose. No entanto, tem utilização limitada, visto que o uso do dispositivo intrauterino (DIU) com levonorgestrel é menos invasivo, tem eficácia similar e ainda é contraceptivo.[43] A presença de miomatose não é uma contraindicação à ablação endometrial, sobretudo nos nódulos intramurais e subserosos que não apresentam sintomas compressivos. Nos miomas submucosos, a ablação pode complementar a miomectomia histeroscópica.[44]

Outros métodos menos invasivos, como a ultrassonografia focada guiada por ressonância magnética e a ablação térmica por radiofrequência (controle ultrassonográfico e por laparoscopia), estão sendo desenvolvidos, mas apresentam alto custo e seu uso ainda é restrito a protocolos de pesquisa.[45]

REFERÊNCIAS

1. Leppert PC, Al-Hendy A, Baird DD, Bulun S, Catherino W, Dixon D, et al. Summary of the proceedings of the basic science of uterine fibroids meeting: new developments February 28, 2020. F&S science. 2021;2(1):88-100.
2. Mas A, Nair S, Laknaur A, Simón C, Diamond MP, Al-Hendy A. Stro-1/CD44 as putative human myometrial and fibroid stem cell markers. Fertil Steril. 2015;104(1):225-34.e3.
3. Munro MG, Critchley HO, Broder MS, Fraser IS. FIGO classification system (PALM-COEIN) for causes of abnormal uterine bleeding in nongravid women of reproductive age. Int J Gynaecol Obstet. 2011;113(1):3-13.
4. Pritts EA, Parker WH, Brown J, Olive DL. Outcome of occult uterine leiomyosarcoma after surgery for presumed uterine fibroids: a systematic review. J Minim Invasive Gynecol. 2015;22(1):26-33.

5. Stewart EA. Clinical practice. Uterine fibroids. N Engl J Med. 2015;372(17):1646-55.
6. Eggert SL, Huyck KL, Somasundaram P, Kavalla R, Stewart EA, Lu AT, et al. Genome-wide linkage and association analyses implicate FASN in predisposition to Uterine Leiomyomata. Am J Hum Genet. 2012;91(4):621-8.
7. Commandeur AE, Styer AK, Teixeira JM. Epidemiological and genetic clues for molecular mechanisms involved in uterine leiomyoma development and growth. Hum Reprod Update. 2015;21(5):593-615.
8. Reis FM, Bloise E, Ortiga-Carvalho TM. Hormones and pathogenesis of uterine fibroids. Best Pract Res Clin Obstet Gynaecol. 2016;34:13-24.
9. Giudice LC, Dsupin BA, Jin IH, Vu TH, Hoffman AR. Differential expression of messenger ribonucleic acids encoding insulin-like growth factors and their receptors in human uterine endometrium and decidua. J Clin Endocrinol Metab. 1993;76(5):1115-22.
10. Martin Chaves EB, Brum IS, Stoll J, Capp E, Corleta H. Insulin-like growth factor 1 receptor mRNA expression and autophosphorylation in human myometrium and leiomyoma. Gynecol Obstet Invest. 2004;57(4):210-3.
11. Toscani GK, Chaves EM, Cervi FL, Tavares MB, Silva IS, von Eye Corleta H, et al. Gene expression and tyrosine kinase activity of insulin receptor in uterine leiomyoma and matched myometrium. Arch Gynecol Obstet. 2004;270(3):170-3.
12. Mas A, Elam L, Walker C, Simon C, Diamond M, Thompson W, et al. Early life exposure to estrogen-mimics increase the occurrence of uterine fibroids via expansion of myometrial stem cell population. Fertil Steril. 2015;104:e29.
13. Yang Q, Ciebiera M, Victoria Bariani M, Ali M, Elkafas H, Boyer TG, et al. Comprehensive review of uterine fibroids: developmental origin, pathogenesis, and treatment. Endocr Rev. 2021;bnab039.
14. Drayer SM, Catherino WH. Prevalence, morbidity, and current medical management of uterine leiomyomas. Int J Gynaecol Obstet. 2015;131(2):117-22.
15. Walker CL, Stewart EA. Uterine fibroids: the elephant in the room. Science. 2005;308(5728):1589-92.
16. Brohl AS, Li L, Andikyan V, Obican SG, Cioffi A, Hao K, et al. Age-stratified risk of unexpected uterine sarcoma following surgery for presumed benign leiomyoma. The oncologist. 2015;20(4):433-9.
17. American College of Obstetricians and Gynecologists. Power morcellation and occult malignancy in gynecologic surgery: a special report. Washington: ACOG; 2014.
18. Sun S, Bonaffini PA, Nougaret S, Fournier L, Dohan A, Chong J, et al. How to differentiate uterine leiomyosarcoma from leiomyoma with imaging. Diagn Interv Imaging. 2019;100(10):619-34.
19. Ip PP, Cheung AN, Clement PB. Uterine smooth muscle tumors of uncertain malignant potential (STUMP): a clinicopathologic analysis of 16 cases. Am J Surg Pathol. 2009;33(7):992-1005.
20. Loddo A, Djokovic D, Drizi A, De Vree BP, Sedrati A, van Herendael BJ. Hysteroscopic myomectomy: The guidelines of the International Society for Gynecologic Endoscopy (ISGE). Eur J Obstet Gynecol Reprod Biol. 2022;268:121-8.
21. Lumsden MA, Hamoodi I, Gupta J, Hickey M. Fibroids: diagnosis and management. BMJ. 2015;351:h4887.
22. Purohit P, Vigneswaran K. Fibroids and Infertility. Curr Obstet Gynecol Rep. 2016;5:81-8.
23. Pritts EA, Parker WH, Olive DL. Fibroids and infertility: an updated systematic review of the evidence. Fertil Steril. 2009;91(4):1215-23.
24. Klatsky PC, Tran ND, Caughey AB, Fujimoto VY. Fibroids and reproductive outcomes: a systematic literature review from conception to delivery. Am J Obstet Gynecol. 2008;198(4):357-66.
25. Lee SJ, Ko HS, Na S, Bae JY, Seong WJ, Kim JW, et al. Nationwide population-based cohort study of adverse obstetric outcomes in pregnancies with myoma or following myomectomy: retrospective cohort study. BMC pregnancy childbirth. 2020;20(1):716.
26. Zhao SK, Wu P, Jones SH, Torstenson ES, Hartmann KE, Velez Edwards DR. Association of uterine fibroids with birthweight and gestational age. Ann epidemiol. 2020;50:35-40.e2.
27. Gupta S, Manyonda IT. Acute complications of fibroids. Best Pract Res Clin Obstet Gynaecol. 2009;23(5):609-17.
28. Mu YL, Wang S, Hao J, Shi M, Yelian FD, Wang XT. Successful pregnancies with uterine leiomyomas and myomectomy at the time of caesarean section. Postgrad Med J. 2011;87(1031):601-4.
29. Rothmund R, Taran FA, Boeer B, Wallwiener M, Abele H, Campo R, et al. Surgical and Conservative Management of Symptomatic Leiomyomas during Pregnancy: a Retrospective Pilot Study. Geburtshilfe Frauenheilkd. 2013;73(4):330-4.
30. Al Sulaimani R, Machado L, Al Salmi M. Do large uterine fibroids impact pregnancy outcomes? Oman Med J. 2021;36(4):e 292.
31. Singh SS, Belland L. Contemporary management of uterine fibroids: focus on emerging medical treatments. Curr Med Res Opin. 2015;31(1):1-12.
32. Stewart EA, Lytle BL, Thomas L, Wegienka GR, Jacoby V, Diamond MP, et al. The comparing options for management: PAtient-centered REsults for Uterine Fibroids (COMPAreuF) registry: rationale and design. Am J Obstet Gynecol. 2018;219(1):95.e1-.e10.
33. Owen C, Armstrong AY. Clinical management of leiomyoma. Obstet Gynecol Clin North Am. 2015;42(1):67-85.
34. Mazzon I, Favilli A, Grasso M, Horvath S, Bini V, Di Renzo GC, et al. Predicting success of single step hysteroscopic myomectomy: A single centre large cohort study of single myomas. Int J Surg. 2015;22:10-4.
35. Marret H, Fritel X, Ouldamer L, Bendifallah S, Brun JL, De Jesus I, et al. Therapeutic management of uterine fibroid tumors: updated French guidelines. Eur J Obstet Gynecol Reprod Biol. 2012;165(2):156-64.
36. Griffin L, Feinglass J, Garrett A, Henson A, Cohen L, Chaudhari A, et al. Postoperative outcomes after robotic versus abdominal myomectomy. JSLS. 2013;17(3):407-13.
37. Al-Shukri M, Al-Ghafri W, Al-Dhuhli H, Gowri V. Vaginal myomectomy for prolapsed submucous fibroid: it is not only about size. Oman Med J. 2019;34(6):556-9.
38. Huang BS, Yang MH, Wang PH, Li HY, Chou TY, Chen YJ. Oestrogen-induced angiogenesis and implantation contribute to the development of parasitic myomas after laparoscopic morcellation. Reprod Biol Endocrinol. 2016;14(1):64.
39. Lethaby A, Ivanova V, Johnson NP. Total versus subtotal hysterectomy for benign gynaecological conditions. Cochrane Database Syst Rev. 2006(2):CD004993.
40. Carranza-Mamane B, Havelock J, Hemmings R, Reproductive E, Infertility C, Cheung A, et al. The management of uterine fibroids in women with otherwise unexplained infertility. J Obstet Gynaecol Can. 2015;37(3):277-88.
41. Homer H, Saridogan E. Uterine artery embolization for fibroids is associated with an increased risk of miscarriage. Fert Steril. 2010;94(1):324-30.
42. Kroncke T, David M, participants of the Consensus M. Uterine Artery Embolization (UAE) for fibroid treatment - results of the 5th radiological gynecological expert meeting. Geburtshilfe Frauenheilkd. 2015;75(5):439-41.
43. El-Nashar SA, Hopkins MR, Feitoza SS, Pruthi RK, Barnes SA, Gebhart JB, et al. Global endometrial ablation for menorrhagia in women with bleeding disorders. Obstet Gynecol. 2007;109(6):1381-7.
44. Loffer FD. Endometrial ablation in patients with myomas. Curr Opin Obstet Gynecol. 2006;18(4):391-3.
45. Thompson MJ, Carr BR. Intramural myomas: to treat or not to treat. Int J Womens Health. 2016;8:145-9.

DOENÇA INFLAMATÓRIA PÉLVICA

RICARDO FRANCALACCI SAVARIS
THAIS VICENTINE XAVIER
OSCAR DE ANDRADE MIGUEL

A doença inflamatória pélvica (DIP) é definida como uma inflamação do trato genital superior feminino. Essa doença afeta o útero, as tubas uterinas e/ou os ovários,[1] podendo causar endometrite, salpingite, ooforite e parametrite, abscesso tubo-ovariano e pelviperitonite.[2]

A incidência exata da doença no Brasil é desconhecida, mas, segundo estimativas, fica em torno de 4% na população feminina em geral, de acordo com estudos nos Estados Unidos,[3] e de 9% nos casos de mulheres com dor abdominal atendidas em emergências.[4]

Fisiopatologia

a DIP pode ser uma infecção ascendente, que se inicia com uma cervicite e evolui para o trato genital superior,[5] podendo disseminar-se pelo sistema linfático ou, raramente, pela via hematogênica, como nos casos de tuberculose.[6] A doença crônica (> 30 dias) está relacionada com *Mycobacterium tuberculosis* e *Actinomyces* sp.

A infecção é polimicrobiana;[7] contudo, em cerca de 50% dos casos, não se identifica um agente causador.[8] No Hospital de Clínicas de Porto Alegre (HCPA), a incidência de clamídia e micoplasma nos casos de DIP foi de cerca de 5%,[9] o que está de acordo com o que foi relatado por outros autores brasileiros.[10,11]

> O abscesso tubo-ovariano e a peritonite são eventos tardios da evolução da DIP.[7]

Fatores de risco

são fatores que aumentam o risco de DIP: atividade sexual e procedimentos que envolvem a instrumentação recente do trato genital inferior e/ou superior, como histeroscopia, histerossalpingografia e colocação de dispositivo intrauterino (DIU).

> O risco de DIP depois da colocação de DIU parece ter maior ocorrência nas primeiras duas semanas após a sua inserção.[12]

Apresentação clínica

> Muitos episódios de DIP, pelo fato de terem sintomas vagos, leves ou inespecíficos, como manifestações subclínicas de DIP, acabam não sendo reconhecidos. Assim, o limiar para se fazer o diagnóstico deve ser baixo.[13] Casos mais avançados podem apresentar febre, mal-estar, náuseas, vômitos ou dor no hipocôndrio superior direito (síndrome de Fitz-Hugh-Curtis, que ocorre em 5% dos casos).[8] Está descrita a presença de diarreia e suboclusão intestinal como manifestação de DIP.[14–17]

A apresentação crônica da DIP é inespecífica, relacionada com febrícula, perda de peso e dor abdominal. A investigação com imagem pode confundir com alguma neoplasia, e a biópsia revela a presença de *M. tuberculosis* e *Actinomyces*.[18,19]

Diagnóstico

⭐ O diagnóstico deve ser clínico, sendo necessário considerá-lo em todas as mulheres sexualmente ativas que apresentam dor pélvica ou em hipogástrio nos últimos 30 dias, na ausência de outra doença que explique a dor pélvica, acompanhada de um ou mais dos seguintes critérios:

- Dor à mobilização do colo uterino.
- Dor uterina.
- Dor anexial.

Outros achados clínicos e laboratoriais, como febre > 38,3 ºC, secreção cervical mucopurulenta (presença de vários leucócitos no exame direto a fresco da secreção vaginal), aumento da velocidade de sedimentação globular (VSG) ou da proteína C-reativa, ou exame positivo para gonococo ou clamídia por exame direto aumentam a probabilidade de DIP, mas não são necessários para confirmar o diagnóstico.[13]

AVALIAÇÃO INICIAL

Os aspectos clínicos devem ser considerados na história para descartar os diagnósticos diferenciais de complicações da gravidez (abortamento, gravidez ectópica), apendicite, infecção urinária, litíase biliar e renal, infecções gastrintestinais, pneumonia na base do pulmão, dor da ovulação, hérnia de parede abdominal, hérnia do ligamento redondo, cetoacidose, torção de anexo, corpo lúteo hemorrágico e agudização da dor da endometriose.

Os diagnósticos diferenciais podem ser vistos no Quadro 10.1. Por exemplo, uma mulher com febre, nitrito positivo na urina, punho-percussão lombar (PPL) positiva, dor à mobilização do colo uterino e dor no anexo uterino deve ser considerada como um caso de pielonefrite, e não de DIP.

⚠️ O diagnóstico diferencial com apendicite é difícil e deve ser sempre considerado quando a dor se localiza na fossa ilíaca direita. Aspectos que levam à suspeita de apendicite estão relacionados com a migração da dor para a fossa ilíaca direita e a dor no ponto de McBurney.

Quadro 10.1 – Diagnóstico diferencial para dor pélvica aguda

Sistema ginecológico
- Gravidez ectópica
- Gestação intrauterina
- Abortamento
- Endometriose
- Corpo lúteo hemorrágico
- Cisto ovariano
- Torção de anexo
- Corpo estranho vaginal
- Hematocolpo
- *Mittelschmerz* (dor da ovulação)

Sistema urinário
- Infecção urinária baixa
- Pielonefrite
- Cálculo renal

Sistema gastrintestinal
- Apendicite
- Colecistite
- Adenite mesentérica
- Diverticulite
- Gastrenterite
- Úlcera perfurada
- Pancreatite
- Síndrome do cólon irritável

Outros sistemas
- Cetoacidose diabética
- Abuso sexual
- Hérnia de parede abdominal
- Hérnia de ligamento redondo
- Pneumonia de base

⭐ Exames de imagem são usados principalmente para aumentar a especificidade da avaliação. A tomografia computadorizada (TC) é a modalidade preferida, ficando a ultrassonografia (US) e a ressonância magnética (RM) reservadas para populações radiossensíveis, como gestantes e crianças. A TC demonstra a maior precisão diagnóstica e as taxas mais baixas de exames não diagnósticos (i.e., não visualização do apêndice).[20]

EXAME FÍSICO

O exame abdominal geral – que identifica o local da dor, dor à contração abdominal (manobra de

Carnett, sugestiva de dor de parede abdominal), presença de dor à descompressão ou rigidez de parede, presença de dor à PPL (suspeita de pielonefrite ou cálculo renal), ausculta pulmonar alterada (suspeita de pneumonia) e dor em região vesical[21] (suspeita de infecção urinária) – pode ser feito para orientar o diagnóstico diferencial.

O exame especular pode evidenciar a presença de secreções vaginais ou cervicais anormais. No exame pélvico bimanual, verifica-se se há dor uterina, anexial ou à mobilização do colo uterino. O examinador deve ter uma sensibilidade baixa para identificar a dor. A ausência de dor no exame pélvico torna o diagnóstico improvável.

DIAGNÓSTICO LABORATORIAL

O exame de gravidez na urina é obrigatório para pacientes em idade reprodutiva com dor pélvica ou sangramento uterino anormal, pois a história e o exame físico não são suficientes para descartar uma gravidez.[22] Não há um teste sanguíneo específico para fazer o diagnóstico de DIP.

A ausência de leucocitose (< 10.000 leucócitos/mL), uma VSG < 15 mm/h, uma proteína C-reativa < 5 mg/dL e um exame direto a fresco de secreção vaginal normal (i.e., menos de 3 leucócitos em campo de grande aumento, ausência de *clue-cells*, tricomonas ou hifas) têm uma razão de probabilidade negativa (LR-) de 0,005, o que praticamente exclui o diagnóstico de DIP.[23]

OUTROS EXAMES DIAGNÓSTICOS

A laparoscopia já foi considerada o padrão-ouro para o diagnóstico de DIP, mas, como a infecção ocorre de dentro para fora da parede tubária, infecções precoces não são identificadas.[8] Além disso, há uma alta variabilidade inter e intraobservador para o diagnóstico laparoscópico de DIP, em comparação com o diagnóstico histopatológico de salpingite.[24]

A biópsia de endométrio pode ter alguma utilidade, mas não é um exame de rotina, assim como *swab* para clamídia, gonorreia, ureaplasma e micoplasma utilizando o teste de amplificação de ácidos nucleicos (NAAT). A presença de endometrite tem seu diagnóstico incerto,[25] uma vez que as pacientes podem ter endometrite após a resolução dos sintomas clínicos.[9,26]

Uma paciente com dor pélvica e NAAT positivo deve ser tratada para DIP.[27-30]

A US é útil para detectar outras causas de dor ou para identificar a presença de abscessos tubo-ovarianos.[31,32]

Tratamento

O tratamento imediato com antimicrobianos é essencial para prevenir as sequelas em longo prazo.[13] A Figura 10.1 apresenta o fluxograma para tratamento da DIP. O tratamento deve ser o mesmo para pacientes com vírus da imunodeficiência humana (HIV, *human immunodeficiency virus*).[33]

O esquema de tratamento deve considerar as condições da paciente para obter a medicação, a facilidade da adesão ao tratamento, os possíveis efeitos colaterais da medicação, a sensibilidade local aos antimicrobianos e o grau de dor da paciente.

No HCPA, utilizando uma escala de dor de 0 a 10, o tratamento ambulatorial é empregado para as pacientes com dores leves (menores do que 5), ao passo que o tratamento hospitalar fica reservado para as pacientes com dores mais intensas. Pacientes com diagnóstico incerto, gestantes, febris, com impossibilidade de tomar a medicação ou dor intensa devem ser internadas.

O esquema antimicrobiano deve ser de amplo espectro. Não existe um esquema superior a outro.[34] O metronidazol deve ser associado à doxiciclina com ceftriaxona no tratamento ambulatorial da DIP para reduzir a ocorrência de tricomoníase e vaginose bacteriana, bem como para diminuir a presença de anaeróbios em culturas endometriais[35] e, possivelmente, problemas futuros de infertilidade e dor pélvica crônica, apesar de não haver diferença na cura clínica na avaliação aos 3 e 30 dias após o início do tratamento.[36]

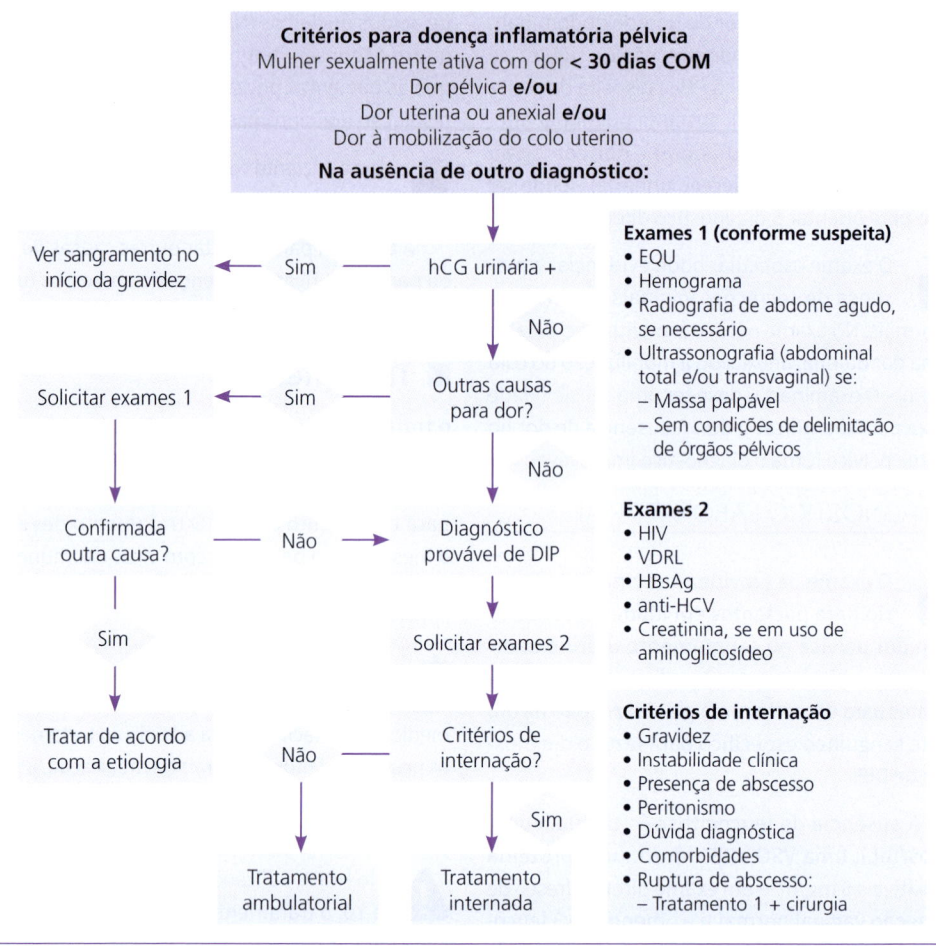

FIGURA 10.1 – Protocolo de tratamento para doença inflamatória pélvica. (*Continua*)

DIP, doença inflamatória pélvica; EQU, exame qualitativo de urina; HBsAg, antígeno de superfície do vírus da hepatite B; hCG, gonadotrofina coriônica humana (*human chorionic gonadotropin*); HCV, vírus da hepatite C; HIV, vírus da imunodeficiência humana (*human immunodeficiency virus*); VDRL, Venereal Disease Research Laboratory; VSG, velocidade de sedimentação globular.

Fonte: Adaptada de Kim e Kim.

O esquema ambulatorial com ceftriaxona e azitromicina[9] tem uma taxa de cura de 90,3% (intervalo de confiança [IC] de 95%, 80-96%). Esse esquema é preferido por ser simples e pelo fato de facilitar a adesão ao tratamento.[7] Os tratamentos hospitalares e ambulatoriais estão descritos na Tabela 10.1.

Em virtude de ser uma infecção sexualmente transmissível, sorologias para sífilis, HIV e hepatites B e C são solicitações de rotina no HCPA, e a oportunidade de aconselhar para a vacina do papilomavírus humano (HPV, *human papilloma virus*) deve ser considerada. Homens que tiveram contato sexual, nos últimos 60 dias, com mulheres com diagnóstico de DIP devem ser avaliados, testados e tratados.[13]

A prescrição de tratamento para o parceiro sem consulta prévia não é amparada pelo Código de Ética Médica no Brasil; todavia, deve-se aproveitar tal oportunidade para chamar o parceiro para aconselhamento, a fim de tratar e reduzir o risco de contaminar ou ser contaminado por alguma doença sexual.

O seguimento está indicado entre 48 e 72 horas, uma vez que o diagnóstico de DIP é impreciso. Espera-se uma melhora clínica nos

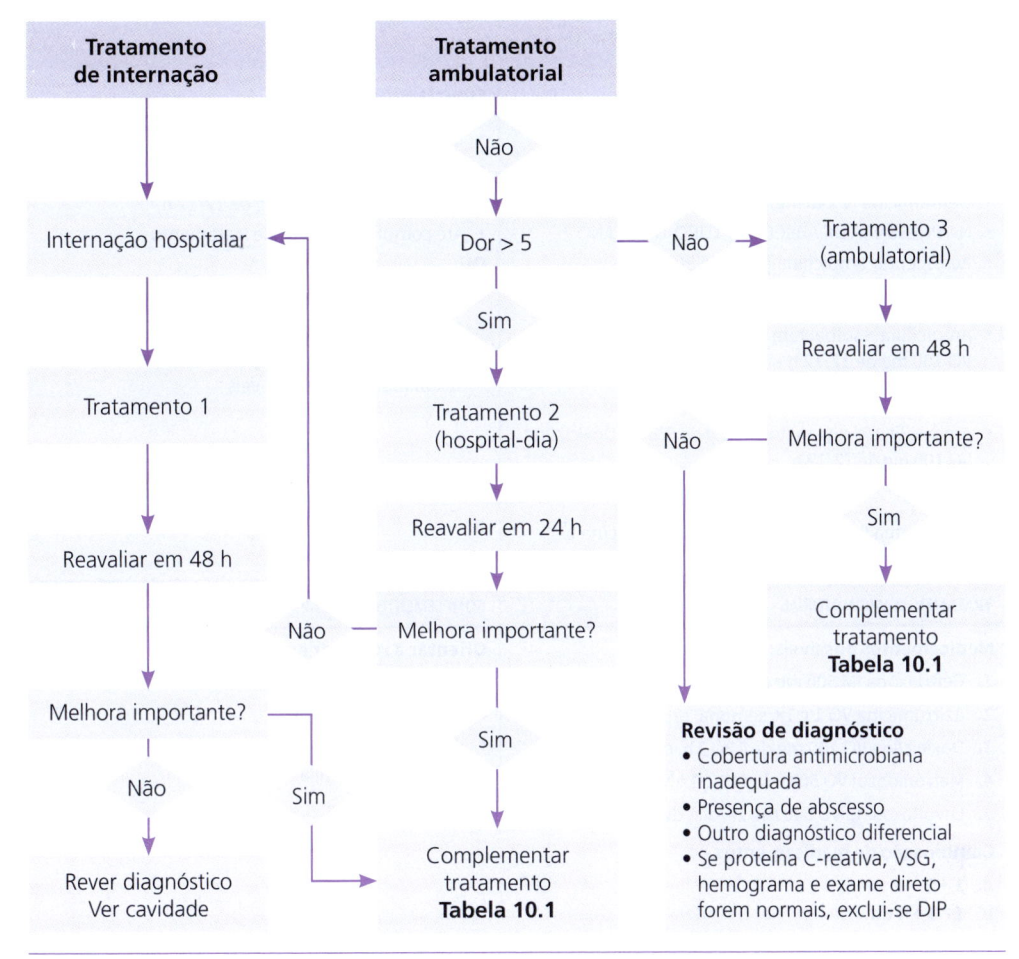

```
                                    Tratamento                    Tratamento
                                    de internação                 ambulatorial
                                         │                             │
                                         │                            Não
                                         ▼                             ▼
                          Internação hospitalar ◄──────── Dor > 5 ──── Não ──► Tratamento 3
                                         │                    │                (ambulatorial)
                                         │                   Sim                     │
                                         ▼                    ▼                      ▼
                              Tratamento 1            Tratamento 2           Reavaliar em 48 h
                                         │            (hospital-dia)                 │
                                         │                    │               Não ── Melhora importante?
                                         ▼                    ▼                            │
                          Reavaliar em 48 h         Reavaliar em 24 h                     Sim
                                         │                    │                            ▼
                                         │        Não ── Melhora importante?       Complementar
                              Melhora importante?             │                      tratamento
                                         │                   Sim                    Tabela 10.1
                                    Não    Sim                ▼
                                         │                                  Revisão de diagnóstico
                                         ▼                Complementar      • Cobertura antimicrobiana
                              Rever diagnóstico            tratamento         inadequada
                              Ver cavidade                Tabela 10.1       • Presença de abscesso
                                                                            • Outro diagnóstico diferencial
                                                                            • Se proteína C-reativa, VSG,
                                                                              hemograma e exame direto
                                                                              forem normais, exclui-se DIP
```

FIGURA 10.1 – (*Continuação*) Protocolo de tratamento para doença inflamatória pélvica.

DIP, doença inflamatória pélvica; EQU, exame qualitativo de urina; HBsAg, antígeno de superfície do vírus da hepatite B; hCG, gonadotrofina coriônica humana (*human chorionic gonadotropin*); HCV, vírus da hepatite C; HIV, vírus da imunodeficiência humana (*human immunodeficiency virus*); VDRL, Venereal Disease Research Laboratory; VSG, velocidade de sedimentação globular.

Fonte: Adaptada de Kim e Kim.

três primeiros dias após o início do tratamento antimicrobiano. Se houver piora do quadro, é importante considerar outros exames de imagem, como RM ou TC axial, para diagnósti-cos diferenciais ou por complicações da DIP. A paciente deverá retornar ao ambulatório para seguimento na primeira semana após a alta hospitalar, mantendo abstinência sexual até a cura clínica.[37] Não havendo melhora do quadro clínico em até 72 horas, deve-se pensar em três possibilidades:

1. Falta de cobertura antimicrobiana adequada (usar 2ª linha de antimicrobianos – Tabela 10.1).
2. Presença de outra doença (p. ex., apendicite).
3. Presença de abscesso tubo-ovariano.

ABSCESSO TUBO-OVARIANO

O tratamento inicial dos abscessos tubo-ovarianos (ATOs) é com esquema antimicrobiano de amplo espectro com cobertura para anaeróbios (ver Tabela 10.1). Não havendo melhora em até 72 horas, deve-se considerar a troca de antimicrobianos ou a drenagem do abscesso.[38] Havendo melhora clínica, não é necessário realizar exames de imagem de controle.[33]

A drenagem guiada por US é uma possibilidade a ser considerada como primeira escolha,

Tabela 10.1 – Tratamento para doença inflamatória pélvica

TRATAMENTO NA INTERNAÇÃO	COMPLEMENTO APÓS A ALTA
1ª escolha • Clindamicina IV 2.700 mg/dia 1×/dia • Gentamicina IV 240 mg/dia* 1×/dia • NA PRESENÇA DE ABSCESSO TUBO-OVARIANO • acrescentar ampicilina IV 1 g de 6/6 h **2ª escolha** • Ampicilina + sulbactam IV 3 g de 6/6 h + Doxiciclina VO 100 mg de 12/12 h **3ª escolha** • Amoxicilina/clavulanato IV 1,2 g de 8/8 h + Doxiciclina VO 100 mg de 12/12 h **4ª escolha** • Cefuroxima IV 750 mg de 8/8 h + Clindamicina IV 900 mg de 8/8 h	• Doxiciclina VO 100 mg de 12/12 h **com** • Metronidazol VO 500 mg de 12/12 h • Até completar 14 dias de tratamento **OU** • Levofloxacino VO 500 mg 1×/dia • Até completar 14 dias de tratamento • Avaliar e tratar parceiro para infecções sexualmente transmissíveis
TRATAMENTO AMBULATORIAL	**COMPLEMENTO AMBULATORIAL**
Medicamentos possíveis: 1. Ceftriaxona IM 500 mg em dose única 2. Azitromicina VO 1 g 1×/semana, repetir em 7 dias 3. Doxiciclina VO 100 mg de 12/12 h, durante 14 dias 4. Metronidazol VO 500 mg de 12/12 h, durante 14 dias 5. Levofloxacino VO 500 mg 1×/dia, durante 14 dias **Combinação de medicamentos** a. 1 + 2 + 4 ou b. 1 + 3 + 4 ou c. 4 + 5	**Orientar a retornar em 48-72 h se:** • Não houver melhora da dor • Presença de febre • Vômitos • Dúvida diagnóstica

*A dose de gentamicina deve ser ajustada de acordo com o peso e a função renal da paciente.
IM, intramuscular; IV, intravenosa; VO, via oral.
Fonte: Center of Disease Control and Prevention[27] e Savaris e colaboradores.[34]

se não houver melhora clínica com antimicrobianos.[33] A cura clínica em casos de ATO depende do tamanho do abscesso. O tratamento inicial para o ATO não roto deve ser clínico, pois há resposta clínica em cerca de 40% dos ATOs com mais de 9 cm de tamanho (ver Tabela 10.1). Se não houver melhora clínica em 48 a 72 horas, a drenagem está indicada.[38]

Se ocorrer a ruptura do abscesso, há um abdome agudo com presença de líquido livre na US, evoluindo para choque séptico; nesse caso, há indicação de cirurgia e antimicrobianos de amplo espectro. Em mulheres pós-menopáusicas, devido ao potencial de neoplasia maligna (cerca de 47%; IC 95%, 26-69%), o manejo cirúrgico mais vigoroso deve ser considerado.[39]

DOENÇA INFLAMATÓRIA PÉLVICA NA PRESENÇA DE DISPOSITIVO INTRAUTERINO

O DIU pode permanecer *in situ* na presença de DIP;[40] contudo, em casos de ATO, internação hospitalar ou quando não há melhora clínica dentro de 72 horas, o DIU é retirado.[41]

DOENÇA INFLAMATÓRIA PÉLVICA NA GESTAÇÃO

A concomitância de DIP e gestação é rara, mas aumenta o risco de morbidade materna, abortamento e trabalho de parto pré-termo. Os casos com gestantes são raros em nossa equipe; o envolvimento com o feto com menos de 20 semanas deve ser considerado como aborto infectado; se o feto for viável e houver envolvimento da cavidade uterina, deverá ser considerado como corioamnionite. Há relatos de ATOs durante a gravidez,[42] os quais devem ser tratados da mesma maneira que nas pacientes não grávidas, tendo-se o cuidado de usar medicamentos permitidos durante a gestação, como a cefuroxima com clindamicina.

Complicações

A incidência de oclusão tubária total aumenta com o número de episódios de DIP. Com um episódio de DIP, a incidência chega a 12%; com dois episódios, a 38%, e com três episódios, a 54%.

As sequelas em longo prazo mais comuns são dor pélvica crônica (cerca de 42% das pacientes), seguida por infertilidade (cerca de 15%) e gravidez ectópica (< 1%).

As pacientes devem ser tranquilizadas, pois o uso imediato de antimicrobianos adequados em um episódio de DIP leve a moderada não afeta as taxas de fertilidade em comparação com a população em geral.[8]

REFERÊNCIAS

1. Jennings LK, Krywko DM. Pelvic inflammatory disease. In: StatPearls. Treasure Island: StatPearls Publishing; 2022.
2. British Association for Sexual Health and HIV. [Pelvic inflammatory disease] [Internet]. BASHH Guidelines. London; 2019 [capturado em 8 dez. 2021]. Disponível em: https://www.bashhguidelines.org/current-guidelines/systemic-presentation-and-complications/pid-2019/.
3. Kreisel K, Torrone E, Bernstein K, Hong J, Gorwitz R. Prevalence of pelvic inflammatory disease in sexually experienced women of reproductive age - United States, 2013-2014. MMWR Morb Mortal Wkly Rep. 2017;66(3):80-3.
4. Solomon M, Tuchman L, Hayes K, Badolato G, Goyal MK. Pelvic inflammatory disease in a pediatric emergency department: epidemiology and treatment. Pediatr Emerg Care. 2019;35(6):389-90.
5. McCormack WM. Pelvic inflammatory disease. N Engl J Med. 1994;330(2):115-9.
6. Grace GA, Devaleenal DB, Natrajan M. Genital tuberculosis in females. Indian J Med Res. 2017;145(4):425-36.
7. Trent M. Pelvic Inflammatory Disease. Pediatr Rev. 2013;34 (4):163-72.
8. Ross JDC. Pelvic inflammatory disease. Medicine. 2014;42 (6):333-7.
9. Savaris RF, Teixeira LM, Torres TG, Edelweiss MIA, Moncada J, Schachter J. Comparing ceftriaxone plus azithromycin or doxycycline for pelvic inflammatory disease: a randomized controlled trial. Obstet Gynecol. 2007;110(1):53-60.
10. Benzaken A. Prevalência da infecção por Clamídia e Gonococo em mulheres atendidas na clínica de DST da Fundação Alfredo da Matta, Manaus, Amazonas. J Bras Doenças Sex Transm. 2010;22(3):129-34.
11. Dos Santos LM, Vieira MRMDS, Oliveira JFG, Trindade JQ, Brasiliense DM, Ferrari SF, et al. High prevalence of sexual Chlamydia trachomatis infection in young women from Marajó Island, in the Brazilian Amazon. PLoS One. 2018;13(11): e0207853.
12. Grimes DA. Intrauterine device and upper-genital-tract infection. Lancet. 2000;356(9234):1013-9.
13. Workowski KA, Bachmann LH, Chan PA, Johnston CM, Muzny CA, Park I, et al. Sexually transmitted infections treatment guidelines, 2021. MMWR Recomm Rep. 2021;70(4):1–187.
14. Espinosa Arranz E, Arnalich Fernández F, Martínez Hernández P, López Guzmán A, Monereo Alonso A. [Diarrhea and intestinal sub--occlusion as manifestation of pelvic inflammatory disease]. Rev Clin Esp. 1991;189(9):445-7.
15. Pines G, Klein Y, Ben-Arie A, Machlenkin S, Kashtan H. Small bowel obstruction due to tubo-ovarian abscess. Isr Med Assoc J. 2008;10(6):481-2.
16. Weledji EP, Elong F. Small bowel obstruction and perforation attributed to tubo-ovarian abscess following "D" and "C." World J Emerg Surg. 2013;8(1):41.
17. Harel Z, Tracy TF Jr, Bussey JG 3rd. Small bowel obstruction in an adolescent with pelvic inflammatory disease due to Chlamydia trachomatis. J Pediatr Adolesc Gynecol. 2003;16(3):125-8.
18. Rajaram S, Gupta P, Gupta B, Kaur IR, Goel N. Laparoscopy in the diagnosis of tuberculosis in chronic pelvic pain. Int J Mycobacteriol. 2016;5(3):318-23.
19. Jones P, Ho C, Juliebø SØ, Hawary A. Pelvic actinomycosis: a forgotten cause of pelvic pain. Br J Hosp Med . 2020;81(10):1–8.
20. Drake FT, Flum DR. Improvement in the diagnosis of appendicitis. Adv Surg. 2013;(47):299-328.
21. Savaris RF, Teixeira LM, Torres TG. Bladder tenderness as a physical sign for diagnosing cystitis in women. Int J Gynaecol Obstet. 2006;93(3):256-7.
22. Savaris RF, Moraes GS, Cristovam RA. Reviewing the guidelines from the Brazilian Ministry of Health for diagnosis of early pregnancy. Rev Assoc Med Bras. 2010;56(6):622-4.

23. Peipert JF, Boardman L, Hogan JW, Sung J, Mayer KH. Laboratory evaluation of acute upper genital tract infection. Obstet Gynecol. 1996;87(5 Pt 1):730-6.

24. Molander P, Pontus M, Patrik F, Jari S, John S, Jorma P. Observer agreement with laparoscopic diagnosis of pelvic inflammatory disease using photographs. Obstet Gynecol. 2003;101(5 Pt 1):875-80.

25. Vicetti Miguel RD, Chivukula M, Krishnamurti U, Amortegui AJ, Kant JA, Sweet RL, et al. Limitations of the criteria used to diagnose histologic endometritis in epidemiologic pelvic inflammatory disease research. Pathol Res Pract. 2011;207(11):680-5.

26. Ness RB, Soper DE, Holley RL, Peipert J, Randall H, Sweet RL, et al. Effectiveness of inpatient and outpatient treatment strategies for women with pelvic inflammatory disease: results from the pelvic inflammatory disease evaluation and clinical health (peach) randomized trial. Am J Obstet Gynecol. 2002;186(5):929-37.

27. Centers for Disease Control and Prevention. Recommendations for the laboratory-based detection of Chlamydia trachomatis and Neisseria gonorrhoeae--2014. MMWR Recomm Rep. 2014;63(RR-02):1–19.

28. Cazanave C, de Barbeyrac B. [Pelvic inflammatory diseases: Microbiologic diagnosis - CNGOF and SPILF Pelvic Inflammatory Diseases Guidelines]. Gynecol Obstet Fertil Senol. 2019;47(5):409-17.

29. Davies B, Turner KME, Benfield T, Frølund M, Andersen B, Westh H, et al. Pelvic inflammatory disease risk following negative results from chlamydia nucleic acid amplification tests (NAATs) versus non-NAATs in Denmark: a retrospective cohort. PLoS Med. 2018;15(1):e1002483.

30. Yagur Y, Weitzner O, Barchilon Tiosano L, Paitan Y, Katzir M, Schonman R, et al. Characteristics of pelvic inflammatory disease caused by sexually transmitted disease - An epidemiologic study. J Gynecol Obstet Hum Reprod. 2021;50(9):102176.

31. Australasian Society for HIV, Viral Hepatitis and Sexual Health Medicine. Pelvic inflammatory disease. Australian STI Management Guidelines for use in primary care [Internet]. Sydney: ASHM; 2016 [capturado em 31 Jul. 2016]. Disponível em: http://www.sti.guidelines.org.au/syndromes/pid-pelvic-inflammatory-disease

32. Horrow MM. Ultrasound of pelvic inflammatory disease. Ultrasound Q. 2004;20(4):171-9.

33. Brun J-L, Graesslin O, Fauconnier A, Verdon R, Agostini A, Bourret A, et al. Updated French guidelines for diagnosis and management of pelvic inflammatory disease. Int J Gynaecol Obstet. 2016;134(2):121-5.

34. Savaris RF, Fuhrich DG, Duarte RV, Franik S, Ross J. Antibiotic therapy for pelvic inflammatory disease. Cochrane Database Syst Rev. 2017;4:CD010285.

35. Wiesenfeld HC, Meyn LA, Darville T, Macio IS, Hillier SL. A randomized controlled trial of ceftriaxone and doxycycline, with or without metronidazole, for the treatment of acute pelvic inflammatory disease. Clin Infect Dis. 2021;72(7):1181-9.

36. Mitchell C. To effectively treat pelvic inflammatory disease, look beyond coverage for Gonorrhea and Chlamydia. Clin Infect Dis. 2021;72(7):1190-1.

37. Brasil. Ministério da Saúde. Secretaria de Vigilância em Saúde. Departamento de Doenças de Condições Crônicas e Infecções Sexualmente Transmissíveis. Protocolo clínico e diretrizes terapêuticas para atenção integral às pessoas com infecções sexualmente transmissíveis (IST). Brasília: MS; 2022.

38. Chappell CA, Wiesenfeld HC. Pathogenesis, diagnosis, and management of severe pelvic inflammatory disease and tuboovarian abscess. Clin Obstet Gynecol. 2012;55(4):893-903.

39. Protopapas AG, Diakomanolis ES, Milingos SD, Rodolakis AJ, Markaki SN, Vlachos GD, et al. Tubo-ovarian abscesses in postmenopausal women: gynecological malignancy until proven otherwise? Eur J Obstet Gynecol Reprod Biol. 2004;114(2):203-9.

40. Tepper NK, Steenland MW, Gaffield ME, Marchbanks PA, Curtis M. Retention of intrauterine devices in women who acquire pelvic inflammatory disease: a systematic review. Contraception. 2013;87(5):655-60.

41. Altunyurt S, Demir N, Posaci C. A randomized controlled trial of coil removal prior to treatment of pelvic inflammatory disease. Eur J Obstet Gynecol Reprod Biol. 2003;107(1):81-4.

42. Matsunaga Y, Fukushima K, Nozaki M, Nakanami N, Kawano Y, Shigematsu T, et al. A case of pregnancy complicated by the development of a tubo-ovarian abscess following in vitro fertilization and embryo transfer. Am J Perinatol. 2003;20(6):277-82.

11

INFECÇÕES SEXUALMENTE TRANSMISSÍVEIS

VALENTINO MAGNO
ANNA LUIZA SCHMITZ RODRIGUEZ
JANETE VETTORAZZI
JEAN CARLOS DE MATOS
RODRIGO ROSSI BALBINOTTI

A terminologia "infecções sexualmente transmissíveis" (ISTs) substituiu a terminologia "doenças sexualmente transmissíveis" (DSTs) para destacar a possibilidade de uma pessoa ter e transmitir uma infecção mesmo que não apresente sinais e sintomas. Quando presentes, as principais manifestações clínicas das ISTs são corrimento vaginal, corrimento uretral, úlceras genitais e verrugas anogenitais.[1] Embora possam sofrer variações, essas manifestações têm etiologias bem estabelecidas, o que facilita a escolha e a realização dos testes para o diagnóstico e o tratamento.

Consideram-se fatores de risco para IST: idade inferior a 30 anos, novas ou múltiplas parcerias sexuais, parcerias com IST, história prévia ou presença atual de uma IST e uso irregular de preservativos.[2]

A percepção dos riscos de adquirir uma IST varia de pessoa para pessoa e sofre mudanças ao longo da vida. Muitas pessoas com IST não buscam tratamento imediato porque são assintomáticas (a maioria) ou porque têm sinais e sintomas leves. As pessoas sintomáticas podem preferir tratar-se por conta própria ou procurar tratamento em farmácias ou de formas alternativas, e mesmo aquelas que buscam atendimento na unidade de saúde podem não ter uma IST corretamente diagnosticada ou tratada. O resultado disso é que apenas uma pequena proporção de pessoas é tratada de forma correta, o que dificulta a prevenção da reinfecção ou da infecção de sua parceria sexual.

Para que se interrompa a cadeia de transmissão, é fundamental que não haja perda de seguimento e que os contatos sexuais das pessoas infectadas sejam tratados. Essa informação deve ser repassada à pessoa com IST.[1,2]

No Brasil, o Ministério da Saúde instituiu a expressão "prevenção combinada", que remete à conjugação de diferentes ações de prevenção às ISTs, ao vírus da imunodeficiência humana (HIV, *human immunodeficiency virus*) e às hepatites virais e seus fatores associados. A sua definição está relacionada com a combinação de três intervenções: biomédica, comportamental e estrutural (marcos legais), aplicadas ao âmbito individual e coletivo. Essas intervenções podem ser associadas de acordo com as características individuais e o momento de vida de cada pessoa. A premissa básica estabelecida é a de que estratégias de prevenção abrangentes devem observar, de forma concomitante, esses diferentes focos, considerando as especificidades dos sujeitos e de seus contextos.

SÍFILIS

A sífilis é uma doença infecciosa causada pela bactéria *Treponema pallidum*. A sua transmissão se dá por meio de relação sexual desprotegida, transfusão de sangue ou compartilhamento de seringas com sangue contaminado e durante a gestação e o parto. Acredita-se que a transmissão sexual de *T. pallidum* ocorra apenas quando lesões sifilíticas mucocutâneas estão presentes. Tais manifestações clínicas da sífilis são incomuns após o primeiro ano de infecção.[3] De acordo com o Ministério da Saúde, a sífilis é classificada da seguinte forma:

- **Sífilis primária** – Ocorre de 10 a 90 dias após a exposição (média de 3 semanas), caracterizando-se pela presença de cancro duro ou cancro de inoculação, uma úlcera indolor com bordos endurecidos no sítio de entrada da bactéria no organismo, rica em bactérias e acompanhada de linfonodos regionais. Essa lesão desaparece sozinha, independentemente do tratamento.
- **Sífilis secundária** – Ocorre dentro de 6 semanas a 6 meses após a cicatrização da lesão inicial, manifestando-se por manchas no corpo que, em geral, não coçam, incluindo as palmas das mãos e as plantas dos pés. São lesões ricas em bactérias que também desaparecem espontaneamente, trazendo a falsa impressão de cura. Além disso, podem ocorrer micropoliadenopatia, linfadenopatia generalizada, sinais constitucionais, como mal-estar, febre, cefaleia, dor de garganta e falta de apetite, quadros neurológicos, oculares e hepáticos. A sífilis secundária representa a fase da circulação da bactéria na corrente sanguínea.
- **Sífilis latente** – É a fase assintomática, dividida em latente recente (até 1 ano de infecção) e latente tardia (mais de 1 ano de infecção). A duração dessa fase é variável, podendo ser interrompida pelo surgimento de sinais e sintomas da forma secundária ou terciária.
- **Sífilis terciária** – Ocorre entre 1 ano e 40 anos da exposição e se manifesta por lesões gomosas e nodulares de caráter destrutivo na pele, lesões ósseas, como periostite, osteíte gomosa ou esclerosante, artrites, sinovites e nódulos justa-articulares, manifestações cardiovasculares, como estenose de coronárias, aortite e aneurisma de aorta, manifestações neurológicas, como meningite, gomas cerebrais ou medulares, atrofia do nervo óptico, lesão do sétimo par craniano, manifestações psiquiátricas, *tabes dorsalis* e quadros demenciais e paralisia geral, podendo levar à morte.[1]

Quando o tempo de infecção é desconhecido e diante da ausência de sinais e sintomas, classifica-se como **sífilis latente tardia**.

Durante as fases primária e secundária, a doença é mais infectante. A apresentação inicial pode passar despercebida, em virtude de ser assintomática e muitas vezes ter topografia de difícil visualização, como fundo de saco e paredes vaginais, colo do útero, reto e orofaringe. Manifestações iniciais, recorrentes ou subentrantes do secundarismo podem ocorrer em um período de até 1 ano, e, excepcionalmente, essas lesões ocorrem em concomitância com a manifestação primária.[4] Vinte e cinco por cento dos pacientes não tratados intercalam lesões de secundarismo com períodos de latência.

O Ministério da Saúde recomenda que o rastreamento de sífilis seja anual para adolescentes e jovens com idade inferior a 30 anos, e semestral para profissionais do sexo, travestis, transexuais, pessoas que fazem uso abusivo de álcool e outras drogas, *gays* e homens que fazem sexo com homens (HSH). Para pessoas que abrem diagnóstico de outras ISTs, a recomendação é que se associe o teste de sífilis nesse momento e se repita em 4 a 6 semanas. Para diagnóstico novo de hepatites virais e tuberculose, deve-se solicitar o teste no momento do diagnóstico. Gestantes têm rastreamento específico, abordado no Capítulo 49 – Infecções sexualmente transmissíveis na gestação, do livro *Rotinas em Obstetrícia*,[5] mas, resumidamente, é indicada a realização do teste rápido na primeira consulta do pré-natal (idealmente, no primeiro trimestre da gravidez), no início do terceiro trimestre (28ª semana), no momento do parto (independentemente de exames anteriores) e em caso de abortamento. Toda pessoa com quadro de erupção cutânea sem causa determinada deve ser investigada com testes para sífilis.[1]

Diagnóstico

O diagnóstico de sífilis exige correlação entre dados clínicos, resultados de testes laboratoriais, história de infecções passadas e investigação de exposição recente. O rastreamento inicial em âmbito de saúde pública deve ser realizado por teste treponêmico (teste rápido) e, se positivo, confirmado com teste não treponêmico (preferencialmente, VDRL [Venereal Disease Research Laboratory]). Os dois testes positivos confirmam o diagnóstico de sífilis. Algumas situações especiais indicam o tratamento imediato com apenas um teste positivo: vítimas de violência sexual, gestantes, risco de perda de seguimento, pessoas com sinais ou sintomas de sífilis primária ou secundária e pessoas sem diagnóstico prévio de sífilis. No caso de pacientes que tenham feito tratamento anterior para sífilis (documentado) e apresentem titulação com queda de pelo menos duas titulações após o tratamento, deve-se considerar cicatriz sorológica e não repetir o tratamento (p. ex., titulação 1:16 antes do tratamento e ≤ 1:4 depois do tratamento).[2,6]

No caso de teste rápido positivo e teste não treponêmico negativo, deve-se realizar um novo teste treponêmico com metodologia diferente do primeiro e, se reagente, considerar sífilis ou cicatriz sorológica. Caso esse terceiro teste seja não reagente, considera-se que o primeiro teste foi um falso-reagente, excluindo-se o diagnóstico de sífilis.[7]

- Os exames diretos são a microscopia em campo escuro da lesão primária (exsudato seroso das lesões ativas para observação dos treponemas viáveis em amostras frescas) e a pesquisa em material corado (esfregaço em lâmina ou cortes histológicos com diferentes corantes).
- O teste não treponêmico mais conhecido é o VDRL. Ele detecta anticorpos não específicos contra *T. pallidum*, porém presentes na sífilis. Resultados falso-reagentes podem ocorrer em reações cruzadas com HIV, gestação, senilidade, imunizações, uso de drogas injetáveis, ou indicar presença de anticardiolipinas, doenças autoimunes, hanseníase ou leptospirose.
- Testes treponêmicos utilizados para confirmação, como o teste de imunofluorescência (FTA-Abs, *fluorescent treponemal antibody absortion test*) e o ensaio imunoabsorvente ligado à enzima (ELISA, *enzyme-linked immunosorbent assay*), podem permanecer positivos indeterminadamente, portanto não devem ser usados no monitoramento do tratamento.
- O teste rápido para sífilis é um teste treponêmico de fácil execução, com leitura do resultado em, no máximo, 30 minutos. Pode ser feito com amostra de sangue total coletada por punção digital ou venosa. Tem a vantagem de ser realizado no momento da consulta. Os testes disponíveis na rede pública atualmente têm sensibilidade e especificidade superiores a 99,8%.

Tratamento

A sífilis recente primária, secundária e latente com até 1 ano de evolução deverá ser tratada com penicilina benzatina 2,4 milhões de unidades internacionais (UI) por via intramuscular (IM) em dose única, ao passo que a sífilis latente tardia (mais de 1 ano de evolução), a latente com duração ignorada e a sífilis terciária deverão ser tratadas com penicilina benzatina 2,4 milhões de UI IM 1 vez por semana, durante 3 semanas. Se houve exposição de parceria sexual à pessoa com sífilis nos últimos 90 dias, recomenda-se tratamento com dose única de 2,4 milhões de UI IM, mesmo com exame negativo, e todas as parcerias sexuais devem ser testadas. Se o contato sexual ocorreu há mais de 90 dias do diagnóstico, o tratamento se dá conforme o resultado do exame e o estágio clínico. Se o intervalo entre doses ultrapassar 14 dias, o esquema deverá ser reiniciado.[4,8] Esquemas de tratamentos alternativos, para não gestantes, incluem a doxiciclina 100 mg por via oral (VO) de 12/12 horas, durante 15 dias na sífilis recente e durante 30 dias na sífilis tardia.

O monitoramento do tratamento deve ser feito com teste não treponêmico, com a mesma metodologia utilizada no primeiro diagnóstico

(p. ex., VDRL – titulação), a cada 3 meses até completar 1 ano. Considera-se uma resposta adequada o teste não treponêmico não reagente ou com queda na titulação em duas diluições em até 6 meses para sífilis recente e em até 12 meses para sífilis tardia. Considera-se reativação ou reinfecção e indica-se retratamento, se não houver quedas do título em duas diluições no intervalo de 6 meses para sífilis recente ou 12 meses para sífilis tardia após o tratamento adequado, o aumento da titulação em duas diluições ou a persistência/recorrência de sinais e sintomas.[2,6]

A Tabela 11.1 descreve o tratamento da sífilis conforme o estadiamento da doença.

O MÉDICO PRECISA SABER QUE:

- A sífilis adquirida é doença de notificação compulsória no Brasil desde 2010.
- Não é necessário pedido do médico para teste rápido de IST, incluindo o de sífilis, nas unidades de saúde e de pronto atendimento no país.
- Toda pessoa com quadro de erupção cutânea sem causa determinada deve ser investigada para sífilis.
- Deve oferecer testes para as demais ISTs para uma pessoa com uma IST, já que os fatores de risco são os mesmos.
- A orientação deve ser individualizada e centrada na pessoa, dentro de suas práticas sexuais, sem julgamento, discriminação ou constrangimento.
- Pessoas com títulos baixos em testes não treponêmicos, sem registro de tratamento e sem data de infecção conhecida são consideradas como portadoras de sífilis latente tardia, devendo ser tratadas.

O MÉDICO PRECISA FALAR SOBRE:

- O fato de a sífilis não imunizar: tendo-se em vista que o tratamento é injetável, muitas pessoas o confundem com uma vacina e pensam que não podem ser reinfectadas.
- A prevenção, o uso correto do preservativo e os riscos associados ao sexo oral, que normalmente ocorre de forma desprotegida.
- Importância da orientação, do acompanhamento e do tratamento das parcerias sexuais para a interrupção da cadeia de transmissão.

Tabela 11.1 – Tratamento de sífilis conforme estadiamento da doença

ESTADIAMENTO	ESQUEMA TERAPÊUTICO	ALTERNATIVA
Sífilis recente: primária, secundária e latente recente (com até 1 ano de evolução)	Penicilina benzatina 2,4 milhões de UI IM em dose única (1,2 milhão de UI em cada glúteo)	Doxiciclina 100 mg VO de 12/12 horas, durante 15 dias
Sífilis tardia: sífilis recente tardia (com mais de 1 ano de evolução) ou latente com duração ignorada e sífilis terciária	Penicilina benzatina 2,4 milhões de UI IM 1×/semana, durante 3 semanas (1,2 milhão de UI em cada glúteo) Dose total = 7,2 milhões de UI	Doxiciclina 100 mg VO de 12/12 horas, durante 30 dias
Neurossífilis	Benzilpenicilina potássica/cristalina 18-24 milhões de UI IV 1×/dia em doses de 3-4 milhões de UI de 4/4 h, ou por infusão contínua, durante 14 dias	Ceftriaxona 2 g IV 1×/dia, durante 10-14 dias

A administração de penicilina benzatina pode ser feita com segurança na atenção primária à saúde.
Parcerias sexuais: se houve exposição à pessoa com sífilis até 90 dias antes do diagnóstico, recomenda-se tratamento presuntivo com dose única de 2,4 milhões de UI IM. Todas as parcerias devem ser testadas; se o teste for reagente, recomenda-se tratamento de sífilis adquirida de acordo com o estágio clínico.
A penicilina benzatina é a única opção segura e eficaz para o tratamento de gestantes.
O intervalo de doses não deve ultrapassar 14 dias em não gestantes e 7 dias em gestantes – se isso ocorrer, deve-se reiniciar o esquema.
IM, intramuscular; IV, intravenosa; UI, unidades internacionais; VO, via oral.
Fonte: Elaborada com base nos Fluxogramas para Manejo Clínico das Infecções Sexualmente Transmissíveis, Brasil.[1]

- A vacinação para hepatites A e B e papilomavírus humano (HPV, *human papiloma virus*), que deve ser oferecida aos indivíduos.
- O livre acesso, a gratuidade e a segurança dos testes rápidos, oferecendo os testes disponíveis para outras ISTs.
- A oferta dos preservativos masculino e feminino na rede pública sem restrições de quantidade de retirada.

A neurossífilis, devido às suas particularidades de diagnóstico e tratamento, é considerada à parte. A circulação do *T. pallidum* pelo sistema nervoso central ocorre dentro de horas a dias após a inoculação, mas a neuroinvasão pode ser transitória, e não estão bem estabelecidos os preditores de sua persistência e do início de sinais e sintomas clínicos. A neurossífilis precoce aparece logo após a infecção sifilítica, causando meningite e anormalidades nos nervos cranianos. Com o tratamento, a apresentação clínica da neurossífilis sofreu mudanças, com aumento dos quadros oligossintomáticos e atípicos. O diagnóstico de neurossífilis continua a ser um desafio, pois não há teste padrão-ouro. Ele é baseado em uma combinação de achados clínicos, alterações do líquido cerebrospinal (LCS) e do resultado do VDRL no LCS. As indicações para punção lombar são a presença de sintomas neurológicos ou oftalmológicos, evidência de sífilis terciária ativa e falha no tratamento clínico sem reexposição sexual. Para pacientes com HIV, a punção lombar está indicada após a falha no tratamento, independentemente da história sexual. O método de escolha para o diagnóstico é o VDRL, com sensibilidade que varia de 50 a 70%. Embora seja possível encontrar resultados falso-reagentes (p. ex., tripanossomíase, malária cerebral e carcinomatose meníngea), na prática, um VDRL reagente confere diagnóstico de neurossífilis.

O tratamento de escolha para neurossífilis é a benzilpenicilina potássica/cristalina 18 a 24 milhões de UI por via intravenosa (IV) 1 vez ao dia, administrada em doses de 3 a 4 milhões de UI de 4/4 horas ou por infusão contínua, durante 14 dias, ou ceftriaxona 2 g IV 1 vez ao dia, durante 10 a 14 dias. O monitoramento se dá por meio de exame de LCS a cada 6 meses até a sua normalização.[1,3,9]

CERVICITES

As cervicites são frequentemente assintomáticas (em torno de 70-80% dos casos). Nos casos sintomáticos, as principais queixas são corrimento vaginal, sangramento intermenstrual ou pós-coito, dispareunia, disúria, polaciúria e dor pélvica crônica. Os principais agentes etiológicos são *Chlamydia trachomatis* e *Neisseria gonorrhoeae*. Os fatores associados à prevalência são aqueles referidos para ISTs em geral. Ao exame físico, podem estar presentes dor à mobilização do colo do útero, material mucopurulento no orifício externo do colo, edema cervical e sangramento ao toque da espátula ou *swab* (teste do cotonete).

Na indisponibilidade de recursos diagnósticos, se, ao exame especular, for constatada a presença de muco-pus cervical e friabilidade do colo ou teste do cotonete positivo, a paciente deve ser tratada para gonorreia e clamídia, pois esses são os agentes etiológicos mais frequentes da cervicite mucopurulenta ou endocervicite – inflamação da mucosa endocervical.[1,2]

Múltiplas sequelas podem resultar da infecção por clamídia e gonococo entre as mulheres, sendo as principais doença inflamatória pélvica (DIP), gravidez ectópica e infertilidade.[1,2,10] Certas mulheres que recebem o diagnóstico de infecção cervical não complicada já têm infecção subclínica do trato genital superior.

Apesar da inexistência de um protocolo específico para rastreamento dessas bactérias no Brasil, o Centers for Disease Control and Prevention (CDC) recomenda o rastreamento anual para clamídia de todas as mulheres sexualmente ativas com idade < 25 anos, assim como o rastreamento de mulheres mais velhas com risco aumentado de infecção (p. ex., mulheres com idade ≥ 25 anos que têm um novo parceiro sexual, mais de um parceiro sexual, um parceiro sexual com parceiros simultâneos ou um parceiro sexual que tenha uma IST).

Já o rastreamento de homens jovens sexualmente ativos deve ser considerado em ambientes clínicos com alta prevalência de clamídia (p. ex., clínicas para adolescentes, estabelecimentos correcionais ou clínicas especializadas em ISTs) ou para populações com alta carga de infecção (p. ex., HSH). O CDC recomenda, ainda, o rastreamento anual para infecção por *N. gonorrhoeae* para todas as mulheres sexualmente ativas com idade < 25 anos e para mulheres mais velhas com risco aumentado de infecção (p. ex., aquelas com idade ≥ 25 anos que têm um novo parceiro sexual, mais de um parceiro sexual, um parceiro com parceiros simultâneos, ou um parceiro sexual que tenha uma IST). Fatores de risco adicionais para gonorreia incluem uso inconsistente de preservativos entre pessoas que não estão em relacionamentos mutuamente monogâmicos, ISTs anteriores ou coexistentes e troca de sexo por dinheiro ou drogas. O rastreamento para gonorreia entre homens e mulheres heterossexuais com idade > 25 anos que apresentam baixo risco de infecção não é recomendado por esse órgão.

- O risco de DIP associado ao uso de dispositivo intrauterino (DIU) se restringe às primeiras 3 semanas após a inserção.
- Não há recomendação para remoção do DIU em pacientes que recebem o diagnóstico de DIP, porém a mulher deve receber o tratamento preconizado e deve ter acompanhamento clínico rigoroso.
- Se nenhuma melhora clínica ocorrer dentro de 48 a 72 horas após o início do tratamento, deve-se considerar a remoção do DIU.
- Uma revisão sistemática que considerou principalmente usuárias de DIU não hormonal demonstrou que os resultados do tratamento não diferiram entre mulheres com DIP que mantiveram o DIU e aquelas que tiveram o DIU removido.

Diagnóstico

O diagnóstico laboratorial da cervicite causada por *C. trachomatis* e *N. gonorrhoeae* deve ser realizado por meio de detecção do material genético dos agentes infecciosos por biologia molecular de amostra endocervical ou urina de primeiro jato. Esse é o método de escolha para todos os casos, sintomáticos e assintomáticos. Podem ser utilizados *kits* de biologia molecular que detectam outros agentes patogênicos simultaneamente, como o *Mycoplasma genitalium*. Para amostras extragenitais (anais e faríngeas), devem ser utilizados testes com validação para tais sítios de coleta. Para os casos sintomáticos, a cervicite gonocócica também pode ser diagnosticada pela identificação do gonococo após a cultura em meio seletivo (Thayer-Martin modificado) a partir de amostras endocervicais.[2,11]

Tratamento

Diante do quadro clínico de cervicite sem identificação do agente etiológico e para a cervicite gonocócica, é recomendado o tratamento com ceftriaxona 500 mg IM em dose única em associação com azitromicina 1 g VO em dose única. Para o tratamento da cervicite por clamídia, recomenda-se 1 g de azitromicina em dose única ou doxiciclina 100 mg 2 vezes ao dia, durante 7 dias (Tabela 11.2). A parceria sexual deve receber o mesmo tratamento recomendado, e a atividade sexual desprotegida deve ser suspensa até que os tratamentos sejam completados (ou durante 7 dias após a dose única). Gestantes e lactantes têm contraindicação para a doxiciclina.[2,12]

LINFOGRANULOMA VENÉREO

O linfogranuloma venéreo (LGV) está inserido no grupo das ISTs que se apresentam clinicamente por úlceras genitais. É causado pelos sorotipos L1, L2 e L3 de *C. trachomatis*. A manifestação clínica mais comum é a linfadenopatia inguinal e/ou femoral, já que esses sorotipos apresentam alta taxa de invasão dos tecidos linfáticos.

A evolução da doença ocorre em três fases: inoculação, disseminação linfática regional e sequelas. A fase de inoculação se inicia por uma pápula, pústula ou exulceração indolor, que desa-

Tabela 11.2 – Tratamento de outras infecções por gonococo e clamídia	
INFECÇÕES POR GONOCOCO E CLAMÍDIA	**ESQUEMA TERAPÊUTICO**
Infecção gonocócica disseminada (exceto meningite e endocardite)	Ceftriaxona 1 g IM ou IV 1×/dia, durante 7 dias + azitromicina 1 g VO em dose única
Infecção gonocócica na uretra, reto ou na faringe	Ceftriaxona 500 mg IM em dose única + azitromicina 1 g VO em dose única
Conjuntivite gonocócica no adulto	Ceftriaxona 1 g IM em dose única
Infecções por clamídia	Azitromicina 1 g VO em dose única ou doxiciclina 100 mg 2×/dia, durante 7 dias

IM, intramuscular; IV, intravenosa; VO, via oral.
Fonte: Elaborada com base nos Fluxogramas para Manejo Clínico das Infecções Sexualmente Transmissíveis, Brasil.[1]

parece sem deixar sequela. Muitas vezes, não é notada pelo paciente e raramente é observada pelo profissional de saúde. No homem, localiza-se no sulco coronal, frênulo e prepúcio, ao passo que na mulher, ocorre na parede vaginal posterior, no colo uterino, na fúrcula e em outras partes da genitália externa. Na fase de disseminação linfática regional, a localização da adenopatia depende do local da lesão de inoculação. Na fase de sequelas, o comprometimento ganglionar evolui com supuração e fistulização por orifícios múltiplos, que correspondem a linfonodos individualizados, parcialmente fundidos em uma grande massa. Na região anal, a lesão pode levar à proctite e à proctocolite hemorrágica. O contato orogenital pode causar glossite ulcerativa difusa, com linfadenopatia regional.[1,2,13]

Podem ocorrer sintomas gerais, como febre, mal-estar, anorexia, emagrecimento, artralgia, sudorese noturna e meningismo. Os bubões que se tornarem flutuantes podem ser aspirados com agulha calibrosa, não devendo ser incisados cirurgicamente. A obstrução linfática crônica leva à elefantíase genital, que, na mulher, é denominada estiomene. Além disso, podem ocorrer fístulas retais, vaginais e vesicais, além de estenose retal.[13]

Recomenda-se a pesquisa de *C. trachomatis* em praticantes de sexo anal que apresentem úlceras anorretais. Mulheres com prática de coito anal ou HSH receptivos podem apresentar proctocolites como manifestação inicial, mimetizando a doença inflamatória intestinal, com achados clínicos de secreção retal mucoide ou hemorrágica, dor anal, constipação, febre ou tenesmo. O uso de preservativos ou outros métodos de barreira para sexo oral, vaginal e anal previne a infecção por *C. trachomatis*. Acessórios sexuais devem ser limpos antes de sua utilização, sendo necessariamente de uso individual.[2,14]

Diagnóstico

O diagnóstico de LGV deve ser considerado em todos os casos de adenite inguinal, elefantíase genital e estenose uretral ou retal. Muitas vezes, o diagnóstico se dá por exclusão: vírus herpes simples 1 e 2 (HSV-1 e HSV-2), *C. trachomatis* (sorovariantes L1, L2, L2a, L2b e L3) e *Klebsiella granulomatis* podem depender da exclusão do diagnóstico de sífilis (*T. pallidum*) e cancroide (*Haemophilus ducreyi*), associado à história de exposição ao risco e a sinais e sintomas clínicos. Um diagnóstico definitivo de LGV pode ser feito apenas com testes moleculares específicos para LGV (p. ex., genotipagem baseada em reação em cadeia da polimerase [PCR, *polymerase chain reaction*]). Contudo, esses testes não estão amplamente disponíveis, e os resultados, em geral, não são entregues em um período que influenciaria o manejo clínico. Portanto, o diagnóstico é baseado na suspeita clínica, nas informações epidemiológicas e na exclusão de outras etiologias para proctocolite, linfadenopatia inguinal ou úlceras genitais, orais ou retais. Lesões genitais ou orais, espécimes retais e espécimes de linfonodos (esfregaço de lesão ou aspirado de bubão) podem ser testados para *C. trachomatis* por PCR ou cultura.[15]

O CDC recomenda o teste de PCR como abordagem preferida, já que pode detectar cepas LGV e cepas não LGV de *C. trachomatis*. O órgão sinaliza que todas as pessoas que apresentam proctocolite devem ser testadas para clamídia com PCR realizado em amostras retais. A sorologia para clamídia (fixação de complemento ou microimunofluorescência) não deve ser usada rotineiramente como ferramenta de diagnóstico para LGV, visto que a utilidade desses métodos sorológicos não foi estabelecida, a interpretação não foi padronizada e a validação para apresentação clínica de proctite não foi feita. No entanto, ela pode apoiar um diagnóstico de LGV em casos de linfadenopatia inguinal ou femoral isolada para os quais o material de diagnóstico para PCR de *C. trachomatis* não pode ser obtido.[2]

Tratamento

Se o teste de PCR para clamídia estiver indisponível, as pessoas com uma síndrome clínica consistente com LGV devem ser tratadas presumivelmente. O tratamento presuntivo para LGV é indicado: para pacientes com sintomas ou sinais de proctocolite (p. ex., secreção com sangue, tenesmo ou ulceração); em casos de linfadenopatia inguinal grave com formação de bubão, sobretudo se o paciente tiver história recente de úlcera genital; ou na presença de úlcera genital, se outras etiologias foram excluídas. O objetivo do tratamento é curar a infecção e prevenir as sequelas teciduais, embora a reação do tecido à infecção possa resultar em cicatrizes. Os bubões podem exigir aspiração através da pele intacta ou incisão e drenagem para prevenir a formação de ulcerações inguinais ou femorais.[1,14]

O regime recomendado como primeira opção é a doxiciclina, 100 mg VO de 12/12 horas, durante 3 semanas. A azitromicina, 1 g VO 1 vez por semana, durante 21 dias, é um regime alternativo e a opção para gestantes e lactantes. Ciclos mais longos de terapia podem ser necessários no caso de fístulas, bubões e outras formas de doença grave, bem como em pessoas que vivem com HIV. As parcerias sexuais sintomáticas devem ser tratadas da mesma maneira, e as assintomáticas devem receber azitromicina, 1 g VO em dose única ou doxiciclina, 100 mg de 12/12 horas, durante 7 dias.[1,2]

CANCRO MOLE

Também conhecido como cancroide, tem como agente etiológico a bactéria *H. ducreyi*, que pertence à classe dos cocobacilos gram-negativos. A sua patogênese não é bem conhecida, mas acredita-se que a contaminação ocorra através de microabrasões na pele durante a relação sexual. A incidência de cancro mole é incomum, porém importante para o diagnóstico diferencial de sífilis e herpes, pois as úlceras apresentam características clínicas semelhantes e podem, inclusive, em cerca de 10% dos casos, ter coinfecção pelo *T. pallidum* ou pelo HSV. Além disso, é um importante fator de risco para a transmissão do HIV.[1,16]

Embora seja muito infeccioso, a prevalência do cancroide parece estar diminuindo em todo o mundo, e, quando ocorre, normalmente está associada a surtos esporádicos. É uma doença de difícil diagnóstico definitivo, já que o principal teste diagnóstico é oneroso e, muitas vezes, a infecção é tratada com a abordagem sindrômica das ISTs, o que torna a incidência verdadeira incerta, porém evita que os infectados sofram com as consequências da doença e continuem infectantes.[1,16]

Quadro clínico

A infecção pelo *H. ducreyi* apresenta período de incubação entre 4 e 10 dias. Em geral, inicia-se com uma pápula eritematosa que evolui para uma pústula, que erosa, formando uma ou múltiplas úlceras dolorosas com fundo purulento e fétido (após a infecção secundária). As mulheres podem ser portadoras assintomáticas, contribuindo para a sua disseminação.[1,17]

As lesões costumam surgir na genitália externa, em locais de fricção durante o ato sexual. Com as úlceras genitais, pode ocorrer o aparecimento de adenopatia satélite (bubão cancroide), que está presente em pouco menos da metade das mulheres sintomáticas. Ela surge 7 a 14 dias após o aparecimento das úlceras e apresenta-se como nódulo unilateral às lesões, que pode liquenificar e formar bubão flutuante, com frequente fistulização.[2,16]

Diagnóstico

Para o diagnóstico definitivo, é necessária a identificação do *H. ducreyi* em meio de cultura específica, porém nenhum método de identificação tem sensibilidade adequada (sensibilidade < 80%). Os principais métodos são a cultura ou teste de amplificação de ácidos nucleicos (NAAT), mas esses testes não são capazes de fornecer resultados rápidos e nem sempre estão disponíveis. Dessa forma, os métodos de diagnóstico são pouco utilizados na prática médica, devido ao alto custo e à complexidade.[1,2]

O CDC-2021 sugere como tendo diagnóstico provável aquelas pacientes com uma ou mais úlceras genitais dolorosas, com fundo úmido e com adenopatia inguinal supurativa (podendo não estar presente). Contudo, é necessário que sejam descartados diagnósticos de sífilis (por exame de campo escuro ou NAAT do exsudato da úlcera, ou teste sorológico no máximo até 14 dias do surgimento da úlcera) e herpes (por meio de NAAT ou HSV do exsudato da úlcera).[2,18]

Tratamento

O tratamento tem altas taxas de cura e resolução completa dos sintomas clínicos em 1 semana após o início da terapia antimicrobiana (Quadro 11.1). Deve-se preferir o esquema de tratamento com dose única, pois ele aumenta a adesão.[1,2]

Recomendação para parcerias sexuais

É aconselhada a abstinência sexual até a resolução completa das úlceras genitais, porém o uso de preservativo deve ser fortemente recomendado em todas as relações. O tratamento deve ser prescrito para os contatos sexuais da paciente que tenham acontecido dentro de 10 dias da apresentação dos sintomas.[2]

HERPES

Os tipos de HSV – vírus pertencentes à família dos Herpesviridae – que podem causar lesões genitais são o HSV-1 e o HSV-2. O tipo 1 costuma estar mais associado a lesões periorais, ao passo que o tipo 2 está mais presente em pacientes com úlceras genitais. A infecção prévia por HSV-1 aumenta a probabilidade de infecção assintomática por HSV-2 em até três vezes.[19]

O herpes tem alta prevalência e número significativo de infecções assintomáticas (mais de 30% dos infectados),[1] porém, ainda assim, contagiosas e sem possibilidade de cura definitiva. Estima-se que 11,9% das pessoas entre 14 e 49 anos estejam infectadas pelo HSV-2 nos Estados Unidos.[2] A primoinfecção costuma apresentar-se com sintomas mais graves, inclusive sistêmicos. A recidiva de herpes genital é frequente e geralmente causada pelo HSV-2, podendo chegar a mais de 80%, sendo mais comum no primeiro ano. Já a recidiva do HSV-1 fica em torno de 50%. Em pacientes HIV-positivos, o quadro clínico costuma ser mais grave.[1,2]

Quadro 11.1 – Tratamento do cancro mole

- Azitromicina 1 g VO em dose única
- Ceftriaxona 250 mg IM em dose única
- Ciprofloxacino 500 mg VO de 12/12 horas, durante 3 dias, ou eritromicina 500 mg VO de 6/6 horas, durante 7 dias

Obs.: Os bubões devem ser puncionados com agulha grossa sempre que apresentarem área de flutuação para resolução mais rápida do desconforto local.
IM, intramuscular; VO, via oral.
Fonte: Adaptado das diretrizes do Brasil[1] e Workowski e colaboradores.[2]

Quadro clínico

As apresentações clínicas são divididas em primoinfecção, infecção não primária e infecção recorrente. Em geral, as mulheres apresentam episódios mais intensos na primoinfecção, com duas vezes mais propensão que os homens para terem sintomas sistêmicos. Nos pacientes soropositivos para HIV, as manifestações tendem a ser dolorosas, atípicas e de maior duração.[1,19]

PRIMOINFECÇÃO

O período de incubação médio é de 6 dias para o aparecimento dos sintomas após a exposição. A apresentação clínica é variada, porém costuma ser mais grave, com úlceras genitais dolorosas, disúria, febre, linfadenopatias inguinais dolorosas e cefaleia. A intensidade e a duração do episódio inicial são iguais para HSV-1 e HSV-2.[1,19]

As lesões cutâneas apresentam-se como pápulas eritematosas, que rapidamente evoluem para vesículas muito dolorosas, erodindo e formando úlceras que regridem, formando crostas e desaparecendo em cerca de 19 dias.[1,20] As lesões podem ser cutâneas e/ou mucosas, sendo incomum a visualização de vesículas na área da mucosa, pois elas rompem-se com muita facilidade.

Na primoinfecção, é comum que ocorram lesões múltiplas e linfadenopatia inguinal dolorosa associada em aproximadamente 80% dos casos. Além disso, podem ocorrer sintomas como febre, mialgia e disúria (podendo simular quadro de infecção urinária).[1,20]

INFECÇÃO NÃO PRIMÁRIA

Após a infecção primária, o HSV entra em um estado de latência nos núcleos das células dos gânglios sensitivos, podendo recorrer em até 80% dos pacientes infectados por HSV-2 e 50% por HSV-1.[1] A nova infecção costuma ser mais indulgente, devido à formação de anticorpos, e comumente precedida por pródromos, como prurido ou sensação de "queimação" local e mialgia. Muitos pacientes conseguem antever esses sintomas antes do novo episódio. Após o surgimento, é comum que as lesões desapareçam em 7 a 14 dias, podendo ou não deixar cicatriz. A tendência é que os surtos se tornem cada vez menos intensos e frequentes.[1,21]

RECORRÊNCIAS

As lesões recorrentes cursam com tempo mais curto do que as infecções primária e não primária, e costumam ocorrer no mesmo local da primoinfecção. A duração média de disseminação é de quatro dias.[1] Cerca de 50% dos casos são precedidos por pródromos, e são incomuns sintomas sistêmicos.[21] O HSV-2 está mais associado à recorrência, e o tratamento com aciclovir não influencia as taxas de recorrência.[2]

COMPLICAÇÕES

As complicações extragenitais mais comuns são meningite asséptica e retenção urinária por disfunção do sistema nervoso autônomo sacral. Contudo, elas são incomuns e normalmente ocorrem em primoinfecção ou em pacientes imunocomprometidos.[20,21] Atenção especial deve ser dada para infecção herpética na gestação, indicações de tratamento supressivo e mudança da via de parto conforme o momento da ocorrência da infecção. O Capítulo 49 – Infecções sexualmente transmissíveis na gestação, do livro *Rotinas em Obstetrícia*,[5] traz mais informações sobre o assunto.

Diagnóstico

Após a identificação de lesões sugestivas, o CDC orienta que o teste confirmatório seja realizado por teste virológico específico por NAAT ou cultura.[2] No entanto, no Sistema Único de Saúde (SUS), os métodos citados não estão disponíveis, de modo que o diagnóstico é clínico.[1]

- **Testes virológicos** – Os HSV NAAT são os testes mais sensíveis e detectam o vírus em úlceras. Outro método disponível é o teste de PCR, ideal para pacientes com infecção de sistema nervoso central e infecções sistêmicas. Todavia, a não detecção pode ocorrer em lesões antigas ou na ausência de lesões ativas. A cultura tem sensibilidade de apenas 50% nas lesões genitais e exige que a amostra seja colocada diretamente em meios de cultura e seja rapidamente transportada para o laboratório.[1,2]

- **Testes sorológicos** – Os anticorpos específicos para o tipo de HSV se desenvolvem durante as primeiras semanas após a infecção e persistem indefinidamente. Em pacientes com teste sorológico positivo, o teste de anticorpos IgM não é útil para discriminar episódios primários e recorrentes de infecção por HSV.[1]

Tratamento

O tratamento visa à melhora dos sintomas e à prevenção de transmissão para os parceiros sexuais (Tabela 11.3). A orientação sobre o risco de transmissão e os métodos para prevenção deve fazer parte do manejo clínico. Segundo o CDC-2021, os antivirais aprovados para tratamento de herpes genital são aciclovir, fanciclovir e valaciclovir. A terapia tópica oferece pouco benefício e é desencorajada. Em pacientes com lesões que persistem por cerca de 30 dias, deve-se investigar o estado sorológico para HIV.[1,2]

TRATAMENTO SUPRESSIVO

O tratamento supressivo deve ser proposto para pacientes com surtos recorrentes (6 episódios/ano), diminuindo a recorrência em torno de 80%. O tratamento é seguro, e o desenvolvimento de resistência aos antivirais é incomum.[2] Em gestantes com herpes recorrente, está indicado o tratamento supressivo com aciclovir a partir das 36 semanas de gestação até o momento do parto.[5]

DONOVANOSE

Também conhecido como granuloma inguinal, cursa com úlceras genitais, porém tem incidência muito menor do que as outras ISTs descritas neste capítulo, sendo mais comum em regiões como África do Sul, Índia e América do Sul.[2] Apresenta evolução lenta e progressiva, acometendo preferencialmente a pele e as mucosas das regiões da vulva, da vagina e do ânus, mas pode apresentar sintomas sistêmicos. A sua patogenicidade é limitada a seres humanos, e pessoas negras são as mais acometidas.

O agente etiológico envolvido é *K. granulomatis*, uma bactéria gram-negativa, intracelular, não móvel, que raramente pode ser diagnosticada por cultura. Ele pertence à microbiota intestinal, e seu período de incubação varia de 1 a 12 semanas.[2,35]

Quadro clínico

A donovanose apresenta-se inicialmente como nódulo subcutâneo, que erosa, formando uma úlcera, com bordas planas ou hipertróficas, indolor e bem delimitada. Tem progressão lenta e com o tempo, transforma-se em lesão ulcerovegetante. Contudo, é incomum que haja linfadenopatia associada, o que contribui para o diag-

Tabela 11.3 – Tratamento de herpes genital

	TRATAMENTO INICIAL	TRATAMENTO SUPRESSIVO	OBSERVAÇÕES
Aciclovir	400 mg VO 3×/dia ou 200 mg VO 5×/dia, durante 7-10 dias	400 mg 2×/dia, durante 6-12 meses	O tratamento pode ser estendido se não houver cicatrização completa em 10 dias
Fanciclovir	250 mg VO 3×/dia, durante 7-10 dias	250 mg 2×/dia, durante 6-12 meses	Nos casos de infecção não primária, o tratamento pode ser reduzido para 5 dias
Valaciclovir	1 g VO 2×/dia, durante 7-10 dias	500 mg (se até 9 recorrências ao ano) ou 1 g (mais de 9 recorrências ao ano), durante 6-12 meses	

VO, via oral.
Fonte: Elaborada com base nas diretrizes do Brasil[1] e do Workowski e colaboradores.[2]

nóstico diferencial com outras doenças.[1] Devido ao componente vascular importante associado, a donovanose tem como característica ser muito friável e apresentar sangramentos frequentes. As lesões geralmente são múltiplas e podem se apresentar "em espelho".[1] Apesar de sua forma clínica mais frequente ser genital, a donovanose pode ocorrer acometimento visceral por disseminação hematogênica.[2,22]

■ Diagnóstico

O diagnóstico deve ser feito a partir da história clínica, do exame físico e da história/possibilidade de exposição.[1] O diagnóstico laboratorial exige visualização dos corpos de Donovan com coloração escura em tecido ou biópsia. A cultura tem alto custo e é de cultivo muito difícil.[1,2]

■ Tratamento

O Ministério da Saúde do Brasil e o CDC-2021 recomendam que o tratamento seja mantido por pelo menos 3 semanas ou até a cicatrização completa das lesões. O esquema preferencial é com azitromicina, e a recidiva pode ocorrer, mesmo com tratamento completo (Tabela 11.4).

■ Recomendação para parcerias sexuais

Devido à baixa infectividade, as parcerias sexuais não necessitam ser tratadas se assintomáticas. Contudo, não é comum a cura na ausência de tratamento, de modo que o tratamento deve ser realizado para todos os sintomáticos.[2]

MOLUSCO CONTAGIOSO

Doença causada pelo vírus DNA da família dos poxvírus, tendo como único hospedeiro o homem. A transmissão ocorre pelo contato direto "pele a pele" entre pessoas contaminadas ou por fômites. Dessa forma, pode estar presente em qualquer parte do corpo.[23] Apesar de constar neste capítulo de ISTs, a via sexual não é a única via de transmissão, podendo ocorrer em crianças e adolescentes, mesmo sem contato sexual.

Existem quatro genótipos diferentes, porém o MV1 representa 90% dos casos nos Estados Unidos.[23] O período de incubação médio do molusco contagioso é de 2 a 6 semanas, podendo chegar a 6 meses.[24]

■ Quadro clínico

As lesões apresentam-se como pápulas com depressão central, classicamente definidas como umbilicadas, de coloração perolada igual à da pele circundante e com base levemente eritematosa. Às vezes, podem ser polipoides com pedículo bem definido. As lesões podem estar presentes em qualquer área da pele, porém não envolvem as palmas das mãos e as plantas dos pés. Com frequência, são pruriginosas.

Tabela 11.4 – Tratamento da donovanose

MEDICAÇÃO	DOSE/VIA	INTERVALO/DURAÇÃO	OBSERVAÇÕES
Azitromicina	1 g VO	1×/semana, durante pelo menos 3 semanas ou até o desaparecimento das lesões	O CDC sugere que a dose possa ser de 500 mg VO 1×/dia
Doxiciclina	100 mg VO	12/12 horas, durante 21 dias	
Ciprofloxacino	750 mg VO	12/12 horas, durante 21 dias	
Eritromicina	500 mg VO	6/6 horas, durante 21 dias	
Sulfametoxazol + trimetoprima	160 mg + 800 mg VO	12/12 horas, durante 21 dias	

CDC, Centers for Disease Control and Prevention; VO, via oral.
Fonte: Elaborada com base nas diretrizes do Brasil[1] e Workowski e colaboradores.[2]

Diagnóstico

O diagnóstico costuma ser clínico, pela aparência das lesões. Entretanto, se necessário, pode-se utilizar histologia e microscopia eletrônica.

Tratamento

Mesmo se não tratadas, as lesões costumam desaparecer em 2 meses. Todavia, o tratamento é aconselhado, visando à diminuição da transmissão da doença, limitação da propagação para outros locais, resolução do prurido e diminuição do risco de cicatrizes, que podem ocorrer em caso de infecção das lesões. O tratamento consiste na destruição das lesões, o que pode ser feito por eletrocoagulação (pouco utilizada, devido à chance de provocar hiperpigmentação ou cicatrizes cutâneas), crioterapia, curetagem ou cauterização química.[25]

MICOPLASMA

Reconhecida como uma das principais causas de uretrite não gonocócica entre os homens e associada à cervicite e DIP entre as mulheres, a infecção por *Mycoplasma hominis* também pode ser a causa do aumento do risco de aborto espontâneo e infertilidade, com aumento de aproximadamente duas vezes no risco para mulheres infectadas.[2] As taxas de prevalência variam muito entre as populações estudadas, podendo chegar a 30% entre as mulheres com cervicite.[1,2] Os principais fatores de risco associados ao micoplasma são idade até 22 anos, tabagismo, relações sexuais recentes e múltiplos parceiros sexuais.[26] No entanto, vale ressaltar que a infecção por micoplasma pode ser assintomática, e as consequências associadas a essa infecção são desconhecidas.

O *M. genitalium* é uma bactéria da família Mycoplasmataceae. Ele não tem parede celular, de modo que não é visível após a coloração de Gram e não pode ser tratado com antimicrobianos, como os betalactâmicos (incluindo penicilinas e cefalosporinas).[1] A cultura é extremamente difícil, pois pode levar até 2 meses para crescer e, mesmo nas melhores condições, apenas 50% das amostras de pacientes infectados são positivas.[27]

Quadro clínico

Entre as mulheres, o micoplasma pode cursar com vaginite, que pode estar associada à *Gardnerella* nos processos de vaginose, ou até mesmo à DIP, estando presente em aproximadamente 15% dos casos.[28] As uretrites aparecem como piúria asséptica ou cistite com urocultura negativa. Já a cervicite se apresenta com sintomas inespecíficos, como prurido vaginal leve, disúria eventual, leucorreia aumentada ou até mesmo secreção cervical purulenta.[2,29]

Diagnóstico

Como mencionado, a cultura do *M. genitalium* é extremamente lenta, podendo levar meses, motivo pelo qual não é utilizada na prática clínica. Mulheres com cervicite recorrente devem ser testadas com teste de detecção do organismo por PCR ou outros testes de NAAT e, se disponíveis, devem ser realizados testes moleculares para marcadores de resistência aos antimicrobianos (macrolídeos e quinolonas). As amostras devem ser, preferencialmente, primeira urina da manhã ou esfregaço vaginal.[2,30]

Na prática clínica, se não houver testes disponíveis, o diagnóstico deve ser suspeitado em casos de uretrite ou cervicite persistentes e considerado nos casos de DIP. O rastreamento de infecção assintomática não é recomendado.[2]

Tratamento

O *M. genitalium* apresenta suscetibilidade limitada aos antimicrobianos, devido à sua alta taxa de resistência. A azitromicina era o principal tratamento, porém, com o passar dos anos, o desenvolvimento de resistência aos macrolídeos começou a ser identificado em algumas populações. Dessa forma, o moxifloxacino vem sendo utilizado como alternativa na infecção por *M. genitalium* resistente aos macrolídeos, associado à doxiciclina (Tabela 11.5).

Tabela 11.5 – Tratamento do micoplasma

MEDICAMENTO	DOSE/VIA	INTERVALO/DURAÇÃO	OBSERVAÇÃO
Doxiciclina	100 mg VO	12/12 horas, durante 7 dias	Se micoplasma sensível aos macrolídeos: doxiciclina + azitromicina
Azitromicina	1 g VO, seguido por 500 mg VO	1×/dia, durante 3 dias	
Moxifloxacino	400 mg VO	1×/dia, durante 7 dias	Se micoplasma resistente aos macrolídeos ou sem teste de resistência disponível: doxiciclina + moxifloxacino

VO, via oral.
Fonte: Elaborada com base nas diretrizes do Brasil[1] e Workowski e colaboradores.[2]

Um regime alternativo pode ser considerado quando o moxifloxacino não estiver disponível: doxiciclina 100 mg VO 2 vezes ao dia, durante 7 dias, seguida por azitromicina 1 g VO no primeiro dia, seguida por 500 mg 1 vez ao dia, durante 3 dias. Um teste de cura 21 dias após a conclusão da terapia deve ser considerado.[2]

■ Abordagem sindrômica

A abordagem sindrômica das ISTs possibilita rápida identificação e tratamento, mesmo que não se tenha acesso a recursos laboratoriais mais específicos. Assim, ocorre um controle maior dessas doenças infecciosas com menor disseminação, mesmo que, muitas vezes, se esteja tratando pacientes que não são portadores de nenhuma IST (avaliação da relação risco-benefício).

A seguir, são apresentados fluxogramas elaborados pelo Ministério da Saúde (Figuras 11.1 e 11.2) para a abordagem sindrômica de úlceras genitais.[1]

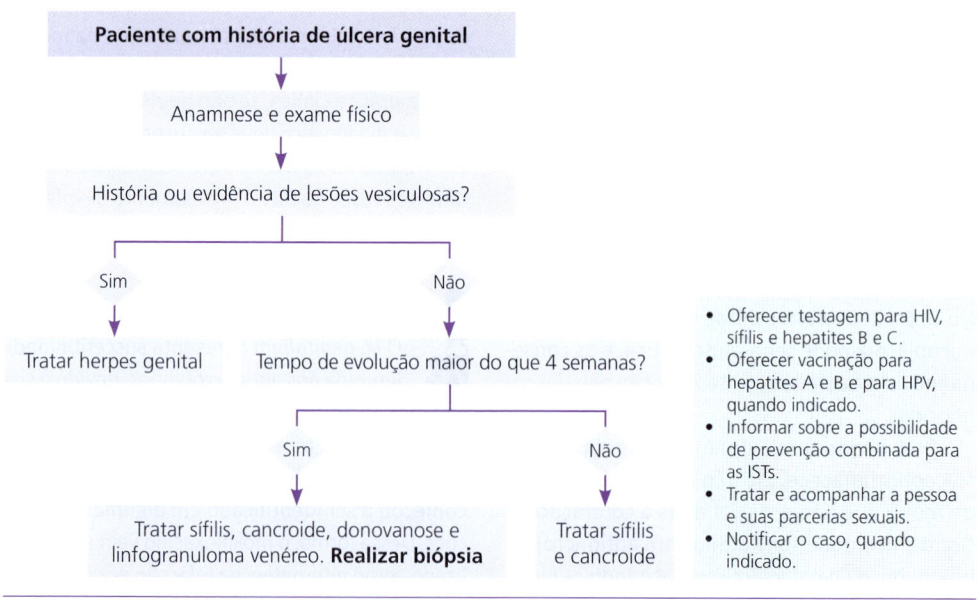

FIGURA 11.1 – Manejo sindrômico das ISTs que causam úlcera sem exames laboratoriais disponíveis.
HIV, vírus da imunodeficiência humana; HPV, papilomavírus humano; ISTs, infecções sexualmente transmissíveis.
Fonte: Elaborada com base em Brasil[1] e Workowski e colaboradores.[2]

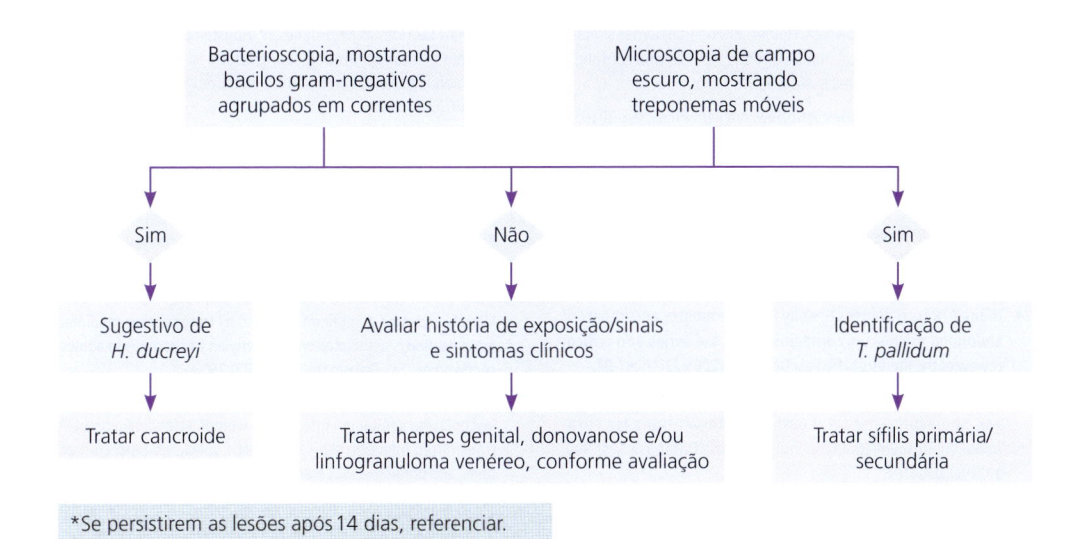

```
┌─────────────────────────────┐                    ┌─────────────────────────────┐
│ Bacterioscopia, mostrando   │                    │ Microscopia de campo        │
│ bacilos gram-negativos      │                    │ escuro, mostrando           │
│ agrupados em correntes      │                    │ treponemas móveis           │
└─────────────────────────────┘                    └─────────────────────────────┘
```

Sim	Não	Sim
Sugestivo de *H. ducreyi*	Avaliar história de exposição/sinais e sintomas clínicos	Identificação de *T. pallidum*
Tratar cancroide	Tratar herpes genital, donovanose e/ou linfogranuloma venéreo, conforme avaliação	Tratar sífilis primária/secundária

*Se persistirem as lesões após 14 dias, referenciar.

FIGURA 11.2 – Manejo sindrômico das ISTs que causam úlcera com exames laboratoriais disponíveis.
ISTs, infecções sexualmente transmissíveis.
Fonte: Brasil.[1]

REFERÊNCIAS

1. Brasil. Ministério da Saúde. Secretaria de Vigilância em Saúde. Departamento de Doenças de Condições Crônicas e Infecções Sexualmente Transmissíveis. Protocolo clínico e diretrizes terapêuticas para atenção integral às pessoas com infecções sexualmente transmissíveis (IST). Brasília: MS; 2020.

2. Workowski KA, Bachmann LH, Chan PA, Johnston CM, Muzny CA, Park I, et al. Sexually transmitted infections treatment guidelines, 2021. MMWR Recomm Rep. 2021;70(4):1-187.

3. Arando Lasagabaster M, Otero Guerra L. Sífilis. Enferm Infecc Microbiol Clin. 2019;37(6):398-404.

4. Freitas FLS, Benzaken AS, Passos MRL de, Coelho ICB, Miranda AE. Brazilian Protocol for Sexually Transmitted Infections 2020: acquired syphilis. Rev Soc Bras Med Trop. 2021;54(suppl 1):e2020616.

5. Ramos JGL, Martins-Costa SH, Magalhães JÁ, Passos EP, Wender COM, Oppermann MLR, organizadores. Rotinas em Obstetrícia. 8. ed. Porto Alegre: Artmed; 2023.

6. Gaspar PC, Bigolin Á, Alonso Neto JB, Pereira ED dos S, Bazzo ML. Protocolo Brasileiro para Infecções Sexualmente Transmissíveis 2020: testes diagnósticos para sífilis. Epidemiol Serv Saúde. 2021;30(spe1):e2020630.

7. Satyaputra F, Hendry S, Braddick M, Sivabalan P, Norton R. The laboratory diagnosis of syphilis. J Clin Microbiol. 2021;59(10):e0010021.

8. World Health Organization. WHO guidelines for the treatment of (Syphilis). Geneva: WHO; 2016.

9. Gaspar PC, Bigolin Á, Alonso Neto JB, Pereira EDDS, Bazzo ML. Brazilian Protocol for Sexually Transmitted Infections 2020: syphilis diagnostic tests. Rev Soc Bras Med Trop. 2021;54(suppl 1):e2020630.

10. Low N. and reproductive health: what can we learn from systematic reviews of observational studies? Sex Transm Infect. 202;96(5):315-7.

11. Morris SR, Bristow CC, Wierzbicki MR, Sarno M, Asbel L, French A, et al. Performance of a single-use, rapid, point-of-care PCR device for the detection of Neisseria gonorrhoeae, Chlamydia trachomatis, and Trichomonas vaginalis: a cross-sectional study. Lancet Infect Dis. 2021;21(5):668-76.

12. Golparian D, Unemo M. Antimicrobial resistance prediction in Neisseria gonorrhoeae : current status and future prospects. Expert Rev Mol Diagn. 2022;22(1):29-48.

13. Rawla P, Thandra KC, Limaiem F. Lymphogranuloma venereum. In: StatPearls. Treasure Island: StatPearls Publishing; 2021.

14. Ciccarese G, Drago F, Rebora A, Parodi A. Updates on lymphogranuloma venereum. J Eur Acad Dermatol Venereol. 2021;35(8):1606-7.

15. Kapoor A, Padival S. Oropharyngeal lymphogranuloma venereum. Lancet Infect Dis. 2021;21(7):1049.

16. Lewis DA. Epidemiology, clinical features, diagnosis and treatment of Haemophilus ducreyi - a disappearing pathogen? Expert Rev Anti Infect Ther. 2014;12(6):687-96.

17. Gangaiah D, Webb KM, Humphreys TL, Fortney KR, Toh E, Tai A, et al. Haemophilus ducreyi cutaneous ulcer strains are nearly identical to class I genital ulcer strains. PLoS Negl Trop Dis. 2015;9(7):e0003918.

18. Grohskopf LA, Alyanak E, Broder KR, Blanton LH, Fry AM, Jernigan DB, et al. Prevention and Control of Seasonal Influenza with Vaccines: Recommendations of the Advisory Committee on Immunization Practices - United States, 2020-21 Influenza Season. MMWR Recomm Rep. 2020;69(8):1-24.

19. Bernstein DI, Bellamy AR, Hook EW 3rd, Levin MJ, Wald A, Ewell MG, et al. Epidemiology, clinical presentation, and antibody response to primary infection with herpes simplex virus type 1 and type 2 in young women. Clin Infect Dis. 2013;56(3):344-51.

20. Corey L, Adams HG, Brown ZA, Holmes KK. Genital herpes simplex virus infections: clinical manifestations, course, and complications. Ann Intern Med. 1983;98(6):958-72.

21. Groves MJ. Genital Herpes: A Review. Am Fam Physician. 2016;93(11):928-34.

22. Wahal SP, Tuli D. Donovanosis: An incidental finding on Pap test. J Cytol. 2013;30(3):217-8.

23. Dohil MA, Lin P, Lee J, Lucky AW, Paller AS, Eichenfield LF. The epidemiology of molluscum contagiosum in children. J Am Acad Dermatol. 2006;54(1):47-54.

24. Braue A, Ross G, Varigos G, Kelly H. Epidemiology and impact of childhood molluscum contagiosum: a case series and critical review of the literature. Pediatr Dermatol. 2005;22(4):287-94.

25. van der Wouden JC, van der Sande R, Kruithof EJ, Sollie A, van Suijlekom-Smit LW, Koning S. Interventions for cutaneous molluscum contagiosum. Cochrane Database Syst Rev. 2017;5:CD004767.

26. Manhart LE, Holmes KK, Hughes JP, Houston LS, Totten PA. Mycoplasma genitalium among young adults in the United States: an emerging sexually transmitted infection. Am J Public Health. 2007;97(6):1118-25.

27. Hamasuna R, Osada Y, Jensen JS. Isolation of Mycoplasma genitalium from first-void urine specimens by coculture with Vero cells. J Clin Microbiol. 2007;45(3):847-50.

28. Haggerty CL, Totten PA, Astete SG, Ness RB. Mycoplasma genitalium among women with nongonococcal, nonchlamydial pelvic inflammatory disease. Infect Dis Obstet Gynecol. 2006;2006:30184.

29. Huppert JS, Mortensen JE, Reed JL, Kahn JA, Rich KD, Hobbs MM. Mycoplasma genitalium detected by transcription-mediated amplification is associated with Chlamydia trachomatis in adolescent women. Sex Transm Dis. 2008;35(3):250-4.

30. Mobley VL, Hobbs MM, Lau K, Weinbaum BS, Getman DK, Seña AC. Mycoplasma genitalium infection in women attending a sexually transmitted infection clinic: diagnostic specimen type, coinfections, and predictors. Sex Transm Dis. 2012;39(9):706-9.

ASSISTÊNCIA À MULHER VÍTIMA DE VIOLÊNCIA SEXUAL

MARIA CELESTE OSÓRIO WENDER
DANIELE LIMA ALBERTON
IVAN SERENO MONTENEGRO
RAZYANE AUDIBERT SILVEIRA
SÉRGIO H. MARTINS-COSTA

Definição

A violência sexual pode ser definida como qualquer ato sexual ou tentativa de obtenção de ato sexual mediante violência, coerção, ataques, comentários ou investidas sexuais indesejadas sem o consentimento da vítima, ou quando praticado com consentimento de pessoas que não tenham capacidade para decidir, seja permanente ou temporariamente.[1]

A Declaração das Nações Unidas sobre a Eliminação de Violência Contra a Mulher[2] afirma que "a violência contra a mulher é uma manifestação de relações de poder historicamente desiguais entre homens e mulheres, que conduziram ao domínio e à discriminação das mulheres pelos homens e impediram o pleno progresso das mulheres. Além disso, a violência contra a mulher é um dos mecanismos sociais fundamentais pelos quais as mulheres são forçadas a uma posição subordinada em relação aos homens".

A Convenção de Belém do Pará[3] definiu a violência contra as mulheres como "qualquer ato de violência com base no gênero que resulta, ou possa resultar, em sofrimento sexual, físico ou mental para a mulher, incluindo ameaças de tais atos, coerção ou privação arbitrária de liberdade, ocorrida em público ou na vida privada".

A violência contra a mulher, portanto, é considerada um problema de saúde pública e uma violação aos direitos humanos. Entre as diversas formas de violência contra a mulher, a violência sexual é uma das mais terríveis. Essa forma de violência traz consequências profundas, tanto físicas quanto psíquicas, pois, à medida que fere o corpo, invade a intimidade e destrói a autoestima, além de macular os sonhos e o futuro da pessoa violentada.

Legislação

A Lei nº 12.015, de 7 de agosto de 2009, alterou alguns artigos do Código Penal brasileiro, especificamente no capítulo dos chamados "crimes contra os costumes", que passou a se chamar "crimes contra a dignidade sexual", destacando-se o crime de estupro, que teve uma alteração significativa, com o objetivo de tornar as sanções mais severas, punindo com maior rigor os crimes sexuais. Essa alteração refletiu a necessidade de adaptação das leis antigas à realidade social atual do Brasil.[4]

Com base nessa lei, estupro é definido como o ato de "constranger alguém, mediante violência ou grave ameaça, a ter conjunção carnal ou a praticar ou permitir que com ele se pratique outro ato libidinoso", com pena de reclusão de 6 a 10 anos.

◼ Estatísticas

A Organização Mundial da Saúde (OMS) estima que, ao longo da vida, aproximadamente 1 em cada 3 mulheres é submetida à violência física ou sexual, seja por um desconhecido, seja por uma pessoa próxima ou seu próprio companheiro, sendo a maior parte provocada pelo próprio parceiro (Figura 12.1). Esse mesmo relatório aponta que 1 em cada 4 mulheres jovens, entre 15 e 19 anos, já sofreram violência por seus parceiros.[5]

No Brasil, anualmente, o Fórum de Segurança Pública divulga os dados sobre violência no Anuário Brasileiro de Segurança Pública. No ano de 2020, foram registrados 60.460 estupros no Brasil. Em 86,9% dos casos, as vítimas eram do sexo feminino, em 85,2%, o autor da agressão era conhecido da vítima, em 73,7% dos abusos, as vítimas eram vulneráveis ou incapazes de consentir, e, em 60,6% dos registros, a vítima tinha até 13 anos de idade. No Rio Grande do Sul, foram registrados 3.872 estupros, sendo 2.803 dos casos com vítima considerada vulnerável.[6] O mesmo documento considera que os números registrados no Brasil no ano de 2020 estão subnotificados, devido às consequências causadas pela pandemia da Covid-19.

De acordo com o Ministério da Saúde e o Sistema de Informações de Agravo de Notificação (Sinan), estima-se que são realizados 500 mil atendimentos por ano a vítimas de violência sexual (Figura 12.2) no Sistema Único de Saúde (SUS).

◼ Consequências

A violência contra as mulheres está frequentemente relacionada com repercussões na saúde física e mental. No caso da violência sexual, é importante destacar o risco de contaminação por infecções sexualmente transmissíveis (ISTs) e gravidez indesejada. Muitas vezes, múltiplos tipos de agressão são encontrados em uma mesma paciente, e, em geral, junto aos casos de violência sexual, são relatados outros tipos de agressão, como violência doméstica, física e psicológica. A paciente pode vir a sofrer com transtorno de estresse pós-traumático (TEPT), depressão, síndrome do pânico, ansiedade e ideação suicida, sendo, por vezes, necessária a internação.[7,8]

O impacto que a violência gera sobre o sistema de saúde, tanto em termos de recursos econômicos, humanos e custos sociais como em decorrência de produtividade perdida para a

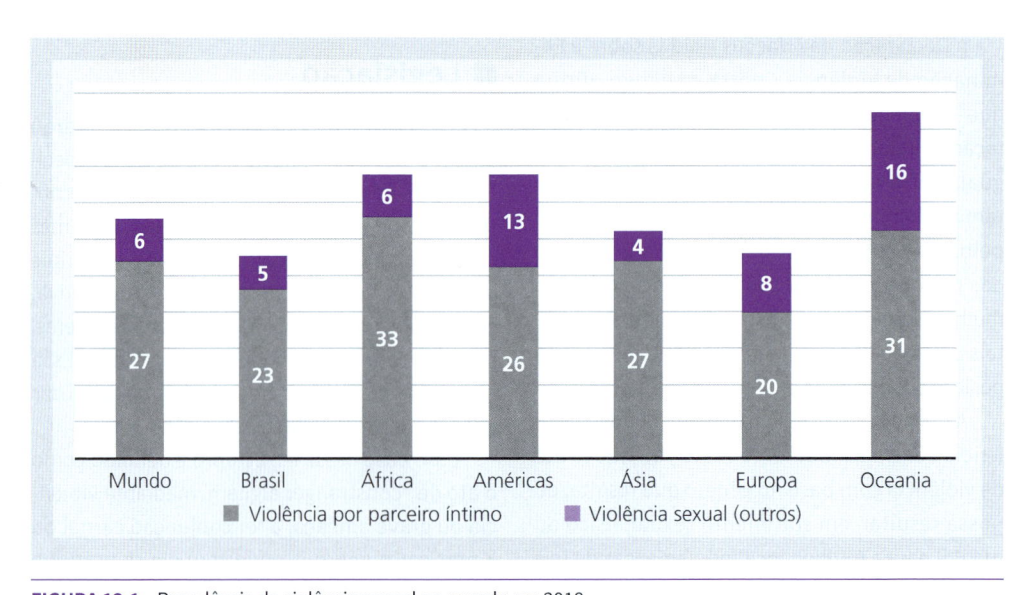

FIGURA 12.1 – Prevalência de violência sexual no mundo em 2018.
Fonte: Elaborada com base em World Health Organization.[5]

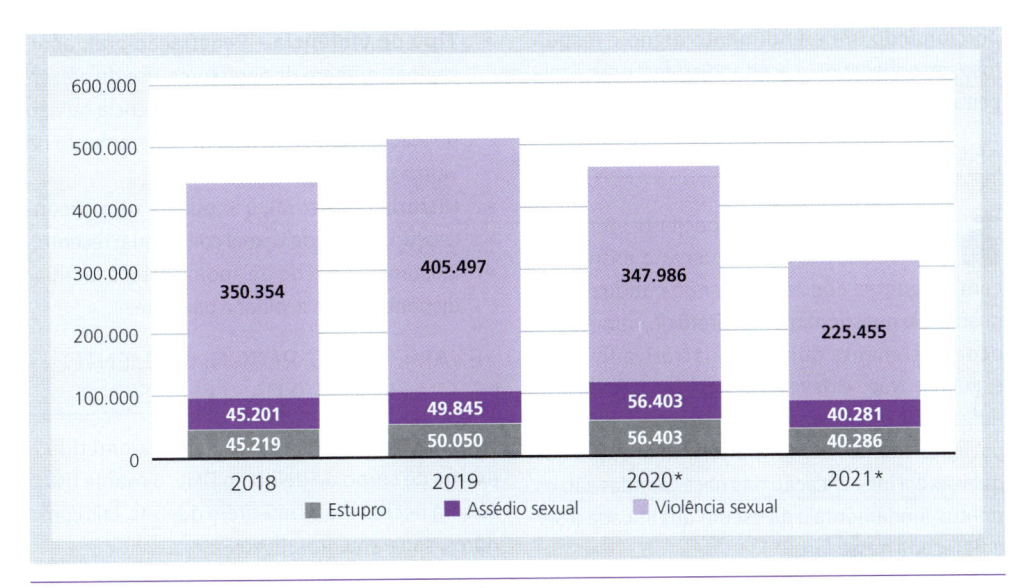

FIGURA 12.2 – Incidência de violência sexual no Brasil.
*Dados sujeitos à revisão.
Fonte: Brasil.[9]

sociedade em geral, é enorme e difícil de ser mensurado. Segundo estimativas, o Brasil gasta 11% do Produto Interno Bruto com a violência sexual, ao passo que o SUS gasta entre 8 e 11% do teto bruto com as diversas formas de atenção à violência e aos acidentes.[10]

Aspectos éticos e legais

No Brasil, os casos de violência contra a mulher são de notificação obrigatória, e, se o envolvido for menor de idade, é necessário notificar também o Conselho Tutelar ou a Vara da Infância e da Juventude.[10]

O Decreto nº 7.958/2013, associado à Lei nº 12.845/2013, assegura que, durante o atendimento, sejam observados os princípios do "respeito à dignidade da pessoa, da não discriminação, do sigilo e da privacidade", além de assegurar a existência de serviços de referência para atendimento à violência sexual e dispensar a apresentação de boletim de ocorrência policial para o atendimento no âmbito dos serviços de saúde.[11]

Os locais que oferecem atendimento às pessoas em situação de violência devem providenciar todas as etapas necessárias, incluindo medidas de prevenção, atendimento emergencial, coleta de vestígios, seguimento, reabilitação, tratamento de lesões físicas, suporte psicológico e psiquiátrico, quando necessário, assistência social, além do abortamento legal, se for requerido pela mulher ou adolescente, de acordo com o previsto na legislação. Todo o serviço de saúde pode e deve prestar esse atendimento, e a sua recusa pode ser caracterizada, ética e legalmente, como omissão.

Após o atendimento médico, se tiver condições e assim o desejar, a mulher poderá ir à delegacia para lavrar boletim de ocorrência policial, prestar depoimento ou submeter-se a exame pelos peritos do Departamento Médico Legal (DML).[11]

Etapas do atendimento

ACOLHIMENTO

O acolhimento é a primeira parte do atendimento às vítimas de violência, sendo um elemento fundamental para a qualidade e a humanização da atenção, garantindo o cuidado a partir das necessidades de cada vítima.

Deve-se procurar estabelecer uma relação de respeito e empatia com a vítima, proporcionando um atendimento digno e respeitoso, reconhecendo e aceitando diferenças e respeitando o direito de decidir das pacientes.[11]

HISTÓRIA

Na história clínica da paciente vítima de violência, deve-se começar a entrevista com perguntas abertas, evitando conduzir respostas, e o questionamento direto da vítima deve ocorrer somente quando a narrativa livre for esgotada. Não se deve fazer nenhum tipo de pré-julgamento ou imposição de valores ao escutar a paciente-vítima. Pelo contrário, a valorização das queixas e a identificação das necessidades são os pontos fundamentais da escuta qualificada a ser empregada nessa fase.[11]

Devem fazer parte da história:

- **Circunstâncias da violência** – Data, hora, local, uso de armas, identidade ou descrição do(s) agressor(es) e se ele(s) estava(m) sob efeito de álcool ou drogas, ocorrência de situações de violência anteriores.
- Ocorrência de perda de consciência ou de memória.
- **Tipo de violência** – Penetração oral, anal, vaginal, número de agressores, uso de preservativo pelo(s) agressor(es), ocorrência ou não de ejaculação, existência de sangramento na vítima ou no agressor.
- História menstrual, uso ou não de anticoncepção, atividade sexual consensual recente.
- Existência de rede de apoio social e familiar disponível para acolher a paciente.

EXAME FÍSICO, RECONHECIMENTO E TRATAMENTO DAS LESÕES

No caso de a paciente já ter sido submetida a exame de corpo de delito no DML, o exame físico só será necessário se existirem queixas, tais como dores, sangramentos, fluxos, etc.

Na paciente que ainda não foi avaliada por perito, o exame físico visa ao reconhecimento e ao registro detalhado de lesões, além do tratamento das lesões decorrentes da violência contra a mulher, como mostra a Tabela 12.1. O reconhecimento e o registro corretos podem servir de base para posterior elaboração de laudo pericial indireto, por isso é necessário realizar o exame minucioso de todo o corpo da vítima. Em casos

Tabela 12.1 – Lesões corporais mais frequentemente observadas em casos de violência sexual

REGIÃO		POSSÍVEL LESÃO
Craniana	Couro cabeludo	Equimose, escoriação, edema traumático e ferida contusa
	Face	Fratura (malar, mentoniana e nasal), marcas de mordida, escoriação, equimose facial e edema traumático
	Olhos	Equimose periorbitária (olho roxo) e da esclerótica (hemorragia em esclera) e edema traumático
	Orelhas	Equimose, escoriação e edema traumático
	Boca	Equimose labial, equimose intraoral, escoriação, marca de mordida, fratura e trauma dentário
Cervical	Externa	Marca de mordida, equimose por sucção, equimose e escoriação
	Interna	Trauma laríngeo, alteração na voz (rouquidão, disfonia) e dificuldade de deglutição
Torácica e abdominal		Equimose, equimose por sucção, escoriação, marca de mordida e corpos estranhos presentes na pele: terra, graveto, etc.
Mamária		Marcas de mordida ou sucção, equimose, escoriação e laceração nos mamilos

Tabela 12.1 – Lesões corporais mais frequentemente observadas em casos de violência sexual
(Continuação)

REGIÃO	POSSÍVEL LESÃO
Membros superiores	Equimose (especialmente nos antebraços e nas mãos), lesões de defesa, escoriação, edema traumático e fraturas
Mãos	Equimose, escoriação, edema traumático e fratura
Membros inferiores	Equimose (especialmente nas faces mediais das coxas), lesões de defesa, escoriação, marca de mordida e edema traumático
Genital	Equimose, escoriação, edema traumático e rotura himenal
Anal	Equimose, escoriação, edema traumático, laceração e dilatação

Obs.: A existência dessas lesões não caracteriza por si só a violência sexual, uma vez que podem ser resultantes de prática sexual consentida.
Fonte: Brasil.[11]

selecionados, após a permissão da paciente, pode-se utilizar o recurso da fotografia.[11]

COLETA DE VESTÍGIOS E NOTIFICAÇÃO COMPULSÓRIA

A coleta de material biológico da vítima e do agressor foi incluída na rotina de atendimento pelo Ministério da Saúde do Brasil no ano de 2015 e é a principal mudança ocorrida no protocolo de atendimento às vítimas de violência sexual. A adaptação física dos locais de atendimento e a coleta de vestígios é custeada pelo governo federal, que emitiu uma portaria para regulamentar essa etapa do atendimento.[11] As técnicas de coleta de material biológico variam conforme o sítio a ser coletado e estão especificadas na Portaria Ministerial.[11]

Após a obtenção de Termo de Consentimento Informado Livre e Esclarecido (TCLE) para coleta de vestígios, o médico pode coletar material biológico das regiões genital, anal, mamária, peitoral e subungueal (especialmente se houve relato de luta corporal), bem como de objetos e roupas. Deve-se garantir que o material coletado não seja contaminado com outros materiais biológicos ambientais ou da pessoa responsável pela coleta. Além disso, a coleta deverá ser realizada o mais rápido possível, pois, após 72 horas da agressão, reduz-se significativamente a possibilidade de encontrar vestígios biológicos do agressor no corpo da vítima.[11-13]

Caso a mulher decida fazer queixa à autoridade policial, o juiz ou delegado solicitará o envio das amostras coletadas para serem anexadas ao inquérito policial. Toda violência sexual deve obrigatoriamente ser notificada via Sinan.[11]

No Hospital de Clínicas de Porto Alegre (HCPA), ainda não se executa a coleta de vestígios.

EXAMES LABORATORIAIS

A coleta imediata de sangue e de amostra do conteúdo vaginal realizada no momento do atendimento da vítima de violência sexual é necessária para estabelecer a eventual presença de ISTs, infecção pelo vírus da imunodeficiência humana (HIV, *human immunodeficiency virus*) ou hepatites prévias à agressão. Entretanto, tal coleta não deve retardar o início da profilaxia. Para tanto, devem ser coletados exames para HIV (se disponível, preferir o teste rápido), hepatites B e C e sífilis.[14-16] Quando possível, deve-se também coletar material vaginal e anal para pesquisa de clamídia, ureaplasma, micoplasma e gonococo.

PREVENÇÃO DA GRAVIDEZ INDESEJADA

A gravidez está entre as três principais repercussões da violência sexual, chegando a 7,1%, dado que aumenta para 15% se analisadas meninas entre 14 e 17 anos que sofreram penetração vaginal.

Deve-se realizar a anticoncepção de emergência (AE) em todas as pacientes em idade fértil o mais precocemente possível, até o prazo máximo de 5 dias após a violência sexual, independentemente do período menstrual, após afastada gravidez atual. A AE é desnecessária apenas se a vítima for usuária de método anticoncepcional de elevada eficácia, assim como nos casos de coito exclusivamente oral ou anal.

O método de escolha é o uso de 1 comprimido de 1,5 mg de levonorgestrel via oral em dose única (DU), ou 2 comprimidos de 0,75 mg de levonorgestrel DU, preferíveis ao método de Yuzpe (0,2 mg de etinilestradiol e 1 mg de levonorgestrel, divididos em 2 doses iguais, em intervalos de 12 h), pois têm menos efeitos colaterais e maior efetividade. A taxa de eficácia desses métodos é elevada (75-80%), podendo variar em razão do tempo entre a violência e a sua administração.

Quando utilizada na primeira fase do ciclo menstrual, a AE hormonal atua alterando o desenvolvimento dos folículos, impedindo a ovulação ou retardando-a em vários dias. Na segunda fase do ciclo, ela atua modificando o muco cervical, tornando-o mais espesso e hostil, impedindo ou dificultando a migração sustentada dos espermatozoides até as tubas uterinas e o óvulo. Não existem indicadores de que a AE hormonal exerça efeitos após a fecundação, altere o endométrio, prejudique a implantação ou resulte na eliminação precoce do embrião, não havendo razões para que se considere o método como abortivo.

A AE não provoca sangramento imediato após o seu uso, e cerca de 60% das mulheres terão a menstruação seguinte ocorrendo dentro do período esperado; em 15% dos casos, ela poderá atrasar até 7 dias e, em outros 13%, pouco mais de 7 dias.

A inserção de dispositivo intrauterino (DIU) de cobre para anticoncepção de emergência não é recomendada, devido ao risco potencial de infecção genital agravado pela violência sexual, além de a manipulação genital ser pouco tolerada pela mulher em situação de violência recente.[10]

PROFILAXIA DAS INFECÇÕES SEXUALMENTE TRANSMISSÍVEIS

A prevalência de ISTs em vítimas de violência sexual é grande, variando com o tipo de violência sofrida. A profilaxia pós-exposição (PEP) contempla o uso de medicações ou imunobiológicos para situações de urgência, evitando uma significativa parcela dessas infecções.

Tabela 12.2 – Profilaxia das infecções sexualmente transmissíveis não virais em adultos e adolescentes com mais de 45 kg (incluindo gestantes)

MEDICAÇÃO	APRESENTAÇÃO	VIA	DOSE
Penicilina G benzatina	1,2 milhão de UI	IM	2,4 milhões de UI em dose única
Ceftriaxona	500 mg	IM	500 mg em dose única
Azitromicina	500 mg	VO	1 g em dose única
Metronidazol	500 mg	VO	2 g em dose única

- No caso de hipersensibilidade à penicilina, as pacientes devem realizar dessensibilização. Opcionalmente, elas podem receber doxiciclina 100 mg via oral de 12/12 h, durante 15 dias (exceto gestantes), desde que com acompanhamento laboratorial.
- Em razão da resistência da *Neisseria gonorrhoeae* à penicilina, à tetraciclina e ao ciprofloxacino, a atual recomendação para esse agente patogênico é a associação entre ceftriaxona e azitromicina.
- O metronidazol não deve ser usado em gestantes de primeiro trimestre e deve ser postergado quando utilizada contracepção de urgência e antirretrovirais.

IM, intramuscular; UI, unidades internacionais; VO, via oral.

PROFILAXIA DAS ISTs NÃO VIRAIS

O esquema de medicações utilizado para ISTs não virais abrange sífilis, gonorreia, clamídia e tricomoníase e está apresentado na Tabela 12.2.[16] Recomenda-se tratamento imediato para sífilis, independentemente do resultado do teste rápido (TR). Em pacientes com TR alterado, o tratamento é feito conforme exames complementares e estágio clínico da infecção.

Diferentemente da PEP para o HIV, que deve ser utilizada o mais cedo possível, a profilaxia das ISTs não virais pode, excepcionalmente, ser postergada. No entanto, a recomendação em nosso serviço, assim como a do Ministério da Saúde, é para que seja efetivada já na primeira avaliação.

Nos casos de violência sexual em que ocorra exposição crônica e repetida pelo mesmo agressor, ou quando ocorrer uso de preservativo durante todo o crime sexual, não se recomenda a profilaxia das ISTs não virais.

PROFILAXIA DAS ISTs VIRAIS

Papilomavírus humano

A infecção persistente do papilomavírus humano (HPV, *human papillomavirus*), IST mais frequente no mundo, é o principal fator de risco para o desenvolvimento do câncer de colo do útero, a terceira principal causa de câncer em mulheres no Brasil e a quarta principal causa de morte por câncer em mulheres no mundo.[17-20] O Plano Nacional de Imunizações (PNI) preconiza a vacina do HPV para meninas entre 9 e 14 anos (duas doses) e para mulheres que vivem com HIV, transplantadas de órgãos sólidos ou medula óssea e portadoras de câncer dos 9 aos 45 anos (três doses).[10,20-22]

Mulheres dessa faixa etária com as condições apresentadas que ainda não receberam a vacina do HPV ou estão com a vacinação incompleta devem ser orientadas quanto à vacinação, disponível no SUS. O Centers for Disease Control and Prevention (CDC) recomenda duas doses da vacina para aquelas que começaram o esquema de vacinação antes dos 15 anos e três doses para as demais mulheres vítimas de violência sexual.

Profilaxia das hepatites virais

A relação sexual é a principal via de transmissão da infecção pela hepatite B no Brasil.[14] Pacientes não imunizadas (ou sem documentação de vacinação) devem realizar a imunoprofilaxia por meio da testagem, do uso da vacina da hepatite B (HB) e da imunoglobulina humana anti-hepatite B (IgHAHB), realizadas de preferência nas primeiras 24 horas após a violência sexual, impreterivelmente até 14 dias após a exposição, completando-se o esquema vacinal conforme recomendação do PNI do Ministério da Saúde.[14-16,23]

Para a hepatite C, embora mais letal, não há profilaxia. Entretanto, a realização do teste de reação em cadeia da polimerase (PCR, *polymerase chain reaction*) para hepatite C no 90º dia após a exposição possibilita o diagnóstico da infecção recente e o seu tratamento,[24] prevenindo mais de 95% dos casos que progrediriam para doença crônica.[14-16]

A profilaxia para infecção aguda da hepatite A em pacientes expostos sexualmente, embora mais comumente transmitida por infecção oral-fecal, foi incluída no último Protocolo Clínico e Diretrizes Terapêuticas para PEP à Infecção pelo HIV, IST e Hepatites Virais do Ministério da Saúde. Quando disponível, deve ser realizada a pesquisa de anticorpos IgM e IgG contra o vírus da hepatite A (anti-HAV IgM e anti-HAV IgG) ou total, cujos resultados não reagentes indicam ausência de infecção atual e presença de suscetibilidade. A recomendação da vacina para hepatite A é de até 14 dias da exposição apenas para pacientes com doenças específicas, segundo os critérios do Centro de Referência para Imunobiológicos Especiais (CRIE) vigente (pacientes com HIV/Aids, imunossuprimidos, hepatopatas, com fibrose cística, portadores de doenças de depósito, candidatos a transplante ou doação, etc.), e tem eficácia de até 97,6% em pessoas com idade inferior a 40 anos.[15,23]

Profilaxia da infecção pelo HIV

o risco de transmissão do vírus do HIV no sexo vaginal/anal consentido é de 0,8 e 1,3%, respectivamente. Em casos de violência sexual, esse risco pode ser maior, estando relacionado com o risco de trauma e sangramento, bem como com as condições do agressor e da suscetibilidade da vítima, tais como tipo de exposição sexual, número de agressores, presença de IST ou úlcera genital, carga viral do agressor e início precoce da profilaxia antirretroviral (ARV).[14-16]

A PEP para o HIV é composta de ARVs, que devem ser iniciados entre 2 e 72 horas, impreterivelmente, e utilizados por um período de 28 dias;[14] eles são fornecidos pelo serviço em que o paciente foi atendido (Quadros 12.1 e 12.2). Os riscos potenciais da profilaxia com ARVs são inferiores aos benefícios e incluem toxicidade e potencial seleção de variantes resistentes, caso ocorra a soroconversão.[14-16]

Em 2018, o estudo Tsepamo de Botsuana informou a associação entre o uso de dolutegravir (DTG) e os defeitos do tubo neural no período pré-concepcional e no primeiro trimestre de gravidez, situação que levou a alerta e restrições de seu uso pela OMS. Entretanto, essa associação diminuiu progressivamente, estabilizando em 0,19%. As últimas evidências científicas não mostram diferenças estatisticamente significativas quando se compara a prevalência de defeitos do tubo neural entre grupos DTG pré-concepção e grupos ARV não DTG.[25-29] Portanto, o Ministério da Saúde recomenda, em Nota Informativa recente (Nº 1/2022), a manutenção para uso de DTG, tendo em vista menores efeitos adversos e melhor adesão. Lembre-se de que o profissional de saúde é responsável por fornecer informações de segurança sobre o uso de ARVs na gestação para que a decisão seja compartilhada e a paciente possa optar por esquemas alternativos, caso deseje.[14,30]

⚠️ A importância do uso correto e ininterrupto da PEP, mesmo na presença de efeitos colaterais (pouco frequentes e menos tóxicos nas medicações atuais), deve ser informada para evitar a baixa adesão entre as pacientes, mais comum em vítimas de violência sexual. Caso ocorra, a paciente deve retornar ao serviço para orientação. Além disso, as pacientes devem ser orientadas a utilizar preservativo, não engravidar, não compartilhar seringas e não se candidatar a bancos de doação de sangue. O seguimento é parte fundamental do tratamento.[14-16]

Avaliação psicológica, psiquiátrica e de serviço social

⭐ As vítimas de violência sexual necessitam de intenso suporte emocional. Os sintomas podem incluir raiva, medo, ansiedade, dor física, alterações do sono, anorexia, vergonha, culpa e pensamentos intrusivos. Toda mulher vítima de violência sexual deverá ter uma avaliação psicológica ou psiquiátrica no primeiro atendimento, com a intenção de fornecer-lhe acolhimento e apoio, reforçar-lhe a autoestima. No atendimento, são avaliadas as condições iniciais da paciente e feitos os encaminhamentos e tratamentos necessários.[10,11,31]

Quadro 12.1 – Critérios para recomendação de profilaxia pós-exposição sexual ao HIV

Recomendada
- Violência sexual com penetração vaginal e/ou anal desprotegida com ejaculação, sofrida há menos de 72 h

Individualizar decisão
- Penetração oral com ejaculação

Não recomendada
- Penetração oral sem ejaculação
- Uso de preservativo durante toda a agressão
- Agressor sabidamente HIV-negativo
- Violência sofrida há mais de 72 h
- Abuso crônico pelo mesmo agressor

Obs.: A profilaxia deve ser iniciada imediatamente após a violência, de preferência nas primeiras 24 h (e não depois de 72 h), e o esquema deve ser mantido sem interrupção durante 4 semanas.

Quadro 12.2 – Doses de antirretroviral para profilaxia da transmissão do HIV para mulheres adultas e adolescentes, incluindo gestantes

- Dolutegravir (DTG) 50 mg, 1 cp/dia VO
- Tenofovir/lamivudina (TDF/3TC) 300 mg/300 mg, 1 cp coformulado/dia VO

Duração do tratamento: 28 dias

Obs.: Na ausência de comprimido coformulado, utilizar 1 comprimido TDF 300 mg + 2 comprimidos 3TC 150 mg.

As pacientes podem ter muita dificuldade para reassumir hábitos, estilos de vida e relacionamentos sexuais, bem como podem desenvolver TEPT, depressão e síndromes de ansiedade. Nesse sentido, é de suma importância avaliar também o apoio com que a vítima conta, seja na família ou entre amigos, seja nos serviços de saúde.[10,11,31]

Gravidez decorrente da violência sexual

Entre as consequências da violência sexual, a gravidez indesejada é uma das mais cruéis, no sentido psicológico, social e biológico. A gravidez indesejada é encarada como uma segunda violência pelas mulheres. A mulher grávida em decorrência de uma violência sexual deve ser esclarecida sobre as alternativas legais quanto ao destino da gestação e sobre as possibilidades de atenção nos serviços de saúde.[10] É direito dela ser informada sobre a possibilidade de interrupção da gravidez, conforme o Decreto-Lei nº 2.848, de 7 de dezembro de 1940, artigo 128, inciso II, do Código Penal brasileiro.[32]

Para a realização da interrupção da gestação originada de estupro, não existe a exigência legal de autorização judicial, apresentação de boletim de ocorrência policial ou identificação de lesões corporais na vítima. A paciente-vítima solicitante deve cumprir as etapas necessárias apresentadas em forma de norma técnica pelo Ministério da Saúde com o Ministério da Segurança (2015) e reafirmadas nas Portarias nº 2.282/2020 e 2.561/2020,[10-13] que também determinaram a notificação obrigatória do atendimento aos serviços de segurança pública do estado. A Norma Técnica orienta que a paciente deve ser informada da possibilidade de seguir a gestação, com a oferta dos cuidados pré-natais necessários. Deve, também, receber informações sobre as alternativas após o nascimento, quais sejam de permanecer com a criança e inseri-la na família ou proceder com os mecanismos legais de adoção.[10,11]

No HCPA, por solicitação da paciente e após acolhimento e avaliação inicial, conforme protocolo de atendimento à vítima de violência sexual, são realizadas todas as avaliações e atendimentos preconizados pela Norma Técnica[11] e preenchidos os documentos necessários para a realização do procedimento de interrupção da gestação, a saber:

- Termo de relato circunstanciado, que contém informações sobre a agressão sofrida.
- Parecer técnico, emitido por especialista confirmando a concordância entre a idade gestacional da gestação e a data da agressão.
- Termo de aprovação de procedimento de interrupção da gravidez resultante de estupro, emitido por consenso de equipe multidisciplinar composta de, no mínimo, três integrantes, após a avaliação da vítima.
- Termo de responsabilidade penal, no qual a vítima reafirma a veracidade dos fatos narrados.
- Termo de consentimento livre e esclarecido para interrupção de gravidez resultante de estupro, no qual é explicado como é o procedimento, os riscos, os benefícios e as alternativas ao tratamento de interrupção da gestação.

Em seguida, a paciente é encaminhada para o procedimento de interrupção da gestação, de acordo com o Quadro 12.3.

Implicações em longo prazo

Mulheres vítimas de violência sexual têm risco aumentado de vários efeitos adversos psicológicos, físicos e comportamentais. Eles incluem:

- TEPT, ansiedade, depressão e tentativa de suicídio.[31,34]
- Abuso de sedativos, estimulantes, esteroides e analgésicos.[35]
- Irregularidades menstruais, dor pélvica, dispareunia e infecções urinárias, além de dificuldades para realizar consultas ginecológicas.[36]
- Dificuldades na vida sexual.[31]
- Risco aumentado para câncer do colo do útero.[37]

Acompanhamento ambulatorial

Deve-se oferecer acompanhamento psicológico e ginecológico a todas as pacientes vítimas de violência sexual.

Quadro 12.3 – Métodos para interrupção da gestação decorrente de violência sexual no Hospital de Clínicas de Porto Alegre (HCPA)

Gestação até 12 semanas
Referenciada para emergência ginecológica, em que é prescrito o preparo do colo uterino com misoprostol, seguido de aspiração manual intrauterina (AMIU) sob sedação em ambiente cirúrgico

Gestação com mais de 12 semanas
Referenciada para equipe de medicina fetal para a realização de feticídio e, depois, internada para evacuação medicamentosa do conteúdo uterino e, se necessário, AMIU

Gestação de mais de 20 semanas
Solicitações de interrupção de gestação com mais de 20 semanas não são atendidas pelo HCPA

Preparo do colo uterino com misoprostol
Podem ser utilizadas as seguintes doses:
- 400 µg intravaginal em dose única 3-4 h antes da AMIU
- 200 µg intravaginal em dose única 6 h antes da AMIU[33]

Evacuação uterina com misoprostol em gestações entre 12-20 semanas (ver Cap. 13 – Abortamento, do livro *Rotinas em Obstetrícia*)[38]
Podem ser utilizadas as seguintes doses:
- 400 µg intravaginal de 4/4 h
- 400 µg intravaginal de 3/3 h (até 5 doses)
- 600-800 µg intravaginal inicialmente, seguido de 200 µg de 3/3 h

Os exames recomendados são apresentados a seguir.

- Em 15 dias: transaminases hepáticas e hemograma.
- Em 30 dias: exame a fresco do conteúdo vaginal, Venereal Disease Research Laboratory (VDRL) e anti-HIV.
- Em 3 meses: colposcopia, citopatológico de colo uterino, VDRL, anti-HIV, antígeno de superfície do vírus da hepatite B (HBsAg) e anti-HCV.
- Em 6 meses: anti-HIV, HBsAg e anti-HCV.

REFERÊNCIAS

1. Butchart A, Mikton C, Dahlberg LL, Krug EG. Global status report on violence prevention 2014. Inj Prev. 2015;21(3):213.
2. United Nations. General Assembly. Declaration on the elimination of violence against women [Internet]. Solemly proclaims the Declaration on the Elimination of Violence against Women and urges that every effort be made so that it becomes generally known and respected. 1994[capturado em 27 jan. 2022]. Disponível em: https://digitallibrary.un.org/record/179739.
3. Inter-American Commission on Human, Inter-American Court of Human Right, organizadores. Inter-american convention on the prevention, punishment and eradication of violence against women "convention of Belem do Para". In: Inter-American Yearbook on Human Rights. The Hague: Brill | Nijhoff; 1998. p. 194-215.
4. Brasil. Presidência da República. Lei nº 12.015, de 7 de agosto de 2009 [Internet]. Altera o Título VI da Parte Especial do Decreto-Lei nº 2.848, de 7 de dezembro de 1940 - Código Penal, e o art. 1o da Lei nº 8.072, de 25 de julho de 1990, que dispõe sobre os crimes hediondos, nos termos do inciso XLIII do art. 5o da Constituição Federal e revoga a Lei nº 2.252, de 1 de julho de 1954, que trata de corrupção de menores. Brasília: Planalto; 2009 [capturado em 27 jan. 2022]. Disponível em: http://www.planalto.gov.br/ccivil_03/_ato2007-2010/2009/lei/l12015.htm.
5. World Health Organization. Violence against women prevalence estimates, 2018: global, regional and national prevalence estimates for intimate partner violence against women and global and regional prevalence estimates for non-partner sexual violence against women. Geneva: WHO; 2021.
6. Fórum Brasileiro de Segurança Pública. Anuário brasileiro de segurança pública 2021. São Paulo: FBSP; 2021.
7. Jina R, Thomas LS. Health consequences of sexual violence against women. Best Pract Res Clin Obstet Gynaecol. 2013;27(1):15-26.
8. Mason F, Lodrick Z. Psychological consequences of sexual assault. Best Pract Res Clin Obstet Gynaecol. 2013;27(1):27-37.
9. Brasil. Violência interpessoal/autoprovocada - Brasil [Internet]. Brasília: Datasus; 2022 [capturado em 7 fev. 2022]. Disponível em: http://tabnet.datasus.gov.br/cgi/deftohtm.exe?sinannet/cnv/violebr.def.
10. Brasil. Ministério da Saúde. Secretaria de Atenção à Saúde. Departamento de Ações Programáticas Estratégicas. Prevenção

e tratamento dos agravos resultantes da violência sexual contra mulheres e adolescentes: norma técnica. 3. ed. Brasília: MS; 2012.

11. Brasil, Ministério da Saúde, Ministério da Justiça, Secretaria de Políticas para as Mulheres. Atenção humanizada às pessoas em situação de violência sexual com registro de informações e coleta de vestígios: norma técnica. Brasília: Ministério da Saúde; 2015.

12. Brasil. Ministério da Saúde. Portaria nº 2.282, de 27 de agosto de 2020. Dispõe sobre o Procedimento de Justificação e Autorização da Interrupção da Gravidez nos casos previstos em lei, no âmbito do Sistema Único de Saúde-SUS. Diário Oficial da União. 2020;166(Seção 1):359-60.

13. Brasil. Ministério da Saúde. Portaria nº 2.561, de 23 de setembro de 2020. Dispõe sobre o Procedimento de Justificação e Autorização da Interrupção da Gravidez nos casos previstos em lei, no âmbito do Sistema Único de Saúde-SUS. Diário Oficial da União. 2020;184(Seção 1):89-90.

14. Brasil. Ministério da Saúde. Secretaria de Vigilância em Saúde. Departamento de DST, Aids e Hepatites Virais. Protocolo clínico e diretrizes terapêuticas para profilaxia pós-exposição (PEP) de risco à infecção pelo HIV, IST e hepatites virais. Brasília: MS; 2021.

15. Menezes MLB, Araújo MAL, Santos ASD dos, Gir E, Bermúdez XPD. Protocolo brasileiro para infecções sexualmente transmissíveis 2020: violência sexual. Epidemiol Serv Saúde. 2021;30(spe1):e2020600.

16. Workowski KA, Bachmann LH, Chan PA, Johnston CM, Muzny CA, Park I, et al. Sexually transmitted infections treatment guidelines, 2021. MMWR Recomm Rep. 2021;70(4):1-187.

17. Sung H, Ferlay J, Siegel RL, Laversanne M, Soerjomataram I, Jemal A, et al. Global Cancer Statistics 2020: GLOBOCAN Estimates of Incidence and Mortality Worldwide for 36 Cancers in 185 Countries. CA A Cancer J Clin. 2021;71(3):209-49.

18. Ferlay J, Ervik M, Lam F, Colombet M, Mery L, Piñeros M, et al. Cancer today [Internet]. Global Cancer Observatory: Cancer Today. Lyon: International Agency for Research on Cancer; 2020 [capturado em 23 fev. 2022]. Disponível em: http://gco.iarc.fr/today/.

19. Instituto Nacional de Câncer. Controle do câncer do colo do útero [Internet]. Rio de Janeiro: INCA; 2021[capturado em 23 fev. 2022]. Disponível em: https://www.inca.gov.br/controle-do-cancer-do-colo-do-utero/conceito-e-magnitude.

20. Instituto Nacional de Câncer. Estimativa 2020 : incidência de câncer no Brasil. Rio de Janeiro: INCA; 2019.

21. Brasil. Ministério da Saúde. Saúde amplia vacinação contra HPV para mulheres imunossuprimidas com até 45 anos [Internet]. Brasília: Ministério da Saúde; 2021 [capturado em 23 fev. 2022]. Disponível em: https://www.gov.br/saude/pt-br/assuntos/noticias/saude-amplia-vacinacao-contra-hpv-para-mulheres-imunossuprimidas-com-ate-45-anos.

22. Brasil. Ministério da Saúde. Secretaria de Vigilância em Saúde. Departamento de Imunização e Doenças Transmissíveis. Coordenação-Geral do Programa Nacional de Imunizações. Ofício nº 203/2021/CGPNI/DEIDT/SVS/MS. Ampliação da faixa etária da vacina HPV para mulheres com imunossupressão até 45 anos. Brasília; 2021.

23. Brasil. Ministério da Saúde. Secretaria de Vigilância em Saúde. Departamento de Imunização e Doenças Transmissíveis. Manual dos Centros de Referência para Imunobiológicos Especiais. 5. ed. Brasília: Ministério da Saúde; 2019.

24. Brasil. Ministério da Saúde. Secretaria de Vigilância em Saúde. Departamento de Doenças de Condições Crônicas e Infecções Sexualmente Transmissíveis. Programa Nacional para a Prevenção e o Controle das Hepatites Virais. Painel das Hepatites Virais [Internet]. Departamento de Doenças de Condições Crônicas e Infecções Sexualmente Transmissíveis. 2020 [capturado em 8 fev. 2022]. Disponível em: http://www.aids.gov.br/pt-br/publicogeral/hv/monitoramento.

25. Zash R, Holmes L, Diseko M, Jacobson DL, Mayondi G, Isaacson A, et al. Update on neural tube defects with antiretroviral exposure in the Tsepamo study, Botswana [Internet]. New York: National AIDS Treatment Advocacy Project; 2020 [capturado em 5 mar. 2022]. Disponível em: https://www.natap.org/2020/IAC/IAC_112.htm.

26. World Health Organization. Update of recommendations on first- and second-line antiretroviral regimens. Geneva: WHO; 2019.

27. Zash R, Jacobson DL, Diseko M, Mayondi G, Mmalane M, Essex M, et al. Comparative safety of dolutegravir-based or efavirenz-based antiretroviral treatment started during pregnancy in Botswana: an observational study. Lancet Glob Health. 2018;6(7):e804-10.

28. World Health Organization. Consolidated HIV strategic information guidelines: driving impact through programme monitoring and management. Geneva: WHO; 2020.

29. World Health Organization. Consolidated guidelines on HIV prevention, testing, treatment, service delivery and monitoring: recommendations for a public health approach. Geneva: WHO; 2021.

30. Brasil. Ministério da Saúde. Secretaria de Vigilância em Saúde. Departamento de Doenças de Condições Crônicas e Infecções Sexualmente Transmissíveis. Coordenação-Geral de Vigilância das Infecções Sexualmente Transmissíveis. Nota informativa nº 1/2022-CGIST/DCCI/SVS/MS. Dispõe sobre as recomendações do uso de dolutegravir em gestantes independentemente da idade gestacional e mulheres vivendo com HIV em idade fértil, com intenção de engravidar. Brasil: Ministério da Saúde; 2020.

31. Burgess AW, Holmstrom LL. Rape: Sexual disruption and recovery. Am J Orthopsychiatry. 1979;49(4):648-57.

32. Brasil. Decreto-lei nº 2.848, de 7 de dezembro de 1940 [Internet]. 1940 [capturado em 7 fev. 2022]. Disponível em: http://www.planalto.gov.br/ccivil_03/decreto-lei/del2848.htm.

33. Strelow M, Maissiat J, Savaris MS, da Silva DM, Savaris RF. Lower and extended dosage of misoprostol for cervical ripening in 1st trimester miscarriage (MISO200): A randomized clinical trial. Eur J Obstet Gynecol Reprod Biol. 2022;269:30-4.

34. Belik S-L, Stein MB, Asmundson GJG, Sareen J. Relation between traumatic events and suicide attempts in Canadian military personnel. Can J Psychiatry. 2009;54(2):93-104.

35. McCauley JL, Amstadter AB, Danielson CK, Ruggiero KJ, Kilpatrick DG, Resnick HS. Mental health and rape history in relation to non-medical use of prescription drugs in a national sample of women. Addict Behav. 2009;34(8):641-8.

36. Weitlauf JC, Finney JW, Ruzek JI, Lee TT, Thrailkill A, Jones S, et al. Distress and pain during pelvic examinations: effect of sexual violence. Obstet Gynecol. 2008;112(6):1343-50.

37. Coker AL, Hopenhayn C, DeSimone CP, Bush HM, Crofford L. Violence against women raises risk of cervical cancer. J Womens Health (Larchmt). 2009;18(8):1179-85.

38. Ramos JGL, Martins-Costa SH, Magalhães JÁ, Passos EP, Wender COM, Oppermann MLR, organizadores. Rotinas em Obstetrícia. 8. ed. Porto Alegre: Artmed; 2023.

13

DOENÇAS BENIGNAS DE VULVA*

RENATO MARCHIORI BAKOS
VALENTINO MAGNO
MÁRCIA L. M. APPEL

A vulva pode ser acometida por distintas dermatoses de origem inflamatória e de origem proliferativa benigna. Algumas condições ocorrem em todo o corpo, sendo a área genital secundariamente acometida, ao passo que outras têm predileção pela região vulvar. O correto reconhecimento dessas condições leva ao tratamento imediato e, como resultado, minimiza seus potenciais sintomas e desconfortos.

As dermatoses de origem inflamatória podem manifestar-se de diferentes formas, variando de acordo com o tipo de reação inflamatória existente. Seus aspectos fisiopatológicos revelam, aos exames físicos e dermatológico, distintos aspectos clínicos que são a principal chave diagnóstica desses casos. Além disso, proliferações cutâneas benignas e algumas discromias podem representar um importante diagnóstico diferencial com neoplasias de vulva. Seu diagnóstico é possível clinicamente e, em alguns casos, exige avaliação diagnóstica complementar com dermatoscopia. A seguir, são apresentadas as principais doenças cutâneas com acometimento vulvar.

Dermatoses inflamatórias

PSORÍASE

Trata-se de uma doença poligênica imunomediada com prevalência de 2% na população mundial. Clinicamente, situa-se no diagnóstico diferencial de enfermidades eritematoescamosas. Se, no restante do corpo, a psoríase vulgar é formada por placas bem-definidas de escamas aderidas e, muitas vezes, abundantes e espessas, nas áreas flexurais e nos órgãos genitais, caracteriza-se por placas pouco espessas, descamação fina, com cor variando de cor-de-rosa a vermelho e menos descamação. A psoríase na área genital também pode ser chamada de psoríase intertriginosa ou invertida. Pode ser assintomática, porém desconforto, prurido e fissuras podem ocorrer. Existe, também, predileção por áreas pilosas, como a região pubiana, e intertrigos crurais.

O diagnóstico da psoríase é principalmente clínico, sendo necessário o exame anatomopatológico apenas em casos duvidosos. A coexistência de lesões características em outras áreas corporais pode ser uma pista para o diagnóstico de psoríase, assim como a história familiar. O manejo dependerá da extensão das lesões, e o tratamento de lesões exclusivamente vulvares é realizado por terapia tópica.

Os corticosteroides tópicos constituem a primeira linha de tratamento da psoríase leve a moderada, mas é importante ressaltar que devem ser utilizados por cursos curtos, de 2 semanas, para evitar efeitos adversos locais, como atrofia cutânea, telangiectasias e hipertricose. Os imunomoduladores tópicos são opções para tratamento mais prolongado.[1-3]

ECZEMAS

Os eczemas ou dermatites são frequentes na vulva. A tríade do eczema agudo compreende a presença

---

*Os coautores agradecem a Heleusa Monego pela contribuição dada à escrita deste capítulo na edição anterior.

de prurido intenso, eritema difuso e vesiculação, mas muitos casos chegam à consulta com sinais crônicos de eczema, como liquenificação e intensa descamação. Os eczemas podem ser divididos em endógenos, como é o caso do eczema atópico, ou exógenos, como a dermatite de contato.

A dermatite atópica tem início na infância, mas pode estender-se à idade adulta. Uma história de atopia pode colaborar com o diagnóstico. Descamação fina e leve e prurido podem ser sinais leves da doença, mas o líquen simples crônico é uma forma localizada de dermatite atópica, na qual existe prurido intenso em placa liquenificada localizada, sendo causa frequente de prurido vulvar. A história de prurido pode ser prolongada (meses ou anos), e as pacientes geralmente têm consciência do hábito recorrente de coçar a região lesional.

O manejo inicial é realizado com anti-histamínicos sedativos para diminuir o prurido, emolientes para diminuir a xerose cutânea e corticosteroides tópicos para reduzir a inflamação cutânea. Os agentes tópicos inibidores da calcineurina também podem ser úteis em casos mais crônicos.

A dermatite de contato pode ser de origem irritativa primária ou efetivamente alérgica. No primeiro caso, o contato com irritantes, como medicamentos tópicos, com agentes de higiene e com fezes/urina ou até mesmo o excesso de limpeza podem ser a causa. A dermatite de contato alérgica é menos frequente na vulva do que a de irritação primária, mas deve ser considerada em casos sem melhora, com orientações no sentido de eliminar elementos irritantes.

Uma anamnese cuidadosa poderá apontar a origem da dermatite. Casos suspeitos devem ser investigados com testes epicutâneos de contato realizados por especialista. Em ambas as dermatites, o manejo consiste principalmente em identificar a causa e eliminá-la, além de administrar o surto agudo com corticosteroides tópicos ou orais, dependendo da extensão do quadro.[1,2,4]

LÍQUEN ESCLEROSO

O líquen escleroso é uma condição de origem desconhecida, possivelmente autoimune. Ele tem predileção pelas áreas genitais, podendo surgir em qualquer idade, mas ocorre um discreto aumento da incidência em mulheres na menopausa. Clinicamente, o líquen escleroso é caracterizado por pápulas ou placas esbranquiçadas, brilhosas, firmes e bem-definidas, que deixam a superfície cutânea mais fina e frágil. Em consequência, podem ocorrer erosões e fissuras.

O líquen escleroso é geralmente sintomático, e os sintomas podem variar de prurido leve a dor, dispareunia e disúria. Pode acometer lábios menores, maiores, clitóris e regiões perineal e perianal. Lesões extensas podem levar a complicações graves, como apagamento dos pequenos lábios, sinequias de clitóris e obliteração do introito vaginal. Lesões extragenitais podem ocorrer em cerca de 20% das pacientes. Existe relação com o desenvolvimento de carcinoma epidermoide. O líquen escleroso tem diagnóstico diferencial com outras condições com componente liquenoide, como líquen plano e erupções liquenoides por fármacos.

O manejo do líquen escleroso almeja aliviar sintomas, reduzir lesões e diminuir riscos, como as complicações supracitadas e o desenvolvimento de neoplasia. Embora já tenha sido muito utilizada, não há evidências para o uso da testosterona nessa dermatose.

O uso de corticosteroide de alta potência, como o propionato de clobetasol (uso tópico, 2× ao dia, durante 1 mês, com retirada gradual após esse período e avaliação da manutenção da resposta à redução da dose), é a primeira alternativa de tratamento. A utilização desse corticosteroide em longo prazo é limitada em alguns pontos da vulva, devido aos potenciais efeitos adversos, e fármacos alternativos, como os inibidores da calcineurina (p. ex., tacrolimo tópico), são usados. Casos refratários podem ser tratados com retinoides sistêmicos, outros imunossupressores, terapias ablativas a *laser* e radiofrequência.[1,5-8]

FARMACODERMIA

As farmacodermias são reações alérgicas a fármacos que ocorrem em todo o tegumento, bem como nas áreas genitais. Elas têm subclassificação de acordo com a morfologia clínica e a gravidade das lesões. Os exantemas são as formas mais frequentes, sendo caracterizados por eritema difuso em mais de 90% do corpo.

⚠ A ocorrência abrupta de lesões vesicobolhosas e de erosões com necrólise cutânea na região genital deve ser considerada um alerta para uma possível farmacodermia grave, como a síndrome de Stevens-Johnson ou a necrólise epidérmica tóxica.

Além do acometimento de mucosas, sinais de doença sistêmica, como hepatite, pneumonite e nefrite intersticial, são importantes para o diagnóstico. O diagnóstico diferencial principal é feito com doenças bolhosas autoimunes, como os pênfigos, os penfigoides e o eritema pigmentado fixo (uma farmacodermia que não tem gravidade sistêmica e cursa com eritema e bolhas sempre no mesmo local a cada vez que se utiliza o fármaco ofensivo, deixando hiperpigmentação residual).

⚠ O manejo principal das farmacodermias graves é a imediata suspensão do fármaco causador. Quando o quadro é detectado nas primeiras 48 horas, também é recomendado, com alguma controvérsia, o manejo com prednisona via oral 1 mg/kg/dia ou agente similar por via parenteral, além de medidas em unidade de terapia intensiva.[9]

HIDRADENITE SUPURATIVA

A hidradenite supurativa é uma enfermidade inflamatória de glândulas apócrinas que cursa com múltiplos abscessos, cistos e infecções secundárias. Pode estar associada à obesidade e ao tabagismo. Tem preferência pelas áreas flexurais, como axilas e região genital. Do ponto de vista clínico, ocorrem lesões abscedidas e císticas, muitas vezes confluentes, que provocam fístulas e processos cicatriciais hipertróficos extensos. A hidradenite supurativa tem diagnóstico diferencial com doença de Crohn e com formas de tuberculose cutânea. Apesar de raros, há relatos de associação da hidradenite com carcinoma de vulva. Lesões atípicas podem ser biopsiadas.

O tratamento consiste inicialmente em controlar fatores de risco e evitar infecções secundárias. O manejo também depende do grau de acometimento. Casos leves podem ser controlados com terapia tópica e antimicrobianos via oral. Não existe uma terapia de escolha para a hidradenite supurativa moderada a grave, mas os agentes imunobiológicos sistêmicos podem ser de grande auxílio para o controle da doença. O manejo cirúrgico também pode ter seu papel em casos refratários.[1,10-12]

DOENÇA DE BEHÇET

A doença de Behçet é uma doença inflamatória sistêmica que ocorre sobretudo na pele, nas mucosas e nos olhos. As articulações e o sistema nervoso também podem ser acometidos. Úlceras orais e genitais recorrentes são importantes critérios diagnósticos. As úlceras genitais recorrentes ocorrem em 57 a 93% das pacientes. A patergia é uma manifestação clínica frequentemente associada. Outras manifestações dermatológicas, como eritema nodoso ou erupções acneiformes, podem acompanhar o quadro.

O principal diagnóstico diferencial é realizado com as úlceras aftoides crônicas. O manejo inicial é feito com colchicina via oral 0,5 a 1,5 mg/dia.[1]

◼ Discromias e tumores benignos

VITILIGO

O vitiligo é um distúrbio de pigmentação adquirido caracterizado por máculas ou manchas acrômicas bem-definidas. Costuma ser assintomático, porém pode repercutir na qualidade de vida das pacientes. Lesões genitais ocorrem com frequência, e observam-se outras áreas acometidas; nesses casos, face e extremidades são comuns.

O manejo inicial do vitiligo é feito com corticosteroides tópicos de média a alta potência, mas as áreas genitais nem sempre respondem favoravelmente. Contudo, eles não devem ser utilizados por períodos prolongados, e o tratamento deve ser suspenso se não for observada resposta após 2 meses de uso. Outras opções terapêuticas podem ser consideradas em casos resistentes.[13]

MELANOSE BENIGNA DE MUCOSAS

A melanose benigna de mucosas é uma dermatose pigmentar caracterizada por pigmentação nos queratinócitos basais e número normal ou discretamente aumentado de melanócitos. As manchas podem ser únicas ou múltiplas, variando em tons de marrom. Essas lesões podem constituir um importante diagnóstico diferencial com melanoma de mucosas, e a dermatoscopia pode prestar grande auxílio à diferenciação dessas enfermidades e ao seu seguimento.[14-16]

NEVOS MELANOCÍTICOS

Os nevos melanocíticos podem ser classificados em congênitos, quando presentes ao nascimento ou até o primeiro ano de vida, e adquiridos, quando surgem a partir desse momento. Novamente, o diagnóstico diferencial com melanoma se impõe. Eles não costumam apresentar crescimento expansivo e se desenvolvem apenas de acordo com a faixa etária das pacientes.

A dermatoscopia apresenta achados que permitem distinguir os nevos de melanomas e consiste em uma ferramenta útil para sua caracterização e seguimento. O tratamento é cirúrgico quando a lesão apresenta sintomas ou algum desconforto à paciente.[15]

CERATOSE SEBORREICA

As ceratoses seborreicas são proliferações benignas de origem queratinocítica que podem se apresentar como importante diagnóstico diferencial de lesões pigmentares da vulva. Trata-se de lesão com lento crescimento, que geralmente se manifesta como placa ceratótica, superfície áspera ou rugosa e plugues foliculares na superfície. A dermatoscopia também permite a sua diferenciação de outras alterações pigmentadas da vulva. Em virtude do seu caráter benigno, as ceratoses seborreicas não precisam ser tratadas. A crioterapia é um método eficaz para tratamento em casos nos quais elas causem sintomas ou desconforto.[17]

REFERÊNCIAS

1. Barchino-Ortiz L, Suárez-Fernández R, Lázaro-Ochaita P. Vulvar inflammatory dermatoses. Actas Dermosifiliogr. 2012;103(4):260-75.
2. Guerrero A, Venkatesan A. Inflammatory vulvar dermatoses. Clin Obstet Gynecol. 2015;58(3):464-75.
3. Reynolds KA, Pithadia DJ, Lee EB, Wu JJ. Treatments for inverse psoriasis: a systematic review. J Dermatolog Treat. 2020;31(8):786-93.
4. Simonetta C, Burns EK, Guo MA. Vulvar dermatoses: a review and update. Mo Med. 2015;112(4):301-7.
5. Funaro D, Lovett A, Leroux N, Powell J. A double-blind, randomized prospective study evaluating topical clobetasol propionate 0.05% versus topical tacrolimus 0.1% in patients with vulvar lichen sclerosus. J Am Acad Dermatol. 2014;71(1):84-91.
6. Manuelpillai N, Saunders H, Veysey E. Management of severe vulval lichen sclerosus with adalimumab. Australas J Dermatol. 2022;63(2):248-50.
7. Balbinotti RR, Grossi FS, Perez AV, Sbaraini M, Chagas LB, Tregnago AC, Vettorazzi J. Nonablative radiofrequency in the treatment of refractory vulvar lichen sclerosus: a case series. JAAD Case Rep. 2021;17:122-5.
8. Li HO, Bailey AMJ, Tan MG, Dover JS. Lasers as an adjuvant for vulvar lichen sclerosus: a systematic review and meta-analysis. J Am Acad Dermatol. 2022;86(3):694-6.
9. Grando LR, Schmitt TA, Bakos RM. Severe cutaneous reactions to drugs in the setting of a general hospital. An Bras Dermatol. 2014;89(5):758-62.
10. Cubas V, McArthur D. A severe case of hidradenitis suppurativa. Clin Case Rep. 2016;4(6):614-5.
11. Rekawek P, Mehta S, Andikyan V, Harmaty M, Zakashansky K. Squamous cell carcinoma of the vulva arising in the setting of chronic hidradenitis suppurativa: a case report. Gynecol Oncol Reports. 2016;16:28-30.
12. Rivitti-Machado MC, Ferreira Magalhães R, Souto da Silva R, Duarte GV, Bosnich FZ, Tunala RG, Forestiero FJ. Therapies for hidradenitis suppurativa: a systematic review with a focus on Brazil. Drugs Context. 2022;11:2021-9-6.
13. Souza Leite RM, Craveiro Leite AA. Two therapeutic challenges: periocular and genital vitiligo in children successfully treated with pimecrolimus cream. Int J Dermatol. 2007;46(9):986-9.
14. Ferrari A, Zalaudek I, Argenziano G, Buccini P, De Simone P, Silipo V, et al. Dermoscopy of pigmented lesions of the vulva: a retrospective morphological study. Dermatology. 2011;222(2):157-66.
15. Ronger-Savle S, Julien V, Duru G, Raudrant D, Dalle S, Thomas L. Features of pigmented vulval lesions on dermoscopy. Br J Dermatol. 2011;164(1): 54-61.
16. Mannone F, De Giorgi V, Cattaneo A, Massi D, De Magnis A, Carli P. Dermoscopic features of mucosal melanosis. Dermatol Surg. 2004;30(8):1118-23.
17. de Giorgi V, Massi D, Salvini C, Mannone F, Carli P. Pigmented seborrheic keratoses of the vulva clinically mimicking a malignant melanoma: a clinical, dermoscopic-pathologic case study. Clin Exp Dermatol. 2005;30(1)17-9.

ENDOMETRIOSE*

JOÃO SABINO LAHORGUE DA CUNHA FILHO
CARLOS AUGUSTO BASTOS DE SOUZA
VANESSA K. GENRO
EDUARDO JOSÉ CECCHIN

Definição e epidemiologia

Endometriose é a presença de glândulas endometriais e estroma fora da cavidade uterina em um meio caracterizado por dependência estrogênica e inflamação.[1] Ela atinge cerca de 10% das mulheres em idade reprodutiva, sendo causadora de infertilidade e dor pélvica crônica (DPC). Essa prevalência é variável, devido à necessidade de métodos invasivos e/ou de alta complexidade para o diagnóstico ou ao tipo de população estudada. Estudos em população infértil ou adolescentes com dismenorreia intratável demonstram prevalência de até 50%. Apesar de muitas pacientes apresentarem dismenorreia de forte intensidade desde a adolescência,[2] o diagnóstico dessa doença está associado a um atraso diagnóstico de vários anos.[3] Além disso, a sintomatologia causada pela endometriose está fortemente associada à piora da qualidade de vida.[4]

⚠ Um conjunto de fatores de risco está associado à endometriose, como menarca precoce, menopausa tardia, nuliparidade, infertilidade, quantidade de fluxos menstruais e uso de anticoncepcional para tratamento de dismenorreia. Absenteísmo escolar, história familiar de endometriose (primeiro grau) e intensidade de dor pélvica também estão associados à endometriose e endometriose profunda.[2,5]

*Os coautores agradecem a Maria Lúcia da Rocha Oppermann pela contribuição dada à escrita deste capítulo na edição anterior.

Patogênese

Ainda que a patogênese da endometriose permaneça um enigma, várias teorias têm sido propostas; no entanto, nenhuma é definitiva ou totalmente provada. Hoje, a teoria mais aceita é a *teoria da menstruação retrógrada*, proposta por Sampson.[6] Ela propõe que o tecido endometrial viável seja disseminado na cavidade peritoneal pelas tubas uterinas durante a menstruação e, subsequentemente, implantado no peritônio ou nos órgãos pélvicos.[7]

Embora apenas 10% das pacientes sejam diagnosticadas com endometriose, a menstruação retrógrada ocorre em 76 a 90% das mulheres. O aumento do fluxo menstrual na cavidade peritoneal pode predispor as mulheres à endometriose. Entretanto, mulheres com a doença apresentam diferenças genéticas, imunológicas e/ou bioquímicas fundamentais que contribuem para que o tecido endometrial permaneça viável e seja implantado na cavidade peritoneal.

Outros autores descrevem a *teoria da metaplasia celômica*, que pressupõe que a endometriose seja originada da metaplasia de células do peritônio parietal e visceral devido a estímulos hormonais, ambientais ou infecciosos. Como o peritônio e o endométrio têm a mesma origem embrionária – o epitélio celômico –, é possível que esses estímulos provoquem a transformação do peritônio em tipos celulares endoteliais. A *teoria dos restos embriônicos* descreve que as lesões de endometriose são derivadas de células remanescentes da migração dos ductos de Müller durante o desenvolvimento embrionário, devido a estímulos estrogênicos específicos que têm papel crucial na patogênese da endometriose.

Mais recentemente, a *teoria das células-tronco* tem ganhado atenção. Nesse caso, células-tronco totipotentes endometriais da camada basal do endométrio seriam transportadas via menstruação retrógrada, disseminação vascular ou linfática na cavidade endometrial para desenvolver lesões endometrióticas.[8]

Na cavidade peritoneal, o tecido endometrial deve sobreviver às defesas do organismo, aderir à superfície e, subsequentemente, invadir e modificar o peritônio para estabelecer o foco endometriótico. O endométrio eutópico de pacientes com endometriose, assim como o foco endometriótico (endométrio ectópico), apresentam maior capacidade proliferativa, resistência à resposta imunológica celular, maior atividade da aromatase (levando ao aumento das concentrações locais de estrogênio) e resistência à ação da progesterona. A lesão endometriótica expressa a aromatase P450 de forma anormal, causando o aumento da ação do estradiol em nível local. Além do aumento da ação local do estradiol, a resistência à progesterona contribui para a patogênese da endometriose.[8] Essa alteração da relação local entre estradiol e progesterona propiciará a angiogênese e a vasculogênese da endometriose, e, como brevemente citado antes, associada a uma disfunção imune, permitirá que o foco seja implantado e mantenha-se viável e ativo. Mais tarde, esses princípios nortearão a base fisiológica do tratamento da endometriose.

Endometriose e câncer

Estudos têm demonstrado aumento de risco do desenvolvimento de câncer de ovário em pacientes com endometriose. Apesar de consistente, o aumento do risco parece ser da ordem de 1,34 a 1,80, ou seja, risco presente, porém moderado. Mais de 90% dos carcinomas de ovário são derivados da superfície epitelial.

Os subtipos histológicos mais comuns são: seroso (68-71%), de células claras (12-13%), endometrioide (9-11%), mucinoso (3%), transicional (1%) e misto (6%). Evidências dos últimos anos indicam que o carcinoma epitelial de ovário pode ser dividido em dois tipos, devido ao comportamento clínico-patológico e a características moleculares e genéticas. O tipo I consiste em carcinomas de baixo grau serosos, de células claras, endometrioides e mucinosos com evolução de tumores serosos *borderline* ou de endometriose, com curso de doença mais indolente. Em contrapartida, o tipo II reúne os carcinomas mais comuns, presentes em doença mais avançada (mais de 75% das vezes) e indiferenciada. Dessa forma, o aumento de risco de câncer de ovário em pacientes com endometriose aconteceria naqueles de tipo I, os menos prevalentes. Além disso, o câncer de ovário é uma doença pouco prevalente, para a qual medidas de prevenção e rastreamento pouco auxiliam em termos de diagnóstico precoce ou de mudança nas taxas de morbimortalidade.

Há, ainda, a possibilidade de vieses de inclusão de resultados positivos, as várias apresentações da doença e os dados inconsistentes até o momento em relação à transformação maligna da endometriose. Logo, até o momento, não há evidências que sugiram medidas de prevenção ou rastreamento específicas nas pacientes com endometriose em relação ao câncer de ovário.

Endometriose e infertilidade

A etiologia da infertilidade associada à endometriose não está totalmente estabelecida, sendo, no entanto, corroborada por vários fatores. A relação causal entre endometriose e infertilidade não é conhecida, mas tal associação está fundamentada na alta prevalência da endometriose em populações de mulheres subférteis (até 50%) em comparação com populações férteis (5-10%) ou mulheres submetidas à ligadura tubária.[9] Além disso, tem sido relatado que mulheres inférteis apresentam 6 a 8 vezes maior probabilidade de ter endometriose.[10] A taxa cumulativa de concepção em três anos de mulheres com endometriose é significativamente menor do que em controles. Uma ampla variedade de estudos, incluindo aqueles em pacientes submetidas a técnicas de reprodução assistida, tem sugerido menor taxa de gestação em pacientes com endometriose. Comparadas com pacientes com infertilidade tubária, as taxas de gestação em pacientes com endometriose são a metade do esperado para as pacientes submetidas à fertilização *in vitro* (FIV).[11]

A fisiopatologia que liga endometriose e infertilidade é de difícil determinação. Estágios mais avançados de endometriose podem estar associados à infertilidade, devido à presença de aderências pélvicas e à distorção na anatomia pélvica, ocorrendo impedimento da liberação oocitária pelo ovário ou captação desse oócito pela tuba uterina. No entanto, pacientes sem alterações maiores da anatomia pélvica também apresentam diminuição do desenvolvimento oocitário, da embriogênese e da implantação embrionária.[12] Estudos demonstraram alterações da função peritoneal, imunológicas, hormonais e ovulatórias em pacientes com endometriose.[13] Estudos com FIV demonstraram diminuição da função espermática, diminuição da reserva ovariana, redução da recuperação oocitária, diminuição da qualidade embrionária e diminuição da implantação embrionária com redução da receptividade embrionária.[14]

Mediadores imunológicos, como aumento de autoanticorpos endometriais em pacientes com endometriose, podem alterar a receptividade endometrial. Estudos comprovaram o aumento de mediadores da resposta inflamatória imunológica,[15] assim como de macrófagos ativados no fluido peritoneal de pacientes com infertilidade e endometriose, prejudicando o ambiente peritoneal. Nosso grupo de pesquisa demonstrou que a endometriose está associada à insuficiência de fase lútea, alteração da secreção de prolactina e alteração de fase folicular, contribuindo para alteração na ovulação.[16] Além disso, demonstrou-se que a diminuição da reserva ovariana em pacientes com endometriose mínima e leve pode ser avaliada pelos níveis de hormônio antimulleriano (AMH, *antimüllerian hormone*) e que a avaliação da coorte folicular por ultrassonografia (US) transvaginal pode ser correlacionada com níveis de AMH.[17]

Nos casos de sucesso gestacional, pacientes com endometriose costumam apresentar melhora sintomática durante o período gravídico. Apesar disso, elas apresentam maior chance de eventos gestacionais adversos, tais como pré-eclâmpsia, parto prematuro, abortamento e óbito fetal.[18,19]

Classificação/tipos de endometriose

Atualmente, a classificação que consegue ser útil no planejamento do tratamento é a tipificação da endometriose segundo o tipo de lesão apresentada. Dessa forma, as lesões das pacientes são classificadas em endometriose superficial (peritoneal) (**Figura 14.1**), endometrioma (cisto de endometriose no ovário) (**Figura 14.2**) e endometriose profunda (foco de endometriose com invasão tecidual maior que 5 mm ou que atinge a camada muscular do tecido afetado) (ver **Figura 14.1**). Essa classificação permite uma melhor organização do tratamento cirúrgico das pacientes, principalmente com presença de endometrioma e/ou endometriose profunda. Além disso, pacientes com endometriose profunda apresentam sintomas dolorosos mais intensos em relação aos outros tipos de endometriose. Cabe ressaltar que uma paciente pode ter mais de uma apresentação da doença; por exemplo, endometriose superficial associada à endometriose profunda.[20]

Há, ainda, outras formas de classificar a doença usando escores transoperatórios. A mais utilizada é a classificação da American Society for Reproductive Medicine (ASRM),[21] que se baseia na profundidade da invasão, na bilateralidade e no envolvimento ovariano, assim como na presença de aderências e comprometimento do fundo de saco de Douglas. Escores entre 1 e 15 são compatíveis com endometriose mínima ou leve; escores entre 16 e 40, com endometriose moderada; e escores acima de 40, com endometriose grave.

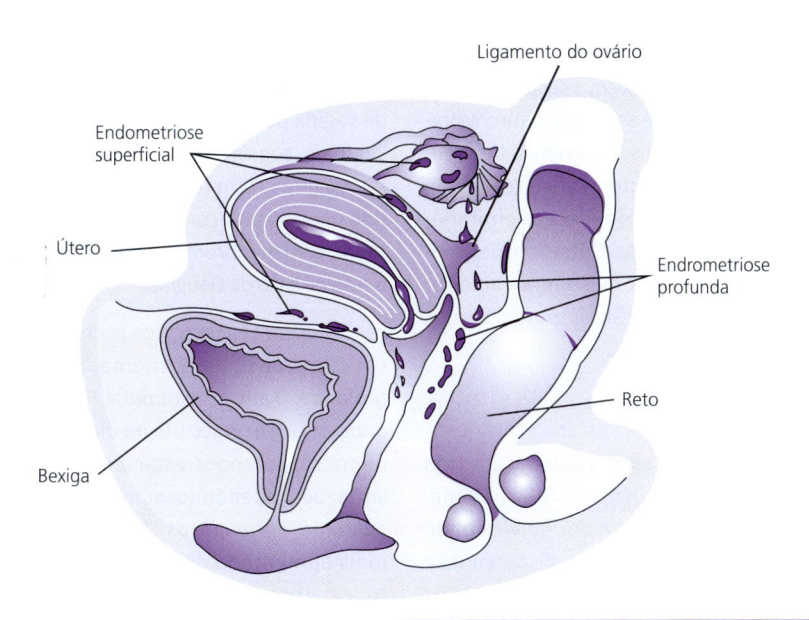

FIGURA 14.1 – Representação das endometrioses superficial e profunda.

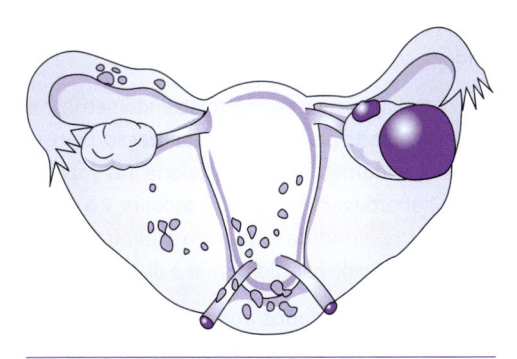

FIGURA 14.2 – Representação de endometrioma.

Outras classificações também foram propostas nas décadas seguintes, tais como a ENZIAN, o Endometriosis Fertility Index (EFI)[22] e a mais recente classificação da American Association of Gynecological Laparoscopists (AAGL), que correlaciona os achados operatórios com níveis de dificuldade cirúrgica.[23]

■ Relação com a adenomiose

A adenomiose é uma doença uterina na qual as glândulas e o estroma endometriais estão patologicamente alocados dentro do miométrio. A doença pode se apresentar de forma focal ou difusa dentro do útero, e seu diagnóstico é feito classicamente por histopatologia. Apesar disso, exames não invasivos, como a US transvaginal, vêm apresentando um papel importante no diagnóstico presuntivo.[24] Os sintomas muitas vezes são semelhantes aos da endometriose e de outras doenças ginecológicas: dismenorreia, infertilidade e sangramento uterino anormal (SUA) são os mais encontrados. Contudo, uma boa parcela das pacientes é completamente assintomática.

Aparentemente, a doença pode derivar de invaginação intrínseca do endométrio para dentro do miométrio, com crescimento centrífugo dentro do útero, ou, ainda, aparecer nas porções mais externas do miométrio, sem contato com a cavidade endometrial. A primeira forma costuma estar presente em pacientes no final da menacme e associada à história de cirurgia e manipulação uterina prévia. A segunda é mais identificada em pacientes jovens e tem associação com a presença de lesões de endometriose profunda.[25]

De fato, a adenomiose e a endometriose têm semelhanças, compartilhando mecanismos fisiopatológicos, tais como alterações genéticas, em receptores hormonais e mediadores inflamatórios.[26] Alguns autores inclusive sugerem que a endometriose e a adenomiose sejam fenótipos diferentes de uma mesma doença.[27]

De qualquer forma, além de uma boa anamnese e exame físico, a suspeita clínica da adenomiose já permite seu tratamento empírico. Os contraceptivos orais são a opção terapêutica mais usada. A histerectomia fica reservada para pacientes com prole completa e refratariedade aos tratamentos clínicos. Outras opções conservadoras, como adenomiomectomia e ablação por radiofrequência, são possíveis, porém menos realizadas em nosso meio.[28]

Sintomatologia

A endometriose está associada a três sinais/sintomas principais: infertilidade, dor pélvica e massa pélvica. A dor pélvica pode apresentar-se como dismenorreia, dispareunia e DPC acíclica. Disúria e/ou disquezia estão mais associadas em pacientes com apresentação de endometriose profunda. No entanto, também podem ocorrer em pacientes com endometriose superficial devido à irritação cíclica do trato digestivo, e não somente devido à presença do comprometimento intestinal.

O efeito sistêmico da doença não é completamente compreendido, mas parece ir além da pelve anatômica. A endometriose leva a um estado de inflamação sistêmica que pode afetar o metabolismo de outros sistemas, como o hepático. Além disso, propicia o surgimento de sensibilização álgica em nível cerebral. Transtornos de humor, como a depressão, estão associados às pacientes com dor crônica causada pela doença.[29]

A doença também tem sido associada a aumento de risco cardiovascular. Em coorte populacional realizada no Reino Unido, pacientes com endometriose apresentaram maior risco de doença arterial coronariana, doença cerebrovascular, arritmias e hipertensão.[30]

Diagnóstico

Uma anamnese detalhada focada nas características da dor pélvica pode levantar a suspeita de endometriose. Classicamente, a endometriose ficou conhecida como uma doença na qual o exame físico seria de pouco auxílio. No entanto, com o reconhecimento da endometriose profunda, isso mudou. O exame detalhado da vagina pode demonstrar a presença de lesões vaginais, sugestivas de acometimento do septo retovaginal. Além disso, um útero retroverso fletido pode sugerir comprometimento pélvico posterior, com comprometimento uterossacral ou de fundo de saco de Douglas.[31]

Os exames acessórios podem ser auxiliares em casos de endometrioma ou endometriose profunda. O antígeno tumoral 125 (CA-125, *cancer antigen 125*) é pouco útil no diagnóstico de endometriose, pois pode estar aumentado em várias situações (adenomiose, miomatose, neoplasia ovariana, entre outros). Todavia, costuma estar mais aumentado em casos de endometrioma. Nosso grupo de pesquisa demonstrou que a associação da dosagem de prolactina pode auxiliar o rastreamento de pacientes com endometriose, conferindo melhor sensibilidade e especificidade com a associação dos exames.[31]

O diagnóstico definitivo de endometriose é realizado por meio de visualização/biópsia da lesão endometriótica. Na maioria das vezes, a melhor abordagem será a laparoscopia, e a questão a ser respondida é quando a laparoscopia deve ser realizada para confirmar o diagnóstico.

Uma série de dados pode ser utilizada para tentar selecionar as pacientes a serem submetidas à laparoscopia, como sintomatologia dolorosa pélvica (dismenorreia, dispareunia, DPC, etc.), história familiar, absenteísmo escolar ou do trabalho, alteração do exame físico (nodularidade em fundo de saco vaginal, espessamento de ligamentos uterossacros) e massa anexial. Entretanto, nenhum desses parâmetros auxiliou a realizar uma melhor seleção de pacientes a serem submetidas à laparoscopia[32] (**Figura 14.3**).

A US pode auxiliar a avaliação de endometrioma ovariano e, mais recentemente, de endometriose profunda, mas tem pouca utilidade em endometriose mínima ou leve, casos nos quais o diagnóstico será confirmado somente com a laparoscopia. A ressonância magnética (RM) de pelve também é um bom exame para diagnós-

```
                    Sintomatologia de endometriose presente
                    ┌───────────────────┴───────────────────┐
              Exame físico normal                    Exame físico anormal
              ┌─────┴─────┐                                  │
                                                    US especializada
                                                      Endometriose
         USTV pélvica    USTV pélvica                        │
           normal        Endometrioma               ┌────────┴────────┐
              │               │
       Videolaparoscopia   US especializada    Sem sinais de      Endometriose
                            Endometriose    endometriose profunda   profunda
                                │                    │                │
                               RM              Videolaparoscopia      RM
                                │                                     │
                          Videolaparoscopia                    Videolaparoscopia
                             em centro                            em centro
                            especializado                        especializado
```

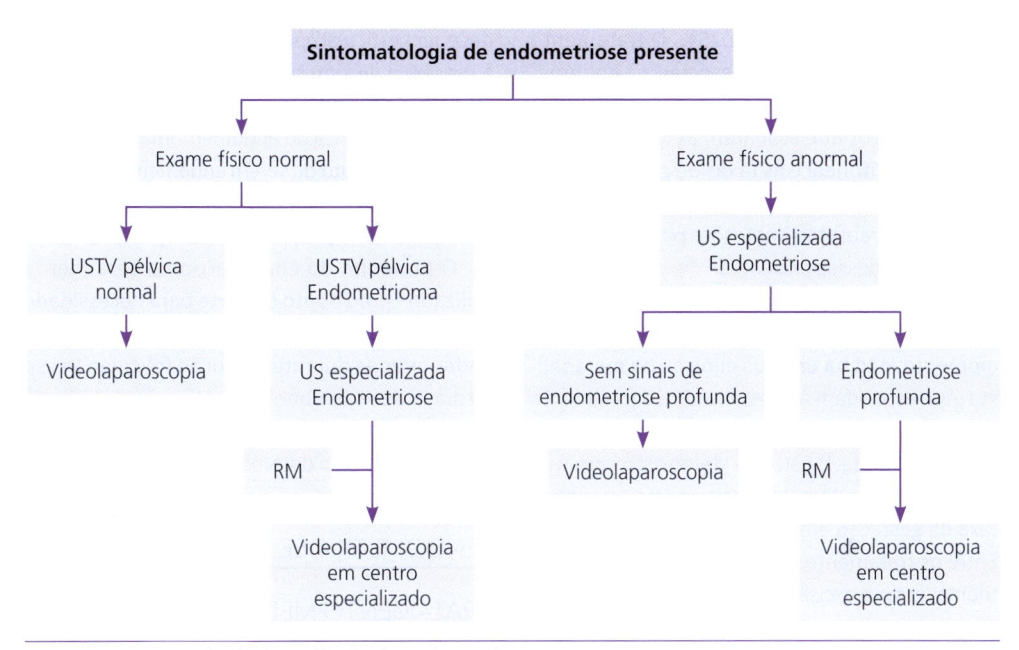

FIGURA 14.3 – Sequência de avaliação da endometriose.
RM, ressonância magnética; US, ultrassonografia; USTV, ultrassonografia transvaginal.

tico de lesões de endometriose profunda e endometrioma, conseguindo realizar um bom mapeamento pré-cirúrgico.[33] Em casos de endometrioma, é importante realizar uma US abdominal total para descartar hidronefrose secundária à lesão de endometriose profunda que comprometa o compartimento posterior com estenose ureteral.

Tratamento

O tratamento da endometriose visa à redução dos sintomas e/ou ao tratamento da infertilidade e, em determinados casos, à retirada de lesões de endometriose que possam estar afetando as funções de outros órgãos. De maneira didática, o tratamento será dividido em tratamento da paciente com dor e tratamento da paciente com infertilidade. Em casos assintomáticos, nenhum tratamento é necessário. Devido à complexidade da doença, é importante que pacientes com endometriose sejam tratadas em centros de referência com disponibilidade de acesso à laparoscopia avançada e com equipes multidisciplinares, como cirurgiões urológicos e digestivos/proctológicos.

TRATAMENTO DA ENDOMETRIOSE E INFERTILIDADE

TRATAMENTO MEDICAMENTOSO

Apesar de o tratamento medicamentoso apresentar bons resultados para o tratamento da dor associada à endometriose, seus resultados para o tratamento da infertilidade associada à endometriose não são encorajadores. Até o momento, não há evidências de que o tratamento medicamentoso aumente a fecundidade. Estudos randomizados demonstraram que as opções medicamentosas não foram efetivas no tratamento da infertilidade associada à endometriose mínima ou leve.[32] Em uma metanálise que incluiu sete estudos comparando tratamento medicamentoso com placebo ou grupo-controle sem intervenção, não houve melhora na fecundidade de pacientes com endometriose mínima ou leve.[34]

TRATAMENTO CIRÚRGICO

Inicialmente, acreditava-se que o benefício do tratamento cirúrgico da infertilidade associada à endometriose fosse de cerca de 38%, mas é provável que esteja entre 10 e 25%. O tratamento cirúrgico da infertilidade associada à endometriose mínima ou leve é feito com base em dois ensaios clínicos que avaliaram as taxas de endometriose peritoneal e as taxas de gestação após o tratamento, demonstrando haver benefício da cauterização/ablação das lesões peritoneais para a fertilidade dessas pacientes.[35,36]

Em endometriose moderada ou grave, os resultados são menos encorajadores. Até o momento, não há ensaios clínicos ou metanálises que respondam à questão sobre o tratamento cirúrgico dessas pacientes com objetivo de melhorar a fertilidade.[37] Estudos demonstraram que a excisão de endometriomas pode aumentar a taxa de gestação em 50% após o procedimento. Entre os tratamentos propostos para o endometrioma, estão a excisão do pseudocisto, a abertura do endometrioma com cauterização da parede e a punção com lavagem. A excisão do endometrioma tem melhores resultados quando há menor taxa de recorrência e melhores taxas de gestação. Contudo, é a técnica associada com maior dano ao parênquima ovariano, com redução da reserva ovariana em alguns trabalhos. Como a resposta ovariana à gonadotrofina está diminuída após a exérese de endometrioma, não há aumento no número e na qualidade dos oócitos recuperados.[38] O manejo do endometrioma em pacientes que serão submetidas à reprodução assistida deve ser particularizado, levando em consideração a presença de sintomatologia dolorosa, a bilateralidade dos endometriomas, a idade das pacientes, a característica do endometrioma (benigno ou maligno) ou o fato de serem endometriomas grandes ou estarem em localizações que atrapalhem ou impeçam a captação de oócitos para FIV.[39]

O tamanho do endometrioma geralmente utilizado como ponto de corte para necessidade de cirurgia antes da FIV é de 4 cm, pelas dificuldades criadas durante a punção folicular. Dessa forma, a decisão quanto à realização da cirurgia deve ser individualizada e avaliada no contexto de sintomatologia dolorosa associada ou não.

TRATAMENTO DA ENDOMETRIOSE E DOR

TRATAMENTO MEDICAMENTOSO

O princípio geral do tratamento é produzir redução da ação estrogênica endógena e/ou produzir diferenciação/bloqueio dos focos de endométrio. A Tabela 14.1 expõe algumas opções medicamentosas no tratamento da dor associada à endometriose.

Anticoncepcionais orais combinados

Dados derivados principalmente de estudos sobre dismenorreia afirmam que os anticoncepcionais orais combinados (ACOs)

Tabela 14.1 – Opções medicamentosas para tratamento da endometriose

FÁRMACO	DOSE, VIA DE ADMINISTRAÇÃO E INTERVALO DE USO	EFEITOS ADVERSOS
Anticoncepcional oral	0,03-0,035 mg/dia VO contínuo ou cíclico	Sangramento irregular, sensibilidade mamária e cefaleia
Análogos do GnRH		Fogachos, ressecamento vaginal, perda de libido, alteração de humor
Gosserrelina	3,6 mg/mês SC 10,8 mg/3 meses SC	
Leuprorrelina	3,75 mg/mês IM 11,75 mg/mês IM	
Progestógeno		Sangramento irregular, ganho de peso, acne, edema

(Continua)

Tabela 14.1 – Opções medicamentosas para tratamento da endometriose *(Continuação)*		
FÁRMACO	**DOSE, VIA DE ADMINISTRAÇÃO E INTERVALO DE USO**	**EFEITOS ADVERSOS**
Acetato de medroxiprogesterona	150 mg IM, durante 3 meses	
Desogestrel 75 µg	1 cp/dia VO	
Etonogestrel (implante)	1 implante SC, durante 3 anos	
Dienogeste 2 mg	2 mg/dia	
DIU de levonorgestrel	1 DIU, durante 5 anos	
Danazol	400-800 mg/dia VO	Ganho de peso, retenção hídrica, atrofia mamária, acne, hirsutismo
Gestrinona	2,5-5 mg VO, durante 3 dias	

DIU, dispositivo intrauterino; GnRH, hormônio liberador de gonadotrofina (*gonadotropin-releasing hormone*); IM, intramuscular; SC, subcutâneo; VO, via oral.

podem reduzir a dor associada à endometriose. No entanto, deve-se ter em mente que há aumento do risco de eventos tromboembólicos com o uso de ACOs. Com formulações de novas gerações, esse risco foi reduzido, mas não anulado. Há incidência de SUA e náuseas. Em casos de pacientes com endometriose e idade acima de 35 anos, seu uso deve ser avaliado com cuidado, devido ao aumento do risco de tromboembolia em pacientes dessa faixa etária. Portanto, a utilização de ACOs deve ser limitada a pacientes sem fatores de risco.

Progestógenos

Os progestógenos surgem como uma das principais opções no tratamento sintomático das pacientes. A progesterona causa atrofia endometrial e dos focos ectópicos de endometriose, devido à sua ação antiestrogênica, e tem sido associada à melhora do SUA e da dor em pacientes com endometriose. O acetato de medroxiprogesterona via oral (VO) ou em depósito foi associado à melhora em todos os sintomas em relação ao placebo, com piora da acne e do edema. O acetato de noretisterona (2,5 mg/dia) foi associado à melhora gradual dos sintomas, principalmente após 1 ano de uso. No Brasil, o desogestrel 75 µg/dia tem sido utilizado com boa aceitação pelas pacientes, com melhora dos sintomas de dor e sangramento irregular. Os progestógenos estão associados à amenorreia e ao SUA (irregular); outra importante questão associada parece ser a redução da libido. Mais recentemente, a chegada do dienogeste (2 mg/dia) oferece mais uma opção de progesterona para as pacientes com endometriose.

A gestrinona (2,5-10 mg, diária ou semanalmente), um esteroide antiprogestogênico utilizado no tratamento da endometriose, produz efeito antiprogestogênico em nível endometrial e inibição da esteroidogênese ovariana. Ela não tem superioridade ao danazol no tratamento da endometriose e apresentou efeitos terapêuticos inferiores aos dos análogos do hormônio liberador de gonadotrofina (GnRH, *gonadotropin-releasing hormone*).

Análogos do hormônio liberador de gonadotrofina

Os análogos agonistas do GnRH produzem efeito de bloqueio do eixo hipotálamo-hipófise-ovários, produzindo efeito de hipogonadismo. Eles são efetivos no tratamento da dor associada à adenomiose, porém estão associados a efeitos adversos frequentes e intensos do hipoestrinismo, como fogachos, atrofia genital, instabilidade de humor, insônia, além de efeito sobre a densidade mineral óssea e possível efeito no risco cardiovascular. O uso de terapia de reposição hormonal concomitante com o bloqueio atenua seus efeitos, mas aumenta ainda mais o custo de um tratamento já oneroso.[40]

Dispositivo intrauterino de levonorgestrel

O dispositivo intrauterino (DIU) de levonorgestrel está associado à redução da dor e do sangramento em pacientes com endometriose. Além disso, está associado à redução da dismenorreia primária. O DIU de levonorgestrel reduz o sangramento em pacientes com SUA de forma mais efetiva que os ACOs, os progestógenos de segunda fase, os anti-inflamatórios não esteroides (AINEs) e os antifibrinolíticos.[41] Estudos têm demonstrado eficácia similar à dos análogos do GnRH. Além disso, desde a sua inclusão no mercado, houve redução no número de histerectomias no Reino Unido. Esse conjunto de evidências coloca o DIU de levonorgestrel como uma ótima opção de tratamento.

Outras opções

Os dados dos inibidores da aromatase – como o letrozol e o anastrozol – em associação com progestógenos ou anticoncepcionais orais utilizados para dor associada à endometriose demonstraram eficácia no tratamento da dor e melhora da qualidade de vida. Entretanto, vários estudos demonstraram um grande número de efeitos adversos, ausência de melhora na satisfação das pacientes ou recorrência dos sintomas logo após a suspensão do tratamento. Novas opções, como os inibidores dos receptores de estradiol, têm sido estudadas com dados promissores. Os implantes de progesterona também são uma opção em pacientes com dor e endometriose. A Tabela 14.2 expõe um esquema de tratamento sistematizado para pacientes com endometriose e dor.

TRATAMENTO CIRÚRGICO

O papel do tratamento medicamentoso antes do tratamento cirúrgico não está totalmente estabelecido. Potenciais efeitos benéficos seriam redução da inflamação e vascularização dos implantes, permitindo um procedimento cirúrgico menos traumático e mais efetivo. Em contrapartida, pequenas lesões endometrióticas poderiam regredir e passar despercebidas durante o procedimento. O tratamento cirúrgico visa à retirada das lesões de endometriose. Em caso de endometriose superficial, a ablação ou a exérese das lesões demonstraram igual benefício na melhora da dor e foram mais eficazes que a laparoscopia apenas diagnóstica. Nos casos de endometrioma, o melhor tratamento é a excisão da sua cápsula. Esse tratamento foi mais eficaz que a drenagem e a cauterização da cápsula do cisto endometrioide. O endometrioma tem alta taxa de recidiva, sendo indicado o tratamento supressivo imediatamente após a cirurgia.

As lesões de endometriose profunda geralmente têm menor resposta ao tratamento medicamentoso. Seu tratamento envolve a combinação de tratamento medicamentoso com excisão das lesões. O grau da intervenção deve ser definido no pré-operatório com os exames acessórios de US especializada para endometriose ou RM de

Tabela 14.2 – Esquema de tratamento ordenado de paciente com dor pélvica associada à endometriose

IDADE	1ª LINHA	2ª LINHA	3ª LINHA	4ª LINHA
< 35 anos	ACO; progesterona VO	Progesterona VO; progesterona injetável	DIU de levonorgestrel; implante de progesterona	Análogo do GnRH
≥ 35 anos	Progesterona VO	Progesterona injetável	DIU de levonorgestrel; implante de progesterona	Análogo do GnRH

ACO, anticoncepcional oral combinado; DIU, dispositivo intrauterino; GnRH, hormônio liberador de gonadotrofina (*gonadotropin-releasing hormone*); VO, via oral.

pelve, que permitem mapeamento adequado do número e da localização das lesões. Dessa forma, uma equipe multidisciplinar, com cirurgiões laparoscópicos, ginecológicos, urológicos e proctológicos, poderá realizar o tratamento adequado das lesões, que, muitas vezes, poderá envolver cistectomia parcial, reimplante ureteral e retossigmoidectomia, por exemplo. As cirurgias para endometriose profunda têm grau de complexidade potencial de sequelas pós-cirúrgicas maiores, como denervação autonômica, fístulas retovaginais, deiscência de anastomose, colostomias temporárias, abscesso pélvico e estenose retal pós-anastomose.

REFERÊNCIAS

1. Giudice LC, Kao LC. Endometriosis. Lancet. 2004;364(9447): 1789-99.
2. Chapron C, Lafay-Pillet MC, Monceau E, Borghese B, Ngô C, Souza C, et al. Questioning patients about their adolescent history can identify markers associated with deep infiltrating endometriosis. Fertil Steril. 2011;95(3):877-81.
3. Arruda MS, Petta CA, Abrão MS, Benetti-Pinto CL. Time elapsed from onset of symptoms to diagnosis of endometriosis in a cohort study of Brazilian women. Hum Reprod. 2003;18(4):756-9.
4. Souza CA, Oliveira LM, Scheffel C, Genro VK, Rosa V, Chaves MF, et al. Quality of life associated to chronic pelvic pain is independent of endometriosis diagnosis--a cross-sectional survey. Health Qual Life Outcomes. 2011;9:41.
5. Chapron C, Souza C, Borghese B, Lafay-Pillet MC, Santulli P, Bijaoui G, et al. Oral contraceptives and endometriosis: the past use of oral contraceptives for treating severe primary dysmenorrhea is associated with endometriosis, especially deep infiltrating endometriosis. Hum Reprod. 2011;26(8):2028-35.
6. Sampson JA. Metastatic or embolic endometriosis, due to the menstrual dissemination of endometrial tissue into the venous circulation. Am J Pathol. 1927;3(2):93-110.43.
7. Burney RO, Giudice LC. Pathogenesis and pathophysiology of endometriosis. Fertil Steril. 2012;98(3):511-9.
8. Bulun SE. Endometriosis. N Engl J Med. 2009;360(3):268-79.
9. D'Hooghe TM, Debrock S, Hill JA, Meuleman C. Endometriosis and subfertility: is the relationship resolved? Semin Reprod Med. 2003;21(2):243-54.
10. Verkauf BS. Incidence, symptoms, and signs of endometriosis in fertile and infertile women. J Fla Med Assoc. 1987;74(9):671-5.
11. Barnhart K, Dunsmoor-Su R, Coutifaris C. Effect of endometriosis on in vitro fertilization. Fertil Steril. 2002;77(6):1148-55.
12. Macer ML, Taylor HS. Endometriosis and infertility: a review of the pathogenesis and treatment of endometriosis-associated infertility. Obstet Gynecol Clin North Am. 2012;39(4):535-49.
13. Chiesa JJ, Cossio SL, Conto ED, Genro VK, Cunha-Filho JS. p63 expression in granulosa-luteinized cells of infertile patients with peritoneal endometriosis submitted to in vitro fertilization. JBRA Assist Reprod. 2021;online ahead of print.
14. Caran J, Genro VK, Souza CAB de, Cunha-Filho JS. The graduated embryo score of embryos from infertile women with and without peritoneal endometriosis. Rev Bras Ginecol Obstet. 2021;43(1):28-34.
15. Andreoli CG, Genro VK, Souza CA, Michelon T, Bilibio JP, Scheffel C, et al. T helper (Th)1, Th2, and Th17 interleukin pathways in infertile patients with minimal/mild endometriosis. Fertil Steril. 2011;95(8):2477-80.
16. Cunha-Filho JS, Gross JL, Lemos NA, Brandelli A, Castillos M, Passos EP. Hyperprolactinemia and luteal insufficiency in infertile patients with mild and minimal endometriosis. Horm Metabol Res. 2001;33(4):216-20.
17. Lemos NA, Arbo E, Scalco R, Weiler E, Rosa V, Cunha-Filho JS. Decreased anti-Müllerian hormone and altered ovarian follicular cohort in infertile patients with mild/minimal endometriosis. Fertil Steril. 2008;89(5):1064-8.
18. Koninckx PR, Zupi E, Martin DC. Endometriosis and pregnancy outcome. Fertil Steril. 2018;110(3):406-7.
19. Lalani S, Choudhry AJ, Firth B, Bacal V, Walker M, Wen SW, et al. Endometriosis and adverse maternal, fetal and neonatal outcomes, a systematic review and meta-analysis. Hum Reprod. 2018;33(10):1854-65.
20. Koninckx PR, Ussia A, Adamyan L, Wattiez A, Donnez J. Deep endometriosis: definition, diagnosis, and treatment. Fertil Steril. 2012;98(3):564-71.
21. American Society for Reproductive Medicine. Revised American Society for Reproductive Medicine classification of endometriosis: 1996. Fertil Steril. 1997;67(5):817-21.
22. Adamson GD, Pasta DJ. Endometriosis fertility index: the new, validated endometriosis staging system. Fertil Steril. 2010;94(5):1609-15.
23. Abrao MS, Andres MP, Miller CE, Gingold JA, Rius M, Neto JS, et al. AAGL 2021 Endometriosis Classification: an anatomy-based surgical complexity score. J Minim Invasive Gynecol. 2021;28(11):1941-50.e1.
24. Van den Bosch T, Van Schoubroeck D. Ultrasound diagnosis of endometriosis and adenomyosis: State of the art. Best Pract Res Clin Obstet Gynaecol. 2018;51:16-24.
25. Kobayashi H, Matsubara S, Imanaka S. Clinicopathological features of different subtypes in adenomyosis: Focus on early lesions. PLOS ONE. 2021;16(7):e0254147.
26. Brosens I, Kunz G, Benagiano G. Is adenomyosis the neglected phenotype of an endomyometrial dysfunction syndrome? Gynecol Surg. 2012;9(2):131-7.
27. M aruyama S, Imanaka S, Nagayasu M, Kimura M, Kobayashi H. Relationship between adenomyosis and endometriosis; Different phenotypes of a single disease? Eur J Obstet Gynecol Reprod Biol. 2020;253:191-7.
28. Pontis A, D'Alterio MN, Pirarba S, de Angelis C, Tinelli R, Angioni S. Adenomyosis: a systematic review of medical treatment. Gynecol Endocrinol. 2016;32(9):696-700.

29. Taylor HS, Kotlyar AM, Flores VA. Endometriosis is a chronic systemic disease: clinical challenges and novel innovations. Lancet. 2021;397(10276):839-52.

30. Okoth K, Wang J, Zemedikun D, Thomas G, Nirantharakumar K, Adderley N. Risk of cardiovascular outcomes among women with endometriosis in the United Kingdom: a retrospective matched cohort study. BJOG. 2021;128(10):1598-609.

31. Bilibio JP, Cunha-Filho JSL. Serum Prolactin and CA-125 levels as biomarkers of peritoneal endometriosis. Gynecol Obstet Invest. 2016;81(1):96.

32. American College of Obstetricians and Gynecologists, Women's Health Care Physicians. ACOG practice bulletin. Clinical management guidelines for obstetrician-gynecologists. Number 50, January 2003. Obstet Gynecol. 2004;103(1):203-16.

33. Medeiros LR, Rosa MI, Silva BR, Reis ME, Simon CS, Dondossola ER, et al. Accuracy of magnetic resonance in deeply infiltrating endometriosis: a systematic review and meta-analysis. Arch Gynecol Obstet. 2015;291(3):611-21.

34. Hughes EG, Fedorkow DM, Collins JA. A quantitative overview of controlled trials in endometriosis-associated infertility. Fertil Steril. 1993;59(5):963-70.

35. Marcoux S, Maheux R, Bérubé S. Laparoscopic surgery in infertile women with minimal or mild endometriosis. Canadian Collaborative Group on Endometriosis. N Engl J Med. 1997;337(4):217-22.

36. Vercellini P, Somigliana E, Viganò P, Abbiati A, Barbara G, Crosignani PG. Surgery for endometriosis-associated infertility: a pragmatic approach. Hum Reprod. 2009;24(2):254-69.

37. Kennedy S, Bergqvist A, Chapron C, D'Hooghe T, Dunselman G, Greb R, et al. ESHRE guideline for the diagnosis and treatment of endometriosis. Hum Reprod. 2005;20(10):2698-704.

38. Genro VK, Souza CAB, Fitarelli R, Cunha-Filho JS. Laparoscopic excision of endometriomas and ovarian reserve. Fertil Steril. 2013;99(1):e1.

39. Garcia-Velasco JA, Somigliana E. Management of endometriomas in women requiring IVF: to touch or not to touch. Hum Reprod. 2009;24(3):496-501.

40. Nelson JR, Corson SL. Long-term management of adenomyosis with a gonadotropin-releasing hormone agonist: a case report. Fertil Steril. 1993;59(2):441–3.

41. Kauffman RP. Review: Levonorgestrel IU system, OCPs, and antifibrinolytics each reduce bleeding in endometrial dysfunction. Ann Intern Med. 2013;159(6):JC10.

DOR PÉLVICA CRÔNICA

JOÃO SABINO LAHORGUE DA CUNHA FILHO
CARLOS AUGUSTO BASTOS DE SOUZA
VANESSA K. GENRO
MARIA LÚCIA DA ROCHA OPPERMANN

A dor pélvica crônica (DPC) pode ser definida como dor com duração de 6 meses ou mais que se localiza na pelve, na parede abdominal anterior abaixo da cicatriz umbilical, na região lombossacral ou nas nádegas, com intensidade suficiente para causar limitação funcional à paciente ou levá-la a procurar cuidado médico. A falta de consenso sobre a definição de DPC tem dificultado a determinação de sua epidemiologia, diagnóstico e tratamento. Têm sido relatado impacto cognitivo, comportamental, sexual e emocional da DPC, que também pode estar associada a sintomas disfuncionais do trato urinário inferior, assoalho pélvico, trato genital e intestinal e alterações miofasciais.[1]

A DPC difere da dor pélvica aguda, pois costuma surgir a partir de um evento inflamatório, infeccioso ou anóxico ou de lesão traumática que se resolve em um período limitado de tempo, após o tratamento ou com a reparação do dano tecidual. Quando a dor persiste, um fenótipo de estresse crônico pode surgir, caracterizado por um círculo vicioso de consequências físicas e psicológicas. O prolongamento da restrição de atividades pode levar ao descondicionamento físico. Medo, ansiedade e angústia contínuos podem levar à deterioração do humor e ao isolamento social em longo prazo.[1] Embora sintomas de alteração do humor sejam onipresentes nas síndromes de dor crônica, os critérios para depressão maior são atendidos em aproximadamente 12 a 33% das mulheres que vivem com DPC ou procuram atendimento para a condição.[2]

Uma revisão sistemática encontrou apenas sete estudos que relataram a prevalência de DPC entre mulheres em todo o mundo, com taxas de 6 a 27%, embora tenha havido falta de consenso sobre a definição de DPC.[3] Outra revisão sistemática de estudos de alta qualidade demonstrou que a prevalência variava de cerca de 2,1 a 24% para dor não cíclica, 8 a 21,1% para dispareunia e 16,8 a 81% para dismenorreia.[1] Já uma revisão atualizada, publicada em 2014, utilizou uma definição mais rigorosa (dor não cíclica que dura pelo menos 6 meses) e encontrou estimativas de prevalência que variaram de 5,7 a 26,6%.[4]

Muitas vezes, não é possível identificar uma única etiologia ou cura definitiva para a DPC, e, em pelo menos metade dos casos, há mais de uma etiologia associada. A presença de endometriose e cistite intersticial não é incomum. Na DPC não relacionada com o sistema reprodutivo feminino, é comum a presença de doenças como síndrome do intestino irritável, cistite intersticial ou síndrome da bexiga dolorosa, hipersensibilidade da musculatura do assoalho pélvico e depressão. A prevalência estimada dessas condições varia de 20 a 60% em mulheres com DPC.[5] É importante ressaltar que a dor pélvica muitas vezes se inicia já na adolescência, tornando a abordagem diagnóstica ainda mais desafiadora.

Como já citado, a etiologia muitas vezes não é clara, e, na ausência de uma única etiologia evidente, a DPC pode ser conceituada como um distúrbio neuromuscular psicossocial complexo consistente com síndrome da dor regional crônica (p. ex., distrofia simpático-reflexa) ou síndrome da dor somática funcional (p. ex., síndrome do intestino irritável, fadiga crônica inespecífica). A fisiopatologia não está clara, mas pode incluir aspectos de hiperestesia/alodinia e disfunção do assoalho pélvico. O contexto psicossocial da paciente é importante. Quase metade das mulheres que procuram atendimento por DPC relatam história de trauma sexual, físico ou emocional, e cerca de um terço tem resultados positivos no rastreamento para transtorno de estresse pós-traumático (TEPT).[6,7] O **Quadro 15.1** descreve as causas de DPC.

Quadro 15.1 – Condições comuns associadas à dor pélvica crônica

Ginecológicas
- Adenomiose
- Massa anexial
- Doença inflamatória pélvica crônica
- Endometrite
- Endometriose
- Leiomioma
- Síndrome do ovário remanescente
- Aderências pélvicas
- Vulvodínia

Gastrintestinais
- Doença celíaca
- Câncer colorretal e terapia oncológica
- Colite divergente
- Doença inflamatória intestinal
- Síndrome do intestino irritável

Urológicas
- Câncer de bexiga e terapia oncológica
- Infecção crônica ou complicada do trato urinário
- Cistite intersticial/síndrome da bexiga dolorosa
- Divertículo uretral

Musculoesqueléticas
- Fibromialgia
- Síndromes miofasciais
- Coccidinia
- Síndrome do músculo levantador do ânus
- Síndrome postural
- Síndromes da parede abdominal
- Lesão muscular
- Ponto-gatilho

(Continua)

Quadro 15.1 – Condições comuns associadas à dor pélvica crônica *(Continuação)*

Neurológicas
- Epilepsia abdominal
- Enxaqueca abdominal
- Neuralgia
- Dor neuropática

Psicossociais
- Abuso
  - Físico, emocional, sexual
- Transtornos depressivos
  - Transtorno depressivo maior
  - Transtorno depressivo persistente (distimia)
  - Induzido por substância/medicamento
  - Transtorno depressivo
- Transtornos de ansiedade
  - Transtorno de ansiedade generalizada
  - Transtorno de pânico
  - Transtorno de ansiedade social
  - Induzido por substância/medicamento
- Transtornos de sintomas somáticos
- Transtorno por uso de substâncias
  - Abuso de substâncias
  - Dependência de substâncias

Etiologia

A síndrome dolorosa crônica parece estar diretamente relacionada com a sensibilização central. A sensibilização central ocorre quando a dor periférica causa uma resposta neuronal exagerada, com amplificação da percepção dolorosa. As alterações patológicas resultantes envolvem a resposta do sistema nervoso central (SNC) a estímulos nocivos, a ativação de regiões cerebrais específicas, o eixo hipotálamo-hipófise-suprarrenal e o sistema nervoso autônomo, o que aumenta o sofrimento psicológico.

A sensibilização central explica por que pacientes com DPC sentem dor em resposta a estímulos inócuos (alodinia) e sentem uma resposta aumentada a estímulos dolorosos (hiperalgesia). O processamento central anormal da informação sensorial pode explicar por que a dor da endometriose pode persistir apesar do tratamento aparentemente eficaz da condição. A hipótese mais provável é que resulte de um conjunto de complexas interações entre diferentes estímulos dolorosos pélvicos – viscerais, musculoesqueléticos e neuropáticos.

⭐ A maioria das pacientes com DPC reclamará de sensibilidade dolorosa da parede pélvica em nível pélvico, dispareunia, disquezia, dismenorreia e urgência urinária. Algumas pacientes também apresentarão sensibilidade de órgãos extrapélvicos.[1-3] Estudos indicam hiperalgesia em nível visceral e somático em áreas pélvicas dolorosas, com extensão da condição para áreas teciduais profundas, com provável sensibilização central (SNC) conforme a progressão da doença. Como há compartilhamento, pelo menos parcial, de projeções sensitivas centrais, pode ocorrer o fenômeno de sensibilização cruzada ou central, proporcionando alteração e potencialização dos limiares dolorosos.[8]

Abordagem clínica

☞ A parte mais crítica da avaliação da DPC é a obtenção de detalhada história clínica, cirúrgica e ginecológica, além de um exame físico completo. A paciente deve ser encorajada a levar à consulta anotações, resultados laboratoriais, de imagem, endoscópicos, laparoscópicos e/ou patológicos, a fim de revisar achados prévios para avaliar a necessidade de continuar e complementar avaliações prévias sem acrescentar custos, riscos ou tempo em testes desnecessários e repetidos. Na consulta, deve ser avaliada, da forma mais completa possível, a queixa dolorosa da paciente e os fatores de influência. Um diário da dor (3 meses) pode ser útil na caracterização da dor. A revisão de possíveis causas gastrintestinais, urológicas e musculoesqueléticas poderá guiar a investigação complementar específica com especialista da área. Achados que aumentam a probabilidade de que doenças neuromusculoesqueléticas estejam contribuindo para a DPC incluem sensibilidade muscular do assoalho pélvico e sensibilidade da parede abdominal capaz de reproduzir a dor da paciente.[1,5]

Aumento no número e tempo de consultas podem otimizar o manejo dos cuidados da paciente com dor pélvica. Determinar os fatores agravantes e aliviadores da dor relacionados com a atividade sexual e a menstruação é um bom ponto de partida, mas essa informação precisa ser complementada com um entendimento da dor e de outros sintomas associados à atividade física, função urinária e gastrintestinal. O sucesso ou o fracasso de tentativas anteriores de tratamento também podem ser instrutivos.[1,3,5]

O exame físico completo permitirá avaliar se uma causa ginecológica é provável. Além disso, a identificação de áreas dolorosas ou a presença de massas podem guiar a investigação. No entanto, a ausência de achados não exclui uma doença intra-abdominal como causa.

☞ O exame físico minucioso deve ser realizado lenta e gentilmente, pois tanto o componente abdominal como o pélvico podem ser dolorosos. Devem ser avaliados pontos álgicos na pele do abdome e da pelve, com palpação profunda à procura de massas intra-abdominais e observação de contratura voluntária do abdome. A repetição da palpação abdominal com os músculos retos abdominais tensionados pode discriminar a profundidade do ponto doloroso. Deve-se palpar a coluna vertebral, o sacro e a musculatura paravertebral à procura de pontos que desencadeiam a dor ou de anomalias anatômicas, como hiperlordose e hipercifose. Também deve ser feito o toque vaginal unimanual (sem a mão abdominal), que deve preceder o exame bimanual tradicional, explorando os músculos levantadores do ânus e as paredes vaginais desde o vestíbulo até os fundos de saco, anterior (uretra e base da bexiga) e posteriormente (reto). O toque retal faz parte do exame físico completo. Deve-se pesquisar a presença de infecções sexualmente transmissíveis (ISTs) e uma potencial doença inflamatória pélvica (DIP). Além disso, é importante observar a marcha da paciente e movimentos ou posições que desencadeiam ou influenciam a dor.[8]

⭐ Vários achados do exame físico são indicativos de etiologias de DPC neuromusculoesquelética, o que pode significar um potencial benefício da fisioterapia. A presença de sensibilidade e hipertonia da musculatura do assoalho pélvico ou um resultado positivo no teste da flexão forçada, abdução e rotação externa pode classificar corretamente a dor neuromusculoesquelética. O achado do exame abdominal mais associado à DPC pode ser demonstrado pelo teste de Carnett. Um resultado de teste de Carnett positivo é definido pela sensibilidade que piora ou não melhora durante uma contração da musculatura da parede abdominal. Já um resultado de teste de Carnett negativo indica dor visceral que melhora durante a contração muscular, quando a parede abdominal protege as vísceras do dedo do examinador.[6]

⚠ Exames laboratoriais e de imagem para DPC têm utilidade limitada e devem ser adaptados para o caso individual. Por exemplo, pacientes com fatores de risco para ISTs devem ser testadas para gonorreia, clamídia e micoplasma. Pacientes com sensibilidade em útero ou anexos ou suspeita de massa pélvica devem ter avaliação adicional para causas ginecológicas viscerais de DPC com ultrassonografia transvaginal, ressonância magnética e, possivelmente, avaliação laparoscópica.[9]

Avaliação psicológica

As definições atuais de dor reconhecem aspectos sensoriais e afetivos da experiência dolorosa. Além disso, especialmente quando moderada ou grave, a DPC pode ter um impacto negativo na capacidade funcional da mulher no aspecto familiar, sexual, social e ocupacional. Essa condição é chamada de síndrome da dor crônica. A avaliação completa da mulher que experimenta a DPC deve incluir uma avaliação de sua experiência emocional e outros aspectos da síndrome da dor crônica. Uma avaliação psicossocial realizada por um psicólogo ou psiquiatra consiste em uma avaliação dos aspectos associados de sofrimento emocional, incapacidade associada à dor e qualidade de vida.

Os domínios abordados em uma avaliação psicossocial incluem: (a) a compreensão da mulher sobre os geradores de dor; (b) o impacto da dor nos papéis funcionais (p. ex., incapacidade em atividades familiares, sexuais, de trabalho e recreativas) e no funcionamento emocional (p. ex., ansiedade sobre dor e depressão secundária à dor); (c) o estilo de enfrentamento da dor; (d) a percepção da mulher sobre o significado de sua dor em relação à sua experiência de vida atual e futura; (e) a qualidade das relações da mulher com os profissionais de saúde; (f) o histórico de saúde mental da mulher (passado e atual), sobretudo transtornos psicopatológicos clínicos (p. ex., transtorno depressivo maior), abuso e negligência (sexual, física ou emocional) e uso ou abuso de substâncias; e (g) estresse psicossocial atual e suporte social, incluindo os pontos fortes da mulher.[5]

Os dados gerados pela avaliação psicológica são úteis para determinar intervenções psicossociais apropriadas direcionadas para aliviar as sequelas psicológicas e comportamentais da dor crônica por meio da modificação do estilo de vida e de alterações no estilo de enfrentamento da dor. Se relevante, as intervenções podem ter como objetivo tratar transtornos de saúde mental secundários ou primários e reduzir o estresse psicossocial, o que pode moderar a experiência de dor. Para pacientes com dor moderada a intensa, essas intervenções costumam ser componentes críticos de um plano de saúde abrangente. Claramente, não se pode esperar que ginecologistas e médicos de família realizem uma avaliação psicossocial completa. No entanto, eles têm um papel importante na identificação de pacientes que provavelmente se beneficiarão da avaliação psicossocial e do tratamento. Mulheres que são identificadas como experimentando um impacto psicossocial considerável de sua DPC podem ser encaminhadas a um profissional de saúde mental.[6,8]

Manejo

Mulheres com DPC podem ter equívocos e medos sobre a causa da dor (p. ex., câncer), que, por sua vez, aumentam o sofrimento. Elas se beneficiam de um manejo compreensivo preciso dos geradores de dor (p. ex., doenças e pontos-gatilho miofasciais [PGM]). Ao contrário, explicações psicológicas ou psicológicas para a dor em geral causam mais angústia e medo de que a dor não seja adequadamente investigada ou tratada. Expectativas da paciente para o resultado do tratamento (cura ou eliminação) podem não ser realistas, acabando por contribuir para a visão do tratamento como malsucedido.

⭐ É essencial que o médico mantenha o poder de discriminar entre o desejo de uma "solução rápida" (mas mágica) e a necessidade real de intervenção cirúrgica. Não se sabe a razão, mas, após 4 a 6 meses de duração, a dor, por si só, torna-se uma doença, e não mais um sintoma. O tratamento da dor crônica, ao contrário do que ocorre na dor aguda, geralmente exige aceitar o conceito de manejar a dor mais do que curá-la. A prescrição de medicações analgésicas, assim como o teste terapêutico com medicações hormonais, também pode auxiliar o diagnóstico. Espera-se que doenças ginecológicas apresentem modificação do perfil doloroso com o uso de medicamentos hormonais. Em uma parcela dos casos, as pacientes já consultaram com vários ginecologistas e estão ansiosas e, muitas vezes, agressivas e exigentes quanto à solução rápida dos seus sintomas.

Na prática clínica, existem duas abordagens para o tratamento da DPC. Uma é tratar a dor como um diagnóstico, e a outra é tratar os distúrbios que causam ou contribuem para a dor. A terapia médica eficaz pode ser alcançada usando ambas as abordagens.[1,3,5]

Em pacientes sem diagnóstico específico, deve-se buscar o manejo multidisciplinar. A associação de medicação analgésica com modificações de dieta, estilo de vida e comportamento e tratamento de fatores psicológicos tem demonstrado melhorar a qualidade de vida das pacientes. Os principais objetivos são o alívio do sofrimento, em virtude do tratamento das causas identificáveis, restaurando a função normal e minimizando a incapacidade, e a prevenção da incapacitação. O tratamento farmacológico da dor baseia-se no conhecimento de que diferentes mecanismos de transmissão de informações sobre dor estão envolvidos.[1]

👍 Terapias cognitivo-comportamentais são o tratamento de escolha para ajudar as mulheres a desenvolverem estratégias eficazes de enfrentamento da dor.

⭐ Evidências atuais indicam que o manejo multidisciplinar da DPC é a abordagem de tratamento mais eficaz para mulheres com síndrome da dor crônica.

ANALGÉSICOS

💊 Os analgésicos incluem ácido acetilsalicílico, anti-inflamatórios não esteroides (AINEs), paracetamol, opioides e maconha medicinal. Os AINEs foram avaliados em estudos para dismenorreia e provaram ser eficazes. No entanto, a resposta individual varia muito, de modo que parece razoável tentar diferentes compostos antes de abandonar ou adicionar outra terapia. Mesmo que não seja especificamente estudado para DPC não cíclica, o uso empírico de AINEs figura entre os tratamentos de primeira linha.

⚠️ Os opioides são a principal categoria de analgésicos com atividade central, mas há poucos dados sobre sua eficácia na dor crônica não oncológica tanto pelo seu perfil de efeitos adversos como pela possibilidade de adição. A síndrome da dor crônica pode ser tratada com opioides, isoladamente ou em combinação com outros medicamentos, em circunstâncias não paliativas, mas são necessários protocolos específicos. Dentro do possível, eles devem ser usados em serviços especializados no tratamento da dor. O objetivo da terapia deve ser permitir o retorno da função normal sem efeitos adversos significativos. Se não houver melhora funcional, o uso de opiáceos deve ser revisado. Portanto, a terapia de manutenção de opioides para DPC deve ser considerada somente depois que todas as tentativas razoáveis de controle da dor falharam e quando a dor persistente é o principal impedimento para a melhoria da função.[10] Sintomas de abstinência podem ocorrer quando a terapia é interrompida ou após a conversão para outro opioide.[3,5] Dessa forma, seu uso em síndromes de dor somáticas funcionais é controverso, devendo-se considerar o encaminhamento para um serviço especializado no tratamento de dor.[5]

FISIOTERAPIA DO ASSOALHO PÉLVICO

A sensibilidade da musculatura do assoalho pélvico é comumente associada à DPC. Os fisioterapeutas usam uma ampla gama de modalidades e ferramentas personalizadas para a sintomatologia específica e os achados clínicos da paciente. Dessa forma, mobilização e liberação miofascial, terapias manipulativas viscerais de estruturas urogenitais e articulares, eletroestimulação, retreinamento ativo do assoalho pélvico, *biofeedback*, retreinamento vesical e intestinal e alongamento dos músculos do assoalho pélvico são exemplos de abordagens possíveis.[1,5] A dor miofascial surge da disfunção no músculo e no tecido conectivo circundante. Apesar de ser um problema clínico comum, com prevalência ao longo da vida de até 85% na população geral, a dor miofascial é subdiagnosticada e, muitas vezes, negligenciada como componente da dor musculoesquelética não articular. Estudos tentaram avaliar o efeito da injeção de toxina botulínica em PGMs pélvicos, obtendo achados divergentes. Outros estudos demonstraram eficácia do agulhamento seco em PGM para DPC.[11,12]

Estudos prévios determinaram efeito benéfico e significativo da acupuntura na dor pélvica associada à endometriose.[13-18] A acupuntura possivelmente atua por meio de processos como ativação de sistemas inibitórios da dor, desativação de áreas cerebrais que transmitem sensações de desconforto relacionado com a dor, interação entre impulsos nociceptivos e reflexos somatoviscerais.[19] No entanto, outros autores têm questionado essa eficácia. Rubi-Klein e colaboradores também identificaram resultados benéficos para o uso da acupuntura como método terapêutico para endometriose.[17] de Sousa e colaboradores relataram benefícios da aplicação de agulhas em 19 pontos de acupuntura específicos para endometriose durante 5 semanas de tratamento, compreendendo uma sessão por semana. O tratamento resultou em diminuição da DPC e dispareunia.[17,20]

AGENTES HORMONAIS

ANTICONCEPCIONAIS ORAIS

O uso de anticoncepcionais orais combinados (ACOs) de baixa dosagem provou ser bem-sucedido em estudos sobre o manejo inicial da dismenorreia. Os ACOs demonstraram uma eficácia semelhante no alívio da dispareunia e da dor não menstrual, mas são menos eficazes do que um agonista do hormônio liberador de gonadotrofina (GnRH, *gonadotropin-releasing hormone*) no alívio da dismenorreia. Seis meses após a descontinuação do tratamento, os sintomas recorreram em todas as pacientes. Recomenda-se que os ACOs sejam usados no manejo médico precoce da DPC.[9,21]

PROGESTÓGENOS

Os progestógenos induzem a decidualização endometrial, evitando, dessa forma, a ciclicidade em pacientes com DPC associada à endometriose. Há estudos com medroxiprogesterona e dienogeste em DPC associada à endometriose. O dispositivo intrauterino (DIU) medicamentoso com levonorgestrel (Mirena) aliviou a dor e reduziu o tamanho das lesões em pacientes com endometriose do septo retovaginal.[9]

AGONISTAS DO GnRH

Os agonistas do GnRH induzem um estado hipoestrogênico, inibindo a esteroidogênese ovariana. A maioria dos estudos de agonistas do GnRH para dor relacionada com a endometriose demonstrou resultados similares aos do danazol, da progesterona ou dos ACOs. Estudos duplos-cegos controlados por placebo demonstraram que, após 2 a 3 meses de uso de um agonista do GnRH, a dor foi aliviada em 80 a 100%, com resultados inferiores para os outros medicamentos ou placebo. O uso empírico de um agonista do GnRH foi avaliado em um estudo controlado randomizado envolvendo cem mulheres com dor não cíclica e suspeita clínica de endometriose. O uso empírico em pacientes selecionados pode ser considerado; no entanto, apesar de estudos de custo-eficácia serem favoráveis, ainda faltam evidências em longo prazo. Embora a eficácia dos regimes de agonistas do GnRH tenha sido comprovada, os efeitos colaterais em curto e longo prazos em geral são menos tolerados pelas pacientes, exigindo muitas vezes a associação de terapia hormonal de reposição (add-back).[9]

ANTIMICROBIANOS

O valor dos antimicrobianos no manejo da DPC é controverso. Vários protocolos utilizam essa terapêutica no tratamento de casos iniciais de DPC. Em teoria, esses agentes só são valiosos se houver critérios para DIP.[22] Devido à dificuldade diagnóstica de certeza da DIP, muitas vezes o manejo inicial dessas pacientes pode incluir o tratamento mesmo sem a definição do diagnóstico.

ANTIDEPRESSIVOS E ANTICONVULSIVANTES

Se houver suspeita de dor neuropática, antidepressivos tricíclicos, inibidores da recaptação de serotonina e da noradrenalina ou anticonvulsivantes (p. ex., gabapentina, pregabalina) podem ser úteis. Embora os dados sobre sua eficácia no tratamento da DPC sejam limitados, há evidência de benefício para o tratamento da dor neuropática em geral. Uma revisão Cochrane de antidepressivos tricíclicos para o tratamento da dor neuropática concluiu que eles são eficazes.[6] Existem algumas evidências de benefício para os inibidores da recaptação de serotonina e da noradrenalina (p. ex., venlafaxina, duloxetina). A gabapentina fornece bom alívio da dor neuropática, com baixo número necessário para tratar. Um estudo de DPC em mulheres sugere que a gabapentina usada sozinha ou em combinação com a amitriptilina é mais eficaz do que a amitriptilina sozinha. A resposta positiva à gabapentina ou à pregabalina pode ser um preditor de resposta à neuromodulação.[23] Recentemente, um estudo da gabapentina não demonstrou eficácia no controle da DPC com o uso da medicação.[24] Em nosso serviço, a pregabalina é mais usada do que a gabapentina, devido ao melhor perfil de efeitos adversos observados. As doses iniciais são dosadas e tituladas de maneira individualizada, buscando o mínimo de efeitos adversos.

Os dados são insuficientes para recomendar o uso de inibidores seletivos da recaptação de serotonina para dor neuropática, mas esses medicamentos são eficazes se houver depressão subjacente. Os antidepressivos têm sido usados para tratar inúmeras síndromes de dor crônica.[25] A amitriptilina é usada como primeira opção pela facilidade de acesso e custo. Quando há distúrbios do sono, seu uso pode amenizar esse sintoma. Em caso de falha, pode-se considerar o emprego de venlafaxina ou duloxetina. A neuromodulação é buscada na DPC para aumentar o limiar de sensibilidade dolorosa, reduzir a memória de dor, melhorar o controle da dor e diminuir o estresse físico e psicológico associado à doença.

■ Manejo cirúrgico

ADERÊNCIAS PÉLVICAS

Há evidências de um estudo Cochrane de que o manejo cirúrgico das aderências pélvicas associadas à endometriose é eficaz no manejo da dor durante 6 meses. A abordagem cirúrgica combinada de ablação de lesões e lise de aderências pode beneficiar pacientes com dor pélvica associada à endometriose mínima, leve ou moderada. No entanto, mais ensaios clínicos são necessários.

As aderências intra-abdominais e pélvicas são causas de obstrução intestinal e infertilidade; já como causa de dor pélvica, seu papel é menos claro. No momento da laparoscopia, aderências intra-abdominais e pélvicas podem ser encontradas em aproximadamente 25% das mulheres com DPC. Se as aderências causarem DPC, a adesiólise deve resolver a dor. Um ensaio randomizado de adesiólise por laparotomia, no entanto, não mostrou nenhuma redução significativa da dor no grupo tratado com adesiólise em comparação com o grupo-controle. O subgrupo de mulheres com aderências graves mostrou uma redução significativa da dor atribuída à adesiólise.[26] Vários estudos observacionais também mostraram uma redução significativa da dor entre mulheres com DPC após a lise das aderências. Esses achados sugerem algum papel das aderências na DPC.[27]

Embora algumas técnicas de imagem possam facilitar o diagnóstico de doenças aderenciais, o padrão-ouro é a laparoscopia. A laparoscopia também é o padrão-ouro para o tratamento de doenças causadas por aderências; a sua vantagem está bem documentada. Pacientes submetidas à laparoscopia para o tratamento cirúrgico de doença aderencial têm frequentemente história de cirurgias abdominal e/ou pélvica prévias, de modo que o risco de lesões intestinais e omentais é significativo. Técnicas para minimizar o risco de tais lesões incluem laparoscopia aberta e colocação de um trocarte-cânula no quadrante superior esquerdo para permitir a inserção do trocarte umbilical sob visão direta ou para realizar adesiólise periumbilical antes da inserção do trocarte. A adesiólise pode ser facilitada por dissecção a *laser*, eletrocirúrgica ou com tesoura afiada. A hemostasia deve ser obtida, e quaisquer lesões no intestino devem ser imediatamente reparadas. O uso de barreiras à formação de novas aderências deve ser considerado. Estudos não controlados mostraram que a lise laparoscópica de aderências reduz a percepção da dor em 60 a 90% das pacientes. No entanto, muitas pacientes têm doença aderencial confirmada laparoscopicamente sem qualquer percepção de dor. Ensaios mais bem projetados são necessários para esclarecer a questão da lise de aderências.[5]

HISTERECTOMIA

O uso da histerectomia associada ou não à ooforectomia apresenta controvérsia na literatura como medida de tratamento da DPC. Embora a histerectomia seja frequentemente apontada como tratamento definitivo para DPC, estudos sugerem que 1 em cada 4 mulheres sofre o desconforto e a morbidade da histerectomia sem alívio adequado da dor pélvica.[28,29]

Estudos têm demonstrado que pacientes com sinais de sensibilização central têm maior risco de persistência da dor após a histerectomia. Atualmente, não se sabe quais pacientes responderão ou não à cirurgia devido à compreensão incompleta dos mecanismos subjacentes à patogênese da dor nessa condição complexa. Dessa forma, caso não seja possível determinar uma doença orgânica da pelve como miomatose, adenomiose e endometriose, entre outras, o uso da histerectomia deve ser discutido com muito cuidado, devido à possibilidade de melhora não adequada da dor crônica.[30]

REFERÊNCIAS

1. American College of Obstetricians and Gynecologists. Chronic pelvic pain: ACOG practice bulletin, number 218. Obstet Gynecol. 2020;135(3):e98-e109.
2. Allaire C, Williams C, Bodmer-Roy S, Zhu S, Arion K, Ambacher K, et al. Chronic pelvic pain in an interdisciplinary setting: 1-year prospective cohort. Am J Obstet Gynecol. 2018;218(1):114.e1-e12.
3. Latthe P, Latthe M, Say L, Gülmezoglu M, Khan KS. WHO systematic review of prevalence of chronic pelvic pain: a neglected reproductive health morbidity. BMC Public Health. 2006;6:177.
4. Ahangari A. Prevalence of chronic pelvic pain among women: an updated review. Pain Physician. 2014;17(2):E141-7.
5. Jarrell JF, Vilos GA, Allaire C, Burgess S, Fortin C, Gerwin R, et al. No. 164-Consensus guidelines for the management of chronic pelvic pain. J Obstet Gynaecol Can. 2018;40(11):e747-87.
6. Speer LM, Mushkbar S, Erbele T. Chronic pelvic pain in women. Am Fam Physician. 2016;93(5):380-7.
7. Latthe P, Mignini L, Gray R, Hills R, Khan K. Factors predisposing women to chronic pelvic pain: systematic review. BMJ. 2006;332(7544):749-55.
8. Ye AL, Adams W, Westbay LC, Fitzgerald CM. Evaluating disability-related quality of life in women with chronic pelvic pain. Female Pelvic Med Reconstr Surg. 2020;26(8):508-13.
9. Agarwal SK, Chapron C, Giudice LC, Laufer MR, Leyland N, Missmer SA, et al. Clinical diagnosis of endometriosis: a call to action. Am J Obstet Gynecol. 2019;220:354.e1-12.
10. Valentine LN, Deimling TA. Opioids and alternatives in female chronic pelvic pain. Semin Reprod Med. 2018;36(2):164-72.
11. Stratton P, Khachikyan I, Sinaii N, Ortiz R, Shah J. Association of chronic pelvic pain and endometriosis with signs of sensitization and myofascial pain. Obstet Gynecol. 2015;125:719-28.
12. Aredo JV, Heyrana KJ, Karp BI, Shah JP, Stratton P. Relating chronic pelvic pain and endometriosis to signs of sensitization

and myofascial pain and dysfunction. Semin Reprod Med. 2017;35(1):88-97.

13. Lund I, Lundeberg T. Is acupuncture effective in the treatment of pain in endometriosis? J Pain Res. 2016;9:157-65.

14. Xu Y, Zhao W, Li T, Zhao Y, Bu H, Song S. Effects of acupuncture for the treatment of endometriosis-related pain: a systematic review and meta-analysis. PLoS One. 2017;12:e0186616.

15. Zhu X, Hamilton KD, McNicol ED. Acupuncture for pain in endometriosis. Cochrane Database Syst Rev. 2011;CD007864.

16. Wayne PM, Kerr CE, Schnyer RN, Legedza ATR, Savetsky-German J, Shields MH, et al. Japanese-style acupuncture for endometriosis-related pelvic pain in adolescents and young women: results of a randomized sham-controlled trial. J Pediatr Adolesc Gynecol. 2008;21(5):247-57.

17. Rubi-Klein K, Kucera-Sliutz E, Nissel H, Bijak M, Stockenhuber D, Fink M, et al. Is acupuncture in addition to conventional medicine effective as pain treatment for endometriosis? A randomised controlled cross-over trial. Eur J Obstet Gynecol Reprod Biol. 2010;153(1):90-3.

18. Highfield ES, Laufer MR, Schnyer RN, Kerr CE, Thomas P, Wayne PM. Adolescent endometriosis-related pelvic pain treated with acupuncture: two case reports. J Altern Complement Med. 2006;12(3):317-22.

19. Mira TAA, Buen MM, Borges MG, Yela DA, Benetti-Pinto CL. Systematic review and meta-analysis of complementary treatments for women with symptomatic endometriosis. Int J Gynaecol Obstet. 2018;143(1):2-9.

20. de Sousa TR, de Souza BC, Zomkowisk K, da Rosa PC, Sperandio FF. The effect of acupuncture on pain, dyspareunia, and quality of life in Brazilian women with endometriosis: A randomized clinical trial. Complement Ther Clin Pract. 2016;25:114-21.

21. Sachedina A, Todd N. Dysmenorrhea, endometriosis and chronic pelvic pain in adolescents. J Clin Res Pediatr Endocrinol. 2020;12(Suppl 1):7-17.

22. Workowski KA, Bolan GA, Centers for Disease Control and Prevention. Sexually transmitted diseases treatment guidelines, 2015. MMWR Recomm Rep. 2015;64:1-137.

23. Wiffen PJ, Derry S, Bell RF, Rice AS, Tölle TR, Phillips T, et al. Gabapentin for chronic neuropathic pain in adults. Cochrane Database Syst Rev. 2017;6:CD007938.

24. Horne AW, Vincent K, Hewitt CA, Middleton LJ, Koscielniak M, Szubert W, et al. Gabapentin for chronic pelvic pain in women (GaPP2): a multicentre, randomised, double-blind, placebo-controlled trial. Lancet. 2020;396(10255):909-17.

25. Till SR, As-Sanie S, Schrepf A. Psychology of chronic pelvic pain: prevalence, neurobiological vulnerabilities, and treatment. Clin Obstet Gynecol. 2019;62(1):22-36.

26. Peters AA, Trimbos-Kemper GC, Admiraal C, Trimbos JB, Hermans J. A randomized clinical trial on the benefit of adhesiolysis in patients with intraperitoneal adhesions and chronic pelvic pain. Br J Obstet Gynaecol. 1992;99(1):59-62.

27. Steege JF, Stout AL. Resolution of chronic pelvic pain after laparoscopic lysis of adhesions. Am J Obstet Gynecol. 1991;165(2):278-81; discussion 281-3.

28. Lamvu G. Role of hysterectomy in the treatment of chronic pelvic pain. Obstet Gynecol. 2011;117(5):1175-8.

29. Chandler J, Wagner E, Riley K. Evaluation of female pelvic pain. Semin Reprod Med. 2018;36(2):99-106.

30. As-Sanie S, Till SR, Schrepf AD, Griffith KC, Tsodikov A, Missmer SA, et al. Incidence and predictors of persistent pelvic pain following hysterectomy in women with chronic pelvic pain. Am J Obstet Gynecol. 2021;225(5):568.e1-11.

PUBERDADE, SANGRAMENTO ANORMAL E DISTÚRBIO MENSTRUAL NA ADOLESCÊNCIA*

SOLANGE GARCIA ACCETTA
JAQUELINE NEVES LUBIANCA
ALBERTO MANTOVANI ABECHE
LETÍCIA ROYER VOIGT

◼ Puberdade

A puberdade caracteriza-se por um conjunto de modificações biológicas que ocorrem como consequência da maturação da unidade hipotálamo-hipófise-ovários e promovem o desenvolvimento das características sexuais secundárias e da função reprodutiva. Nas meninas, inicia-se entre os 8 e 13 anos.

A puberdade decorre do decréscimo na sensibilidade do mecanismo de retrocontrole negativo da unidade hipotálamo-hipófise aos esteroides sexuais e da redução da influência dos centros inibitórios. É a pulsatilidade do hormônio liberador de gonadotrofina (GnRH, *gonadotropin-releasing hormone*) que determina a liberação de hormônio luteinizante (LH, *luteinizing hormone*) e hormônio folículo-estimulante (FSH, *follicle-stimulating hormone*) pela adeno-hipófise. O processo puberal normal inicia-se com padrão pulsátil de LH apenas durante o sono e, mais tarde, com menor amplitude durante as 24 horas do dia. Na idade adulta, os pulsos de LH ocorrem com intervalos de 1,5 a 2 horas, resultando em picos episódicos de estradiol e na ocorrência da menarca. No fim da puberdade, ocorre a maturação do mecanismo de retrocontrole positivo do estradiol ao LH, que determina o início dos ciclos menstruais ovulatórios. A sequência puberal de desenvolvimento mamário (telarca), pelos pubianos (pubarca), crescimento estatural e primeira menstruação (menarca) requer um período de 4,5 anos (1,5-6 anos). A pubarca pode ser o primeiro sinal de desenvolvimento nas meninas afrodescendentes, o que pode significar variação da normalidade. O estudo de Ibáñez e colaboradores (1998) demonstrou associação entre baixo peso ao nascer, pubarca precoce, irregularidade menstrual e hiperandrogenismo na adolescência e na vida adulta.[1]

O início do processo puberal é influenciado por fatores genéticos e ambientais, tais como a obesidade. A leptina é proposta como um dos hormônios responsáveis pelo início e pela progressão da puberdade. Esse hormônio é produzido pelos adipócitos – quanto maior for o número de adipócitos, maior será a produção de leptina. O índice de massa corporal (IMC) corrigido elevado asso-

---

*Os coautores agradecem a Débora Alves Cardoso pela contribuição dada à escrita deste capítulo na edição anterior.

ciou-se a altos níveis séricos de leptina e ao desenvolvimento puberal mais precoce em meninas.

Um estudo brasileiro encontrou telarca, pubarca, pelos axilares e menarca com idades de 9,8 (± 1,4), 10,2 (± 1,4), 10,5 (± 1,5) e 11,7 (± 1,3 ano), respectivamente. O intervalo médio entre a telarca e a menarca foi de 1,7 (± 1,3 ano). A prevalência de sobrepeso e obesidade foi de 31,3 e 95% em meninas que iniciaram a telarca entre as idades de 7 e 12 anos. As meninas negras começaram a telarca mais cedo do que as meninas de outros grupos étnicos estudados, apesar de atingirem a puberdade final em idades semelhantes.[2]

Distúrbio menstrual na adolescência

A ovulação é o marco endócrino final da puberdade. Contudo, muitos ciclos que ocorrem após a menarca podem ser anovulatórios, irregulares e de fluxo abundante. O sangramento menstrual na adolescência frequentemente decorre da estimulação estrogênica prolongada sem oposição da progesterona e depende da duração e da intensidade do estímulo estrogênico no endométrio. O fluxo pode ser escasso, normal ou intenso, e o ciclo menstrual pode ser curto, normal ou longo. A média de intervalo do ciclo menstrual na mulher adulta é de 28 dias (24-35 dias), com a menstruação durando de 4 a 6 dias e média de perda de sangue de 30 mL/ciclo, com limite máximo de normalidade de 80 mL/ciclo. Os valores para adolescentes atualmente aceitos estão descritos no Quadro 16.1.

Entre 0 e 45% das adolescentes apresentam ciclos anovulatórios, com aumento de índices ao longo dos anos após a menarca.[3] O estudo de Rimsza[4] estimou que 55 a 82% das adolescentes alcançaram ciclos regulares e ovulatórios em 24 meses, ao passo que 22% permaneceram com ciclos anovulatórios ou oligovulatórios, demonstrando claramente a necessidade de tempo para alcançar a maturidade do eixo hipotálamo-hipófise-ovariano (HHO).

Sangramento uterino anormal

Sangramento uterino anormal (SUA) é uma das situações clínicas mais frequentes e que afeta a qualidade de vida das adolescentes. Caracteriza-se por sangramento com duração superior a 7 dias, fluxo intenso (superior a 80 mL/ciclo ou mais de 6 absorventes ou tampões cheios/dia), com intervalo inferior a 21 dias ou superior a 45 dias, sangramento intermenstrual ou irregularidade menstrual.

Uma revisão sistemática de 2018 encontrou média de 4 a 5 dias de duração de fluxo menstrual e ciclo médio de 34,5 dias no primeiro ano de menacme; pelo menos um ciclo (a cada 7) durou mais de 45 dias, e o primeiro ciclo geralmente é o mais longo. Irregularidade menstrual foi encontrada em 20% das adolescentes.[5]

As principais causas de SUA na adolescente são ciclos anovulatórios e coagulopatias.[5] Nos primeiros anos pós-menarca, os ciclos anovulatórios constituem a causa mais comum de SUA. Cerca de 50% das pacientes que têm algum distúrbio de coagulação apresentam sangramento uterino intenso na menarca. Normalmente, essas situações mais graves respondem à associação de medicações hormonais e antifibrinolíticos,[6] os quais são abordados mais adiante, na seção Tratamento.

Na investigação, além de anovulação e coagulopatias, é importante considerar outras causas, como endocrinopatias, doenças gastrintestinais de má-absorção, uso de medicação (incluindo contraceptivos hormonais), sangramentos relacionados com a gestação, infecção genital, entre outras.

O Quadro 16.2 apresenta o diagnóstico diferencial de SUA em adolescentes.

Quadro 16.1 – Ciclo menstrual normal em adolescentes

- Menarca (média de idade) – 12,43 anos
- Intervalo médio entre os ciclos – 32,2 dias no primeiro ano de menacme
- Intervalo médio – 21-45 dias
- Duração do fluxo menstrual – 7 dias ou menos
- Número de absorventes ou tampões – 3-6/dia

Fonte: Hernandez e Dietrich.[5]

Quadro 16.2 – Diagnóstico diferencial de sangramento

SANGRAMENTO UTERINO ANORMAL

Complicações obstétricas
- Abortamento
- Gestação ectópica
- Doença trofoblástica gestacional

Infecções
- DIP
- Endometrite
- Cervicite

Anormalidades vaginais e cervicais
- Laceração de septo
- Cervicite
- Pólipo
- Carcinoma
- Ectopia cervical
- Corpo estranho
- Trauma

Anormalidades uterinas
- Mioma submucoso
- Pólipo
- Malformação mülleriana

Discrasias sanguíneas
- Trombocitopenia
- Coagulopatias
- Doença hepática

Distúrbios endócrinos
- Tireoidopatia
- Distúrbio suprarrenal
- Hiperprolactinemia
- SOP

Distúrbios ovarianos
- Cisto
- Tumor

ENDOMETRIOSE, ADENOMIOSE

Doenças sistêmicas
- Diabetes melito
- Doença renal
- LES

Causas iatrogênicas
- Hormônios
- Anticoagulantes (ácido valproico)
- Espironolactona

DIP, doença inflamatória pélvica; LES, lúpus eritematoso sistêmico; SOP, síndrome dos ovários policísticos.
Fonte: Adaptado de Yaşa e Uğurlucan.[7]

AVALIAÇÃO

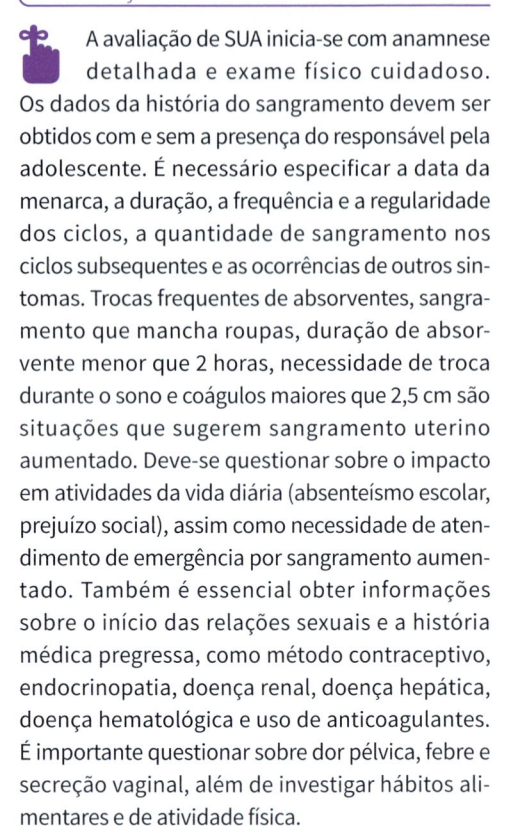

A avaliação de SUA inicia-se com anamnese detalhada e exame físico cuidadoso. Os dados da história do sangramento devem ser obtidos com e sem a presença do responsável pela adolescente. É necessário especificar a data da menarca, a duração, a frequência e a regularidade dos ciclos, a quantidade de sangramento nos ciclos subsequentes e as ocorrências de outros sintomas. Trocas frequentes de absorventes, sangramento que mancha roupas, duração de absorvente menor que 2 horas, necessidade de troca durante o sono e coágulos maiores que 2,5 cm são situações que sugerem sangramento uterino aumentado. Deve-se questionar sobre o impacto em atividades da vida diária (absenteísmo escolar, prejuízo social), assim como necessidade de atendimento de emergência por sangramento aumentado. Também é essencial obter informações sobre o início das relações sexuais e a história médica pregressa, como método contraceptivo, endocrinopatia, doença renal, doença hepática, doença hematológica e uso de anticoagulantes. É importante questionar sobre dor pélvica, febre e secreção vaginal, além de investigar hábitos alimentares e de atividade física.

O exame físico inclui peso, altura, pressão arterial sistêmica, palpação abdominal (para pesquisa de massas), palpação da tireoide, sinais androgênicos, como acne, hirsutismo (escore de Ferriman-Gallwey; ver Cap. 32 – Hiperandrogenismo), estadiamento de Tanner, inspeção dos genitais e exame ginecológico, quando a menina for sexualmente ativa. Em meninas com suspeita de alterações anatômicas e sem início de atividade sexual, poderá ser necessária avaliação ultrassonográfica pélvica via abdominal.

Como parte da avaliação inicial, são solicitados exames laboratoriais, que devem incluir fração β da gonadotrofina coriônica humana (β-hCG, *human chorionic gonadotropin*), hemograma completo com contagem de plaquetas e tireotrofina (TSH) (**Quadro 16.3**). Sugere-se, ainda, dosagem de ferritina ou perfil de ferro para a avaliação de deficiência de ferro sem anemia.

> **Quadro 16.3** – Avaliação inicial de sangramento uterino anormal em adolescentes
>
> - β-hCG
> - Hemograma com contagem de plaquetas
> - TSH
> - Fibrinogênio
> - TP
> - TTPa
> - Ferritina
>
> β-hCG, fração β da gonadotrofina coriônica humana (*human chorionic gonadotropin*); TP, tempo de protrombina; TSH, tireotrofina; TTPa, tempo de tromboplastina parcial ativada.

Alaqzam e colaboradores,[8] acompanhando adolescentes em tratamento para sangramento menstrual excessivo, não constataram diferença significativa nos níveis de hemoglobina entre as que tinham diagnóstico de anomalia de coagulação e as que não tinham. A deficiência de ferro, inclusive, foi maior entre aquelas sem distúrbio de coagulação.[8]

Um estudo retrospectivo para verificar a prevalência de distúrbios da coagulação em adolescentes com sangramento menstrual intenso revisou as características clínicas de 124 pacientes entre 8 e 18 anos.[9] O rastreamento para anomalias de coagulação foi feito em apenas 62,1% das pacientes. Em 27 adolescentes, constatou-se distúrbio de coagulação, o que equivale a 21,7% do total e 35% das pacientes submetidas ao rastreamento. Entre os distúrbios de coagulação, o mais comum foi a doença de von Willebrand (51,6%), seguido por alterações da função plaquetária (33,3%), trombocitopenia (11,1%) e deficiência de fator IX (3,7%). Anemia ou deficiência de ferro foi constatada em 49,5% de todas as pacientes com sangramento intenso submetidas ao rastreamento e em 70,3% daquelas nas quais se constatou distúrbio de coagulação. Esses achados ilustram a importância clínica de realizar testes de coagulação nas adolescentes que se apresentem com sangramento grave.

Situações associadas a SUA em adolescentes que sugerem coagulopatia estão listadas no Quadro 16.4.

> **Quadro 16.4** – Rastreio de distúrbios de hemostasia
>
> - Sangramento uterino aumentado desde a menarca
> - Uma das seguintes condições:
>   - Hemorragia pós-parto
>   - Sangramento associado a procedimento cirúrgico
>   - Sangramento associado a procedimento odontológico
> - Duas ou mais das seguintes condições:
>   - Hematomas (1-2 vezes ao mês)
>   - Epistaxe (1 ou 2 episódios ao mês)
>   - Sangramento frequente ao mascar chicletes
>   - História familiar de sangramento anormal
>
> **Fonte:** Adaptado de Yaşa e Uğurlucan.[7]

No SUA por excesso de fluxo (hemorrágico), além dos exames supracitados, deve-se solicitar fibrinogênio, tempo de protrombina (TP) e tempo de tromboplastina parcial ativada (TTPa). Dosagens de fatores específicos de coagulação devem ser realizadas nos casos em que TP, TTPa e/ou fibrinogênio forem anormais. Nos casos com alta suspeição de distúrbios de coagulação, é necessário trabalhar com hematologista. O Quadro 16.5 apresenta a avaliação necessária para pacientes com suspeita de coagulopatias.

> **Quadro 16.5** – Avaliação de sangramento uterino anormal em pacientes com suspeita de coagulopatias
>
> - Plaquetas
> - TP e TTPa (TP prolongado isolado detecta deficiência de fator VII; TTPa prolongado isolado detecta deficiências dos fatores VIII, IX e XII; TP e TTPa prolongados sugerem deficiência dos fatores II, V e X)
> - Fibrinogênio
> - Fator de von Willebrand
> - Cofator de ristocetina
> - Fator VIII
> - Estudo de agregação plaquetária
>
> TP, tempo de protrombina; TTPa, tempo de tromboplastina parcial ativada.
> **Fonte:** Adaptado de Committee opinion ACOG.[10]

⚠ As infecções genitais, incluindo infecções sexualmente transmissíveis (ISTs), podem estar associadas ao sangramento anormal. As adolescentes usuárias de anticoncepcional oral combinado (ACO) com sangramento intermenstrual têm infecções por clamídia com mais frequência do que as adolescentes com padrão de sangramento normal. Nessa faixa etária, é importante manter alto índice de suspeita para ISTs, sobretudo quando ocorre queixa de sangramento intermenstrual.

TRATAMENTO

FASE AGUDA

Os objetivos do manejo do SUA excessivo são realizar o diagnóstico da causa subjacente e tratá-la, estabilizar clinicamente a paciente, corrigir a anemia e manter ciclos menstruais adequados. A abordagem terapêutica de primeira linha são as medicações hormonais e não hormonais, indicadas de acordo com o grau de sangramento.

O SUA pode ser classificado em leve, moderado e grave[11] (Tabela 16.1).

No SUA leve – Menstruação com duração prolongada > 7 dias ou ciclos curtos < 21 dias de intervalo durante 2 meses, fluxo discretamente aumentado e hemoglobina (Hb) entre 10 e 12 g/dL –, o uso de ferro elementar (60 mg/dia em dose única diária) deve ser considerado por período de 3 a 6 meses, assim como anti-inflamatório não esteroide (AINE) para a redução de fluxo e cólicas. O estímulo para a realização de calendário menstrual (CM) ou uso de aplicativo no celular com informações sobre as características do fluxo pode auxiliar a abordagem terapêutica futura.

No SUA moderado – Fluxo menstrual prolongado > 7 dias ou intervalos < 21 dias, com fluxo excessivo e Hb ≥ 10 g/dL –, além do uso de ferro elementar (60 mg 2×/dia), deverá ser associada terapia hormonal.

Há vários esquemas para uso de medicação hormonal. O Quadro 16.6 mostra o tratamento para SUA leve e moderado.

Quando a paciente apresenta sangramento ativo, a melhor resposta ocorre com uso de ACO. O objetivo da terapia hormonal é restabelecer a sequência de crescimento sincronizado do endométrio antes que ocorra a sua descamação. A formulação de 30 µg de etinilestradiol e levonorgestrel parece mais efetiva para o controle de sangramento do que doses inferiores de estrogênio ou progestógenos de nova geração.[7]

Em algumas situações clínicas agudas, não será possível o uso de ACO, como em meninas com lúpus eritematoso sistêmico (LES) com anticorpos antifosfolipídicos, doença hepática descompensada, cefaleia com aura e tromboembolia prévia. Nesses casos, o progestógeno oral isolado permitirá controle de fluxo mais rápido que o acetato de medroxiprogesterona de depósito ou o endoceptivo. Estes últimos podem ser utilizados para manutenção e controle de ciclo, com a vantagem de fazer contracepção.[10]

Tabela 16.1 – Classificação e conduta para o sangramento uterino anormal

	SUA LEVE	SUA MODERADO	SUA GRAVE
Definição	Fluxo menstrual aumentado ou ciclos curtos por mais de 2 meses	Fluxo menstrual prolongado ou frequente (a cada 3 semanas), moderado a intenso	Fluxo menstrual intenso; sangramento grave
Hemograma	Hb normal (> 12 g/dL)	Anemia leve (Hb 10-12 g/dL)	Anemia grave (Hb < 10 g/dL); instabilidade hemodinâmica
Conduta	Observar (CM) e reavaliar em 3-6 meses; realizar suplementação preventiva de ferro	Terapia hormonal e suplementação de ferro	Internação; transfusão sanguínea; tratamento hormonal; tratamento cirúrgico

CM, calendário menstrual; Hb, hemoglobina; SUA, sangramento uterino anormal.

Quadro 16.6 – Tratamento dos sangramentos uterinos anormais leve e moderado

AINEs
(Iniciar 4 dias antes do fluxo ou a partir do 1º dia do fluxo)
- Ácido mefenâmico 500 mg VO de 8/8 h, durante 4-5 dias
- Ibuprofeno 600 mg VO de 8/8 h, durante 4-5 dias
- Naproxeno 250-500 mg VO de 12/12 h, durante 4-5 dias

Progestógeno isolado
- Desogestrel 75 µg VO 1 cp/dia, durante 28 dias, uso estendido (contracepção e controle de sangramento imediato)
- Acetato de medroxiprogesterona 10 mg VO 1 cp/dia do 16º-25º ou do 1º-12º dia de cada mês (não disponível em nosso meio)
- Acetato de medroxiprogesterona 150 mg IM 1 ampola de 90/90 dias (contracepção e controle de sangramento em médio prazo)
- Acetato de noretisterona 5-10 mg ou 0,35 mg VO 1 cp do 16º-25º dia ou do 1º-12º dia de cada mês, ou de forma contínua
- Progesterona micronizada 200 mg VO 1 cp do 16º-25º dia ou do 1º-12º dia de cada mês
- SIU levonorgestrel 52 µg (contracepção e controle de sangramento em médio prazo)

Estrogênio-progestógeno
- Valerato de estradiol 2 mg + levonorgestrel 0,25 mg VO 1 cp/dia, durante 21 dias
- ACO (etinilestradiol 0,03 mg + levonorgestrel 0,15 mg) VO 1 cp de 8/8 h até parar o sangramento (geralmente em 48 h); após, 1 cp de 12/12 h (por 5 dias) e, então, 1 cp/dia durante, no mínimo, 21 dias (contracepção e controle de sangramento imediato)

ACO, anticoncepcional oral combinado; AINEs, anti-inflamatórios não esteroides; IM, intramuscular; SIU, sistema intrauterino; VO, via oral.
Fonte: Adaptado de Jamieson.[12]

As pacientes que não apresentam sangramento ativo no momento da avaliação podem ser manejadas com tratamento preventivo. Dependendo das características do sangramento, da idade da paciente e da necessidade ou não de contracepção, poderão ser prescritas as seguintes medicações: AINE, progestógeno isolado, terapia hormonal ou contraceptivo combinado.[12]

Alguns estudos pequenos apresentaram resultados que podem ser úteis, como a resposta mais efetiva no controle de sangramento com noretisterona (noretindrona) quando comparada ao levonorgestrel.[13] Em um estudo realizado em meninas com média de idade de 14,8 ± 2,3 anos para avaliar o uso de noretindrona para manejo de sangramento menstrual agudo e intenso (32,9%), não foram observados eventos adversos graves, e 78,9% dessas meninas obtiveram cessação completa do sangramento dentro de 7 dias de tratamento.[14]

Embora os ACOs sejam mais comumente usados para a supressão menstrual, outros métodos foram mais eficazes para essa indicação em estudo de 2018 de Alaqzam.[8] A maior taxa de supressão menstrual foi obtida com o dispositivo intrauterino de levonorgestrel (89% de eficácia), seguido pelo acetato de noretindrona, 5 a 10 mg/dia (83%), ao passo que a eficácia dos anticoncepcionais combinados foi de 42%. Todas as pacientes que receberam uma associação de terapia hormonal e ácido tranexâmico apresentaram supressão menstrual.

A experiência clínica com o uso de ácido tranexâmico por breves períodos no tratamento de SUA intenso, associado ao contraceptivo hormonal combinado, demonstra mais benefícios que riscos de tromboembolia venosa para a maioria das mulheres. Em mulheres com riscos associados (além do próprio uso de contraceptivos combinados), como coagulopatia, obesidade e imobilidade, essa associação provavelmente deve ser evitada.[15]

No SUA grave – Sangramento que causa anemia grave (Hb < 10 g/dL), com ou sem instabilidade hemodinâmica ou sintomas associados (hipotensão ortostática, síncope) –, a internação é indicada em caso de sangramento profuso, instabilidade hemodinâmica, Hb < 7 g/dL e anemia sintomática (Quadro 16.7).

Quando for necessário prescrever doses altas de estrogênio, devem ser utilizados antieméticos e analgésicos, devido às náuseas e à cefaleia associadas. A maioria das adolescentes responde rapidamente à terapia hormonal e à suplementação de ferro e tolera bem quadros de anemia.[9] Quando a prescrição de medicações hor-

> **Quadro 16.7 –** Tratamento do sangramento uterino anormal grave

Estrogênio-progestógeno
- ACO (etinilestradiol 0,03 mg + levonorgestrel 0,15 mg) VO 1 cp de 6/6 h até cessar o sangramento (geralmente em 24 h); após, 1 cp de 8/8 h, durante 3 dias e, então, 1 cp de 12/12 h por até 14 dias (contracepção e controle de sangramento imediato)

Progestógeno
- Acetato de medroxiprogesterona 10-20 mg VO a cada 6-12 h, durante 3 dias; a seguir, diminuir gradualmente até 1 cp/dia (não disponível em nosso meio)
- Noretindrona 5-10 mg VO 1 cp de 6/6 h, durante 3 dias; a seguir diminuir gradualmente até 1 cp/dia

Terapia hemostática
- Ácido tranexâmico VO (dose de 15-25 mg/kg); em geral, 500 mg 3×/dia até, no máximo, 1.300 mg VO 3×/dia, por até até 5 dias
- Ácido tranexâmico* IV; 10 mg/kg a cada 6-8 h

Tamponamento uterino

*Medicamentos prescritos preferencialmente sob supervisão de hematologista.
ACO, anticoncepcional oral combinado; IV, intravenoso; VO, via oral.
Fonte: Adaptado de Jamieson,[12] Hernandez e Dietrich[5] e Yaşa e Uğurlucan.[9]

monais não for suficiente para o controle de sangramento nas primeiras 24 horas, é necessário associar terapia hemostática, que, em geral, é utilizada no tratamento de doença de von Willebrand.

O tamponamento uterino é uma opção enquanto não há resposta adequada aos medicamentos e ao aumento de doses. Stanley e Adeyemi[6] relatam um caso refratário com boa resposta ao uso de tamponamento por balão intrauterino (sonda de Foley), seguido 24 horas depois de retirada desse tamponamento e da subsequente colocação de sistema intrauterino de liberação de 52 mg de levonorgestrel (SIU-LNG). O SIU-LNG foi expulso 2 meses depois, mas, devido ao controle deficiente de sangramento uterino com acetato de noretindrona, uma nova colocação foi feita, dessa vez com sucesso.[5] Os tratamentos invasivos e irreversíveis não devem ser usados nas adolescentes, a menos que seja para salvar a vida, pois a preservação da fertilidade é um dos objetivos do tratamento nessa população.[6]

Nos casos de SUA grave, o acompanhamento deverá ser mais frequente (consulta a cada 1-3 meses) e por período mais longo (6-12 meses).

MANUTENÇÃO

O manejo após cessar o sangramento agudo depende das condições clínicas da paciente, do nível de anemia e da causa do sangramento. O ACO deve ser utilizado em pacientes que desejam contracepção e nas que precisam de medicação por mais tempo ou em maiores doses para controle inicial do sangramento. Na ausência de anemia, é possível manter esquema cíclico (com pausa ao fim de cada cartela). No entanto, na vigência de anemia, o esquema deverá ser de uso estendido (contínuo) até que a hemoglobina retorne ao normal. O uso de progestógeno contínuo pode ser considerado para aquelas que responderam adequadamente a esse tratamento e estão satisfeitas com a medicação, ou para aquelas nas quais o uso de estrogênio estiver contraindicado. O tratamento hormonal deve ser mantido por, no mínimo, 4 a 6 meses. As pacientes com doenças de base deverão ser acompanhadas de acordo com o diagnóstico, e, quando este for de distúrbio de coagulação, o acompanhamento deverá ser feito com o auxílio de um hematologista.

Dismenorreia na adolescência

A dismenorreia é a queixa ginecológica mais comum em adolescentes. A dismenorreia primária é caracterizada como dor pélvica em cólica, recorrente, localizada no abdome inferior, que ocorre um pouco antes ou durante o período menstrual, na ausência de doenças que a justifiquem. A dor é percebida como intensa em 2 a 29% das meninas avaliadas, sendo causa importante de limitação das atividades diárias. Em torno de um terço a 50% das meninas com dismenorreia primária perdem as atividades escolares e/ou o trabalho pelo menos uma vez por ciclo, e 5 a 14% delas, mais de uma vez por ciclo. Os fatores de risco associados à maior intensidade da dismenorreia são idade precoce de menarca, períodos menstruais longos, fluxo menstrual intenso, tabagismo e história familiar positiva.[16] Apesar da prevalência e do impacto sobre a qualidade de vida, a dismenorreia tende a ser subestimada em sua importância pelas pacientes e subdiagnosticada.[17]

A fisiopatologia da dismenorreia primária envolve a produção exagerada de prostaglandinas (PGF2α e PGE2) pelo endométrio. Fosfolipídeos presentes nas membranas celulares são convertidos em ácido araquidônico, que, por sua vez, sofre a ação das enzimas lipoxigenase e cicloxigenase, dando início a uma cascata de reações que culminam na produção de prostaglandinas e leucotrienos no útero. Essas substâncias causam contrações miometriais e vasoconstrição, respectivamente, com consequente isquemia local que se manifesta como cólica.

A prevalência da dismenorreia em adolescentes oscila entre 60 e 70%, com apenas 10% delas apresentando alguma anormalidade que justifique a presença do sintoma (dismenorreia secundária). A endometriose é a causa mais comum de dismenorreia secundária em adolescentes ou mulheres adultas.

A endometriose, definida pela presença de glândulas ou estroma endometrial fora da cavidade endometrial, está presente em cerca de 40% das adolescentes com dor pélvica crônica. Até 47% dessas meninas irão se submeter à laparoscopia para diagnóstico.[18]

A presença de endometriose em adolescentes pode estar associada a alguma anomalia congênita ou malformação mülleriana obstrutiva do trato genital (agenesia vaginal, septo vaginal transverso ou hímen imperfurado). Afastar a possibilidade dessas anomalias é obrigatório quando se faz o diagnóstico de endometriose em adolescentes. Anomalias müllerianas frequentemente se associam a malformações urológicas (rim único, rim pélvico). A princípio, a avaliação morfológica poderá ser feita com ultrassonografia (US) pélvica, mas o exame de imagem de escolha para detecção das anomalias müllerianas é a ressonância magnética (RM).

Adolescentes com endometriose apresentam dor pélvica cíclica ou acíclica, com ou sem sintomas gastrintestinais (constipação, sangramento retal) ou urogenitais (disúria, urgência, hematúria). Dispareunia e infertilidade, comuns em mulheres adultas com endometriose, não são frequentes em adolescentes com endometriose.

Outras causas de dismenorreia secundária podem ser vistas no Quadro 16.8.

MANIFESTAÇÕES CLÍNICAS E DIAGNÓSTICO

A dismenorreia primária não costuma ocorrer antes do estabelecimento de ciclos ovulatórios; por isso, é mais frequentemente observada em média nos dois primeiros anos após a menarca. Cólicas intensas que se iniciam na menarca ou logo após podem estar associadas a malformações genitais e devem ser avaliadas adequadamente.[17] A dor é de intensidade variável, em cólica, e localizada nos quadrantes inferiores do abdome, podendo irradiar para a região lombar. A gravidade da dismenorreia pode ser avaliada de acordo com grau de dor, prejuízo de atividades de vida diária, presença de sintomas sistêmicos e necessi-

Quadro 16.8 – Causas de dismenorreia secundária

Causas ginecológicas
- Endometriose
- Adenomiose
- Cisto de ovário
- Miomatose uterina
- Doença inflamatória pélvica
- Pólipo uterino
- Malformações congênitas müllerianas obstrutivas
- Estenose cervical

Causas não ginecológicas
- Síndrome do intestino irritável
- Doença inflamatória intestinal
- Obstrução da junção ureteropélvica
- Aderências pélvicas
- Cistite intersticial
- Transtornos psicogênicos
- Dor miofascial

Fonte: Adaptado de Burnett e colaboradores.[19]

dade de analgesia. Sintomas como náuseas, vômitos, diarreia, cefaleia e vertigem são os mais referidos em associação com a dor. Eles costumam aparecer alguns dias ou horas antes da menstruação e podem persistir por 1 a 3 dias. O exame físico é normal. O diagnóstico é clínico, mas considera a exclusão de causas orgânicas (ver Quadro 16.8). Somente 6% das adolescentes recebem orientação médica para tratar a dismenorreia, ao passo que 70% praticam automedicação e muitas abusam de medicações para obter rápido alívio da dor (uso de altas doses não terapêuticas).[16]

⚠ A persistência de dismenorreia apesar de tratamento adequado com AINEs e/ou com ACOs é um forte fator preditor de doença pélvica orgânica. Essa condição exige encaminhamento ao ginecologista para estabelecer o diagnóstico adequado.

A dismenorreia secundária ocorre, com maior frequência, na quarta e na quinta décadas de vida. A dor pode iniciar com a menarca ou anos após e pode ter início súbito. Os sintomas são variáveis e incluem febre, tumor abdominal, corrimento vaginal, infertilidade, dispareunia e sangramento menstrual excessivo. Durante o exame físico, podem ser observados achados compatíveis com a causa da dismenorreia, como massa anexial, endocervicite, endometrite ou aumento uterino. Sintomas compatíveis com endometriose já foram descritos anteriormente. Nos casos de endometriose em adolescentes, o exame físico tem pouca sensibilidade para o diagnóstico em meninas, sendo normal na maioria das vezes, pois ainda não houve tempo para a doença causar as alterações anatômicas observadas em mulheres adultas (útero fixo e retroversofletido, com mobilização dolorosa, fundo de saco vaginal doloroso ou nodular). A suspeita da doença ocorre quando há ausência de resposta ao tratamento de primeira linha para dismenorreia primária. O diagnóstico é feito por laparoscopia.

Para outras causas de dismenorreia secundária, a presença de achados clínicos sugestivos indica a necessidade de exames complementares, como US (idealmente transvaginal, porém pélvica se não sexualmente ativa).

TRATAMENTO

O tratamento de primeira linha para dismenorreia, para as pacientes que não necessitam de contracepção, é feito com AINE. O medicamento deverá ser administrado idealmente 1 a 2 dias antes do início do fluxo menstrual e mantido por 2 a 3 dias ou até o término do fluxo (máximo de 5 dias). Os fármacos mais empregados são o ibuprofeno e o naproxeno.

Uma revisão sistemática de 2019 avaliou eficácia e segurança do uso de analgésicos para dismenorreia e concluiu que o diclofenaco aparece como o medicamento de maior eficácia e pior segurança, em razão dos efeitos gástricos. Assim, o ibuprofeno permanece como primeira escolha de tratamento de dismenorreia primária, classificado como segundo em termos de eficácia e segurança de uso. Não houve superioridade com o uso de naproxeno em relação aos demais fármacos, apesar da utilização frequente na prática clínica. É importante levar em consideração que parâmetros farmacocinéticos e farmacodinâmicos diferem conforme as apresentações e dosagens (comprimidos convencionais, mastigáveis, cápsulas de cobertura entérica, suspensão oral, cápsulas gelatinosas).[20]

Devido a essas variações individuais na resposta aos AINEs, secundária à farmacodinâmica particular de cada fármaco, parece ser uma prática adequada substituir o AINE em uso por um de outra classe em caso de má resposta terapêutica. O ácido mefenâmico pode ser utilizado em casos de falha aos agentes propiônicos, pois, além de inibir a síntese de prostaglandinas, apresenta a particularidade de bloquear a ação das prostaglandinas já liberadas. Aproximadamente 70 a 90% das pacientes respondem bem a esse esquema terapêutico. O tratamento deverá ser mantido por, no mínimo, 3 meses.[21]

Em revisão da Cochrane realizada em 2010, conclui-se que as evidências científicas atuais são insuficientes para indicar uma formulação de AINE em relação aos outros fármacos para o manejo de dismenorreia.[22]

Tabela 16.2 – Esquemas posológicos dos anti-inflamatórios não esteroides empregados para tratamento da dismenorreia

MEDICAMENTO	DOSE INICIAL	DOSES SUBSEQUENTES
Ibuprofeno	800 mg	400-800 mg de 8/8 h
Naproxeno	440-550 mg	220-550 mg de 12/12 h
Ácido mefenâmico	500 mg	250 mg de 6/6 h

Fonte: Adaptada de Committee Opinion ACOG.[10]

Os principais fármacos empregados e suas respectivas doses podem ser observados na Tabela 16.2.

As maiores contraindicações dos AINEs são a presença de úlcera gastrintestinal e hipersensibilidade à substância. Pacientes sem melhora com a utilização de anti-inflamatórios ou que apresentem contraindicações ao seu uso devem receber tratamento de segunda linha, com ACO. Os ACOs, ao inibirem a ovulação, também inibem indiretamente a síntese de prostaglandinas. Paralelamente, eles limitam o crescimento endometrial por meio de sua ação progestogênica, com consequente redução da produção de prostaglandinas. Todas as formulações de ACO disponíveis são eficazes, independentemente da dose de estrogênio. O tratamento com ACO deverá ser mantido por, no mínimo, 3 meses, em esquema cíclico (inicialmente) ou contínuo (na ausência de resposta).

Em um ensaio clínico, 76 adolescentes foram randomizadas para receber ACO contendo etinilestradiol 30 μg e levonorgestrel 100 μg ou placebo durante 3 meses. Ao fim do tratamento, as usuárias de ACO apresentaram menor intensidade de dor pélvica (p = 0,02) e utilizaram menor número de doses de analgésicos do que as pacientes do grupo que recebeu placebo (número médio de comprimidos de 1,3 no grupo do ACO vs. 3,7 no grupo do placebo; p = 0,05).[23,24]

A terapia hormonal de longa ação também se mostrou benéfica no tratamento da dismenorreia – medroxiprogesterona injetável, dispositivo intrauterino (DIU) de levonorgestrel e implantes de etonogestrel.[25,26]

Na ausência de resposta a um tratamento clínico adequado e mantido por 3 a 6 meses, sugere-se investigação para dismenorreia secundária, incluindo videolaparoscopia para descartar endometriose. Até 70% das adolescentes com dor pélvica crônica refratária a tratamento clínico apresentam achados compatíveis com endometriose na laparoscopia (Figura 16.1). O procedimento deverá ser diagnóstico e terapêutico, com excisão e/ou fulguração das lesões visíveis. Evidentemente, devem ser evitadas cirurgias extensas e radicais em adolescentes, a fim de preservar a fertilidade.

Os objetivos do tratamento de adolescentes com endometriose são o controle sintomático, a prevenção da progressão da doença e a preservação da fertilidade.

Após a cirurgia, deve ser mantido tratamento hormonal para evitar a progressão da doença,[27] uma vez que pacientes jovens têm potencial risco para recorrência após a cirurgia. ACO ou progestógeno isolado (noretindrona, medroxiprogesterona oral ou injetável, implante subdérmico de etonogestrel) são alternativas hormonais.

O emprego de agonista do GnRH em adolescentes com idade superior a 16 a 18 anos pode ser realizado desde que se avalie a densidade mineral óssea 6 a 9 meses após o início do uso e a cada 2 anos, subsequentemente. Em meninas com idade inferior a 16 a 18 anos, o emprego de agonista de GnRH deverá ser realizado com cautela, preferindo-se sempre o emprego simultâneo de *add-back therapy* (estrogênio conjugado ou estradiol associado à noretindrona ou à medroxiprogesterona), com doses suficientes para evitar a desmineralização óssea, mas incapazes de estimular o crescimento endometrial. Há literatura escassa sobre o uso de agonista de GnRH com *add-back*

```
                              Dismenorreia
                                   │
                    ┌──────────────┴──────────────┐
                   Sim                            Não
         Necessidade de contracepção?
                    │                              │
                    ▼                              ▼
```

Anticoncepcionais:
- Contraceptivos combinados: ACO ou anel vaginal ou adesivo transdérmico, de forma cíclica ou contínua
- Progestógenos: SIU-LNG ou implante de etonorgestrel ou progestógeno oral (noretisterona 5 mg ou desogestrel 75 mg)

Anti-inflamatórios:
- Ibuprofeno 400-600 mg de 6/6 h (máximo 2.400 mg/dia) desde o início dos sintomas ou da menstruação e manter até o 2º a 3º dia do ciclo

Reavaliação em 3 meses

AINE + ACO
Solicitar US pélvica ← Não ← Resposta satisfatória?

Considerar estratégias não farmacológicas: calor local, exercícios físicos, cessação de tabagismo, acupuntura

Reavaliação em 3 meses

Não — Resposta satisfatória? — Sim → **Dismenorreia primária** → Manter tratamento empregado

Reforçar tratamento proposto ← Não ← Adesão à terapêutica empregada?
                                        │
                                       Sim
                                        ▼
Exame ultrassonográfico (se não tiver sido realizado anteriormente) → Achados positivos? — Sim → **Dismenorreia secundária** → Manter tratamento empregado

Sintomas sugestivos de endometriose

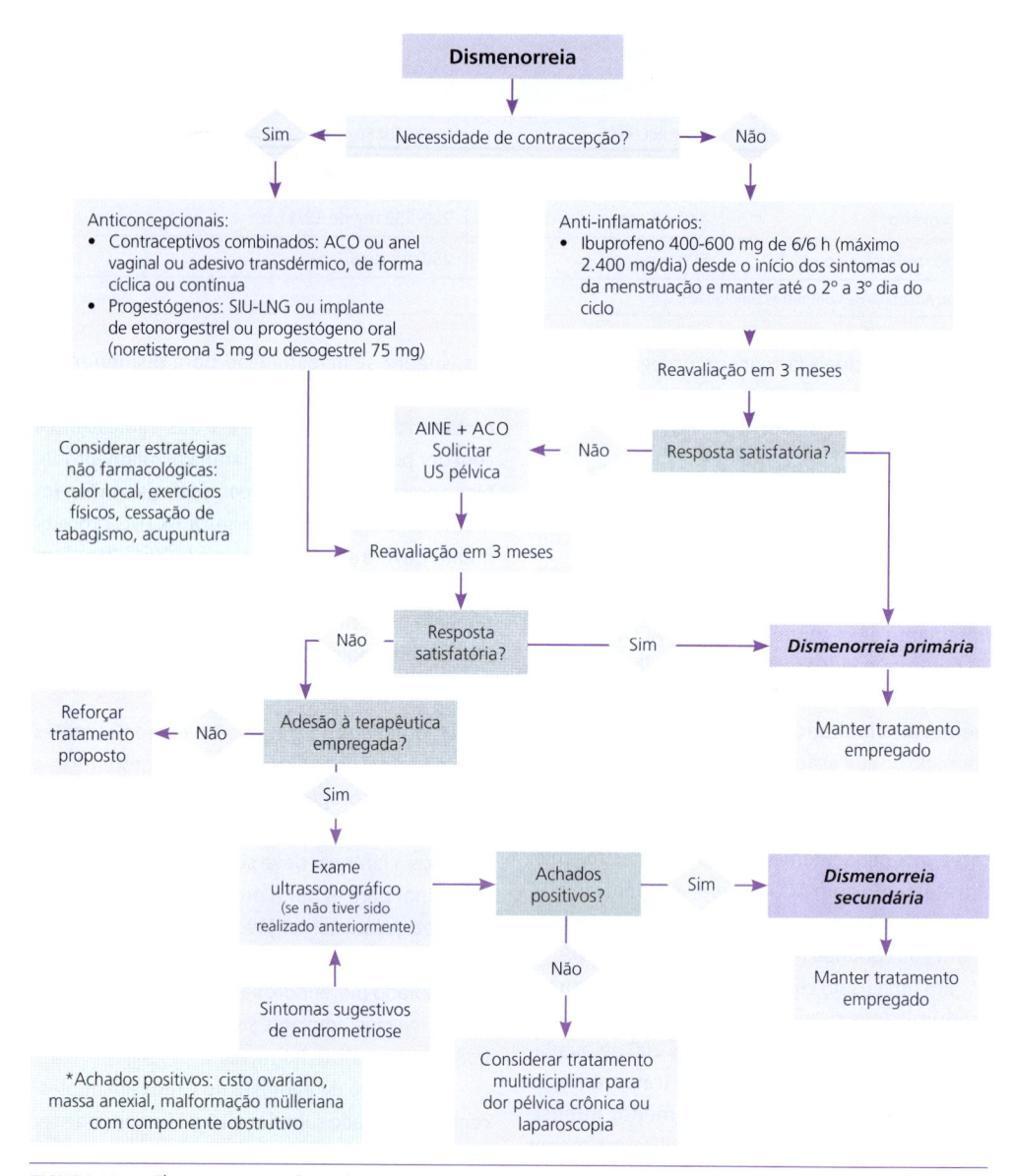

*Achados positivos: cisto ovariano, massa anexial, malformação mülleriana com componente obstrutivo

Não → Considerar tratamento multidiciplinar para dor pélvica crônica ou laparoscopia

FIGURA 16.1 – Fluxograma para investigação e tratamento da dismenorreia.
ACO, anticoncepcional oral combinado; AINE, anti-inflamatório não esteroide; SIU-LNG, sistema intrauterino de levonorgestrel; US, ultrassonografia.
Fonte: Elaborada com base em Kho e colaboradores[17] e Committee opinion ACOG.[21]

therapy em adolescentes, sendo o esquema realizado em analogia aos empregados na mulher adulta[28] (ver Cap. 14 – Endometriose e Cap. 15 – Dor pélvica crônica). Um ensaio clínico randomizado que avaliou a qualidade de vida em adolescentes em uso de análogos de GnRH (GnRHa) concluiu que o tratamento com GnRHa mais *add-back* leva à melhora da qualidade de vida, sem piora do humor ou dos sintomas semelhantes aos da menopausa, sendo o uso da combinação com estrogênio equino conjugado (EEC) superior na melhora da saúde física relacionada com a qualidade de vida.[29]

Apesar de os endometriomas serem raros na adolescência, a chance de recorrência preocupa quem trata essas meninas, em função da potencial perda do tecido ovariano. Para avaliar a eficácia do tratamento medicamentoso com ACO após a ressecção cirúrgica de endometrioma em adolescentes, Seo e colaboradores[30] estudaram uma coorte de 176 mulheres em idade reprodutiva que foram submetidas à laparoscopia por endometrioma. Todas as pacientes receberam agonistas do GnRH durante 3 a 6 meses após a cirurgia e, posteriormente, iniciaram ACO de forma cíclica. O período de tratamento foi, em média, de 41 meses, e houve recorrência em oito casos (4,5%). Após ajuste para fatores de confusão, a proporção cumulativa de endometriomas recorrentes após 60 meses foi semelhante em mulheres adolescentes e adultas (5,5% nas adolescentes e 8,5% nas adultas), sinalizando que o uso de ACO cíclico é tão eficaz em adolescentes quanto em adultas para evitar a recorrência dessa lesão.[30]

Nos casos de dismenorreia secundária de outra etiologia, o tratamento deverá ser direcionado à causa básica.

A abordagem diagnóstica e o tratamento oferecido estão descritos na Figura 16.1.

REFERÊNCIAS

1. Ibáñez L, de Zegher F, Potau N. Premature pubarche, ovarian hyperandrogenism, hyperinsulinism and the polycystic ovary syndrome: from a complex constellation to a simple sequence of prenatal onset. J Endocrinol Invest. 1998;21(9):558-66.
2. Feibelmann TCM, Silva AP, Resende DCS, Resende EAMR, Scatena LM, Borges M de F. Puberty in a sample of Brazilian schoolgirls: timing and anthropometric characteristics. Arq Bras Endocrinol Metab. 2015;59(2):105-11.
3. Gunn HM, Tsai MC, McRae A, Steinbeck KS. Menstrual patterns in the first gynecological year: a systematic review. J Pediatr Adolesc Gynecol. 2018;31(6):557-65.e6.
4. Rimsza M. Dysfunctional uterine bleeding. Pediatr Rev. 2002;23(9):227-33.
5. Hernandez A, Dietrich JE. Abnormal uterine bleeding in the adolescent. Obstet Gynecol. 2020;135(3):615-621.
6. Stanley J, Adeyemi-Fowde O. Intrauterine foley ballon catheter to manage acute heavy menstrual bleeding in a perimenarchal 10-year-old girl. Obstet Gynecol. 2019;134(1):77-80.
7. Yaşa C, Uğurlucan FG. Approach to abnormal uterine bleeding in adolescents. J Clin Res Pediatr Endocrinol. 2020;12(Suppl 1):1-6.
8. Alaqzam TS, Stanley AC, Simpson PM, Flood VH, Menon S. Treatment modalities in adolescents who present with heavy menstrual bleeding. J Pediatr Adolesc Gynecol. 2018;31(5):451-8.
9. O'Brien B, Mason J, Kimble R. Bleeding disorders in adolescents with heavy menstrual bleeding: the Queensland Statewide Paediatric and Adolescent Gynaecology Service. J Pediatr Adolesc Gynecol. 2019;32(2):122-7.
10. Screening and management of bleeding disorders in adolescents with heavy menstrual bleeding: ACOG committee opinion, number 785. Obstet Gynecol. 2019;134(3):e71-e83.
11. Accetta SG, Capp E, Vettori DV, Freitas, DMO. Fisiopatologia, diagnóstico e tratamento da menorragia na adolescência. Reprod Clim. 2000;15(2):77-81.
12. Jamieson MA. Disorders of menstruation in adolescent girls. Pediatric Clin N Am. 2015;62(4):943-61.
13. Edelman AB, Koontz SL, Nichols MD, Jensen JT. Continuous oral contraceptives: are bleeding patterns dependent on the hormones given? Obstet Gynecol. 2006;107(3):657-65.
14. Santos M, Hendry D, Sangi-Haghpeykar H, Dietrich JE. Retrospective review of norethindrone use in adolescents. J Pediatr Adolesc Gynecol. 2014;27(1):41-4.
15. Thorne JG, James PD, Reid RL. Heavy menstrual bleeding: is tranexamic acid a safe adjunct to combined hormonal contraception? Contraception. 2018;98(1):1-3.
16. De Sanctis V, Soliman A, Bernasconi S, Bianchin L, Bona G, Bozzola M, et al. Primary dysmenorrhea in adolescents: prevalence, impact and recent knowledge. Pediatr Endocrinol Rev. 2015;13(2):512-20.
17. Kho KA, Shields JK. Diagnosis and management of primary dysmenorrhea. JAMA. 2020;323(3):268-9.
18. Kontoravdis A, Hassan E, Hassiakos D, Botsis D, Kontoravdis N, Creatsas G. Laparoscopic evaluation and management of chronic pelvic pain during adolescence. Clin Exp Obstet Gynecol. 1999;26(2):76-7.
19. Burnett M, Lemyre M. No. 345-Primary Dysmenorrhea Consensus Guideline. J Obstet Gynaecol Can. 2017;39(7):585-95.
20. Nie W, Xu P, Hao C, Chen Y, Yin Y, Wang L. Efficacy and safety of over-the-counter analgesics for primary dysmenorrhea. a network meta-analysis. Medicine. 2020;99(19):e19881.
21. ACOG Committee Opinion No. 760: dysmenorrhea and endometriosis in the adolescent. Obstet Gynecol. 2018;132(6):e249-258.
22. Marjoribanks J, Proctor M, Farquhar C, Derks RS. Nonsteroidal anti-inflammatory drugs for dysmenorrhoea. Cochrane Database Syst Rev. 2010;(1):CD001751.
23. Davis AR, Westhoff C, O'Connell K, Gallagher N. Oral contraceptives for dysmenorrhea in adolescents girls: a randomized trial. Obstet Gynecol. 2005;106(1):97-104.
24. Harada T, Momoeda M, Taketani Y, Hoshiai H, Terakawa N. Low dose oral contraceptive pill for dysmenorrhea associated with endometriosis: a placebo controlled, double blind, randomized trial. Fertil Steril. 2008;90(5):1583-8.
25. Al-Jefout M, Palmer J, Fraser, I. S. Simultaneous use of a levonorgestrel intrauterine system and an etonorgestrel subdermal implant for debilitating adolescent endometriosis. Aust N Z J Obstet Gynaecol. 2007;47(3):247-9.
26. Walch K, Unfried G, Huber J, Kurz C, van Trotsenburg M, Pernicka E, et al. Implanon verdoylesus medroxipogesterone acetate: effects

on pain scores in patients with symptomatic endometriosis: a pilot study. Contraception. 2009;79(1):29-34.

27. Doyle JO, Missmer SA, Laufer MR. The effect of combined surgical medical intervention on the progression of endometriosis in an adolescent and young adult population. J Pediatr Adolesc Gynecol. 2009;22(4):257-63.

28. Lubianca JN, Gordon CM, Laufer MR. "Add back" therapy for endometriosis in adolescents. J Reprod Med. 1998;43(3):164-72.

29. Gallagher JS, Feldman HA, Stokes NA, Laufer MR, Hornstein MD, Gordon CM, et al. The effects of GnRHa plus Add-Back therapy on quality of life for adolescents with endometriosis: a randomized controlled trial. J Pediatr Adolesc Gynecol. 2016;30(2):215-22

30. Seo JW, Lee DY, Yoon BK, Choi D. The efficacy of postoperative cyclic oral contraceptives after gonadotropin-releasing hormone agonist therapy to prevent endometrioma recurrence in adolescents. J Pediatr Adolesc Gynecol. 2017;30(2):223-7.

17

DOENÇAS DA VULVA E DA VAGINA NA PRÉ-PÚBERE*

SOLANGE GARCIA ACCETTA
ALBERTO MANTOVANI ABECHE
JAQUELINE NEVES LUBIANCA
LETÍCIA ROYER VOIGT

Vulvovaginite na pré-púbere

DEFINIÇÃO

Vulvovaginite é a inflamação dos tecidos da vulva e da vagina, podendo ser secundária a uma ampla variedade de causas. Apresenta padrão de distribuição de faixa etária bimodal, com dois picos de incidência: aos 4 e aos 8 anos.[1] Na criança, o achado mais comum costuma ser, inicialmente, uma vulvite, sem o comprometimento da mucosa vaginal. É considerada a doença ginecológica mais comum na infância, com frequência entre 70 e 80% dos casos atendidos pelo pediatra ou ginecologista.

A incidência das vulvovaginites está aumentada na presença de infecções bacterianas em outros sítios; nas crianças, pode haver transmissão de germes da microbiota respiratória para a região vulvar. Em alguns casos, deverá ser lembrada a possibilidade de abuso sexual ou até de relações sexuais consentidas e desconhecidas pelos pais.

QUADRO CLÍNICO

A vulvite caracteriza-se pela inflamação da mucosa da vulva. Pode ser desencadeada pelos mesmos germes da pele circundante ou ser secundária a uma reação alérgica e/ou de contato (materiais sintéticos, substâncias químicas, etc.). Já a vaginite é a inflamação da mucosa vaginal, associada ao fluxo vaginal, com ou sem comprometimento da mucosa vulvar.

As queixas mais comuns são leucorreia, prurido, ardência, dor, edema, eritema, fissura ou maceração da vulva e sintomas urinários, como urgência e disúria vulvar. É importante ressaltar que a leucorreia pode ser fisiológica no período pós-natal e quando a menina estiver iniciando o período puberal (secundária ao aumento dos níveis estrogênicos) e na ausência de outras queixas. Nesses casos, a abordagem deve incluir a tranquilização da família quanto à normalidade da condição. O **Quadro 17.1** resume os principais sintomas e sinais das vulvovaginites e sua frequência.[2,3]

FATORES DE RISCO

As meninas pré-púberes apresentam características anatômicas, hormonais e funcionais que favorecem a instalação de processos inflamatórios e infecções do trato genital inferior. Até algum tempo atrás, acreditava-se que a maioria dos casos era relacionada com agentes infecciosos específicos e abuso sexual. Hoje, no entanto, tem sido relacionada predominantemente com higiene inadequada e agentes inespecíficos – alérgicos, irritativos e químicos.[4]

---

*Os coautores agradecem a Débora Alves Cardoso pela contribuição dada à escrita deste capítulo na edição anterior.

> **Quadro 17.1** – Achados clínicos das vulvovaginites
>
> **Sintomas**
> - Secreção vaginal (62-92%)
> - Edema (74%)
> - Prurido (45-58%)
> - Disúria (19%)
> - Sangramento (5-10%)
>
> **Sinais**
> - Inflamação (eritema vulvar em 87%)
> - Escoriações da região genital
> - Secreção vaginal
>
> **Fonte:** Modificado de Joishy e colaboradores.[2]

Os fatores de risco podem ser agrupados conforme a seguir.

- **Anatômicos, fisiológicos e hormonais** – Menor distância entre vulva-vagina e ânus, ausência de pelos e coxins gordurosos em grandes lábios, pequenos lábios finos, ausência de estrogênio na mucosa vaginal, pH vaginal alcalino (6,5-7,5), obesidade e malformações.
- **Hábitos e costumes** – Higiene inadequada, uso de roupas apertadas e de material sintético e uso de fraldas.
- **Doenças subjacentes e medicamentos** – Doenças de via aérea superior, infecções virais, diabetes melito, imunossupressão, parasitoses intestinais, doenças dermatológicas (líquen escleroso, dermatite atópica, dermatite de contato, dermatite das fraldas), uso de antimicrobianos e corticosteroides.

VULVOVAGINITE INESPECÍFICA E VULVOVAGINITE ESPECÍFICA

O maior desafio no manejo das vulvovaginites em pré-púberes é distinguir a microbiota patogênica da normal. Um estudo da década de 1980, de Gerstner e colaboradores, constatou que 77% das pacientes assintomáticas eram positivas para bactérias aeróbias, 65% eram positivas para bactérias anaeróbias e 45% eram positivas para ambas.[5]

Xiaoming e colaboradores (2021) compararam a microbiota vaginal de meninas saudáveis e de meninas com quadro de vulvovaginite, tendo encontrado diferenças entre elas. No microbioma vaginal de meninas pré-púberes saudáveis, houve predominância de *Prevotella*, *Porphyromonas*, *Ezakiella* e *Peptoniphilus*, que constituem uma comunidade distinta da de mulheres em idade reprodutiva, nas quais há predominância de *Lactobacillus*. Menor diversidade de microbiota foi encontrada em meninas com vulvovaginite, nas quais foi constatada abundância de *Granulicatella*, estreptococos e *Haemophilus*. Contrariamente ao esperado, as bactérias intestinais não foram associadas a vulvovaginites nesse estudo.[6]

VULVOVAGINITE INESPECÍFICA

A vulvovaginite inespecífica corresponde a 75% dos casos e, na maioria das vezes, responde a tratamento sintomático e a medidas de higiene, sem necessidade de uso de antimicrobianos. As vulvovaginites inespecíficas são causadas por germes normalmente presentes na microbiota vaginal.[7] A vagina fetal é estéril, porém, durante o parto, a pele, o ânus, a vagina e a orofaringe tornam-se colonizados por bactérias que farão parte da microbiota do recém-nascido. As vulvovaginites inespecíficas são provocadas por germes saprófitos (Quadro 17.2), que se tornam patogênicos em razão da falta de integridade da mucosa ou devido a agentes físicos e/ou químicos que rom-

> **Quadro 17.2** – Microrganismos encontrados na microbiota vaginal normal
>
> - *Corynebacterium* sp.
> - *Staphylococcus epidermidis*
> - *Streptococcus* sp. hemolítico
> - *Streptococcus* sp. não hemolítico
> - *Lactobacillus acidophilus*
> - *Escherichia coli*
> - *Proteus* sp.
> - *Pseudomonas aeruginosa*
> - *Klebsiella* sp.
> - *Gardnerella vaginalis*
> - Estreptococos do grupo D
> - *Staphylococcus aureus*
> - *Haemophilus influenzae*
>
> **Fonte:** Adaptado de Emans e colaboradores.[8]

pem o equilíbrio da microbiota vaginal, como sabonetes alcalinos ou manipulação repetida dos órgãos genitais externos.

> Os sintomas melhoram com a modificação do fator predisponente. O tratamento consiste em melhora dos hábitos de higiene e banhos de assento com substâncias anti-inflamatórias, como permanganato de potássio e cloridrato de benzidamina. As principais recomendações para os casos de vulvovaginite inespecífica estão no Quadro 17.3. Os sintomas costumam desaparecer dentro de 2 a 3 semanas.

VULVOVAGINITE ESPECÍFICA

Os principais agentes etiológicos das vulvovaginites específicas incluem alguns germes da microbiota vaginal normal, que podem se multiplicar demasiadamente e provocar sintomas (ver Quadro 17.1), e outros que não pertencem à microbiota genital habitual (Quadro 17.4).

Candida albicans e outros fungos

> Esses microrganismos podem colonizar a vagina e a vulva de meninas em apenas 3 a 4% dos casos,[1] pois, em geral, eles se adaptam em ambiente estrogenizado. A infecção por fungos está associada à imunossupressão, à obesidade, ao uso de fraldas ou à terapia antimicrobiana e à corticoterapia sistêmica. Clinicamente, a mucosa genital apresenta-se "brilhosa" com hiperemia, ardor, prurido, edema e, com frequência, secreção esbranquiçada com grumos.

Gardnerella vaginalis

A *Gardnerella vaginalis* pode fazer parte da microbiota habitual em pré-púberes e, dessa forma, não provoca sintomas genitais. Em um estudo comparando meninas que sofreram abuso sexual com controles da mesma faixa etária, essa bactéria foi identificada em 14,6% *versus* 4,2% das meninas, respectivamente.[9] Em outro estudo, não foi encontrada diferença entre os grupos.[10]

> ⚠ O abuso sexual deverá ser considerado particularmente quando ocorrer vaginose bacteriana de repetição, caracterizada por secreção escassa e acinzentada com odor amínico.

Trichomonas vaginalis

Esse protozoário é encontrado em pré-púberes em raras ocasiões, uma vez que a vagina sem estímulo de estrogênio é relativamente resistente à infecção por esse agente. A tricomoníase pode ser transmitida ao recém-nascido no canal de parto, mas apenas ocasionalmente causa uretrite

---

Quadro 17.3 – Recomendações nas vulvovaginites inespecíficas na pré-púbere

- Evitar roupas apertadas
- Utilizar apenas roupa íntima de algodão
- Enxaguar cuidadosamente as roupas íntimas para evitar resíduos de sabão, de preferência de glicerina
- Não usar espuma para banho ou sabonetes perfumados; reduzir ou abolir banhos de banheira com espuma
- Revisar a higiene íntima com a criança (p. ex., higiene "da frente para trás")
- Secar adequadamente a região genital após o banho
- Evitar exposição prolongada à umidade
- Urinar com os joelhos afastados
- Fazer banhos de assento com anti-inflamatórios

Quadro 17.4 – Agentes etiológicos prevalentes em vulvovaginites na infância

- *Enterobius vermicularis*
- *Shigella* sp.
- *Yersinia* sp.
- *Entamoeba histolytica*
- *Candida albicans*
- *Streptococcus pyogenes*
- *Streptococcus pneumoniae*
- *Staphylococcus aureus*
- *Haemophilus influenzae*
- *Neisseria meningitidis*
- *Branhamella catarrhalis*
- *Trichomonas vaginalis**
- *Neisseria gonorrhoeae**
- *Chlamydia trachomatis**
- *Herpes simplex virus**
- *Papilomaviridae* (HPV)*

*Predominantemente relacionados com abuso sexual.
HPV, papilomavírus humano.
Fonte: Adaptado de Emans e colaboradores.[8]

ou vaginite persistente após a queda dos hormônios maternos.

⚠️ *T. vaginalis* é primariamente transmitido por contato sexual; portanto, deve-se **sempre** investigar a possibilidade de abuso sexual.[3] Ele provoca corrimento vaginal abundante, bolhoso e esverdeado, sem que haja reação inflamatória importante associada.

Chlamydia trachomatis

⚠️ Em neonatos, pode estar associada à contaminação adquirida no canal do parto, podendo manifestar-se até os 2 a 3 anos de vida em meninas. Afastada essa possibilidade, deve-se pensar em abuso sexual, pois cerca de 2 a 13% das meninas apresentam positividade para essa infecção nesses casos. O diagnóstico poderá ser feito por teste de reação em cadeia da polimerase (PCR, *polymerase chain reaction*) de urina.[11]

Neisseria gonorrhoeae

Em geral, ocorre leucorreia intensa e purulenta, que provoca, secundariamente, vulvite. É sempre necessário realizar cultura em meio específico (meio de Thayer-Martin) para a confirmação do diagnóstico.

⚠️ Em todas as crianças com esse diagnóstico, deverá ser investigada a possibilidade de abuso sexual e outras infecções sexualmente transmissíveis (ISTs), como clamídia, sífilis e vírus da imunodeficiência humana (HIV, *human immunodeficiency virus*).

🎁 Devido às implicações legais de um resultado positivo, deve-se realizar apenas culturas por procedimento padrão-ouro, sendo o Gram considerado inadequado.[11]

Parasitoses intestinais

A vulvovaginite por *Enterobius vermicularis* está associada a prurido anal e perineal. Nos casos mais graves, pode apresentar ulcerações genitais com secreção serosa e sanguinolenta, provocando fístulas em uretra e abscessos retovaginais.

O diagnóstico é realizado pelo exame parasitológico de fezes (EPF), pela pesquisa de enteróbios com método de fita (fita adesiva colocada externamente no ânus, à noite) e, raras vezes, pela identificação de ovos em secreção vulvar.

Microbiotas respiratória e entérica

O *Streptococcus pyogenes* ou β-hemolítico do grupo A é um dos agentes patogênicos mais comuns causadores de vulvovaginite na infância.[7] O quadro clínico inclui secreção, prurido e eritema vulvar e perianal. É possível ver uma imagem avermelhada em forma de oito envolvendo todo o períneo. Infecção respiratória, otite ou impetigo podem preceder o início dos sintomas genitais. O diagnóstico é realizado por cultura da secreção ou da pele adjacente.

Shigella sp. é o agente etiológico entérico mais encontrado nos casos de secreção mucopurulenta ou de sangramento vaginal. Em 25% dos casos, está associada à diarreia aquosa, que pode preceder o quadro de vulvovaginite ou se apresentar concomitantemente. Em geral, não causa dor, prurido ou disúria.

Secreção vaginal sanguinolenta

🎁 Sempre que ocorrer secreção vaginal sanguinolenta, é necessário realizar diagnóstico diferencial com corpo estranho, trauma (acidental ou abuso), menarca ou tumor. Nos casos bacterianos, os agentes que mais frequentemente produzem secreção sanguinolenta são *Shigella* sp. e *Streptococcus pyogenes*.

A prevalência de corpo estranho intravaginal em meninas com idade inferior a 13 anos é de 4%, sendo fragmentos de papel higiênico o achado mais comum. Na presença de leucorreia recorrente ou persistente após os tratamentos, ou leucorreia com sangue, a hipótese de corpo estranho vaginal deverá ser investigada.[12,13]

🎁 Na suspeita de corpo estranho, o exame genital com auxílio de iluminação adequada deverá ser realizado na posição genupeitoral. A ultrassonografia ou a radiografia simples da pelve podem auxiliar, mas, se resultarem normais, não excluem tal possibilidade diagnóstica.

A vaginoscopia com histeroscópio de 3 a 4 mm sob anestesia geral é o procedimento de escolha para diagnóstico e retirada do corpo estranho.[4]

A menarca precoce isolada – definida por ausência de caracteres sexuais secundários e ausência de avanço de idade óssea – é rara, sendo um diagnóstico de exclusão. Tumores e pólipos (papiloma, carcinoma de células embrionárias, adenocarcinoma de células claras, adenose vaginal), apesar de incomuns, devem ser considerados no diagnóstico diferencial.[14,15]

Outras doenças

LÍQUEN ESCLEROSO VULVAR

É uma doença inflamatória crônica de possível origem multifatorial, podendo estar relacionada com um processo autoimune e disbiose vulvar e intestinal.[16] Acomete extremos de idade, sendo 5 a 15% dos casos na infância. Atinge crianças desde os primeiros meses de vida, mas aparece, em média, aos 5 anos.

As queixas em meninas incluem prurido, irritação vulvar, sensação de queimação ou disúria. A doença pode, ainda, ser assintomática. A lesão é caracterizada por área de atrofia cutânea e hipocromia, bem delimitada e simétrica em grandes e pequenos lábios, vestíbulo vulvar e região perianal. Em estágios mais avançados, a paciente pode apresentar inflamação secundária, erosões, fissuras, sangramento e, inclusive, formação de sinequias.

Nas crianças, o diagnóstico é feito pela inspeção, e uma anamnese detalhada pode indicar a necessidade de pesquisa de outras condições autoimunes sistêmicas. Não é recomendada a realização de biópsia. O teste terapêutico, com boa resposta a corticosteroides tópicos de alta potência, subsidia o diagnóstico. O tratamento visa a aliviar sintomas e a prevenir cicatrizes e deformidades, assim como melhorar a qualidade de vida das meninas.[17] Períodos de remissão e recidiva são comuns, e pode ser necessário tratamento intermitente com corticosteroides tópicos por anos. A Sociedade Britânica de Dermatologia sugere tratamento por período de 3 meses, com redução gradual da frequência de uso.[18]

SINEQUIA DE PEQUENOS LÁBIOS

Origina-se de processo inflamatório crônico associado a hipoestrogenismo. O pico de incidência costuma ocorrer no segundo ano de vida.[19] O tratamento é necessário apenas quando a aderência for extensa e provocar sintomas urinários, pois espera-se resolução por ação dos estrogênios endógenos durante a puberdade. O tratamento de escolha é o estrogênio tópico, aplicado diariamente em pequenas quantidades, acompanhado de massagem para melhor a absorção, até a resolução da adesão, com período médio de 4 meses.[20]

O tratamento falha em até 20% dos casos com emprego de estrogênio tópico, o que se associa a uso incorreto (aplicação em local diferente, sem massagem e tração) e sinequia com maior tempo de evolução (mais espessa). Independentemente do tratamento, espera-se até um terço de recorrência em 3 meses.[21]

Efeitos adversos ocorrem raramente, como surgimento de botão mamário, hipercromia genital ou sangramento vaginal, que regridem de forma espontânea após a suspensão da medicação.

Na ausência de resposta, indica-se separação manual sob anestesia. É aceitável realizar separação manual com anestésico tópico se a criança for colaborativa e quando o profissional tiver experiência com essa técnica.

Uma opção terapêutica ao creme de estrogênio é o uso de corticosteroide de média a alta potência, como betametasona a 0,05%. Estudos demonstram eficácia semelhante à apresentada pela hormonoterapia local, sendo uma opção em casos de resposta insatisfatória.[22]

PROLAPSO DE URETRA

Trata-se da protrusão da mucosa uretral distal através do meato uretral externo. Apresenta-se como massa anelar vermelha ou vinhosa, friável, sugerindo tumor de vagina. Menos frequentemente, apresenta-se com necrose do tecido. A idade média de apresentação em meninas é aos 4 anos, e os principais sintomas são dificuldade para urinar e sangramento. O diagnóstico diferencial é feito com sarcoma botrioide e outros tumores genitais. Os fatores predisponentes são hipoestrogenismo, defeito anatômico, constipação e infecção urinária (situações associadas a aumento de pressão abdominal). O tratamento inicial é realizado com estrogênio tópico associado à correção de fatores predisponentes, como constipação e disfunção urinária. Raramente, é necessária ressecção cirúrgica.[23]

VERRUGAS GENITAIS

⚠️ Em geral, são causadas pelo papilomavírus humano (HPV, *human papillomavirus*), sobretudo os subtipos 6 e 11. O HPV pode ser transmitido pelo canal de parto, podendo ocorrer um período de incubação de até 3 anos, por contato sexual ou por autoinoculação (em caso de verrugas em outras partes do corpo, como as mãos) e heteroinoculação de cuidadores. Todavia, é imprescindível afastar a possibilidade de abuso sexual.[1,3]

As verrugas genitais são assintomáticas em sua grande maioria, e pode haver resolução espontânea em até 5 anos em 50% dos casos. Existem poucos estudos avaliando o tratamento específico na população pediátrica, e as alternativas aceitáveis parecem ser a aplicação tópica de ácido tricloroacético (apenas para lesões isoladas e pequenas, devido à dor provocada pela aplicação) e as terapias ablativas. Pode-se usar anestésico tópico local (lidocaína) alguns minutos antes da aplicação do ácido tricloroacético. Nas lesões extensas, deve-se considerar sempre a remoção cirúrgica, sob anestesia geral, que pode ser feita com eletrocautério ou *laser*. O imiquimode, apesar de escassa evidência em população pediátrica, foi associado a bons resultados em relatos de casos.[24] Seu uso ainda não é previsto em bula para crianças com idade inferior a 12 anos, devido a limitações de segurança e eficácia, mas tem benefícios em potencial.[25]

⭐ Um dos principais diagnósticos diferenciais é o molusco contagioso, que se caracteriza-se por pápulas brilhantes e umbilicadas. É causado por poxvírus e transmitido por contato direto ou autoinoculação, sendo as piscinas um importante ambiente de transmissão na infância. O tratamento consiste em curetagem das lesões.

ULCERAÇÕES VULVARES

São raras na população pediátrica e não sexualmente ativa. Úlceras maiores que 1 cm, de aparecimento súbito, dolorosas e purulentas, associadas a sintomas sistêmicos, como fadiga e febre, podem ser encontradas em meninas de 10 a 15 anos, sendo denominadas úlceras de Lipschütz. As lesões podem ser únicas ou múltiplas (em espelho), são profundas e, em geral, acompanhadas de necrose ou exsudato acinzentado; sintomas inflamatórios locais exuberantes são frequentemente encontrados, como edema, hiperemia vulvar e linfadenopatia inguinal. Muito pouco se sabe sobre a etiologia, porém alguns estudos as relacionam com primoinfecção por Epstein-Barr ou demais infecções virais. Durante a pandemia de Covid-19, relatos de caso associaram o surgimento agudo de úlceras genitais à infecção ou à vacina contra Covid-19.[26,27] Ocorre resolução espontânea em algumas semanas na maioria dos casos, porém pode-se empregar corticosteroides tópicos ou sistêmicos. Analgesia e banhos de assento podem ser empregados para alívio sintomático.

Em caso de lesões persistentes, deve-se pesquisar doença de Crohn. Deve-se considerar doença de Behçet se o quadro for recorrente, com úlceras rasas, maiores que 1 cm, dolorosas e associadas à ulceração oral, com envolvimento sistêmico e vasculites.

Em pacientes sexualmente ativas, o achado de úlceras genitais está relacionado diretamente com ISTs, sobretudo sífilis e herpes simples. A transmissão perinatal não é causa comum de herpes genital. O herpes tipo 1, labial, pode ser autoinoculado na região vulvar, porém a transmissão do herpes tipo 2 ocorre primariamente por contato sexual. O tratamento é sistêmico na primoinfecção e supressivo nas recorrências.

◼ Diagnóstico na pré-púbere

Sugere-se um exame físico sistemático, iniciando por cabeça, pescoço, tórax e abdome e terminando nos genitais externos. É importante informar, com linguagem clara e simples, todos os passos do exame clínico para tranquilizar a família e a criança. Fotos apenas poderão ser realizadas com consentimento por escrito.

Quando necessário, coleta-se material do introito vaginal e do períneo para a realização do exame direto com soro fisiológico a 0,9% e teste com hidróxido de potássio a 10% (1 gota de secreção vaginal mais 1 gota de hidróxido de potássio a 10%, sendo considerado positivo quando liberar odor amínico). Na suspeita clínica de parasitose intestinal e infecção urinária, solicitam-se, respectivamente, três amostras de EPF com pesquisa de enteróbios, exame qualitativo de urina e urocultura.

Os exames culturais da secreção vaginal poderão ser realizados quando o manejo inicial for insuficiente para a resolução do problema ou se existir suspeita de abuso sexual. Nesses casos, deve-se solicitar cultura para gonococo (meio de Thayer-Martin), PCR para clamídia, pesquisa para hepatites B e C, sífilis e HIV.

A coleta com cotonete (embebido com soro fisiológico para minimizar o desconforto) pode oferecer material adequado para as necessidades cotidianas.

Na suspeita de corpo estranho, inicialmente, utiliza-se a técnica de irrigação vaginal com soro fisiológico, através de seringa acoplada à sonda disponível. O turbilhonamento do líquido dentro da vagina pode ser capaz de deslocar um corpo estranho pequeno. Nesse procedimento, após a identificação do corpo estranho, pode-se realizar a retirada com pinça ou proceder à lavagem da vagina com soro fisiológico a 0,9% até a expulsão do corpo estranho e a limpeza da cavidade vaginal.[28] Em casos refratários ou dúvida diagnóstica, como suspeita de ureter ectópico ou tumores, é necessário realizar a vaginoscopia, que permite biópsia e tratamento cirúrgico definitivo (Quadro 17.5).

Quadro 17.5 – Indicações de vaginoscopia

- Sangramento vaginal anormal
- Suspeita e/ou remoção de corpo estranho
- Suspeita de tumor
- Biópsia dirigida
- Vulvovaginite recorrente
- Reparo de lesões

Tratamento na pré-púbere

VULVOVAGINITE INESPECÍFICA

Como ilustra o Quadro 17.3, o tratamento da vulvovaginite inespecífica inicia-se pelas medidas gerais, com adequação da higiene genital e correção dos hábitos identificados como predisponentes para os sintomas. Anti-histamínicos sistêmicos podem ser utilizados nos casos de prurido intenso e refratário às medidas adotadas anteriormente.

Nos processos inflamatórios intensos, o uso de estrogênio tópico pode tornar a mucosa mais resistente e auxiliar a recuperação do equilíbrio da microbiota genital.

VULVOVAGINITE ESPECÍFICA E OUTRAS CONDIÇÕES

Quando realizado diagnóstico de IST, a investigação de possibilidade de abuso sexual será mandatória; porém, como citado antes, algumas infecções podem ser decorrentes de transmissão vertical.

Nas Tabelas 17.1 e 17.2, são listadas as principais vulvovaginites específicas e outras condições genitais com seus respectivos tratamentos. Nos casos de vulvovaginites recorrentes ou resistentes, com ou sem sangramento vaginal, deve ser afastado diagnóstico de corpo estranho intravaginal, tumor e malformações genitais.

Tabela 17.1 – Tratamento das vulvovaginites específicas

AGENTE ETIOLÓGICO	TRATAMENTO
Candida albicans e outros fungos	Miconazol, clotrimazol, terconazol ou nistatina tópico 2×/dia, durante 10-14 dias; aplicado na vulva e no introito vaginal
Gardnerella vaginalis	Metronidazol suspensão oral 20-40 mg/kg/dia VO de 12/12 h, durante 7 dias, para crianças com peso corporal superior a 35 kg
Trichomonas vaginalis	Metronidazol suspensão oral 20-40 mg/kg/dia VO divididos em 3×/dia (máximo 250 mg/dose), durante 7 dias
Chlamydia trachomatis	Peso corporal inferior a 45 kg: eritromicina 50 mg/kg/dia VO divididos em 4 doses, durante 14 dias
	Peso corporal igual ou superior a 45 kg, mas < 8 anos: azitromicina 1 g em dose única
	Para crianças > 8 anos: azitromicina 1 g em dose única OU doxiciclina 100 mg de 12/12 h, durante 7 dias
Neisseria gonorrhoeae	Peso corporal inferior a 45 kg: ceftriaxona 25-50 mg/kg IM ou IV em dose única (não exceder 250 mg)
	Peso corporal igual ou superior a 45 kg: ceftriaxona 500 mg IM em dose única
Enterobius vermicularis	Mebendazol 100 mg, albendazol 400 mg OU pamoato de pirantel 11 mg/kg (máximo 1 g) VO em dose única; repetir em 2 semanas; tratar membros da casa
Entamoeba histolytica	Tinidazol 50-60 mg/kg VO 1×/dia, durante 3 dias
	OU
	Metronidazol 15 mg/kg/dia VO divididos em 3×/dia, durante 7 dias
Streptococcus pyogenes	Amoxicilina 50 mg/kg/dia VO divididos em 3×/dia, durante 7 dias;* também recomendada para tratamento de infecções por outros germes respiratórios, como *Haemophilus influenzae*
	Eritromicina 30 mg/kg/dia divididos em 4×/dia, durante 10 dias
Shigella sp.	Sulfametoxazol 50 mg + trimetoprima 10 mg/kg/dia VO divididos em 2×/dia, durante 7 dias*
	Ampicilina 50 mg/kg/dia VO divididos em 4×/dia, durante 7-10 dias

*Primeira linha de tratamento.
IM, intramuscular; IV, intravenoso; VO, via oral.
Fonte: Elaborada com base em Emans e colaboradores,[8] Workowski e colaboradores.[11]

Tabela 17.2 – Tratamento de outras condições

CONDIÇÃO	TRATAMENTO
Líquen escleroso	Propionato de clobetasol a 0,05% 1×/dia, durante 4 semanas ou até a melhora do quadro clínico. Pode ser usado em combinação com emoliente. Retirada progressiva em dias alternados por mais 4 semanas e 2×/semana até completar 12 semanas
Sinequia de pequenos lábios	Estrogênio tópico (estriol a 1%) creme 2×/dia em pequena quantidade, aplicada com ponta de dedo ou cotonete, com massagem local e leve tração inferior até desfazer a aderência (uso até 4 meses). Manutenção: uso de emolientes, como vaselina ou umectante, durante 6 meses
	OU
	Betametasona a 0,05% 2×/dia, durante 4-12 semanas (segunda opção)

(Continua)

Tabela 17.2 – Tratamento de outras condições (Continuação)	
CONDIÇÃO	TRATAMENTO
Prolapso de uretra	Estriol a 1% creme 2-3×/dia, durante 2-4 semanas
	Banho de assento concomitante
	Correção cirúrgica no insucesso do tratamento clínico
Corpo estranho	Remoção por irrigação com SF a 0,9% morno ou, se necessário, vaginoscopia
Herpes simples	Aciclovir VO na primoinfecção e nas recidivas
Condilomas	Ácido tricloroacético a 50-85% 1 aplicação/semana, durante 4 semanas (uso raro)
	Ressecção e eletrocauterização da base com eletrocautério
	Cirurgia com *laser* (ideal para lesões extensas)

SF, soro fisiológico; VO, via oral.
Fonte: Elaborada com base em Emans e colaboradores,[8] Workowski e colaboradores.[11]

REFERÊNCIAS

1. Laufer MR, Emans SJ. Overview of vulvovaginal conditions in the prepubertal child [Internet]. Waltham: UpToDate; 2021 [capturado em 1 jul. 2022]. Disponível em: https://www.uptodate.com/contents/overview-of-vulvovaginal-conditions-in-the-prepubertal-child.

2. Joishy M, Ashtekar CS, Jain A, Gonsalves R. Do we need to treat vulvovaginitis in prepubertal girls? BMJ. 2005;330(7484):186-8.

3. Zuckerman A, Romano M. Clinical recommendation: vulvovaginitis. J Pediatric Adolesc. 2015;29(6):673-9.

4. Jasper JM. Vulvovaginitis in the prepubertal child. Clin Pediatr Emerg Med. 2009;10(1):10-3.

5. Gerstner GJ, Grünberger W, Boschitsch E, Rotter M. Vaginal organisms in prepubertal children with and without vulvovaginitis: a vaginoscopic study. Arch Gynecol. 1982;231(3):247-52

6. Xiaoming W, Jing L, Yuchen P, Huili L, Miao Z, Jing S. Characteristics of the vaginal microbiomes in prepubertal girls with and without vulvovaginitis. Eur J Clin Microbiol Infect Dis. 2021;40(6):1253-61.

7. Jarienè K, Drejerienè E, Jaras A, Kabasnskienè A, Celkienè I, Urbonavicienè N.Clinical and microbiological findings of vulvovaginitis in prepuberal girls. J Pediatr Adolesc Gynecol. 2019;31(6):574-8.

8. Emans SJ, Laufer MR, Goldstein DP. Pediatric and adolescent gynecology. 6th ed. Boston: Little, Brown and Company; 2012.

9. Bartley DL, Morgan L, Rimsza ME. Gardnerella vaginalis in prepuberal girls. Am J Dis Child. 1978;141(9):1014-7.

10. Ingram DL, White ST, Lyna PR, Crews KF, Schmid JE, Everett VD, et al. Gardnerella vaginalis infection and sexual contact in female children. Child Abuse Negl. 1992;16(6):847-53.

11. Workowski KA, Bachmann LH, Chan PA, Johnston CM, Muzny CA, Park I, et al. Sexually Transmitted Infections Treatment Guidelines, 2021. MMWR Recomm Rep. 2021;70(4):1-187.

12. Paradise JE, Willis ED. Probability of vaginal foreign body in girls with genital complaints. Am J Dis Child. 1985;139(5):472-6.

13. Pokorny SF. Long term intravaginal presence of foreign body in children. A preliminary study. J Reprod Med. 1994;39(12):931-5.

14. Accetta SG, Rivoire WA, Monego HI, Vettori DV, De Oliveira Freitas DM, Edelweiss MI, et al. Vaginal adenosis in a non diethylstilbestrolexposed 6 year old pacient. Gynecol Obstet Invest. 2001;51(4):271-3

15. Arbo E, dos Reis R, Uchoa D, Accetta SG, Rivoire WA, Capp E. Vaginal mullerian papilloma in 2 year old child. Gynecol Obstet Invest. 2004;58(1):55-6.

16. Chattopadhyay S, Arnold JD, Malayil L, Hittle L, Mongodin EF, Marathe KS, et al. Potential role of the skin and gut microbiota in premenarchal vulvar lichen sclerosus: a pilot case-control study. PLoS One. 2021;16(1):e0245243.

17. Campaner AB, Cardial MFT, Kamilos MF, Santos ALF, Martins CMR, Speck NM de G, et al., organizadores. Manual ilustrado de doenças da vulva. Rio de Janeiro: Atheneu; 2020.

18. Orszulak D, Dulska A, Niziński K, Skowronek K, Bodziony J, Stojko R, et al. Pediatric vulvar lichen sclerosus: a review of the literature. Int J Environ Res Public Health. 2021;18(13):7153.

19. Bacon JL, Romano ME, Quint EH. Clinical recommendation: labial adhesions. J Pediatr Adolesc Gynecol. 2015;28(5):405-9.

20. Dwlut-McElroy T, Higgins J, Williams K, Stricckland JL. Treatment of prepuberal labial adhesions: a randomised controlled trial. J Pediatr Adolesc Gynecol. 2019;32(3):259-63.

21. Bussen S, Eckert A, Schmidt U, Sütterlin M. Comparison of conservative and surgical therapy concepts for synechia of the labia in prepubertal girls. Geburtshilfe Frauenheilkd. 2016;76(4):390-5.

22. Husey M,Hakalmaz AE. Labial adhesion: new classification and treatment protocol.J Pediatr Adolesc. 2020;33(4):343-8.

23. Gill BC. Urethral prolapse [Internet]. New York: Medscape; 2021 [capturado em 26 dez. 2021]. Disponível em: https://emedicine.medscape.com/article/443165.

24. Dinleyici M, Saracoglu N, Eren M, Kiliç Ö, Ciftci E, Dinleyici EC, et al. Giant condyloma acuminate due to human papillomavirus type 16 in an infant successfully treated with topical imiquimod therapy. Dermatol Reports. 2015;7(3):6134.

25. Giancristoforo S, Diociaiuti A, Tchidjou HK, Lucchetti MC, Carnevale C, Rotunno R, et al. Successful topical treatment of anal giant condylomata acuminata in an infant. Dermatol Ther. 2020;33(4):e13624.

26. González-Romero N, Morillo Montañes V, Vicente Sánchez I, García García M. Úlceras de Lipschütz tras la cacuna frente a la Covid-19 de Astrazeneca. Actas Dermosifiliogr. 2021:online ahead of print.

27. Krapf JM, Casey RK, Goldstein AT. Reactive non-sexually related acute genital ulcers associated with COVID-19. BMJ Case Rep. 2021;14(5):e242653.

28. Golan A, Lurie S, Savig R, Glezerman M. Continuous flow vaginoscopy in children and adolescents. J Am Assoc Gynecol Laparosc. 2000;7(4):526-8.

18

ANTICONCEPÇÃO NA ADOLESCÊNCIA

ALBERTO MANTOVANI ABECHE
JAQUELINE NEVES LUBIANCA
SOLANGE GARCIA ACCETTA
LETÍCIA ROYER VOIGT

■ Métodos anticoncepcionais

A maioria dos métodos contraceptivos pode ser utilizada por adolescentes, desde que respeitadas as limitações individuais, a capacidade de adaptação ao método, as preferências pessoais e as contraindicações, conforme os critérios de elegibilidade da Organização Mundial da Saúde (OMS) de 2015.[1]

Ainda hoje, os métodos mais populares de contracepção empregados por adolescentes são os preservativos e o método de retirada, seguidos dos anticoncepcionais orais combinados (ACOs). O método de ritmo também aumentou sua popularidade desde 2002, com 17% das adolescentes utilizando-o entre 2006 e 2008. A preferência por métodos de pouca eficácia, por falta de acesso ou desconhecimento, está diretamente relacionada com as taxas de 80% de gestação não planejada entre os 15 e os 19 anos. No Brasil, a taxa de nascidos vivos entre adolescentes é de 19,3 do total de nascidos vivos em todas as idades.[2] Considera-se que o número de gestações possa ser maior, considerando os casos nos quais houve interrupção da gravidez.

Um estudo realizado no Hospital de Clínicas de Porto Alegre (HCPA) avaliou as justificativas dadas pelas adolescentes com gestação a termo por terem engravidado, em que 30,4% atribuíram a gravidez ao descuido na utilização do método contraceptivo (geralmente esquecimento de ACO), 16,4% tinham crença de que não poderiam engravidar devido à sua pouca idade, 15,2% alegaram efeitos colaterais do método, 13,9% referiram adiamento do início da contracepção e 11,4% disseram ter falta de conhecimento do método.[3]

Portanto, é fundamental apresentar para a adolescente a taxa de falha dos métodos contraceptivos, teórica (representada pelo índice de Pearl [IP]) e de uso (Tabela 18.1), selecionando opções de maior eficácia para esse subgrupo de pacientes. Deve-se considerar que, entre as adolescentes, as falhas são maiores do que entre as mulheres adultas, principalmente no que diz respeito aos métodos comportamentais, e estão associadas aos fatores descritos no Quadro 18.1. A tendência mundial é indicar métodos contraceptivos de longa ação (LARC, *long-acting reversible contraception*) para esse subgrupo, já que eles detêm maior eficácia e não dependem da atenção constante da usuária.[4]

ANTICONCEPCIONAIS ORAIS COMBINADOS, ADESIVO TRANSDÉRMICO E ANEL VAGINAL

Os ACOs ainda são o método mais amplamente empregado por adolescentes. Para formulações, concentrações, mecanismo de ação e modo de uso, ver Capítulo 47 – Anticoncepção.

Tabela 18.1 – Taxa de falha dos diferentes métodos anticoncepcionais

MÉTODO	FALHA DE USO EM 100 USUÁRIAS DURANTE 1 ANO	FALHA TEÓRICA (IP*)
Preservativo masculino	15	2
Preservativo feminino	21	5
Medroxiprogesterona injetável trimestral	3	< 1
DIU (cobre ou levonorgestrel)	0,3 (cobre) 0,14 (levonorgestrel)	< 1
Adesivo transdérmico	8	< 1
ACO	8	< 1
Anel vaginal	8	< 1
Implante subdérmico	< 1	< 1
Ligadura tubária	0,1-0,3	0,1-0,3
Sem método	85	85

*Índice de Pearl (IP) = número de gestações que ocorrem entre cem usuárias do método durante 1 ano.
ACO, anticoncepcional oral combinado; DIU, dispositivo intrauterino.
Fonte: Adaptada de Hatcher e colaboradores.[5]

Quadro 18.1 – Fatores de risco para falha na contracepção em adolescentes

- Percepção da gestação como evento positivo
- Ausência de projeto de vida que inclua estudo e formação profissional
- Atraso ou evasão escolar
- Pouca idade
- Modelo cultural e familiar de gestação na adolescência
- Falta de incentivo à contracepção por parte da família, dos amigos e da equipe de saúde
- Não entendimento da forma correta de uso de método contraceptivo e chance de falha

É importante considerar que o uso de ACOs por adolescentes apresenta maior taxa de falha do que em adultas. Pelo menos 20 a 30% das adolescentes esquecem de tomar um comprimido por ciclo. Para melhorar a adesão, sugere-se uso de despertador, aplicativo de celular, assim como suporte familiar. Metade das adolescentes descontinua o método após 3 meses, motivadas principalmente por efeitos adversos (Quadro 18.2), como náuseas, sangramento irregular, desconforto mamário, cefaleia, mudança de humor, alteração de peso corporal, medo de diminuição da fertilidade futura ou, simplesmente, por receio de que os pais descubram. Fatores motivadores do uso são diminuição do sangramento menstrual, melhora da dismenorreia e da acne e regularidade do ciclo menstrual, entre outros (Quadro 18.2).

Os ACOs são comumente utilizados no regime de 28 dias, com 21 comprimidos ativos e 7 dias de intervalo ou comprimidos-placebo. Outras apresentações consistem em 24 dias de comprimidos ativos e 4 dias de pausa ou placebo. Também há apresentações com valerato de estradiol para uso contínuo, mas com 2 a 4 dias de comprimidos inertes, de modo que pode ocorrer pequeno sangramento de privação.

A consideração a ser feita em adolescentes muito jovens é sobre a massa óssea, pois o pico de aquisição desta ocorre nesse período da vida. Anticoncepcionais de ultrabaixa dosagem parecem interferir no ganho de massa óssea; portanto, a escolha ideal para adolescentes seriam concentrações de 30 µg de etinilestradiol. Doses de 50 µg ou mais estão proscritas, por determinarem maior risco de eventos tromboembólicos.

Os estrogênios desempenham um papel fundamental na massa óssea durante a adolescência. Estudos experimentais demonstraram que

> **Quadro 18.2** – Efeitos adversos e benefícios não contraceptivos dos anticoncepcionais orais combinados
>
> **Efeitos adversos**
> - Náuseas e vômitos
> - Mastalgia
> - Distensão abdominal
> - Mudanças de humor
> - Sangramento de escape
> - Amenorreia
> - Tromboembolia venosa
>
> **Benefícios não contraceptivos**
> - Melhora da dismenorreia
> - Diminuição da incidência de anemia
> - Redução do risco de gestação ectópica
> - Diminuição da incidência de doença mamária benigna e de cistos ovarianos
> - Redução da incidência de câncer de ovário e endométrio

os estrogênios reduzem a formação e a atividade dos osteoclastos, diminuindo a reabsorção óssea. Além disso, eles afetam positivamente a formação, a diferenciação, a proliferação e a atividade dos osteoblastos, estimulando a formação óssea. Como os ACOs inibem o eixo hipotálamo-hipófise-ovário, consequentemente reduzindo os níveis estrogênicos, eles podem interferir na aquisição de massa óssea em adolescentes, sobretudo nos primeiros 3 anos após a menarca.[6] Por isso, doses muito baixas atuam somente no bloqueio, não mantendo concentração sérica mínima de estradiol. Doses inferiores a 30 μg podem interferir na aquisição de massa óssea em adolescentes, devendo ser evitadas nesse subgrupo. O efeito dos ACOs sobre a densidade mineral óssea (DMO) em mulheres jovens tem sido bastante investigado, mas alguns estudos mostraram resultados controversos em desfechos relevantes, como a taxa de fraturas. Ainda não existem estudos conclusivos sobre as novas combinações hormonais com valerato de estradiol quanto à sua influência no pico de massa óssea, na DMO e no risco de fratura.[7]

Na escolha do progestógeno, o levonorgestrel deve ser o preferido na associação dos ACOs. Em 2011, uma grande coorte populacional[8] – realizada entre 2001 e 2009 e envolvendo 8.010.290 mulheres/ano, usuárias e não usuárias de ACO – confirmou 4.246 casos de tromboembolia. O levonorgestrel combinado com 30 a 40 μg de etinilestradiol demonstrou risco de tromboembolia venosa de 2,92 (razão de chances [RC] 2,92; intervalo de confiança [IC] 95%, 2,23-3,81) em comparação com o não uso de ACO. Os demais progestógenos (gestodeno, desogestrel, drospirenona, ciproterona) associaram-se a risco 2 a 3 vezes maior. Inclusive nas combinações de gestodeno, desogestrel e drospirenona com 20 μg de etinilestradiol, o risco foi superior ao de levonorgestrel com 30 μg de etinilestradiol.[8]

O uso de adesivo transdérmico e anel vaginal segue os critérios de elegibilidade da OMS[8] e pode ser visto em detalhes no Capítulo 47 – Anticoncepção. Eles podem ser uma alternativa ao anticoncepcional oral em adolescentes com dificuldades na tomada diária, mas o custo mais elevado é um limitador do seu uso, principalmente nas pacientes do Sistema Único de Saúde (SUS), para as quais não são distribuídos. Deve-se lembrar de que o adesivo tem sua eficácia reduzida em pacientes com mais de 90 kg e com o descolamento parcial, que parece ser mais frequente em adolescentes.

ACOs, adesivo transdérmico ou anel vaginal são categoria 1 da menarca até os 40 anos, segundo critérios de elegibilidade da OMS de 2015.[1]

REGIMES DE USO ESTENDIDO

Regimes de uso estendido têm sido estudados com o objetivo de melhorar a adesão e, consequentemente, reduzir a falha de uso, além de promover uma melhor qualidade de vida, pois podem atenuar sintomas observados no período da pausa (Quadro 18.3). Adolescentes com comorbidades podem beneficiar-se do uso estendido de ACOs, em razão da melhora dos sintomas da doença de base ou diminuição de sua ocorrência. São exemplos: epilepsia, anemia, endometriose, enxaqueca, transtorno disfórico pré-menstrual, menorragia e dismenorreia. Outra grande vantagem em adolescentes é evitar o sangramento de privação, considerado desconfortável por muitas jovens, principalmente quando coincide com oca-

> **Quadro 18.3** – Vantagens do regime de uso estendido de anticoncepcionais orais combinados
>
> - Redução do número de dias e do fluxo menstrual
> - Diminuição da incidência e da intensidade de sintomas no período da pausa, como cefaleia, enxaqueca, dismenorreia e mastalgia
> - Redução dos custos com produtos de higiene e medicamentos sintomáticos para dismenorreia

siões como atividades esportivas, viagens e acampamentos. Essa estratégia de uso é bem estabelecida, e as adolescentes e seus familiares devem ser informados a respeito da segurança de não apresentar sangramento de privação hormonal.

Obtêm-se regimes de uso estendido ao diminuir o número de dias livres de hormônios ou simplesmente fazer uso contínuo sem intervalo. Em 2003, a Food and Drug Administration (FDA) liberou a primeira apresentação comercial do regime de uso estendido, contendo 0,03 mg de etinilestradiol e 0,15 mg de levonorgestrel, com 84 pílulas ativas e 7 dias de intervalo. Esse regime apresenta IP de 0,6 com o uso ideal. O principal efeito adverso é o sangramento irregular, que tende a diminuir com a continuidade do método.

O regime de uso estendido também é muito empregado nos casos em que a paciente e/ou o médico desejam induzir amenorreia. Ele apresenta IP de 1,6 com uso ideal. Já há liberação da FDA, desde 2007, de uma apresentação contendo 20 µg de etinilestradiol e 90 µg de levonorgestrel para uso ininterrupto. Após 1 ano de uso, 20% das mulheres (> 18 anos) ainda apresentavam sangramento de escape.

Para outras pacientes, a amenorreia induzida pelo uso estendido pode gerar insegurança quanto à eficácia do método e à ausência de gravidez, principalmente em pacientes que não utilizam o método da forma correta. Por isso, deve-se deixar muito claro para as pacientes que regimes de uso estendido têm eficácia maior ou igual à dos regimes cíclicos se empregados corretamente, não havendo justificativa para temer gestação na ausência de sangramento (isso só ocorre se houver privação de uso de comprimidos ativos). Também é importante esclarecer sobre a possível ocorrência de sangramento de escape, atentando para o fato de que sua presença não significa perda de eficácia.

Não há estudos específicos para averiguar se há diferença na DMO, na incidência de câncer de ovário ou de mama, nem de trombose venosa profunda com os regimes de uso estendido. Uma revisão da Cochrane, comparando regimes habituais com regimes de uso estendido, mostrou índices semelhantes de satisfação, segurança e gravidez. Após 1 ano de uso do regime estendido, 90% das pacientes mostraram interesse em continuar com o esquema. Os dados referentes ao uso estendido de ACOs provêm de estudos em maiores de 18 anos.[9]

Outra formulação desenvolvida para reduzir os sintomas de privação foi aprovada, acrescentando sete pílulas com 0,01 mg de etinilestradiol em substituição aos dias livres de hormônio, o que mostrou melhor controle de sangramento de escape ao longo do uso em relação ao primeiro esquema. Ela apresenta IP de 1,27 com o uso habitual (IP ideal = 0,78). No Brasil, essa formulação já está disponível.

Também existem opções comercializadas com 28 ou 30 comprimidos, para uso contínuo, com o adendo "sem parar". Formulações disponíveis no mercado propõem uso "flexível", com possibilidade de pausa programável entre 25 e 120 dias de uso contínuo. A pausa será sempre de 4 dias. Essa formulação disponibiliza um aplicativo para orientar o uso e organizar os períodos de pausa.

ANTICONCEPCIONAIS ORAIS SÓ DE PROGESTÓGENOS

A maior vantagem do emprego de anticoncepcionais orais só de progestógenos (POPs, *progestagen only-pill*) é a ausência de risco de fenômenos tromboembólicos.[10] No que se refere aos POPs, é importante reconhecer que existem dois tipos de formulações: aquelas que atuam mediante espessamento do muco cervical, alteração da motilidade tubária e atrofia endometrial (noretindrona, levonorgestrel), e aquelas que, além desses mecanismos, promovem a inibição do pico de hormônio luteinizante (LH, *luteinizing hormone*) e, portanto, da ovulação. São exemplos deste último tipo os compostos com desogestrel isolado e drospirenona (DRSP) isolada.

A DRSP isolada foi recentemente lançada na Europa, nos Estados Unidos e, em 2021, no Brasil. Os comprimidos contém 4 mg de drospirenona para uso no regime 24 comprimidos ativos e 4 comprimidos de placebo, período em que ocorrerá o sangramento de privação. É o primeiro regime 24/4 sem estrogênio em sua composição e com sangramento previsto na pausa aprovado pela FDA para adolescentes a partir dos 12 anos de idade; no Brasil é aprovado pela Anvisa a partir dos 16 anos de idade. Seu IP é de 0,73.[11]

Uma vantagem especial em relação aos demais POPs é que o bloqueio à ovulação se mantém mesmo com atraso de 24 horas na tomada dos comprimidos, com baixíssimas taxas de falha (0,8% de ovulação com atraso de 24 h de 4 comprimidos ativos em 1 ciclo), semelhante ao ocorrido com o atraso de ACOs (1,1-2% de ovulação) e superior ao desogestrel isolado (1,75 de ovulação com 3 atrasos programados de 12 h em 1 ciclo).[12]

O padrão de sangramento não previsível (escape/*spotting*) é significativamente menor com POP de DRSP do que com POP de desogestrel a partir dos primeiros quatro ciclos, mantendo-se até por volta do primeiro ano de uso.[13] Também há redução significativa do sangramento prolongado (mais de 10 dias) quando comparado com o desogestrel (9% vs. 16% no ciclo 7-9) e menor descontinuação do tratamento por sangramento ou eventos adversos do que com o desogestrel.[14]

Estudos em adolescentes demonstraram redução da dismenorreia e do consumo de analgésicos após 6 meses de uso de POP de DRSP, o que também é esperado com o uso de ACOs, porém deve-se considerar os riscos inerentes à adição do etinilestradiol/valerato de estradiol. Para algumas adolescentes, entretanto, como aquelas com acne ou outros sinais de hiperandrogenismo, os anticoncepcionais combinados apresentam superioridade e indicação estabelecida.[15]

⭐ Os POPs estão especialmente indicados em pacientes com contraindicação ao estrogênio, como em casos de hipertensão arterial sistêmica, dislipidemia, tabagismo, obesidade, enxaqueca com aura, trombofilias, condições extremamente raras em adolescentes, mas há uma forte tendência atual para uso prioritário desses contraceptivos em relação aos ACOs por questões de segurança.

Em relação à massa óssea, uma grande coorte nos Estados Unidos com usuárias de métodos contraceptivos por mais de 5 anos evidenciou que pacientes com mais de 2 anos cumulativos de uso de ACO e POPs apresentavam menor risco de fraturas quando comparadas com as usuárias de outros métodos (risco relativo [RR] 0,88; IC 95%, 0,80-0,97) ou mulheres que nunca usaram ACOs (risco relativo ajustado [RRa] 0,85; IC 95%, 0,76-0,96), não existindo essa preocupação em usuárias de POPs.[6]

ANTICONCEPCIONAIS INJETÁVEIS COMBINADOS

⭐ Os anticoncepcionais injetáveis combinados são formulações que contêm estrogênio e progestógeno. A sua indicação respeita os critérios de elegibilidade da OMS[1] de 2015. Os injetáveis combinados apresentam os mesmos efeitos adversos e contraindicações dos ACOs. Devem ser aplicados via intramuscular (IM) profunda e são de uso mensal. Os anticoncepcionais injetáveis combinados constituem uma boa opção para adolescentes, já que eliminam a necessidade da tomada diária dos comprimidos. Eles podem ser uma boa opção também para pacientes com déficit cognitivo, tendo seu emprego garantido pelo responsável legal. Costumam ser bem aceitos nessa faixa etária, o que promove maior índice de continuidade do uso.

Anticoncepcionais injetáveis combinados são categoria 1 da menarca até os 40 anos, segundo critérios de elegibilidade da OMS[1] de 2015.

ANTICONCEPCIONAIS INJETÁVEIS DE PROGESTÓGENO ISOLADO (TRIMESTRAL)

O acetato de medroxiprogesterona (AMP) de depósito é a opção disponível. Cada ampola contém 150 mg de AMP, que devem ser injetados via IM profunda, com repetição da dose a cada 90 dias.

O mecanismo de ação e os efeitos adversos podem ser vistos no Capítulo 47 – Anticoncepção. O AMP proporciona contracepção segura, de longa duração, com discrição, não depende do ato sexual nem requer envolvimento do parceiro e, na maioria das vezes, o efeito perdura além dos 3 meses. Tem falha anual de 3% (0,3% com uso ideal).

O AMP promove amenorreia em 50% das pacientes após 1 ano de uso. Apresenta sangramento irregular como principal efeito adverso, que é responsável por 55% da taxa de descontinuação após 1 ano de uso.

O AMP pode ser particularmente interessante em adolescentes em que é preciso garantir o uso do contraceptivo (pacientes com déficit cognitivo), nas quais se deseja amenorreia (pacientes com distúrbios de coagulação, anemia importante) e naquelas com epilepsia, em virtude de diminuir a frequência de episódios convulsivos.

Entretanto, devido ao hipoestrogenismo secundário à inibição das gonadotrofinas, pode resultar em diminuição da DMO em adolescentes. A perda de massa óssea não é linear, sendo maior no primeiro e no segundo anos de uso. Estudos mostraram que, após a suspensão do AMP, os efeitos ósseos são substancialmente revertidos de maneira mais completa e precoce na coluna vertebral do que no quadril. Um estudo de coorte foi realizado com 170 adolescentes de 14 a 18 anos, comparando a DMO de usuárias, ex-usuárias e não usuárias de AMP, a cada 6 meses, durante 2 a 3 anos. O estudo mostrou queda na DMO entre as usuárias do método em relação às não usuárias, sendo mais rápida naquelas de início recente quando comparadas com as mulheres que faziam uso há mais de 6 meses. Após 12 meses da descontinuação, os valores da DMO eram semelhantes aos de jovens que não usavam contraceptivo.[16]

Um estudo retrospectivo nos Estados Unidos envolvendo 308.876 mulheres entre 12 e 45 anos utilizando ACOs, progestógeno isolado oral, AMP e dispositivos intrauterinos (DIUs) de cobre ou levonorgestrel pelo período de 5 anos encontrou maior incidência de fraturas entre as usuárias recentes (últimos 2 anos) e por mais de 2 anos de uso (RR 1,15; IC 95%, 1,01-1,3) em comparação com aquelas que nunca usaram AMP. O risco foi ainda maior entre adolescentes, porém com risco absoluto baixo, não contraindicando formalmente o uso prolongado (além de 2 anos).[6]

Em 2004, a FDA chegou a recomendar o uso com cautela do AMP em adolescentes (conhecido como *black-box warning*), mas recuou diante do aumento da gestação em adolescentes nos Estados Unidos, onde seu uso era substancial. O American College of Obstetricians and Gynecologists (ACOG)[17] e a Society for Adolescent Health and Medicine (SAHM)[20] acreditam que as vantagens do seu uso superam as preocupações acerca da DMO, por isso não restringem o início ou a continuação nem limitam o tempo de uso em adolescentes. Essa opinião também é compartilhada pela OMS,[1] que orienta avaliar a relação risco-benefício de uso até os 17 anos e não impõe restrições após os 18 anos.

Deve-se orientar ingestão adequada de cálcio, assim como estimular atividade física com peso. No uso prolongado do contraceptivo de depósito, pode-se associar estrogênios por via oral (*add-back therapy*) para reduzir o impacto à saúde óssea.[18,19]

O AMP é categoria 2 da menarca até os 18 anos e categoria 1 após os 18 anos, segundo os critérios de elegibilidade da OMS[1] de 2015.

IMPLANTES SUBDÉRMICOS

Os implantes contraceptivos subdérmicos são compostos de dispositivos siliconados em formato de bastão que liberam progestógenos, devendo ser inseridos no tecido subcutâneo do braço por um profissional habilitado.

Em virtude de serem LARCs, os implantes subdérmicos são considerados, pelo ACOG, método de primeira linha em adolescentes, já que são extremamente seguros (IP de 0,03, superior ao verificado em procedimentos definitivos como ligadura tubária), têm duração de 3 anos e têm seus efeitos totalmente revertidos após a retirada. Além disso, eles apresentam eficácia imediata se inseridos nos primeiros 5 dias do ciclo menstrual. Para essa faixa etária, apresentam vantagens como facilidade de uso, alta eficácia, discrição e independência do ato sexual e da colaboração do parceiro. Não promovem alterações na DMO, sendo uma grande vantagem em relação ao AMP para adolescentes; porém, ainda não existem estudos conclusivos nessa faixa etária. O fato de os implantes não modificarem os níveis de estradiol endógeno parece explicar fisiopatologicamente a ausência de modificação da DMO. Considerando-se que o pico de massa óssea ocorre durante a adolescência, tal fato pode ser um fator determinante na escolha desse método em adolescentes. Os implantes também não alteram a pressão arterial e o metabolismo dos carboidratos e dos lipídeos e não aumentam o risco de tromboembolia arterial ou venosa.[20]

A mudança de peso também é um quesito importante na escolha do método. A grande maioria dos estudos não encontrou alteração de peso com esses dispositivos; apenas 2,3% das pacientes descontinuaram o método por esse motivo em ensaios clínicos randomizados.[20] No Projeto CHOICE, após 1 ano de uso, a alteração média foi de 2,1 kg, mas, após ajuste para idade e etnia, não houve diferença em relação às usuárias de DIU (ACOG).[21]

Os implantes subdérmicos podem ser empregados da menarca até os 18 anos, sendo categoria 1 nos critérios de elegibilidade da OMS[1] de 2015.[1] Eles podem ser utilizados em uma série de condições nas quais o estrogênio está contraindicado, principalmente em adolescentes com comorbidades.

Como benefícios não contraceptivos, os implantes subdérmicos apresentam bom controle da dismenorreia, com 83% de melhora em usuárias de implante (77% de resolução e 6% de redução de intensidade). Além disso, eles reduzem a dor pélvica crônica não cíclica e a dismenorreia associada à endometriose.[20]

A alteração do padrão de sangramento é a principal causa de descontinuidade do método, com sangramento prolongado ou frequente referido apenas em 17 e 6% das pacientes, respectivamente, em análise de 11 ensaios clínicos randomizados.[22] O padrão de sangramento apresentado nos primeiros 3 meses é altamente preditivo daquele que a usuária apresentará no futuro. A maior parte das pacientes apresentará sangramento escasso e/ou infrequente. Comunicar-lhe previamente essa alteração pode aumentar a satisfação e a taxa de continuidade.

Existem poucas evidências de intervenções úteis para controlar o sangramento irregular. O Centers for Disease Control and Prevention (CDC) recomenda duas opções de manejo: anti-inflamatórios não esteroides em curso de 5 a 7 dias ou tratamento hormonal, se não houver contraindicação, com ACOs de baixa dose; e estrogenoterapia em curto prazo (10-20 dias).[4] Evidentemente, qualquer mudança de padrão de sangramento persistente exige investigação de causas orgânicas.

Além disso, o período puerperal parece ser um ótimo momento para inserção dos implantes. O ACOG e o CDC consideram a inserção imediatamente após o parto uma intervenção segura e efetiva para o planejamento familiar. Os progestógenos absorvidos a partir do implante não interferem na amamentação, tampouco no crescimento e na saúde do lactente.[23]

DISPOSITIVO INTRAUTERINO

O DIU é um método contraceptivo seguro, de duração prolongada, que, por muitos anos, teve seu uso bastante restrito em adolescentes, por ter sido relacionado com o aumento das taxas de doença inflamatória pélvica (DIP) e infertilidade pós-contracepção. Os profissionais da saúde frequentemente não identificam as adolescentes como potenciais usuárias de DIUs: os temores de oferecerem esse método a pacientes jovens e nulíparas têm sido identificados como uma das barreiras ao acesso de DIUs a adolescentes. Existe, também, uma falta de conhecimento das pacientes adolescentes de que esse método é uma boa opção para a sua faixa etária, havendo uma necessidade de maior informação e orientação a respeito.[24,25]

O estudo CHOICE,[21] com mulheres entre 14 e 45 anos, comparando a taxa de continuidade dos LARCs *versus* métodos de curta duração, mostrou taxa de continuidade para uso de DIU de cobre um pouco mais baixa em adolescentes do que em adultas, porém ainda alta – de 72% em 1 ano.

Apesar de alguns estudos referirem maior risco de DIP com DIU no passado, essa relação não foi comprovada em pesquisas mais recentes. Há maior incidência de infecção nos primeiros 20 dias após a sua inserção, porém isso está mais relacionado com a falta de assepsia adequada ou a presença de infecção cervicovaginal assintomática no momento da inserção do dispositivo.[24] Em adultas, a chance de infecção pós-inserção é tão pequena que não existe recomendação de rastreio universal de infecções nem de profilaxia antimicrobiana na inserção, permanecendo apenas a recomendação de empregar a técnica mais asséptica possível. Além desse período, o risco é infrequente. Em adolescentes, pode ser interessante a detecção de infecções cervicais previamente à inserção do DIU, pois elas constituem um grupo de risco para infecções sexualmente transmissíveis (ISTs). Além disso, é fundamental reforçar a necessidade do uso regular do preservativo, que é a única maneira de diminuir a incidência de ISTs e de DIP.

O DIU não está relacionado com a infertilidade tubária, uma vez que não há diferença nas taxas de gestação posterior entre usuárias de DIU e usuárias de outros métodos contraceptivos, não sendo contraindicado seu uso em nulíparas. Em adolescentes, o risco de efeitos adversos em geral (falha contraceptiva, perfuração, infecção, sangramento intenso e remoções solicitadas por excesso de sangramento) associado ao uso de DIU é baixo e, com frequência, carece de significado clínico.

A idade não deve ser um fator determinante na escolha desse método. A decisão deve ser guiada por risco de ISTs, paridade, história gestacional, história médica prévia e história prévia de contracepção, bem como avaliada caso a caso. O ACOG recomenda fortemente o DIU em adolescentes, inclusive nas nulíparas, e o elege como método de primeira linha nessa faixa etária.[26] A American Academy of Pediatrics (AAP) faz a mesma recomendação.[23]

O uso de DIU de cobre em adolescentes é categoria 2 nos critérios de elegibilidade da OMS[1] (benefício superior ao risco) para mulheres da menarca até os 20 anos.

A alteração do padrão menstrual é prevista para ambos os tipos de DIUs, porém o DIU TCu 380A pode causar dismenorreia e ciclos menstruais mais intensos.

Em síntese, as evidências indicam que os DIUs são métodos adequados e seguros, inclusive para adolescentes nulíparas.

SISTEMA INTRAUTERINO DE LEVONORGESTREL DE 52 mg (SIU-20 µg/DIA) E SISTEMA INTRAUTERINO DE LEVONORGESTREL DE 19,5 mg (SIU-LNG 12 µg/DIA)

O SIU-LNG-20 é um dispositivo, também em formato de T, que contém sulfato de bário na sua superfície para que possa ser visto em radiografias. Para eficácia, indicações e contraindicações, ver Capítulo 47 – Anticoncepção. Esse dispositivo tem alta eficácia e apresenta falha de 0,2% no primeiro ano e de 0,7% até o quinto ano de uso. O SIU-LNG-20 apresenta muitas vantagens em adolescentes, como diminuição do fluxo menstrual e amenorreia, melhora da dismenorreia e dos sintomas menstruais, discrição e independência do parceiro e do ato sexual.

Além disso, evidências indicam menor incidência de DIP nas usuárias, devido ao espessamento do muco cervical, que impede a ascensão de bactérias. Um ensaio clínico randomizado e aberto encontrou proteção significativa para infecções do trato genital superior com o uso de SIU-LNG-20 em comparação com o DIU de cobre. Isso também ocorreu nas usuárias jovens.[27] Esse fato pode ser particularmente benéfico nessa população.

O SIU-LNG-20 pode causar sangramento uterino irregular nos primeiros 6 meses após a inserção, e a maioria das mulheres refere sangramento menstrual de mínima intensidade, com melhora da dismenorreia após esse período, resultado da liberação do levonorgestrel e da consequente atrofia endometrial. A redução do volume de sangramento é de aproximadamente 90%, com cerca de 20% das usuárias apresentando amenorreia ao fim do primeiro ano de uso.[27] O SIU-LNG-20 não promove alteração na DMO.

O uso de SIU-LNG-20 em adolescentes é categoria 2 nos critérios de elegibilidade da OMS[8] (benefício superior ao risco) para mulheres da menarca até os 20 anos.

Em maio de 2020, houve o lançamento no Brasil do SIU-LNG com 19,5 mg de levonorgestrel, menos da metade da dose contida no SIU-LNG antes referido (52 mg). Ele parece ser muito bem indicado em adolescentes, pelo fato de ser um dispositivo menor, com insertor de menor diâmetro e com menor liberação de hormônios para o ambiente intrauterino. O SIU-LNG-19,5 está indicado exclusivamente para anticoncepção, independentemente da faixa etária, ao passo que o SIU-LNG-52 é reservado especialmente para as situações de sangramento uterino anormal. O padrão de sangramento esperado para o SIU-LNG-19,5 mg também é de redução de volume, com 24% de amenorreia em 1 ano de uso.[28] Não ocorre bloqueio da ovulação e há redução significativa na formação de cistos ovarianos quando comparado com o SIU-LNG 50 mg. Para mais detalhes, ver Capítulo 47 – Anticoncepção.

PRESERVATIVOS E MÉTODOS DE BARREIRA

⚠ Os preservativos masculinos constituem o método mais utilizado entre adolescentes, principalmente no primeiro ato sexual.[29] Os adolescentes não usam métodos de barreira de forma consistente. A justificativa dada pelos próprios adolescentes é que esses métodos diminuem a espontaneidade do ato sexual. Os preservativos são os únicos métodos anticoncepcionais que também previnem ISTs. Infelizmente, a falha de uso é alta com esse método: 15% com o preservativo masculino e 21% com o preservativo feminino (o IP seria de 2 e 5%, respectivamente). Além disso, a falha de uso pode ser mais elevada entre adolescentes pelo uso incorreto. Devido à proteção adicional contra ISTs, mas com baixa proteção contra gestação, deve-se aconselhar outro método como contracepção e o preservativo como método de segurança adicional para caso de falha do método regular (método de *back-up*) e como proteção para ISTs.

O preservativo masculino, ou *condom*, é feito de poliuretano ou látex e deve ser colocado sobre o pênis já ereto, com o objetivo de conter o esperma ejaculado. Esse preservativo evita o contato de secreções entre os parceiros. Tem a vantagem de ser barato, fácil de utilizar e de carregar, não provocar os efeitos colaterais inerentes aos métodos hormonais, não exigir prescrição médica e ser de fácil acesso. As desvantagens do uso em adolescentes são a necessidade de aprender a usar corretamente, a redução na sensibilidade por alguns usuários, o constrangimento para comprar e a falta de previsibilidade para a relação sexual. Meninas adolescentes temem ser rejeitadas pelos parceiros se insistirem no uso do preservativo. Não há contraindicações ao método.

O preservativo feminino é feito de poliuretano, com anéis maleáveis nas duas extremidades. Uma das extremidades é fechada e deverá ser colocada no fundo da vagina, cobrindo o colo do útero. A outra extremidade é aberta e fica no introito vaginal, por onde o pênis será inserido no intercurso sexual. Importantes restrições ao uso são maior custo e dificuldade de manipulação em comparação com o preservativo masculino.

MÉTODOS COMPORTAMENTAIS

⚠ Os métodos comportamentais têm altos índices de falha, ainda maiores no grupo de adolescentes, pois dependem de motivação e de um ciclo regular para sua prática consistente. Não são opções adequadas para esse grupo.

A prática da abstinência sexual – ou seja, evitar relações sexuais nos dias com possibilidade de ovulação – depende de um profundo conhecimento do ciclo menstrual, o que se torna bastante difícil para jovens, cujos ciclos geralmente apresentam irregularidades. Além disso, outra dificuldade é o fato de o método exigir programação da atividade sexual em uma fase que apresenta muitos imprevistos e novidades.

Outros métodos, como coito interrompido e temperatura corporal basal, também são inadequados para adolescentes. O coito interrompido pode falhar, na medida em que o líquido seminal, que lubrifica o pênis durante a relação, pode conter espermatozoides.

Entretanto, apesar da baixíssima eficácia, o coito interrompido parece ser uma prática comum nesse grupo, conforme dados do estudo CHOICE.[21] Oferecer ao adolescente acesso aos serviços de saúde e a todos os métodos contraceptivos disponíveis, principalmente os LARCs, idealmente sem custos, parece ser o melhor caminho para reduzir as taxas de gestação nesse grupo.

Métodos de barreira (preservativos) e comportamentais são categoria 1 dos critérios de elegibilidade da OMS[1] de 2015 da menarca até os 40 anos, mas apresentam altas taxas de falha, não representando a melhor escolha para esse grupo.

ESTERILIZAÇÃO

⚠ Definitivamente não é um método adequado para adolescentes, por ser irreversível. No entanto, em algumas situações muito especiais, com respaldo médico-legal, a esterilização pode ser considerada.

CONTRACEPÇÃO DE EMERGÊNCIA

⚠ A contracepção de emergência deve ser utilizada quando o método anticoncepcional corrente apresenta falha, como ruptura do preservativo ou esquecimento de duas pílulas contraceptivas ou mais. Esse método pode ser utilizado com segurança nesse grupo. Apesar de não haver nenhuma contraindicação ou redução de eficácia no uso repetido, esse fato indica que a paciente precisa instituir método contraceptivo regular.

O método mais eficaz disponível é o que utiliza levonorgestrel e consiste na tomada de dois comprimidos de 0,75 mg, com intervalo de 12 horas entre eles, ou em dose única. O regime de Yuzpe é outra opção, mas apresenta mais efeitos colaterais do que o levonorgestrel isolado.

A contracepção emergencial deve ser iniciada assim que possível, sendo considerada efetiva se isso for feito idealmente em 72 horas ou até, no máximo, 120 horas do coito desprotegido. A eficácia contraceptiva é inversamente proporcional ao tempo de início: 90% nas primeiras 24 horas, diminuindo para 75% em 72 horas.

Outra opção é a inserção de DIU de cobre até o quinto dia do coito sem contracepção.

CONTRACEPÇÃO EM SITUAÇÕES ESPECIAIS

Adolescentes com necessidades especiais abrangem um grupo com grande variedade de problemas: desde pacientes com deficiência cognitiva leve até deficiência física grave, que necessitam de ajuda para as atividades cotidianas. Inúmeros problemas acometem esse grupo de pacientes, como dificuldades com a higiene no período menstrual e suscetibilidade ao abuso sexual, dependendo do meio em que vivem, pois apresentam desejo sexual normal.

⚠ Nesses casos, o método contraceptivo de escolha deve ser decidido com a adolescente, caso seja possível, e com seu responsável. Métodos de barreira são inadequados, pois exigem destreza e nível cognitivo suficiente para o uso correto. A esterilização é uma medida de exceção, quando foram esgotadas todas as medidas nessas pacientes, e depende da legislação de cada país. Anticoncepcionais hormonais combinados são métodos adequados se o nível intelectual for satisfatório e se houver supervisão de um responsável. Deve-se avaliar a interação com possíveis medicações utilizadas por essas adolescentes. Há fármacos que interferem na eficácia dos ACOs, como os anticonvulsivantes (**Quadro 18.4**) e os antimicrobianos, entre os quais se destaca a rifampicina.

O AMP é um método de amplo uso em adolescentes com déficit cognitivo, com alto índice de satisfação entre os responsáveis por essas jovens, principalmente porque, em longo prazo, 50% das pacientes estarão em amenorreia, o que facilita os cuidados com higiene, bem como por necessitar de apenas quatro aplicações anuais. A eficácia não sofre influência do excesso de peso ou do uso de outras medicações, situações comuns nesse grupo. Além disso, parece diminuir o número de crises convulsivas após a indução de amenorreia em pacientes com epilepsia.

Quadro 18.4 – Anticonvulsivantes e contraceptivos hormonais

Fármacos que REDUZEM os níveis de estrogênio e/ou progestógeno por indução enzimática hepática
- Carbamazepina
- Felbamato
- Oxcarbazepina
- Fenitoína
- Fenobarbital
- Primidona
- Topiramato

Fármacos que NÃO INTERFEREM nos níveis de estrogênio e/ou progestógeno
- Etossuximida
- Gabapentina
- Lamotrigina
- Levetiracetam
- Valproato de sódio
- Vigabatrina
- Zonisamida

Médico e adolescente: uma relação de confiança

O médico que trabalha com adolescentes tem função primordial na orientação sobre sexualidade e prevenção de gestações não desejadas e de ISTs. Função exercida por ginecologistas, também deve ser papel do pediatra, que costuma ter contato de longa data e relação de confiança com a jovem e com sua família. O pediatra deve fornecer as primeiras orientações sobre aspectos fisiológicos e cuidados com prevenção de ISTs e de gestação indesejada, mesmo que a atividade sexual ainda não tenha iniciado. Também compartilham dessa responsabilidade os médicos da saúde da família, já que trabalham com a medicina preventiva no seu dia a dia e atendem jovens diariamente.

A orientação contraceptiva é pautada pela tomada compartilhada de decisão. É preciso respeitar os valores e as prioridades da adolescente, e esta deve receber informações a respeito da eficácia e das vantagens e desvantagens de cada método. O médico deve ser o mais atencioso possível, evitando fazer julgamentos, ouvindo todas as dúvidas e as respondendo da maneira mais clara e verdadeira possível. Com frequência, as adolescentes conhecem muito pouco sobre seu corpo e contracepção; o linguajar deve ser simples para que a compreensão não seja prejudicada, e sugere-se uso de material visual ou modelos para auxiliar o processo.

Sabe-se que a escolha contraceptiva da adolescente é influenciada pelos amigos, pela família e pelas mídias sociais, porém a orientação do profissional de saúde é valorizada por ela. A anticoncepção para adolescentes deve ser uma opção, e não uma imposição, respeitando-se a autonomia da paciente. É importante levar em consideração as características e as preferências da paciente, envolvendo-a desde o início na responsabilidade para com sua saúde e com o planejamento do seu futuro.

A confidencialidade no atendimento e o respeito à privacidade do indivíduo são alguns dos aspectos mais importantes no atendimento à adolescente. O Artigo 74 do Código de Ética Médica de 2009 define que é vedado ao médico revelar segredo profissional referente a paciente menor de idade, inclusive a seus pais ou responsáveis legais, desde que o menor tenha capacidade de discernimento, salvo quando a não revelação possa causar danos ao paciente.

Possíveis efeitos adversos maiores e menores do método escolhido devem ser deixados claros, para que não haja risco de suspensão do método por falta de informação. Também devem ser esclarecidas as maneiras de lidar com eventos adversos menores, já que muitos desaparecem com a continuidade de uso. Os mitos e as crenças que podem afetar negativamente a contracepção devem ser afastados, sem que se estabeleça conflito com as convicções da jovem.

Deve-se garantir retorno, em curto prazo, idealmente em 3 meses do início do uso, para que as dúvidas sejam esclarecidas e para acompanhar o processo de adaptação e adesão da jovem, inclusive a essa nova fase de sua vida, repleta de descobertas e desafios.

Todos esses cuidados compartilhados reforçarão a confiança da paciente em relação ao seu médico e à efetividade do método anticoncepcional escolhido. Mais do que isso, reforçarão, nas adolescentes, hábitos de cuidado com a saúde, responsabilidade e planejamento dos seus objetivos de vida.

REFERÊNCIAS

1. World Health Organization. Medical eligibility criteria for contraceptive use. 5th ed. Geneva: WHO; 2015.
2. Brasil. Ministério da Saúde. Consolidação do Sistema de Informações sobre Nascidos Vivos – 2011 [Internet]. Brasília; 2021 [capturado em 20 abr. 2022]. Disponível em: http://www.datasus.gov.br/idb.
3. Cericatto R, Zatti H, Gazzana MB, Abeche AM. Anticoncepção e gravidez na adolescência: fatores associados. Rev AMRIGS. 1994; 38(4):294-8.
4. American College of Obstetricians and Gynecologists. ACOG Committee Opinion No. 735: Adolescents and long-acting reversible contraception: implants and intrauterine devices. Obstet Gynecol. 2018;131(5):e130-9.
5. Hatcher RA, Trussell J, Nelson AL, Cates Jr. W, Stewart FH, Kowal D. Contraceptive technology. 19th ed. New York: Ardent Media; 2007.
6. Bachrach LK. Hormonal contraception and bone health in adolescents. front endocrinol (Lausanne). 2020;11:603.
7. Birkhaeuser M. Hormonal contraception and bone. In: Meriggiola MC, Gemzell-Danielsson K., editors. Female and male contraception. Trends in andrology and sexual medicine. Cham: Springer; 2021. p. 361-97.
8. Lidegaard O, Nielsen LH, Skovlund CW, Skjeldestad FE, Løkkegaard E. Risk of venous thromboembolism from use of oral contraceptives containing different progestogens and oestrogen doses: Danish cohort study, 2001-9. BMJ. 2011;343:d6423.
9. Edelman A, Micks E, Gallo MF, Jensen JT, Grimes DA. Continuous or extended cycle vs. cyclic use of combined hormonal contraceptives for contraception. Cochrane Database Syst Rev. 2014;7:CD004695.
10. Khialani D, le Cessie S, Lijfering WM, Cannegieter SC, Rosendaal FR, van Hylckama Vlieg A. The joint effect of genetic risk factors and different types of combined oral contraceptives on venous thrombosis risk. Br J Haematol. 2020;191(1):90-7.
11. Palacios S, Colli E, Regidor P-A. Multicenter, phase III trials on the contraceptive efficacy, tolerability and safety of a new drospirenone-only pill. Acta Obstet Gynecol Scand. 2019;98(2):1549-57.
12. Duijkers IJM, Heger-Mahn D, Drouin D, Colli E, Skouby S. Maintenance of ovulation inhibition with a new progestogen-only pill containing drospirenone after scheduled 24-h delays in pill intake. Contraception. 2016;93(4):303-9.
13. Palacios S, Colli E, Regidor P-A. A multicenter, double-blind, randomized trial on the bleeding profile of a drospirenone-only pill 4 mg over nine cycles in comparison with desogestrel 0.075 mg. Arch Gynecol Obstet. 2019;300(6):1805-12.
14. Regidor PA, Colli E, Palacios S. Overall and bleeding-related discontinuation rates of a new oral contraceptive containing 4 mg drospirenone only in a 24/4 regimen and comparison to 0.075 mg desogestrel. Gynecol Endocrinol. 2021;37(12):1121-7.
15. Apter D, Colli E, Gemzell-Danielsson K, Peters K. Multicenter, open-label trial to assess the safety and tolerability of drospirenone 4.0 mg over 6 cycles in female adolescents, with a 7-cycle extension phase. Contraception. 2020;101(6):412-9.
16. Scholes D, LaCroix AZ, Ichikawa LE, Barlow WE, Ott SM. Change in bone mineral density among adolescent women using and discontinuing depot medroxyprogesterone acetate contraception. Arch Pediatr Adolesc Med. 2005;159(2):139-44.
17. American College of Obstetricians and Gynecologists. Committee on Gynecologic Practice. ACOG Committee Opinion n. 415. Depot medroxyprogesterone acetate and bone effects. Obstet Gynecol. 2008;112(3):727-30.
18. Cromer BA, Lazebnik R, Rome E, Stager M, Bonny A, Ziegler J, et al. Double-blinded randomized controlled trial of estrogen supplementation in adolescent girls who receive depot medroxyprogesterone acetate for contraception. Am J Obstet Gynecol. 2005;192(1):42-7.
19. Cundy T, Ames R, Horne A, Clearwater J, Roberts H, Gamble G, et al. A randomized controlled trial of estrogen replacement therapy in long-term users of depot medroxyprogesterone acetate. J Clin Endocrinol Metab. 2003;88(1):78-81.
20. Berlan ED, Richards MJ, Vieira CS, Creinin MD, Kaunitz AM, Fraser IS, et al. Best practices for counseling adolescents about the etonogestrel implant. J Pediatr Adolesc Gynecol. 2020;33(5):448-54.
21. Secura GM, Allsworth JE, Madden T, Mullersman JL, Peipert JF. The Contraceptive CHOICE Project: reducing barriers to long-acting reversible contraception. Am J Obstet Gynecol. 2010;203(2):115.e1-7.
22. Darney P, Patel A, Rosen K, Shapiro LS, Kaunitz AM. Safety and efficacy of a single-rod etonogestrel implant (Implanon): results from 11 international clinical trials. Fertil Steril. 2009;91(5):1646-53.
23. American Academy of Pediatrics. Contraception for adolescents. Pediatrics. 2014;134:e1244-56.
24. Hendrick CE, Cone JN, Cirullo J, Maslowsky J. Determinants of long-acting reversible contraception (larc) initial and continued use among adolescents in the United States. Adolesc Res Rev. 2020;5(3):243-79.
25. Sharma A, McCabe E, Jani S, Gonzalez A, Demissie S, Lee A. Knowledge and attitudes towards contraceptives among adolescents and young adults. Contracept Reprod Med. 2021;6(1):2.
26. American College of Obstetricians and Gynecologists. ACOG Committee Opinion No. 392, December 2007. Intrauterine device and adolescents. Obstet Gynecol. 2007;110(6):1493-5.
27. Andersson K, Odlind V, Rybo G. Levonorgestrel-releasing and copper-releasing (Nova T) IUDs during 5 years of use: a randomized comparative trial. Contraception. 1994;49(1):56-72.
28. Gemzell-Danielsson K, Apter D, Dermout S, Faustmann T, Rosen K, Schmelter T, et al. Evaluation of a new, low-dose levonorgestrel intrauterine contraceptive system over 5 years of use. Eur J Obstet Gynecol Reprod Biol. 2017;210:22–8.
29. Bitzer J, Abalos V, Apter D, Martin R, Black A; Global CARE (Contraception: Access, Resources, Education) Group. Targeting factors for change: contraceptive counselling and care of female adolescents. Eur J Contracept Reprod Health Care. 2016;21:417-30.

19

AVALIAÇÃO GENÉTICA DA SAÚDE DA MULHER

OSVALDO ARTIGALÁS
RAQUEL DE ALMEIDA SCHNEIDER
EDUARDO PANDOLFI PASSOS

Nas últimas duas décadas, a incorporação da genética à medicina teve um crescimento exponencial, tanto pela conclusão do projeto genoma humano quanto pelos avanços tecnológicos na área da medicina genômica. O desenvolvimento de técnicas como sequenciamento massivo paralelo de ácido desoxirribonucleico (DNA, *deoxyribonucleic acid*) possibilitou a descoberta da etiologia de muitos distúrbios monogênicos raros e começou a desvendar a contribuição genética em condições multifatoriais comuns, impactando a prática médica na prevenção, no diagnóstico, no tratamento e no prognóstico dos pacientes. Entre as especialidades clínicas, a obstetrícia e a ginecologia estão, provavelmente, entre as mais impactadas por essa mudança: na medicina fetal e no diagnóstico pré-natal, na avaliação de infertilidade e pré-concepcional, na mastologia e na oncologia e nos cuidados obstétricos de mulheres com doenças genéticas.[1]

Cuidados obstétricos de mulheres com doenças genéticas

O cuidado com gestantes com diagnóstico de doenças genéticas é uma questão cada vez mais relevante. Os avanços no diagnóstico precoce e no manejo de doenças genéticas, bem como os progressos na tecnologia de reprodução assistida, cada vez mais vêm permitindo que esse grupo de mulheres passe a gestar. O atendimento pré-natal, com suas peculiaridades, exige uma abordagem multidisciplinar, visando ao melhor manejo tanto no período pré-concepcional quanto no pré-natal e no pós-parto, a fim de otimizar a saúde da paciente gestante com doença genética e do feto. O aconselhamento genético (ou seu reforço) é fortemente indicado para essas mulheres, não apenas para discutir a importância da adesão ao acompanhamento pré-natal (e as medidas terapêuticas específicas do período), mas também para analisar opções de testes pré-natais. O rastreamento de portadores é possível para parceiros de mulheres afetadas e pode ser oferecido. Existe uma vasta quantidade de condições genéticas, mas, neste capítulo, o foco está nas mais frequentes e que exigem mudanças de conduta na prática assistencial rotineira.

DOENÇAS METABÓLICAS

A fenilcetonúria (PKU, *phenylketonuria*) é uma doença autossômica recessiva caracterizada por uma incapacidade de metabolizar a fenilalanina.[2] Quando não tratada, a PKU pode evoluir para microcefalia, epilepsia e deficiência intelectual. A gravidade da doença varia com a adesão ao tratamento, bem como com o genótipo específico de fenilalanina hidroxilase (gene *PAH*, *phenylalanine hydroxylase*).[3]

A gravidez em mulheres com PKU é cada vez mais comum, devido, em parte, ao diagnóstico precoce via rastreamento neonatal, permitindo que o tratamento adequado com melhores resultados possibilite que essas pacientes cheguem à idade reprodutiva com boa qualidade de vida e desejo de gestar.[4]

👉 Mulheres com PKU que estão planejando engravidar devem ser aconselhadas sobre a importância da adesão plena ao tratamento no período pré-concepcional e durante a gravidez, visto que o não tratamento ou a baixa adesão no período periconcepcional e no primeiro trimestre apresentam riscos teratogênicos, podendo causar a síndrome da PKU materna, que inclui cardiopatia congênita, microcefalia, restrição de crescimento intrauterino e deficiência do neurodesenvolvimento.[5] Os resultados do neurodesenvolvimento em longo prazo em crianças nascidas de mães com PKU indicam que o controle dietético ideal está associado a um melhor desenvolvimento intelectual.[6]

Os distúrbios da oxidação de ácidos graxos (FAO, *fatty acid oxidation*) são um grupo de distúrbios metabólicos (autossômicos recessivos) caracterizados por uma deficiência na conversão de gorduras em energia, que leva os indivíduos afetados a apresentarem hipoglicemia hipocetótica, disfunção hepática, miocardiopatia, letargia e coma em situações de jejum ou estresse.[4]

A deficiência de acil-CoA-desidrogenase de cadeia média (MCAD, *medium-chain acyl-CoA dehydrogenase*) é o mais comum dos distúrbios da FAO, e acredita-se que seja responsável por cerca de 5% dos casos de morte súbita infantil.[7] O impacto dos distúrbios da FAO na gravidez está relacionado principalmente com as mulheres que tiveram fetos acometidos, em vez de com aqueles com deficiência materna de FAO.

A doença hepática materna, em particular a doença hepática gordurosa aguda, tem sido associada a gestações nas quais o feto é acometido por 3-hidroxiacil-CoA-desidrogenase de cadeias longas (LCHAD, *long-chain 3-hydroxyacyl-CoA dehydrogenase*) (aumento de 18,1 vezes).[8] Estima-se que 15 a 20% das gestações complicadas por doença hepática gordurosa aguda da gestação e 2% das gestações com hemólise, enzimas hepáticas aumentadas e plaquetopenia (HELLP) estão associadas à deficiência fetal de LCHAD.[9]

SÍNDROME DE MARFAN

A síndrome de Marfan é um distúrbio autossômico dominante que cursa com manifestações clínicas nos sistemas esquelético, cardiovascular e ocular. Mulheres com síndrome de Marfan em geral não têm fertilidade prejudicada, mas apresentam aumento de risco para partos prematuros, parto cesáreo (metade por indicação cardíaca materna), hipertensão gestacional e ruptura prematura de membranas.[10]

Em termos de desfechos fetais, não houve aumento da morbidade acima da população geral, com pequeno aumento nos índices de restrição de crescimento intrauterino e bebês pequenos para a idade gestacional.[11] Gestantes com dilatação aórtica prévia correm maior risco de dissecção aórtica, endocardite ou insuficiência cardíaca congestiva, sendo muitas vezes sugerido o reparo cirúrgico eletivo antes da gravidez.

👉 Os bloqueadores dos receptores β-adrenérgicos são empregados como rotina em pacientes com Marfan, e seu uso deve ser continuado durante a gravidez. O controle da pressão arterial e a vigilância ecocardiográfica (4/4 semanas) devem ser feitos rigorosamente. Uma cuidadosa avaliação pré-anestésica é fundamental para o manejo, devido ao potencial de ectasia dural em raquianestesia de rotina.[4]

SÍNDROME DE TURNER

👉 Além das características fenotípicas associadas à síndrome de Turner (anomalias cardíacas, cúbito valgo, linha de implantação baixa do cabelo e baixa estatura), o diagnóstico pós-natal deve ser considerado em mulheres com puberdade tardia, infertilidade primária e/ou falha de crescimento.

O desenvolvimento puberal ocorre espontaneamente em uma pequena porcentagem de pacientes com síndrome de Turner, já que cerca de 90% delas apresentam disgenesia ovariana e insuficiência gonadal. Pacientes com síndrome de

Turner em mosaico não apresentam frequência tão elevada de puberdade tardia ou infertilidade.

⭐ O uso da terapia estrogênica permite o desenvolvimento mamário e uterino, mas, devido à alta incidência de insuficiência gonadal, poucas pacientes têm gestações espontâneas. No entanto, técnicas de reprodução assistida vêm permitindo gestações bem-sucedidas nessa população,[4] sendo indicada a transferência de um único embrião, devido ao aumento do risco relacionado com gestações múltiplas associado ao risco basal dessas pacientes.[12]

⚠️ Cerca de 20% das gestações são complicadas por distúrbios hipertensivos da gravidez,[13] muitas vezes associados à doença cardíaca, que é altamente prevalente nessas pacientes: até 50% (hipertensão, valva aórtica bicúspide, aorta ascendente dilatada e coarctação da aorta), o que exige uma avaliação cardíaca abrangente antes da reprodução assistida ou da concepção. As contraindicações para a gravidez incluem coarctação de aorta prévia ou dissecção e tamanho aórtico > 25 mm/m² (índice de tamanho aórtico > 2,5 cm/m²).[14,15] O risco materno de morte por ruptura ou dissecção da aorta em gravidez pode ser de 2% ou mais.[16]

FIBROSE CÍSTICA

A fibrose cística é uma doença genética autossômica recessiva, crônica e progressiva que afeta múltiplos órgãos, como pulmões, pâncreas, rins, fígado, aparelho digestivo, intestino e seios da face, mas cuja principal causa de morbidade nos pacientes acometidos é a doença pulmonar.[4] Grandes avanços no manejo dos pacientes com fibrose cística resultaram em um significativo aumento na expectativa de vida e um número crescente de pessoas afetadas atingindo a idade adulta.[17]

As mulheres com fibrose cística apresentam puberdade e menarca tardia relacionadas com seu estado de doença crônica, estado nutricional e crescimento deficientes decorrentes de má-absorção, sendo a maioria fértil, com a taxa de nascidos vivos relatada em 1,9 por 100 dos 13 aos 45 anos.[18]

⭐ O manejo da gravidez em gestante com fibrose cística requer uma abordagem multidisciplinar para otimização do estado nutricional, melhora das funções pulmonar e cardíaca de base e reavaliação das medicações (a fim de garantir que nenhum potencial teratogênico ocorra). Se possível, as mulheres com fibrose cística devem tentar alcançar pelo menos 90% do peso corporal ideal antes da concepção. Em virtude de apresentar maior suscetibilidade, o rastreamento no início da gravidez para diabetes gestacional deve ser realizado.[4]

Pacientes com volume expiratório forçado no primeiro segundo (VEF_1) > 60% não têm morbidade significativamente aumentada na gestação. Em contrapartida, pacientes com doença pulmonar grave (hipertensão pulmonar ou *cor pulmonale*) apresentam um aumento da incidência de desfechos maternos adversos.[19] Entre os desfechos fetais, o maior risco é de trabalho de parto prematuro (cerca de 25%).[20]

ANEMIA FALCIFORME

A anemia falciforme engloba um grupo de distúrbios caracterizados pela presença de pelo menos um alelo da hemoglobina S e uma segunda variante patogênica no gene *HBB* (Hb S, Hb C ou outras), resultando em polimerização anormal da hemoglobina. A anemia falciforme caracteriza-se por anemia hemolítica crônica e eventos vaso-oclusivos intermitentes (que resultam em isquemia tecidual, levando à dor aguda e crônica, e danos a órgãos, que podem afetar qualquer sistema orgânico, incluindo ossos, baço, fígado, cérebro, pulmões, rins e articulações).[21] Apesar dos avanços nos cuidados de saúde nas últimas décadas, a morbimortalidade materna e fetal permanece alta, com intervenções terapêuticas limitadas para melhorar os resultados relacionados com a gravidez em mulheres com doença falciforme.[22]

⚠️ Entre as complicações maternas e fetais em gestantes com anemia falciforme, estão: aumento da mortalidade materna (risco relativo [RR] 18,5; intervalo de confiança [IC] 95%, 8,63-39,72); aumento da mortalidade perinatal (até 5 vezes); síndromes hipertensivas (até 12% desenvolvem pré-eclâmpsia e eclâmpsia); tromboembolia venosa; aumento da dor (em até 50% das gestações com uma frequência de cerca de 28,5% no momento do parto) e outras complicações relacionadas (infecção, síndrome torácica aguda, exacerbação aguda de anemia e sequestro esplênico agudo); agravamento da anemia; proteinúria e agravamento da doença renal; disfunção hepática; prematuridade (31-36% dos casos); e restrição de crescimento intrauterino.[23]

O acompanhamento multidisciplinar (obstetra, hematologista, nutricionista, entre outros profissionais) é fundamental, devido à complexidade das medidas terapêuticas necessárias, que exigem discussão de necessidade de profilaxia com penicilina, terapia com ácido acetilsalicílico em baixas doses, profilaxia de tromboembolia venosa (meias de compressão e profilaxia com heparina de baixo peso molecular), descontinuação do uso de hidroxiureia, varfarina, inibidores da enzima conversora de angiotensina (ECA) e bloqueadores de receptores de angiotensina (pelo potencial teratogênico), indicações para transfusões intermitentes de hemácias e transfusões crônicas/profiláticas.[24]

A Tabela 19.1 resume os cuidados obstétricos a serem seguidos em mulheres com doenças genéticas.

Genética das doenças ginecológicas

Os testes genéticos não são frequentes em doenças ginecológicas comuns, como endometriose. No entanto, um diagnóstico genético ou sindrômico pode ter consequências importantes para os indivíduos e suas famílias se a condição estiver associada ao envolvimento de outros sistemas, exigir manejo ativo ou implicar risco significativo para a prole.[25] A compreensão das vias moleculares associadas ao desenvolvimento e à saúde do sistema reprodutivo feminino tem se desenvolvido em um ritmo mais lento do que outras áreas da medicina, por várias razões, como anormalidades do trato genital feminino possivelmente associadas à infertilidade (dificultando o estudo de casos familiares), ampla variabilidade clínica, penetrância reduzida e multiplicidade de genes ligados à fisiologia e doença do sistema reprodutor feminino.

ENDOMETRIOSE

Trata-se de distúrbio comum que afeta cerca de 10% das mulheres em idade reprodutiva e está associado à morbidade significativa e à redução da fertilidade. Com base em estudos com gêmeos, a herdabilidade da condição é estimada em aproximadamente 50%, o que indica uma importante contribuição genética para a etiologia e a patogênese da doença, que é complexa e inclui fatores hormonais, ambientais, bioquímicos e imunológicos.[25]

Os primeiros estudos de ligação identificaram como potenciais genes candidatos associados os genes *CYP2C19*, *INHBA*, *SFRP4* e *HOXA10*.[26] No entanto, estudos subsequentes não conseguiram demonstrar a significância estatística necessária para considerar a endometriose uma doença monogênica. As evidências, até agora, sugerem que a endometriose é uma doença complexa, em que fatores epigenéticos e específicos do tecido precipitam o fenótipo em mulheres que têm suscetibilidade inerente à condição.

Estudos de associação genômica ampla (GWAS, *genome-wide association studies*) identificaram 10 *loci* significativos em todo o genoma (como *WNT4*, *VEZT*, *DDKN2B-AS1*, *ID4*, *GREB1*, *FN1* e *IL1A*), que cumulativamente explicam apenas cerca de 4% da herdabilidade.[27,28] Apesar dos contínuos avanços na área, ainda não existem testes genéticos validados para a prática assistencial rotineira que informem de maneira bem estabelecida o diagnóstico de causas hereditárias de endometriose, tipos clínicos, resposta terapêutica ou prognóstico da condição.[29]

MIOMAS

Os leiomiomas uterinos afetam quase 70% das mulheres aos 50 anos, sendo geralmente benignos (menos de 5% com celularidade atípica – variante de leiomioma), porém muitas vezes causando significativa morbidade e infertilidade.[25]

Tabela 19.1 – Cuidados obstétricos em mulheres com doenças genéticas

DOENÇA	RISCOS MATERNO-FETAIS	CONDUTA
PKU	• Síndrome da PKU materna (cardiopatia congênita, microcefalia, RCIU e ADNPM)	• Adesão e otimização do tratamento (manter níveis de fenilalanina)
Distúrbios da FAO	• Feto acometido leva ao aumento do risco de doença hepática materna (doença hepática gordurosa aguda e HELLP)	• Monitoramento pré-natal materno • Diagnóstico/tratamento neonatal precoce
Síndrome de Marfan	• Riscos maternos (descompensação de doença cardíaca, hipertensão, dissecção aórtica) e fetais (Rupreme, parto prematuro, PIG)	• Avaliação cardíaca pré-concepcional (tratamento cirúrgico eletivo) • Acompanhamento pré-natal rigoroso (pressão arterial e estudos ecocardiográficos)
Síndrome de Turner	• Infertilidade e baixa taxa de concepção espontânea • Riscos maternos: doença hipertensiva e cardiopatias (até 50% das pacientes)	• Orientação pré-concepcional sobre os riscos • Rastreio e manejo de distúrbios hipertensivos • Contraindicação de gestação em pacientes com alto risco de dissecção de aorta
Fibrose cística	• Riscos maternos (descompensação pulmonar e cardíaca, *cor pulmonale*) • Riscos fetais (PIG, prematuridade)	• Otimização do peso, funções pulmonar e cardíaca • Evitação de medicamentos teratogênicos • Rastreamento para DM
Anemia falciforme	• Riscos maternos (aumento de mortalidade, agravamento de anemia, dor, doença renal, tromboembolia, etc.) • Riscos fetais (aumento da mortalidade, PIG, prematuridade, risco de hidropsia fetal, etc.)	• Acompanhamento multidisciplinar (obstetra, hematologista, nutricionista, entre outros profissionais) • Profilaxias com penicilina, ácido acetilsalicílico, heparina de baixo peso molecular, entre outros • Descontinuação do uso de hidroxiureia, varfarina, inibidores da ECA e bloqueadores de receptores de angiotensina (potencial teratogênico) • Indicações para transfusões

ADNPM, atraso do desenvolvimento neuropsicomotor; DM, diabetes melito; ECA, enzima conversora de angiotensina; FAO, oxidação de ácidos graxos; HELLP, hemólise, enzimas hepáticas aumentadas e plaquetopenia; PIG, pequeno para a idade gestacional; PKU, fenilcetonúria; RCIU, retardo de crescimento intrauterino; Rupreme, ruptura prematura de membranas.

Os leiomiomas podem ocorrer dentro da síndrome de leiomiomatose hereditária e carcinoma de células renais (LHCCR), condição autossômica dominante, clinicamente variável, causada por mutações no gene *FH*, devendo essa hipótese ser sempre considerada em casos de idade precoce de aparecimento e história familiar positiva para tumores renais.[30] Variantes somáticas heterozigóticas no gene *MED12* são encontradas em até 70% dos leiomiomas com histologia comum e em cerca de 17% dos leiomiomas com histologia incomum, sendo raramente encontradas em leiomiomas associados à LHCCR – indicando um marcador genético de formas esporádicas e sugerindo que leiomiomas comuns e LHCCR têm patogênese diferente.[31,32]

MENOPAUSA PRECOCE

A insuficiência ovariana prematura é uma significativa causa de infertilidade feminina, definida como interrupção da menstruação antes dos 40 anos,[33,34] apresentando etiologia genética em aproximadamente 20 a 25% dos casos. Anormalidades cromossômicas têm sido reconhecidas como causa importante de insuficiência ovariana prematura, representando 10 a 13% dos casos, sendo a mais comum a síndrome de Turner, que evolui para disgenesia ovariana e atresia folicular acelerada.[35]

Outra causa genética importante é a síndrome do X frágil (Xq27) em mulheres portadoras da pré-mutação (55-199 repetições CGG) no gene *FMR1*, que está associada ao risco de 20 a 28% de evoluir para insuficiência ovariana prematura e subsequente infertilidade. No entanto, as mulheres com a mutação completa não estão em risco. Porém, em ambos os casos (pré-mutação ou mutação completa), essas mulheres estão em risco de até 50% de terem filhos do sexo masculino afetados pela síndrome do X frágil.[33]

Ainda que atualmente haja restrição ao acesso na prática clínica, diversos estudos têm identificado genes como fortes candidatos envolvidos na etiologia genética da insuficiência ovariana prematura não sindrômica, como *NOBOX, CDKN1B, CITED2, CPEB1, CSPG5, CXCL12, HFM1, MSH5, NANOS3, TGFBR3, FIGLA, GDF, ALOX12, BRSK1, LAMC1, MCM8/MCM9, NLRP11, SYCP2L* e *TMEM150B*.[36]

Também é importante que o clínico tenha em mente que existem síndromes genéticas nas quais a insuficiência ovariana precoce faz parte do fenótipo, sendo fundamental a identificação de achados adicionais (dismorfias, alterações hormonais, alterações hepáticas, etc.) ao quadro para o diagnóstico diferencial, entre elas as síndromes de blefarofimose-ptose-epicanto inverso (BPES) (gene *FOXL2*), Perrault (genes *HSD17B4, HARS2, LARS2* e *CLPP*), Marinesco-Sjögren (gene *SIL1*), galactosemia (gene *GALT*), leucodistrofia ovariana (genes *EIF2B2, EIF2B4* e *EIF2B5*), poliendócrina autoimune tipo 1 (gene *AIRE*) e osteodistrofia hereditária de Albright (gene *GNAS*).[33]

Genética dos cânceres na mulher

Cerca de 5 a 10% de todas as neoplasias malignas na idade adulta têm um componente hereditário estabelecido, com padrão de herança mendeliano (em geral, autossômico dominante), idade de aparecimento mais precoce e maior índice de bilateralidade, causado por variantes patogênicas em genes únicos de alta penetrância. No entanto, em cerca de 15 a 20% dos casos, o que se encontra é uma agregação familiar, isto é, uma frequência aumentada de familiares também afetados, mas sem um padrão de herança mendeliano ou gene único relacionado.[37]

Embora muitas vezes seja difícil diferenciar as pacientes sob risco de um câncer hereditário ou agregação familiar, a identificação de sinais de alerta é fundamental para que os encaminhamentos para especialistas sejam feitos. A presença de certos fatores na história clínica ou familiar do indivíduo confere uma indicação formal de aconselhamento genético no câncer.[38,39]

A American Society of Clinical Oncology (ASCO)[38] recomenda que a história familiar mínima adequada para pacientes com câncer seja definida como história familiar de câncer em parentes de primeiro e segundo grau (i.e., um heredograma de três gerações). Os parentes de primeiro grau são pais, filhos e irmãos. Os parentes de segundo grau são avós, tias/tios, sobrinhas/sobrinhos, netos e meios-irmãos. Para cada familiar com câncer, o seguinte deve ser registrado:

- Tipo de câncer primário.
- Idade no diagnóstico de cada câncer primário.
- Linhagem (materna e/ou paterna).

Certas características da história médica pessoal ou familiar de uma pessoa sugerem uma possível síndrome de câncer hereditário.[39] Nesses casos, após a coleta da história familiar de maneira adequada, o encaminhamento para avaliação genética deve ser realizado (Quadro 19.1).

A seguir, são abordados de forma sucinta os principais aspectos genéticos relacionados com alguns tipos de câncer específicos de mulheres, genes envolvidos, indicações de testagem e síndromes relacionadas.

CÂNCER DE MAMA

Estima-se que cerca de 10% dos cânceres de mama são hereditários, isto é, causados por

Quadro 19.1 – Indicações de avaliação oncogenética

AVALIAÇÃO GENÉTICA BASEADA EM HISTÓRIA FAMILIAR E PESSOAL

- Câncer diagnosticado em uma idade incomumente jovem ou inferior a 50 anos para câncer de mama, ovário ou cólon
- Vários tipos diferentes de câncer (tumores primários) na mesma pessoa (não considerar metástases)
- Múltiplos tumores primários, inclusive no mesmo órgão (como mama ou cólon), em um único indivíduo
- Tumores bilaterais (mama, rins) ou doença multifocal
- Múltiplos familiares próximos (≥ 2) com o mesmo tipo de câncer (p. ex., mãe, filha e irmãs com câncer de mama), especialmente quando do mesmo lado da família (materno ou paterno)
- Apresentação incomum de um tipo específico de câncer (p. ex., câncer de mama em um homem)
- Presença de condições benignas específicas (alterações dermatológicas ou anormalidades esqueléticas, como osteomas, cistos sebáceos, tumores desmoides, manchas na retina, dentes extranumerários) conhecidas por estarem associadas a síndromes de câncer hereditário
- Câncer na ausência de fatores de risco conhecidos ou apesar de medidas preventivas
- Predisposição étnica conhecida (p. ex., câncer de mama e ascendência judaica Ashkenazi)

AVALIAÇÃO GENÉTICA MESMO NA AUSÊNCIA DE HISTÓRIA FAMILIAR

Tumores comuns com características histológicas ou imuno-histoquímicas específicas
- Câncer de mama triplo negativo (ER/PR/HER2-neu negativo), sobretudo se diagnosticado antes dos 60 anos
- Câncer epitelial de ovário, trompa de Falópio ou câncer peritoneal primário (mais comumente, histologia serosa de alto grau)
- Câncer colorretal demonstrando instabilidade de microssatélites e/ou imuno-histoquímica compatível com deficiência de *mismatch repair*
- Câncer de endométrio demonstrando instabilidade de microssatélites e/ou imuno-histoquímica compatível com deficiência de *mismatch repair*

Tumores raros
- Carcinoma adrenocortical
- Carcinoma do plexo coroide
- Feocromocitoma
- Paraganglioma
- Hemangioblastoma retiniano ou cerebelar
- Tumor do saco endolinfático
- Câncer medular de tireoide

Tumores pediátricos
- Retinoblastoma
- Tumor teratoide/rabdoide atípico
- Schwannomas acústicos ou vestibulares
- Leucemia mielomonocítica juvenil
- Múltiplos pólipos gastrintestinais
- Pleuroblastoma pulmonar
- Tumor da via óptica
- Tumor maligno da bainha do nervo periférico

---

genes únicos com penetrância alta/moderada, como os genes *BRCA1* e *BRCA2*, que conferem às portadoras um aumento significativo de desenvolver câncer de mama.[40-43] O câncer de mama hereditário pode fazer parte de diversas síndromes de predisposição, como câncer de mama e ovário hereditário (*BRCA1*, *BRCA2*), Lynch (*MLH1*, *MSH2*, *MSH6*, *PMS2*), Li-Fraumeni (*TP53*), Cowden (*PTEN*), Peutz-Jeghers (*STK11*), câncer gástrico difuso hereditário (*CDH1*), entre outras.

As diretrizes de testagem no câncer de mama evoluíram para indicação de testagem por painéis de múltiplos genes associados a alto risco de câncer, como *BRCA1*, *BRCA2*, *TP53*, *PTEN*, *CDH1* e *PALB2*, muitas vezes com cirurgias profiláticas podendo ser recomendadas.[44] No entanto, há indicação de incorporação de genes de risco moderado, não tão alto quanto os genes *BRCA1/BRCA2*, que permitem orientar não somente a indicação de cirurgias redutoras de risco, mas também protocolos de rastreamento de forma mais individualizada. Por exemplo, mamografias têm recomendação de início quando o risco de câncer de mama em 5 anos é superior a 1%, sendo indicada a ressonância magnética quando for maior que 2,2%. A adição de genes com significado clínico pequeno ou desconhecido ainda é uma preocupação, pois pode induzir a condutas (rastreamento ou cirurgias) inadequadas.[45]

CÂNCER DE OVÁRIO

⚠️ A história familiar é um fator de risco significativo, com o câncer de ovário sendo três vezes mais provável em um indivíduo com um familiar de primeiro grau afetado e seis vezes mais provável quando há dois familiares de primeiro grau afetados.[46-48] Em famílias com predisposição hereditária, o câncer de ovário geralmente se apresenta em uma idade mais jovem do que a média e em associação com outros cânceres na família, incluindo câncer de mama, como na síndrome de predisposição hereditária aos cânceres de ovário e de mama, ou com câncer colorretal e câncer endometrial na síndrome de Lynch.[49]

Mutações germinativas em *BRCA1* e *BRCA2* são responsáveis por cerca de 14% de todos os casos de câncer de ovário epitelial e 17% quando se considera apenas o subtipo seroso de alto grau.[50] A ocorrência de síndrome de Lynch é menos comum, encontrada em apenas 0,5 a 2% dos casos não selecionados de câncer de ovário.[51] Estima-se que cerca de 25% das pacientes com carcinoma primário de ovário, peritoneal ou trompa de Falópio não selecionado por idade ou história familiar carregam variantes patogênicas em 12 genes diferentes, incluindo *BRCA1*, *BRCA2*, *BARD1*, *BRIP1*, *CHEK2*, *MRE11A*, *MSH6*, *NBN*, *PALB2*, *RAD50*, *RAD51C* e *TP53*.[52]

Dada essa elevada prevalência, a indicação atual é de incorporar testes genéticos na prática assistencial para todos os casos de câncer de ovário epitelial em qualquer idade.[44] Estudos sobre rastreamento (ultrassonografia transvaginal e dosagem de CA125 sérico) de câncer de ovário em mulheres de alto risco não mostraram resultados favoráveis, sem redução geral na mortalidade no grupo de rastreamento.[53]

A prevenção primária se dá por salpingooforectomia redutora de risco (SORR), indicada para mulheres com mutação *BRCA1* (realizar até os 40 anos) ou *BRCA2* (realizar até os 45 anos), reduzindo os riscos de desenvolver câncer de ovário em 80 a 96%[54-56] e a mortalidade geral em 60 a 70% dos casos.[57] Um pequeno risco residual de câncer peritoneal primário permanece mesmo após a SORR. Para mulheres portadoras de variantes patogênicas nos genes *BRIP1*, *RAD51C* e *RAD51D*, a SORR deve ser considerada entre os 45 e 50 anos, sendo também uma opção a ser discutida nos cenários de mutações em *MLH1*, *MLH2* e *EPCAM*.[44]

CÂNCER DE ENDOMÉTRIO

A história familiar de câncer de endométrio é observada em cerca de 5% dos casos entre 20 e 54 anos e parece estar associada a um risco ligeiramente elevado. Cerca de 2% dos cânceres endometriais são vistos no contexto de uma história familiar de câncer colorretal, uma combinação que deve levantar a suspeita de diagnóstico de síndrome de Lynch,[49] uma síndrome de predisposição ao câncer de herança autossômica dominante, causada por mutações nos genes de reparo de DNA (*MSH2*, *MLH1*, *MSH6*, *PMS2* e *PMS1*). Essa síndrome predispõe principalmente aos cânceres colorretal e endometrial de início precoce e, em menor grau, aos cânceres de ovário, trato urinário, intestino delgado, estômago, pâncreas e cérebro.[58]

Outra síndrome de predisposição hereditária ao câncer relacionada com o câncer de endométrio é a síndrome de Cowden, de herança autossômica dominante, decorrente de mutações germinativas no gene supressor tumoral *PTEN*.[59] Tal condição está associada ao risco de câncer de endométrio, estimado em 28% ao longo da vida, sendo pelo menos metade dos tumores histologicamente endometrioides.[49]

CÂNCER DE COLO DO ÚTERO

O câncer de colo do útero afeta menos de 1% de todas as mulheres e é quase universalmente associado à infecção pelo papilomavírus.[47] O carcinoma de células escamosas e o adenocarcinoma são responsáveis pela maioria dos subtipos histológicos. O adenoma maligno, um adenocarcinoma raro, agressivo e bem diferenciado do colo do útero, é observado na síndrome de Peutz-Jeghers, com risco estimado de 10% ao longo da vida.[60] Nessas pacientes, o rastreamento por esfregaço cervical (como na população geral) é recomendado, e a histerectomia profilática pode ser considerada. O rabdomiossarcoma embrionário é o sarcoma de partes moles mais comum da infância, e um dos locais menos comuns afetados é o colo do útero, sendo observado em pacientes com variantes patogênicas germinativas no gene *DICER1*, inclusive no período pré-puberal.[61]

CÂNCER DE VULVA

O câncer de vulva é raro, mas o risco de carcinoma de células escamosas da vulva aumenta mais de 2 mil vezes na anemia de Fanconi, uma doença genética autossômica recessiva que cursa com falência medular, baixa estatura, deficiência dos raios radiais e outras anomalias congênitas, como microcefalia e anormalidades oftalmológicas e geniturinárias.[62]

A Tabela 19.2 traz um resumo das síndromes com manifestações malignas associadas ao câncer.

Medicina personalizada: uma nova ferramenta na genética preventiva para a saúde da mulher

Grandes avanços científicos que impulsionam o surgimento da medicina personalizada geram um entusiasmo significativo, mas também precisam gerar cautela. Embora a maioria dos especialistas reconheça o valor dessa abordagem inovadora, grandes desafios surgem, não somente na incorporação à prática clínica, mas também na conduta de resultados não esperados quando da solicitação de testes genéticos abrangentes.

A identificação precoce de indivíduos em risco permite o rastreamento e a prevenção proativa para reduzir a morbidade. As diretrizes atuais de testes genéticos projetadas para identificar aqueles com maior probabilidade de ter um risco genético parecem perder uma parcela significativa de

Tabela 19.2 – Resumo das síndromes com manifestações malignas associadas ao câncer

SÍNDROME	MAMA	OVÁRIO	ENDOMÉTRIO	CÓLON	OUTROS TIPOS
Cânceres de mama e ovário hereditários	X	X			Pâncreas, próstata e melanoma
Lynch		X	X	X	Gástrico, ureteral, biliar, pancreático, glioblastoma, pelve renal
Li-Fraumeni	X			X	Sarcomas, cérebro, adrenocortical
Cowden	X		X	X	Lesões mucocutâneas benignas, tireoide, hamartomas gastrintestinais
Peutz-Jeghers	X	X		X	Adenoma maligno de colo uterino, hamartomas gastrintestinais, pâncreas, estômago e intestino delgado
Câncer gástrico difuso hereditário	X				Gástrico (anel de sinete), colorretal

Fonte: Adaptada de ACOG.[39]

indivíduos em risco.[63] O risco pessoal de doença genética mendeliana acionável, ou seja, passível de uma conduta médica que modifique a história natural da doença, foi identificado em 2 a 16% dos casos da população geral a partir da testagem universal por meio de painéis genéticos multigênicos ou sequenciamento completo do exoma.[64,65]

Em um estudo com 1.305 mulheres em idade reprodutiva submetidas a rastreamento genético proativo com painel de 147 genes para distúrbios acionáveis, foram identificadas variantes patogênicas/provavelmente patogênicas em 15,6% dos casos (55,4% em genes relacionados com câncer e 36,8% relacionados com doenças cardiovasculares).[66] A incorporação de rastreamento genético para risco pessoal de distúrbios acionáveis no curso de avaliações pré-concepcionais pode ser uma oportunidade para identificar indivíduos com alto risco genético antes do início da doença, ainda que mais estudos sejam necessários para entender completamente os benefícios das informações de risco genético identificadas.

Outra área em franca expansão é a farmacogenética, que, por meio de amplos painéis genéticos, analisa genes (p. ex., *ADRA2A*, *COMT*, *CYP1A2*, *CYP2B6*, *CYP2C19*, *GRIK4*, *HLA-B*, *UGT1A1*, *VKORC1*, etc.) envolvidos no metabolismo de fármacos e tem como objetivo ajudar os médicos a selecionarem medicamentos e dosagens mais apropriados para seus pacientes. Os resultados devem ser usados em combinação com outras considerações clínicas e monitoramento de medicamentos terapêuticos para otimizar os regimes de tratamento e garantir o uso seguro dos fármacos.

REFERÊNCIAS

1. Ioannides AS. Preconception and prenatal genetic counselling. Best Pract Res Clin Obstet Gynaecol. 2017;42:2-10.
2. Carvalho TM. Resultados do levantamento epidemiológico da sociedade brasileira de triagem neonatal (SBTN). Rev Méd Minas Gerais. 2003; 13(1 Supl 2):S109-35.
3. Regier DS, Greene CL. Phenylalanine hydroxylase deficiency. In: Adam MP, editor. GeneReviews®. Seattle: University of Washington; 1993–2022.
4. Chetty S, Norton ME. Obstetric care in women with genetic disorders. Best Pract Res Clin Obstet Gynaecol. 2017;42:86-99.
5. Lenke RR, Levy HL. Maternal phenylketonuria and hyperphenylalaninemia. An international survey of the outcome of untreated and treated pregnancies. N Engl J Med. 1980;303(21):1202e8.
6. Waisbren SE, Hanley W, Levy HL, Shifrin H, Allred E, Azen C, et al. Outcome at age 4 years in offspring of women with maternal phenylketonuria: the Maternal PKU Collaborative Study. JAMA 2000;283(6):756-62.
7. Merritt JL, Chang IJ. Medium-Chain Acyl-Coenzyme A Dehydrogenase Deficiency. In: Adam MP, editor. GeneReviews®. Seattle: University of Washington; 1993–2022.
8. Browning MF, Levy HL, Wilkins-Haug LE, Larson C, Shih VE. Fetal fatty acid oxidation defects and maternal liver disease in pregnancy. Obstet Gynecol. 2006;107(1):115-20.
9. Ibdah JA, Yang Z, Bennett MJ. Liver disease in pregnancy and fetal fatty acid oxidation defects. Mol Genet Metab. 2000;71(1e2):182e9.
10. Meijboom LJ, Drenthen W, Pieper PG, Groenink M, van der Post JAM, Timmermans J, et al. Obstetric complications in Marfan syndrome. Int J Cardiol. 2006;110(1):53-9.
11. Hassan N, Patenaude V, Oddy L, Abenhaim HA. Pregnancy outcomes in Marfan syndrome: a retrospective cohort study. Am J Perinatol. 2015;32(2):123-30.
12. Bernard V, Donadille B, Zenaty D. Spontaneous fertility and pregnancy outcomes amongst 480 women with Turner syndrome. Hum Reprod. 2016;31(4):782-8.
13. Hadnott TN, Gould HN, Gharib AM, Bondy CA. Outcomes of spontaneous and assisted pregnancies in Turner syndrome: the U.S. National Institutes of Health experience. Fertil Steril. 2011;95(7):2251-6.
14. Elkayam U, Goland S, Pieper PG, Silversides CK. High-risk cardiac disease in pregnancy: part II. J Am Coll Cardiol. 2016;68(5):502-16.
15. Boissonnas CC, Davy C, Bornes M, Arnaout L, Meune C, Tsatsaris V, et al. Careful cardiovascular screening and follow-up of women with Turner syndrome before and during pregnancy is necessary to prevent maternal mortality. Fertil Steril. 2009;91(3):929.e5-7.
16. Karnis MF, Zimon AE, Lalwani SI, Timmreck LS, Klipstein S, Reindollar RH. Risk of death in pregnancy achieved through oocyte donation in patients with Turner syndrome: a national survey. Fertil Steril. 2003;80(3):498-501.
17. McArdle JR. Pregnancy in cystic fibrosis. Clin Chest Med. 2011;32(1):111-20.
18. McMullen AH, Pasta DJ, Frederick PD, Konstan MW, Morgan WJ, Schechter MS, et al. Impact of pregnancy on women with cystic fibrosis. Chest. 2006;129(3):706-11.
19. Edenborough FP, Stableforth DE, Webb AK, Mackenzie WE, Smith DL. Outcome of pregnancy in women with cystic fibrosis. Thorax. 1995;50(2):170–4.
20. Girault A, Blanc J, Gayet V, Goffinet F, Hubert D. Maternal and perinatal outcomes of pregnancies in women with cystic fibrosis-–A single centre case-control study. Respir Med. 2016;113:22-7.
21. Bender MA. Sickle Cell Disease. In: Adam MP, editor. GeneReviews®. Seattle: University of Washington, Seattle; 1993–2022.
22. Smith-Whitley K. Complications in pregnant women with sickle cell disease. Hematology Am Soc Hematol Educ Program. 2019; 2019(1):359-66.

23. Boafor TK, Olayemi E, Galadanci N, Hayfron-Benjamin C, Dei-Adomakoh Y, Segbefia C, et al. Pregnancy outcomes in women with sickle-cell disease in low and high income countries: a systematic review and meta-analysis. BJOG. 2016;123(5):691-8.

24. Asare EV, Olayemi E, Boafor T, Dei-Adomakoh Y, Mensah E, Ghansah H, et al. Implementation of multidisciplinary care reduces maternal mortality in women with sickle cell disease living in low--resource setting. Am J Hematol. 2017;92(9):872-8.

25. Josifova DJ. Genetics of gynaecological disorders. Best Pract Res Clin Obstet Gynaecol. 2017;42:100-13.

26. Borghese B, Zondervan KT, Abrao MS, Chapron C, Vaiman D. Recent insights on the genetics and epigenetics of endometriosis. Clin Genet. 2017;91(2):254–64.

27. Zondervan KT, Rahmioglu N, Morris AP, Nyholt DR, Montgomery GW, Becker CM, et al. Beyond Endometriosis Genome-Wide Association Study: From Genomics to Phenomics to the Patient. Semin Reprod Med. 2016;34(4):242-54.

28. Uimari O, Rahmioglu N, Nyholt DR, Vincent K, Missmer SA, Becker C, et al. Genome-wide genetic analyses highlight mitogen-activated protein kinase (MAPK) signaling in the pathogenesis of endometriosis. Hum Reprod. 2017;32(4):780-93.

29. Smolarz B, Szyłło K, Romanowicz H. Endometriosis: Epidemiology, Classification, Pathogenesis, Treatment and Genetics (Review of Literature). Int J Mol Sci. 2021;22(19):10554.

30. Kamihara J, Schultz KA, Rana HQ. FH Tumor predisposition syndrome. In: Adam MP, editor. GeneReviews®. Seattle: University of Washington, Seattle; 1993–2022.

31. Mäkinen N, Vahteristo P, Kämpjärvi K, Arola J, Bützow R, Aaltonen LA. MED12 exon 2 mutations in histopathological uterine leiomyoma variants. Eur J Hum Genet. 2013;21(11):1300-3.

32. Yatsenko SA, Mittal P, Wood-Trageser MA, Jones MW, Surti U, Edwards RP, et al. Highly heterogeneous genomic landscape of uterine leiomyomas by whole exome sequencing and genome--wide arrays. Fertil Steril. 2017;107(2):457-466.e9.

33. Bilgin EM, Kovanci E. Genetics of premature ovarian failure. Curr Opin Obstet Gynecol. 2015;27(3):167-74.

34. Coulam CB, Adamson SC, Annegers JF. Incidence of premature ovarian failure. Obstet Gynecol. 1986;67(4):604-6.

35. Barros F, Carvalho F, Barros A, Dória S. Premature ovarian insufficiency: clinical orientations for genetic testing and genetic counseling. Porto Biomed J. 2020;5(3):e62.

36. Jiao X, Ke H, Qin Y, Chen ZJ. Molecular genetics of premature ovarian insufficiency. Trends Endocrinol Metab. 2018;29(11):795-807.

37. Artigalás O, Netto CBO. Oncogenética. In: Vieira T, Giugliani R, organizadores. Manual de genética médica para atenção primária à saúde. Porto Alegre: Artmed; 2013. p.76-84.

38. Lu KH, Wood ME, Daniels M, Burke C, Ford J, Kauff ND, et al. American Society of Clinical Oncology Expert Statement: collection and use of a cancer family history for oncology providers. J Clin Oncol. 2014;32(8):833-40.

39. American College of Obstetricians and Gynecologists. Hereditary Cancer Syndromes and Risk Assessment: ACOG COMMITTEE OPINION, Number 793. Obstet Gynecol. 2019;134(6):e143-9.

40. Sung H, Ferlay J, Siegel RL, Laversanne M, Soerjomataram I, Jemal A, et al. Global cancer statistics 2020: GLOBOCAN estimates of incidence and mortality worldwide for 36 cancers in 185 countries. CA A Cancer J Clin. 2021;71(3):209-49.

41. Instituto Nacional do Câncer. Números de câncer[Internet]. Rio de Janeiro: INCA; 2022[capturado em 19 fev. 2022]. Disponível em: https://www.inca.gov.br/numeros-de-cancer.

42. Siegel RL, Miller KD, Jemal A. Cancer Statistics, 2017. CA Cancer J Clin. 2017;67(1):7-30.

43. Thorat MA, Balasubramanian R. Breast cancer prevention in high--risk women. Best Pract Res Clin Obstet Gynaec. 2020;65:18-31.

44. NCCN Clinical Practice Guidelines in Oncology: testing criteria for high-penetrance brast cancer susceptibility genes. Version 1. Philadelphia: NCCN; 2022.

45. Litton JK, Burstein HJ, Turner NC. Molecular testing in breast cancer. Am Soc Clin Oncol Educ Book. 2019;39:e1-e7.

46. Ferlay J, Soerjomataram I, Ervik M, Dikshit R, Eser S, Mathers C, et al. GLOBOCAN 2012 estimated cancer incidence, mortality and prevalence worldwide: IARC CancerBase No.11. Lyon: International Agency for Research on Cancer; 2013.

47. Cancer Research UK. Cervical cancer statistics. 2016. [capturado em 19 fev. 2022]. Disponível em http://www.cancerresearchuk.org/healthprofessional/cancer-statistics/statistics-by-cancer-type/cervical-cancer.

48. Stratton JF, Pharoah P, Smith SK, Easton D, Ponder BA. A systematic review and meta-analysis of family history and risk of ovarian cancer. Br J Obstet Gynaecol. 1998;105(5):493-9.

49. Constantinou P, Tischkowitz M. Genetics of gynaecological cancers. Best Pract Res Clin Obstet Gyn. 2017;42:114-24.

50. Alsop K, Fereday S, Meldrum C, deFazio A, Emmanuel C, George J, et al. BRCA mutation frequency and patterns of treatment response in BRCA mutation-positive women with ovarian cancer: a report from the Australian Ovarian Cancer Study Group. J Clin Oncol. 2012 Nov 20;30(33):4180.

51. Malander S, Rambech E, Kristoffersson U, Halvarsson B, Ridderheim M, Borg A, et al. The contribution of the hereditary nonpolyposis colorectal cancer syndrome to the development of ovarian cancer. Gynecol Oncol. 2006;101(2):238-43.

52. Walsh T, Casadei S, Lee MK, Pennil CC, Nord AS, Thornton AM, et al. Mutations in 12 genes for inherited ovarian, fallopian tube, and peritoneal carcinoma identified by massively parallel sequencing. Proc Natl Acad Sci U S A. 2011;108(44):18032-7.

53. Buys SS, Partridge E, Black A, Johnson CC, Lamerato L, Isaacs C, et al. Effect of screening on ovarian cancer mortality: the Prostate, Lung, Colorectal and Ovarian (PLCO) Cancer Screening Randomized Controlled Trial. JAMA. 2011;305(22):2295-303.

54. Garcia C, Wendt J, Lyon L, Jones J, Littell RD, Armstrong MA, et al. Risk management options elected by women after testing positive for a BRCA mutation. Gynecol Oncol. 2014;132(2):428-33.

55. Kauff ND, Satagopan JM, Robson ME, Scheuer L, Hensley M, Hudis CA, et al. Risk-reducing salpingo-oophorectomy in women with a BRCA1 or BRCA2 mutation. N Engl J Med. 2002;346(21):1609-15.

56. Rebbeck TR, Lynch HT, Neuhausen SL, Narod SA, Van't Veer L, Garber JE, et al. Prophylactic oophorectomy in carriers of BRCA1 or BRCA2 mutations. N Engl J Med. 2002;346(21):1616-22.

57. Domchek SM, Friebel TM, Singer CF, Evans DG, Lynch HT, Isaacs C, et al. Association of risk-reducing surgery in BRCA1 or BRCA2 mutation carriers with cancer risk and mortality. JAMA. 2010;304(9):967-75.

58. Hampel H, Frankel W, Panescu J, Lockman J, Sotamaa K, Fix D, et al. Screening for Lynch syndrome (hereditary nonpolyposis colorectal cancer) among endometrial cancer patients. Cancer Res. 2006;66(15):7810-7.

59. Pilarski R, Eng C. Will the real Cowden syndrome please stand up (again)? Expanding mutational and clinical spectra of the PTEN hamartoma tumour syndrome. J Med Genet. 2004;41(5):323-6.

60. Syngal S, Brand RE, Church JM, Giardiello FM, Hampel HL, Burt RW, et al. ACG clinical guideline: Genetic testing and management of hereditary gastrointestinal cancer syndromes. Am J Gastroenterol. 2015;110(2):223-62; quiz 263.

61. Doros L, Yang J, Dehner L, Rossi CT, Skiver K, Jarzembowski JA, et al. DICER1 mutations in embryonal rhabdomyosarcomas from children with and without familial PPB-tumor predisposition syndrome. Pediatr Blood Cancer. 2012;59(3):558-60.

62. Parinda A Mehta PA, Ebens C. Fanconi Anemia. In: Adam MP, editor. GeneReviews®. Seattle: University of Washington; 1993––2022.

63. Yang S, Axilbund JE, O'Leary E, Michalski ST, Evans R, Lincoln SE, et al. Underdiagnosis of Hereditary Breast and Ovarian Cancer in Medicare Patients: Genetic Testing Criteria Miss the Mark. Ann Surg Oncol. 2018;25(10):2925-31.

64. Green RC, Berg JS, Grody WW, Kalia SS, Korf BR, Martin CL, et al. ACMG recommendations for reporting of incidental findings in clinical exome and genome sequencing. Genet Med. 2013;15(7):565-74.

65. Kalia SS, Adelman K, Bale SJ, Chung WK, Eng C, Evans JP, et al. Recommendations for reporting of secondary findings in clinical exome and genome sequencing, 2016 update (ACMG SF v2.0): a policy statement of the American College of Medical Genetics and Genomics. Genet Med. 2017;19(2):249-55.

66. Aguilar S, Haverfield E, Esplin E, Nussbaum RL, Aradhya S. Genetic screening in reproductive age women identifies a high positive rate of actionable results. Fertil Steril. 2020;114(3):e19.

SEXUALIDADE FEMININA

JANETE VETTORAZZI
FERNANDA SANTOS GROSSI
RODRIGO ROSSI BALBINOTTI
ISADORA BASTIANI BIONDO
EDIMÁRLEI GONSALES VALÉRIO

A sexualidade humana deve ser avaliada sob três aspectos fundamentais: biológico, sociocultural e psicológico. Em cada um deles, existe um conceito de "normalidade". Do ponto de vista *biológico*, considera-se normal a resposta fisiológica saudável ou funcional. O sexo considerado "normal" do ponto de vista *sociocultural* segue os padrões definidos pela cultura e pela maioria dos que compõem um grupo social, sendo esse conceito de normalidade dinâmico e mutável, de acordo com a cultura em que está inserido. Sob o aspecto *psicológico*, o que importa é a satisfação ou a adequação de cada um no exercício da sua sexualidade. Esses elementos biopsicossocioculturais se mesclam e podem interferir no desempenho e na satisfação sexual em diferentes etapas da vida.

A abordagem da sexualidade feminina exige que outras particularidades sejam consideradas, desde a anatomia genital feminina (menos aparente que a masculina), passando pelas diferentes etapas do ciclo de vida da mulher (menarca, gravidez, puerpério, climatério, menopausa) até preconceitos, tabus e mitos diante do tema. A complexidade e a ampla interpretação dos elementos biopsicossocioculturais, além das peculiaridades que envolvem a sexualidade feminina, requerem que o profissional de saúde tenha uma abordagem cuidadosa, individualizada e, sobretudo, sem julgamentos. No entanto, poucos médicos sentem-se aptos ou até mesmo confortáveis em inquirir espontaneamente sobre a sexualidade de suas pacientes.

Em um estudo com 4.753 ginecologistas brasileiros, 44,4% investigaram a saúde sexual de suas pacientes e 49% dos pesquisados mostraram-se pouco seguros em abordar os problemas sexuais de suas pacientes.[1] Aliado às dificuldades dos profissionais de saúde, há também o desconforto das mulheres em buscar ajuda médica e expressar suas queixas ou dúvidas sexuais, o que faz as disfunções sexuais muitas vezes não serem reconhecidas e manejadas apropriadamente. Essa situação preocupante contribui para os elevados índices de disfunções sexuais femininas em qualquer população estudada, que, por vezes, não são diagnosticadas.

A concepção da própria sexualidade pode interferir na abordagem pelo profissional de saúde, o que prejudica a escuta e o manejo adequado das dificuldades sexuais.

O ciclo da resposta sexual

O marco decisivo dos estudos da fisiologia sexual ocorreu em 1966, quando William Masters e Virginia Johnson, observando 382 mulheres e 312 homens, concluíram que a resposta ao estímulo sexual não se restringia somente à esfera genital.[2-6] A partir desse estudo, Masters e Johnson criaram um modelo linear de resposta sexual composto de quatro fases, que nortearam as pesquisas científicas por décadas:

1. **Excitação** – Caracterizada pelo ímpeto de sensação erótica, por meio da ereção, no homem, e da lubrificação vaginal, na mulher.
2. **Platô** – Caracterizado por um estado de excitação intenso que precede o orgasmo, com intensa atividade vasocongestiva.
3. **Orgasmo** – Corresponde ao auge da sensação de prazer.
4. **Resolução** – Fase final do ciclo da resposta sexual, em que o corpo retorna ao seu estado normal.

Em 1974, Helen Kaplan propôs um modelo bifásico de resposta sexual, com dois componentes distintos e independentes: uma reação *vasocongestiva* genital (ereção no homem e lubrificação e intumescência na mulher) e uma reação *orgástica* (contrações musculares reflexas em ambos os sexos).[2-7] Uma nova fase foi acrescentada por Kaplan em 1979, o *desejo*, caracterizado por uma sensação subjetiva, necessária para iniciar o processo de excitação orgástica. Assim, o ciclo proposto por Masters e Johnson foi modificado por Kaplan, com a fase de platô renomeada para excitação e a fase de excitação realocada, precedida pela fase de desejo, dividindo a resposta sexual humana em quatro fases, consideradas por todas as classificações até os dias de hoje (Figura 20.1)

⭐ O desejo, como componente importante da resposta sexual, torna-se, muitas vezes, o centro dos conflitos sexuais, devido às variações de intensidade entre os parceiros. Com base nessa importância, estudos demonstraram haver motivações não sexuais para iniciar a atividade sexual, baseadas em recompensas emocionais, necessidade de agradar o parceiro, entre outras. O reconhecimento dessas motivações cria a noção de desejo sexual espontâneo e desejo sexual responsivo.

Em 2001, Rosemary Basson propôs um modelo circular de resposta sexual (Figura 20.2), mais aplicado à resposta sexual feminina, no qual a necessidade de intimidade emocional é um fator motivacional importante para a prática do sexo, fazendo a mulher sair de um estado de neutralidade sexual e ficar mais receptiva aos estímulos sexuais. Desse modo, desencadeia-se o processo de excitação, com satisfação emocional e física, não necessariamente com orgasmo. O modelo linear teria maior aplicabilidade em homens e mulheres que estão iniciando uma nova parceria sexual, quando o desejo espontâneo está mais presente.[2-6]

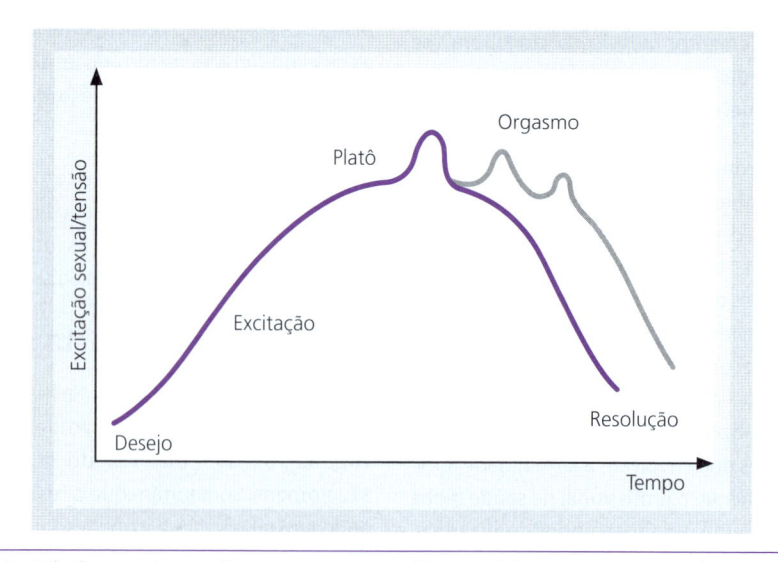

FIGURA 20.1 – Ciclo de resposta sexual humana proposto por Masters e Johnson, em 1966, e Kaplan, em 1974.
Fonte: Sand e Fisher.[4]

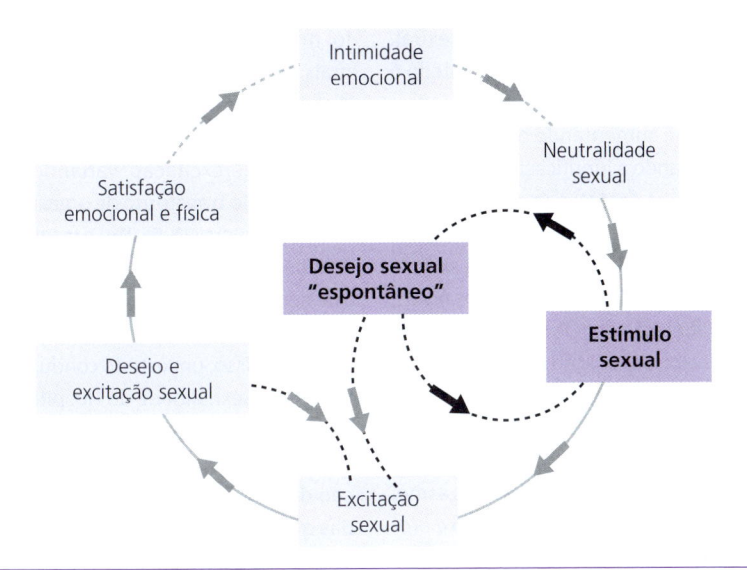

FIGURA 20.2 – Modelo circular de resposta sexual.
Fonte: Adaptada de Basson.[2]

Estímulos ambientais e biológicos, assim como a aprendizagem cultural e as vivências individuais, são essenciais para o entendimento da fisiologia sexual. A neuroendocrinologia da resposta sexual envolve o sistema nervoso central (sobretudo o hipotálamo, o sistema límbico, o mesencéfalo e o córtex) e o sistema nervoso periférico. A partir de uma motivação sexual, com consequente receptividade, inicia-se a fase do desejo. As vias sensoriais (visão, audição, olfação, gustação e tato) e o processamento neuronal (aprendizagem, memória e fantasia erótica) influenciam diretamente esse processo.

Além disso, os neurotransmissores (NTs) atuantes no desejo sexual são a dopamina e a prolactina. A dopamina promove o aumento do desejo sexual e incentiva a busca pelo prazer, assim como provoca vasodilatação periférica. A prolactina, antagonista da dopamina, exerce um efeito negativo sobre o desejo, devido ao efeito inibitório da testosterona. Os demais neuromoduladores das vias excitatórias consistem em noradrenalina, melanocortinas e ocitocina, ao passo que os das vias inibitórias são serotonina, opioides e endocanabinoides. Os esteroides sexuais atuam diretamente sobre os NTs envolvidos no desejo sexual. A testosterona estimula o desejo, devido ao aumento dos níveis de dopamina, assim como propicia maior sensação de bem-estar. O estrogênio mantém a receptividade do impulso sexual. Em contrapartida, a progesterona diminui os níveis de testosterona e de dopamina, reduzindo, assim, o impulso sexual.[3,4]

Na fase da excitação sexual, a estimulação do sistema nervoso parassimpático promove a liberação de acetilcolina (NT colinérgico) e de óxido nítrico (NT não colinérgico e não adrenérgico). A acetilcolina inibe a liberação de noradrenalina por meio de receptores muscarínicos, promovendo a vasocongestão na região genital. No homem, há o relaxamento da musculatura lisa cavernosa e a dilatação das artérias penianas, aumentando o fluxo sanguíneo intracavernoso, com a consequente oclusão venosa, ocasionando a ereção peniana. Na mulher, há o aumento do volume e da coloração dos lábios internos e externos, assim como o aumento do útero e do clítoris. O canal vaginal alonga-se e dilata-se durante o período de excitação, com aumento da lubrificação. Reações extragenitais podem ser observadas, como hiperventilação pulmonar, aumento da pressão arterial, aumento do tônus muscular (pescoço, retoabdominais, glúteo), espasmo carpopedal e taquicardia. Os esteroides sexuais também atuam durante a fase de excitação sexual. O estrogênio melhora a integridade do epitélio e da musculatura lisa vaginal, além de apresentar efeito vasodilatador, aumentando o fluxo vaginal e do clitóris e facilitando a lubrificação local.

A fase do orgasmo caracteriza-se por contrações musculares genitais e extragenitais por meio de impulsos transmitidos pelo sistema simpático à medida que a excitação alcança altos níveis. Nessa fase, há a liberação de NTs inibitórios, como a serotonina, que apresenta ação antagonista com dopamina e noradrenalina, promovendo relaxamento e sonolência, e os opioides (endorfinas), que proporcionam relaxamento. Além disso, a ocitocina atinge seu pico durante a fase do orgasmo, estimulando o aumento do fluxo sanguíneo e promovendo contrações uterinas. Dessa forma, após uma intensa tensão sexual, ocorre o relaxamento completo, com consequente sensação de bem-estar e satisfação.

> O mau funcionamento em qualquer um desses sistemas pode determinar a ocorrência de disfunções sexuais.

Epidemiologia

Os dados sobre incidência e prevalência das disfunções sexuais são de difícil determinação, uma vez que a condução dos estudos e resultados pode ser influenciada por fatores como população utilizada, aspectos culturais, diferenças de nomenclatura, preconceitos e dificuldade de exposição de situações pessoais. Além disso, diversas pesquisas analisam apenas variáveis qualitativas, o que limita o desenho do estudo. Independentemente da metodologia utilizada, parece ser consenso que a prevalência de mulheres com pelo menos uma queixa sexual varia entre 40 e 50%.[8-10]

Um estudo brasileiro evidenciou que 49% das mulheres apresentam pelo menos uma disfunção sexual, sendo maior a prevalência conforme o avanço da idade.[11] O estudo também demonstrou que o desejo sexual hipoativo (26,7%) e a disfunção orgástica (21%) foram relatados com maior frequência por mulheres com mais de 40 anos, ao passo que a dor durante a relação sexual (23,1%) foi mais comumente referida por mulheres com mais de 25 anos. Uma revisão sistemática sobre disfunção sexual feminina na população brasileira reafirmou a maior prevalência de transtorno de interesse/excitação, variando entre 8 e 75%, seguido pelo transtorno de orgasmo (18-55,4%) e por dispareunia (13-56,1%) e insatisfação sexual.[12] Ambos os estudos supradescritos evidenciaram que doenças cardiovasculares e metabólicas interferem negativamente na função sexual.

Além disso, um estudo conduzido pelo Ambulatório de Sexualidade do Hospital de Clínicas de Porto Alegre (HCPA) encontrou dados concordantes com a literatura mundial, no qual a diminuição de desejo sexual foi responsável por 56,8% das queixas, principalmente entre mulheres com maior faixa etária. Nas mais jovens, a queixa principal relacionava-se com dor durante o intercurso sexual (48% até 25 anos).[13]

Classificação diagnóstica das disfunções sexuais

> O diagnóstico das disfunções sexuais é predominantemente clínico, baseando-se na queixa e na persistência da sintomatologia.[3-8,14-16] A anamnese completa é fundamental, devendo considerar a história sexual e de saúde, bem como eventos psicossociais. O exame físico e o exame ginecológico são importantes na diferenciação do diagnóstico quanto às condições de origem orgânica ou psicogênica. Alguns aspectos devem ser considerados para que o diagnóstico seja realizado adequadamente:

- **Duração da sintomatologia** – Falhas isoladas ou esporádicas não caracterizam uma disfunção, mas sim condições negativas situacionais em determinados momentos da vida.
- **Idade e experiência sexual da mulher** – Mulheres muito jovens e/ou inexperientes não podem ser diagnosticadas como disfuncionais diante das dificuldades que podem ocorrer no início da vida sexual. O nível de conhecimento sobre sexo, da mesma forma, pode interferir na função sexual, perpetuando conceitos errôneos que podem atuar negativamente sobre a sexualidade.

- **Estímulos inadequados quanto ao foco, à intensidade e à duração** – A dificuldade de excitação ou orgasmo pode ser devida à inadequação do estímulo, não sendo considerada uma disfunção.
- **Condições do parceiro** – A queixa da paciente pode estar relacionada com a disfunção sexual do parceiro.
- **Condições atuais de saúde física e mental** – Sedentarismo, obesidade, uso de medicações, anticoncepção, drogas e depressão podem interferir diretamente na função sexual.
- **Dificuldades de relacionamento** – Relações conflituosas representam um grande fator de risco para o desenvolvimento de disfunções sexuais.

A realização de testes diagnósticos laboratoriais, de acordo com a faixa etária, é útil para o diagnóstico de condições orgânicas que podem estar relacionadas (Quadro 20.1). Demais exames, como ultrassonografia pélvica transvaginal, devem ser solicitados se houver indicação clínica.

A solicitação de exames laboratoriais hormonais deve ser guiada conforme a clínica apresentada ou se houver dúvidas durante a anamnese, uma vez que suas concentrações não conseguem predizer alterações sexuais.

Existem, também, alguns instrumentos para avaliação da função sexual feminina, como questionários que podem ser utilizados para diagnóstico e, principalmente, em estudos clínicos e observacionais sobre a sexualidade feminina. O principal instrumento de avaliação usado é o Female Sexual Function Index (FSFI), que avalia todos os domínios da função sexual: desejo, lubrificação, orgasmo, satisfação e dor (dispareunia).[18-20]

Um instrumento desenvolvido no Brasil para avaliação do desempenho e da satisfação sexual feminina é o Quociente Sexual – Versão Feminina (QS-F), que também abrange os vários domínios da função sexual feminina e seus correlatos psicofísicos, elaborado especificamente para a população brasileira.[21,22] O QS-F é de fácil manuseio e apresenta uma linguagem acessível tanto para o médico quanto para a mulher, podendo ser aplicado no consultório.

Um instrumento ideal para avaliar a disfunção sexual deve ser multidimensional, reprodutível, breve e validado, de preferência em várias línguas. A grande diversidade de questionários existentes pode refletir a ausência de consenso ou a inexistência de um método completo, que se estenda a todos os domínios e a todas as culturas. Apesar de representarem uma importante ferramenta em estudos e como pré-diagnóstico na prática clínica, os questionários não devem substituir uma análise global da mulher-paciente, de seu contexto e da sua história pessoal.

Os dois sistemas de classificação diagnóstica mais utilizados internacionalmente foram propostos pela Organização Mundial da Saúde (OMS), com a *Classificação internacional de doenças*, 11ª edição (CID-11), e pela American Psychiatric Association (APA), com o *Manual diagnóstico e estatístico de transtornos mentais* (DSM-5).[15,23]

Quadro 20.1 – Exames laboratoriais para avaliação da função sexual feminina

Recomendados
- Hemograma
- Glicemia de jejum
- Função renal
- Enzimas hepáticas (caso seja necessária a reposição de testosterona)
- Função tireoidiana
- Perfil lipídico
- FSH

Hormonais
- FSH
- LH
- Estradiol
- Prolactina
- SHBG
- Androgênios
  - Testosterona total
  - SDHEA
  - Androstenediona

FSH, hormônio folículo-estimulante (*follicle-stimulating hormone*); LH, hormônio luteinizante (*luteinizing hormone*); SDHEA, sulfato de desidroepiandrosterona; SHBG, globulina ligadora de hormônio sexual (*sex hormone-binding globulin*).
Fonte: Adaptado de Derogatis.[17]

O Capítulo 17 da CID-11, publicado em 2019, trata das condições relacionadas com a saúde sexual. Ele engloba não somente as disfunções sexuais, mas também alterações anatômicas, incongruência de gênero, transtornos parafílicos e distúrbios adrenogenitais. O DSM-5, publicado em 2013, apresentou algumas diferenças conceituais em relação às edições anteriores, não mais fazendo paralelos entre os sexos e não se baseando no ciclo da resposta sexual proposto por Masters e Johnson (Quadro 20.2). Essa classificação segue critérios de duração e severidade (frequência) para a maioria das disfunções e exige que o problema esteja ocorrendo por pelo menos 6 meses e em 75% das ocasiões sexuais para ser diagnosticado como disfunção sexual. Além disso, o problema deve provocar importante sofrimento psíquico, e os sintomas não devem ser correlacionados com transtorno mental não sexual, uso de substâncias ou medicamentos, dificuldades no relacionamento conjugal ou outra condição clínica.

De acordo com o DSM-5, para cada disfunção, deve-se especificar se é:

- *Ao longo da vida* (o problema está presente desde o início da vida sexual) ou *adquirida* (o problema iniciou após um período de atividade sexual normal).
- *Generalizada* (ocorre independentemente da circunstância ou da parceria) ou *situacional* (ocorre somente com determinados tipos de estímulos, situações ou parcerias).
- *Leve, moderada ou grave*, com relação ao grau de sofrimento.

TRANSTORNO DO INTERESSE/EXCITAÇÃO SEXUAL FEMININO

O transtorno do interesse/excitação sexual feminino engloba o *desejo sexual hipoativo* (DSH) e os transtornos de excitação na nova edição do DSM-5. Embora tenham uma definição específica, desejo e excitação podem estar interligados, podendo não haver diferenciação entre essas fases.[9,10,14]

O DSH é definido como uma deficiência ou ausência, persistente ou recorrente, de pensamentos eróticos, fantasias ou motivações para o ato sexual. O desejo pode surgir no decorrer da atividade sexual, sendo denominado desejo sexual responsivo. As causas para a diminuição do desejo podem ser orgânicas ou, mais comumente, psicossociais (Quadro 20.3). É importante ressaltar que, na ausência de sofrimento, a diminuição ou ausência de desejo tem importância epidemiológica, mas não clínica.

Além disso, o DSH é a queixa sexual mais frequente nos consultórios de ginecologistas e psicoterapeutas. A sua prevalência varia entre 17 e 55%, sendo mais frequente quanto maior for a faixa etária.[9] Uma revisão sistemática sobre disfunção sexual feminina na população brasileira evidenciou a incidência de 11% em mulheres entre 20 e 39 anos, de 35,9 a 59,3% em mulheres entre 40 e 65 anos, e de 75% em mulheres com doença de Parkinson.[12]

A excitação feminina, assim como a masculina, ocorre por um fenômeno vasocongestivo após a percepção de um estímulo considerado erótico ou sexual. Sabe-se que, na mulher, as fases sexuais não são tão distintas e, muitas vezes, estão sobrepostas, apresentando uma certa subjetividade. Segundo as classificações mais utilizadas, o transtorno de excitação ou falha da resposta sexual é definido pela incapacidade persistente ou recorrente de obter ou manter a excitação sexual, traduzida na mulher pela dificuldade de lubrificação ou por ressecamento vaginal. Ele pode ser causado por fatores psicogênicos, causas orgâni-

---

Quadro 20.2 – Disfunções sexuais femininas, segundo o DSM-5

302.72
- Transtorno do interesse/excitação sexual feminino

302.73
- Transtorno do orgasmo feminino

302.76
- Transtorno da dor genitopélvica/penetração
- Disfunção sexual induzida por substância/medicamento

302.70
- Disfunção sexual não especificada

302.79
- Outra disfunção sexual especificada

DSM, *Manual diagnóstico e estatístico de transtornos mentais*.
Fonte: Adaptado de McCabe e colaboradores.[16]

> **Quadro 20.3 –** Causas de desejo sexual hipoativo

Causas orgânicas
- Condições que interferem direta ou indiretamente na testosterona circulante (como o uso de anticoncepcionais por aumento da SHBG)
- Endocrinopatias (p. ex., diabetes melito, hipotireoidismo, doença de Addison, hipopituitarismo)
- Drogas psicoativas e medicações: tabagismo, álcool, antidopaminérgicos, β-bloqueadores adrenérgicos, antiandrogênios, anti-hipertensivos de ação central (p. ex., α-metildopa), antagonistas da aldosterona, antidepressivos do SNC
- Depressões e ansiedades reativas a certas enfermidades e quadros clínicos
- Condições ligadas ao ato sexual que determinem dor ou anorgasmia
- Distúrbios neurológicos dos centros superiores e dos centros inferiores (p. ex., esclerose múltipla, doenças neurodegenerativas, cirurgias neurológicas, traumatismos, lesões medulares)
- Doenças clínicas (p. ex., câncer, insuficiência hepática, insuficiência renal)
- Ciclo gravídico-puerperal
- Transição menopausal e pós-menopausa
- Cansaço excessivo e privação de sono
- Envelhecimento

Causas psicossociais
- Construção social do papel feminino
- Desmotivação por dificuldades sexuais do parceiro (ejaculação precoce e disfunção erétil), falta de erotismo
- Conflitos conjugais
- Educação sexual repressora e questões religiosas
- Fatores circunstanciais: problemas econômicos, trabalho, filhos, estresse
- Experiências sexuais negativas: violência sexual, medo de engravidar, traumatismos obstétricos
- Conflitos com a autoimagem corporal, baixa autoestima

SHBG, globulina ligadora de hormônio sexual; SNC, sistema nervoso central.
Fonte: Adaptado de Abdo, Cavalcanti e Cavalcanti e Shifren e colaboradores.[3,4,24]

cas (infecções, problemas metabólicos) ou, principalmente, deficiências estrogênicas (climatério/menopausa ou anticoncepcionais combinados com baixas doses de estrogênios).[16]

⚠ Em algumas situações, nas quais o estímulo possa ser inadequado, inoportuno ou até mesmo violento, não se pode esperar uma excitação adequada nem diagnosticar disfunção de excitação.

Distúrbios de excitação apresentam taxas de prevalência que variam entre 8 e 15%, alcançando taxas de 68,2% em um estudo brasileiro com mulheres hipertensas.[12] Em comparação com a dificuldade de lubrificação ou o ressecamento vaginal, mais de 85% dos ginecologistas observaram essa disfunção em mulheres com mais de 50 anos na Alemanha.[25]

TRANSTORNO DO ORGASMO FEMININO

Do ponto de vista psicofísico, o orgasmo é definido por um estado de excitação crescente durante a resposta sexual, que se torna muito intensa até provocar um reflexo de alívio, seguido de uma agradável sensação de prazer. Do ponto de vista biológico, é caracterizado por contrações musculares no interior da vagina. Em virtude de se tratar de uma sensação subjetiva, torna-se único para cada mulher, com duração entre 3 e 10 segundos.[3]

⭐ Diferentemente do que muitas mulheres e homens acreditam, não existem tipos diferentes de orgasmo ("clitoriano" ou "vaginal"). A sensação de prazer pode ser desencadeada por estímulos em diversas partes do corpo. No entanto, o clitóris é, com certeza, a parte do corpo feminino de maior preferência, talvez pela facilidade de acesso e pelo condicionamento cultural. Mitos que envolvem o orgasmo, como a necessidade de simultaneidade com a parceria, o desconhecimento do próprio corpo e a dificuldade de reconhecer as próprias sensações são situações que fazem muitas mulheres terem dificuldades sexuais, as quais na realidade podem nem existir.

De acordo com a CID-11 e o DSM-5, a disfunção orgástica é definida por ausência, diminuição da intensidade ou retardo da sensação de prazer. É causada primordialmente por fatores psicossociais, que incluem as questões de relacionamento, informação, educação, religião, classe social, depressão, ansiedade e história de traumas e abusos. Os determinantes orgânicos são pouco frequentes e, em geral, estão associados a alterações neurológicas e uso de medicações (antidepressivos, benzodiazepínicos, opioides, anti-hipertensivos). Segundo o DSM-5, as taxas de prevalência variam entre 10 e 42%.[15] No Brasil, um estudo evidenciou anorgasmia em 21% das mulheres.[11]

TRANSTORNO DA DOR GENITOPÉLVICA/PENETRAÇÃO

De acordo com o DSM-5, o transtorno da dor genitopélvica/penetração é a classificação para dois transtornos dolorosos com definições distintas: vaginismo e dispareunia. A edição da CID-11 caracteriza o transtorno sexual de dor de penetração por pelo menos um dos seguintes: (1) dificuldades acentuadas e persistentes ou recorrentes com a penetração, inclusive devido à contração ou tensão involuntária dos músculos do assoalho pélvico durante a tentativa de penetração; (2) dor vulvovaginal ou pélvica acentuada e persistente ou recorrente durante a penetração; e (3) medo ou ansiedade acentuados e persistentes ou recorrentes quanto à dor vulvovaginal ou pélvica em antecipação, durante ou como resultado da penetração.[23]

Os sintomas são recorrentes apesar do desejo e da estimulação sexual adequados, não sendo atribuíveis a uma condição clínica subjacente, lubrificação vaginal insuficiente, alterações pós-menopausa ou relacionadas com idade, e estão associados a sofrimento clinicamente significativo. Além disso, a dispareunia e a dor relacionada com a vulva, a vagina ou o assoalho pélvico (qualquer tipo de dor associada à vulva, à vagina e aos tecidos do assoalho pélvico durante relação sexual, atividade física ou repouso) foram excluídas do transtorno sexual de dor de penetração.

DISPAREUNIA, DOR VULVAR E VULVODÍNIA

A *dispareunia* é definida como dor durante o ato sexual, podendo ocorrer tanto em homens como em mulheres; contudo, é mais comum no sexo feminino. A sua incidência é variável, acometendo entre 12 e 22% das mulheres na idade adulta e 20% das adolescentes, principalmente a superficial (67%). No entanto, os estudos demonstram a progressão das taxas com o avanço da idade da mulher, devido aos fatores hormonais.[9,10,26]

⭐ A dispareunia está mais associada a questões orgânicas; no entanto, é preciso lembrar de que questões psíquicas podem potencializar a intensidade da dor. Entre as causas orgânicas, podem ser citadas: vulvovaginites, alterações tróficas da vulva, doenças urinárias, malformações vulvovaginais, traumatismos, causas pélvicas (síndrome da congestão pélvica, endometriose, doenças inflamatórias), alterações intestinais e lesões osteoarticulares. Na CID-11, a dispareunia está incluída no capítulo de distúrbios não inflamatórios do trato genital feminino, definida como um sintoma do sistema genital que afeta as mulheres. Ela é causada por determinantes físicos e caracterizada por dor ou desconforto genital recorrente que ocorre antes, durante ou após a relação sexual, ou penetração vaginal superficial ou profunda relacionada com uma causa física identificável, não incluindo falta de lubrificação.[23] A confirmação é realizada por avaliação médica de causas físicas.

Em 2015, a Sociedade Internacional para o Estudo da Doença Vulvovaginal e a Sociedade Internacional para o Estudo da Saúde Sexual adotaram uma nova terminologia para *dor vulvar* e *vulvodínia*, reconhecendo a complexidade da condição clínica e da fisiopatologia desses quadros (Quadro 20.4).[27] Estudos populacionais demonstraram a prevalência da *vulvodínia* entre 9,9 e 18,5% ao longo da vida.[28] Entretanto, esses dados podem estar subestimados, uma vez que muitos médicos associam os sintomas a problemas psicológicos. Os potenciais fatores associados à vulvodínia são comorbidades e síndromes dolorosas (como síndrome da bexiga dolorosa), predisposição genética aos fatores de risco inflamatórios, uso de contraceptivos hormonais combinados (decorrente da diminuição da testosterona livre circulante, prejudicando as glândulas e o endotélio vestibular), processos inflamatórios, disfunção musculoesquelética do assoalho pélvico, mecanismos neurológicos central e periférico, fatores psicossociais (ansiedade, depressão, estresse

> **Quadro 20.4** – Classificação de dor vulvar persistente e vulvodínia da Sociedade Internacional para o Estudo da Doença Vulvovaginal
>
> **A. Dor vulvar** causada por um distúrbio específico
> - Infeccioso (p. ex., candidíase recorrente, herpes genital)
> - Inflamatório (p. ex., líquen escleroso, líquen plano, pênfigo)
> - Neoplásico (p. ex., doença de Paget, carcinoma de células escamosas)
> - Neurológico (p. ex., neuralgia pós-herpética, compressão ou lesão de nervo)
> - Traumático (p. ex., mutilação genital feminina, obstétrico)
> - Iatrogênico (p. ex., pós-operatório, quimioterapia, radiação)
> - Deficiências hormonais (p. ex., síndrome geniturinária da menopausa [atrofia vulvovaginal], amenorreia lactacional)
>
> **B. Vulvodínia** – Dor vulvar com pelo menos 3 meses de duração, sem causa identificável clara, que pode ter potenciais fatores associados
>
> Descritores:
> - Localizada (p. ex., vestibulodínia, clitorodínia), generalizada ou mista
> - Provocada (p. ex., inserção, contato), espontânea ou mista
> - Início (primário ou secundário)
> - Padrão temporal (intermitente, persistente, constante, imediato, tardio)
>
> **Fonte:** Adaptado de Bornstein e colaboradores.[27]

pós-traumático) e defeitos estruturais pós-operatórios.[27,29]

O termo dispareunia só deve ser utilizado se descartadas as alterações de lubrificação vaginal (como por hipoestrogenismo) e o vaginismo.

VAGINISMO

O vaginismo caracteriza-se por um espasmo involuntário da musculatura perineal adjacente ao terço inferior da vagina, persistente ou recorrente, que impossibilita ou dificulta a penetração e o exame ginecológico. Além da contração da musculatura do períneo, muitas vezes ocorre a contração dos músculos adutores da coxa. Existe uma evitação fóbica, criando um círculo vicioso, no qual o medo da penetração gera tensão, levando ao aumento da contração involuntária da musculatura na tentativa da penetração, consequentemente ocasionando dor.

A prevalência do vaginismo varia entre 0,5 e 11% das mulheres em idade fértil.[28,30] Sugere-se que a dificuldade para a realização de registros estatísticos sobre vaginismo seja decorrente do fato de muitas mulheres não procurarem por atendimento médico porque consideram o exame ginecológico angustiante. Além disso, o vaginismo costuma estar associado a fatores psicossociais, como repressão sexual familiar, social e religiosa, valorização da virgindade, medo e hipervigilância da dor, experiência sexual prévia negativa e história de violência sexual.[8]

Mulheres com vaginismo motivadas a concretizar o ato sexual apresentam maior facilidade em praticar o autoerotismo.[8] Além disso, elas podem apresentar lubrificação vaginal e até mesmo obter gratificação sexual sem o coito. Deve-se descartar causas orgânicas na anamnese e no exame físico ginecológico e investigar se a parceria não apresenta disfunção sexual, comumente associada a disfunções sexuais em mulheres vagínicas.

A dificuldade em permitir penetração vaginal deve ser respeitada, evitando-se, inclusive, o exame físico ginecológico com espéculo. O esclarecimento à paciente e à parceria sobre a disfunção sexual também é essencial, muitas vezes sendo necessária a proibição do coito durante o tratamento. Ressalta-se a importância de que mulheres vagínicas sejam encaminhadas para ambulatórios especializados no atendimento de mulheres com disfunções sexuais, com equipe multidisciplinar.

TRANSTORNO DA EXCITAÇÃO GENITAL PERSISTENTE

Trata-se de uma condição incomum, caracterizada por excitação (vasocongestão genital e sensibilidade mamária) não solicitada, que persiste por horas ou dias, apesar da inexistência de interesse ou desejo sexual, sendo desconfortável e desconcertante.[31] Os sinais de excitação não se resolvem com um orgasmo somente, sendo necessárias várias experiências orgásticas duradouras para obter algum alívio. O transtorno da excitação genital persistente pode ser causado por uso de algumas medicações (inibidores seletivos da recaptação de serotonina [ISRSs], inibidores da recaptação de dopamina/norepinefrina), terapias de reposição hormonal, atividades com pressão persistente sobre genitais, mudanças neurológicas periféricas e/ou centrais e vulnerabilidade psicológica.

O transtorno da excitação genital persistente frequentemente é confundido com hipersexualidade. O desejo sexual hiperativo ou transtorno do comportamento sexual compulsivo (TCSC) está categorizado na CID-11 no capítulo de transtornos mentais, comportamentais ou do neurodesenvolvimento, na subcategoria de distúrbios do controle de impulsos, excluindo-se transtornos parafílicos.

O TCSC é caracterizado como um padrão persistente de falha em controlar impulsos ou impulsos sexuais intensos e continuados, resultando em comportamento sexual repetitivo. Os sintomas podem incluir atividades sexuais repetitivas, tornando-se um foco central da vida da pessoa, a ponto de ela negligenciar a saúde e os cuidados pessoais ou outros interesses, atividades e responsabilidades. Numerosos esforços são feitos para reduzir significativamente o comportamento sexual repetitivo, porém sem sucesso. O comportamento sexual repetitivo continua a ocorrer apesar das consequências adversas ou da obtenção de pouca ou nenhuma satisfação com isso.

O padrão de falha em controlar impulsos ou impulsos sexuais intensos e o comportamento sexual repetitivo resultante manifestam-se por um longo período (p. ex., 6 meses ou mais) e causam sofrimento acentuado ou prejuízo significativo nos aspectos pessoais, familiares, sociais, educacionais, ocupacionais ou em outras áreas importantes do funcionamento humano. A angústia, que está inteiramente relacionada com julgamentos morais e desaprovação de impulsos, impulsos ou comportamentos sexuais não é suficiente para atender a esse requisito. Outro possível desfecho negativo associado a comportamento de risco é a possibilidade de contaminação por infecções sexualmente transmissíveis (ISTs).[32]

■ Função sexual e o ciclo gravídico-puerperal

O ciclo gravídico-puerperal é caracterizado por mudanças biopsicossocioculturais, cercado por tabus e mitos referentes à sexualidade. Tais alterações, bem como o contraste entre a feminilidade e a maternidade, interferem direta ou indiretamente em diferentes fases do ciclo de resposta sexual e na satisfação conjugal. Muitas mulheres e suas parcerias se preocupam com as possíveis repercussões negativas da atividade sexual sobre o concepto e a gravidez, como medo de aborto, de machucar o feto, de trabalho de parto prematuro, entre outros. No entanto, as contraindicações ao coito no período gestacional são descritas nas seguintes situações:

- **Relativas** – Incompetência istmocervical com cerclagem, trabalho de parto prematuro idiopático na gestação anterior a gestação gemelar.
- **Absolutas** – Rotura prematura de membranas, placenta prévia, incompetência istmocervical sem cerclagem, ameaça de abortamento na gestação atual e trabalho de parto prematuro na gestação atual.

A carência de instrumentos confiáveis para avaliar especificamente a função sexual nesse período dificulta a abordagem do tema em consultas de pré-natal, a fim de esclarecimentos e orientações. Um estudo realizado com três programas de residência médica, em uma universidade brasileira, demonstrou que menos de 20% dos residentes de ginecologia e obstetrícia questionavam sobre a saúde sexual na gravidez, e 70,8% dos residentes declararam não ter conhecimentos específicos sobre disfunções sexuais na gravidez.[33]

Estima-se que cerca de 70% das gestantes brasileiras apresentam alguma disfunção sexual.[34,35] No primeiro trimestre da gravidez, a diminuição da função sexual deve-se aos sintomas de fadiga, labilidade emocional, náuseas e vômitos, mastalgia, ansiedades e inseguranças.[3] Nesse período, as posições de coito estão praticamente inalteradas em relação ao período pré-gestacional. No segundo trimestre, em decorrência da diminuição dos desconfortos físicos, a mulher sente-se mais propensa ao ato sexual. Já no terceiro trimestre, estima-se que 73,3% das mulheres apresentem disfunção sexual, em especial devido ao retorno do desconforto físico e à diminuição da sensibilidade clitoriana e da capacidade de experimentar o orgasmo e o prazer sexual, embora haja um aumento da lubrificação vaginal.[12,35,36]

Conforme a gravidez avança, ocorre uma redução da atividade sexual e da relação sexual pênis-vagina, assim como do desejo, do orgasmo, da duração e da satisfação sexuais.[3,37] Como alternativas à penetração vaginal, pode-se orientar quanto à masturbação mútua, ao sexo oral e ao coito anal. Segundo alguns autores, incluindo Masters e Johnson, algumas gestantes podem apresentar múltiplos orgasmos e aumento de qualquer forma de interação sexual no segundo trimestre.[35] Entretanto, as contrações uterinas advindas do orgasmo e da liberação de ocitocina não ocasionam alteração fetal ou aumento da frequência de prematuridade.

No período puerperal, ocorre uma redução importante dos níveis de estrogênio e progesterona, com o aumento da prolactina. Essas alterações hormonais, associadas às mudanças anatômicas e psicossociais e à reestruturação familiar, interferem de forma significativa na sexualidade. Estima-se que até 86% das mulheres apresentam disfunção sexual no puerpério, sendo mais frequente a dispareunia (22-41%) e o desejo sexual hipoativo (83-86%).[34,35] A hiperprolactinemia e a diminuição de andrógenios contribuem para a redução do interesse sexual e da lubrificação vaginal. Embora a liberação de ocitocina durante a amamentação auxilie positivamente a atividade sexual, muitas vezes, a ejeção espontânea do leite durante a relação sexual pode causar constrangimentos ao casal. Cerca de 90% das mulheres retornam à atividade sexual com 12 semanas pós-parto, sendo a ausência de relação sexual após esse período considerada um fator de mau prognóstico e de inatividade sexual.[34]

A ocorrência de dispareunia no puerpério está associada à via de parto, ao hipoestrogenismo e à contracepção com progestógeno, muitas vezes prescrita. No entanto, não há descrição de diferenças na função sexual entre mulheres submetidas a parto cesáreo ou a parto vaginal espontâneo.[34,35] Além disso, a cesariana eletiva não é considerada um fator protetor para disfunção sexual posterior. Quanto ao parto vaginal, quando espontâneo, sem episiotomia ou fórcipe, a retomada da atividade sexual tende a ser mais precoce quando comparado com o parto vaginal assistido. Trauma perineal de segundo a quarto grau, necessidade de sutura de laceração ou episiotomia ou uso de fórcipe correlacionam-se com dor e dispareunia no puerpério, estando evidenciado em literatura que a utilização de fio sintético de longa absorção (poliglicólico) em suturas pode minimizar a dor no pós-parto.[34]

A abordagem da sexualidade no ciclo gravídico-puerperal é fundamental para melhorar a vida sexual da mulher, visando a minimizar possíveis sofrimentos e conflitos conjugais. Os profissionais da saúde precisam questionar mais sobre a saúde sexual do casal, esclarecendo sobre as mudanças fisiológicas e psicossociais, assim como ficar atentos a sintomas depressivos durante o ciclo. O questionário FSFI pode ser utilizado como ferramenta para auxiliar o diagnóstico, e, caso haja disfunção sexual, deve-se encaminhar a mulher a um profissional habilitado.

Fármacos, drogas e sexualidade

Transtornos sexuais induzidos por medicamentos são frequentemente identificados na prática clínica do ginecologista. O conhecimento da fisiopatologia do ciclo de resposta sexual feminino permite guiar o diagnóstico e o manejo da disfunção sexual. O questionamento sobre o uso de medicamentos deve ser rotineiro, considerando possíveis ajustes de dose, associações, trocas ou suspensões para melhorar a qualidade de vida da mulher e aumentar a adesão ao tratamento.

Os antidepressivos constituem um grupo de medicamentos comumente utilizados em razão do aumento do diagnóstico de transtornos mentais. No entanto, tais medicações apresentam importantes efeitos sexuais adversos, com prevalência em torno de 40%, segundo três metanálises.[38] Os ISRSs ou inibidores da recaptação de serotonina/norepinefrina demonstram maior impacto negativo na função sexual, com incidência em até 70% das mulheres.[39,40] Os antidepressivos tricíclicos (amitriptilina, imipramina, nortriptilina), assim como os inibidores da monoaminoxidase (MAO), diminuem a fase de desejo sexual e orgástica.[41] A Tabela 20.1 demonstra a relação entre disfunção sexual e medicamentos psicotrópicos. Além disso, deve-se esclarecer as possíveis alterações na função sexual antes da prescrição, tendo em vista que cerca de 15% das mulheres suspendem espontaneamente o tratamento devido aos efeitos adversos.[38]

Além disso, medicamentos antipsicóticos apresentam efeitos negativos na função sexual, com prevalência variando entre 80 e 90% em homens e mulheres.[40,42] O mecanismo proposto deve-se à inibição de receptores dopaminérgicos, aumentando os níveis de prolactina. Dessa forma, os sintomas decorrentes da hiperprolactinemia são hipogonadismo, amenorreia e redução da libido, anorgasmia e disfunção erétil. O grupo de antipsicóticos atípicos apresenta maior alteração na função sexual (olanzapina, quetiapina, clozapina, aripiprazol, ziprasidona) em comparação com o grupo típico (haloperidol, clorpromazina). No entanto, a risperidona constitui uma exceção ao grupo dos atípicos, pois tem maior propensão ao aumento dos níveis de prolactina.[40,42,43] Em relação aos estabilizadores de humor, como o carbonato de lítio, os estudos ainda são limitados em relação à sua associação na função sexual.[40] Entretanto, eles apresentam ações sobre neurotransmissores noradrenérgicos, serotoninérgicos e acetilcolinérgicos.

Os anticonvulsivantes também apresentam alterações na função sexual. Enquanto estudos têm demonstrado melhora da função sexual com uso de lamotrigina, a fenitoína e a carbamazepina interferem negativamente na saúde sexual, devido à redução de testosterona livre e ao aumento do metabolismo de hormônios sexuais. Efeitos sexuais adversos não são considerados relevantes em revisões de literatura sobre o uso de topiramato. Fármacos ansiolíticos, como os benzodiazepínicos, necessitam de mais estudos prospectivos que avaliem a sua ação sobre a função sexual. Os escassos relatos disponíveis demonstram redução da libido, da excitação e do orgasmo. Em contrapartida, a buspirona é um ansiolítico que, quando utilizado em doses relativamente mais altas, pode reverter a disfunção sexual decorrente de ISRSs.[40]

Medicamentos anti-hipertensivos da classe de diuréticos e β-bloqueadores apresentam um importante papel na gênese de disfunções sexuais.

Tabela 20.1 – Relação entre disfunção sexual e medicamentos psicotrópicos

MEDICAMENTO	AÇÃO	DESEJO SEXUAL	EXCITAÇÃO SEXUAL	ORGASMO
Bupropiona	IRDN	+	+	+
Venlafaxina	IRSN	+++	+++	+++
Citalopram	ISRS	+++	+++	+++
Fluoxetina	ISRS	+++	++	+++
Paroxetina	ISRS	+++	+++	+++
Sertralina	ISRS	+++	+++	+++
Mirtazapina	Ação em receptores α-adrenérgicos e receptores 5-HT2 e 5-HT3	++	++	++

IRDN, inibidor da recaptação de dopamina e norepinefrina; IRSN, inibidor da recaptação de serotonina e norepinefrina; ISRS, inibidor seletivo da recaptação de serotonina; +, frequência < 10%; ++, frequência de 10-25%; +++, frequência > 25%.
Fonte: Adaptada de Clayton e colaboradores.[39]

Diuréticos tiazídicos (como hidroclorotiazida) e β-bloqueadores (como atenolol, metoprolol, propranolol) podem provocar disfunção erétil, devido à diminuição do impulso do sistema nervoso central. O diurético poupador de potássio, a espironolactona, assim como a α-metildopa, interferem negativamente na função sexual, uma vez que reduzem os níveis de testosterona no organismo.

Além disso, os anticoncepcionais orais combinados (ACOs) contendo etinilestradiol podem interferir negativamente no desejo sexual das mulheres, devido à redução da testosterona livre circulante, consequente ao aumento da globulina ligadora de hormônio sexual (SHBG, *sex hormone-binding globulin*). Os estudos também demonstram que usuárias de ACOs apresentam maior propensão a relatar diminuição da lubrificação vaginal e maior sensibilidade na mucosa vestibular, aumentando o risco de desenvolver vestibulodínia. Entretanto, embora os ACOs reduzam níveis de andrógenios, os estudos não demonstraram, de forma consistente, a diminuição da libido. Contraceptivos hormonais contendo apenas progestógeno podem apresentar efeito inibidor sobre o desejo. Um estudo realizado com 80 mulheres usuárias de implante hormonal com etonogestrel demonstrou que 2,5% das pacientes apresentaram redução da libido. Outra pesquisa realizada em relação ao dispositivo intrauterino com levonorgestrel evidenciou melhora da função sexual em mulheres (desejo e excitação sexual). Em comparação com o uso de ACOs e acetato de medroxiprogesterona de depósito (AMPD), embora os contraceptivos orais reduzam os níveis de testosterona livre e aumentem os de estradiol mais significativamente, não houve diferenças quanto à avaliação das fases de desejo e excitação sexual.[44]

Medicamentos com ação antiandrogênica, como o acetato de ciproterona, podem alterar a resposta erótica, devido ao bloqueio do receptor androgênico. Outros fármacos que podem interferir negativamente na função sexual devido ao aumento da prolactina são cimetidina, ranitidina e antieméticos (proclorperazina). Além disso, o uso de esteroides, como a prednisona, pode diminuir o desejo sexual, devido à redução dos níveis de testosterona.[3]

A relação entre abuso de drogas e sexualidade tem sido estudada em suas diversas interações. O uso de álcool, apesar da sua reputação afrodisíaca, na verdade exerce um efeito desinibitório, facilitando a atividade sexual. Todavia, o uso crônico e doses aumentadas determinam disfunções sexuais. As principais disfunções observadas em mulheres dependentes de álcool incluem dispareunia, diminuição de desejo, alterações da lubrificação vaginal e dificuldades orgásticas.

Quanto aos estimulantes do sistema nervoso (cocaína, metanfetamina, *ecstasy*), existem referências de aumento de desejo e excitação sexual, e os efeitos sobre a sexualidade variam de acordo com doses e tempo de utilização, podendo ser, muitas vezes, deletérios.

O impacto do uso de *Cannabis* em longo prazo na sexualidade ainda não está esclarecido, assim como os estudos não têm demonstrado disfunções sexuais em mulheres. A *Cannabis* aumenta os níveis de feniletilamina, uma anfetamina natural produzida pelo organismo, proporcionando uma sensação de bem-estar.[3] Além disso, pode favorecer o relaxamento ao contato físico e estimular fantasias eróticas.

Evidências científicas já determinaram a associação do cigarro como fator de risco independente em homens, porém, em mulheres, os resultados são limitados. Estudos sugerem que as alterações hemodinâmicas e bioquímicas provocadas pelo uso crônico de nicotina também afetam de forma negativa a função sexual feminina, provavelmente devido à vasoconstrição, interferindo na fase de excitação da mulher.[45,46]

■ Sexualidade e LGBTQIA+

O desenvolvimento da sexualidade humana é determinado pela história até os dias atuais, compreendido pela existência de fatores biológicos e psicossociais. O conhecimento da diversidade sexual e de gênero e a despatologização das identidades LGBTQIA+ (lésbicas, *gays*, bissexuais, pessoas transgênero, travestis, *queer*/questionando, pessoas intersexo, assexuais e outras identidades), atravessando barreiras da heterocisnormatividade, são essenciais para a formação e a atuação dos profissionais de saúde. Desse modo, os constructos da sexualidade humana ajudam a evitar discursos patologizantes:

- **Sexo biológico** – Classificação de acordo com a anatomia, os cromossomos e os hormônios.
- **Gênero designado ao nascimento** – Gênero atribuído ao nascimento conforme o reconhecimento do sexo genital ou cromossômico.
- **Gênero** – Dimensão social e histórica sobre o entendimento de ser homem/masculino e mulher/feminino, ou da ausência de gênero, em diferentes sociedades.
- **Identidade de gênero** – Construção subjetiva de como a pessoa se identifica em relação ao seu gênero. Pode ser binária (de acordo com a expectativa histórico-cultural de que existem apenas homens e mulheres) ou não binária (não se identifica exclusivamente como homem ou mulher).
- **Expressão de gênero** – A forma como a pessoa deseja se expressar, podendo ser fluida e não estar de acordo com os padrões de gênero;
- **Orientação afetivossexual** – Formas de construção de desejo/atração (ou não) físico, afetivo ou emocional.
- **Cisgênero (cis)** – Pessoa que se identifica com o gênero designado ao nascimento.
- **Transgênero (trans)** – Pessoa que não se identifica com o gênero designado ao nascimento, englobando várias identidades (homens e mulheres transexuais, pessoas não binárias, travestis, etc.).

Atualmente, ainda persistem o medo de julgamentos e os mitos em relação à homossexualidade de mulheres cis lésbicas. A lesbofobia é o principal fator de risco para o aparecimento de diversas doenças (depressão, suicídio, uso prejudicial de substâncias lícitas, transtornos alimentares, obesidade, doenças metabólicas e cardiovasculares, câncer de mama e de ovário) devido à não procura dessas pacientes por serviços de saúde.

A promoção de saúde para lésbicas deve englobar a divulgação de informações sobre práticas de sexo seguro (utilização de métodos de barreira durante penetrações com dedo, com objetos sexuais, sexo oral e tribadismo), orientações sobre planejamento reprodutivo e familiar, saúde mental, prevenção e rastreamento, conforme indicação. Mulheres cis lésbicas têm menores índices de ISTs em comparação com mulheres bissexuais, embora múltiplas parcerias, sexo sem preservativo e falta de higienização de objetos sexuais compartilhados possam aumentar o risco.[47] Deve-se abordar da mesma forma integrativa mulheres cis bissexuais (atração afetivossexual por mais de um gênero) e pansexuais (atração afetivossexual por pessoas, independentemente do gênero).

Na CID-11, a transgeneridade é considerada uma condição de saúde, denominada "incongruência de gênero", antes descrita como transtorno. Homens transexuais são pessoas com identidade de gênero masculina que não se identificam com o sexo e gênero femininos designados ao nascimento. O profissional da saúde deve conhecer as especificações dessa população, visando à humanização do atendimento e à melhor qualidade de vida. Homens trans são suscetíveis a diversos problemas de saúde mental, decorrentes de violências psicológica, doméstica e sexual, transfobia, transtorno de estresse pós-traumático e depressão, podendo levar à autolesão não suicida e ao suicídio. O uso de acessórios e dispositivos, como *packers* (próteses penianas móveis, de silicone ou borracha) e *binders* (faixas elásticas colocadas em torno do tórax com o intuito de diminuir o volume das mamas), é uma opção com benefícios nos âmbitos psicológico e social.

Além disso, homens trans podem optar ou não pelo processo de transição de gênero, não interferindo em sua identidade. As modificações corporais podem ser adquiridas mediante procedimentos cirúrgicos ou com o uso de hormônios. O objetivo da hormonoterapia é desenvolver os caracteres sexuais secundários masculinos, utilizando-se geralmente a testosterona bioidêntica. Tal terapia deve ser acompanhada por profissional habilitado, conforme a Resolução CRM nº 2.254/2019. As cirurgias de modificações corporais da pessoa transgênero englobam diversas especialidades cirúrgicas, como cirurgia plástica, cirurgia geral, ginecologia e urologia. As cirurgias incluem desde procedimentos faciais ambulatoriais até cirurgias craniofaciais, lipoescultura (mudança do contorno da caixa torácica e do abdome), mamoplastia masculinizadora e cirurgias pélvicas (histerectomia e salpingooforectomia) e genitais (metoidioplastia e neofaloplastia). Por último, deve-se estimular que homens trans mantenham o acompanhamento ginecológico, com exames de rastreamento e cuidados específicos conforme as necessidades de cada indivíduo.[48]

Sexualidade e câncer

O diagnóstico de câncer, assim como seu tratamento, impacta drasticamente a função sexual feminina. Estima-se que 50% das mulheres tratadas para câncer ginecológico apresentam alguma disfunção sexual.[49] No entanto, a comunicação entre a paciente e o profissional de saúde ainda é insatisfatória no quesito da sexualidade desde o diagnóstico, durante e após o tratamento.

O tratamento do câncer ginecológico varia de acordo com o estadiamento, as condições clínicas e a idade da mulher. A menopausa induzida corresponde a uma consequência após a oforectomia bilateral ou a ablação ovariana iatrogênica decorrente de quimioterapia ou radioterapia pélvica. Os sintomas costumam ser mais intensos quando comparados com a menopausa natural. O hipoestrogenismo pode resultar em distúrbios do sono e de imagem corporal, mudanças de humor, atrofia vulvovaginal, fadiga e, consequentemente, disfunção sexual. O manejo dos sintomas deve ser avaliado em detalhes, visando a melhorar a qualidade de vida das pacientes. Deve-se ressaltar a importância do aconselhamento psicossocial.

A dispareunia superficial e/ou profunda devido à secura e ao encurtamento vaginal consiste em um sintoma frequente. Caso haja contraindicação à terapia de reposição hormonal, pode-se indicar o uso de lubrificantes à base de água durante a relação sexual ou de hidratantes vaginais à base de policarbofila ou ácido hialurônico (aplicados 3-5 vezes na semana). A lidocaína a 4% tópica também pode ser oferecida caso haja dor em introito vaginal previamente à relação sexual.[49]

Para pacientes com história de câncer de mama com receptores hormonais positivos com sintomas graves, deve-se discutir os riscos e benefícios quanto ao uso de estrogênio vaginal em baixa dose, devido ao risco de absorção sistêmica significativamente baixo. A desidroepiandrosterona (DHEA) intravaginal pode ser utilizada em mulheres com dispareunia devido a sintomas geniturinários, sendo uma opção para pacientes com história de uso de inibidores da aromatase que não responderam ao tratamento prévio.[49] No entanto, a DHEA funciona mediando a aromatização de androstenediona e testosterona em estrona e estradiol, sendo necessária a avaliação de riscos e benefícios em mulheres com história de câncer sensível ao estrogênio.[50] O ospemifeno via oral (modulador seletivo do receptor de estrogênio) não é aprovado pela Food and Drug Administration (FDA) para uso em mulheres com história ou alto risco de câncer de mama.[49,50] Além disso, para casos de vaginismo e estenose do canal vaginal, pode-se indicar avaliação com fisioterapia pélvica.

Medidas comportamentais, acompanhamento psicossocial e uso de antidepressivos, quando houver indicação, podem auxiliar com os demais sintomas climatéricos. Dessa forma, o ginecologista deve esclarecer o impacto do diagnóstico e dos tratamentos oncológicos sobre a sexualidade feminina, reforçando a importância do acompanhamento psicossocial.

Sono, estresse e sexualidade

O estresse aumenta a secreção de prolactina, que influencia negativamente a motivação e o desejo sexuais. Além disso, situações estressantes reduzem os níveis de testosterona e de DHEA. Essa redução causa a diminuição do impulso sexual para homens e mulheres, assim como a perda de ereção em homens.[3]

A pandemia de Covid-19, causada pelo novo coronavírus SarsCoV-2, alterou drasticamente o modo de vida da população em geral, aumentando os sintomas de ansiedade e depressão, distúrbios do sono, estresse pós-traumático e sofrimento psíquico. Decorrente de constantes inseguranças e medo, a modificação do cenário impactou diretamente a qualidade do sono, observando-se um maior número de casos de insônia, sonolência e dificuldade para iniciar ou manter o sono. Em consequência, o transtorno do sono e o estresse favorecem o uso de álcool, assim como a automedicação e o surgimento de doenças cardiovasculares, metabólicas e imunes.

Em relação às disfunções sexuais, tem-se demonstrado um aumento do desejo sexual em mulheres durante a pandemia, embora a frequência de relações sexuais não tenha aumentado, fato provavelmente associado à prática do autoerotismo e ao maior consumo de pornografia em razão do isolamento social. Em paralelo, houve redução da satisfação sexual, decorrente dos fatores psicossociais. Na população masculina, a diminuição do desejo sexual mostrou-se mais afetada durante esse cenário, devido aos fatores comportamentais. Um estudo italiano evidenciou a redução da atividade sexual em indivíduos sem parceria durante a pandemia, assim como para a maioria dos casais, devido à falta de privacidade durante a quarentena.[51]

Embora haja carência de estudos, não há evidências, até o momento, da carga viral no sêmen ou na secreção vaginal. No entanto, a presença do vírus foi identificada na saliva e nas fezes. A transmissão viral via contato sexual é decorrente do contato íntimo entre os parceiros. É papel do profissional de saúde orientar sobre os cuidados necessários durante a pandemia, como higienizar as mãos na masturbação e os dispositivos no sexo "virtual", usar máscaras e preservativo durante a relação sexual, higienizar brinquedos sexuais e evitar contato facial com secreções e com a região anal.[52]

Opções terapêuticas

O tratamento das disfunções sexuais é multidisciplinar na maioria dos casos, aumentando o leque de opções terapêuticas e melhorando os resultados. A psicoeducação detalhada sobre a anatomia e a função sexual é muito importante, assim como identificar e ressignificar preconceitos, tabus e mitos culturais. O tratamento farmacológico, no entanto, é bastante restrito.

PSICOTERAPIA

A psicoterapia sexual pode ser indicada para todas as disfunções sexuais de etiologia psicogênica ou mista (orgânica com repercussão psicogênica). Ela auxilia a lidar com dificuldades comportamentais e emocionais que envolvem a sexualidade, sendo muito importante no manejo das disfunções de *desejo sexual*, *transtornos do orgasmo* e *vaginismo*. A terapia cognitivo-comportamental (TCC) é a mais utilizada para a abordagem das disfunções sexuais, trabalhando com técnicas comportamentais como exercícios de foco sensorial I e II, dessensibilização sistemática, *mindfulness* e masturbação dirigida.[53]

FISIOTERAPIA

A fisioterapia pélvica é uma opção terapêutica importante no tratamento das disfunções sexuais. Pode ser indicada para mulheres com transtorno de dor genitopélvica (dispareunia ou vaginismo), tendo caráter informativo (anatomia, autoconsciência corporal), comportamental (uso de dilatadores, modificações posturais), reabilitação da musculatura pélvica (fortalecimento e relaxamento por meio de *biofeedback*, terapia manual) e dos músculos adutores das coxas, nos casos de vaginismo. O tratamento fisioterápico também pode auxiliar os casos de queixas sexuais relacionadas com disfunções vesicais.

ANSIOLÍTICOS E ANTIDEPRESSIVOS

Transtornos psiquiátricos podem determinar e acompanhar as dificuldades sexuais. Se houver indicação de prescrever antidepressivos ou ansiolíticos, deve-se avaliar os efeitos indesejáveis sobre a função sexual. Os medicamentos que atuam como "antídotos" para a disfunção sexual secundária ao uso de determinadas classes medicamentosas podem ser prescritos concomitantemente, auxiliando o tratamento (Tabela 20.2).[41]

A **buspirona**, um ansiolítico de ação dopaminérgica, pode ser útil, tendo efeito positivo sobre a resposta sexual. A **bupropiona**, um inibidor da recaptação de dopamina e norepinefrina, também pode ser uma alternativa medicamentosa para os distúrbios relacionados com as três fases do ciclo sexual feminino. Entretanto, deve-se evitar a sua prescrição quando houver história de epilepsia, anorexia, bulimia e insônia.[38,41,53]

HORMONOTERAPIA

A transição menopáusica e a menopausa compreendem alterações hormonais (deficiências estrogênica e androgênica) que, associadas a fatores psicossociais, podem interferir na função sexual feminina. Embora a terapia hormonal (TH) melhore a qualidade de vida, seu benefício no tratamento das disfunções sexuais ainda é controverso, uma vez que a TH sistêmica não melhora a função sexual em mulheres sem sintomas sistêmicos concomitantes.[54,55]

O uso de TH vaginal justifica-se nos casos de alterações tróficas da vulva e da vagina que determinem dispareunia, restabelecendo a lubrificação e aumentando o fluxo sanguíneo local. Os cremes ou óvulos vaginais de estrogênio estão disponíveis via compostos estriol e promestrieno. O estriol via vaginal em baixa dose é considerado um estrogênio fraco, não apresentando efeito na espessura endometrial quando administrado na frequência de 2 vezes por semana.[55] Nos casos em que há contraindicação ao seu uso, é possível prescrever promestrieno intravaginal (efeito desprezível sobre o endométrio) ou hidratantes vaginais compostos de ácido hialurônico, ácido poliacrílico ou policarbofila. O uso de lubrificantes em forma de gel hidrossolúvel ou vaselina líquida durante o ato sexual também está indicado quando houver desconforto à penetração.

A tibolona oral (concentrações de 1,25 ou 2,5 mg/dia), um esteroide sintético derivado da noretisterona, pode ser uma opção para terapia hormonal em pacientes pós-menopáusicas com disfunções sexuais. A melhora da função sexual (desejo, excitação, frequência e satisfação) ocorre devido à diminuição dos níveis da SHBG, aumentando os níveis de testosterona livre circulante.[53-55] No entanto, é preciso avaliar os riscos e os benefícios, uma vez que seu uso tem sido associado ao aumento de risco de acidente vascular encefálico isquêmico em mulheres com idade superior a 60 anos.

> A indicação de terapia hormonal deve respeitar os critérios de elegibilidade.

TERAPIA ANDROGÊNICA

Os androgênios exercem um papel importante na resposta sexual feminina. A terapia androgênica (TA) melhora o desejo, a excitação, o fluxo sanguíneo vaginal, a frequência e a intensidade do orgasmo e a satisfação sexual. Apesar dos bene-

Tabela 20.2 – "Antídotos" para disfunção sexual secundária aos ISRSs

FÁRMACO	DOSE	FASE DO CICLO SEXUAL ATINGIDA	MECANISMO DE AÇÃO
Bupropiona	150-300 mg/dia	Desejo Excitação Orgasmo	Aumento da dopamina
Buspirona	30-60 mg/dia	Desejo Orgasmo	Redução da serotonina
Mirtazapina	15-45 mg/dia	Orgasmo	Antagonista α_2-adrenérgico central e antagonista 5-HT2, 5-HT2c e 5-HT3
Inibidores da PDE-5 (sildenafila, tadalafila)	Variável	Excitação Orgasmo	Aumento de óxido nítrico (lubrificação, ereção)
Trazodona	200-400 mg/dia	Desejo	Antagonismo adrenérgico periférico

ISRS, inibidores seletivos da recaptação de serotonina; PDE-5, fosfodiesterase tipo 5.
Fonte: Adaptada de Clayton e West.[41]

fícios comprovados na maioria dos estudos, não existem formulações de testosterona aprovadas para mulheres pela Agência Nacional de Vigilância Sanitária (Anvisa) e pela FDA dos Estados Unidos, sendo seu uso considerado *off label* na maioria dos países. A TA deve ser realizada preferencialmente por via transdérmica, a fim de evitar a primeira passagem hepática. Além disso, não são recomendadas formulações para o sexo masculino em mulheres, devido ao risco de fornecimento de doses suprafisiológicas.

A administração de testosterona deve ser acompanhada de estrogenoterapia em mulheres, não excluindo a necessidade de utilização de progestógeno para proteção endometrial em pacientes na pós-menopausa não histerectomizadas.[55,56] A indicação primária para seu uso é o tratamento de queixas sexuais, estando contraindicada nos casos de doenças hepáticas, doenças cardiovasculares, episódios tromboembólicos, câncer de mama e câncer de útero. Os efeitos colaterais mais frequentes são acne, hirsutismo facial e corporal e aumento de peso. Doses fisiológicas não demonstraram alterações no timbre de voz, aumento do clitóris e alterações do perfil lipídico.

Estudos do uso de testosterona transdérmica na dose de 300 µg de liberação diária, sob a forma de adesivo, demonstraram resultados positivos na função sexual, com menos efeitos colaterais em até 24 semanas de uso.[54,55] Se não houver a possibilidade de formular a testosterona em adesivo, pode-se manipular a dose de 600 µg para uso diário transdérmico (absorção em torno de 50%). Não é recomendada a solicitação de hormônios androgênios séricos (testosterona total e livre) rotineiramente, uma vez que não existem critérios bioquímicos confiáveis para caracterizar a deficiência androgênica em mulheres. No entanto, sugere-se avaliar os níveis de testosterona livre previamente se houver indicação de TA, assim como 3 a 6 semanas após o início do tratamento, visando a identificar o uso excessivo pela paciente.[54] A manutenção da TA deve estar condicionada à melhora sintomatológica, com avaliação semestral dos níveis de testosterona. Na literatura, não há dados de segurança e eficácia para o uso de TA com testosterona após 24 meses.[54,55]

A metiltestosterona corresponde à TA via oral, sendo a dose mais estudada de 2,5 mg, em tratamento concomitante com 0,625 mg de estrogênios.[55] A terapia tópica com propionato de testosterona também é uma opção terapêutica para atrofia vulvovaginal, com estudos demonstrando melhores resultados quando combinada com o uso de estrogênio tópico. A concentração de 2% em 0,5 g de creme neutro ou 2% em 30 g de gel não alcoólico, associada ou não ao uso de 0,625 mg de estrogênios, evidenciou restauração da citologia vaginal.[56] Nesses casos, deve-se avaliar o tamanho do clitóris e os níveis séricos de testosterona após 3 meses de uso.

O uso sistêmico de DHEA para tratamento das disfunções sexuais não está indicado em mulheres com função suprarrenal normal.[55] Estudos com o uso tópico de DHEA para atrofia vulvovaginal têm tido resultados promissores, mas ainda não há evidências que indiquem a sua utilização na prática clínica.

FLIBANSERINA

A flibanserina foi aprovada pela FDA em agosto de 2015; a dose indicada é de 100 mg/dia administrada à noite, porém ainda não há previsão para a sua comercialização no Brasil. O seu uso está indicado para o tratamento do desejo sexual hipoativo em mulheres pré-menopáusicas. O mecanismo de ação desse antidepressivo está relacionado com o aumento dos níveis de dopamina e norepinefrina e a diminuição dos níveis de serotonina no cérebro. Os efeitos adversos mais comuns incluem tontura, vômitos, fadiga, boca seca e sonolência. A flibanserina apresenta interações com álcool, antifúngicos, contraceptivos hormonais e triptanos, potencializando os seus efeitos colaterais. Apesar de a eficácia ter sido comprovada por estudos comparativos com placebo, muito é discutido sobre esse medicamento e os reais benefícios para a sexualidade feminina.[53,57-59]

TERAPIAS BASEADAS EM ENERGIAS

As alterações do trofismo genital, que ocorrem não somente no período da menopausa, mas também no puerpério, como consequência de tratamentos oncológicos ou mesmo do uso prolongado de anticoncepcionais, têm impacto negativo sobre a função sexual. As terapias baseadas em energias, como *laser*, radiofrequência e ultrassom microfocado, têm se mostrado bastante efetivas e seguras no tratamento dessas condições. O aumento da temperatura tecidual promove a reorganização do colágeno, bem como a melhora da vascularização local, com consequente aumento da lubrificação e da espessura da mucosa vaginal, determinando maior satisfação sexual.[60,61]

■ Considerações finais

O amadurecimento físico e emocional, as experiências adquiridas, o grau de intimidade com o(a) parceiro(a), o conhecimento adequado sobre o assunto, hábitos de vida saudáveis e boas condições gerais de saúde são indispensáveis para que homens e mulheres possam exercer a sexualidade com satisfação. O ginecologista, na maioria das vezes, é o profissional de saúde em quem a mulher confia para resolver seus conflitos sexuais. No entanto, abordar a sexualidade ainda é um desafio para muitos profissionais, devido às limitações de tempo na consulta, à insegurança do que e como perguntar e à pouca informação sobre sexualidade durante a formação médica.

Questionar a paciente e desenvolver a habilidade de escuta são passos importantes no manejo terapêutico das mulheres com dificuldades sexuais. Ao médico sem formação específica em sexualidade, cabe orientar sobre a anatomia e o funcionamento sexual, informar sobre doenças ou condições fisiológicas que possam interferir na resposta sexual, bem como esclarecer mitos, tabus e preconceitos que envolvem a sexualidade feminina.

REFERÊNCIAS

1. Abdo CHN, Oliveira JR WM. O ginecologista brasileiro frente às queixas sexuais femininas: um estudo preliminar. Rev Bras Med. 2002;59(3):179-86.
2. Basson R. Human sex-response cycles. J Sex Marital Ther. 2001; 27(1):33-43.
3. Cavalcanti R, Cavalcanti M. Tratamento clínico das inadequações sexuais. 4. ed. São Paulo: Roca; 2012.
4. Abdo CHN. Sexualidade humana e seus transtornos. 5. ed. São Paulo: Leitura Médica; 2014.
5. Sand M, Fisher WA. Women's endorsement of models of female sexual response: the nurses' sexuality study. J Sex Med. 2007;4(3):708-19.
6. Hentschel H, Bilibio JP, Lorenzzoni PL. Sexualidade humana. In: Rotinas em Ginecologia. 6. ed. Porto Alegre: Artmed; 2011. p. 341-53.
7. Kaplan HS. A nova terapia do sexo. 3. ed. Rio de Janeiro: Nova Fronteira, 1977. v. 1.
8. Lara LAS, Silva ACJSR, Romão APMS, Junqueira FRR. Abordagem das disfunções sexuais femininas. Rev Bras Ginecol Obstet. 2008;30(6):312-21.
9. Lewis RW, Fugl-Meyer KS, Corona G, Hayes RD, Laumann EO, Moreira ED; et al. Definitions/epidemiology/risk factors for sexual dysfunction. J Sex Med. 2010(4 pt 2):1598-607.
10. McCabe MP, Sharlip ID, Lewis R, Atalla E, Balon R, Fisher AD, et al. Incidence and prevalence of sexual dysfunction in women and men: a consensus statement from the fourth international consultation on sexual medicine 2015. J Sex Med. 2016;13(2):144-52.
11. Abdo CHN. Estudo da vida sexual do brasileiro (EVSB). São Paulo: Bragantini; 2004.
12. Wolpe RE, Zomkowski K, Silva FP, Queiroz APA, Sperandio FF. Prevalence of female sexual dysfunction in Brazil: a systematic review. Eur J Obstet Gynecol Reprod Biol. 2017;211:26-32.
13. Vettorazzi J, Valério EG, Goldani BF, Souza TLT, Capra P, Bossardi BR, et al. Profile of female patients at a sexology ambulatory in the brazilian public health system. Open J Obstet Gynecol. 2018;8(12):1185-97.
14. Abdo CHN, Fleury HJ. Aspectos diagnósticos e terapêuticos das disfunções sexuais femininas. Rev Psiquiatr Clín. 2006;33(3):162-7.
15. American Psychiatric Association. Manual diagnóstico e estatístico de transtornos mentais: DSM-5. 5. ed. Porto Alegre: Artmed; 2014.
16. McCabe MP, Sharlip ID, Atalla E, Balon R, Fisher AD, Laumann E, et al. Definitions of sexual dysfunctions in women and men: a consensus statement from the fourth international consultation on sexual medicine 2015. J Sex Med. 2016;13(2):135-43.
17. Derogatis LR. Clinical and research evaluations of sexual dysfunctions. Adv Psychosom Med. 2008;29:7-22.
18. Rosen R, Brown C, Heiman J, Leiblum S, Meston C, Shabsigh R, et al. The Female Sexual Function Index (FSFI): A multidimensional self-report instrument for the assessment of female sexual function. J Sex Marital Ther. 2000;26:191-208.
19. Hentschel H, Alberton DL, Capp E, Goldim JR, Passos EP. Validação do Female Sexual Function (FSFI) para uso em língua portuguesa. Rev HCPA. 2007;27(1):10-4.
20. Meston CM, Freihart BK, Handy AB, Kilimnik, Kilimnik CH, Rosen RC. Scoring and Interpretation of the FSFI: What can be Learned From 20 Years of use? J Sex Med. 2019;17(1):17-25.

21. Abdo CHN. Elaboração e validação do quociente sexual - versão feminina, uma escala para avaliar a função sexual da mulher. Rev Bras Med. 2006;63(9):477-82.

22. Pacagnella RC, Martinez EZ, Vieira, EM. Validade de construto de uma versão em português do Female Sexual Function Index. Cad Saúde Públ. 2009;25(11):2333-44.

23. World Health Organization. ICD-11: the 11th revision of the international classification of diseases. Geneva: WHO; 2018.

24. Shifren JL, Monz BU, Russo PA, Segreti A, Johannes CB. Sexual problems and distress in United States women: prevalence and correlates. Obstet Gynecol. 2008;112(5):970.30.

25. McCool ME, Apfelbacher C, Brandstetter S, Mottl M, Loss J. Diagnosing and treating female sexual dysfunction: a survey of the perspectives of obstetricians and gynaecologists. Sexual Health. 2016;13(3):234-40.

26. Landry T, Bergeron S. How young does vulvo-vaginal pain begin? prevalence and characteristics of dyspareunia in adolescents. J Sex Med. 2009;6(4):927-35.

27. Bornstein J, Goldstein AT, Stockdale CK, Bergeron S, Pukall C, Zolnoun D, et al. Consensus vulvar pain terminology committee of the International Society for the Study of Vulvovaginal Disease (ISSVD), the International Society for the Study of Women's Sexual Health (ISSWSH), and the International Pelvic Pain Society (IPPS). 2015 ISSVD, ISSWSH and IPPS Consensus Terminology and Classification of Persistent Vulvar Pain and Vulvodynia. Obstet Gynecol. 2016;127(4):745-51.

28. Boyer SC, Goldfinger C, Thibault-Gagnon S, Pukall CF. Management of female sexual pain disorders. Adv Psychosom Med. 2011;31:83-104.

29. Goldstein AT, Pukall CF, Brown C, Bergeron S, Stein A, Kellogg-Spadt S. Vulvodynia: assessment and treatment. J Sex Med. 2006;13(4):572-90.

30. Graziottin A. Dyspareunia and vaginismus: review of the literature and treatment. Curr Sex Health Rep. 2008;5(1):43–50.

31. Leiblum S, Nathan S. Persistent sexual arousal syndrome in women: a not uncommon but little recognized complaint. Sex Relatsh Ther. 2002;17(2):191-8.

32. Abreu CN, Tavares H, Córdas, TA. Manual clínico dos transtornos do controle dos impulsos. Porto Alegre: Artmed; 2008.

33. Vieira TC, Souza E, Abdo CH, Torloni MR, Santana TG, Leite AP, et al. Brazilian residents' attitude and practice toward sexual health issues in pregnant patients. J Sex Med. 2012;9(10):2516-24.

34. Vettorazzi J, Marques F, Hentschel H, Ramos JGL, Martins-Costa SH, et al. Sexualidade e puerpério: uma revisão da literatura. Clin Biomed Res. 2013;32(4):473-9.

35. Araujo TG, Scalco SCP, Varela D. Função e disfunção sexual feminina durante o ciclo gravídico-puerperal: um revisão da literatura. Rev Bras Sex Hum. 2020;30(1):29-38.

36. Grussu P, Vicini B, Quatraro RM. Sexuality in the perinatal period: a systematic review of reviews and recommendations for practice. Sex Reprod Healthc. 2021;30:100668.

37. Gökyildiz S, Beji NK. The effects of pregnancy on sexual life. J Sex Marital Ther. 2005;31(3):201-15.

38. Grover S, Kate NS, Mishra E, Avasthi A. Prevalence and type of sexual dysfunction in female patients receiving antidepressant medications. J Psychosex Health. 2020;2(2):158-64.

39. Clayton AH, Croft HA, Handiwala L. Antidepressants and sexual dysfunction: mechanisms and clinical implications. Postgrad Med. 2014;126(2):91-9.

40. Labbate LA. Psychotropics and sexual dysfunction: the evidence and treatments. Adv Psychosom Med. 2008;29:107-30.

41. Clayton AH, West SG. The effects of antidepressants on human sexuality. Prim Psychiatry. 2003;10(2):62-70.

42. Kelly DL, Conley RR. Sexuality and schizophrenia: a review. Schizophr Bull. 2004;30(4):767-79.

43. Cordás TA, Laranjeiras M. Efeitos colaterais dos psicofármacos na esfera sexual. Arch Clin Psychiatry. 2006;33(3):168-73.

44. Burrows LJ, Basha M, Goldstein AT. The effects of hormonal contraceptives on female sexuality: a review. J Sex Med. 2012;9(9):2213-23.

45. Palha A, Esteves Ml. Drugs of abuse and sexual functioning. Adv Psychosom Med. 2008;29:131-49.

46. Choi J, Shin DW, Lee S, Jeon MJ, Kim SM, Cho B, et al. Dose-response relationship between cigarette smoking and female sexual dysfunction. Obstet Gynecol Sci. 2015;58(4):302-8.

47. Muzny CA, Kapil R, Austin EL, Brown L, Hook EW. 3rd, Geisler WM. Chlamydia trachomatis infection in African American women who exclusively have sex with women. Int J STD AIDS. 2016;27(11):978-83.

48. Ciasca PV, Hercowitz A, Junior AL. Saúde LGBTQIA+: práticas de cuidado transdisciplinar. Santana de Parnaíba [SP]: Manole, 2021.

49. Carter J, Lacchetti C, Andersen BL, Barton DL, Bolte S, Damast S, et al. Interventions to address sexual problems in people with cancer: American Society of Clinical Oncology clinical practice guideline adaptation of cancer care ontario guideline. J Clin Oncol. 2018; 36(5):492-511.

50. Del Carmen MG, Rice LW. Management of menopausal symptoms in women with gynecologic cancers. Gynecol Oncol. 2017;146(2):427-35.

51. Fleury HJ, Abdo CHN. Saúde sexual na pandemia pelo coronavírus COVID-19. Diagn Tratamento. 2021;26(3):114–7.

52. Lara LADS, Marino FFLO, Abdo CH, Brendler J, Glina S, Scalco SCP, et al. Safe sexual practices in the COVID-19 pandemic period. Sex Med. 2020;8(4):788-90.

53. Kingsberg SA, Althof S, Simon JA, Bradford A, Bitzer J, Carvalho J, et al. Female sexual dysfunction – medical and psychological treatments, Committee 14. J Sex Med. 2017;14(12):1463-91.

54. Santoro N, Worsley R, Miller KK, Parish SJ, Davis SR. Role of estrogens and estrogen-like compounds in female sexual function and dysfunction. J Sex Med. 2016;13(3):305-16.

55. Pompei LM, Machado RB, Wender MCO, Fernandes CE. Consenso Brasileiro de Terapêutica Hormonal da Menopausa. São Paulo: SOBRAC; 2018.

56. Wierman ME, Arlt W, Basson R, Davis SR, Miller KK, Murad MH, et al. Androgen therapy in women: a reappraisal: an Endocrine Society clinical practice guideline. J Clin Endocrinol Metab. 2014;99(10):3489-510.

57. Katz M, DeRogatis LR, Ackerman R, Hedges P, Lesko L, Garcia MJ, et al. BEGONIA trial investigators. Efficacy of flibanserin in women with hypoactive sexual desire disorder: results from the BEGONIA trial. J Sex Med. 2013;10(7):1807-15.

58. Gao Z, Yang D, Yu L, Cui Y. Efficacy and safety of flibanserin in women with hypoactive sexual desire disorder: a systematic review and meta-analysis. J Sex Med. 2015;12(11):2095-104.

59. Jaspers L, Feys F, Bramer WM, Franco OH, Leusink, P, et al. efficacy and safety of flibanserin for the treatment of hypoactive sexual desire disorder in women: a systematic review and meta-analysis. JAMA Intern Med; 2016;176(4):453-62.

60. Photiou L, Lin MJ, Dubin DP, Lenskaya V, Khorasani H. Review of non-invasive vulvovaginal rejuvenation. J Eur Acad Dermatol Venereol. 2020;34(4):716-26.

61. Sarmento ACA, Lírio JF, Medeiros KS, Marconi C, Costa APF, Crispim JC, et al. Physical methods for the treatment of genitourinary syndrome of menopause: a systematic review. Int J Gynaecol Obstet. 2021;153(2):200-19.

PARTE 3

ONCOLOGIA GENITAL

RASTREAMENTO E PREVENÇÃO DA NEOPLASIA DE COLO DO ÚTERO

VALENTINO MAGNO
SUZANA ARENHART PESSINI
MÁRCIA L. M. APPEL
GIOVANA FONTES ROSIN
RAZYANE AUDIBERT SILVEIRA

O câncer de colo do útero é a quarta neoplasia mais frequente em mulheres no mundo. No Brasil, é o terceiro tumor maligno mais comum em mulheres (excluído o câncer de pele não melanoma), estando em primeiro lugar o câncer de mama e, em segundo, o câncer colorretal. Segundo dados do Instituto Nacional de Câncer (Inca), em 2020, a estimativa foi de 16.710 novos casos e 6.596 mortes.[1]

O papilomavírus humano (HPV, *human papillomavirus*) é o responsável pelas lesões pré-invasoras e invasoras do colo do útero. O HPV é um DNA vírus da família Papillomaviridae. Foram identificados 216 subtipos até o momento, classificados como de baixo, médio e alto risco, de acordo com seu potencial oncogênico. Cerca de 40 subtipos infectam o trato genital, causando alterações no epitélio cervical, que vão desde condilomas até o carcinoma invasor. É a infecção de transmissão sexual mais frequente no mundo, com maior prevalência em adolescentes e mulheres jovens. A infecção persistente de um HPV oncogênico é o principal fator para o desenvolvimento do câncer cervical, e os subtipos HPV-16 e 18 são os mais incidentes, estando presentes em cerca de 70% dos casos de tumor invasor.[2]

Os fatores de risco para a infecção pelo HPV e para as lesões pré-invasoras e invasoras do colo do útero são início precoce das relações sexuais, multiplicidade de parceiros, relações sexuais desprotegidas, coinfecções com outras infecções sexualmente transmissíveis (ISTs), multiparidade, uso de anticoncepcionais orais, imunossupressão e tabagismo. Já os fatores demográficos incluem condições de vida precárias, baixos índices de desenvolvimento humano, ausência ou fragilidade das estratégias de educação comunitária (promoção e prevenção em saúde) e dificuldade de acesso a serviços públicos de saúde para diagnóstico precoce e tratamento das lesões precursoras.[3]

Rastreamento

O controle do câncer de colo do útero constitui um problema de saúde pública. O diagnóstico e o tratamento das lesões precursoras, no entanto, evitam a progressão para doença invasora, reduzindo sua incidência e mortalidade. Enquanto a vacinação contra o HPV se apresenta como método de prevenção primária, a detecção precoce das lesões por meio de exames de rastreamento constitui-se na principal forma de prevenção secundária.[4]

As estratégias de rastreamento variam entre os países, conforme a sua base populacional. No Brasil, segundo orientações do Ministério da Saúde, o rastreamento por citologia oncótica é recomendado para mulheres com idade entre 25 e 64 anos que já iniciaram atividade sexual. O início do rastreamento é independente da idade da sexarca. Após dois exames negativos com intervalo de 1 ano, recomenda-se repetição trienal do exame.

Antes dos 25 anos, a maioria das lesões regredirá espontaneamente, não justificando o rastreamento para o câncer. Nos casos que cronificam, os exames posteriores conseguirão fazer o diagnóstico antes de a lesão se tornar invasora na grande maioria dos casos. Após os 65 anos, o risco de neoplasia é bastante reduzido, e a paciente que apresentou investigação normal até essa idade poderá interromper o rastreamento. É importante salientar que o exame ginecológico e os demais exames de rotina específicos para a idade devem continuar sendo realizados na prática médica. Em pacientes imunossuprimidas, a recomendação é diferente: o exame deve ser realizado após o início da atividade sexual, com intervalo semestral no primeiro ano e, após, mantido anualmente, sem idade para término.[5]

Entre os métodos disponíveis, a citologia cervical (convencional ou em base líquida) e os testes de pesquisa de DNA-HPV são os principais métodos usados. Na rede pública, preconiza-se a utilização da citologia convencional, apesar da baixa sensibilidade e da grande variação entre observadores na interpretação dos resultados desse método. Ausência de sangramento, não utilização de intravaginais e abstinência sexual por 72 horas são orientações de preparo para a coleta. No caso da citologia em base líquida, não há diferença em relação à coleta; apenas na alocação do material, que é colocado em frasco com líquido conservante, e no preparo posterior da lâmina.[6]

Em diversos países desenvolvidos, o rastreamento vem sendo feito por meio da detecção do vírus HPV, e não mais com a citologia. O teste de DNA-HPV consiste em um teste de biologia molecular capaz de identificar as infecções pelo HPV de alto risco ainda no seu período de latência, ou seja, sem a manifestação de alterações celulares. Trata-se de um método que apresenta menor especificidade, porém tem alto valor preditivo negativo, justificando a sua utilização como método de rastreio nos países em que está disponível. Entre os testes específicos disponíveis, destacam-se: captura híbrida (CH), que identifica grupos de alto e baixo risco; reação em cadeia da polimerase (PCR, *polymerase chain reaction*), que identifica e genotipa os tipos de HPV; e verificação da expressão das oncoproteínas E6 e E7, capaz de auxiliar em dúvidas diagnósticas.[7]

Os achados citopatológicos anormais, segundo as diretrizes de rastreamento do câncer de colo do útero, são:

- **Alterações escamosas:**
  - Células escamosas atípicas de significado indeterminado (ASC-US, *atypical squamous cells of indeterminate significance*), possivelmente não neoplásicas – A prevalência foi de 1,4% de todos os exames realizados em 2013, entre os quais é possível observar a prevalência de neoplasia intraepitelial cervical (NIC) 2/3 em 6,4 a 11,9% dos casos, e de câncer, em 0,1 a 0,2%.
  - Células atípicas de origem indefinida, possivelmente não neoplásicas, ou células atípicas de origem indefinida, quando não se pode afastar lesão de alto grau – São os casos que apresentam dificuldade de diferenciação segura entre uma lesão escamosa presente no interior de glândulas e uma lesão glandular além de outras neoplasias, primárias ou metastáticas. A prevalência foi de 0,43% dos exames realizados em 2013 com essa alteração.
  - Lesão intraepitelial de baixo grau/neoplasia intraepitelial cervical grau 1 (LIEBG/NIC 1) – A prevalência foi de 0,8% de todos os exames realizados em 2013. Segundo relatos da literatura, a incidência de NIC 2/3 ou carcinoma invasor pode representar 21,3% dos exames citológicos nessa categoria.
  - Lesão intraepitelial de alto grau/neoplasia intraepitelial cervical grau 2/3 (LIEAG/NIC 2/3) – A prevalência foi de 0,23% dos

exames coletados em 2013. Cerca de 70 a 75% das mulheres com essa alteração tiveram a confirmação histológica de LIEAG, e 1 a 2% delas receberam o diagnóstico de neoplasia invasora.[5]

- **Alterações glandulares:**
  - Células glandulares atípicas (AGC, *atypical glandular cells*) de significado indeterminado, possivelmente não neoplásicas ou em que não se pode excluir lesão intraepitelial de alto grau (ASC-H, *abnormal squamous cells*) – A prevalência foi de 0,13% entre todos os exames realizados, e a prevalência de NIC 2/3 ou câncer foi de 15 a 56% dos casos, encontrando-se com maior incidência o diagnóstico de lesão precursora em pacientes com idade inferior a 40 anos e lesão invasora em pacientes com idade superior.

Devido à associação com doença endometrial, é indicada concomitantemente a avaliação endometrial em pacientes com idade igual ou superior a 35 anos ou em mulheres mais novas com sangramento uterino anormal, anovulação crônica e obesidade.[8]

O manejo específico para cada alteração citológica encontrada está disponível em fluxogramas no *site* do Ministério da Saúde. Uma nova atualização está sendo preparada e em breve estará disponível.[1]

Em 2018, a Federação Brasileira das Associações de Ginecologia e Obstetrícia (Febrasgo) propôs um dossiê com estratégias complementares às Diretrizes Brasileiras do Ministério da Saúde para o rastreio do câncer de colo do útero, contemplando a utilização dos testes de biologia molecular já disponíveis no Brasil. É importante salientar que, na rede pública, o manejo convencional com citologia, já apresentado anteriormente, continua sendo o padrão.[9,10]

Entre as principais sugestões do dossiê, estão:

- Rastreio primário com teste de DNA-HPV para mulheres entre 30 e 64 anos:
  - Se negativo, o teste deve ser repetido em 5 anos.
  - Se positivo para tipos oncogênicos (16 e 18), a paciente deve ser encaminhada para colposcopia.
  - Se positivo para outros tipos, deve-se realizar citologia.
  - Se citologia alterada, deve-se realizar colposcopia.
  - Se citologia negativa, o teste de DNA-HPV deve ser repetido em 1 ano.
- A possibilidade da autocoleta do teste de HPV permite o acesso a mulheres em áreas mais restritas ou que se negam ao exame.
- O teste não é recomendado para mulheres com idade inferior a 30 anos. Nesses casos, recomenda-se o rastreamento com citologia trienal após dois testes negativos.

Os fluxogramas adotados pela Febrasgo para o rastreamento de câncer de colo do útero em mulheres com idade entre 25 e 64 anos com citologia oncótica e genotipagem ou teste de HPV são apresentados nas Figuras 21.1 e 21.2, respectivamente.

COLPOSCOPIA

O principal objetivo do rastreamento com citologia é determinar quais pacientes deverão ser investigadas com colposcopia e biópsia, se necessário.

A colposcopia é um exame diagnóstico que utiliza o colposcópio como meio para iluminar e amplificar a visão do colo do útero, da vagina e

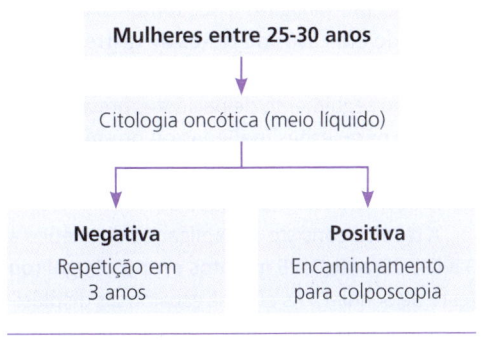

```
Mulheres entre 25-30 anos
           ↓
Citologia oncótica (meio líquido)
       ↓            ↓
   Negativa      Positiva
  Repetição em  Encaminhamento
    3 anos      para colposcopia
```

FIGURA 21.1 – Fluxograma para rastreamento de câncer de colo do útero em mulheres com idade entre 25 e 30 anos com citologia oncótica.
Fonte: Federação Brasileira das Associações de Ginecologia e Obstetrícia.[9]

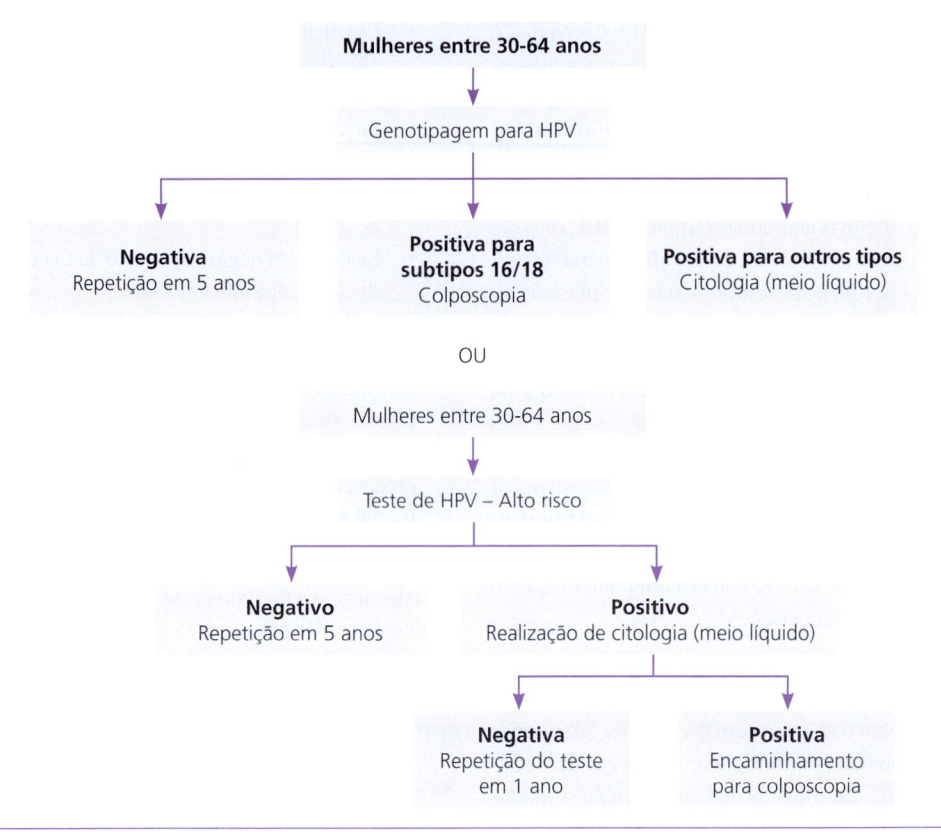

```
                    Mulheres entre 30-64 anos
                              │
                              ▼
                    Genotipagem para HPV
        ┌─────────────────────┼─────────────────────┐
        ▼                     ▼                     ▼
    Negativa            Positiva para         Positiva para outros tipos
Repetição em 5 anos     subtipos 16/18        Citologia (meio líquido)
                         Colposcopia

                              OU

                    Mulheres entre 30-64 anos
                              │
                              ▼
                    Teste de HPV – Alto risco
              ┌───────────────┴───────────────┐
              ▼                               ▼
          Negativo                         Positivo
   Repetição em 5 anos          Realização de citologia (meio líquido)
                                   ┌───────────────┴───────────────┐
                                   ▼                               ▼
                                Negativa                        Positiva
                           Repetição do teste              Encaminhamento
                                em 1 ano                   para colposcopia
```

FIGURA 21.2 – Fluxograma para rastreamento de câncer de colo do útero em mulheres com idade entre 30 e 64 anos com genotipagem ou teste de HPV.
HPV, papilomavírus humano.
Fonte: Federação Brasileira das Associações de Ginecologia e Obstetrícia.[9]

da vulva. Durante o exame cervical, enfatiza-se a visualização da junção escamocolunar (JEC) e da zona de transformação (ZT), sítios mais comuns das lesões pré-malignas e dos tumores. O exame é indicado em casos de testes de rastreamento positivo, alterações à inspeção visual do colo do útero e no seguimento de pacientes previamente tratadas para lesões malignas ou pré-malignas. É importante ressaltar que esse não é um método de rastreamento quando usado de forma isolada.[11]

A técnica consiste em aplicar ácido acético a 3 a 5% durante 3 a 5 minutos e, após, Lugol (ou teste de Schiller). As células escamosas displásicas adquirem coloração esbranquiçada à aplicação do ácido acético, o que é chamado de alteração acetobranca. Essas mesmas células não se coram à aplicação do Lugol, ficando de cor mostarda (iodo negativo/Schiller positivo). A partir da identificação de tais áreas, realiza-se a biópsia com as pinças adequadas.[12]

A classificação atual de colposcopia elaborada pela International Federation of Cervical Pathology and Colposcopy (IFCPC) destaca alguns aspectos a serem especificados no exame:[12,13]

- O exame está adequado ou inadequado (p. ex., devido a inflamação ou sangramento).
- A JEC é descrita como visível, parcialmente visível ou não visível.
- A ZT é classificada como tipo 1 (completamente ectocervical e visível), tipo 2 (totalmente visível, mas com componentes ectocervical e endocervical), ou tipo 3 (componente endocervical não totalmente visível).

As Tabelas 21.1 e 21.2 apresentam as terminologias colposcópicas do colo do útero e da vagina de acordo com a IFCPC 2011.

O diagnóstico se baseia na tríade citologia + colposcopia + biópsia (histologia).

Tabela 21.1 – Terminologia colposcópica do colo do útero de acordo com a IFCPC 2011

TERMINOLOGIA	DESCRIÇÃO		
Avaliação geral	Colposcopia adequada ou inadequada (especificar o motivo: sangramento, inflamação, cicatriz, etc.)		
	Visibilidade da junção escamocolunar: completamente visível, parcialmente visível ou não visível		
	Zona de transformação tipo 1, 2 ou 3		
Achados colposcópicos normais	Epitélio escamoso original • Maduro • Atrófico Epitélio colunar • Ectópico Epitélio escamoso metaplásico • Cistos de Naboth • Orifícios (glândulas) abertos Deciduose na gravidez		
Achados colposcópicos anormais	Princípios gerais	Localização da lesão – Dentro ou fora da zona de transformação e de acordo com a posição do relógio	
		Tamanho da lesão – Número de quadrantes do colo do útero envolvidos pela lesão e tamanho da lesão em porcentagem do colo do útero	
	Grau 1 (menor)	Epitélio acetobranco tênue, de borda irregular ou geográfica	Mosaico fino, pontilhado fino
	Grau 2 (maior)	Epitélio acetobranco denso, acetobranqueamento de aparecimento rápido, orifícios grandulares espessos	Mosaico grosseiro, pontilhado grosseiro, margem demarcada, sinal da margem interna e sinal da crista (sobrelevado)
	Não específico	Leucoplasia (queratose, hiperqueratose), erosão, captação da solução de Lugol: positiva (corado) ou negativa (não corado) (teste de Schiller negativo ou positivo)	
Suspeita de invasão	Vasos atípicos		
	Sinais adicionais: vasos frágeis, superfície irregular, lesão exofítica, necrose, ulceração (necrótica), neoplasia tumoral/grosseira		
Miscelânea	Zona de transformação congênita, condiloma, pólipo (ectocervical/endocervical), inflamação, estenose, anomalia congênita, sequela pós-tratamento, endometriose		
Tipos de tratamento excisional do colo do útero	Tipo de excisão 1, 2 ou 3		
Dimensões do espécime da excisão	Comprimento – Corresponde à distância da margem distal/externa à margem proximal/interna		
	Espessura – Distância da margem estromal à superfície do espécime excisado		
	Circunferência (opcional) – Perímetro do espécime excisado		

Fonte: Associação Brasileira de Patologia do Trato Genital Inferior e Colposcopia.[14]

Tabela 21.2 – Terminologia colposcópica da vagina de acordo com a IFCPC 2011		
TERMINOLOGIA	**DESCRIÇÃO**	
Avaliação geral	Colposcopia adequada ou inadequada (especificar o motivo: sangramento, inflamação, cicatriz, etc.)	
Achados colposcópicos normais	Epitélio escamoso original • Maduro • Atrófico	
Achados colposcópicos anormais	Princípios gerais	Terço superior/dois terços inferiores Anterior/posterior/lateral (direito ou esquerdo)
	Grau 1 (menor)	Epitélio acetobranco tênue Mosaico fino Pontilhado fino
	Grau 2 (maior)	Epitélio acetobranco denso Mosaico grosseiro Pontilhado grosseiro
	Suspeita de invasão	Vasos atípicos Sinais adicionais: vasos frágeis, superfície irregular, lesão exofítica, necrose, ulceração (necrótica), neoplasia tumoral/grosseira
	Não específico	Epitélio colunar (adenose) Captação da solução de Lugol: positiva (corado) ou negativa (não corado) (teste de Schiller negativo ou positivo)
Miscelânea	Erosão (traumática), condiloma, pólipo, cisto, endometriose, inflamação, estenose vaginal, zona de transformação congênita	

Fonte: Associação Brasileira de Patologia do Trato Genital Inferior e Colposcopia.[14]

Manejo das lesões cervicais

O tratamento das lesões cervicais depende do grau de displasia e dos fatores de risco associados.

A LIEBG/NIC 1 é a manifestação citológica do HPV; nesses casos, geralmente a conduta é conservadora, pois existe a eliminação espontânea da lesão em torno de 70 a 80% dos casos entre 18 e 24 meses de seguimento. Ela pode ser causada por vírus de alto ou baixo grau e só costuma ser tratada nas pacientes com imunidade preservada após esse período. Nas pacientes imunossuprimidas, o manejo deverá ser precoce em muitos casos.[13,15]

As LIEAG/NIC 2/3 têm como fator causal a infecção por um HPV de alto risco (sobretudo o 16 e o 18) e são as verdadeiras lesões precursoras do câncer de colo do útero. Cerca de 10% das mulheres infectadas por esses subtipos irão progredir para uma lesão invasora em 30 meses. Sendo assim, o tratamento oportuno e adequado da LIEAG diminui a chance de progressão para doença invasora, impactando, de maneira positiva, a incidência e a mortalidade do câncer de colo do útero.[16]

> O principal objetivo do rastreamento do câncer de colo do útero é identificar as pacientes com lesão de alto grau para que sejam tratadas antes da progressão para lesão invasora.

Entre as formas de tratamento, destacam-se as seguintes:

- **Tratamentos ablativos (crioterapia, termoablação e laser de dióxido de carbono)** – São métodos ambulatoriais, de baixo custo, que não necessitam de anestesia e apresentam taxas de sucesso superiores a 90% em pacientes adequadamente selecionadas. No entanto, são limitados pelo fato de não fornecerem peça cirúrgica para avaliação histopatológica da lesão e de suas margens, devendo ser realizados apenas em centros especializados e em pacientes com lesão totalmente visível e com imunidade preservada.[17]

- **Métodos excisionais** – Fornecem tecido para avaliação anatomopatológica e são métodos seguros e efetivos, detalhados a seguir:
  - Conização com lâmina fria – É a biópsia alargada do colo do útero, com a retirada de tecido em formato de cone, abrangendo a ectocérvice, incluindo toda a zona de transformação e o canal endocervical. Atualmente, é indicada quando há suspeita cito-histopatológica de lesão invasora ou adenocarcinoma *in situ* ou microinvasão diagnosticados por biópsia.[18]
  - Excisão ampla da zona de transformação (LLETZ, *large loop excision of the transformation zone*), procedimento de excisão eletrocirúrgica (LEEP, *loop electrosurgical excision procedure*) ou exérese da zona de transformação (EZT) consiste na realização da excisão ampla da zona de transformação por um equipamento eletrocirúrgico que contém uma alça, que combina corte com hemostasia, o que permite ressecar a maior parte da lesão de uma vez só, sem prejudicar a avaliação histopatológica. Diversos estudos mostram a mesma efetividade quando comparada com a conização a frio, mas com a vantagem de gerar menos efeitos adversos gestacionais, como parto prematuro e estenose de canal cervical.[19,20]

Outros métodos destrutivos locais são utilizados em outras partes do mundo, respeitando os seus protocolos locais.

Seguimento após o tratamento[4]

No caso de margens livres de doença ou NIC 1 na histologia da peça cirúrgica, é realizado exame citológico aos 6 e 12 meses, e a colposcopia fica a critério do serviço de referência.

No caso de margens comprometidas com NIC 2/3, recomenda-se realizar citologia e colposcopia, ou teste DNA-HPV, conforme disponibilidade, aos 6, 12, 18 e 24 meses no serviço de referência.

Após esse período, a paciente é contrarreferenciada à unidade básica de saúde, onde realizará citologia anual até completar 5 anos, mantendo seguimento trienal durante mais 20 a 25 anos.

Em 2013, a Organização Mundial da Saúde (OMS) passou a recomendar o método "ver e tratar "(do inglês *see and treat*). Em países de poucos recursos, com altas taxas de incidência e falta de profissionais de saúde e infraestrutura, é utilizada a inspeção do colo com ácido acético (VIA). Se a VIA resultar alterada, preconiza-se de imediato o tratamento com ablação (crioterapia ou termoablação) ou cirurgia de alta frequência (CAF) na primeira consulta, o que reduz o tempo entre a captação e o tratamento, evitando-se, assim, uma eventual perda de seguimento da paciente.[21]

Essa abordagem também é preconizada pela Febrasgo há diversos anos, e os critérios para sua realização podem ser encontrados no manual específico.[20]

Em agosto de 2020, a Assembleia Mundial da Saúde aprovou uma resolução que adota uma estratégia global, a fim de acelerar a eliminação do câncer de colo do útero, acabando com o sofrimento desnecessário devido a um câncer que pode ser prevenido e tratado. As principais metas da campanha, idealizadas pela OMS, são que: até 2030, 90% das adolescentes sejam vacinadas contra o HPV até os 15 anos de idade; 70% das mulheres sejam rastreadas e diagnosticadas para lesões precursoras; e 90% das mulheres identificadas com lesões precursoras e câncer cervical recebam o tratamento adequado. Todas as principais sociedades de ginecologia mundiais apoiaram amplamente essa decisão.[22]

Vacina contra o HPV

Atualmente, sabe-se que a vacinação de meninos e meninas adolescentes é a principal forma de prevenção primária do carcinoma de colo do útero, visto que há DNA dos tipos oncogênicos de HPV (16 e 18) presentes em mais de 70% dos tumores cervicais. Em contrapartida, os subtipos 6 e 11 estão intrinsecamente associados à condilomatose em mais de 90% dos casos. A vacina disponível no Brasil apresenta proteção contra esses quatro subtipos virais e poderia contribuir amplamente para a prevenção das doenças causadas pelo HPV.[23,24] A cobertura vacinal, no entanto, ainda é um desafio, sobremaneira em países em desenvolvimento.

As vacinas disponíveis na atualidade são feitas de partículas semelhantes ao capsídeo viral (VLPs, *virus-like particles*), inativadas, não causando, portanto, doença.[25] As contraindicações são raras e incluem gestação e reação anafilática após a primeira dose. Os efeitos adversos mais comumente relatados foram reações locais, manifestações alérgicas e sintomas como náuseas, vômitos e cefaleia.[26,27]

A vacina contra o HPV utilizada no Brasil é a quadrivalente, que contêm VLPs dos HPV 6, 11, 16 e 18 (Gardasil 4V).

Em 2014, a vacina quadrivalente entrou para o calendário vacinal das meninas, no Programa Nacional de Imunizações (PNI). Em 2017, os meninos foram incluídos no plano. Atualmente, há disponibilidade de vacinação nas redes públicas de saúde para meninas de 9 a 14 anos e meninos de 11 a 14 anos, em esquema de duas doses com intervalos de 6 meses.[28,29]

No caso de imunossuprimidos, a vacina está disponível para mulheres de 9 a 45 anos e homens de 9 a 26 anos, em esquema de três doses (0, 2 e 6 meses).[30] Segundo a bula, no entanto, não há contraindicação para a vacinação de mulheres, em geral, até os 45 anos (3 doses). Esse é um dado relevante, o qual consta, inclusive, como recomendação da Febrasgo.[31]

É importante ressaltar que não há intervalo máximo entre as doses e, em caso de atraso, não é necessário reiniciar o esquema vacinal.[32]

No mercado, também há a vacina nonavalente (Gardasil 9V), que adicionou cobertura aos subtipos 31, 33, 45, 52 e 58, além dos já cobertos pela vacina quadrivalente. Ela está aprovada pela Food and Drug Administration (FDA) nos Estados Unidos desde 2014. No Brasil, ainda aguarda licenciamento para utilização, mas já foi liberada pela Agência Nacional de Vigilância Sanitária (Anvisa).

Embora o papel da vacinação seja majoritariamente de prevenção primária, estudos atuais apoiam a evidência de sua eficácia na diminuição da recidiva de lesões intraepiteliais em pacientes submetidas à conização.[33,34] Esse fator de proteção pode chegar a 80% para lesões de alto grau e 40% para lesões de baixo grau.[35] Cabe ressaltar, no entanto, que não há evidência de um papel terapêutico para a vacinação. Esses dados indicam apenas uma alternativa eficaz para diminuição da recorrência clínica das lesões precursoras da neoplasia de colo do útero.

Considerações finais

A infecção pelo HPV constitui-se em um problema de saúde pública, principalmente nos países em desenvolvimento. Entre as doenças associadas, encontram-se as verrugas genitais e as neoplasias de vagina, vulva, pênis, ânus, orofaringe e colo do útero. Assim, estratégias para o aumento da cobertura vacinal contra o HPV e o amplo rastreio da população para a detecção e o tratamento de lesões intraepiteliais são consideradas as maneiras mais eficazes de prevenir o câncer.

REFERÊNCIAS

1. Instituto Nacional de Câncer. Controle do câncer do colo do útero [Internet]. Rio de Janeiro: INCA; 2021[capturado e m 23 fev. 2022]. Disponível em: https://www.inca.gov.br/tipos-de-cancer/cancer-do-colo-do-utero.

2. Wentzensen N, Clarke MA, Bremer R, Poitras N, Tokugawa D, Goldhoff PE, et al. Clinical evaluation of human papillomavirus screening with p16/Ki-67 dual stain triage in a large organized cervical cancer screening program. JAMA Intern Med. 2019;179(7):881-8. Erratum in: JAMA Intern Med. 2019;179(7):1007.

3. Kalavathy MC, Mathew A, Jagathnath Krishna KM, Saritha VN, Sujathan K. Risk factors and prevalence of cervical squamous intraepithelial lesions among women in south India:

a community-based cross-sectional study. Indian J Cancer. 2022;59(1):95-100.

4. Jansen EEL, Zielonke N, Gini A, Anttila A, Segnan N, Vokó Z, et al. Effect of organised cervical cancer screening on cervical cancer mortality in Europe: a systematic review. Eur J Cancer. 2020;127:207-23.

5. Brasil.Ministério da Saúde. Instituto Nacional de Câncer. Diretrizes Brasileiras para o rastreamento do câncer do colo do útero. 2. ed. Rio de Janeiro: INCA; 2016.

6. Arbyn M, Bergeron C, Klinkhamer P, Martin-Hirsch P, Siebers AG, Bulten J. Liquid compared with conventional cervical cytology: a systematic review and meta-analysis. Obstet Gynecol. 2008;111(1):167-77.

7. Huh WK, Ault KA, Chelmow D, Davey DD, Goulart RA, Garcia FAR, et al. Use of primary high-risk human papillomavirus testing for cervical cancer screening: interim clinical guidance. Gynecol Oncol. 2015;136(2):178-82.

8. Castle PE, Stoler MH, Wright TC Jr, Sharma A, Wright TL, Behrens CM. Performance of carcinogenic human papillomavirus (HPV) testing and HPV16 or HPV18 genotyping for cervical cancer screening of women aged 25 years and older: a subanalysis of the ATHENA study. Lancet Oncol. 2011;12(9):880-90.

9. Federação Brasileira das Associações de Ginecologia e Obstetrícia. Rastreamento do câncer de colo útero no Brasil. São Paulo: Febrasgo; 2019.

10. Speck NMG, Carvalho JP. Dossiê de estratégias do rastreamento do câncer de colo uterino no Brasil. São Paulo: Febrasgo; 2018.

11. Martins NV, Campaner AB, Parellada CI, Ribalta JCL. Patologia do trato genital inferior: diagnóstico e tratamento. 2. ed. São Paulo: Roca; 2014.

12. Mayeux EJ, Cox JT. Tratado & atlas de colposcopia moderna. 3. ed. Rio de Janeiro: Di Livros/ASCCP; 2014.

13. Perkins RB, Guido RS, Castle PE, Chelmow D, Einstein MH, Garcia F, et al. 2019 ASCCP risk-based management consensus guidelines for abnormal cervical cancer screening tests and cancer precursors. J Low Genit Tract Dis. 2020;24(2):102-31. Erratum in: J Low Genit Tract Dis. 2020;24(4):427.

14. Miranda W, Miziara F, Saieg M, Fronza H. Atualização da nomenclatura brasileira para laudos citopatológicos do colo uterino e áreas ano-genitais. Rio de Janeiro: Sociedade Brasileira de Citopatologia; 2020.

15. Tsikouras P, Zervoudis S, Manav B, Tomara E, Iatrakis G, Romanidis C, et al. Cervical cancer: screening, diagnosis and staging. J BUON. 2016;21(2):320-5.

16. Hillemanns P, Soergel P, Hertel H, Jentschke M. Epidemiology and early detection of cervical cancer. Oncol Res Treat. 2016;39(9):501-6.

17. Vu M, Yu J, Awolude OA, Chuang L. Cervical cancer worldwide. Curr Probl Cancer. 2018;42(5):457-65.

18. Phoolcharoen N, Kremzier M, Eaton V, Sarchet V, Acharya SC, Shrestha E et al. American Society of Clinical Oncology (ASCO) cervical cancer prevention program: a hands-on training course in Nepal. JCO Glob Oncol. 2021;7:204-9.

19. Fowler JR, Maani EV, Jack BW. Cervical Cancer. In: StatPearls. Treasure Island: StatPearls Publishing; 2022.

20. Calderón Masón, DF. Diagnóstico y tratamiento de las lesiones intraepiteliales escamosas de alto grado del cuello uterino. Cambios Rev Med. 2019;18(1):76-84.

21. World Health Organization. Human papilomavirus and cervical cancer [Internet]. Geneva: WHO; 2020 [capturado em 7 fev. 2021]. Disponível em: https://www.who.int/news-room/fact-sheets/detail/human-papillomavirus-(hpv)-and-cervical-cancer.

22. World Health Organization. Global strategy to accelerate the elimination of cervical cancer as a public health problem. Genebra: WHO 2020.

23. Ahmed HG, Bensumaidea SH, Alshammari FD, Alenazi FSH, ALmutlaq BA, Alturkstani MZ, et al. Prevalence of human papillomavirus subtypes 16 and 18 among yemeni patients with cervical cancer. Asian Pac J Cancer Prev. 2017;18(6):1543-8.

24. Brianti P, De Flammineis E, Mercuri SR. Review of HPV-related diseases and cancers. New Microbiol. 2017;40(2):80-5.

25. Neves NA. Vacinação da mulher: manual de orientação. São Paulo: Febrasgo; 2013.

26. The FUTURE II Study Group. Quadrivalent vaccine against human papillomavirus to prevent high-grade cervical lesions. N Engl J Med. 2007;356(19):1915-27.

27. Garland SM, Kjaer SK, Muñoz N, Block SL, Brown DR, DiNubile MJ, et al. Impact and effectiveness of the quadrivalent human papillomavirus vaccine: a systematic review of 10 years of real-world experience. Clin Infect Dis. 2016;63(4):519-27.

28. Brasil. Ministério da Saúde. Nota Informativa nº 384, de 2016 [Internet]. Informa as mudanças no Calendário Nacional de vacinação para o ano de 2017. Brasília: MS; 2016 [capturado em 7 fev. 2022]. Disponível em: https://www.saude.go.gov.br/files/imunizacao/legislacao/NI384(MudancasnoCalendarioNacionaldeVacinacao2017).pdf.

29. Moura LL, Codeço CT, Luz PM. Cobertura da vacina papilomavírus humano (HPV) no Brasil: heterogeneidade espacial e entre coortes etárias. Rev Bras Epidemiol. 2021;24:E210001.

30. Sociedade Brasileira de Imunizações. Calendários de vacinação: pacientes especiais: 2021-2022. São Paulo: SBI; 2021.

31. Instituto Nacional de Câncer. Quem pode ser vacinado contra o HPV? [Internet]. Rio de Janeiro: INCA; 2018 [capturado em 24 fev. 2022]. Disponível em: https://www.inca.gov.br/perguntas-frequentes/quem-pode-ser-vacinado-contrao-hpv.

32. Markowitz LE, Drolet M, Perez N, Jit M, Brisson M. Human papillomavirus vaccine effectiveness by number of doses: systematic review of data from national immunization programs. Vaccine. 2018;36(32 Pt A):4806-15.

33. Kang WD, Choi HS, Kim SM. Is vaccination with quadrivalent HPV vaccine after loop electrosurgical excision procedure effective in preventing recurrence in patients with high-grade cervical intraepithelial neoplasia (CIN2--3)? Gynecol Oncol. 2013;130(2):264-8.

34. Ghelardi A, Parazzini F, Martella F, Pieralli A, Bay P, Tonetti A, et al. SPERANZA project: HPV vaccination after treatment for CIN2+. Gynecol Oncol. 2018;151(2):229-34.

35. Garland SM, Paavonen J, Jaisamrarn U, Naud P, Salmerón J, Chow S-N, et al. Prior human papillomavirus-16/18 AS04-adjuvanted vaccination prevents recurrent high grade cervical intraepithelial neoplasia after definitive surgical therapy: Post-hoc analysis from a randomized controlled trial. Int J Cancer. 2016;139(12):2812-26.

NEOPLASIA DE COLO DO ÚTERO

SUZANA ARENHART PESSINI
VALENTINO MAGNO
MÁRCIA L. M. APPEL
TIAGO SELBACH GARCIA

O câncer de colo do útero é o quarto mais comum em mulheres, após os de mama, cólon/reto e pulmão. As taxas de incidência variam de 5,6/100.000 na Austrália a 62,5/100.000 na Tanzânia, e 85% dos novos casos e 90% das mortes ocorrem em países em desenvolvimento, onde o câncer de colo do útero é o segundo mais prevalente e o terceiro em mortalidade.[1] No Brasil, é o terceiro câncer mais frequente na população feminina e o primeiro pélvico ginecológico, com taxas de incidência de 5,9/100.000 mulheres no estado de São Paulo até 40/100.000 no Amazonas.[2]

Em países de baixos recursos, além da pouca disponibilidade de rastreamento, há falta de atitudes educacionais para o diagnóstico precoce e taxas baixas de vacinação. Em consequência, a maioria dos casos de câncer cervical são diagnosticados em fase avançada, com invasão de órgãos, ossos e nervos pélvicos, causando limitação e dor em mulheres por vezes com filhos dependentes, o que gera um grande problema social.

O pico de incidência do câncer de colo do útero é aos 47 anos, sendo pouco frequente antes dos 25 anos, com 10% dos casos ocorrendo após os 65 anos.[3]

O colo do útero é revestido por epitélio escamoso na ectocérvice e, na endocérvice, epitélio glandular colunar. A zona de transformação, com células metaplásicas da junção escamocolunar (JEC), é sede do início da maioria dos cânceres cervicais. A sua progressão é lenta, a partir de lesões precursoras (ver Cap. 21 – Rastreamento e prevenção da neoplasia de colo do útero).

Em 70 a 90% dos casos, o tipo histológico mais frequente é o carcinoma epidermoide, que se inicia no epitélio metaplásico (zona de transformação) e é precedido por lesão precursora, neoplasia intraepitelial cervical (NIC) de alto grau ou lesão intraepitelial escamosa de alto grau (LIEAG). O adenocarcinoma tem origem no epitélio glandular e é precedido pelo adenocarcinoma *in situ*, a sua lesão precursora. Se não tratadas, 30 a 70% das pacientes com NIC de alto grau e/ou adenocarcinoma *in situ* podem progredir para carcinoma.

A classificação histológica resumida, conforme a Organização Mundial da Saúde (OMS),[4] é apresentada no Quadro 22.1.

■ Etiologia e fatores de risco

A infecção persistente pelo papilomavírus humano (HPV, *human papillomavirus*) de alto risco oncogênico é o principal fator de risco para NIC e carcinoma invasor de colo do útero.

É a infecção sexualmente transmissível (IST) viral mais prevalente na população jovem sexualmente ativa, e sua prevalência, em pacientes com câncer de colo do útero, é de 99,7%.[5] Cerca de 70% dos novos casos estão associados aos HPV-16 e 18, e o restante, aos HPV-31, 33, 45, 52 e 58.

Quadro 22.1 – Classificação histológica do câncer de colo do útero

1 Epiteliais
  1.1 Escamoso
    1.1.1 HPV associado
    1.1.2 HPV independente
  1.2 Glandular
    1.2.1 Tipo usual
    1.2.2 Mucinoso
      1.2.2.1 Tipo gástrico
      1.2.2.2 Tipo intestinal
      1.2.2.3 Tipo anel de sinete
    1.2.3 Viloglandular
    1.2.4 Endometrioide
    1.2.5 Células claras
    1.2.6 Seroso
    1.2.7 Mesonéfrico
  1.3 Adenoescamoso
  1.4 Adenoide
  1.5 Indiferenciado
  1.6 Neuroendócrino
2 Mesenquimais
  2.1 Leiomiossarcoma
  2.2 Rabdomiossarcoma
  2.3 Angiossarcoma
3 Tumores mistos epiteliais e mesenquimais
  3.1 Adenossarcoma
  3.2 Carcinossarcoma
4 Tumores melanocíticos
  4.1 Melanoma
5 Tumores de células germinativas
6 Linfoma
7 Tumores secundários

HPV, papilomavírus humano (*human papillomavirus*).

Os fatores de risco associados ao câncer de colo do útero são imunossupressão, tabagismo, início precoce de atividade sexual, baixo nível socioeconômico, multiparidade, múltiplos parceiros sexuais, parceiro de risco e uso de contraceptivo oral (ver Cap. 21 – Rastreamento e prevenção da neoplasia de colo do útero).

Prevenção e rastreamento

A prevenção primária se dá pela vacinação contra o HPV, e a secundária, pelo rastreamento e tratamento das lesões precursoras (ver Cap. 21 – Rastreamento e prevenção da neoplasia de colo do útero).

No Brasil, o rastreamento é feito com a citologia convencional (ver Cap. 21 – Rastreamento e prevenção da neoplasia de colo do útero).

Diagnóstico

Assintomático quando microscópico, os sintomas mais frequentes do tumor são sangramento vaginal intermitente ou contínuo, sinusorragia, secreção vaginal fétida pela necrose tumoral e, em estádios avançados, dor pélvica, anemia, dor lombar, insuficiência renal e fístulas vesicovaginais e/ou retovaginais.

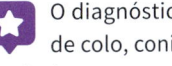

O diagnóstico é histológico, pela biópsia de colo, conização e/ou curetagem endocervical.

O tumor macroscópico, visto no exame especular, tem como conduta imediata a biópsia.

A conização é recomendada em tumores microscópicos e informa a profundidade de invasão estromal e a presença ou não de invasão do espaço linfovascular (IELV).

Em virtude de apresentar 75% de resultados falso-negativos, a curetagem endocervical tem valor somente quando positiva.[6]

O exame físico inclui exame especular, toque vaginal e retal e palpação abdominal, inguinal e supraclavicular.

Ao exame especular, são observados os fórnices e as paredes vaginais e o tamanho do tumor, que pode ser vegetante, polipoide ou ulcerado, com crescimento exofítico ou endofítico. Quando a lesão se inicia na endocérvice, o exame especular pode ser normal.

Ao toque vaginal, o colo é irregular, tumoral ou endurecido. Se o tumor for totalmente endocervical, o colo pode ter a forma de barril (*barril shape*). Avalia-se novamente o tamanho tumoral e a extensão para a vagina.

O toque retal identifica a extensão ou não do tumor aos paramétrios e à mucosa retal.

Padrão de propagação

O câncer de colo do útero propaga-se por invasão direta ao estroma cervical, ao corpo uterino, à vagina, aos paramétrios, aos ureteres, à parede óssea pélvica, à bexiga e ao reto.

A disseminação por via linfática se dá quase invariavelmente para os linfonodos pélvicos, seguidos pelos linfonodos ilíacos comuns e, então, pelos para-aórticos, podendo chegar aos inguinais e supraclaviculares. A taxa de metástase linfonodal em pacientes submetidas à histerectomia radical no estádio IB é de 8,5 a 21%.[7] Metástases ovarianas ocorrem também por via linfática, mas são raras (no estádio IB, 0,5% no tipo histológico epidermoide e 1,7% no adenocarcinoma).[8] O comprometimento dos linfonodos para-aórticos em pacientes em estádios II e III fica em torno de 28%.[7]

Metástases hematogênicas no pulmão, fígado e ossos são raras.

O tipo histológico adenocarcinoma apresenta risco maior de metástase a distância nos estádios II e III quando comparado com o escamoso em estádios similares.

Estadiamento

O estadiamento, antes essencialmente clínico, foi atualizado pelo Comitê de Câncer da Federação Internacional de Ginecologia e Obstetrícia (Figo) em 2018.[9] A maior mudança foi a inclusão de resultados histopatológicos e de imagens, principalmente dos linfonodos pélvicos e para-aórticos (Quadro 22.2).

O estadiamento clínico ainda é usado em países de baixos recursos, o que ocasiona um *downstage* significativo, pela impossibilidade de se reconhecer o comprometimento linfonodal. Na dúvida do estádio, o menor deve ser considerado.

⭐ O carcinoma microinvasor é estadiado cirurgicamente pela conização. A peça precisa ter margens livres de invasão e de lesão de alto grau para que se possa definir o carcinoma com microinvasão até 3 mm (IA1) ou > 3 mm e até 5 mm (IA2); a sua extensão horizontal não é mais considerada.

O carcinoma invasor é estadiado pelo exame físico e, se disponíveis, por exames de imagem, como ultrassonografia (US), ressonância magnética (RM), tomografia computadorizada (TC) ou tomografia por emissão de pósitrons (PET-TC).

A US, em mãos experientes, identifica a extensão parametrial do tumor, mas a RM é considerada o melhor método de imagem, pois informa o tamanho tumoral, a invasão estromal, a extensão vaginal e uterina, as metástases linfonodais e a invasão a paramétrios e a órgãos pélvicos,[10,11] diminuindo a necessidade de cistoscopia, retossigmoidoscopia e urografia excretora.

A TC não discrimina os tecidos normal e tumoral no colo, e, na detecção de metástases linfonodais, tanto a TC como a RM apresentam limitações: linfonodos de tamanho normal com metástase resultam em falso-negativos, ao passo que linfonodos aumentados por alteração inflamatória resultam em falso-positivos.[7]

A PET-TC, por identificar alterações metabólicas em vez de anatômicas, é superior à TC e à RM para metástase linfonodal, com sensibilidade e especificidade de 73 e 98%, respectivamente, e falso-negativo de 4 a 15%.[12]

No estudo prospectivo do American College of Radiology Imaging Network e do Gynecologic Oncology Group (GOG), que analisou a PET-TC em pacientes com câncer de colo do útero localmente avançado, a sensibilidade, a especificidade e os valores preditivos positivo e negativo foram de 54,8, 97,7, 79,3 e 93,1%, respectivamente.[13]

Outros exames que completam o estadiamento são radiografia de tórax e cistoscopia e retossigmoidoscopia com biópsia, se houver suspeita de invasão.

Além das imagens, a exploração cirúrgica dos linfonodos para-aórticos pré-tratamento é proposta em alguns centros, devido à limitação das imagens em detectar pequenas metástases e à importância de detectá-las, para a indicação da radioterapia de campo estendido.[14] A linfadenectomia para-aórtica pré-tratamento resulta em torno de 8 a 42% dos casos de metástase nos estádios IB a IVA.[15] Um estudo retrospectivo que comparou pacientes estadiadas cirurgicamente com linfonodos para-aórticos negativos com pacientes também negativas por TC ou RM evidenciou que o segundo grupo teve pior prognóstico.[16]

Com o aparecimento da PET-TC, linfonodos para-aórticos ≥ 2 cm de diâmetro abaixo da

Quadro 22.2 – Estadiamento Figo do câncer de colo do útero

I Carcinoma confinado ao colo (a extensão ao corpo é desconsiderada)
  IA Carcinoma invasor diagnosticado somente por microscopia com invasão ≤ 5 mm
   IA1 Invasão estromal ≤ 3 mm de profundidade
   IA2 Invasão estromal > 3 mm e ≤ 5 mm de profundidade

  IB Carcinoma invasor > 5 mm de profundidade, limitado ao colo
   IB1 Carcinoma invasor > 5 mm de profundidade e ≤ 2 cm de diâmetro
   IB2 Carcinoma invasor > 2 cm e ≤ 4 cm na maior dimensão
   IB3 Carcinoma invasor > 4 cm na maior dimensão

II Carcinoma além do colo, mas não ao terço inferior da vagina ou à parede pélvica
  IIA Envolvimento do terço superior da vagina sem incluir os paramétrios
   IIA1 Carcinoma invasor ≤ 4 cm na maior dimensão
   IIA2 Carcinoma invasor > 4 cm na maior dimensão
  IIB Envolvimento parametrial sem atingir a parede pélvica

III Carcinoma envolve o terço inferior da vagina e/ou a parede pélvica e/ou causa hidronefrose ou rim não funcionante e/ou envolve linfonodos
  IIIA Carcinoma envolve o terço inferior da vagina sem extensão à parede pélvica
  IIIB Extensão à parede pélvica e/ou hidronefrose ou rim não funcionante
  IIIC Envolvimento de linfonodos pélvicos e/ou para-aórticos incluindo micrometástase, independentemente do tamanho do tumor "r" ou "p"
   IIIC1 Metástase somente em linfonodos pélvicos
   IIIC2 Metástase em linfonodos para-aórticos

IV Carcinoma se estende além da pelve ou envolve a mucosa da bexiga ou o reto. Edema bolhoso não é classificado como estádio IV
  IVA Atinge órgãos pélvicos
  IVB Atinge órgãos a distância

Obs.:
- Exames de imagem ou de anatomopatologia podem ser de auxílio aos achados clínicos para determinar o tamanho e extensão tumorais em todos os estádios.
- Achados de anatomopatologia são mais fidedignos que os exames de imagem ou clínicos.
- Envolvimento dos espaços linfovasculares (ILV) não modifica o estádio.
- Células tumorais isoladas não mudam o estádio, mas a sua presença deve ser registrada.
- Anotar "r" (radiologia) ou "p" (patologia) para os achados do estádio IIIC.

Figo, Federação Internacional de Ginecologia e Obstetrícia.

mesentérica são tratados com radioterapia estendida ou são abordados cirurgicamente antes do tratamento.[7]

⚠ Nos países em desenvolvimento, onde os recursos de imagem são ausentes ou limitados, técnicas complexas de estadiamento, como exames sofisticados de imagens ou cirurgias para biópsias linfonodais, não devem postergar o início do tratamento.

▪ Tratamento

A base do tratamento primário é cirurgia ou radioterapia externa mais braquiterapia associada ou não à quimioterapia radiossensibilizante. Ambos os tratamentos são radicais, e a escolha de um deles depende do estádio e das condições clínicas da paciente.

⚠ Nos estádios em que ambos apresentam a mesma taxa de sucesso, a decisão deve ser criteriosa, para se evitar a superposição dos tratamentos, que aumenta em muito os paraefeitos.

✱ A cirurgia-padrão do câncer de colo do útero em estádios iniciais é a histerectomia radical com linfadenectomia pélvica, que consiste na retirada do útero em bloco, com os ligamentos cardinais, vesicouterinos e uterossacros, e do terço superior da vagina. A cirurgia inicia-se com a linfadenectomia pélvica, que inclui os linfonodos das ilíacas externas e internas, a partir da bifurcação, e da fossa obturadora até o nervo obturador. Os ovários podem ser preservados em pacientes pré-menopáusicas com tipos histológicos epidermoide e adenocarcinoma usual (associado ao HPV), e a salpingectomia bilateral é recomendada.

Se for detectado envolvimento linfonodal no transoperatório (tanto macro como micrometástases), o restante da linfadenectomia e a histerectomia radical são suspensos. A paciente é encaminhada à radioterapia associada à quimioterapia radiossensibilizante. A dissecção para-aórtica até a mesentérica inferior pode ser considerada com o objetivo de estadiamento.

A cirurgia é limitada aos estádios IA, IB1, IB2 e IIA e é preferencial à radioterapia em pacientes não obesas, hígidas, sem suspeita de metástase linfonodal e de invasão estromal do tumor < 50%, pois fornece os dados histopatológicos, resulta em melhor qualidade de vida, trata possíveis tumores radiorresistentes e conserva os ovários em mulheres jovens.

Pacientes tratadas com histerectomia radical e linfadenectomia pélvica podem necessitar de radioterapia adjuvante após os resultados anatomopatológicos.

Na dependência do estádio, do tamanho do tumor e da IELV, cirurgias conservadoras podem ser oferecidas.

A radioterapia mais quimioterapia radiossensibilizante é o tratamento de escolha nos estádios IB3, IIA2, IIB, III e IV.

As orientações terapêuticas abordadas neste capítulo são para tipo histológico epidermoide, adenocarcinoma e adenoescamoso.

ESTÁDIO IA1

O diagnóstico é feito pela conização, que informa com precisão a invasão estromal, os limites livres e a presença ou não de IELV.

Em virtude do baixo risco de metástase, a conização com margens livres, idealmente no mínimo 3 mm, é também o tratamento para tumores IA1 sem IELV. Em mulheres com prole definida e, sobretudo, na pós-menopausa, a histerectomia extrafascial é preferencial, pois a estenose pós-conização pode ocorrer e limitar o seguimento. Não há necessidade de exploração linfonodal, visto que a chance de metástase linfonodal é de 0,1% quando a invasão é de até 1 mm, e de 0,5% quando entre 1 e 3 mm.[17-19]

Na histologia de adenocarcinoma estádio IA1 sem invasão vascular, a conduta do tratamento conservador com conização deve ser criteriosa. O tratamento preferencial é a histerectomia, pois o adenocarcinoma microinvasor tende a ser multifocal e endocervical alto.[10]

Pacientes no estádio IA1 com IELV necessitam de exploração linfonodal. Quanto ao tipo da histerectomia, a Figo e a European Society of Gynaecological Oncology (Esgo) recomendam a histerectomia extrafascial, ao passo que a Federação Brasileira das Associações de Ginecologia e Obstetrícia (Febrasgo) e alguns centros sugerem a histerectomia radical.[10,11,14,17,18]

ESTÁDIO IA2

A histerectomia radical modificada (tipo B) associada à linfadenectomia pélvica é o tratamento-padrão, considerando-se que a incidência de linfonodos positivos é de 3,2%.[7,10,14]

Em casos de baixo risco (ausência de IELV, sentinela negativo), a histerectomia simples ou a traquelectomia com linfadenectomia são opções citadas pela Figo e pela Esgo.[11,14,17]

A Figura 22.1 mostra o tratamento cirúrgico preconizado para a neoplasia de colo do útero estádio IA.

ESTÁDIO IB1

O tratamento-padrão é a histerectomia radical tipo C ou Piver III com linfadenectomia pélvica, mas a histerectomia radical modificada (tipo B ou Piver II) pode ser considerada.[10,11,14,17,18]

A chance de lesão dos nervos autonômicos é menor, de modo que a morbidade cirúrgica é

```
                          Estádio IA
                              │
              ┌───────────────┴───────────────┐
              ▼                               ▼
             IA1                             IA2
              │                               │
      ┌───────┴───────┐               ┌───────┴───────┐
      ▼               ▼               ▼               ▼
   SEM IELV        COM IELV
      │               │
  ┌───┴───┐       ┌───┴───┐       ┌───┴───┐       ┌───┴───┐
  ▼       ▼       ▼       ▼       ▼       ▼       ▼       ▼
Desejo  Sem    Desejo   Sem     Desejo   Sem
de      desejo de       desejo  de       desejo
gestar  de     gestar   de      gestar   de
        gestar          gestar           gestar
```

| Cone com limites livres | Histerectomia simples | ªTraquelectomia radical + linfadenectomia (linfonodo-sentinela) | ᵇHisterectomia radical modificada + linfadenectomia (linfonodo-sentinela) | ᶜTraquelectomia radical + linfadenectomia (linfonodo-sentinela) | ᵈHisterectomia radical modificada + linfadenectomia (linfonodo-sentinela) |

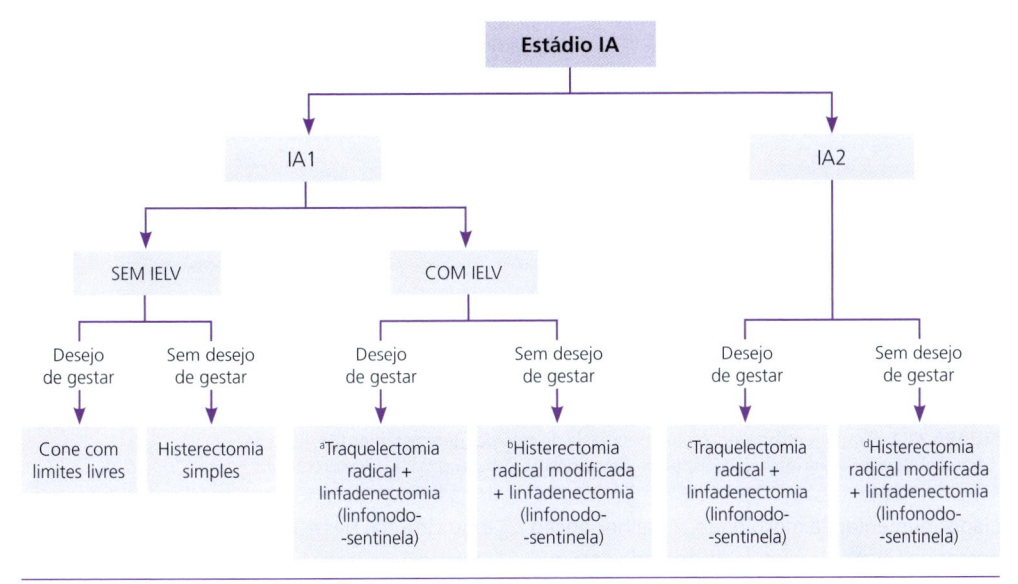

FIGURA 22.1 – Tratamento cirúrgico para neoplasia de colo do útero estádio IA.
IELV, invasão do espaço linfovascular.
ªCone + linfadenectomia a considerar; ᵇhisterectomia simples + linfadenectomia a considerar; ᶜcone + linfadenectomia; ᵈhisterectomia simples + linfadenectomia.

menor no que se refere às funções vesical, retal e sexual. Em casos selecionados e bem avaliados por imagem, a Figo coloca como alternativa a histerectomia simples associada à linfadenectomia.[14]

A radioterapia adjuvante pode ser necessária na dependência dos resultados anatomopatológicos cirúrgicos.

A necessidade de pametrectomia nos estádios IA2 e IB1 de baixo risco está sendo discutida. O estudo prospectivo ConCerv, que analisou histerectomia simples ou conização mais linfadenectomia pélvica em pacientes no estádio IB1 com tumores dos tipos histológicos epidermoide e adenocarcinoma até 2 cm em peças de conização com margens livres, sem IELV e sem suspeita de metástase linfonodal, observou taxa de recorrência de 3,5% em 2 anos, resultado semelhante ao do tratamento radical.[20] Esse estudo surgiu após os resultados da análise de 350 pacientes nos estádios IA2 e IB1, que resultou em ausência de invasão parametrial em tumores < 2 cm sem IELV.[21] Uma recente revisão sistemática, que analisou o tratamento conservador com histerectomia simples em pacientes com tumores iniciais de baixo risco, mostrou 5,4% de recorrência.[22] Outros dois estudos em andamento, SHAPE e GOG 278, têm como objetivo comparar resultados oncológicos da histerectomia simples e da histerectomia radical em estádios iniciais.

ESTÁDIOS IB2 E IIA

A histerectomia radical tipo C1 com linfadenectomia pélvica é o procedimento-padrão. Em pacientes obesas e/ou com comorbidades e/ou com tumores com suspeita de invasão estromal profunda e IELV, a radioterapia é a melhor opção.[10,11,14,17,18]

A radioterapia adjuvante pode ser necessária na dependência dos resultados anatomopatológicos cirúrgicos.

A **Figura 22.2** mostra o tratamento cirúrgico preconizado para a neoplasia de colo do útero estádios IB1, IB2 e IIA.

ESTÁDIOS IB3 E IIA2

Tumores com mais de 4 cm estão associados a fatores de risco de recidiva, como linfonodos positivos e invasão parametrial, que indicam radioterapia adjuvante. Como os dois tratamentos asso-

```
                    Estádios IB1, IB2 e IIA
                    ┌──────────────┴──────────────┐
                   IB1                         IB2 e IIA
                    │                              │
          ┌─────────┴─────────┐           ᵇHisterectomia radical +
       Desejo            Sem desejo           linfadenectomia
      de gestar          de gestar
          │                   │
   Traquelectomia radical   ᵃHisterectomia radical
   + linfadenectomia       modificada + linfadenectomia
   (linfonodo-sentinela)   (linfonodo-sentinela)
```

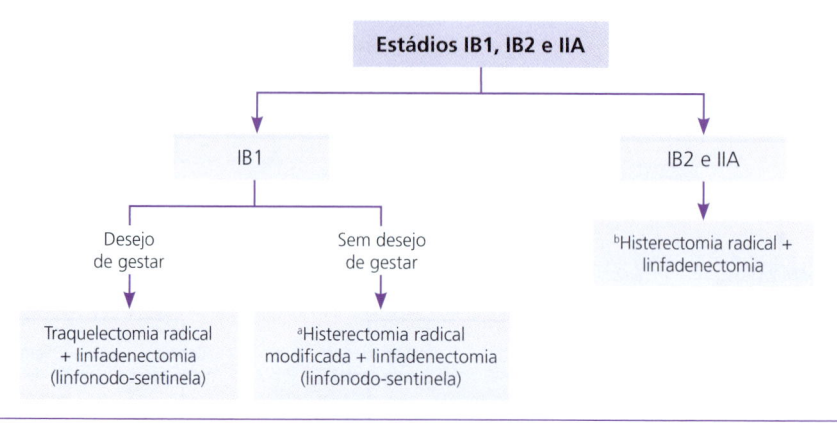

FIGURA 22.2 – Tratamento cirúrgico para neoplasia de colo do útero estádios IB1, IB2 e IIA.
ᵃCone + linfadenectomia em casos especiais; ᵇhisterectomia simples + linfadenectomia em casos especiais.

ciados aumentam a morbidade, a melhor opção nesses estádios é a radioterapia primária com quimioterapia radiossensibilizante.

A radioterapia mais quimioterapia radiossensibilizante com platina tem melhor sobrevida e menor recorrência se comparada com a histerectomia radical e radioterapia adjuvante.[10,11,14,18]

Outra opção, sem impacto na sobrevida e, portanto, oferecida somente em centros de pesquisa ou em países sem radioterapia disponível, é a quimioterapia neoadjuvante seguida de histerectomia radical com linfadenectomia.

ESTÁDIOS IIB A IVA

Os estádios IIB a IVA são considerados estádios localmente avançados, apesar de alguns centros incluírem nesse conceito o IB3 e o IIA2.

A radioterapia e a quimioterapia radiossensibilizante são o tratamento-padrão. Durante a radioterapia externa, é realizada a quimioterapia semanal com cisplatina e, após, a braquiterapia.[10,11,14,18]

Em pacientes no estádio IVA com doença central sem atingir a parede pélvica e sem metástase linfonodal, a exenteração pélvica pode ser uma alternativa.[14]

A radioterapia com campo estendido está indicada na presença de metástase em linfonodos para-aórticos, identificadas por imagem e/ou cirurgia. Nesse contexto, a exploração para-aórtica é realizada em alguns centros, tanto para estadiamento como para ressecção de linfonodos suspeitos em imagem.[7,10,14]

ESTÁDIO IVB

Corresponde a 2% dos casos, e a sobrevida é de aproximadamente 7 meses.

O manejo é radioterapia com quimioterapia radiossensibilizante.

Em pacientes com boa evolução, a quimioterapia paliativa combinada e/ou a participação em ensaios clínicos podem ser oferecidas.

TIPOS DE HISTERECTOMIA RADICAL

A **Tabela 22.1** mostra as características resumidas dos principais tipos de histerectomia.

Piver descreveu cinco tipos de histerectomia em 1974:[23]

1. **Extrafascial (Classe I)** – Histerectomia simples.
2. **Histerectomia radical modificada (Classe II)** – A artéria uterina é ligada no cruzamento do ureter, e os ligamentos cardinais e uterossacros são ressecados na parte proximal.
3. **Histerectomia radical (Classe III)** – A artéria uterina é ligada na emergência da ilíaca interna, e os ligamentos são ressecados distalmente, junto à parede pélvica e ao sacro, além da metade da vagina e da linfadenectomia.

Tabela 22.1 – Características resumidas dos principais tipos de histerectomia

	HISTERECTOMIA EXTRAFASCIAL	HISTERECTOMIA RADICAL MODIFICADA	HISTERECTOMIA RADICAL
Piver	Tipo I	Tipo II[1]	Tipo III[2]
Querleu e Morrow	Tipo A	Tipo B	Tipo C[3]
Ligadura uterina	Junto ao colo	Ao cruzar o ureter	Junto à ilíaca
Ovários	Remoção opcional	Remoção opcional	Remoção opcional
Vagina	Não	1-2 cm	Metade ou terço superior
Ureteres	Não mobilizados, mas identificados	Mobilizados e dissecados na região paravesical	Mobilizados
Ligamentos cardinais	Não removidos	Seccionados onde cruzam o ureter	Seccionados na parede pélvica
Ligamentos uterossacros	Não removidos	Removidos parcialmente	Seccionados junto ao reto (C1) ou ao sacro (C2)
Bexiga	Base mobilizada	Mobilizada até o terço superior da vagina	Mobilizada até o terço médio da vagina
Reto	Não mobilizado	Mobilizado abaixo do colo	Mobilizado abaixo do colo

[1] Classe II – é a histerectomia descrita por Ernest Wertheim.
[2] Classe III – é a descrita por Meigs em 1944.
[3] Subdividido em C1 e C2.

4. **Histerectomia radical (Classe IV)** – Os ureteres são dissecados até os ligamentos pubovesicais, com remoção de três quartos da vagina.
5. **Histerectomia radical (Classe V)** – É feita a retirada de ureteres e de parte da bexiga invadida, com reimplantação dos ureteres na bexiga.

Querleu propôs uma nova classificação em 2008, atualizada em 2017:[24]

- **Tipo A** – Histerectomia extrafascial.
- **Tipo B** – Subdividida em B1 (sem remoção dos linfonodos paracervicais) e B2 (com remoção dos linfonodos). O ureter é lateralizado, os ligamentos uterossacros e vesicouterinos são parcialmente ressecados, o plexo nervoso não é seccionado, o ligamento vesicovaginal não é ressecado e é retirado 1 cm de vagina.
- **Tipo C** – O ureter é totalmente mobilizado lateralmente, a artéria uterina é ligada na emergência da ilíaca interna, os ligamentos uterossacros e cardinais são seccionados distalmente, os retouterinos e retovaginais, junto ao reto, e os vesicouterinos e vesicovaginais, junto à bexiga. O subtipo C1 inclui a preservação nervosa da pelve, e o C2, sem preservação, é restrito a pelves com dificuldade anatômica.
- **Tipo D** – É feita a excisão do tecido paracervical com vasos hipogástricos, expondo o nervo ciático (D1) e as ressecções musculares laterais (D2).

VIA DA CIRURGIA

A histerectomia radical minimamente invasiva (laparoscópica/robótica) começou a ser amplamente realizada a partir da década de 1990.

⚠️ Entretanto, depois do estudo randomizado Laparoscopic Approach to Cervical Cancer (LACC), que comparou a cirurgia minimamente invasiva (MIS, *minimally invasive surgery*) com a cirurgia aberta em tumores de até 4 cm, a recomendação é de que se faça a histerectomia por via laparotômica, devido aos piores desfechos com a

MIS.[10,14,18] A sobrevida global e a sobrevida livre de doença na MIS e na cirurgia laparotômica foram de 93,8 e 99%, e de 91,2 e 97,1%, respectivamente. A taxa de complicações foi de 11% em ambos os braços do estudo.[25] O estudo SUCCOR, que comparou MIS e cirurgia aberta em tumores de até 2 cm, não mostrou diferença de recidiva, desde que não se use o manipulador e que a vagina envelope o colo tumoral.[26]

Outros dois estudos prospectivos e randomizados comparando MIS e cirurgia aberta estão sendo realizados.

IDENTIFICAÇÃO DO LINFONODO-SENTINELA

A identificação do linfonodo-sentinela tende a ser rotina em câncer de colo do útero inicial, mas ainda são necessárias evidências para que tal procedimento possa vir a substituir a linfadenectomia sistemática.

É útil em tumores de até 4 cm sem suspeita de metástase linfonodal pela imagem, e a detecção deve ser bilateral. A presença de linfonodo-sentinela positivo à congelação determina suspensão da cirurgia e tratamento com radioterapia e quimioterapia radiossensibilizante. No entanto, a congelação do linfonodo-sentinela é discutível, tanto pela possibilidade de falso-negativo quanto pela impossibilidade ou dificuldade de detecção de micrometástase (0,2-2 mm) ou *ultrastaging*, que exige cortes seriados e imuno-histoquímica. Há dúvidas sobre o impacto das micrometástases na sobrevida, mas a tendência é indicar terapia adjuvante.[27]

As taxas de falso-negativo na detecção do linfonodo-sentinela são inferiores a 1%[28] e, no estudo randomizado SENTICOL-II, não houve falso-negativo. Além disso, a morbidade foi menor no braço do linfonodo-sentinela em comparação com o braço do linfonodo-sentinela mais linfadenectomia, sem diferença significativa quanto à sobrevida.[29]

Estão em andamento o SENTICOL-III e mais outros dois estudos que definirão se o exame anatomopatológico do linfonodo-sentinela pode ou não substituir a linfadenectomia sistemática.

CIRURGIAS CONSERVADORAS

O câncer de colo do útero acomete mulheres jovens, e, nos Estados Unidos, 50% delas (com idade inferior a 40 anos) apresentam-se em estádios iniciais. Por esse motivo, cirurgias conservadoras despertam interesse.

As cirurgias conservadoras referem-se à preservação da função reprodutora, da função ovariana e das funções vesical e intestinal e, ainda, a cirurgias menos radicais.

CIRURGIA CONSERVADORA DA FUNÇÃO REPRODUTORA

A principal indicação da cirurgia de preservação de fertilidade é o desejo da paciente em manter a fertilidade, desde que obedecidas as indicações e as limitações de segurança oncológica.

No estádio IA1 sem IELV, a cirurgia preservadora de fertilidade é a conização com limites livres.[10,11,14,18]

A traquelectomia radical consiste na retirada do colo do útero, dos paramétrios e da porção superior da vagina, com pesquisa de linfonodo-sentinela e/ou linfadenectomia pélvica bilateral.

As indicações são desejo de gestar, estádios IA1 com IELV, IA2 e IB1 com ou sem IELV, tipos histológicos epidermoide, adenocarcinoma e adenoescamoso e ausência de infertilidade conjugal, de invasão parametrial e de metástase linfonodal.

Quanto à segurança oncológica, não há diferença entre a traquelectomia radical e a histerectomia radical. A recorrência e a mortalidade são de 3 a 6% e de 2 a 5%, respectivamente.[30-32]

A taxa de gestação é de 55 a 65,8%, com 70% de recém-nascidos vivos e 38% de prematuros.[32,33] A taxa de perda fetal no primeiro trimestre é a mesma da população em geral, mas os riscos de perda no segundo trimestre e de prematuridade são maiores, em geral devido à corioamnionite.

Nos estádios IA2 e IB1, alguns estudos comparando a traquelectomia extrafascial ou conização com a traquelectomia radical mostraram resultados oncológicos semelhantes, com menos perda fetal nos grupos de conização ou traquelectomia simples.[34,35]

A traquelectomia radical com linfadenectomia pode ser realizada por via combinada vaginal-laparoscópica, MIS ou aberta. O estudo IRTA, que comparou MIS e cirurgia aberta, não encontrou diferença em sobrevida livre de doença, sobrevida e recorrência em 4,5 anos entre as duas técnicas.[36]

Além das cirurgias preservadoras de fertilidade, técnicas de reprodução assistida podem e devem ser oferecidas.

CIRURGIA CONSERVADORA DA FUNÇÃO OVARIANA

A histerectomia radical em câncer de colo do útero não inclui a ooforectomia, pois o risco de metástase ovariana no tipo epidermoide é de apenas 0,5%. Portanto, em pacientes pré-menopáusicas, os ovários são mantidos, e as tubas uterinas são retiradas. Tendo-se em vista que, no tipo histológico adenocarcinoma, o risco é de quase 2%, a decisão de manter os ovários deve ser mais bem avaliada.[8]

A outra possibilidade cirúrgica de manter os ovários é a ooforopexia, realizada durante a cirurgia radical ou o pré-tratamento radioterápico. O objetivo é retirar os ovários do campo de radiação, protegendo-os do efeito actínico. O resultado é inversamente proporcional à idade e melhor após a raquiterapia, se comparada com a radioterapia externa.[10]

CIRURGIA CONSERVADORA DA FUNÇÃO NERVOSA

A histerectomia radical com preservação nervosa (*nerve-sparing*), tipo C1, é associada à melhor função vesical, menor disfunção retal e menor necessidade de autossondagem de alívio.[24] A cirurgia é radical, mas se conserva o plexo hipogástrico inferior, situado na parte dorsal do paramétrio e do ligamento vesicouterino. O plexo é constituído por fibras simpáticas, que são responsáveis pela continência e complacência vesicais e atuam em contrações musculares durante o orgasmo, e por fibras parassimpáticas, responsáveis pela lubrificação vaginal, contratilidade do detrusor e função retal.

RADIOTERAPIA

A radioterapia em câncer de colo do útero é o tratamento primário nos estádios IB3, IIA, II e IVA e nos estádios iniciais quando há contraindicação ou limitação cirúrgica.

Como adjuvante, a radioterapia é indicada com o objetivo de diminuir a recorrência diante de resultados histopatológicos de risco.

RADIOTERAPIA PRIMÁRIA EM ESTÁDIOS INICIAIS

Apesar de a cirurgia ser o tratamento preferencial nos estádios iniciais, a radioterapia é eficaz em situações especiais.

É o tratamento de escolha em pacientes com maior risco de complicação (obesas ou com comorbidades) e quando há suspeita de necessidade de radioterapia adjuvante, como metástase linfonodal ou invasão estromal do tumor > 50%.[10,11,14,18]

Nos estádios IA, IB1, IB2 e IIA1, a sobrevida e o controle local da doença com a radioterapia são semelhantes aos da cirurgia.

RADIOTERAPIA ADJUVANTE

A radioterapia pós-operatória está indicada em pacientes que apresentam, no anatomopatológico, os critérios de risco de recidiva (**Quadro 22.3** e **Tabela 22.2**).

Os critérios maiores, descritos por Peters,[37] são margens cirúrgicas positivas, invasão parametrial e linfonodos metastáticos, e a presença de apenas um deles indica a adjuvância.[10,11,14,18]

A radioterapia externa é indicada também na presença de dois fatores de risco intermediário, chamados de critérios de Sedlis, que são invasão estromal profunda > 1/3 e IELV e tumor ≥ 4 cm. O estudo randomizado GOG 92, que comparou dois grupos de pacientes em estádio IB submetidas à cirurgia radical com os critérios de Sedlis, resultou em aumento de risco de recorrência e morte em cerca de 30% no grupo sem adjuvância comparado com o de radioterapia adjuvante.[38]

Quadro 22.3 – Critérios anatomopatológicos maiores para radioterapia adjuvante no tratamento do câncer de colo do útero

Critérios maiores
- Margens cirúrgicas positivas
- Invasão parametrial
- Linfonodos metastáticos

Critérios menores
- IELV
- Invasão estromal profunda
- Tamanho do tumor ≥ 4 cm

IELV, invasão do espaço linfovascular.

Tabela 22.2 – Critérios anatomopatológicos menores para radioterapia adjuvante

IELV	INVASÃO ESTROMAL	TAMANHO DO TUMOR (cm)
Sim	Terço profundo	Qualquer
Sim	Terço médio	≥ 2
Sim	Terço superficial	≥ 5
Não	Terço médio ou superficial	≥ 4

IELV, invasão do espaço linfovascular.

Pacientes com os critérios maiores de risco apresentam aumento de risco de recorrência e morte de 40 a 50% se tratadas apenas com cirurgia, e as com os critérios menores, de aproximadamente 30%.[37,38]

RADIOTERAPIA PRIMÁRIA EM ESTÁDIOS IIB A IVA

A radioterapia associada à quimioterapia radiossensibilizante com cisplatina é o tratamento para estádios avançados.[10,11,14,18]

Ensaios clínicos randomizados, comparando radioterapia mais quimioterapia com radioterapia isolada, evidenciaram melhora de sobrevida global e de sobrevida livre de doença em 5 anos de 73 e 58% e 67 e 40%, respectivamente.[39,40] Uma revisão sistemática e de metanálise sobre radioterapia e quimioterapia radiossensibilizante mostrou 6% de benefício na sobrevida e 8% na sobrevida livre de doença em 5 anos.[41]

Fatores prognósticos

Os principais fatores prognósticos são estádio, metástase linfonodal, tamanho do tumor, IELV e profundidade de invasão estromal. A sobrevida geral no estádio IB1 é de 91,6%, no IB2, de 83,3%, e no IB3, de 76,1%. No estádio III, o prognóstico é ruim, com sobrevida de 40,7% no IIIA e de 37,5% no IIIC2. A sobrevida em 5 anos de pacientes em estádios iniciais com metástase linfonodal é de 60,8%, ao passo que, nos sem metástase, é de 90%.[42]

Considerando-se o tamanho tumoral, a sobrevida no estádio IIIC1 em tumor de até 2 cm é de 74,8%, e, em tumores > 4 cm, é de 39,3%.[43]

Outros fatores prognósticos em pacientes que vão a tratamento cirúrgico nos estádios IB e IIA são presença ou ausência de extensão parametrial, tipo histológico, margens vaginais, obesidade e tratamento em centro especializado.

Seguimento

Os objetivos do seguimento são orientar as pacientes sobre estilo de vida saudável, com exercícios, combate à obesidade e ao tabagismo, vida sexual saudável e hormonoterapia de reposição, bem como atentar para sintomas sugestivos de recidiva e completar com o exame físico.

O tempo médio de recorrência é entre 7 e 36 meses, o que sugere um controle mais frequente nos 2 a 3 primeiros anos.[14]

A primeira revisão para a avaliação da resposta ao tratamento é feita em 8 a 12 semanas após o término do tratamento radical.

O seguimento consiste em história e exame físico a cada 3 a 4 meses nos dois primeiros anos, a cada 6 meses nos próximos três anos até o quinto ano e, após, anualmente.[10,11,14]

Na anamnese, os sintomas sugestivos de recidiva devem ser abordados, como sangramento, dor pélvica, dor óssea, emagrecimento e tosse.

O exame físico inclui o exame de fossas supraclaviculares, regiões inguinais, abdome, exame especular e toque retovaginal.

A citologia cervicovaginal é discutível, pois não detecta recidiva precoce em pacientes nos estádios I a II tratadas e assintomáticas, e podem ocorrer falso-positivos, devido ao efeito actínico em pacientes irradiadas. Quando utilizada, o intervalo é anual, principalmente em pacientes submetidas à cirurgia conservadora.[14,18]

Exames de imagem e de laboratório são indicados em pacientes sintomáticas ou com exame físico alterado.

⚠ Não há evidências do benefício de exames radiológicos no seguimento de pacientes tratadas de câncer de colo do útero na ausência de sinais e/ou sintomas suspeitos de recidiva.[44]

A RM ou a TC são indicadas em pacientes sintomáticas ou diante de exame clínico alterado. Se anormais, considera-se a realização de uma PET-TC em paciente com possibilidade de tratamento de resgate.[11]

A RM ainda é sugerida em pacientes tratadas com cirurgias conservadoras, a cada 6 meses nos 2 a 3 primeiros anos após o tratamento.[11,18]

Em pacientes submetidas à radioterapia, que apresentam vagina com estenose e ressecamento, é recomendável o uso de dilatadores, cremes de estrogênio e hidratantes vaginais, bem como o estímulo à atividade sexual.

▪ Recorrência

O manejo da recorrência com intenção curativa requer o envolvimento de equipe multidisciplinar, com ginecologista oncológico, radioterapeuta, oncologista clínico, radiologista, patologista, urologista, proctologista e, por vezes, cirurgião plástico.

O tratamento depende da resposta da paciente, do tratamento primário e do local da recorrência.

A recorrência pélvica é a mais comum e, se menor do que 3 cm, tem bom prognóstico. Se ocorre após a cirurgia radical, a recorrência central é tratada com quimioterapia e radioterapia ou com exenteração. As candidatas à exenteração são as pacientes com bom estado geral, sem doença intraperitoneal e fora da pelve, sem atingir a parede óssea e, preferencialmente, após a avaliação com PET-TC.[14]

A recorrência em linfonodos para-aórticos é a segunda em frequência. Se isolada, a radioterapia ou quimioterapia e radioterapia resultam em sobrevida de 30%.

Se a recorrência é sistêmica em paciente em bom estado geral, a quimioterapia é oferecida, com esquemas baseados em platina, taxano e bevacizumabe. Em caso de metástases múltiplas ou mau estado geral, a paciente recebe cuidados paliativos.[14]

A radioterapia paliativa pode diminuir o sangramento na recidiva central e/ou a dor em metástases ósseas ou linfonodais.[14]

Em um estudo com pacientes em estádio I e II tratadas com radioterapia, o pico de recorrência ocorreu no primeiro ano de seguimento, caiu abruptamente e, após 3 anos, a taxa de risco foi de 0,2 a 0,4% ao ano. O risco de recorrência está mais relacionado com o tamanho tumoral do que com o estádio, e a uremia é o evento terminal mais frequente. A recorrência após 3 anos tem sobrevida melhor, o que sugere que recorrências tardias são novos tumores.[14]

▪ Considerações finais

⭐ A OMS, com o apoio da Esgo e da International Gynecologic Cancer Society (IGCS), tem como desafio a eliminação do câncer de colo do útero (determinando uma incidência de 4/100.000). Os objetivos até 2030 são vacinação de 90% das meninas até 15 anos, rastreamento em 70% das mulheres entre 35 e 45 anos e tratamento de 90% das mulheres com lesões pré-invasoras ou câncer de colo do útero.

REFERÊNCIAS

1. Ferlay J, Ervik M, Lam F, Colombet M, Mery L, Piñeros M, et al. Cancer today [Internet]. Global Cancer Observatory: Cancer Today. Lyon: International Agency for Research on Cancer; 2020 [capturado em 23 fev. 2022]. Disponível em: http://gco.iarc.fr/today/.

2. Instituto Nacional de Cancer José Alencar Gomes da Silva (INCA). Incidência de câncer no Brasil [Internet]. Rio de Janeiro: INCA; 2021 [capturado em 07 fev. 2022]. Disponível em: https://www.inca.gov.br/sites/ufu.sti.inca.local/files/media/document//estimativa-2020-incidencia-de-cancer-no-brasil.pdf.

3. Morgan EL, Sanday K, Budd A, Hammond IG, Nicklin J. Cervical cancer in women under 25 years of age in Queensland, Australia: to what extent is the diagnosis made by screening cytology? Aust N Z J Obstet Gynaecol. 2017;57(4):469-72.

4. Stoler M, Bergeron C, Colgan TJ, Ferenczy AS, Herrington CS, Kim KR et al. Squamous cell tumours and precursors. In: Kurman RJ, Carcangiu ML, Herrington CS, Young RH. WHO classification of tumours of female reproductive organs. Lyon: IARC; 2014.

5. Walboomers JM, Jacobs MV, Manos MM. Human papillomavirus is a necessary cause of invasive cervical cancer worldwide. J Pathol. 1999;189(1):12-9.

6. Suzuki Y, Cho T, Mogami T, Yokota NR, Matsunaga T, Asai-Sato M, et al. Evaluation of endocervical curettage with conization in diagnosis of endocervical lesions. J. Obstet. Gynaecol. Res. 2017;43(4):723-8.

7. Hacker NF, Jackson M, Vermorken JB. Cervical cancer. In: Berek JS, Hacker NF. Berek & Hacker's gynecologic oncology. 7th ed. Philadelphia: Wolters Kluwer; 2021.

8. Sutton GP, Bundy BN, Delgado G, Sevin B, Creasman WT, Major FJ, et al. Ovarian metastases in stage IB carcinoma of the cervix: a Gynecologic Oncology Group study. Am J Obstet Gynecol. 1992;166(1 Pt 1):50-3.

9. Bhatla N, Berek JS, Cuello Fredes M, Denny LA, Grenman S, Karunaratne K, et al. Revised FIGO staging for carcinoma of the cervix uteri. Int J Gynecol Obstet 2019;145(1):129-35. Corrigendum to "Revised FIGO staging for carcinoma of the cervix uteri". Int J Gynecol Obstet. 2019;147(2):279-80.

10. Federação Brasileira das Associações de Ginecologia e Obstetrícia. Câncer do colo do útero. São Paulo: FEBRASGO; 2021.

11. Cibula D, Pötter R, Planchamp F, Avall-Lundqvist E, Fischerova D, Haie Meder C, et al. The European Society of Gynaecological Oncology/European Society for Radiotherapy and Oncology/European Society of Pathology guidelines for the management of patients with cervical cancer. Int J Gynecol Cancer. 2018;28(4):641-55.

12. Selman TJ, Mann C, Zamora J, Appleyard TL, Khan K. Diagnostic accuracy of tests for lymph node status in primary cervical cancer: a systematic review and meta-analysis. Can Med Assoc J. 2008;178(7):855-62.

13. Gee MS, Atri M, Bandos AI, Mannel RS, Gold MA, Lee SI. Identification of distant metastatic disease in uterine cervical and endometrial cancers with PET/CT: analysis from the ACRIN6671?GOG 0233 Multicenter trial. Radiology. 2018;287(1):176-84.

14. Bhatla N, Aoki D, Sharma DN, Sankaranarayanan R. Cancer of the cervix uteri: 2021 update. Int J Gynecol Obstet. 2021;155(Suppl 1):28-44.

15. Smits RM, Zusterzeel PLM, Bekkers RLM. Pretreatment retroperitoneal para-aortic lymph node staging in advanced cervical cancer: a review. Int J Gynecol Cancer. 2014;24(6):973-83.

16. Gold MA, Tian C, Whitney CW, Rose PG, Lanciano R. Surgical versus radiographic determination of para-aortic lymph node metastases before chemoradiation for locally advanced cervical carcinoma: a Gynecologic Oncology Study. Cancer. 2008;112(9):1954-63.

17. Guimarães, YM, Godoy LR, Longatto-Filho A, Reis, Rd. Management of early-stage cervical cancer: a literature review. Cancers. 2022;14(3):575.

18. National Comprehensive Cancer Network. Cervical câncer [Internet]. Plymouth: NCCN; 2021 [capturado em 19 fev. 2022]. Disponível em: http://www.nccn.org.

19. Ostor AG. Studies on 200 cases of early squamous cell carcinoma of the cervix. Int J Gynecol Pathol. 1993;12(3):193-207.

20. Schmeler KM, Pareja R, Blanco AL, Fregnani JH, Lopes A, Perrota M, et al. ConCerv: a prospective trial of conservative surgery for low-risk early-stage cervical cancer. Int J Gynecol Cancer. 2021;31(10):1317-25.

21. Frumovitz M, Sun CC, Schmeler KM, Deavers MT, dos Reis R, Levenback CF, et al. Parametrial involvement in radical hysterectomy specimens for women with early-stage cervical cancer. Obstet Gynecol. 2009;114(1):93-9.

22. Wu J, Logue T, Kaplan SJ, Melamed A, Tergas AI, Khouri-Collado F, et al. Less radical surgery for early-stage cervical cancer: a systematic review. Am J Obstet Gynecol. 2021;224(4):348-58.

23. Piver MS, Rutledge F, Smith JP. Five classes of extend hysterectomy for women with cervical cancer. Obstet Gynecol. 1974;44(2):265-72.

24. Querleu D, Cibula D, Abu-Rustum NR. 2017 update on the Querleu-Morrow classification of radical hysterectomy. Ann Surg Oncol. 2017;24(11):3406-12.

25. Ramirez PT, Frumovitz M, Pareja R, Lopez A, Vieira M, Ribeiro R, et al. Minimally invasive versus abdominal radical hysterectomy for cervical cancer. N Engl J Med. 2018;379:1895-904.

26. Chiva L, Zanagnolo V, Querleu D, Martin-Calvo N, Arévalo-Serrano J, Capilna ME, et al. SUCCOR study: an international European cohort observational study comparing minimally invasive surgery versus open abdominal radical hysterectomy in patients with stage IB1 cervical cancer. Int J Gynecol Cancer. 2020;30(9):1269-77.

27. Dostalek L, Åvall-Lundqvist E, Creutzberg CL, Kurdiani D, Ponce J, et al. ESGO survey on current practice in the management of cervical cancer. Int J Gynecol Cancer. 2018;28(6):1226–31.

28. Cohen PA, Jhingran A, Oaknin A, Denny L. Cervical cancer. Lancet. 2019;393(10167):169-82.

29. Mathevet P, Lécuru F, Uzan C, Boutitie F, Magaud L, Guyon F, et al. Sentinel lymph node biopsy and morbidity outcomes in early cervical cancer: results of a multicentre randomised trial (SENTICOL-2). Eur J Cancer. 2021;148:307-15.

30. Rob L, Skapa P, Robova H. Fertility-sparing surgery in patients with cervical cancer. Lancet Oncol. 2011;12(2):192-200.

31. Smith ES, Moon AS, O'Hanlon R, Leitao MM Jr, Sonoda Y, Abu-Rustum NR, et al. Radical trachelectomy for the treatment of early stage cervical cancer: a systematic review. Obstet Gynecol. 2020;136(3):533–42.

32. Bentivegna E, Gouy S, Maulard A, Chargari C, Leary A, Morice P. Oncological outcomes after fertility-sparing surgery for cervical cancer: a systematic review. Lancet Oncol. 2016;17(6):e240-e253.

33. Speiser D, Mangler M, Köhler C, Hasenbein K, Hertel H, Chiantera V, et al. Fertility outcome after radical vaginal trachelectomy: a prospective study of 212 patients. Int J Gynecol Cancer. 2011;21(9):1635-9.

34. Palaia I, Musella A, Bellati F, Marrchetti C, Di Donato V, Perniola G, et al. Simple extrafascial trachelectomy and pelvic bilateral lymphadectomy in early stage cervical cancer. Gynecol Oncol. 2012;126(1):78-81.

35. Zhang Q, Li W, Kanis MJ, Qi G, Li M, Yang X, et al. Oncological and obstetrical outcomes with fertility-sparing treatment of cervical cancer: a systematic review and metaanalysis. Oncotarget. 2017;8(28):46580-92.

36. Salvo G, Ramirez PT, Leitao MM, Cibula D, Wu X, Falconer H, et al. Open vs minimally invasive radical trachelectomy in early-stage cervical cancer: International Radical Trachelectomy Assessment Study. Am J Obstet Gynecol. 2021;226(1):97.e1-16.

37. Peters WA, Liu PY, Barrett RJ, Stock RJ, Monk BJ, Berek J, et al. Concurrent chemotherapy and pelvic radiation therapy compared with pelvic radiation therapy alone as adjuvant therapy after radical surgery in high-risk early-stage cancer of the cervix. J Clin Oncol. 2000;18(8):1606-13.

38. Sedlis A, Bundy BN, Rotman MZ, Lentz SS, Muderspach LI, Zaino RJ. A randomized trial of pelvic radiation therapy versus no further therapy in selected patients with stage IB carcinoma of the cervix after radical hysterectomy and pelvic lymphadenectomy: a Gynecologic Oncology Group Study. Gynecol. Oncol. 1999;73(2):177-83.

39. Rose PG, Ali S, Watkins E, Thigpen JT, Deppe G, Clarke-Pearson DL, et al. Long-term follow-up of a randomized trial comparing concurrent single agent cisplatin or cisplatin-based combination chemotherapy for locally advanced cervical cancer: a Gynecologic Oncology Group Study. J Clin Oncol. 2007;25(19):2804-10.

40. Morris M, Eifel PJ, Lu J, Grigsby PW, Levenback C, Stevens RE, et al. Pelvic radiation with concurrent chemotherapy compared with pelvic and paraaortic radiation for high-risk cervical cancer. N Engl J Med. 1999;340:1137-43.

41. Medical Research Council Clinical Trials Unit. Reducing uncertainties about the effects of chemoradiotherapy for cervical cancer: a systematic review and meta-analysis of individual patient data from 18 randomized trials. J Clin Oncol 2008;26(35):5802-12.

42. Wright JD, Matsuo K, Huang Y, Tergas AI, Hou JY, Khoury-Collado F, et al. Prognostic Performance of the 2018 International Federation of Gynecology and Obstetrics Cervical Cancer Staging guidelines. Obstet Gynecol. 2019;134(1):49-57.

43. Matsuo K, Machiida H, Mandelbaum RS, Konishi I, Mikami M. Validation of the 2018 FIGO cervical staging system. Gynecol Oncol. 2019;152(1):87-93.

44. Salani R, Khanna N, Frimer M, Bristow RE, Chen LM. An update on post-treatment surveillance and diagnosis of recurrence in women with gynecologic malignancies: Society of Gynecologic Oncology (SGO) recommendations. Gynecol Oncol. 2017;146(1):3-10.

NEOPLASIA DE CORPO UTERINO*

MÁRCIA L. M. APPEL
LUCAS LOCKS-COELHO
VALENTINO MAGNO
SUZANA ARENHART PESSINI
TIAGO SELBACH GARCIA

Hiperplasia do endométrio

A hiperplasia do endométrio (HE) é uma entidade histológica caracterizada por proliferação das glândulas endometriais, que exibem tamanho e forma variados, aumento da relação glândula:estroma e presença ou não de atipias epiteliais.[1] Do ponto de vista clínico, a HE está associada a sangramento uterino anormal (SUA).

A HE resulta do estímulo estrogênico persistente e prolongado, sem a habitual oposição cíclica da progesterona e, portanto, é quase invariavelmente encontrada em mulheres anovulatórias perimenopáusicas. Na mulher pós-menopáusica, os estrogênios exógenos utilizados de maneira contínua na terapia hormonal sem oposição da progesterona, ou os endógenos, obtidos a partir da conversão periférica (no tecido adiposo) de androstenediona em estrona (estrogênio), podem expor o endométrio ao estímulo prolongado, levando à hiperplasia e, às vezes, ao câncer.

CLASSIFICAÇÃO

A classificação da HE vem sendo modificada ao longo do tempo. A espessura do endométrio, a relação glândula:estroma, as anomalias estruturais das glândulas e os aspectos citológicos do epitélio são parâmetros utilizados para classificar o espectro de anormalidades morfológicas, conhecidas coletivamente como hiperplasias.

O sistema de classificação atual, preconizado pela Organização Mundial da Saúde (OMS), divide a HE em somente duas entidades: HE sem atipias ou hiperplasia benigna (HB) e HE com atipias ou, preferencialmente, neoplasia intraepitelial endometrial (NIE). Essa classificação não leva em consideração as alterações arquiteturais das glândulas – apenas a presença e a gravidade das atipias.[2]

POTENCIAL PRÉ-MALIGNO

O fator mais importante no risco de progressão é a presença de atipias citológicas. Na HB, o risco cumulativo é baixo, inferior a 5% em 20 anos; já na NIE, os percentuais podem variar de 8%, em 4 anos, a 27,5%, em 20 anos.[3] A taxa de câncer endometrial sincrônico ao diagnóstico de uma NIE pode alcançar 30 a 50% dos casos.[4,5] A hiperplasia que ocorre dentro de um pólipo parece ter menor chance (5,6%) de câncer endometrial. Nesse cenário, é importante sempre incluir uma amostra endometrial além do pólipo.[5]

---

*Os coautores agradecem a Heleusa Monego e Razyane Audibrt Silveira pelas contribuições dadas à escrita deste capítulo na edição anterior.

DIAGNÓSTICO DIFERENCIAL ENTRE IPERPLASIA E CÂNCER ENDOMETRIAL

Nem sempre é possível identificar, em material de curetagem, a invasão do estroma, o que caracteriza o carcinoma invasor. Kurman e Kominsky,[6] com a finalidade de definir critérios histológicos que pudessem prever a existência de câncer invasor, compararam o material de curetagem endometrial e peças de histerectomia em mulheres com hiperplasia ou carcinoma bem diferenciado. Eles verificaram que os graus aumentados de atipia nuclear, a atividade mitótica, a estratificação celular e a necrose epitelial estavam relacionadas com a neoplasia invasora de endométrio.

FATORES DE RISCO

Os fatores de risco são os mesmos para o câncer endometrial: terapia hormonal com estrogênio sem progestógeno; pacientes com índice de massa corporal (IMC) ≥ 25 kg/m²; diabetes; síndrome dos ovários policísticos (SOP); menopausa tardia (> 55 anos); nuliparidade; e síndrome do câncer colorretal hereditário não polipose (HNPCC, *hereditary non polyposis colorectal cancer*).

QUADRO CLÍNICO

O SUA é o sintoma mais frequentemente encontrado. A história típica revela ciclos anovulatórios, com períodos longos de amenorreia, seguidos de fluxo menstrual abundante. Também há relatos de sangramento intermenstrual ou pré-menstrual. Em adolescentes, associa-se à anovulação crônica e, em alguns casos, a tumores da granulosa ou tecomas ovarianos, SOP e hiperplasia adrenocortical. Em pacientes pós-menopáusicas, o sangramento uterino é o sintoma pontual.

DIAGNÓSTICO

Em pacientes sintomáticas, o diagnóstico é realizado pela análise histológica do material endometrial obtido por meio de biópsia endometrial (BE) às cegas realizada em consultório, dilatação e curetagem uterina sob anestesia, ou histeroscopia (HSC) diagnóstica, associada à BE dirigida.

TRATAMENTO

HIPERPLASIA BENIGNA

O objetivo do tratamento é o controle do sangramento anormal. A medicação de escolha é o progestógeno. O tipo de progestógeno, a via de uso, a dose e a duração do tratamento dependerão da idade da paciente, dos custos, dos efeitos colaterais e da conveniência. Considera-se que o tempo mínimo necessário de uso mensal seja de 12 a 14 dias, por um período de 3 a 6 meses. O dispositivo intrauterino (DIU) com levonorgestrel (52 mg/dispositivo) surge como uma das primeiras opções terapêuticas. A histerectomia fica reservada para os casos de progressão para NIE em mulheres com prole completa, ausência de regressão histológica após 12 meses de tratamento, recidiva de HB, persistência de sangramento ou baixa adesão.[7]

O tratamento é feito conforme a faixa etária:

- **Adolescentes** – Medroxiprogesterona 10 mg/dia via oral (VO) na segunda fase do ciclo (12-14 dias/mês), durante 3 a 6 meses. Repetir a BE 1 mês após o término do tratamento e observar o ciclo. Se persistirem os ciclos anovulatórios, reiniciar a medicação ou, dependendo da necessidade da paciente, sugerir o uso de contraceptivo oral.
- **Mulheres pré-menopáusicas** – A escolha da medicação depende do desejo de gestar, da presença de doenças associadas (p. ex., miomatose uterina) e da preferência por alguma via de administração. A efetividade para qualquer modalidade de tratamento é superior a 80%. Uma BE deve ser realizada 1 mês após o término do tratamento. Medidas preventivas deverão ser adotadas após o tratamento para evitar recorrência (ver adiante). Se a mulher deseja gestar, uma boa opção é induzir a ovulação. Nesse caso, haverá a produção de progestógenos endógenos pós-ovulatórios.
- **Mulheres pós-menopáusicas** – Antes de se iniciar qualquer tratamento, deve-se excluir a presença de tumores ovarianos ou tumores de suprarrenal produtores de estrogênio.

A paciente deve informar se está fazendo uso de terapia hormonal. Nas pacientes pós-menopáusicas, o tratamento deve ser de uso contínuo, mesmo em baixa dosagem:

- Pacientes sem terapia hormonal – A medicação de escolha é a medroxiprogesterona, 10 mg/dia VO, contínua por 3 meses. A BE deve ser realizada 1 mês após o término do tratamento. A taxa de sucesso é superior a 80%, mas espera-se que 6% das pacientes apresentem retorno da doença. Se a BE realizada ao final do tratamento demonstrar persistência da hiperplasia, é possível utilizar doses maiores ou indicar a histerectomia. Se a opção for pela manutenção do tratamento medicamentoso, a BE deve ser realizada em 6 e 12 meses.
- Pacientes em terapia hormonal – A terapia hormonal deve ser suspensa. A medroxiprogesterona VO deve ser prescrita de forma contínua na dose de 10 mg/dia, durante 3 meses. Realiza-se uma BE após o término do tratamento. Caso haja desejo de retornar à terapia hormonal, esta deve ser instituída com dose mais elevada de progestógeno ou por maior tempo. Uma nova BE é repetida em 3 e 6 meses.

Opções terapêuticas para o tratamento da HB em esquemas de baixa dosagem por 12 a 14 dias/mês ou uso contínuo (preferencial) por 3 a 6 meses incluem:
- Acetato de medroxiprogesterona 10 a 20 mg/dia.
- Progesterona natural micronizada 200 a 300 mg/dia.
- Acetato de megestrol 80 mg/dia.
- Acetato de noretisterona 10 a 15 mg/dia.
- DIU de levonorgestrel.

HIPERPLASIA COM ATIPIAS (NIE)

A NIE é considerada a condição precursora de câncer endometrial. Dessa forma, o tratamento de escolha é a histerectomia. Alternativas a esse tratamento podem ser oferecidas às pacientes que desejam gestar ou sem condições clínicas para a cirurgia. Sempre que a NIE for sugerida em uma BE inicial, a HSC com amostra endometrial ou a curetagem uterina devem ser realizadas para a exclusão de um carcinoma. O tratamento medicamentoso deve incluir um regime de alta dose de progestógenos. O DIU de levonorgestrel (52 mg/dispositivo) é uma das primeiras opções terapêuticas com taxas de resposta de aproximadamente 90% em comparação com 66% com uso de medicação VO. Na avaliação de resposta ao tratamento, a BE pode ser realizada com DIU *in situ*. As medicações devem ser administradas com restrição em pacientes com história de doença cardíaca isquêmica, tromboembolia e hipercolesterolemia.

- **Pacientes que desejam gestar** – Uso de medicação por 3 meses, seguido de nova BE 1 mês após a parada da medicação. Em caso de persistência (13%), deve-se aumentar a dose ou considerar histerectomia. Se a biópsia não mostrar atipias, usar medicação de manutenção por 1 ano, com vigilância histológica em 6 e 12 meses. A taxa de recorrência é de 30%.
- **Pacientes pós-menopáusicas** – O tratamento medicamentoso é uma opção somente em pacientes sem condições cirúrgicas. A BE é realizada após 3 meses de tratamento. O uso continuado da medicação está associado à necessidade de avaliação endometrial semestral por tempo indefinido.

Opções terapêuticas para o tratamento da NIE em esquemas de alta dosagem contínuos incluem:
- Acetato de medroxiprogesterona 100 mg VO/dia ou 1.000 mg/semana intramuscular (IM).
- Progesterona natural micronizada 300 a 400 mg/dia.
- Acetato de megestrol 160 mg/dia.
- DIU com levonorgestrel com ou sem metformina (em pacientes com resistência insulínica).

TRATAMENTO DE MANUTENÇÃO

Após o tratamento da hiperplasia, a terapia medicamentosa pode ser indicada para pacientes que mantêm ciclos anovulatórios. Essa medida auxilia a prevenção da recorrência da doença.

O tipo de medicação deve ser adaptado à conveniência da paciente e à tolerância de efeitos colaterais.

- Anticoncepcional oral combinado (ACO) – É a medicação de escolha para pacientes com SOP e que desejam contracepção.
- Anticoncepcional contínuo com progestógeno.
- Acetato de medroxiprogesterona 5 a 10 mg/dia, durante 12 a 14 dias/mês.
- Progesterona natural micronizada 200 mg/dia em cápsula vaginal ou VO, durante 12 a 14 dias/mês.
- Acetato de medroxiprogesterona 150 mg IM de 3/3 meses.
- DIU com levonorgestrel.

Carcinoma de endométrio

EPIDEMIOLOGIA

Mais de 90% dos cânceres do corpo uterino são endometriais, originando-se do epitélio (carcinoma), ao passo que quase todo o restante é mesenquimal (sarcoma), originando-se do miométrio ou, menos frequentemente, do estroma endometrial.

O carcinoma de endométrio (CE) é a neoplasia maligna do trato genital inferior mais frequente em países desenvolvidos e a segunda mais comum em países em desenvolvimento, perdendo apenas para o câncer de colo do útero.[8] Aproximadamente 3% das mulheres nos Estados Unidos serão diagnosticadas com essa neoplasia ao longo da vida, sendo o quarto tipo de câncer mais comum nessa população. De acordo com o National Cancer Institute (departamento nacional de câncer norte-americano), 66.570 casos novos foram diagnosticados em 2021, com 12.940 óbitos relacionados com a doença.[9] A taxa de incidência anual é de cerca de 28 casos em cada 100 mil mulheres, e a taxa de morte, de 5 casos em cada 100 mil mulheres.

O pico de incidência ocorre entre 60 e 70 anos, mas 2 a 5% dos casos ocorrem antes dos 40 anos.[9] Mulheres jovens que desenvolvem CE costumam ser anovulatórias e/ou obesas. A incidência de CE tem crescido potencialmente devido ao aumento da exposição aos fatores de risco.[10]

No Brasil, embora subnotificado, são esperados cerca de 6.540 novos casos de CE por ano, com risco médio estimado de 6 casos em cada 100 mil mulheres – dados de 2019-2020 do Instituto Nacional de Câncer (Inca).[11] Existe uma clara diferença de incidência regional no país, com taxas mais baixas na região Norte e mais altas na região Sudeste, por exemplo, com 2,7 casos novos contra 9,6 casos para cada 100 mil mulheres, respectivamente.[11] Assim como o padrão mundial, essa disparidade reflete uma diferença significativa na exposição aos fatores de risco, sobretudo aqueles relacionados com marcadores de desenvolvimento socioeconômico, condição importante no desenvolvimento do CE.

HISTOPATOLOGIA

Histologicamente, a maioria dos CEs são adenocarcinomas, sendo divididos de forma ampla nos subtipos endometrioides e não endometrioides. Os endometrioides são os mais comuns e apresentam algumas variantes reconhecidas dentro da diferenciação endometrioide, tais como a escamosa, a mucinosa e a secretora. Já os não endometrioides constituem um grupo muito heterogêneo de tumores, estando essa nomenclatura gradativamente em desuso, e incluem os carcinomas serosos, de células claras, indiferenciados, desdiferenciados, mistos, carcinossarcomas e outros menos comuns.[12]

Já outra classificação clássica[13] divide o CE em dois tipos patogênicos principais, tipo I e tipo II, com diferentes características clínicas, histopatológicas e fatores de risco:

- **Tipo I** – São tumores endometrioides de baixo grau (graus 1 e 2 da Federação Internacional de Ginecologia e Obstetrícia [Figo]) e compreendem a grande maioria dos casos (80%). O estímulo ocorre pelo estrogênio, e a contraposição, pela progesterona; em geral são precedidos pela HE atípica (NIE), sendo mais diagnosticados em estádios iniciais e tendo bom prognóstico.[14,15]
- **Tipo II** – Compreendem 20% dos casos, incluindo tumores endometrioides de alto grau (grau 3), assim como tumores não endo-

metrioides, sendo os serosos e de células claras os mais frequentes. Esse tipo não se mostra sensível ao estrogênio, ocorrendo frequentemente em um endométrio atrófico, e tem pior prognóstico.[16]

Entretanto, essa tradicional abordagem, apesar de didática, não parece capturar adequadamente a complexidade dessas neoplasias. Novos sistemas de classificação que incorporam características moleculares têm sido desenvolvidos para tentar aliar uma categorização objetiva reprodutível a informações preditivas e prognósticas, discutidos adiante.

FATORES DE RISCO

Para as neoplasias tipo I, a exposição do endométrio ao estrogênio, prolongada e sem oposição progestagênica, tem sido reconhecida como fundamental na sua etiologia, sendo várias as situações que produzem esse ambiente hiperestrínico, de origem endógena ou exógena.

⚠ O uso isolado do estrogênio em pacientes com útero sob forma de terapia hormonal na pós-menopausa, prescrição muito utilizada na década de 1970, mostrou-se relacionado com o aumento em 2 a 20 vezes no risco de CE.[17] A administração concomitante de progestógeno durante a terapia hormonal, por um período mínimo de 10 a 15 dias/mês, prática obrigatória atualmente nas pacientes não histerectomizadas, mostrou-se capaz de reduzir significativamente esse risco.

⚠ A exposição ao estrogênio endógeno sem oposição, vista na anovulação crônica, na SOP e nos tumores ovarianos produtores de estrogênio (p. ex., tumores das células da granulosa), representa um fator de risco, assim como situações que determinam o aumento da conversão periférica no tecido adiposo de androstenediona em estrona (estrogênio), como visto na obesidade, inclusive em pacientes jovens. Pacientes com sobrepeso e obesas têm risco 2 a 7 vezes maior de desenvolver NIE e CE, que cresce progressivamente com o aumento do IMC.[18,19] O diabetes, embora muitas vezes relacionado com a obesidade, parece ser um fator de risco independente por mecanismos envolvidos com resistência insulínica e hiperinsulinemia, com risco relativo (RR) de 2,0. Não está claro, por outro lado, que a hipertensão arterial sistêmica (HAS) seja uma condição independente para risco, sendo talvez um fator de confusão associado a essas condições clínicas.[19]

O tamoxifeno, modulador seletivo do receptor de estrogênio utilizado como tratamento hormonal no câncer de mama, apresenta função agonista no endométrio na paciente pós-menopáusica (que tem baixos níveis de estrogênio) e antagonista na pré-menopáusica (que apresenta altos níveis). Dessa forma, seu uso está associado ao risco de pólipo endometrial, HE e CE na mulher pós-menopáusica.[20] O risco de câncer relaciona-se a tempo de uso e dose: um estudo do Comprehensive Cancer Centres' ALERT Group demonstrou RR de 6,9 para tempo de uso de ao menos 5 anos e RR de 2,0 para uso entre 2 e 5 anos.[21] Pacientes usando tamoxifeno devem ser informadas sobre o risco de CE e encorajadas a relatar SUA.

Também são pacientes de alto risco aquelas que apresentam história pessoal ou familiar de HNPCC ou história familiar de câncer de cólon antes dos 40 anos.[22] Nessas situações, suspeita-se do diagnóstico de síndrome de Lynch, que é uma condição hereditária autossômica dominante decorrente de uma mutação no sistema de reparo das bases malpareadas (MMR, *mismatch repair*) do ácido desoxirribonucleico (DNA) em regiões conhecidas como microssatélites (MSI, *microsatellite instability*). Dessas pacientes, de acordo com o gene mutado, 25 a 50% desenvolverão câncer de cólon ao longo da vida, 40 a 60%, câncer de endométrio, e 10 a 12%, câncer de ovário, além de tumores de estômago, intestino delgado, sistema hepatobiliar, rim e ureter.[23]

Entre outros fatores hereditários, cabe destacar a síndrome de Cowden, uma rara doença autossômica dominante com mutação do gene supressor tumoral *PTEN*, caracterizada por múltiplos hamartomas e que apresenta risco aumentado para CE (13-26% de risco durante a vida), assim como cânceres de mama, tireoide, colorretal e rim.[22]

Desse modo, em antagonismo, constituem-se fatores de proteção aqueles que promovem a redução da exposição ao estrogênio ou que aumentam os níveis de progesterona, como terapia hormonal combinada, DIU com levonorgestrel, ACO, ovulação, gestação, paridade, amamentação, dieta, atividade física e tabagismo (este por aumentar a metabolização hepática do estrogênio).

O aumento progressivo da incidência do CE tipo I pode ser explicado pelo incremento na prevalência de obesidade e diabetes, pela mudança no comportamento reprodutivo (como aumento da nuliparidade e adiamento da maternidade) e pela redução do uso de terapia hormonal com progestógenos.[10] Já a razão para o aumento da incidência tipo II permanece parcialmente desconhecida.

As neoplasias tipo II não se mostram sensíveis ao estrogênio, sendo observadas em pacientes normalmente sem as características anteriores, em geral com IMC mais baixo, etnia afrodescendente e idades mais avançadas.[16] Contudo, apesar de menos pronunciado, há evidências demonstrando a obesidade também como fator de risco para o tipo II.[24]

Portanto, em relação às características fenotípicas, é possível resumir:

- **Tipo I** – Pacientes obesas, hiperlipidêmicas, diabéticas, hiperestrínicas, com história de ciclos anovulatórios e que apresentam tumores moderadamente ou bem diferenciados, diagnósticos mais iniciais, com invasão superficial do miométrio (menos da metade), normalmente com bom prognóstico.
- **Tipo II** – Pacientes em geral sem as características anteriores, com tumores pouco diferenciados, invasão profunda do miométrio (mais da metade) e linfonodos positivos, com pior prognóstico.

QUADRO CLÍNICO

A maioria dos casos ocorre no período peri e pós-menopáusico e, portanto, em pacientes com idade igual ou superior a 50 anos. Apenas cerca de 25% dos adenocarcinomas são diagnosticados antes da menopausa e somente 5% ocorrem em mulheres com idade inferior a 40 anos, as quais, em geral, estão sob risco devido ao hiperestrinismo por anovulação crônica e/ou obesidade.[10]

O SUA é o sintoma principal, mais comumente pós-menopáusico, estando presente em 75 a 90% dos casos, o que facilita a suspeição diagnóstica e seu reconhecimento precoce. Os exames abdominal e pélvico geralmente são normais em pacientes nos estádios iniciais, já que não costumam apresentar útero aumentado ou doloroso, diferentemente do que pode ocorrer mais adiante.

Em algumas circunstâncias, sobretudo em pacientes magras, o sangramento pode não ocorrer, devido à estenose cervical, gerando a formação de hematometra ou piometra (acúmulo de sangue ou secreção purulenta, respectivamente, na cavidade endometrial). Nesses casos, o toque vaginal e o exame abdominal eventualmente revelam massa amolecida na região hipogástrica, devido ao aumento do volume uterino. Em casos de doença avançada, pode ocorrer distensão abdominal secundária à ascite.

Ao exame especular vaginal, deve-se ter o cuidado de afastar lesões na vulva, na vagina ou no colo uterino que possam justificar o sangramento. Eventualmente, o colo uterino apresenta-se com lesão consequente à extensão do tumor, a partir do endométrio. O toque retal deve ser sempre realizado com o objetivo principal de avaliar paramétrios, com especial importância para lesões que se estendem ao colo.

Como regra, o diagnóstico de CE deve ser considerado nas seguintes pacientes e situações:

- Sangramento pós-menopáusico.
- Pós-menopáusicas com piometra ou hematometra.
- Pós-menopáusicas assintomáticas, mas com células endometriais presentes no exame citopatológico (CP) cervical.
- Pré ou perimenopáusicas com sangramento irregular ou abundante, particularmente se há falha no manejo medicamentoso, história de anovulação e/ou outros fatores de risco.
- CP cervical apresentando atipias de células glandulares (AGC, *atypical glandular cells*) ou adenocarcinoma (que pode ser endocer-

vical ou endometrial), sobretudo naquelas com fatores de risco ou investigação cervical negativa.

DIAGNÓSTICO

O CE deve ser investigado na presença de sintomas suspeitos, o que inclui o sangramento pós-menopáusico e o SUA, em especial naquelas pacientes com fatores de risco associados. Depois da anamnese e do exame físico, procede-se à ultrassonografia (US) pélvica transvaginal e ao exame de BE.

A US transvaginal é utilizada para avaliação da espessura e da textura endometriais. Recomenda-se como primeiro exame a ser realizado nas pacientes sintomáticas pós-menopáusicas. Medidas ≤ 4 mm de espessura estão associadas a baixo risco para doença endometrial com valor preditivo negativo entre 99 e 100%. Segundo Timmermans e colaboradores,[25] essa medida representa a melhor sensibilidade e especificidade, com uma probabilidade pré-teste de CE diminuindo de 10 para 1,2%, na presença de exame normal. Em casos de uso de tamoxifeno, devido ao edema subendometrial, a US associa-se a taxas de falso-positivos em aproximadamente 30 a 60%. Nesses casos, devem ser utilizados pontos de corte mais elevados para a espessura, em torno de 8 a 10 mm. Na mulher que menstrua, a espessura do endométrio pode variar conforme a época do ciclo menstrual, tornando mais difícil a determinação de uma medida que sugira anormalidades. Pode-se, no entanto, considerar anormal uma espessura > 12 mm no período pós-menstrual imediato.

O material endometrial pode ser obtido por meio de BE às cegas em consultório, dilatação cervical e curetagem uterina em ambiente cirúrgico sob anestesia, ou HSC com BE sob visão direta, normalmente em ambiente hospitalar e sob anestesia.

A BE realizada no consultório é uma alternativa eficaz, com menor custo e menos desconforto para a paciente. É bastante útil nos casos de espessamento difuso do endométrio, sem suspeita de lesão focal. Pode ser realizada por aspiração (sonda uretral), cureta de Novak ou cânula de Pipelle. Em cerca de 22% dos casos, não se obtém material adequado para análise, e em 2%, não há acesso à cavidade endometrial (estenose de colo). A acurácia da BE varia de 75 a 90%, sendo o dispositivo de Pipelle o mais sensível, com taxa de detecção para neoplasia de 99%; apesar de ser utilizada no ambulatório do Hospital de Clínicas de Porto Alegre (HCPA), ainda é pouco disponível.[26] Na presença de BE negativa para neoplasia, a curetagem uterina ou HSC com biópsia deve ser sempre realizada em pacientes de risco (p. ex., obesas, diabéticas) ou naquelas em que houver persistência do SUA, espessamento endometrial significativo na reavaliação ultrassonográfica ou se a primeira BE demonstrou hiperplasia endometrial. Portanto, a suspeição diagnóstica deve guiar a continuidade da investigação.

A curetagem uterina é o procedimento cirúrgico mais utilizado, tradicional e disponível para obtenção de material endometrial. Apresenta um índice de falso-negativo que varia de 2 a 6%, em razão do esvaziamento incompleto da cavidade uterina. É um procedimento que requer anestesia e ambiente hospitalar, sendo utilizado naquelas pacientes que não toleram BE no consultório por dor ou por estenose cervical, necessitando de dilatação prévia. Além disso, naquelas com sangramento abundante, serve como procedimento diagnóstico e terapêutico.

A HSC tem sido cada vez mais utilizada nos centros maiores, em razão do custo mais alto e da exigência de habilidade técnica, e constitui o método com melhor acurácia, pois permite a biópsia de lesões endometriais sob visão direta. Também pode necessitar de preparo (em geral, com misoprostol) e dilatação cervical, sobretudo em colos estenosados. É particularmente importante na investigação de lesões focais, além de determinar o padrão de crescimento tumoral intracavitário e sua extensão ao colo uterino. A HSC com BE dirigida é o exame padrão-ouro para o diagnóstico de CE nos centros terciários.

Nos poucos casos em que não há possibilidade de acesso à cavidade uterina para avaliação histológica do endométrio, seja por motivos técnicos, seja por motivos clínicos, a ressonância magnética (RM) da pelve com contraste pode sugerir a presença de tumorações compatíveis com processos neoplásicos.

Não tão raro é também o diagnóstico incidental de CE em histerectomia por doença presumidamente benigna (câncer oculto), contando com cerca de 1% dos espécimes em uma base de dados de quase 230 mil pacientes.[27] Dessa forma, constitui uma boa prática realizar amostragem endometrial em pacientes que serão submetidas à histerectomia por SUA, sobretudo nas que apresentam fatores de risco, para melhor planejar e otimizar o procedimento cirúrgico.

RASTREAMENTO

Na literatura médica, não existe qualquer recomendação para rastreamento do CE em mulheres com ou sem fatores de risco, exceção feita àquelas com história familiar. Não há exame não invasivo suficientemente sensível e específico para tal. A US transvaginal configura um exame larga e erroneamente utilizado em rotinas de rastreamento: o espessamento endometrial mostra-se como dado sensível em pacientes pós-menopáusicas com sangramento, mas sua sensibilidade é 20% mais baixa em pacientes assintomáticas e sua especificidade é baixa, com altas taxas de falso-positivos.[25] Dessa forma, após a menopausa, as mulheres devem ser informadas dos riscos e encorajadas a relatar precocemente sintomas de sangramento vaginal. A sintomatologia predominantemente precoce possibilita o diagnóstico em estádios iniciais.

Pacientes com indicação de uso de tamoxifeno, mesmo que assintomáticas, deverão realizar uma US transvaginal antes do início do tratamento para descartar a presença de alterações endometriais ou pólipo endometrial, situações estas que deverão ser resolvidas. Após isso, o uso da US não é recomendado para rastreamento, pois a medicação produz um endométrio ecogênico, irregular e com espessura aumentada, sendo o achado histológico mais comum o de uma alteração não neoplásica, conhecida como atrofia glandular cística do endométrio.[20] Essas pacientes devem ser investigadas em caso de SUA, cabendo estimular atenção a esse sintoma.

Nas pacientes com suspeita ou diagnóstico de síndrome de Lynch, o American College of Obstetricians and Gynecologists (ACOG) recomenda o rastreamento com BE a cada 1 a 2 anos a partir dos 30 a 35 anos, além de estrita atenção a sintomas de SUA.[28] Diretrizes de 2021 do National Comprehensive Cancer Network (NCCN) e do consenso europeu das sociedades de oncologia clínica, ginecológica e de radioterapia (Esmo, Esgo e Estro) de 2016 também consideram recomendação semelhante, mesmo pontuando que não há estudos demonstrando benefício claro nessa população.[29,30] Outras fontes consideram associar outras abordagens, como a US transvaginal com avaliação da espessura endometrial, ou um início mais precoce em alguns casos: 5 a 10 anos antes da idade mais jovem do primeiro diagnóstico de câncer de qualquer tipo associado à síndrome de Lynch na família.[31] Para essas pacientes, após prole completa, a histerectomia com salpingo-ooforectomia redutora de risco está indicada, em geral entre 35 e 45 anos. Exames específicos para diagnóstico precoce de tumores dos tratos digestivo e urinário (como colonoscopia periódica) também estão recomendados.

Para a síndrome de Cowden, não há diretrizes estabelecidas de rastreamento. Possíveis estratégias também incluem BE periódica e histerectomia redutora de risco após prole completa.

FATORES PROGNÓSTICOS

A maioria das pacientes (75-88%) com CE apresenta-se ao diagnóstico com doença em estádio I, restrita ao corpo uterino, com taxa de sobrevida de 80 a 90%. Em estudo conduzido no HCPA, a taxa de sobrevida global em 5 anos foi de 78% para todos os estádios.[32] É, portanto, considerada uma doença com baixa taxa de mortalidade.

Historicamente, vários fatores prognósticos têm sido utilizados para predizer o curso clínico da neoplasia endometrial. Essas variáveis tradicionais são clínicas ou histológicas.

Entre as características clínicas, as mais importantes estão relacionadas com a idade e à etnia. A idade igual ou inferior a 65 anos está relacionada com melhor prognóstico, uma vez que as mulheres mais jovens tendem a ter lesões mais bem diferenciadas do que as idosas.[33] Mulheres brancas apresentam maior incidência da doença do que mulheres negras. Existe, também, uma evidência de disparidade étnica no que se refere a tempo de sobrevida.[34] Mulheres negras apresentam menor sobrevida do que mulheres brancas de mesma idade, tipo, grau histológico e estádio da doença. Isso sugere que fatores genéticos possam estar envolvidos na má evolução (expressão de *p53* e *HER2/neu*, aneuploidia, alto índice de proliferação). Talvez possa haver um viés pelo pior fator socioeconômico observado em pacientes negras, que determina dificuldade de acesso à assistência médica e atraso diagnóstico.

As variáveis histológicas são inúmeras, destacando-se o tipo histológico, o grau de diferenciação tumoral (G), a profundidade de invasão miometrial, a invasão linfovascular (ILV) e o estadiamento cirúrgico.

Em relação ao tipo histológico, o carcinoma seroso, o carcinoma de células claras e os carcinossarcomas são mais agressivos do que os tumores endometrioides de mesmo estádio.

A invasão miometrial é um importante marcador prognóstico para pacientes com doença em estádio I. Nesses casos, somente 2% das pacientes com invasão miometrial menor que 50% apresentarão metástase a distância e morte em comparação com cerca de 20% quando a invasão é maior que 50%.[35] Como regra, a profundidade de invasão miometrial aumenta em relação direta à indiferenciação tumoral.

⭐ A classificação do grau de diferenciação histológica (G) segue normas da OMS e é dividida em tumores bem diferenciados (G1), moderadamente diferenciados (G2) e pouco diferenciados (G3), também adotada pela Figo. Essa classificação se destina a adenocarcinomas de tipo endometrioide. Os tumores não endometrioides são, em geral, tumores pouco diferenciados. Existe uma associação direta entre tumores G3 e invasão miometrial profunda. O grau de diferenciação parece isoladamente menos importante para predizer sobrevida do que a invasão miometrial e a ILV.

A presença de ILV tem sido associada à piora do prognóstico. A frequência da ILV aumenta com o aumento do grau tumoral, da invasão miometrial e do estadiamento. No entanto, a ILV parece ser um fator independente e significativo para predizer o comprometimento linfonodal, mesmo na presença de tumores bem diferenciados.[36] Contudo, existe uma persistente dificuldade entre os patologistas em definir a melhor forma de avaliar a ILV, tornando a reprodutibilidade dessa informação por vezes difícil.

Sem dúvida, o estadiamento, ou seja, a avaliação da extensão da doença para além do útero, é o mais importante marcador de recorrência e morte. No CE, essa avaliação é feita por cirurgia. O estadiamento avançado é um fator independente relacionado com a piora de sobrevida. Cerca de 50% de todas as recorrências ocorrem em pacientes com comprometimento linfonodal, o que caracteriza a doença em estádio IIIC.[37]

A dosagem do nível sérico de CA-125 tem sido recomendada por algumas entidades quando do diagnóstico de CE, especialmente do tipo II (endometrioide de alto grau, seroso e células claras), pois altos índices têm se associado a estádio avançado, doença extrauterina, ILV e positividade linfonodal,[38-40] sendo também utilizada para seguimento nesses casos. Entretanto, o efeito prognóstico na sobrevida livre de doença permanece controverso, não tendo sido associado à doença recorrente.

Além dos fatores tradicionais, fatores genéticos e moleculares têm ganhado força, mostrando ter relação com patogênese e prognóstico da doença. Sabe-se que as diferenças entre os clássicos tipos I e II são expressão de um ambiente biológico distinto: de forma geral, os primeiros caracterizam-se por mutações nos genes *PIK3CA*, *PTEN*, *K-ras*, entre outros, e imunorreatividade hormonal (estrogênio e progesterona); no segundo grupo, observam-se sobretudo, já na fase precoce da carcinogênese, mutações no gene *TP53*, além de *c-erbB2* (*HER2*). Tem havido um grande avanço no que se refere ao impacto clínico do conhecimento de tais marcadores, que podem se comprovar mais importantes do que os fatores prognósticos convencionais.

CLASSIFICAÇÃO MOLECULAR

Uma nova classificação mais consistente tem sido sugerida a partir do detalhamento da análise molecular patogênica desses tumores, tentando incorporar suas diferenças clínico-patológicas e prognósticas. Uma das primeiras foi proposta por Levine e The Cancer Genome Atlas Research Network (TCGA), em publicação da *Nature* de 2013,[41] identificando quatro subtipos:

- **Ultramutado (*POLE*):**
  - Altas taxas mutacionais, facilitando o reconhecimento pelo sistema imune.
  - Mutações do gene *POLE* (*DNA polymerase epsillon*), causando falha de reparo do DNA.
  - Mutações no gene *PTEN* (94%).
  - Cerca de 4 a 9% dos casos de carcinoma endometrioide, mais de alto grau.
  - Fenótipo mais jovem e IMC mais baixo.
  - Melhor prognóstico (> 96% de sobrevida em 5 anos), apesar de perfil agressivo.
- **Hipermutado (MSI):**
  - Alto número de mutações (porém menos que o ultramutado).
  - Alterações de comprimento de microssatélites (MSI, *microsatellite instability*), com perda do mecanismo de reparo do DNA (MMR) por mutações nos genes *MLH1*, *MSH2*, *MSH6* e *PMS2*.
  - Mutações nos genes *PTEN* (88%), *PIK3CA* (54%) e *ARID1A* (37%).
  - Compreende cerca de 40% dos casos de carcinoma endometrioide.
  - Fenótipo presente nos casos de síndrome de Lynch, mas 20 a 25% dos casos esporádicos.
  - Prognóstico intermediário.
- **Baixo número de cópias (MSS ou NSMP):**
  - Perfil molecular não específico (NSMP, *no specific molecular profile*): sem alterações significativas no número de cópias, no DNA MMR (MSS, *microsatellite stability*) e no *TP53* (mantendo o tipo selvagem, *wild type*).
  - Baixas taxas mutacionais, mas pode ocorrer nos genes *PTEN* (77%), *PI3KCA* (53%), *CTNNB1* (β-catenina, 52%) e *ARID1A* (42%).
  - Marcada imunorreatividade hormonal (estrogênio e progesterona).
  - Compreende cerca de 50% dos casos de carcinoma endometrioide, mais baixo grau.
  - Frequente nas pacientes mais jovens com IMC elevado ou exposição estrogênica exógena.
  - Prognóstico intermediário favorável.
- **Alto número de cópias (seroso ou *TP53* mutado):**
  - Tem alto número de cópias aberrantes, com baixas taxas mutacionais.
  - Alta frequência de mutações no *TP53*, mas também em *PIK3CA* (47%), *RAD51* (40%), amplificação do *HER2* (25%), entre outros.
  - Tipo histológico seroso (90%), mas também endometrioides de alto grau (25%), de células claras e carcinossarcoma.
  - Pacientes com idade mais avançada e IMC mais baixo.
  - Pior prognóstico (50% de sobrevida em 5 anos); responde por quase 75% dos óbitos por CE.

Trata-se de uma nova visão sobre a patogênese do CE e um novo cenário para a pesquisa científica da área, porém ainda não está completamente integrado na rotina da prática clínica, mesmo no HCPA, em especial devido a questões de custo e aplicabilidade. Tentando resolver essa questão, foi desenvolvido o algoritmo ProMisE,[42,43] conforme consta na Figura 23.1.

Com exceção da análise mutacional do gene *POLE*, que é de disponibilidade restrita, os demais passos do fluxograma consistem em testes imuno-histoquímicos (IHQ) realizados em peça-padrão, fixada em formol e inclusa em parafina, para definir os subtipos moleculares. Por enquanto, uma abordagem pragmática consiste em realizar a IHQ para MMR (ou MSI) e para *p53* sempre que possível. A IHQ para MMR também supre uma recomenda-

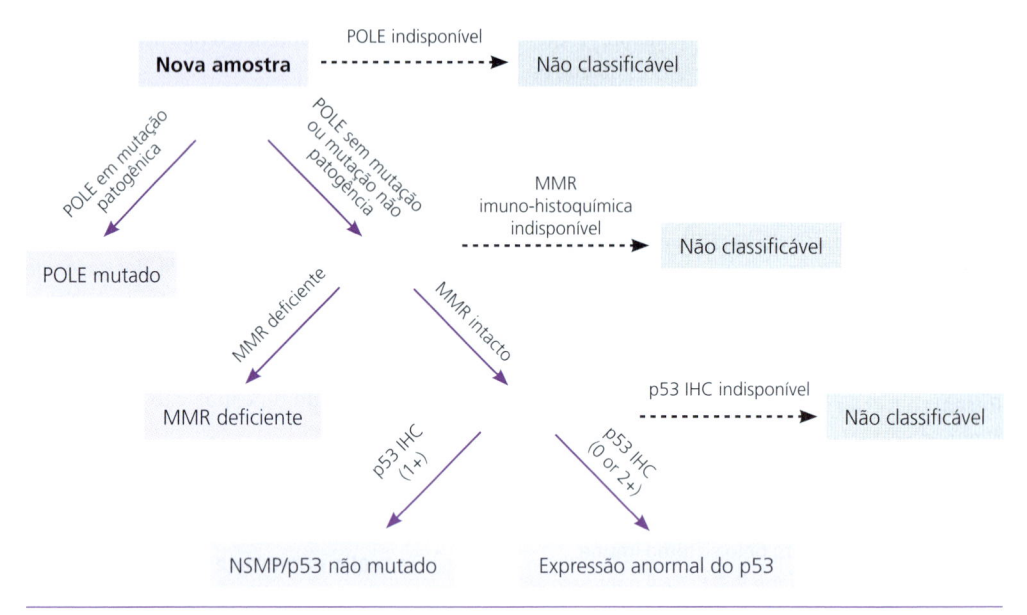

FIGURA 23.1 – Algoritmo ProMisE para classificação molecular do câncer endometrial (Proactive Molecular Risk Classifier for Endometrial Cancer).
p53abn; expressão anormal (*abnormal expression*) do gene p53; p53wt, gene p53 não mutado (*wild type*); p53 IHC, imuno-histoquímica p53; POLE, DNA *polymerase epsilon*; mut, *mutation*; MMR, reparo das bases mal paradas (*mismatch repair*); IHC, imuno-histoquímica (*immunohistochemistry*); NSMP, perfil molecular não específico (*no specific molecular profile*); EC, endometrial carcinoma.
Fonte: Talhouk e colaboradores.[42]

ção das diretrizes para testagem para síndrome de Lynch nos CEs, além da história pessoal e familiar, a fim de definir pacientes de risco para as outras neoplasias associadas.[29]

Assim, a definição do subtipo molecular poderia ser reprodutível e aplicada em amostra endometrial diagnóstica, mostrando alta concordância com a classificação realizada no espécime de histerectomia correspondente.[42] A implantação desse algoritmo, ainda incipiente em nosso meio, constitui o próximo passo para refinar o tratamento cirúrgico e adjuvante dessas pacientes. O valor prognóstico da classificação molecular tem demonstrado ser consistente nos estudos, elucidando o valor preditivo da resposta à radioterapia (RDT), quimioterapia (QT) e terapia-alvo.[44-46]

VIAS DE DISSEMINAÇÃO

O CE infiltra-se primariamente no miométrio, e isso parece se relacionar diretamente à chance de propagação da doença aos linfáticos e a outros sítios. A frequência de envolvimento linfonodal aumenta com a indiferenciação tumoral e a infiltração miometrial. Para tumores restritos ao endométrio, o risco de metástases linfáticas é mínimo (0-4%). Em tumores com invasão miometrial profunda, a propagação linfática varia de 17 a 25%.[35] À medida que a doença se estende ao colo uterino e a órgãos adjacentes ou distantes, há cerca de 50% de positividade dos linfonodos pélvicos e para-aórticos.

Existem quatro sítios de drenagem linfática a partir do útero:

1. Pequenos linfáticos ao longo do ligamento redondo, que drenam para os linfonodos inguinofemorais.
2. Ramos linfáticos ao longo da tuba uterina.
3. Grandes linfáticos nos pedículos ovarianos (ligamentos infundíbulo-pélvicos), que drenam para os linfonodos para-aórticos.
4. Linfáticos do ligamento largo, que drenam diretamente para os linfonodos pélvicos.

A disseminação ao longo das cadeias pélvica e para-aórtica é a situação clínica mais importante. De forma geral, o comprometimento linfático ocorre sequencialmente para os linfonodos pélvicos e, em seguida, para-aórticos. No entanto, existe a evidência de que a cadeia para-aórtica pode ser comprometida isoladamente em 1 a 6%.[47]

Além da disseminação linfática, é possível a contaminação peritoneal a partir da infiltração tumoral da parede uterina até a serosa ou via lúmen da tuba uterina. A disseminação para ovários, tubas e vagina ocorre sobretudo pela via linfática. Observa-se esse fato por serem encontrados mais comumente nódulos metastáticos na submucosa do que na mucosa tubária e no terço inferior da vagina. Já as metástases sanguíneas são pouco frequentes, sendo mais comuns nos parênquimas pulmonar e hepático.

AVALIAÇÃO DE EXTENSÃO DA DOENÇA (ESTADIAMENTO)

O sistema de estadiamento mais utilizado é o da Figo (2009), conforme consta no Quadro 23.1.[48] A partir de 1988, essa entidade determinou que o CE fosse estadiado cirurgicamente. Essa resolução veio em resposta a dados de estudos realizados nas décadas de 1970 e 1980 que mostravam a inadequação do estadiamento clínico. Antes de 1988, pacientes com doença clinicamente confinada ao útero (definida por exame clínico e curetagem uterina fracionada) eram submetidas somente à histerectomia total e salpingo-ooforectomia bilateral (pan-histerectomia). No entanto, um estudo realizado pelo Gynecologic Oncology Group[35] demonstrou que cerca de 22% das pacientes com doença em aparente estádio I (estádio I clínico) apresentavam evidência de doença extrauterina, quando avaliados o lavado peritoneal, os linfonodos retroperitoneais e os anexos uterinos. Dessa forma, o sistema de estadiamento passou a incluir, além do conhecimento das características histológicas presentes na peça uterina (tipo histológico, grau de diferenciação celular, profundidade de invasão miometrial, ILV, extensão cervical), o conhecimento da extensão da doença para além do útero – comprometimento dos anexos uterinos, citologia peritoneal por lavado e análise dos linfonodos retroperitoneais.

Quadro 23.1 – Sistema de estadiamento de neoplasia de endométrio, de acordo com a Figo (2009)

ESTÁDIO I

Tumor limitado ao corpo uterino

A – Tumor limitado ao endométrio ou invasão menor que 50% do miométrio

B – Invasão igual ou maior que 50% do miométrio

ESTÁDIO II

Tumor que invade o estroma cervical

(envolvimento isolado de glândulas endocervicais não configura estádio II)

ESTÁDIO III

Tumor para além dos limites uterinos, porém restrito à pelve*

A – Invasão da serosa e/ou dos anexos uterinos (metástase ou extensão direta)

B – Envolvimento da vagina (metástase ou extensão direta) ou envolvimento parametrial

C – Metástases para linfonodos pélvicos e/ou para-aórticos

   C1 – Linfonodos pélvicos

   C2 – Linfonodos para-aórticos (com ou sem linfonodos pélvicos)

ESTÁDIO IV

Tumor que invade órgãos vizinhos ou metástases a distância

A – Invasão de mucosa vesical e/ou mucosa intestinal

B – Metástases a distância (inclui linfonodos inguinais, implantes peritoneais e/ou omentais, ascite, metástase em pulmão, fígado ou ossos)

*Citologia peritoneal positiva não altera estadiamento.
Figo, Federação Internacional de Ginecologia e Obstetrícia.
Fonte: Mutch.[48]

Portanto, a histerectomia com salpingo-ooforectomia bilateral isolada não é mais uma prática aceitável para a grande maioria dos casos de CE e, para avaliar adequadamente a extensão da doença extrauterina, são recomendados, além desse procedimento, o lavado para citologia da superfície peritoneal, a amostragem linfática pélvica e para-aórtica e a omentectomia infracólica.

Apesar das recomendações favoráveis ao estadiamento cirúrgico, seguem atualizações sobre a extensão da cirurgia.[49] Por exemplo, para pacientes com extensão da doença para o colo uterino (estádio II), já evidente ao exame clínico inicial, a histerectomia com ressecção de paramétrios (histerectomia radical ou Piver 2) pode ser uma melhor opção. Já a omentectomia passou a ser realizada somente nos tumores não endometrioides (especialmente nos serosos), em que a disseminação peritoneal é bastante frequente. A citologia peritoneal ainda é realizada, apesar de não mais estar incluída no estadiamento cirúrgico, uma vez que configura fator de mau prognóstico na doença inicial. No entanto, sem dúvida, o assunto de maior controvérsia está relacionado com a extensão da linfadenectomia.

LINFADENECTOMIA

Um dos principais argumentos contra a realização sistemática da linfadenectomia é o de que, apesar do seu papel na definição prognóstica estar bem estabelecido, ainda se discute o papel terapêutico desse procedimento. Estudos observacionais sustentam a finalidade terapêutica, mas ensaios clínicos randomizados, como o ASTEC Trial e o do grupo de Panici, não encontraram benefício, seja na sobrevida global, seja no período livre de doença, para pacientes com doença restrita ao útero submetidas à linfadenectomia pélvica em comparação com a sua não realização,[50,51] visto que a dissecção linfonodal basicamente identifica pacientes que podem necessitar de tratamento adjuvante com RDT e/ou QT.

⚠ Além do aumento de custos diretos e indiretos relacionados, a linfadenectomia também induz a uma morbidade significativa, aumento do tempo cirúrgico e complicações operatórias em pacientes geralmente com idade avançada e comorbidades clínicas. Cerca de 35% das pacientes não apresentam condições técnicas adequadas para sua realização, sobremaneira devido à obesidade. As taxas de linfedema de membros inferiores podem chegar a 50%, dependendo da extensão da linfadenectomia e do número de linfonodos removidos, com sequelas em longo prazo.

Em suas últimas diretrizes, o NCCN tem se posicionado de forma mais flexível em relação à necessidade e à extensão da linfadenectomia.[49] Critérios que indicam baixo risco de disseminação linfática (até 5%), classicamente sugeridos pela Mayo Clinic [52] e confirmados posteriormente, são: (1) tumores endometrioides G1 ou G2; (2) restritos ao endométrio ou com invasão miometrial < 50%; (3) com tamanho < 2 cm. Nesse caso, a avaliação do grau de diferenciação é obtida no tempo pré-operatório pela análise do material endometrial diagnóstico, e o tamanho tumoral e sua invasão miometrial são definidos por RM prévia ou, quando não disponível, pela visualização da peça cirúrgica, com abertura do útero no transoperatório, complementada pelo exame transoperatório de congelação.

No entanto, ressalta-se a dificuldade para identificar esse grupo, uma vez que há discordâncias histológicas bem reconhecidas entre o material endometrial diagnóstico, utilizado para a definição do grupo de risco, e a peça uterina final. Sabe-se que entre 15 e 20% dos tumores endometriais terão seu grau de diferenciação histológica pré-operatório escalonado na avaliação final do útero (G2 para G3). A avaliação da fidedignidade da amostra endometrial diagnóstica e sua correspondência com o exame anatomopatológico (AP) definitivo foi realizada por Garcia e colaboradores no HCPA,[53] demonstrando que uma amostra com no mínimo 3 g de peso tende a ser mais confiável. Outro aspecto refere-se à acurácia intraoperatória para definir invasão miometrial, seja por visualização do miométrio após a abertura do útero, seja por exame de congelação: cerca de 87% para tumores G1, 65% para G2 e apenas 30% para G3, constituindo-se em uma limitação especialmente nos tumores intermediários.[49] Essas situações, sem dúvida, ratificam a dificuldade na caracterização do grupo de baixo risco. O esforço para minimizá-las passa pela formação de grupos de patologia de excelência na análise histológica do material endometrial e na interpretação dos achados.

A abordagem dos linfonodos para-aórticos constitui um tema de debate e costuma ser realizada em casos selecionados. A justificativa para isso se apoia em algumas evidências: a presença de dificuldade técnica imposta pela obesidade; a extensão de doença para linfonodos para-aórticos, que é precedida, em geral, pela presença de doença em linfonodos pélvicos; o risco de metástase em para-aórtico, que aumenta com o grau histológico e, principalmente, com a invasão miometrial profunda. Portanto, a linfadenectomia para-aórtica deve ser realizada sempre que houver suspeita de doença linfonodal por exame de imagem pré-operatório; presença de doença grosseira em linfonodos pélvicos; presença de metástase em anexos uterinos; tumores G3; não endometrioides; e com invasão miometrial > 50%.[49] Não está claro se a dissecção para-aórtica deve se estender até os vasos renais ou se o limite da dissecção é a artéria mesentérica inferior, embora, em um estudo de Mariani e colaboradores, 70% das metástases para-aórticas tenham sido encontradas acima da artéria mesentérica.[47] Obviamente, as taxas de complicações são maiores com dissecções mais amplas, e a relação risco-benefício deve ser avaliada.

Como alternativa à linfadenectomia completa, as novas diretrizes[46,49] têm indicado o uso do linfonodo-sentinela (LnS) para o estadiamento cirúrgico do CE inicial (doença supostamente restrita ao útero). O seu uso pode ser mais apropriado para as pacientes de risco baixo ou intermediário para disseminação linfonodal e/ou para aquelas que podem não tolerar uma linfadenectomia-padrão. Historicamente, o uso do LnS era controverso em pacientes com histologias de alto risco (G3, seroso, células claras, carcinossarcoma); entretanto, resultados recentes têm se mostrado promissores como uma potencial alternativa à linfadenectomia completa também nesses casos.

A técnica utiliza, em geral, a combinação de uma injeção superficial (1-3 mm) e outra profunda (1-2 cm) de corante (azul de metileno, azul patente ou azul de isossulfano) na posição de 3 e 9 horas na área do colo uterino; achados recentes sugerem que o corante verde de indocianina, pouco disponível em nosso meio, apresenta melhores resultados que os demais.[49] Um ou mais LnS são encontrados nas cadeias pélvicas, especialmente na face medial aos vasos ilíacos externos, na região dos vasos uterinos ou na região obturadora. Espera-se que o mapeamento linfático ocorra nos dois lados da pelve; se isso não ocorrer, a linfadenectomia deve ser realizada na hemipelve não mapeada. A técnica exige curva de aprendizado.

Outro aspecto importante do LnS é o potencial impacto da realização do *ultrastaging* pela patologia, ou seja, o seriamento e o aprofundamento dos cortes, com o estudo IHQ. Esse método pode revelar metástases e micrometástases não detectadas pelo método convencional, levando ao escalonamento do estádio em 5 a 15% das pacientes.[49] Contudo, ainda não está clara a implicação prognóstica do manejo de micrometástases ou células tumorais isoladas em linfonodos no CE.

TRATAMENTO PRIMÁRIO

Todas as pacientes com CE devem ser tratadas primariamente por histerectomia total, salpingo-ooforectomia bilateral e cirurgia de estadiamento (Quadro 23.2). A via cirúrgica poderá ser a laparotomia, videolaparoscopia ou cirurgia robótica. Nesses casos, é importante que a equipe cirúrgica tenha experiência tanto em cirurgia oncológica quanto em cirurgia laparoscópica oncológica.

Quadro 23.2 – Passos da cirurgia de estadiamento

1. Incisão mediana, xifopúbica ou transversa ou laparoscopia
2. Lavado peritoneal para citologia
3. Pesquisa de linfonodos-sentinela, quando indicada
4. Histerectomia total e salpingo-ooforectomia bilateral (pan-histerectomia)
5. Linfadenectomia pélvica (uni ou) bilateral, quando não realizada pesquisa de linfonodo-sentinela
6. Amostragem de linfonodos para-aórticos, quando indicado
7. Omentectomia infracólica, especialmente para tumores não endometrioides
8. Revisão peritoneal em busca de lesões suspeitas
9. Cirurgia citorredutora, se recomendado

Nas laparotomias, normalmente utiliza-se a incisão mediana, que pode ser xifopúbica, em caso de linfadenectomia para-aórtica. Em pacientes obesas, a incisão transversa pode ser uma opção.

A cirurgia por via laparoscópica vem ocupando um espaço progressivamente maior na abordagem desses tumores, sobretudo em estádios iniciais com histologia favorável, constituindo-se em uma abordagem-padrão. Justificativas para isso incluem cirurgia minimamente invasiva com menor intensidade de dor pós-operatória, redução do tempo de internação hospitalar e de recuperação cirúrgica, redução de complicações pós-operatórias com menor chance de adiamento da adjuvância e retorno mais precoce da paciente às suas atividades habituais.[49] Existe, no entanto, uma taxa de cerca de 30% de conversões para cirurgia aberta devido a condições técnicas inadequadas (obesidade, sangramento, visibilidade insuficiente), além de dificuldade na realização de linfadenectomia retroperitoneal por essa via em centros menos especializados e recomendação contra o uso de morceladores.

A cirurgia robótica é uma via factível para realizar o tratamento, não sendo mais considerada um procedimento experimental. Estudos que comparam a laparotomia, a laparoscopia convencional e a robótica mostram que esta última determina menor perda sanguínea, menor tempo de internação hospitalar e menor taxa de complicações pós-operatórias, quando comparada com a laparotomia. A laparoscopia traz vantagens no tempo de retorno às atividades habituais e ao índice de complicações cirúrgicas, além de menor taxa de conversão para laparotomia. É comparável às outras vias em relação ao número de linfonodos ressecados. Pode ser uma melhor alternativa para pacientes obesas mórbidas. No Brasil, esse tipo de cirurgia somente está disponível em centros altamente especializados, e o seu custo é o grande limitador da sua expansão. No HCPA, já se tem realizado esse procedimento para o tratamento do CE.

O conceito de cirurgia citorredutora, que é amplamente aceito no tratamento dos tumores de ovário e tem como objetivo alcançar o menor volume tumoral possível, pode ser estendido para o planejamento cirúrgico de pacientes com doença endometrial avançada (estádios III e IV). A citorredução ótima (se possível, completa) tem demonstrado impacto positivo no tempo de sobrevida global, em especial naquelas pacientes com doença comprometendo ovários, omento, linfonodos e peritônio.[46,49]

Alternativas ao tratamento cirúrgico padrão primário podem ser necessárias nos extremos de idade ou de condições clínicas, conforme exposto a seguir.

- **Preservação de fertilidade** – Pacientes jovens com esse desejo e tumores endometrioides bem diferenciados (G1) poderão ser tratadas com doses elevadas de progestógenos, sistêmicos e/ou intraútero,[54] conforme esquemas já citados na seção relativa às hiperplasias. Antes da administração da medicação, a paciente deverá ser informada de que essa não é a opção terapêutica mais segura. A RM deve excluir invasão miometrial e doença extrauterina (IA restrito ao endométrio). Nova BE é realizada após 3 e 6 meses de tratamento: de forma geral, o achado de persistência da neoplasia indica a retirada do útero.
- **Preservação ovariana** – Pode-se considerar para pacientes jovens selecionadas com neoplasia endometrioide G1 inicial, com ovários de aparência normal, sem história familiar de câncer de mama ou ovário ou síndrome de Lynch, com estudos de longo seguimento demonstrando não haver impacto em mortalidade.[55]
- **Condições clínicas extremas** – Em pacientes muito idosas, obesas mórbidas (ou superobesas) e/ou com complicações clínicas importantes e alto risco cirúrgico, poderá ser usada uma alta dose de progestógeno ou proposta RDT exclusiva. A hormonoterapia pode ser uma alternativa inicial de baixa toxicidade naquelas com histologia endometrioide com reatividade hormonal, devendo ser monitorizadas com BE a cada 3 a 6 meses. RDT externa e/ou braquiterapia (BQT), ou seja, RDT intrauterina ou intracavitária vaginal, é o tratamento de escolha em pacientes com estádios I e II inoperáveis (ou que não queiram ser submetidas a cirurgia), associadas ou não à QT sistêmica.[49]

- **Doença extrauterina (estádios III e IV) irressecável** – As pacientes são, em geral, tratadas com RDT externa com (ou sem) BQT e/ou QT sistêmica, devendo ser reavaliadas para cirurgia-padrão.[49] A QT sistêmica isolada também pode ser considerada, e, com base na resposta, a paciente deve ser reavaliada para ressecção cirúrgica (de intervalo ou secundária) e/ou RDT. Para metástases viscerais a distância, opções incluem QT sistêmica, RDT e/ou hormonoterapia. A pan-histerectomia paliativa também pode ser considerada, independentemente da via. Algumas pacientes poderão se favorecer da histerectomia vaginal: uma das dificuldades principais nesse caso é a remoção dos anexos uterinos, dependendo da habilidade e da experiência do cirurgião, bem como da paridade e do peso da paciente.

AVALIAÇÃO INICIAL E PRÉ-OPERATÓRIA

A avaliação básica inicial da paciente pressupõe uma anamnese completa, resgatando a história médica e cirúrgica em busca de comorbidades que possam impactar o planejamento cirúrgico e a adjuvância, além da história pessoal e familiar oncológica para rastrear a sua suscetibilidade hereditária para neoplasias. Além disso, incluem-se o exame físico geral com a definição do *status performance* (como a escala do Eastern Cooperative Oncology Group [ECOG]) e o exame ginecológico completo (locorregional), com CP cervical atualizado. Os exames complementares a serem solicitados relacionam-se ao preparo cirúrgico e à avaliação da extensão da doença.

Exames laboratoriais devem ser solicitados de acordo com o perfil clínico, incluindo geralmente hemograma, glicemia de jejum, hemoglobina glicada, creatinina, transaminase glutâmico-oxalacética (TGO), transaminase glutâmico-pirúvica (TGP), gamaglutamiltransferase (GGT), fosfatase alcalina, bilirrubinas e exame qualitativo de urina (EQU), além de coagulograma e albumina em alguns casos. No caso de intenção cirúrgica, associam-se exames como tipagem sanguínea e eletrocardiografia (ECG) de repouso, além de avaliação pré-anestésica e com outros especialistas (p. ex., cardiologista), se necessário.

Solicita-se, também, CA-125 sérico, especialmente nos tumores tipo II, pois pode estar elevado na presença de doença com invasão miometrial mais extensa, doença extrauterina e doença linfonodal; além disso, pode ser utilizado como marcador de recorrência.[46]

Outro passo importante na avaliação é a revisão do exame AP diagnóstico, quando houver, a fim de planejar melhor a abordagem cirúrgica. Devem constar, sempre que possível, características como classificação histológica, grau histológico, ILV e IHQ, em especial positividade para *TP53*, mas também proteínas de reparo MMR (tendo-se em vista a nova classificação molecular e seu impacto prognóstico), além de imunorreatividade hormonal para estrogênio e progesterona, reforçando a importância de um grupo de patologistas especializado na área. É importante tentar obter uma amostra diagnóstica com peso mínimo de 3 a 5 g, o que contribui para uma maior fidedignidade com a peça definitiva.[53]

Exames de imagem pré-estadiamento devem ser selecionados de acordo com o perfil de risco da paciente, tendo-se em vista que ele impacta diretamente o planejamento cirúrgico. A tomografia computadorizada (TC) de abdome total consegue avaliar a extensão da doença intra-abdominal e linfonodal. Já a RM, além dessa avaliação, consegue trazer informações mais refinadas a respeito da invasão miometrial, sendo o exame de escolha para tal, embora o alto custo do exame e a pouca disponibilidade em nosso meio sejam fatores limitantes para seu uso. No entanto, existe a recomendação, por comitês de consenso, de que a RM seja utilizada para tumores endometriais supostamente em estádio I (restritos ao útero) para o planejamento individual da linfadenectomia. Na impossibilidade da RM, em que pese a baixa acurácia, utiliza-se o exame a olho nu, abrindo-se a peça no transoperatório logo após a sua retirada, e/ou o exame de congelação, para definir a presença de invasão miometrial, somente em casos selecionados: tumores G1 ou G2 com alguma limitação à realização da linfadenectomia.

Portanto, pode-se resumir a avaliação de imagem pré-operatória:

- Tumores G1/G2 iniciais:
  - RM de abdome total com contraste (ou RM de pelve com TC de abdome superior, ou, ainda, TC de abdome total na impossibilidade de RM).
  - Radiografia de tórax (ou TC de tórax).
- Tumores de alto grau (G3 ou não endometrioides) ou avançados:
  - TC de abdome total.
  - Radiografia de tórax ou TC de tórax (preferível).

Pode-se lançar mão de outros exames invasivos para completar a avaliação do estadiamento, como retossigmoidoscopia, na suspeita de invasão do reto, e cistoscopia, na suspeita de invasão da bexiga.

PROTOCOLO ASSISTENCIAL CIRÚRGICO DA EQUIPE DE GINECOLOGIA ONCOLÓGICA DO HCPA

Considerando-se protocolos nacionais e internacionais, o planejamento terapêutico do HCPA utiliza a seguinte rotina a partir dos achados da avaliação clínica inicial e pré-operatória, com base em fluxogramas modificados e adaptados: [30,49,56]

- Estádio I presumido com histologia favorável (Figura 23.2).
- Estádio I presumido com histologia desfavorável (Figura 23.3).
- Estádio II presumido (Figura 23.4).
- Estádio III ou IV presumido (Figura 23.5).

Além desse fluxogramas, situações especiais, como pacientes com desejo de preservação de fertilidade (Figura 23.6) e pacientes inoperáveis, devem seguir fluxogramas específicos, conforme abordado em outras seções.

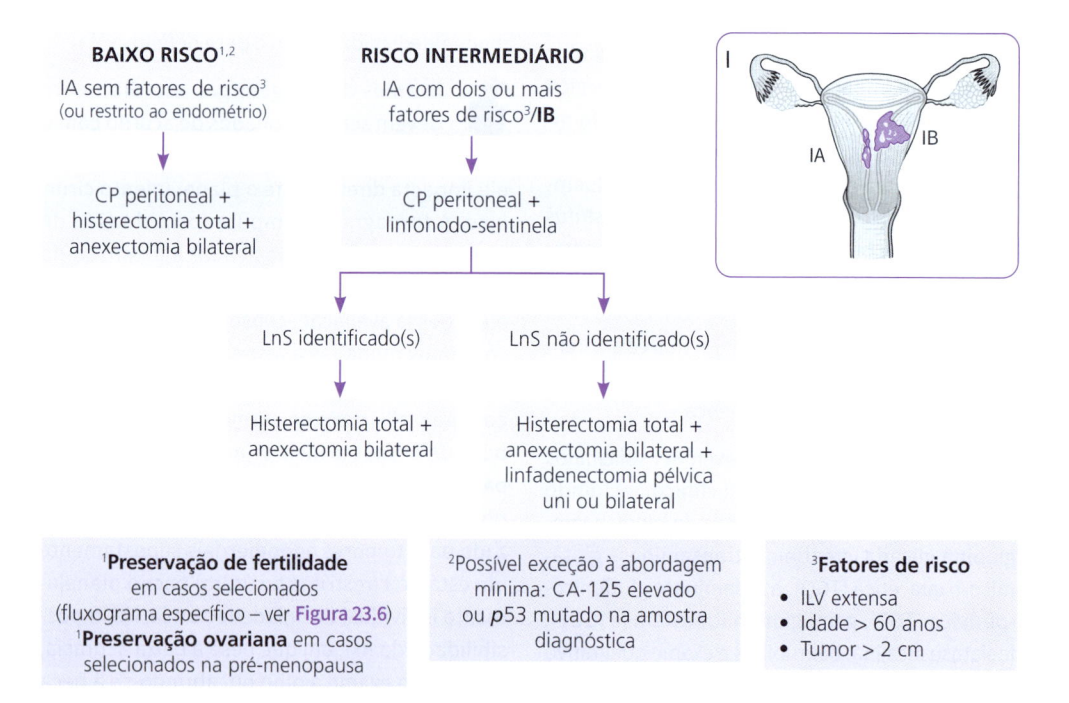

BAIXO RISCO[1,2]
IA sem fatores de risco[3] (ou restrito ao endométrio)
↓
CP peritoneal + histerectomia total + anexectomia bilateral

RISCO INTERMEDIÁRIO
IA com dois ou mais fatores de risco[3]/**IB**
↓
CP peritoneal + linfonodo-sentinela
↓
- LnS identificado(s) → Histerectomia total + anexectomia bilateral
- LnS não identificado(s) → Histerectomia total + anexectomia bilateral + linfadenectomia pélvica uni ou bilateral

[1]**Preservação de fertilidade** em casos selecionados (fluxograma específico – ver Figura 23.6)
[1]**Preservação ovariana** em casos selecionados na pré-menopausa

[2]Possível exceção à abordagem mínima: CA-125 elevado ou *p*53 mutado na amostra diagnóstica

[3]**Fatores de risco**
- ILV extensa
- Idade > 60 anos
- Tumor > 2 cm

FIGURA 23.2 – Planejamento terapêutico para carcinoma de endométrio com estádio I presumido e histologia favorável (tipo endometrioide, G1 ou G2): preferencialmente cirurgia minimamente invasiva ou incisão transversa.
CP, citopatológico; ILV, invasão linfovascular; LnS, linfonodo-sentinela.

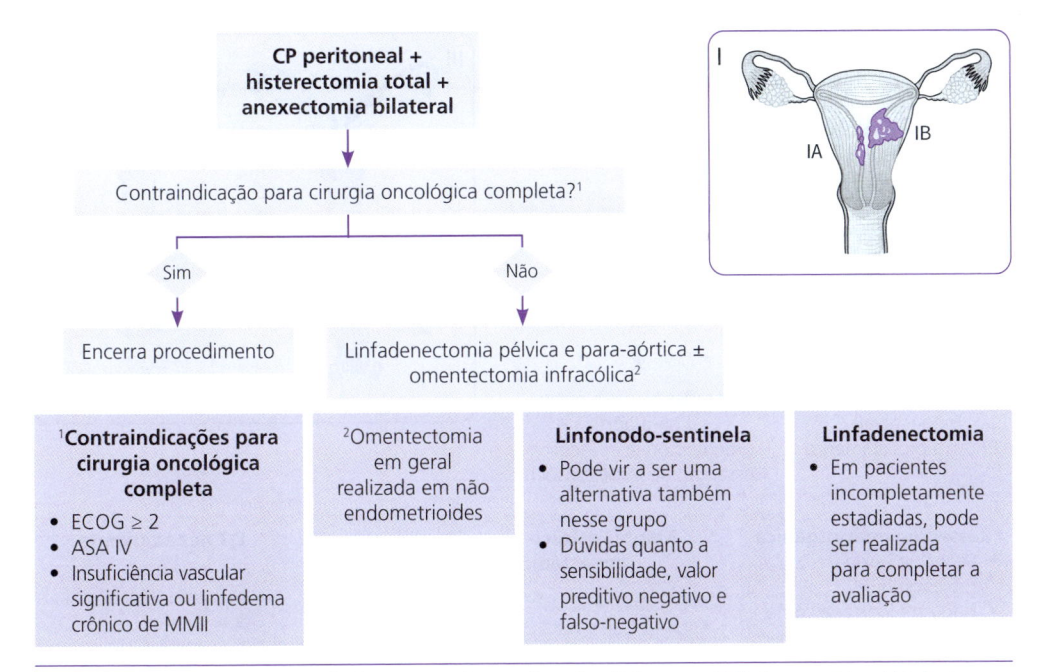

```
                CP peritoneal +
              histerectomia total +
              anexectomia bilateral
                        │
                        ▼
    Contraindicação para cirurgia oncológica completa?¹
              │                         │
             Sim                       Não
              ▼                         ▼
    Encerra procedimento    Linfadenectomia pélvica e para-aórtica ±
                               omentectomia infracólica²
```

¹Contraindicações para cirurgia oncológica completa	²Omentectomia em geral realizada em não endometrioides	Linfonodo-sentinela	Linfadenectomia
• ECOG ≥ 2 • ASA IV • Insuficiência vascular significativa ou linfedema crônico de MMII		• Pode vir a ser uma alternativa também nesse grupo • Dúvidas quanto a sensibilidade, valor preditivo negativo e falso-negativo	• Em pacientes incompletamente estadiadas, pode ser realizada para completar a avaliação

FIGURA 23.3 – Planejamento terapêutico para carcinoma de endométrio com estádio I presumido e histologia desfavorável (G3 ou tipo não endometrioide): incisão mediana para cirurgia oncológica completa.
ASA, American Society of Anesthesiologists; CP, citopatológico; ECOG, Eastern Cooperative Oncology Group; MMII, membros inferiores.

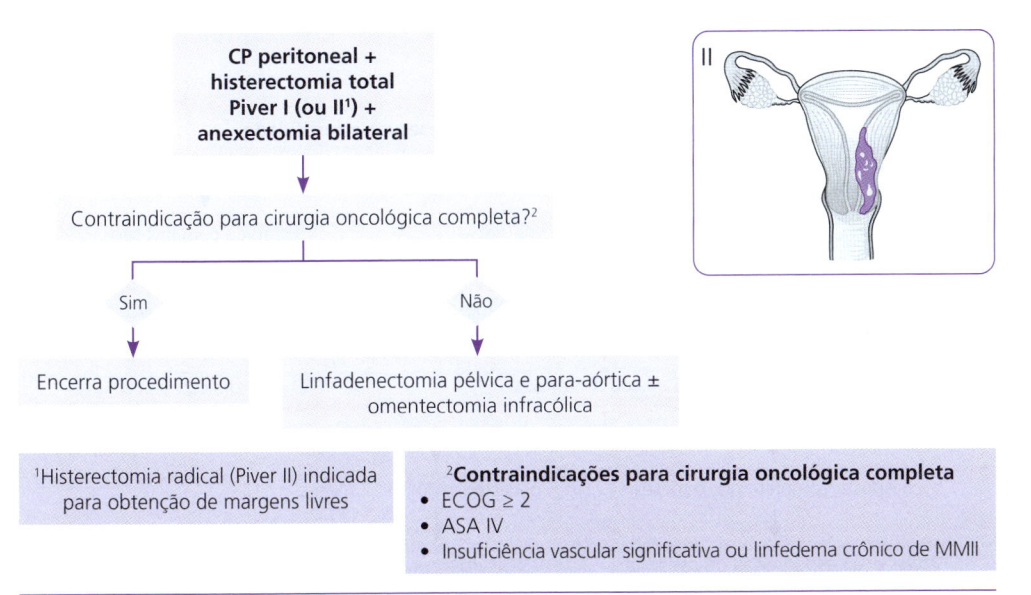

```
                 CP peritoneal +
                histerectomia total
                 Piver I (ou II¹) +
                anexectomia bilateral
                        │
                        ▼
    Contraindicação para cirurgia oncológica completa?²
              │                         │
             Sim                       Não
              ▼                         ▼
    Encerra procedimento    Linfadenectomia pélvica e para-aórtica ±
                               omentectomia infracólica
```

¹Histerectomia radical (Piver II) indicada para obtenção de margens livres	²**Contraindicações para cirurgia oncológica completa** • ECOG ≥ 2 • ASA IV • Insuficiência vascular significativa ou linfedema crônico de MMII

FIGURA 23.4 – Planejamento terapêutico para carcinoma de endométrio com estádio II presumido: incisão mediana para cirurgia oncológica completa.
ASA, American Society of Anesthesiologists; CP, citopatológico; ECOG, Eastern Cooperative Oncology Group; MMII, membros inferiores.

```
                    CP peritoneal +
                    histerectomia total
                    Piver I (ou II) +
                    anexectomia bilateral
                            ↓
    É possível cirurgia oncológica completa para citorredução
              ótima sem ressecção multiorgânica?[1]
                    ↓               ↓
                   Não              Sim
                    ↓               ↓
          (Paciente ou doença    Linfadenectomia pélvica
              inoperável)        ou para-aórtica ±
          Encerra procedimento   omentectomia infracólica +
                                 ressecção de lesões suspeitas
```

[1]Ressecção multiorgânica
- Se incluir bexiga/ retossigmoide
- Não está indicada como tratamento primário

Manter esforço para citorredução em estádios avançados
Exceções:
- Metástase a distância intraparenquimatosa ou linfonodal (tórax ou inguinal)
- Condição clínica ruim
- Doença de grande volume – considerar neoadjuvância

QT neoadjuvante
- Considerar se impressão anterior de doença muito extensa/ inoperável
- Cirurgia de intervalo

FIGURA 23.5 – Planejamento terapêutico para carcinoma de endométrio com estádio III ou IV presumido: incisão mediana para cirurgia oncológica completa.
CP, citopatológico; QT, quimioterapia.

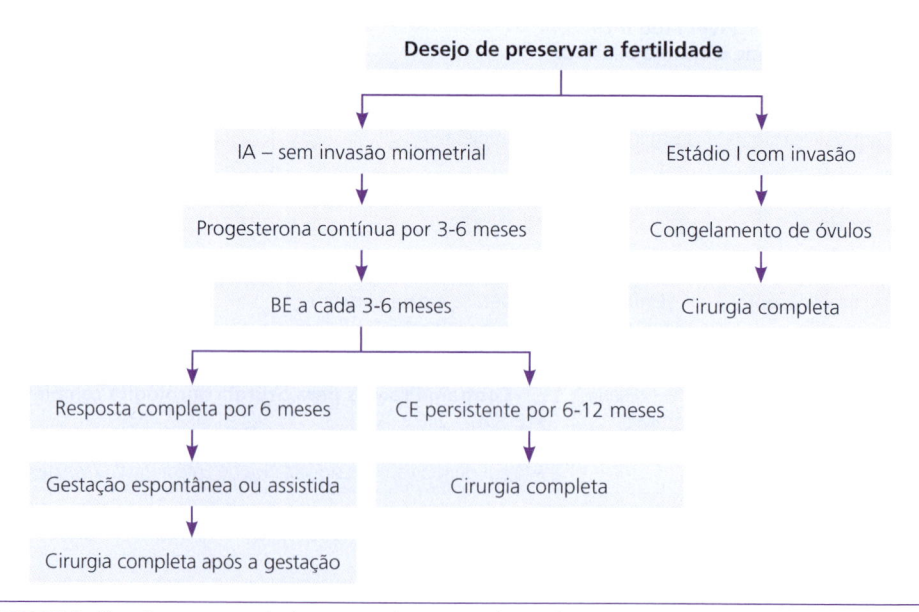

```
                    Desejo de preservar a fertilidade
                              ↓           ↓
              IA – sem invasão miometrial    Estádio I com invasão
                        ↓                         ↓
        Progesterona contínua por 3-6 meses   Congelamento de óvulos
                        ↓                         ↓
              BE a cada 3-6 meses             Cirurgia completa
                ↓               ↓
    Resposta completa por 6 meses    CE persistente por 6-12 meses
                ↓                         ↓
    Gestação espontânea ou assistida   Cirurgia completa
                ↓
    Cirurgia completa após a gestação
```

FIGURA 23.6 – Planejamento terapêutico para pacientes com desejo de preservação de fertilidade (possível apenas no tipo endometrioide G1).
BE, biópsia endometrial; CE, carcinoma de endométrio.

TRATAMENTO COMPLEMENTAR

A RDT é o tratamento complementar ou adjuvante mais utilizado. O objetivo é reduzir as taxas de recidiva local, promovendo a esterilização da doença microscópica na vagina e/ou na pelve. A decisão de irradiar leva em consideração principalmente as características histológicas do tumor, a infiltração miometrial e o estadiamento cirúrgico (Quadro 23.3).

De forma geral, pacientes com risco baixo de recidiva (histologia endometrioide com estádios IA G1/2 e IB G1) não têm indicação de tratamento complementar, podendo ser considerado em pacientes com idade ≥ 60 anos e/ou com presença de ILV.[30,49] Nos demais casos, a RDT costuma ser indicada e poderá ser utilizada sob a forma de RDT externa e/ou BQT.

Em pacientes que foram subestadiadas, ou seja, submetidas a uma cirurgia incompleta, sobretudo sem avaliação dos linfonodos retroperitoneais, pode ser necessária a realização de um reestadiamento antes da indicação de tratamento complementar, partindo de exames de imagem e podendo chegar a uma nova intervenção cirúrgica. Isso é particularmente verdadeiro em histologia desfavorável, estádio IB ou G3.

A QT adjuvante está indicada para pacientes com doença avançada (estádios III e IV), sendo o regime mais utilizado o de carboplatina com paclitaxel. Nesse cenário, existe aumento do tempo de sobrevida global e período livre de doença em comparação com pacientes que receberam somente RDT pós-operatória.[30,49] Atualmente, o tratamento combinado sequencial (cirurgia seguida de QT sistêmica, seguida de RDT) parece a melhor opção para o tratamento primário da doença avançada. A QT adjuvante também pode estar indicada em *TP53* mutado,[46] devendo ser considerada para tumores G3 em geral (especialmente a partir do estádio IB), histologias não endometrioides e citologia peritoneal positiva (em especial nos não endometrioides).

Novas abordagens têm sido desenvolvidas com base nos marcadores biomoleculares e na nova classificação. A imunoterapia com pembrolizumabe foi recentemente aprovada para uso no Brasil, nos casos de tumores avançados previamente tratados não candidatos a QT ou RDT; também pode ser usada com levantinibe naqueles com mutação no MMR/MSI.[57] O trastuzumabe pode ser associado em tumores serosos *HER2* positivos.[46]

TRATAMENTO DA RECIDIVA

O tratamento da recidiva tumoral depende da localização, do volume tumoral e das terapias anteriormente administradas. A recorrência na cúpula vaginal poderá ser excisada ou, então, pode-se realizar colpectomia parcial. Em lesões grandes, para a obtenção de margens cirúrgicas livres, pode ser necessária exenteração pélvica anterior e/ou posterior. A RDT em pacientes não irradiadas costuma ser o tratamento de escolha.[49] Para pacientes com RDT externa prévia, pode ser recomendada exenteração pélvica, hormonoterapia ou QT. Na impossibilidade de ressecabilidade cirúrgica ou RDT, deve ser considerado tratamento com progestógenos (hormonoterapia) ou QT.

O manejo da doença sistêmica é considerado paliativo. Para pacientes assintomáticas ou com doença metastática de baixo grau, a hormonoterapia com progestógenos tem boa resposta, principalmente em pacientes com receptores de estrogênio e progesterona positivos e tumores bem diferenciados. Nenhum medicamento, dose ou esquema terapêutico tem se mostrado superior, independentemente da via:

Quadro 23.3 – Peça cirúrgica – dados que o patologista precisa informar

1. Tipo histológico
2. Grau histológico (se aplicável)
3. Tamanho do tumor primário
4. ILV
5. IHQ na peça uterina, se disponível (*TP53*, sistema MMR, receptores hormonais, etc.)
6. Dados do estadiamento cirúrgico (inclui profundidade de invasão miometrial)
7. *Ultrastaging*, se LnS

IHQ, imuno-histoquímica; ILV, invasão linfovascular; LnS, linfonodo-sentinela; MMR, reparo das bases malpareadas (*mismatch repair*).

- Acetato de medroxiprogesterona 400 mg/semana IM.
- Acetato de megestrol 160 mg/dia VO.

A ressecção cirúrgica de metástase isolada, principalmente pulmonar, pode ser considerada. Para pacientes sintomáticas com lesões G2 a G3 e metástases disseminadas de grande volume, o uso de QT sistêmica é recomendado para o alívio de sintomas.

SEGUIMENTO

A vigilância periódica é realizada com o objetivo de detectar a recorrência e oferecer o tratamento com impacto na sobrevida. Não há, no entanto, estudos prospectivos avaliando a efetividade desse controle. A taxa de recorrência para a doença endometrial nos estádios I e II é baixa, aproximadamente 15%, e 50 a 70% das pacientes apresentarão sintomas. A maioria surge nos dois primeiros anos após o tratamento primário. Em razão disso, o custo-benefício da vigilância periódica de pacientes assintomáticas parece não se justificar. O que parece bastante importante é oferecer informações sobre sintomas de recorrência e encorajá-las a relatá-los, como sangramento (vaginal, urinário ou retal), perda de peso, anorexia, dor abdominal e/ou pélvica, tosse, falta de ar, entre outros. Pacientes com doença avançada (estádio III ou IV) apresentam taxas de recorrência mais alta, cerca de 35 a 50%.

A Tabela 23.1 sintetiza o protocolo de vigilância do seguimento ambulatorial das pacientes tratadas no Ambulatório de Ginecologia Oncológica do HCPA. Em caso de suspeita ou confirmação de recidiva, exclui-se a paciente desse esquema de seguimento, individualizando-se o tratamento.

Carcinossarcoma

O carcinossarcoma, previamente conhecido como tumor mülleriano misto maligno (TMMM), é uma neoplasia bifásica, com dois componentes celulares: epitelial e mesodérmico, ambos malignos. Antes classificado como sarcoma uterino, hoje é considerado um carcinoma metaplásico, isto é, um adenocarcinoma de endométrio com áreas de metaplasia sarcomatosa, sendo estadiado de maneira semelhante. O componente carcinomatoso pode ser endometrioide ou não endometrioide (seroso, células claras, indiferenciado). O componente sarcomatoso pode ser homólogo ou heterólogo. É o componente epitelial que apresenta maior influência na sobrevida dessas pacientes.

Os carcinossarcomas são tumores raros extremamente agressivos. Considerados tumores tipo II na divisão clássica, os carcinossarcomas estão inclusos em sua maioria no subtipo com TP53 mutado (90%) na nova classificação molecular.[41]

O carcinossarcoma acomete mulheres com idade média de 60 anos, mais comum em negras. Apresenta-se clinicamente com sangramento pós-menopáusico. Muitas vezes, observa-se a presença de lesões polipoides grandes intrauterinas, podendo seu diagnóstico ser realizado por BE. Quanto à disseminação, existe um comprometimento linfonodal em 14 a 38% dos casos, e a disseminação peritoneal é frequente.[58,59]

O tratamento compreende histerectomia, anexectomia bilateral e cirurgia de estadiamento completa como preconizado para CE. Muitas vezes, a cirurgia de citorredução tumoral será necessária. O tratamento complementar combinado (QT sistêmica seguida de RDT) está indicado mesmo em estádios iniciais.[49]

⚠ A taxa de recorrência do carcinossarcoma é de aproximadamente 50% considerando-se todos os estádios. O pulmão é o sítio de recorrência hematogênica mais comum, sendo a taxa de sobrevida em 5 anos nesses casos de 5%.

Sarcomas uterinos

Os sarcomas uterinos são tumores raros, compreendendo 1% de todas as neoplasias malignas ginecológicas e 3 a 7% dos cânceres uterinos.[60] Normalmente, originam-se de elementos mesodérmicos homólogos (tecidos próprios ao útero), tais como miométrio, estroma endometrial e tecido conectivo situado entre as fibras musculares. Raras vezes, são heterólogos (não próprios ao útero), originando-se de tecido gorduroso (lipossarcoma) ou músculo estriado (rabdomiossarcoma), por exemplo. Por vezes, elementos epi-

Tabela 23.1 – Protocolo de vigilância ambulatorial no carcinoma de endométrio da equipe de ginecologia oncológica do HCPA

ANO	RETORNOS	ANAMNESE + EXAME FÍSICO	CP[1]	TC DE ABDOME TOTAL[2]	RADIOGRAFIA DE TÓRAX	CA-125[3]	EXAMES LABORATORIAIS (CREATININA)[4]
1º	3/3 ou 4/4 meses[5]	Todo retorno	Anual	12º mês (alto risco)	Anual	Anual	Anuais
2º	4/4 ou 6/6 meses[5]	Todo retorno	Anual	24º mês (alto risco)	Anual	Anual	Anuais
3º	6/6 meses	Todo retorno	Anual	–	Anual	Anual	Anuais
4º	6/6 meses	Todo retorno	Anual	–	Anual	Anual	Anuais
5º	6/6 meses	Todo retorno	Anual	–	Anual	Anual	Anuais
6º em diante	Alta ou 12/12 meses	Revisão final	Alta ambulatorial + relatório de contrarreferência. Segue para atendimento no local de origem. Considerar retorno anual para alto risco (10 anos) ou pacientes muito jovens.				

[1] Não coletar CP de fundo de saco vaginal até 90 dias da última aplicação de RDT.
[2] Além da TC anual nos dois primeiros anos nos casos de alto risco, solicita-se TC, RM ou outro exame de imagem específico para a investigação focada de sintomas suspeitos.
[3] A opção é pelo CA-125 anual, pois pode auxiliar a monitorar recorrência, devendo ser incluído sempre que o seu valor pré-operatório tenha se mostrado alterado.
[4] Solicitar creatinina (pelo menos inicialmente) se no tratamento houve manipulação ureteral ou RDT pélvica. Considerar outros exames laboratoriais de acordo com cada caso.
[5] Considerar consultas mais frequentes para alto risco, principalmente nos dois primeiros anos.
CP, citopatológico; RDT, radioterapia; RM, ressonância magnética; TC, tomografia computadorizada.

teliais benignos estão associados aos mesodérmicos malignos (adenossarcomas).

Do ponto de vista prático, pode-se agrupá-los como se segue:

- Tumores do músculo liso:
  - Leiomiossarcoma:
    – Variante epitelioide.
    – Variante mixoide.
- Tumores do estroma endometrial:
  - Sarcoma do estroma endometrial de baixo grau.
  - Sarcoma do estroma endometrial de alto grau.
  - Sarcoma indiferenciado.
- Tumores mistos mesenquimais e epiteliais:
  - Adenossarcoma.
- Outros tumores:
  - Sarcomas heterólogos (rabdomiossarcoma, osteossarcoma, lipossarcoma).

Embora tenham, em geral, um comportamento agressivo, a sua baixa incidência e diversidade de comportamento e histologia contribuem para que não haja um consenso sobre o seu tratamento. Cada tipo específico necessita de um tratamento individualizado de acordo com o seu comportamento clínico-patológico.

EPIDEMIOLOGIA E QUADRO CLÍNICO

LEIOMIOSSARCOMAS

Representam cerca de 60% dos casos de sarcomas uterinos. Originam-se do músculo uterino. A transformação maligna em miomas preexistentes é rara (0,7-1,7%).

Os leiomiossarcomas acometem mulheres com idade entre 45 e 55 anos, e as mulheres negras têm RR 2,0.[60] O quadro clínico mais frequente é caracterizado por dor em baixo-ventre (22%), massa pélvica (54%) e sangramento vaginal (56%). Ao exame físico, é impossível distinguir entre lesões miomatosas ou de sarcoma. Devido à sua origem miometrial, o material endometrial obtido por curetagem uterina consegue diagnosticar apenas 15% dos casos. Portanto, o diagnóstico costuma ser feito somente após a cirurgia, pela leitura do AP da peça uterina.

O exame de congelação não é útil para diferenciar o leiomiossarcoma do leiomioma uterino. O morcelamento do leiomiossarcoma não deve ser realizado, pois tem impacto na sobrevida.[49]

As taxas de cura variam de 20 a 60%, dependendo do sucesso da ressecção e da presença de fatores de bom prognóstico – origem em mioma uterino preexistente, estado pré-menopáusico, baixa contagem de mitoses, margens livres, ausência de necrose, tamanho tumoral pequeno (em geral menor que 5 cm). As taxas de recorrência são altas e, normalmente, caracterizam-se por metástases a distância.

SARCOMAS DO ESTROMA ENDOMETRIAL

Os sarcomas do estroma endometrial (SEE) representam 20% dos sarcomas uterinos. São lesões constituídas por agrupamento de células semelhantes ao estroma endometrial em fase proliferativa. Apresentam achados heterogêneos em relação a morfologia e marcadores genéticos. A partir de 2014, a OMS reconheceu a subdivisão dos SEEs em lesões de baixo e alto graus com base em histopatologia, perfil molecular, comportamento clínico e prognóstico.[12]

As lesões de baixo grau caracterizam-se por baixo índice proliferativo, com menos de 10 mitoses por 10 campos de grande aumento, e atipias leves. Esses tumores apresentam positividade para receptores de estrogênio e progesterona.[49] Acometem mulheres na pré-menopausa, mas podem atingir mulheres entre 20 e 80 anos. O quadro clínico caracteriza-se pela presença de sangramento uterino e dor. Embora esses tumores possam ser intramurais (originados de focos de adenomiose), a grande maioria envolve o endométrio, e a curetagem uterina pode oferecer o diagnóstico.

O SEE de baixo grau tende a ser menos agressivo que outros sarcomas uterinos. As recorrências podem ser tardias (entre 3-10 anos). Em geral, localiza-se na pelve, mas pode envolver pulmão e abdome. O estadiamento inicial é o melhor fator prognóstico para esse tipo de tumor. Tumores em estádio I apresentam taxas de cura de 90%.

⚠ O SEE de alto grau exibe marcada atipia nuclear, com padrão mais destrutivo que o anterior na invasão miometrial, necrose e ILV, apresentando índice proliferativo geralmente com mais de 10 mitoses por 10 campos de grande aumento. Não expressa receptores hormonais. Apresenta recorrência mais frequente e mortalidade muito mais elevada.[12]

Cirurgia, bloqueio hormonal e RDT são estratégias terapêuticas muitas vezes utilizadas para os tumores de baixo grau. A QT pode ser uma opção para o SEE de alto grau.

SARCOMA INDIFERENCIADO

O sarcoma indiferenciado (SI) representa menos de 5% dos sarcomas uterinos. Também se caracteriza pela presença de marcada atipia celular, alta atividade mitótica e invasão extensa destrutiva do miométrio, perdendo qualquer característica de estroma endometrial normal e frequentemente exibindo áreas proeminentes de hemorragia e necrose.[12] Também não expressa receptores hormonais.

Em geral, o sarcoma indiferenciado acomete mulheres na pós-menopausa, e o quadro clínico caracteriza-se por dor pélvica ou abdominal e sangramento vaginal. Apresenta péssimo prognóstico e a maioria das pacientes morre nos dois primeiros anos a partir do diagnóstico. A ausência de invasão vascular é o único fator prognóstico favorável, com taxas de sobrevida de 80%, em oposição a 17% na sua presença.[49]

ADENOSSARCOMA

Representa 25% dos sarcomas uterinos. Caracteriza-se por elemento epitelial benigno, eventualmente com atipias glandulares leves e elemento mesenquimal maligno. Em geral, o tumor mesenquimal é o SEE com atipias leves a moderadas. Em 15% dos casos, há uma combinação com elementos heterólogos (geralmente, o rabdomiossarcoma, mas também tumores de cartilagem, gordura e outros elementos).

Acomete mulheres com idade média de 60 anos, e o quadro clínico inclui SUA, dor pélvica e tumoração na cavidade uterina. Algumas pacientes terão história de uso de tamoxifeno ou RDT pélvica.[12] A cavidade uterina costuma ser preenchida por grande massa polipoide com hemorragia e necrose. Essa lesão pode se projetar através do orifício cervical.

A recorrência da doença é normalmente restrita a vagina, pelve ou abdome, ocorrendo em cerca de 20% dos casos. Tem relação direta com a infiltração miometrial profunda e com o grau de pleomorfismo do componente mesenquimal.[12] Pode ser tardia, exigindo um tempo maior de seguimento. As metástases a distância ocorrem em 5% dos casos.

ESTADIAMENTO

O estadiamento dos sarcomas uterinos é cirúrgico. Em 2009, a Figo apresentou um sistema de estadiamento próprio para os sarcomas, permitindo a avaliação da extensão da doença para além do seu sítio primário.[61] O novo sistema leva em consideração os tipos histológicos e os comportamentos, com diferenças apenas para o estádio I, como pode ser visto no **Quadro 23.4**.

TRATAMENTO

CIRÚRGICO

O tratamento cirúrgico é a principal abordagem dos sarcomas uterinos, com histerectomia total e anexectomia bilateral. Em geral, a linfadenectomia de rotina não é mais preconizada, estando indicada apenas a citorredução a partir de exames de imagem prévios ou achados do transoperatório.[49,62] No entanto, existem controvérsias quanto à extensão do procedimento, necessidade de linfadenectomia, conservação dos ovários em pacientes jovens e adjuvância com RDT, QT ou hormonoterapia. O tratamento deverá ser selecionado de acordo com o tipo histológico, o estadiamento e a idade da paciente. Em sarcomas inoperáveis, opções incluem RDT externa com (ou sem) BQT e/ou QT sistêmica.[58]

TRATAMENTO DOS LEIOMIOSSARCOMAS

A histerectomia total com salpingo-ooforectomia bilateral é a cirurgia de escolha. No entanto, em pacientes jovens, existe a possibilidade da preservação ovariana, pois parece não haver diferença nas taxas de sobrevida e recorrência para

> **Quadro 23.4 – Sistema de estadiamento dos sarcomas uterinos, de acordo com a Figo (2009)**
>
> **ESTÁDIO I**
>
> Tumor limitado ao útero
> - **Leiomiossarcomas/SEE**
>   A – Maior diâmetro até 5 cm
>   B – Diâmetro superior a 5 cm
> - **Adenossarcomas**
>   A – Limitado ao endométrio/endocérvice sem invasão miometrial
>   B – Invasão miometrial menor ou igual a 50%
>   C – Invasão miometrial maior que 50%
>
> **ESTÁDIO II**
>
> Tumor com extensão à pelve
> A – Acometimento dos anexos
> B – Acometimento do tecido pélvico extrauterino
>
> **ESTÁDIO III**
>
> Tumor que invade tecidos abdominais
> A – Um sítio de acometimento
> B – Dois ou mais sítios
> C – Metástase para os linfonodos pélvicos e/ou para-aórticos
>
> **ESTÁDIO IV**
>
> Tumor que invade órgãos vizinhos ou metástase a distância
> A – Invasão de bexiga e/ou reto
> B – Metástase a distância
>
> Figo, Federação Internacional de Ginecologia e Obstetrícia; SEE, sarcoma do estroma endometrial.
> **Fonte:** Prat.[61]

essas pacientes. A linfadenectomia não é necessária, devido ao baixo risco de propagação linfática. Em doenças mais avançadas, quando possível, deve-se fazer a citorredução adequada (retirar toda a doença macroscópica). O papel da RDT adjuvante é controverso: parece não haver benefício nos tumores de estádio I quando houver retirada cirúrgica completa do tumor, embora deva ser considerada nos casos de doença residual após a cirurgia visando ao controle local. A QT adjuvante pode ser utilizada nos estádios II a IVA completamente ressecados.[49] Apesar da baixa taxa de resposta, é utilizada no contexto de doença metastática ou incompletamente ressecada.

TRATAMENTO DO SARCOMA DO ESTROMA ENDOMETRIAL

A cirurgia indicada para as lesões de baixo grau é a histerectomia total com anexectomia bilateral, pois são estrogênio-dependentes e as metástases em ovários são mais frequentes.[58] A citorredução e as ressecções de metástases têm bastante valor nesse tipo de tumor, pois são indolentes e com tendência a recidivas tardias. A adjuvância hormonal (acetato de medroxiprogesterona, megestrol, inibidores da aromatase e análogos do hormônio liberador de gonadotrofina [GnRH, *gonadotropin-releasing hormone*]) traz benefícios para os estádios II a IV, quando também se utiliza a RDT.[49] A hormonoterapia adjuvante pode ser uma opção no estádio I, mas a tendência é a observação.

Nos SEEs de alto grau, também está indicada a histerectomia total com anexectomia bilateral, além de citorredução, quando necessária e possível. Podem ser indicadas RDT e QT adjuvantes a partir de estádio II, mesmo com os SEEs completamente ressecados.

TRATAMENTO DO SARCOMA INDIFERENCIADO

O prognóstico é adverso, com sobrevida inferior a 2 anos. O tratamento é cirúrgico. A RDT e/ou a QT deverão ser consideradas como tratamento adjuvante para estádios II a IV.

TRATAMENTO DO ADENOSSARCOMA

É uma doença de baixo potencial de malignidade. O tratamento-padrão consiste em histerectomia total com salpingo-ooforectomia bilateral. Hormonoterapia e RDT adjuvantes podem ser consideradas.

REFERÊNCIAS

1. Chandra V, Kim JJ, Benbrook DM, Dwivedi A, Rai R. Therapeutic options for management of endometrial hyperplasia. J Gynecol Oncol. 2016;27(1):e8.

2. Emons G, Beckmann MW, Schmidt D, Mallmann P, Uterus commission of the Gynecological Oncology Working Group. New WHO Classification of Endometrial Hyperplasias. Geburtshilfe Frauenheilkd. 2015;75(2):135-6.

3. Lacey JV Jr, Sherman ME, Rush BB, Ronnett BM, Ioffe OB, Duggan MA, et al. Absolute risk of endometrial carcinoma during 20-year follow-up among women with endometrial hyperplasia. J Clin Oncol. 2010;28(5):788-92.

4. Trimble CL, Kauderer J, Zaino R, Silverberg S, Lim PC, Burke JJ 2nd, et al. Concurrent endometrial carcinoma in women with a biopsy diagnosis of atypical endometrial hyperplasia: a Gynecologic Oncology Group study. Cancer. 2006;106(4):812-9.

5. Doherty MT, Sanni OB, Coleman HG, Cardwell CR, McCluggage WG, Quinn D, et al. Concurrent and future risk of endometrial cancer in women with endometrial hyperplasia: a systematic review and meta-analysis. PloS one. 2020;15(4):e0232231.

6. Kurman RJ, Kominsky PNH. The behavior of endometrial hyperplasia. a long-term study of "untreated" hyperplasia in 170 patients. Cancer. 1985;56(2):403-12.

7. Royal College of Gynaecologists and British Society for Gynaecological Endoscopy Joint Guideline (RCOG/BSGE). Green-top guideline n° 67: management of endometrial hyperplasia [Internet]. London: RCOG; 2016 [capturado em 22 ago. 2022]. Disponível em: https://www.rcog.org.uk/globalassets/documents/guidelines/green-top-guidelines/gtg_67_endometrial_hyperplasia.pdf.

8. Sung H, Ferlay J, Siegel RL, Laversanne M, Soerjomataram I, Jemal A, et al. Global cancer statistics 2020: GLOBOCAN estimates of incidence and mortality worldwide for 36 cancers in 185 countries. CA A Cancer J Clin. 2021;71(3):209-49.

9. National Cancer Institute: Surveillance, Epidemiology, and End Results Program (SEER). Cancer stat facts: uterine cancer [Internet]. Bethesda: NCI, 2022 [capturado em 6 abr. 2022]. Disponível em: https://seer.cancer.gov/statfacts/html/corp.html.

10. Constantine GD, Kessler G, Graham S, Goldstein SR. Increased incidence of endometrial cancer following the women's health initiative: an assessment of risk factors. J Womens Health (Larchmt). 2019;28(2):237-43.

11. Instituto Nacional de Câncer. Câncer do corpo do útero [Internet]. Rio de Janeiro: INCA; 2022 [capturado em 6 abr. 2022]. Disponível em: https://www.inca.gov.br/tipos-de-cancer/cancer-do-corpo-do-utero.

12. World Health Organization. WHO classification of tumours editorial board. female genital tumours. 5th ed. Lyon: IARC; 2020. v. 4.

13. Bokhman JV. Two pathogenetic types of endometrial carcinoma. Gynecol Oncol. 1983;15(1):10-7.

14. Calle EE, Rodriguez C, Walker-Thurmond K, Thun MJ. Overweight, obesity, and mortality from cancer in a prospectively studied cohort of U.S. adults. N Engl J Med. 2003;348(17):1625-38.

15. Zeleniuch-Jacquotte A, Akhmedkhanov A, Kato I, Koenig KL, Shore RE, Kim MY, et al. Postmenopausal endogenous oestrogens and risk of endometrial cancer: results of a prospective study. Br J Cancer. 2001;84(7):975-81.

16. Boruta DM 2nd, Gehrig PA, Fader AN, Olawaiye AB. Management of women with uterine papillary serous cancer: a Society of Gynecologic Oncology (SGO) review. Gynecol Oncol. 2009;115(1):142-53.

17. Beral V, Bull D, Reeves G, Million Women Study Collaborators. Endometrial cancer and hormone-replacement therapy in the Million Women Study. Lancet. 2005;365(9470):1543-51.

18. Amant F, Moerman P, Neven P, Timmerman D, Van Limbergen E, Vergote I. Endometrial cancer. Lancet. 2005;366(9484):491-505.

19. Setiawan VW, Yang HP, Pike MC, McCann SE, Yu H, Xiang YB, et al. Type I and II endometrial cancers: have they different risk factors? J Clin Oncol. 2013;31(20):2607-18.

20. Mourits MJ, De Vries EG, Willemse PH, Ten Hoor KA, Hollema H, Van der Zee AG. Tamoxifen treatment and gynecologic side effects: a review. Obstet Gynecol. 2001;97(5 Pt 2):855-66.

21. Bergman L, Beelen ML, Gallee MP, Hollema H, Benraadt J, van Leeuwen FE. Risk and prognosis of endometrial cancer after tamoxifen for breast cancer. Comprehensive Cancer Centres' ALERT Group. Assessment of Liver and Endometrial cancer Risk following Tamoxifen. Lancet. 2000;356(9233):881-7.

22. Randall LM, Porthuri B. The genetic prediction of risk for gynecologic cancers. Gynecol Oncol. 2016;141(1):10-6.

23. Bonadona V, Bonaïti B, Olschwang S, Grandjouan S, Huiart L, Longy M, et al. Cancer risks associated with germline mutations in MLH1, MSH2, and MSH6 genes in Lynch syndrome. JAMA. 2011;305(22):2304-10.

24. Bjørge T, Engeland A, Tretli S, Weiderpass E. Body size in relation to cancer of the uterine corpus in 1 million Norwegian women. Int J Cancer. 2007;120(2):378-83.

25. Timmermans A, Opmeer BC, Khan KS, Bachmann LM, Epstein E, Clark TJ, et al. Endometrial thickness measument for detecting endometrial cancer in women with postmenopausal bleeding: a systematic review and meta-analysis. Obstet Gynecol 2010;116(1):160-7.

26. Clark TJ, Mann CH, Shah N, Khan KS, Song F, Gupta JK. Accuracy of outpatient endometrial biopsy in the diagnosis of endometrial cancer: a systematic quantitative review. BJOG. 2002;109(3):313-21.

27. Desai VB, Wright JD, Gross CP, Lin H, Boscoe FP, Hutchison LM, et al. Prevalence, characteristics, and risk factors of occult uterine cancer in presumed benign hysterectomy. Am J Obstet Gynecol. 2019;221(1):39.e1-14.

28. American College of Obstetricians and Gynecologists. ACOG practice bulletin no. 147: lynch syndrome. Obstet Gynecol. 2014;124(5):1042-54.

29. National Comprehensive Cancer Network. Genetic/familial high-risk assessment: colorectal. Plymouth: NCCN; 2021. Disponível em: https://www.nccn.org/professionals/physician_gls/pdf/genetics_colon.pdf.

30. Colombo N, Creutzberg C, Amant F, Bosse T, González-Martín A, ESMO-ESGO-ESTRO Endometrial Consensus Conference Working Group, et al. ESMO-ESGO-ESTRO Consensus Conference on Endometrial Cancer: diagnosis, treatment and follow-up. Ann Oncol. 2016;27(1):16-41.

31. Crosbie EJ, Ryan NAJ, Arends MJ, Bosse T, Burn J, Manchester International Consensus Group, et al. The Manchester International Consensus Group recommendations for the management of gynecological cancers in Lynch syndrome. Genet Med. 2019;21(10):2390-2400.

32. Appel M, Garcia TS, Kliemann LM, Magno V, Mônego H, Wender MC. Adenocarcinoma de endométrio: Epidemiologia, tratamento e sobrevida de pacientes atendidas no Hospital de Clínicas de Porto Alegre. Clin Biomed Res. 2015;35(1):27-34.

33. Mundt AJ, Waggoner S, Yamada D, Rotmensch J, Connell PP. Age as a prognostic factor for recurrence in patients with endometrial carcinoma. Gynecol Oncol. 2000;79(1):79-85.
34. Maxwell GL, Tian C, Risinger J, Brown CL, Rose GS, Gynecologic Oncology Group study, et al. Racial disparity in survival among patients with advanced/recurrent endometrial adenocarcinoma: a Gynecologic Oncology Group study. Cancer. 2006;107(9):2197-205.
35. Creasman WT, Morrow CP, Bundy BN, Homesley HD, Graham JE, Heller PB. Surgical pathologic spread patterns of endometrial cancer: a Gynecologic Oncology Group Study. Cancer. 1987;60(8 Suppl):2035-41.
36. Bosse T, Peters EE, Creutzberg CL, Jürgenliemk-Schulz IM, Jobsen JJ, Mens JW, et al. Substantial lymph-vascular space invasion (LVSI) is a significant risk factor for recurrence in endometrial cancer: a pooled analysis of PORTEC 1 and 2 trials. Eur J Cancer. 2015;51(13):1742-50.
37. Lewin SN, Herzog TJ, Barrena Medel NI, Deutsch I, Burke WM, Sun X, et al. Comparative performance of the 2009 international Federation of gynecology and obstetrics' staging system for uterine corpus cancer. Obstet Gynecol. 2010;116(5):1141-9.
38. Sebastianelli A, Renaud MC, Gregoire J, Roy M, Plante M. Preoperative CA 125 tumour marker in endometrial cancer: correlation with advanced stage disease. J Obstet Gynaecol Can. 2010;32(9):856-60.
39. Gupta D, Gunter MJ, Yang K, Lee S, Zuckerwise L, Chen LM, et al. Performance of serum CA125 as a prognostic biomarker in patients with uterine papillary serous carcinoma. Int J Gynecol Cancer. 2011;21(3):529-34.
40. Ünsal M, Kimyon Comert G, Karalok A, Basaran D, Turkmen O, Boyraz G, et al. The preoperative serum CA125 can predict the lymph node metastasis in endometrioid-type endometrial cancer. Ginekol Pol. 2018;89(11):599-606.
41. Levine D, The Cancer Genome Atlas Research Network (TCGA). Integrated genomic characterization of endometrial carcinoma. Nature. 2013;497(7447):67-73.
42. Talhouk A, McConechy MK, Leung S, Yang W, Lum A, Senz J, et al. Confirmation of ProMisE: A simple, genomics-based clinical classifier for endometrial cancer. Cancer. 2017;123(5):802-13.
43. León-Castillo A, Gilvazquez E, Nout R, Smit VT, McAlpine JN, McConechy M, et al. Clinicopathological and molecular characterization of 'multiple-classifier' endometrial carcinomas. J Pathol. 2020;250(3):312-22.
44. De Boer SM, Powell ME, Mileshkin L, Katsaros D, Bessette P, PORTEC Study Group, et al. Adjuvant chemoradiotherapy versus radiotherapy alone for women with high-risk endometrial cancer (PORTEC-3): final results of an international, open-label, multicentre, randomised, phase 3 trial. Lancet Oncol. 2018;19(3):295-309.
45. Creutzberg CL, Leon-Castillo A, De Boer SM, Powell ME, Mileshkin LR, Mackay HJ, et al. Molecular classification of the PORTEC-3 trial for high-risk endometrial cancer: Impact on adjuvant therapy. Ann Oncol. 2019;30(Suppl 5):V899-V900.
46. Hamilton CA, Pothuri B, Arend RC, Backes FJ, Gehrig PA, Soliman PT, et al. Endometrial cancer: A society of gynecologic oncology evidence-based review and recommendations. Gynecol Oncol. 2021;160(3):817-26.
47. Mariani A, Keeney GL, Aletti G, Webb MJ, Haddock MG, Podratz KC. Endometrial carcinoma: paraortic dissemination. Gynecol Oncol. 2004;92(3):833-8.
48. Mutch DG. The new FIGO staging system for cancers of the vulva, cervix, endometrium and sarcomas. Gynecol Oncol. 2009;115(3):325-8.
49. National Comprehensive Cancer Network. Uterine neoplasms [Internet]. Plymouth: NCCN; 2022 [capturado em 6 fev. 2022]. Disponível em: https://www.nccn.org/professionals/physician_gls/pdf/uterine.pdf.
50. ASTEC study group, Kitchener H, Swart AM, Qian Q, Amos C, Parmar MK. Efficacy of systematic pelvic lymphadenectomy in endometrial cancer (MRC ASTEC trial): a randomized study. Lancet. 2009;373(9658):125-36.
51. Panici PB, Basile S, Maneschi F, Alberto Lissoni A, Signorelli M, Scambia G, et al. Systematic pelvic lymphadenectomy vs. no lymphadenectomy in early-stage endometrial carcinoma: randomized clinical trial. J Natl Cancer Inst. 2008;100(23):1707-16.
52. Mariani A, Webb MJ, Keeney GL, MG Haddock MG, Calori G, Podratz KC. Low-risk corpus cancer: is lymphadenectomy or radiotherapy necessary? Am J Obstet Gynecol. 2000;182(6):1506-19.
53. Garcia TS, Appel M, Rivero R, Kliemann L, Wender MC. Agreement between preoperative endometrial sampling and surgical specimen findings in endometrial carcinoma. Int J Gynecol Cancer. 2017;27(3):473-8.
54. Gunderson CC, Fader AN, Carson KA, Bristow RE. Oncologic and reproductive outcomes with progestin therapy in women with endometrial hyperplasia and grade 1 adenocarcinoma: a systematic review. Gynecol Oncol. 2012;125(2):477-82.
55. Koskas M, Bendifallah S, Luton D, Daraï E, Rouzier R. Safety of uterine and/or ovarian preservation in young women with grade 1 intramucous endometrial adenocarcinoma: a comparison of survival according to the extent of surgery. Fertil Steril. 2012;98(5):1229-35.
56. Hospital de Amor de Barretos. Protocolo institucional sobre câncer de endométrio. São Paulo: HA; 2021.
57. Makker V, Rasco D, Vogelzang NJ, Brose MS, Cohn AL, Mier J, et al. Lenvatinib plus pembrolizumab in patients with advanced endometrial cancer: an interim analysis of a multicentre, open-label, single-arm, phase 2 trial, Lancet Oncol. 2019;20(5):711-8.
58. Reed NS. The management of uterine sarcomas. Clin Oncol. 2008;20(6):470-8.
59. Vorgias G, Fostiou S. The role of lymphadenectomy in uterine carcinosarcomas (malignant mixed mullerians tumours): a critical literature review. Arch Gynecol Obstet. 2010;282(6):659-64.
60. Tropé CG, Abeler VM, Kristensen GB. Diagnosis and treatment of sarcoma of the uterus. A review. Acta Oncol. 2012;51(6):694-705.
61. Prat J. Figo staging for uterine sarcomas. Int J Gynaecol Obstet. 2009;104(3):177-8.
62. Dos Santos LA, Garg K, Diaz JP, Soslow RA, Hensley ML, Alektiar KM, et al. Incidence of lymph node and adnexal metastasis in endometrial stromal sarcoma. Gynecol Oncol. 2011;121(2):319-22.

NEOPLASIAS DE VULVA E DE VAGINA

MÁRCIA L. M. APPEL
SUZANA ARENHART PESSINI
VALENTINO MAGNO
TIAGO SELBACH GARCIA

Neoplasia de vulva

A neoplasia maligna da vulva é uma doença rara, representando aproximadamente 4% das doenças malignas que acometem o trato genital feminino. A taxa anual de novos casos é de 2,6% e, segundo dados mundiais do GLOBOCAN, em 2020, ocorreram 45.240 novos casos e 17.427 mortes atribuídas à doença (taxa de mortalidade global de aproximadamente 38%).[1]

Apesar de ser uma doença típica de pacientes na pós-menopausa, com pico de incidência aos 68 anos, um número expressivo de casos tem ocorrido em mulheres mais jovens. A relação de causa-efeito entre a infecção persistente pelo papilomavírus humano (HPV, *human papillomavirus*) e o carcinoma escamoso de vulva pode explicar esse fato, supostamente responsável pelo recente aumento mundial da incidência desse câncer (cerca de 0,6% ao ano nos últimos 10 anos).[2,3] Ainda assim, somente 15 a 25% dos tumores de vulva são relacionados com o HPV.[4]

PATOGÊNESE E FATORES DE RISCO

A patogênese do carcinoma de células escamosas (CCE), tipo histológico mais frequente, pode ocorrer por duas diferentes vias. A primeira, relacionada com o HPV de alto risco e a lesão intraepitelial de alto grau (LIEAG), tende a ser multifocal, com predominância em mulheres jovens e, relativamente, menor risco de progressão para CCE invasivo (taxa de progressão menor que 5%). A segunda manifesta-se como neoplasia intraepitelial vulvar diferenciada (dNIV), não relacionada com o HPV, mas sim com processos de inflamação crônica ou alterações autoimunes, como líquen escleroso (o mais importante), acantose vulvar com diferenciação anômala, líquen simples crônico e hiperplasia de células escamosas. Ocorre com maior frequência em mulheres mais velhas.[3,5] No entanto, não é incomum a sobreposição de características histológicas e/ou clínicas dessas duas vias.[5]

No CCE associado ao HPV, a marcação imuno-histoquímica é positiva e difusa para p16. Em geral, o componente invasivo associado é basaloide ou verrucoso. Os subtipos virais mais comumente associados são o 16 (70% dos casos), o 33 (11%) e o 18 (3%).[3] No carcinoma associado a dNIV, ocorre a expressão aberrante de p53 (*null*, expressão forte e contígua ou superexpressão citoplasmática) e p16 negativo ou padrão mosaico. O componente invasivo é queratinizante e costuma estar associado à mutação no p53.[5]

Os principais fatores de risco para o câncer vulvar incluem, portanto, dermatoses vulvares, tais como líquen escleroso e hiperplasia de células escamosas, infecção por HPV, especialmente em cenários de imunossupressão ou imunodepressão (mulheres vivendo com o vírus da imunodeficiência humana [HIV, *human immunodeficiency virus*], transplantadas em uso de medicamentos imunossupressores) e tabagismo.[2]

TIPOS HISTOLÓGICOS

O carcinoma epidermoide ou de células escamosas é o tipo mais frequente e responsável por mais de 80% dos casos, recaindo sobre ele os princípios do diagnóstico e do tratamento, exceto para o melanoma. Este último, por sua vez, é o segundo mais comum, representando 5 a 10% de todas as neoplasias que acometem a vulva. Outros tipos histológicos incluem carcinoma basocelular, carcinoma verrucoso, doença de Paget extramamária, adenocarcinoma (não especificado) e carcinoma da glândula de Bartholin.[2]

Independentemente do tipo histológico e de suas particularidades, no diagnóstico microscópico do tumor, deve constar o seguinte: tipo e grau histológico, dimensões, localização, profundidade máxima de invasão, presença ou ausência de invasão angiolinfática, relação com estruturas adjacentes, estado das margens de ressecção cirúrgica e lesões precursoras associadas.[5]

APRESENTAÇÃO CLÍNICA E DIAGNÓSTICO

A apresentação clínica pode variar conforme a patogênese da doença. No entanto, normalmente inclui a presença de um ou mais nódulos vulvares com erosões ou úlceras na superfície, acompanhados de sintomas de prurido, ardência, sangramento e/ou secreção. Na doença avançada, é possível palpar linfonodos inguinais aumentados e endurecidos, sendo esse o principal fator prognóstico. O diagnóstico precoce é fundamental para a melhora do tempo de sobrevida e das taxas de cura, podendo alcançar 80% ou mais em 5 anos nos estádios iniciais (I e II).[6]

Nas pacientes idosas, o achado é de uma única lesão de aspecto nodular, erosada ou ulcerada, por vezes ulcerovegetante, de tamanho variado, podendo comprometer uma grande área. A maioria localiza-se nos lábios maiores ou externos, seguindo-se por pequenos lábios ou internos, períneo, clitóris e púbis. Somente 5% dos casos serão multifocais. A neoplasia intraepitelial que a precede é a dNIV, que tem curto período de persistência, sendo frequentemente não diagnosticada, com risco de rápida progressão para invasão. A taxa de progressão para carcinoma a partir da dNIV é de cerca de 30 a 50%.[4]

Nas mulheres mais jovens, as lesões invasoras podem ser verrucosas, papulares, esbranquiçadas ou pigmentadas (de acinzentadas até uma coloração mais escura), associadas à erosão ou úlcera, podendo ser múltiplas. São precedidas por LIEAG de fácil percepção como pápulas ou placas de coloração variável, brancas, vermelhas e cinzas.[7]

O diagnóstico baseia-se na análise anatomopatológica de biópsia, com *punch* ou incisional, realizada em lesões suspeitas ou evidenciadas durante a vulvoscopia com ácido acético. Em geral, mais de uma amostragem é necessária, procurando-se biopsiar o centro da lesão e suas bordas, incluindo o estroma subjacente. É preferível não excisar toda a lesão, para melhor planejamento cirúrgico.[2] A primeira etapa do planejamento é afastar a presença de invasão estromal, o que pode ser particularmente difícil em lesões multifocais e extensas. Em 12 a 17% das lesões não suspeitas, o exame anatomopatológico indicará invasão inicial.[8]

Exames como a colposcopia e a vaginoscopia estão indicados nos casos de carcinoma precedido por LIEAG. Nos casos de tumores localmente avançados, com disseminação linfática evidente, suspeita de metástases a distância ou suspeita de invasão de órgãos vizinhos, estão indicados radiografia de tórax, avaliação bioquímica e exame de imagem do abdome (tomografia computadorizada [TC] ou ressonância magnética [RM] de abdome com contraste). A retossigmoidoscopia e/ou a uretrocistoscopia deverão ser solicitadas apenas se houver suspeita de invasão do reto ou da uretra/bexiga, respectivamente.[2,9]

PADRÕES DE DISSEMINAÇÃO

O carcinoma invasor da vulva dissemina-se por três vias: extensão direta para tecidos adjacentes, como vagina, uretra e ânus, podendo progredir para a mucosa do reto e da vagina, assim como para os terços superiores desses órgãos; via linfática para linfonodos regionais, em um padrão sequencial, iniciando nos linfonodos inguinais superficiais, seguindo para os linfonodos femorais ou profundos e, por último, para os pélvicos; e disseminação hematogênica, relativamente rara, exceto para o melanoma.[8]

ESTADIAMENTO

O estadiamento envolve o detalhamento clínico-histológico da lesão primária, seguido da avaliação da disseminação para além da lesão. A American Joint Committee on Cancer (AJCC) e a Federação Internacional de Ginecologia e Obstetrícia (Figo) adotam, desde 2009, um sistema clínico-cirúrgico de estadiamento que possibilita uma avaliação mais acurada, especialmente do *status* linfonodal. Segundo esse sistema, os dados do exame clínico e de imagem poderão ser utilizados para definição de extensão de doença, assim como a informação obtida pela análise histológica do tumor primário e dos linfonodos. Em 2021, a Figo atualizou o estadiamento do câncer vulvar (Quadro 24.1), com mudanças sobretudo nos estádios III e IV.[10]

⚠ A profundidade da invasão estromal é fundamental para a tomada de decisão, sendo medida em milímetros a partir da junção do epitélio-estroma da papila dérmica mais profunda até o ponto mais fundo de invasão. A espessura de invasão do estroma maior que 1 mm já determina risco de metástases linfonodais.[10,11]

A linfadenectomia inguinal completa (linfonodos inguinais superficiais e femorais profundos) uni ou bilateral, realizada por incisões separadas e, mais recentemente, a pesquisa de linfonodo-sentinela são intervenções que visam a avaliar ou tratar as cadeias linfonodais. Pacientes com metástases em linfonodos são alocadas no estádio III ou IV.[10]

TRATAMENTO

O tratamento do câncer vulvar é individualizado. O objetivo é oferecer a abordagem mais conservadora associada à melhor taxa de cura. O tipo de procedimento dependerá do tamanho do tumor, da localização, do diagnóstico patológico e do estadiamento. Outras variáveis incluem idade da paciente, comorbidades e performance clínica. O tratamento é predominantemente cirúrgico, embora a radioterapia associada à quimioterapia radiossensibilizante com cisplatina (quimiorradiação) possa ser utilizada primariamente em cenários de irressecabilidade ou quando cirurgias agressivas, como exenteração pélvica, são a opção primária para obtenção de margens livres de doença.[2]

Quadro 24.1 – Estadiamento do câncer de vulva (Figo, 2021)

ESTÁDIO I

Tumor restrito à vulva e/ou ao períneo, com linfonodos negativos

IA – Tumor ≤ 2 cm **e** invasão estromal ≤ 1 mm
IB – Tumor > 2 cm **ou** invasão estromal > 1 mm

ESTÁDIO II

Tumor de qualquer tamanho com extensão ao terço inferior da uretra, da vagina ou do ânus, com linfonodos negativos

ESTÁDIO III

Tumor de qualquer tamanho com extensão para os terços superiores das estruturas perineais adjacentes **ou** para qualquer número de linfonodos regionais (inguinais e femorais) não fixos e não ulcerados

IIIA – Tumor se estende para os 2/3 superiores da uretra, vagina, mucosa vesical e mucosa retal **ou** metástases linfonodais regionais ≤ 5 mm
IIIB – Metástases linfonodais regionais > 5 mm
IIIC – Metástases linfonodais regionais com comprometimento extranodal

ESTÁDIO IV

Tumor de qualquer tamanho fixado ao osso **e/ou** metástases linfonodais fixas ou ulceradas **e/ou** metástase a distância

IVA – Tumor fixado ao osso e/ou linfonodos fixos ou ulcerados
IVB – Metástase a distância

Fonte: Olawaiye e colaboradores.[10]

A base do tratamento deve considerar o manejo, de forma independente, da lesão vulvar e dos linfonodos inguinais. Em caso de doença localmente avançada, as opções de tratamento para cada um desses sítios devem ser pensadas separadamente.

TRATAMENTO DO TUMOR VULVAR PRIMÁRIO

Sempre que possível, a lesão vulvar deve ser ressecada. A escolha da técnica cirúrgica dependerá do tamanho, da localização e da extensão da lesão. Pode ser mais ou menos radical, e o objetivo da excisão é a obtenção de margens livres de neoplasia. São recomendadas margens de ressecção radiais de cerca de 2 cm, o que permite a obtenção de margens patológicas com cerca de 8 mm, devido ao encolhimento do tecido fixado, e no mínimo 1 cm de margem profunda, estendendo-se frequentemente até a fáscia profunda.[12] Para as pacientes com doença vulvar irressecável ou cuja ressecção primária possa determinar perda funcional significativa, está indicada a quimiorradiação. Se a resposta completa não for alcançada após o período adequado de observação, mas houver uma importante redução tumoral, a ressecção cirúrgica da doença residual é recomendada.

Tipos de ressecção

Excisão local ampla refere-se à excisão de toda a espessura da pele da vulva ou da mucosa com preservação total ou parcial do tecido subcutâneo e de outros tecidos profundos. A excisão local restrita à pele pode ser chamada de vulvectomia superficial ou *skinning* vulvectomia. Em geral, esse tipo de ressecção é realizado nos casos de lesões pré-invasivas, para fins diagnósticos ou lesão invasora estádio IA.

Excisão local radical (vulvectomia radical parcial ou hemivulvectomia radical) e **vulvectomia radical** caracterizam-se pela ressecção do tecido vulvar com 2 cm de margem livre nos limites laterais, atingindo a fáscia profunda do diafragma urogenital.

A excisão local radical é utilizada normalmente para tumores estádio IB ou II. A vulvectomia radical é o procedimento-padrão para o tratamento dos carcinomas de vulva de localização central ou de lesões com extensão para vagina, uretra ou mucosa retal. Pode incluir excisão do clitóris com prepúcio, lábio maior, lábio menor, uma porção da vagina, uretra e/ou ânus. A orientação do espécime histológico deve ser realizada pelo cirurgião para que as margens sejam adequadamente avaliadas.[2,5,9]

AVALIAÇÃO DOS LINFONODOS

a avaliação linfonodal tem papel prognóstico e, em casos de linfonodos palpáveis e comprometidos, pode ter papel terapêutico. Está indicada para todas as pacientes, com exceção daquelas no estádio IA. Os estádios iniciais IB e II apresentam chances de metástases linfonodais de 10,7 e 26%, respectivamente.[13] O comprometimento linfonodal, considerando-se todos os estádios, pode variar de 25 a 35%.[9,11] Sabe-se, no entanto, que a linfadenectomia inguinofemoral completa está associada à alta morbidade pós-operatória, com 20 a 40% das pacientes apresentando complicações na ferida cirúrgica e 30 a 70% com risco de linfedema de membros inferiores, infecção e erisipela. Por conseguinte, técnicas minimamente invasivas de avaliação linfonodal, como, por exemplo, a identificação do linfonodo-sentinela, foram desenvolvidas e estão sendo utilizadas em pacientes selecionadas.[6,9,12]

A linfadenectomia ou pesquisa de linfonodo-sentinela poderá ser unilateral quando a lesão primária for menor que 2 cm, com localização lateral (distância mínima de 1-2 cm da linha média) e ausência de linfonodos palpáveis. A linfadenectomia contralateral deverá ser realizada quando houver comprometimento metastático dos linfonodos homolaterais ao tumor. Para tumores envolvendo a linha média, a linfadenectomia bilateral ou detecção bilateral de linfonodos-sentinela é obrigatória. Quando apenas a detecção unilateral do linfonodo-sentinela é conseguida, uma linfadenectomia inguinofemoral na virilha contralateral deve ser realizada.[6,11,12]

Identificação e exame anatomopatológico de linfonodo-sentinela

É uma alternativa à linfadenectomia inguinofemoral em pacientes com estádio IB ou II com tumor unifocal menor que 4 cm e linfonodos clinicamente negativos. Representa o(s) primeiro(s) linfonodo(s) a receber(em) a drenagem a partir do tumor primário, teoricamente representativo(s) do *status* da cadeia linfática. As evidências sugerem que seu uso promove a redução da morbidade cirúrgica, sem comprometer a detecção de metástases linfonodais. No estudo GROINSS-V, das 403 pacientes incluídas, 2,3% apresentaram recorrência de doença em acompanhamento médio de 35 meses. A taxa de sobrevida livre de doença foi de 97% após 3 anos, e a morbidade cirúrgica foi significativamente reduzida.[14]

A sensibilidade do linfonodo-sentinela aumenta com o uso concomitante do radiocoloide (tecnécio 99), injetado previamente à cirurgia (no máximo 24 h antes), seguido de linfocintilografia e, 15 a 30 minutos antes do início do procedimento e da retirada da lesão vulvar, aplicação do corante azul patente, do azul de isossulfano ou do azul de metileno injetado peritumoral por via intradérmica, usando 1 mL em cada ponto (2, 5, 7 e 10 h). Se disponível, um *gamma probe* pode auxiliar a encontrar a localização mais exata.[11]

Em relação à localização dos linfonodos-sentinelas, cerca de 80% encontram-se superficiais, laterais ou mediais às veias femoral e safena. Apenas 20% estão localizados profundamente ao longo da veia femoral.[15]

A avaliação patológica do linfonodo-sentinela pode incluir o exame de congelação transoperatório, mas parece ser mais adequado reservar essa definição para o pós-operatório, uma vez que existe uma taxa elevada de falso-negativo e dano do material definitivo. A peça deve ser preparada por secção histológica seriada a cada 200 µm, pelo menos. Se os cortes de hematoxilina-eosina (H&E) forem negativos, deve-se realizar imuno-histoquímica. Essa avaliação permite o *ultrastaging* do câncer de vulva, cujo significado biológico permanece controverso.[16]

TRATAMENTO POR ESTÁDIOS[10,11]

- **Estádio IA** (tumor ≤ 2 cm **e** ≤ 1 mm de invasão estromal) – Excisão local ampla com uma margem cirúrgica livre de, ao menos, 1 cm. Nesses casos, o risco de metástases em linfonodos regionais é inferior a 1%, e o manejo cirúrgico sem linfadenectomia produz bom controle oncológico.
- **Estádio IB** (tumor > 2 cm **ou** invasão estromal > 1 mm):
  - Lesão vulvar em localização lateral (mais que 1-2 cm da linha média) preferencialmente em grandes lábios – Excisão local radical associada à linfadenectomia inguinofemoral ou à detecção do linfonodo-sentinela homolateral ao tumor.
  - Lesão vulvar localizada junto à linha média (menos que 1-2 cm da linha média) – Excisão local radical (anterior ou posterior) ou vulvectomia radical, conforme extensão da doença, associada à linfadenectomia inguinofemoral bilateral ou à linfonodo-sentinela bilateral.
    - Na presença de margem positiva, inferior a 5 a 8 mm, em qualquer uma das situações, a conduta preferível é a ampliação, reservando-se a radioterapia do campo vulvar para situações em que não é possível ampliar.
- **Estádio II** (tumor de qualquer tamanho com extensão para o terço inferior da uretra, da vagina ou do ânus, com linfonodos negativos pelo exame físico e/ou imagem):
  - Excisão local radical ou vulvectomia radical associada à linfadenectomia inguinofemoral bilateral é a abordagem preferível, se não produzir dano funcional à paciente. A identificação e o exame anatomopatológico de linfonodo-sentinela podem ser utilizados em casos selecionados.
    - A excisão local radical com retirada de cerca de 1 cm da uretra proximal não produz dano urinário funcional e poderá ser realizada.[2] Nos casos de comprometimento do canal anal, a ressecção do esfíncter anal pode resul-

tar em incontinência fecal. Nesses casos, a radioterapia com quimioterapia radiossensibilizante (quimiorradiação) da região vulvar pode ser preferível. Após cerca de 10 a 12 semanas da quimiorradiação, a biópsia do leito do tumor poderá ser considerada para confirmar a resposta completa. Em caso de persistência clínica ou doença comprovada por biópsia, a cirurgia de resgate tem indicação.

- **Estádio III** (tumor de qualquer tamanho com extensão para os terços superiores das estruturas perineais adjacentes **ou** para qualquer número de linfonodos regionais – inguinais e femorais – não fixos e não ulcerados):
  - O manejo da doença avançada é complexo e multidisciplinar (cirurgia, radioterapia e quimioterapia). Idealmente, o *status* dos linfonodos regionais deve ser determinado para o correto planejamento terapêutico. Em pacientes com linfonodos suspeitos clinicamente, uma punção por agulha fina ou *core biopsy* pode anteceder o tratamento. Os exames de imagem (TC, RM ou tomografia por emissão de pósitrons [PET-TC]) são úteis para avaliar a presença de lesões metastáticas na pelve ou a distância. Deve-se planejar separadamente o tratamento da vulva e o da cadeia linfática.
    - No estádio IIIA, a doença vulvar irressecável é tratada por quimiorradiação seguida ou não de cirurgia. Nesses casos, assim como no IIIB, a linfadenectomia é completa e bilateral. No estádio IIIC, no contexto de doença vulvar irressecável, a linfadenectomia pode se restringir ao *debulking* linfonodal, seguido de quimiorradiação. Nesses casos, a linfadenectomia completa, associada à radioterapia, pode determinar um importante comprometimento do sistema linfático com linfedema secundário.
- **Estádio IV** (tumor de qualquer tamanho fixado ao osso **e/ou** metástases linfonodais fixas ou ulceradas **e/ou** metástase a distância):
  - O tratamento multidisciplinar, em geral em caráter paliativo, pode envolver quimiorradiação, quimioterapia sistêmica e cirurgia.

TRATAMENTO ADJUVANTE

A radioterapia com quimioterapia radiossensibilizante é o tratamento adjuvante mais utilizado e está associada aos melhores desfechos.[17] O comprometimento linfonodal é um importante determinante para a adjuvância, que está indicada no caso de dois ou mais linfonodos positivos ou na presença de um linfonodo com componente extranodal. Quando somente o linfonodo-sentinela estiver comprometido, a paciente poderá ser apenas acompanhada. O significado do *ultrastaging* (metástase microscópica ou células isoladas) ainda não está definido, não havendo recomendações específicas para o seu manejo.[17]

Uma vez indicada, a radioterapia deve incluir as cadeias linfáticas inguinofemoral e pélvica. A dose de radiação será determinada de acordo com a extensão da doença; uma dose total de 50 Gy pode ser suficiente nas metástases inguinais microscópicas. Em casos de múltiplos linfonodos, comprometimento extranodal ou doença residual, a dose necessária é maior (60-70 Gy).[11]

Outros fatores de risco incidentes sobre a lesão primária, tais como presença de invasão linfovascular, tamanho do tumor e das margens, profundidade e padrão de invasão, poderão indicar a radioterapia no campo vulvar. É consenso, no entanto, que a primeira conduta na margem comprometida seja a reexcisão, reservando-se a radioterapia apenas quando não for possível realizar esse procedimento.[10]

COMPLICAÇÕES CIRÚRGICAS

Em relação às complicações pós-operatórias, a deiscência de ferida cirúrgica é a complicação mais comum, seguida por necrose. A morbidade da linfadenectomia inguinal inclui, ainda, formação de linfocistos, linfangite e linfedema, sendo mais acentuada nos casos de linfadenectomias completas associadas à radioterapia pós-operatória.[8]

ACOMPANHAMENTO

A maioria das recorrências do câncer de vulva ocorre dentro dos primeiros 5 anos após o tratamento. A consulta clínica com exame físico em serviço especializado é realizada a cada 3 a 6 meses nos dois primeiros anos, a cada 6 a 12 meses do 3º ao 5º ano e, após, anualmente, já em unidade básica de saúde (UBS).[8]

> Exames de imagem e de laboratório serão realizados somente para investigação de sintomas (dor, sangramento, tumoração, astenia e perda de peso). Cerca de 30% das pacientes apresentarão recidiva da doença, a qual é frequentemente detectada pelo exame físico.

A recorrência local é a forma mais comum, e as pacientes podem ser manejadas com uma nova excisão cirúrgica. A recorrência em linfonodos pode ser manejada com ressecção local ou radioterapia isolada (se esta não foi realizada no tratamento inicial). A recorrência a distância é geralmente tratada com quimioterapia sistêmica paliativa, com resultados de curto prazo e não sustentados.[8]

■ Neoplasia da vagina

O câncer de vagina é raro. A sua incidência varia de 0,16/100.000 mulheres na China a 1,6/100.000 mulheres na Namíbia. No Brasil, é de 0,25/100.000 mulheres.[1]

É mais frequente em mulheres negras; cerca de 70% dos casos são diagnosticados após os 50 anos, e a idade média do diagnóstico é de 68 anos, em torno de 10 anos após a lesão intraepitelial vaginal de alto grau (NIVA 3). Cerca de um terço das pacientes tiveram ou têm lesões pré-invasivas do trato genital (colo, vagina ou vulva).[18]

Considerada quase incurável no início do século XX, com taxas de sobrevida global em 5 anos de 34,1%, as melhores técnicas de radioterapia e o uso de quimioterapia aumentaram a sobrevida das mulheres com neoplasia da vagina para 53,6%.[19]

TIPOS HISTOLÓGICOS

A classificação histológica resumida, conforme a Organização Mundial da Saúde (OMS),[20] está descrita no Quadro 24.2.

Quadro 24.2 – Classificação histológica resumida do câncer de vagina

1 Epiteliais
  1.1 Escamoso
    1.1.1 Queratinizante
    1.1.2 Não queratinizante
    1.1.3 Papilar
    1.1.4 Basaloide
    1.1.5 Verrucoso
  1.2 Glandular
    1.2.1 Adenocarcinoma
    1.2.2 Células claras
    1.2.3 Mucinoso
    1.2.4 Mesonéfrico
  1.3 Outros epiteliais
    1.3.1 Adenoescamoso
    1.3.2 Adenoide
  1.4 Neuroendócrinos

2 Mesenquimais
  2.1 Rabdomiossarcoma
  2.2 Leiomiossarcoma
  2.3 Outros

3 Mistos
  3.1 Adenossarcoma
  3.2 Carcinossarcoma

4 Melanoma

5 Linfoma

6 Células germinativas

O tipo histológico mais frequente é o escamoso (~90%), a maioria associada ao HPV, do tipo não queratinizante e basaloide com NIVA 3 e p16 positivos. O adenocarcinoma é o segundo tipo mais comum, acometendo mulheres mais jovens. Pode se originar de adenose, endometriose e das glândulas periuretrais. O subtipo células claras em jovens está associado à exposição intrauterina ao dietilestilbestrol. O melanoma é raro, frequentemente se localiza no terço distal da parede anterior da vagina e forma uma massa nodular ou polipoide, de coloração escura ou acinzentada, mas pode ser não pigmentado.

PATOGÊNESE E FATORES DE RISCO

> Com frequência, os tumores em vagina originam-se de outros órgãos. Carcinomas de endométrio, ovário e coriocarcinoma podem

apresentar metástases para vagina, e tumores de colo, vulva, reto e bexiga podem invadir a vagina. A Figo considera que, se o tumor vaginal atinge o orifício cervical externo (OCE) do colo, será considerado tumor de colo. Se iniciar no terço inferior e atingir a vulva, será considerado câncer de vulva.[21] O tumor vaginal, se diagnosticado em mulher histerectomizada, é considerado primário somente após um intervalo de 5 a 10 anos entre o diagnóstico anterior de câncer de colo do útero ou de vulva.[22]

Conforme Berek, há três mecanismos possíveis do câncer de vagina após o câncer de colo: câncer oculto de colo, câncer primário de vagina em trato genital inferior de risco e tumor induzido por irradiação.[23]

Os fatores de risco são os mesmos do câncer de colo e incluem, entre outros, a infecção pelo HPV (subtipos 16 e/ou 18 em 50-70% dos casos), irritação vaginal crônica produzida por pessário e/ou prolapso e tratamento prévio para lesões de colo do útero. De fato, cerca de 30% das pacientes tiveram câncer de colo.[24-26] O microbioma vaginal pode ter interferência.[27]

APRESENTAÇÃO CLÍNICA E DIAGNÓSTICO

O sangramento vaginal é a apresentação clínica mais frequente e requer, primariamente, que sangramento de outros locais do trato genital sejam excluídos. O câncer de vagina costuma estar associado a sangramento pós-coital, irregular ou pós-menopáusico. Secreção vaginal amarelada/sanguinolenta e fétida também é comum. Uma massa vaginal pode ser notada pela paciente, bem como sintomas urinários e tenesmo retal, com menos frequência.[8] Assintomático em 14 a 20% dos casos, a suspeita ocorre pelo exame clínico ou pela citologia alterada. Cerca de 20% das neoplasias de vagina são descobertas acidentalmente como resultado de um rastreamento cervical. A colposcopia (vaginoscopia) pode ser necessária em caso de citologia alterada.[28]

Atenção especial deve ser dada ao exame físico (especular) de todas as paredes vaginais e dos fundos de saco, bem como ao exame bimanual. Pequenas lesões muitas vezes podem passar despercebidas. A parede posterior do terço superior da vagina é o local mais comum de tumor primário. As lesões podem aparecer como uma massa, placa ou úlcera.[26] A região inguinal não deve ser esquecida no exame físico, bem como o toque retal.

O diagnóstico é histológico, por biópsia de lesão visível ou ressecção de possível NIVA. O exame clínico e a biópsia podem exigir sedação. Se a biópsia de vagina for positiva para adenocarcinoma, o endométrio deve ser estudado.

A imuno-histoquímica pode auxiliar o diagnóstico diferencial entre tumor primário ou metastático.

PADRÕES DE DISSEMINAÇÃO

O câncer de vagina tem extensão direta a estruturas pélvicas (paramétrios, bexiga, reto). A disseminação linfática do terço superior é para linfonodos pélvicos e para-aórticos e, no terço inferior, para linfonodos inguinais e femorais e, posteriormente, pélvicos. No terço médio, pode se propagar para ambas as rotas. A disseminação hematogênica é rara e ocorre em estádios avançados.[29]

ESTADIAMENTO

O estadiamento da Figo é clínico (**Quadro 24.3**). As informações são obtidas a partir do exame físico e

Quadro 24.3 – Estadiamento da Figo 2014 para câncer de vagina

ESTÁDIO I
O carcinoma está limitado à parede vaginal
ESTÁDIO II
O carcinoma envolve o tecido subvaginal, mas não atinge a parede pélvica
ESTÁDIO III
O carcinoma se estende à parede pélvica
ESTÁDIO IV
A O tumor invade a mucosa do reto e/ou da bexiga e/ou se estende à cavidade pélvica
B Metástase a distância

de exames de imagem, como radiografia de tórax. A RM pode auxiliar a definição do tamanho e da extensão local da doença. Em tumores avançados, a cistoscopia ou a retossigmoidoscopia poderão ser necessárias. A PET-TC, se disponível, poderá auxiliar a avaliação linfonodal e de metástases a distância.[29]

TRATAMENTO

TRATAMENTO CIRÚRGICO

O tratamento cirúrgico está limitado a tumores de até 2 cm. É aconselhável a transposição ovariana em mulheres na menacme, devido à possibilidade de radioterapia pós-operatória. Em tumores de estádio IVA ou recidivas locais, pode ser oferecida a exenteração anterior e/ou posterior.

Para tumores no terço superior da vagina, com útero *in situ*, estão indicadas histerectomia radical, colpectomia parcial com limite livre de 1 cm e linfadenectomia pélvica bilateral. Para pacientes sem útero, está indicada a colpectomia com linfadenectomia pélvica.

No caso de tumor no terço distal, sugere-se excisão com margem de 1 cm e linfadenectomia inguinofemoral.

RADIOTERAPIA

É o tratamento de escolha, exceto para as pacientes com possibilidade cirúrgica descritas. Consiste na radioterapia externa e na braquiterapia associada à quimioterapia radiossensibilizante com cisplatina, preferencialmente.

A quimioterapia neoadjuvante seguida de cirurgia é uma possibilidade, porém ainda há pouca experiência.

TRATAMENTO DO TIPO HISTOLÓGICO ESCAMOSO[29]

Devido à raridade do tumor, à pouca experiência dos grandes centros e à consequente dificuldade de estudos randomizados, o tratamento é individualizado e com frágeis evidências, dependendo, portanto, do tipo histológico, do tamanho e da localização do tumor e do estádio. As funções reprodutiva e sexual podem ser comprometidas.

ACOMPANHAMENTO

A maioria das recorrências ocorre nos primeiros anos de seguimento. A consulta clínica com exame físico em serviço especializado é realizada a cada 3 a 6 meses nos dois primeiros anos, a cada 6 a 12 meses do 3º ao 5º ano e, após, anualmente, já em UBS.[8]

Em caso de recorrência local ou persistência de doença central e nenhum outro local de doença após a radioterapia, a exenteração pélvica, com ou sem reconstrução vaginal, pode ser curativa. Também pode ser considerada um tratamento para pacientes com estádio IVA. A quimioterapia com cisplatina poderá ser utilizada no tratamento da doença local recorrente, mas sua resposta é limitada. Na metástase a distância, o tratamento será realizado com quimioterapia sistêmica paliativa.[8]

REFERÊNCIAS

1. International Agency for Research on Cancer. Vulva [Internet]. Lyon: IARC; 2020 [capturado em 22 abr. 2022]. Disponível em: https://gco.iarc.fr/today/data/factsheets/cancers/21-Vulva-fact-sheet.pdf.
2. Rogers LJ, Cuello MA. Cancer of the vulva. Int J Gynaecol Obstet. 2018;143(Suppl 2):4-13.
3. Weinberg D, Gomez-Martinez RA. Vulvar Cancer. Obstet Gynecol Clin North Am. 2019;46(1):125-35.
4. Thuijs NB, van Beurden M, Bruggink AH, Steenbergen RDM, Berkhof J, Bleeker MCG. Vulvar intraepithelial neoplasia: Incidence and long-term risk of vulvar squamous cell carcinoma. Int J Cancer. 2021;148(1):90-8.
5. Abreu RF, De Brot L. Neoplasias da vulva e da vagina [Internet]. 5. ed. São Paulo: Sociedade Brasileira de Patologia; 2021 [capturado em 6 fev. 2022]. Disponível em: https://www.sbp.org.br/manual-de-laudos-histopatologicos/vulva-e-vagina-neoplasias/.
6. National Cancer Institute: Surveillance, Epidemiology, and End Results Program (SEER). Cancer stat facts: vulva cancer [Internet]. Bethesda: NCI, 2022 [capturado em 22 abr. 2022]. Disponível em: https://seer.cancer.gov/statfacts/html/vulva.html.
7. Fonseca-Moutinho JA. Neoplasia intraepitelial vulvar: um problema atual. Rev Bras Ginecol Obstet. 2008;30(8):420-6.
8. Magno VMH, Appel ML, Fonte AC, Silveira RA. Neoplasia da vulva e da vagina. In: Galão AO, Accetta SG, organizadores. Rotinas em Ginecologia. 7. ed. Porto Alegre: Artmed; 2017. p. 335-46.
9. Federação Brasileira das Associações de Ginecologia e Obstetrícia. Sociedade Brasileira de Cancerologia. Câncer de vulva: diretrizes

clínicas na saúde suplementar [Internet]. São Paulo: AMB/ANS; 2011 [capturado em 9 fev. 2022]. Disponível em: https://amb.org.br/files/ans/cancer_de_vulva.pdf.

10. Olawaiye AB, Cuello MA, Rogers LJ. Cancer of the vulva: 2021 update. Int J Gynaecol Obstet. 2021;155(Suppl 1):7-18.

11. National Comprehensive Cancer Network. Guidelines: vulvar cancer squamous cell carcinoma [Internet]. Plymouth: NCCN; 2022 [capturado em 2 abr. 2022]. Disponível em: http://www.nccn.org/professionals/physician_gls/pdf/vulvar.pdf.

12. Oonk MHM, Planchamp F, Baldwin P, Bidzinski M, Brannstrom M, Landoni F, et al. European Society of Gynaecological Oncology guidelines for the management of patients with vulvar cancer. Int J Gynecol Cancer. 2017;27(4):832-7.

13. Berek JS, Hacker NF. Practical gynecologic oncology. 4th ed. Philadelphia: Lippincott Williams & Wilkins; 2004.

14. Van der Zee AG, Oonk MH, De Hullu JA, Ansink AC, Vergote I, Verheijen RH, et al. Sentinel node dissection is safe in the treatment of early-stage vulvar cancer. J Clin Oncol. 2008;26(6):884-9.

15. Rob L, Robova H, Pluta M, Strnad P, Kacirek J, Skapa P, et al. Further data on sentinel lymph node mapping in vulvar cancer by blue dye and radiocolloid Tc99. Int J Gynecol Cancer. 2007;17(1):147-53.

16. Rychlik A, Bidzinski M, Rzepka J, Piatek S. Sentinel lymph node in vulvar cancer. Chin Clin Oncol. 2021;10(2):19.

17. Gill BS, Bernard ME, Lin JF, Balasubramani GK, Rajagopalan MS, Sukumvanich P, et al. Impact of adjuvant chemotherapy with radiation for node-positive vulvar cancer: a National Cancer Data Base (NCDB) analysis. Gynecol Oncol. 2015;137(3):365-72.

18. Wu X, Matanoski G, Chen VW, Saraiya M, Coughlin SS, King JB, et al. Descriptive epidemiology of vaginal cancer incidence and survival by race, ethnicity, and age in the United States. Cancer. 2008;113(10 Suppl):2873-82.

19. Beller U, Benedet JL, Creasman WT, Ngan HY, Quinn MA, Maisonneuve P, et al. Carcinoma of the vagina. FIGO 26th Annual Report on the Results of Treatment in Gynecological Cancer. Int J Gynaecol Obstet s. 2006;95(Suppl 1):S29-42.

20. Ferenczy AS, Colgan TJ, Herrington CS. Tumours of the vagina: ephitelial tumours. In: Kurman RJ, Carcangiu ML, Herrington CS, Young RH. WHO classification of tumours of female reproductive organs. Lyon: IARC; 2014. p. 210-7.

21. Hacker NF, Eifel PJ, van der Velden J. Cancer of the vagina. Int J Gynaecol Obstet. 2015;131(Suppl 2):S84-7.

22. Edge SB, Compton CC. The American Joint Committee on Cancer: the 7th edition of the AJCC cancer staging manual and the future of TNM. Ann Surg Oncol. 2010;17(6):1471-4.

23. Hacker NF, Eifel PJ. Vaginal Cancer. In: Berek JS, Hacker NF. Berek & Hacker's gynecologic oncology. 7th ed. Philadelphia: Wolters Kluwer; 2021.

24. Tjalma WA, Monaghan JM, de Barros Lopes A, Naik R, Nordin AJ, Weyler JJ. The role of surgery in invasive squamous carcinoma of the vagina. Gynecol Oncol. 2001;81(3):360-5.

25. Zhang S, Saito M, Yamada S, Sakamoto J, Takakura M, Takagi H, et al. The prevalence of VAIN, CIN, and related HPV genotypes in Japanese women with abnormal cytology. J Med Virol. 2020;92(3):364-71.

26. Daling JR, Madeleine MM, Schwartz SM, Shera KA, Carter JJ, McKnight B, et al. A population-based study of squamous cell vaginal cancer: HPV and cofactors. Gynecol Oncol. 2002;84(2):263-70.

27. Alizadehmohajer N, Shojaeifar S, Nedaeinia R, Esparvarinha M, Mohammadi F, Ferns GA, et al. Association between the microbiota and women's cancers - Cause or consequences? Biomed Pharmacother. 2020;127:110203.

28. Hellman K, Silfversward C, Nilsson B, Hellstrom AC, Frankendal B, Pettersson F. Primary carcinoma of the vagina: factors influencing the age at diagnosis. The Radiumhemmet series 1956-96. Inter J Gynecol Cancer. 2004;14(3):491-501.

29. Adams TS, Rogers LJ, Cuello MA. Cancer of the vagina: 2021 update. Int J Gynaecol Obstet. 2021;155(Suppl 1):19-27.

25

NEOPLASIAS DE OVÁRIO E DE TUBA UTERINA*

MÁRCIA L. M. APPEL
TIAGO SELBACH GARCIA
VALENTINO MAGNO
SUZANA ARENHART PESSINI
RAZYANE AUDIBERT SILVEIRA

Classificação das neoplasias ovarianas

As neoplasias ovarianas, benignas ou malignas, podem ser divididas em três grupos, conforme a sua origem histogenética. O Quadro 25.1 traz essa classificação de acordo com a Organização Mundial da Saúde (OMS).[1]

NEOPLASIAS EPITELIAIS OU DERIVADAS DO EPITÉLIO CELÔMICO

Os tumores epiteliais representam 65% de todas as neoplasias ovarianas e 85% se consideradas somente as lesões malignas. Podem ser classificados em benignos (adenomas), malignos (adenocarcinomas) e uma forma intermediária e de baixo potencial maligno, chamada de tumor *borderline*.

Como constituem a imensa maioria dos tumores ovarianos, a propedêutica diagnóstica, os padrões de estadiamento e o tratamento baseiam-se nesse grupo de pacientes. Atualmente, as neoplasias epiteliais de ovário, tuba uterina e peritônio, devido à sua origem histológica em comum, são abordadas em conjunto.

NEOPLASIAS ORIGINÁRIAS DAS CÉLULAS GERMINATIVAS

Representam 20 a 25% de todos os tumores ovarianos. Ocorrem principalmente em mulheres jovens (crianças e adolescentes). Existe uma grande variedade de tipos histológicos, que podem se originar de qualquer uma das camadas embrionárias (ectoderma, mesoderma, endoderma) e de elementos extraembrionários (saco vitelino e trofoblasto).

O tipo histológico mais frequente é o teratoma cístico benigno. Entre os tumores malignos, o disgerminoma é o mais comum.

A cirurgia conservadora (ooforectomia e salpingectomia unilateral) poderá ser a opção terapêutica, independentemente do estadiamento tumoral, em pacientes jovens que desejam gestar (ver adiante).

NEOPLASIAS ORIGINÁRIAS DO ESTROMA GONADAL ESPECIALIZADO E DO CORDÃO SEXUAL

São derivadas das células estromais e sexuais das gônadas embriônicas. Constituem 7% dos tumores ovarianos. Poderão ser hormonalmente ativas, levando a quadros de pseudopuberdade precoce ou de virilização. Ten-

---
*Os coautores agradecem a Heleusa Monego pela contribuição dada à escrita deste capítulo na edição anterior.

Quadro 25.1 – Classificação das neoplasias de ovário

I. **Neoplasias derivadas do epitélio celômico (tumores epiteliais)**
   1. **Tumores benignos**
      a. Cistadenoma seroso; adenofibroma seroso
      b. Cistadenoma mucinoso; adenofibroma mucinoso
      c. Cistadenoma endometrioide; adenofibroma endometrioide
      d. Cistadenoma de células claras; adenofibroma de células claras
      e. Cistadenoma seromucinoso; adenofibroma seromucinoso
      f. Tumor de Brenner
   2. **Tumores *borderline***
      a. Tumor *borderline* seroso
      b. Tumor *borderline* mucinoso
      c. Tumor *borderline* endometrioide
      d. Tumor *borderline* de células claras
      e. Tumor *borderline* de Brenner
   3. **Tumores malignos**
      a. Carcinoma seroso de alto grau
      b. Carcinoma seroso de baixo grau
      c. Carcinoma endometrioide
      d. Carcinoma de células claras
      e. Carcinossarcoma
      f. Tumores epiteliais mistos
      g. Carcinoma indiferenciado e desdiferenciado

II. **Neoplasias derivadas das células germinativas**
   1. **Benignas**
      a. Teratoma (cisto dermoide, teratoma cístico maduro)
         i. Struma ovarii
   2. **Malignas**
      a. Disgerminoma
      b. Teratoma imaturo
      c. Tumores originados de um teratoma cístico maduro
         i. *Struma ovarii* maligno
         ii. *Struma* carcinoide
         iii. Teratoma com transformação maligna
      d. Carcinoma embrionário
      e. Tumor do seio endodérmico
      f. Coriocarcinoma
      g. Tumor de células germinativas mistas
      h. Gonadoblastoma

III. **Neoplasias derivadas do cordão sexual e do estroma ovariano**
   1. **Tumores estromais puros**
      a. Fibroma
      b. Tecoma
      c. Tumores estromais esclerosante, microcístico ou em anel de sinete
      d. Tumor de células de Leydig
      e. Tumor de células esteroidais
      f. Fibrossarcoma
   2. **Tumores do cordão sexual puros**
      a. Tumor de células da granulosa adulto e juvenil
      b. Tumor de células de Sertoli
      c. Tumor do cordão sexual com túbulos anelares
   3. **Tumores mistos**
      a. Tumor de células de Sertoli-Leydig
      b. Tumor estromal e do cordão sexual, SOE
      c. Ginandroblastoma

IV. **Neoplasias mesenquimais**
   1. Sarcoma estromal endometrioide (baixo e alto graus)
   2. Tumores do músculo liso (leiomioma, leiomiossarcoma)
   3. Mixoma ovariano
   4. Adenossarcoma

V. **Neoplasias metastáticas ao ovário**
   1. Trato gastrintestinal (Krukenberg)
   2. Mama
   3. Endométrio
   4. Linfoma

SOE, sem outra especificação.
Fonte: Adhikari e Hassell.[1]

dem a ser de baixo grau de malignidade. Podem ser formadas por um tipo histológico ou uma combinação de tipos histológicos (p. ex., tumor de Sertoli, tumor de Sertoli-Leydig).

Neoplasias epiteliais malignas ou adenocarcinomas

INTRODUÇÃO E EPIDEMIOLOGIA

Segundo dados da American Cancer Society (ACS), o adenocarcinoma de ovário é a primeira causa de morte entre as neoplasias ginecológicas, sendo responsável por quase metade das mortes por neoplasias ginecológicas,[2] e a quinta principal causa de morte relacionada com neoplasias entre mulheres. Estima-se que, em 2021, tenham ocorrido cerca de 21.400 novos casos de adenocarcinoma e 13.700 mortes por essa condição, sendo responsável por 5% das mortes por câncer em mulheres nos Estados Unidos.[3] No Brasil, segundo dados do Instituto Nacional de Câncer (Inca), estimavam-se 6.650 novos casos e 4.120 mortes decorrentes da doença.[4] É considerada uma doença de baixa incidência populacional, e o risco de uma mulher vir a desenvolver o câncer de ovário ao longo da vida (*lifetime risk*) é de cerca de 1,4%.

A história natural do câncer de ovário é caracterizada por sintomas tardios, resposta parcial e/ou temporária ao tratamento e mau prognóstico. Mais de 70% das pacientes têm doença avançada ao tempo do diagnóstico, e a sobrevida global é de aproximadamente 45% em 5 anos.[5] Com o advento da terapia-alvo e da imunoterapia, tem sido observada uma melhora significativa no prognóstico dessas pacientes, com aumento da sobrevida livre de doença. Contudo, a grande maioria das pacientes irá a óbito pela neoplasia.

TIPOS HISTOLÓGICOS

As lesões epiteliais malignas do ovário são classificadas de acordo com o tipo histológico em tumores serosos, mucinosos, endometrioides, de células claras, tumores de Brenner, mistos, indiferenciados e outros mais raros, como o carcinoma epidermoide, o carcinoma de pequenas células e o carcinoma neuroendócrino de grandes células. Os carcinomas serosos representam 80 a 85% dos carcinomas do ovário e dividem-se em dois tipos distintos:

- Carcinoma seroso de alto grau – Responsável pela maioria dos diagnósticos e óbitos por carcinoma de ovário; apresenta acentuada atipia celular, sendo geralmente diagnosticado em estádios avançados e com evolução desfavorável. A maioria surge da porção distal da fímbria das tubas uterinas, a partir de uma lesão denominada carcinoma seroso tubário intraepitelial. A imuno-histoquímica, em geral, apresenta *p53* com padrão mutado.
- Carcinoma seroso de baixo grau – Costuma ter progressão lenta e bom prognóstico; associa-se a áreas de adenoma e tumor *borderline*, pressupondo-se que possam representar lesões precursoras, mas estas não são obrigatórias. Pode, eventualmente, progredir para um carcinoma seroso de alto grau, mas não é a regra.

Os outros tipos histológicos do carcinoma de ovário são menos comuns. Os carcinomas endometrioides e de células claras representam 10 e 5%, respectivamente, e têm como origem implantes de endometriose na superfície ovariana. Cerca de 5% são mucinosos, normalmente tumores bem diferenciados e diagnosticados em estádio inicial; nesses casos, é fundamental diferenciá-los de lesão metastática com origem no trato gastrintestinal. A origem desses tumores, quando primários do ovário, ainda não está bem esclarecida. Os tumores de células transicionais são raros. Os carcinomas indiferenciados são as neoplasias sem nenhuma diferenciação histológica, em arranjo sólido predominante.

⭐ Em relação ao seu grau de diferenciação, os tumores não serosos são classificados como bem diferenciados (G1), moderadamente diferenciados (G2) e pouco diferenciados (G3). O carcinoma de células claras sempre é considerado uma lesão de alto grau.

CARCINOGÊNESE OVARIANA

Durante muitos anos, a teoria da ovulação incessante foi utilizada como única forma de explicar o processo de oncogênese ovariana. Segundo ela, a maioria dos carcinomas originava-se no epitélio de revestimento da superfície ovariana (epitélio celômico) ou dentro dos cistos de inclusão pós-ovulatórios formados a partir da ruptura folicular. A cada ovulação, seria necessário um processo de proliferação celular visando ao reparo da superfície, e isso aumentaria a probabilidade de danos ao ácido desoxirribonucleico (DNA, *deoxyribonucleic acid*) e de mutações gênicas que levariam ao câncer. Comprovando essa teoria, fatores associados à redução do número de ovulações ao longo da vida, como uso de anticoncepcional oral combinado (ACO), número de gestações e longo período de amamentação, mostraram-se protetores. No entanto, sabe-se, hoje, que essa teoria pode explicar somente uma parte da oncogênese, e, considerando a heterogeneidade da doença ovariana, novos conceitos passaram a fazer parte do entendimento sobre como surge o câncer.

A união dos achados histológicos aos fatores genéticos e biomoleculares originou um modelo dualístico de carcinogênese ovariana. De fato, os carcinomas ovarianos passaram a ser compreendidos a partir de duas diferentes vias. Segundo Kurman e Shih, eles devem ser divididos em tumores ovarianos tipo I e tipo II.[6]

Os tumores ovarianos tipo I representam cerca de 25% dos casos. Eles incluem os carcinomas serosos de baixo grau, os endometrioides, o carcinoma de células claras, os carcinomas mucinosos, os tumores transicionais e os tumores seromucinosos. Em geral (com exceção dos tumores de células claras, normalmente mais agressivos), eles têm evolução clínica lenta, sendo, na maioria das vezes, diagnosticados ainda restritos ao ovário; portanto, em estádio inicial. Esses tumores se associam a algumas mutações em genes como *KRAS*, *BRAF*, *PTEN*, *PIk3CA*, entre outros; no entanto, raras vezes apresentam mutações no gene *TP53*.

Evidências mais recentes dividem os tumores tipo I em três grupos: os originados em focos de endometriose no ovário, incluindo os carcinomas endometrioides e os de células claras; os tumores serosos de baixo grau; e um terceiro grupo, incluindo os tumores de Brenner e os mucinosos. Apresentam-se muitas vezes associados a áreas de tumor benigno e *borderline*, o que sugere um contínuo biológico de lesão benigna-*borderline*-maligna. Eventualmente, os tumores serosos de baixo grau podem recidivar como carcinoma seroso de alto grau, mas essa não é a regra.[7]

Os tumores ovarianos tipo II representam cerca de 75% dos tumores epiteliais. São mais agressivos, com acentuada atipia celular, de alto grau histológico, quase sempre diagnosticados em estádios avançados. São constituídos de carcinomas serosos de alto grau, carcinoma indiferenciado e carcinossarcoma. Eles têm origem a partir de lesões intraepiteliais presentes nas fímbrias das tubas uterinas (carcinomas intraepiteliais tubários serosos [STICs, *serous tubal intraepithelial carcinomas*]). Há esfoliação das células tubárias atípicas sobre a superfície do ovário e sua implantação sobre áreas de epitélio roto pela ovulação. Nesse microambiente de reparo e inflamação, há estímulo à proliferação celular e à carcinogênese. Cabe ressaltar que uma parte dos tumores serosos de alto grau se origina diretamente do ovário. A assinatura genética dos tumores tipo II envolve sobretudo mutações no gene *TP53*. São tumores incidentes nas pacientes portadoras de mutações em *BRCA1* e *BRCA2*.

FATORES DE RISCO

Compreender a oncogênese ovariana é parte fundamental para o entendimento dos fatores de risco. Portanto, como supradescrito, uma parcela do risco de desenvolvimento da doença parece ser diretamente proporcional ao número de ciclos ovulatórios ocorridos durante a vida. As ovulações repetitivas ocorridas durante a menacme são vistas com maior frequência em pacientes com menarca precoce, menopausa tardia e nuliparidade, constituindo situações de risco. Além disso, um microambiente inflamatório, como ocorre na endometriose, em que há estresse oxidativo induzido por elementos sanguíneos, está relacionado com alguns tumores tipo I.

Visto que o câncer de ovário é mais comum em países industrializados, alguns fatores ambientais, como exposição a asbesto e silicatos, sob a forma de talcos de uso perineal, dieta rica em proteína e gordura animal, tabagismo (parece estar relacionado com alguns tumores epiteliais mucinosos), são apontados como situações de risco, embora não estejam perfeitamente comprovados. Mulheres brancas têm incidência mais elevada da doença (52%). Embora fatores hormonais, reprodutivos, ambientais e étnicos possam afetar o risco para câncer de ovário, os fatores genéticos são responsáveis, sem dúvida, pelo grande impacto na incidência da doença.

⚠ O fator de risco mais importante está relacionado com a história familiar. A presença de uma familiar de primeiro grau afetada pela doença aumenta em três vezes a chance de câncer de ovário, e, quando há duas ou mais familiares, esse risco aumenta cerca de quatro vezes. Isso traduz uma chance de desenvolver câncer de ovário ao longo da vida (*lifetime risk*) de 5 e 7%, cerca de 3 a 5 vezes maior do que o risco da população geral (1,4%).[8]

O câncer hereditário é responsável por 5 a 10% dos casos de tumores ovarianos. Ele acomete mulheres com idade entre 40 e 50 anos, cerca de 10 anos mais novas do que o registrado para o câncer esporádico.

Os genes *BRCA1* e *BRCA2*, localizados nos cromossomos 17 e 13, respectivamente, são os mais envolvidos na carcinogênese ovariana, respondendo pela maioria dos casos de câncer hereditário. Esses genes são considerados supressores tumorais.[6] Uma vez mutados, eles perdem sua função supressora (guardiões do genoma) e permitem que outros defeitos genéticos se acumulem, gerando, assim, o fenótipo neoplásico. Aproximadamente 1:800 indivíduos da população geral pode ter mutação em *BRCA1* ou *BRCA2*. O padrão de transmissão é do tipo autossômico dominante, o que significa dizer que 50% dos seus descendentes, tanto homens como mulheres, têm chance de carrear a alteração gênica. Pacientes pertencentes à etnia judaica (asquenazis) têm frequência ainda maior de mutações, constituindo um grupo de alto risco para o câncer de ovário.

A proporção de indivíduos que desenvolverá câncer a partir da presença da mutação é chamada de penetrância. Em geral, a penetrância é dita incompleta, depende da idade e do sexo do carreador e pode ser modificada por fatores ambientais. Normalmente, ela é avaliada na idade de 70 anos. Estima-se que, nessa idade, 44 a 63% das mulheres com mutação em *BRCA1* e 27 a 31% das mulheres com mutação em *BRCA2* desenvolvam câncer de ovário.[9]

Além da predisposição ao câncer de ovário, os indivíduos carreadores dessas mutações têm maior chance de desenvolver outros tumores, sobretudo câncer de mama (homens e mulheres), de colo do intestino, de próstata e de pâncreas.

Outros genes estão envolvidos na suscetibilidade ao câncer de ovário. O câncer colorretal hereditário não polipose (HNPCC, *hereditary nonpolypoid colorectal cancer*), responsável pela síndrome de Lynch tipo II, caracteriza-se por mutação no DNA *mismatch repair* genes (reparo malpareado das bases), especialmente o *MLH1* e o *MSH2*, e estabelece associação entre os tumores de colo do intestino, ovário, endométrio e sistema digestório (p. ex., pâncreas).

PREVENÇÃO DO CÂNCER DE OVÁRIO

Medidas preventivas poderão ser oferecidas em diferentes níveis de atenção médica.

ACONSELHAMENTO GENÉTICO

Define indivíduos e famílias de alto risco para câncer de ovário e doenças correlatas. Serviços de aconselhamento genético para câncer são oferecidos em alguns hospitais universitários de atenção terciária e pertencentes ao sistema público de saúde.

Na avaliação do risco, é importante que sejam obtidas informações quanto a número de indivíduos afetados, idade do diagnóstico, tipo histológico e estadiamento da doença. A probabilidade de uma síndrome genética aumenta de acordo com o número de familiares de primeiro grau acometidas, com o número total de familiares, com o número de gerações afetadas e com o diagnóstico em idade precoce.

São inúmeros os achados do heredograma que sugerem risco familiar ou pessoal de câncer hereditário. A seguir, estão listadas as situações mais comuns relacionadas com o aumento de risco.

- História pessoal de câncer de mama antes dos 45 anos.
- História pessoal de carcinoma de ovário.
- História pessoal de câncer de mama em homem.
- Mulheres descendentes de judeus asquenazis com história de câncer de mama, ovário ou pâncreas em qualquer idade.
- História pessoal de câncer de mama em qualquer idade acompanhada de:
    - Um ou mais familiares com câncer de mama antes dos 50 anos.
    - Um ou mais familiares com carcinoma de ovário em qualquer idade.
    - Um familiar com câncer de pâncreas em qualquer idade.
    - Dois ou mais familiares com câncer de mama e/ou pâncreas em qualquer idade.
- Indivíduos sem história pessoal de câncer, mas com um familiar com um dos seguintes critérios:
    - Carcinoma de ovário.
    - Mutação conhecida nos genes de suscetibilidade ao câncer.
    - Um familiar com dois ou mais tumores primários de mama.
    - Dois ou mais familiares do mesmo lado da família com câncer de mama com ao menos um ocorrendo antes dos 50 anos.
    - Familiar de primeiro ou segundo grau com câncer de mama antes dos 45 anos.
    - Câncer de mama em homem.
    - História familiar de três ou mais dos seguintes tumores: mama, pâncreas, próstata (escore de Gleason ≥ 7), melanoma, sarcoma, carcinoma corticossuprarrenal, tumores cerebrais, leucemia, câncer gástrico, câncer de colo do intestino.

Aos critérios clínicos recém-descritos, juntam-se os modelos matemáticos de avaliação de risco. Esses modelos são preenchidos com dados da história familiar, etnia e idade e têm como objetivo expressar em números a probabilidade de portar mutação para os genes de suscetibilidade. Calcula-se o risco ao longo da vida (risco atual, risco em 5 e 10 anos e risco durante toda a vida). Considera-se uma probabilidade mínima de 10% para a presença de mutação como o referencial necessário para recomendar o sequenciamento gênico.

O sequenciamento para *BRCA1* e *BRCA2* (testagem genética) identifica mutações na estrutura gênica. Há três resultados possíveis: positivo, negativo e indeterminado. O resultado positivo identifica uma mutação deletéria reconhecidamente responsável pela suscetibilidade ao câncer. Já o resultado negativo indica ausência de mutações. Por fim, o resultado indeterminado identifica uma alteração genética não reconhecida como relacionada com câncer, mas cuja importância ainda está sendo avaliada.

No sistema público de saúde, a testagem genética é oferecida somente no contexto de projetos de pesquisa colaborativa nacionais e internacionais. Já na saúde suplementar, a Agência Nacional de Saúde Suplementar (ANS) estabelece a obrigatoriedade da cobertura dos testes genéticos envolvendo os genes *BRCA*.

Realizados o aconselhamento genético e a testagem genética, quando disponíveis, é momento de discutir as abordagens para redução de risco.

USO DE ANTICONCEPCIONAL ORAL COMBINADO

O uso prolongado de ACO diminui o risco de câncer de ovário. Esse efeito protetor pode alcançar 40 a 50%. Quanto maior for o tempo de uso, maior será o efeito protetor, recomendando-se tempo igual ou superior a 5 anos. Após a sua interrupção, esse efeito prolonga-se por, no mínimo, 15 anos. A diminuição de risco ocorre tanto na população de baixo risco quanto nas pacientes com mutação presumida ou confirmada em *BRCA*, especialmente *BRCA1*. O mecanismo de prevenção está relacionado com o bloqueio da ovulação induzido pelo ACO, diminuindo as alterações repetitivas na superfície ovariana, que agem como fator de risco para o desenvolvimento do câncer.

⚠️ É importante ressaltar que contraceptivos hormonais não combinados, como os que contêm somente progestogênio, não promovem anovulação e não devem ser indicados para redução de risco de tumor ovariano tipo II. Em relação às pacientes com síndrome de Lynch, também se observa redução do risco do câncer endometrial com uso de ACO, com efeito protetor relacionado com o tempo de uso.

CIRURGIA REDUTORA DE RISCO

Pacientes com mutação em *BRCA1* e *BRCA2* são aconselhadas a realizar a remoção cirúrgica dos ovários e das tubas (salpingo-ooforectomia bilateral) a partir dos 35 anos, sendo esta a cirurgia mínima recomendada. Acredita-se que a cirurgia possa ser adiada até os 40 anos em pacientes com mutação em *BRCA2*. A retirada do útero deve ser discutida de forma individual, pois a sua realização, além de simplificar o uso da terapia hormonal, elimina o risco de câncer endometrial. Estudos sobre o assunto, no entanto, não têm demonstrado aumento significativo de câncer de endométrio nessa população, exceto nas usuárias de tamoxifeno. Na paciente com suspeita de síndrome de Lynch, a remoção do útero é obrigatória como parte da cirurgia redutora de risco (CRR).

Estima-se redução de risco para câncer de ovário na ordem de 75 a 96%. Quando a CRR é realizada antes da menopausa, parece existir a redução do risco para câncer de mama, provavelmente pelo decréscimo dos níveis circulantes de estrogênio e progesterona. Carreadoras de mutação, no entanto, mantém um risco de 3 a 4% de desenvolver o carcinoma peritoneal primário. Esse índice é muito superior ao observado na população geral.

Uma vez realizada a CRR, todo o material deve ser enviado para exame anatomopatológico convencional, cujo processamento deve seguir normas específicas para análise de material de alto risco (protocolo SEE-FIM [Sectioning and Extensively Examining the FIMbriated End]). Cerca de 2 a 17% das pacientes submetidas à cirurgia profilática terão carcinoma oculto no momento do procedimento.

A perda prematura da função ovariana, induzida pela cirurgia profilática, está associada a doenças cardiovasculares, deficiências cognitivas, fraturas osteoporóticas e disfunção sexual. No entanto, nas pacientes de alto risco para câncer de ovário, esses prejuízos são compensados pela evidente redução da incidência da doença. É importante ressaltar que pacientes com mutação em *BRCA* sem história pessoal de câncer de mama não apresentam contraindicação ao uso de terapia hormonal após a CRR.

A remoção cirúrgica das tubas uterinas (salpingectomia redutora de risco [SRR]) tem sido avaliada como alternativa em pacientes muito jovens já identificadas com mutação em *BRCA1* e *BRCA2*. O objetivo é reduzir o risco de câncer de ovário, preservando, por algum tempo, a função hormonal. A ooforectomia é realizada em um segundo tempo cirúrgico. Essa conduta pode estar envolvida na proteção tanto dos tumores tipo II (seroso de alto grau) quanto dos tumores tipo I relacionados com a endometriose (células claras e endometrioide). O uso da salpingectomia oportunística (i.e., aquela realizada em pacientes de baixo risco durante a histerectomia ou para esterilização no lugar da ligadura tubária) já é uma realidade incorporada à prática cirúrgica de alguns países. Diversas sociedades recomendam a salpingectomia no mesmo momento da histerectomia por doença benigna, de modo a reduzir o risco de carcinoma seroso de alto grau no futuro.[2]

A ligadura tubária e a histerectomia estão classicamente relacionadas com a prevenção do carcinoma de ovário. A partir do conhecimento das vias de oncogênese, é possível associar esses procedimentos à redução de risco dos tumores tipo I. A endometriose é uma das doenças precursoras desses tumores, e a presença de focos da doença na cavidade pélvica é resultado da menstruação retrógrada, que tem como meio de condução a tuba uterina. Essa constatação parece justificar a proteção parcial conferida por esses procedimentos.

RASTREAMENTO DO CÂNCER DE OVÁRIO

Embora o câncer de ovário seja uma doença de baixa incidência, as taxas de morbimortalidade decorrentes da doença são bastante elevadas. O diagnóstico precoce parece ser uma estratégia importante para a redução desse índices, motivo pelo qual a implementação de programas de rastreamento sempre foi um assunto de bastante interesse. Todavia, as evidências científicas não têm se mostrado promissoras para cumprir o principal objetivo desses programas, que é a redução da mortalidade relacionada com a doença.

O rastreamento populacional não tem relação custo-efetividade adequada. Em razão da baixa incidência da doença ovariana, o custo de um programa de rastreamento que avalie toda a população é extremamente alto. Além disso, os métodos de rastreamento hoje disponíveis não apresentam a sensibilidade e a especificidade necessárias para a prevenção acurada. O período subclínico curto e a evolução natural pouco conhecida também são responsáveis pela ineficácia desses programas.

Os ensaios clínicos randomizados disponíveis sobre o assunto utilizam, em sua maioria, a ultrassonografia (US) transvaginal de forma isolada ou associada (nesse caso, como segundo exame) à dosagem sérica de CA-125 (avaliação multimodal). Esses estudos falharam em comprovar a diminuição das taxas de mortalidade a partir da intervenção proposta, mesmo quando conseguiram demonstrar o aumento do diagnóstico em estádios iniciais e a redução dos estádios mais avançados. Além disso, há uma considerável ocorrência de falso-positivos nesse grupo, levando a muitas cirurgias desnecessárias e, algumas vezes, a complicações cirúrgicas graves (15%). Não há, portanto, até esse momento, indicação para utilizá-los com essa proposta.

⚠️ As recomendações de sociedades posicionam-se contra o rastreamento do câncer de ovário na população de risco habitual.

Em pacientes de alto risco, a realização da CRR é a principal medida de prevenção e deve ser estimulada. A realização da US pélvica transvaginal e CA-125 a cada 6 a 12 meses a partir dos 35 anos é uma conduta possível (nível de evidência 3, grau de recomendação D). No entanto, parece não cumprir o objetivo principal do rastreamento, que é a redução da taxa de mortalidade. Desse modo, a conduta deve ser discutida com a paciente.

QUADRO CLÍNICO

O carcinoma de ovário é assintomático nos seus estádios iniciais. Eventualmente, há dor localizada na pelve, associada à torção do pedículo vascular ovariano; no entanto, os sintomas mais comuns são os relacionados com a extensão da doença, para além da pelve. A maioria dos tumores diagnosticados em estágios iniciais são achados ocasionais de exames realizados por motivos diversos.

⭐ Queixas de aumento do volume abdominal, dor e distensão, dispepsia e alteração de hábito intestinal são as mais frequentes. Na avaliação retrospectiva dos sintomas, identifica-se que estão presentes de forma repetitiva por um período inferior a 1 ano e com frequência mínima de 12 vezes ao mês. Cerca de 50% das pacientes com estádio inicial, se questionadas, poderão relatar esses sintomas, e 80% nos casos com doença avançada.

A propagação da doença para o abdome é caracterizada pela deposição de implantes neoplásicos na superfície peritoneal, sobre alças intestinais, mesentério e sobre todos os outros órgãos intra-abdominais. Em consequência, pode ocorrer ascite, uma alteração na função intestinal, resultando em um quadro conhecido como íleo carcinomatoso, que simula uma suboclusão de intestino delgado. A extensão da doença para além do abdome pode determinar alteração respiratória (taquipneia, dispneia) e derrame pleural. Distúrbios paraneoplásicos, como tromboflebite arterial ou venosa, degeneração cerebelar, entre outros, poderão ser a primeira manifestação da doença. A apresentação inicial também pode ser de oclusão intestinal franca, quadro que representa um mau prognóstico.

Tumores primários de tuba uterina e de peritônio apresentam-se com o mesmo quadro clínico do carcinoma ovariano. O carcinoma peritoneal primário, por definição, trata-se de um quadro pelo menos localmente avançado na pelve.

> A presença, ao exame físico, de massa pélvica de qualquer tamanho, fixa, bilateral e de consistência heterogênea é sugestiva de neoplasia maligna. Os ovários palpáveis, em mulheres pós-menopáusicas, devem ser encarados com suspeição e requerem investigação.

DIAGNÓSTICO

As lesões pélvicas assintomáticas poderão ser descobertas durante o exame ginecológico de rotina e deve-se esclarecer a respeito de sua origem e suas características.

> A US pélvica, realizada por técnica transvaginal, persiste como o método diagnóstico mais utilizado, fornecendo informações importantes sobre o tamanho e o conteúdo dos tumores ovarianos. Existem inúmeros protocolos que buscam uniformizar os achados ultrassonográficos e relacioná-los a maior ou menor chance de malignidade.

Quanto mais complexa for a lesão ovariana, maior será o risco de ser maligna. De forma geral, a presença de projeções papilares internas e/ou externas, septações grosseiras, componente sólido, multilocularidade e ascite são achados sugestivos de malignidade (risco de malignidade de 1-45%). As lesões císticas simples ou com septo fino, apesar de consideradas de baixo risco, poderão ser malignas em 0,3 a 6% dos casos.

Além disso, a chance de malignidade precisa ser avaliada em um contexto que inclui a idade da paciente e seu *status* hormonal (pré ou pós-menopáusico). Sabe-se que pacientes mais velhas têm maior risco de desenvolver câncer de ovário, de modo que as imagens alteradas obtidas em uma avaliação ultrassonográfica trarão um maior valor preditivo positivo para neoplasia. Em contrapartida, pacientes jovens podem apresentar achados ultrassonográficos que, apesar de complexos, terão associação fraca com o risco de malignidade.

Dessa forma, no intuito de melhorar a metodologia para distinguir entre benignidade e malignidade dos tumores do ovário, foram estudadas associações de métodos ou variáveis. Diversos escores utilizando imagem apenas ou a combinação de dados clínicos, marcadores e exames de imagem foram validados com o objetivo de predizer o risco de lesões anexiais detectadas, destacando-se o International Ovarian Tumour Analysis (IOTA) Simple Rules, que avalia o risco pré-operatório de uma lesão a partir de cinco marcadores de benignidade e outros cinco de malignidade, incluindo características morfológicas, vascularização ao Doppler e presença de ascite. A partir dessa classificação, também foi criado um modelo matemático (IOTA ADNEX model) que auxilia a estratificação do risco de uma lesão ser maligna, benigna e, até mesmo, *borderline*.[10,11]

> Mais recentemente, aos moldes da classificação Breast Imaging Reporting and Data System (BI-RADS), utilizada em exames mamários, o Colégio Americano de Radiologistas desenvolveu o Ovarian-Adnexal Reporting and Data System (O-RADS), um sistema de manejo e estratificação de risco de USs. Usando os mesmos critérios que o IOTA, o O-RADS sistematiza a classificação de risco de massas anexiais, classificando-as em seis categorias (0 a 5), com recomendação de manejo para cada categoria.[12]

O estudo da vascularização ovariana por dopplerfluxometria transvaginal surgiu com a finalidade de melhorar a acuidade diagnóstica da US. As lesões malignas apresentam-se neovascularizadas, com padrões bizarros e inúmeras anastomoses arteriovenosas, podendo ou não apresentar redução da resistência ao fluxo sanguíneo e do índice de pulsatilidade medidos ao exame. Entretanto, esses índices podem aparecer em alterações inflamatórias, cistos de corpo lúteo e gestação ectópica. Assim, mais do que os índices de resistência e pulsatilidade, tem se valorizado a presença e a distribuição do fluxo sanguíneo no interior do tumor (septações, papilas, área sólida).

O CA125 é o principal marcador sérico para tumores epiteliais do ovário. Os traços desse antígeno existem em tecidos maduros, derivados do epitélio celômico: células mesoteliais da pleura, pericárdio e peritônio, tubas uterinas, endométrio e endocérvice. O CA125 não se encontra em ovários fetais ou adultos normais, mas está expresso em mais de 80% dos carcinomas ovarianos epiteliais não mucinosos. Níveis elevados de CA125 (medidas > 35 U/mL) também poderão ser encontrados em pacientes com condições ginecológicas benignas (endometriose, miomatose uterina, adenomiose, doença inflamatória pélvica e gestação inicial) e em 28% das pacientes com neoplasia não ginecológica (p. ex., pulmão e trato gastrintestinal). Níveis elevados também foram encontrados em pacientes com carcinoma de tuba uterina, endométrio e endocérvice.

Em caso de lesão ovariana com características ultrassonográficas sugestivas de malignidade, um valor de CA125 elevado poderá ser evidência confirmatória do diagnóstico. Um nível de CA125 > 35 U/mL em pacientes pós-menopáusicas tem um valor preditivo positivo para doença maligna de cerca de 98%. Devido à alta taxa de falso-positivos em mulheres pré-menopáusicas, foi levantada a possibilidade de se utilizar somente níveis mais elevados (> 200 U/mL), porém essa recomendação deve ser considerada com parcimônia; o American College of Obstetricians and Gynecologists (ACOG) considera que não há evidências para esse ponto de corte. É importante ressaltar que níveis baixos de CA125 não afastam a possibilidade de neoplasia. Cerca de 50% dos casos de tumor ovariano em estádio I não apresentam elevação desse marcador.

Considerando-se o recém-exposto, são sinais de gravidade que sugerem fortemente o achado de câncer ovariano: US com tumor sólido ou tumor cístico com áreas sólidas, vegetações, septos grossos, fluxo sanguíneo intratumoral e CA125 > 35 U/mL na pós-menopausa e > 200 U/mL na pré-menopausa. O Quadro 25.2 expõe os fatores que sugerem presença de malignidade durante a avaliação de massas anexiais.

Quadro 25.2 – Fatores que sugerem presença de malignidade durante a avaliação de massas anexiais

- Idade da paciente (tumores germinativos são mais frequentes em jovens; lesões epiteliais são mais comuns em mulheres > 60 anos)
- Bilateralidade
- Fixação tumoral ao exame físico
- Ascite
- Massas ultrassonograficamente complexas, em especial se houver áreas sólidas, com vegetações e ricamente vascularizadas
- Achado tomográfico de nódulos metastáticos
- Marcadores tumorais elevados, especialmente CA-125 > 35 U/mL

Fonte: Berek e colaboradores.[2]

Outros exames diagnósticos, como tomografia computadorizada (TC) e ressonância magnética (RM), não oferecem dados adicionais em relação à US na avaliação morfológica das lesões ovarianas, considerando-se a relação custo-benefício. No entanto, eles têm papel estabelecido na avaliação da extensão ao abdome superior e ao retroperitônio, devendo ser solicitados com esse objetivo. A RM com contraste é uma alternativa à US nos casos em que achados indeterminados exigem investigação adicional. No Hospital de Clínicas de Porto Alegre (HCPA), o uso de RM é sempre discutido em casos de massas anexiais detectadas por exame transvaginal em pacientes histerectomizadas ou com múltiplas intervenções abdominais prévias, como, por exemplo, transplantes ou cirurgias para ressecção de tumores colônicos.

Apesar de os exames pré-operatórios fornecerem informações a respeito da possível natureza da lesão ovariana, o seu diagnóstico definitivo somente será realizado após avaliação anatomopatológica. A laparotomia exploradora com excisão tumoral é o método diagnóstico indicado para avaliação de lesões ovarianas que apresentem risco intermediário ou alto risco de malignidade e permite o estadiamento cirúrgico da doença. A laparotomia tem como vantagem o menor risco de ruptura de lesões císticas, especialmente as volumosas, além de permitir com maior facilidade a avaliação da cavidade como um todo, sobretudo a inspeção das alças intestinais.

Tem sido crescente a aceitação da videolaparoscopia (VLP) na abordagem das massas anexiais e no tratamento do carcinoma ovariano. O seu uso tem como vantagens uma recuperação mais rápida, menor dor pós-operatória e menor volume de sangramento. Na paciente com diagnóstico de neoplasia maligna, uma recuperação mais rápida pode significar um início mais precoce da quimioterapia, podendo ter impacto prognóstico. Na abordagem de massas anexiais de aspecto benigno, a VLP é a abordagem de preferência atualmente, pois permite, inclusive, a preservação ovariana. Mesmo em se tratando de baixa suspeição de malignidade, devem ser mantidos os princípios oncológicos, evitando-se a ruptura da lesão e a sua remoção da cavidade, a fim de proteger a parede abdominal. Massas com elevado índice de suspeição, quando clinicamente restritas ao ovário, podem ser inicialmente avaliadas por VLP. A segurança de completar a abordagem da lesão pela via laparoscópica ainda não é apoiada por evidências de boa qualidade, mas estudos retrospectivos têm demonstrado que, quando executada por profissionais experientes, os desfechos cirúrgicos, assim como as taxas de recorrência e de sobrevida, são similares aos da abordagem laparotômica. O uso dessa ferramenta em tumores em estádio I consta como opção a ser considerada nas recomendações da National Cancer Comprehensive Network (NCCN), garantindo-se que não haja doença residual.[13]

Em pacientes com doença avançada, o uso da laparoscopia destaca-se com a finalidade de estadiamento, sendo um grande auxiliar para a decisão entre cirurgia citorredutora primária ou quimioterapia neoadjuvante. A laparoscopia permite a avaliação de toda a cavidade abdominal, incluindo todo o revestimento peritoneal, definindo, assim, o volume de doença e as perspectivas de ser obtida uma citorredução máxima primariamente.

Fagotti e colaboradores descreveram um escore com sete elementos a serem analisados, *omental cake* (comprometimento e retração do omento maior), carcinomatose peritoneal, carcinomatose diafragmática, retração mesentérica, infiltração colônica, infiltração gástrica e implantes na superfície hepática, com a presença de cada um desses elementos marcando 2 pontos. Nesse trabalho prospectivo, nas pacientes com um escore de 8 ou mais, a probabilidade de se atingir uma citorredução ótima foi zero.[14] Esse é um dado importante na tentativa de reduzir laparotomias desnecessárias, devendo-se considerar iniciar o tratamento das pacientes com escore mais elevado pela quimioterapia neoadjuvante. Outros grupos utilizaram técnicas similares para avaliar a extensão de doença por VLP, obtendo sempre maiores taxas de citorredução primária quando as pacientes foram submetidas previamente ao procedimento.

⚠️ Um risco inerente ao estadiamento videolaparoscópico consiste na possibilidade de implantes tumorais nos portais da VLP, em geral responsivos à quimioterapia e ressecáveis no momento da cirurgia citorredutora; tais implantes não parecem ter impacto na sobrevida.[15] A realização da cirurgia citorredutora completa por VLP ainda é um assunto controverso, estando restrita a centros de referência e protocolos de pesquisa.

O Quadro 25.3 cita lesões ovarianas que exigem investigação cirúrgica.

DISSEMINAÇÃO DO ADENOCARCINOMA DE OVÁRIO

⭐ O carcinoma de ovário é uma doença que se dissemina principalmente por implan-

---

Quadro 25.3 – Lesões ovarianas que exigem investigação cirúrgica

- Tumores sólidos em qualquer faixa etária
- Tumores císticos > 8 cm em mulheres em idade reprodutiva
- Tumores císticos < 8 cm que não tenham regredido após a observação por dois ciclos menstruais
- Tumores complexos de qualquer tamanho com septações, papilas e componentes sólidos
- Tumores císticos em pacientes pré-púberes
- Tumores císticos em pacientes pós-menopáusicas, uma vez que cistos funcionais nessa faixa etária são improváveis. No entanto, em razão do baixo risco de malignidade (< 1%), lesões < 5 cm, uniloculadas e associadas a nível sérico normal de CA125 poderão ser acompanhadas

tação na superfície peritoneal. O tempo decorrido entre o aparecimento do tumor primário e a disseminação varia com o número de células tumorais e a velocidade com que elas são expostas à cavidade peritoneal. Os tumores muito infiltrantes penetram rapidamente na sua cápsula, rompendo-a, mesmo quando pequenos em volume. Outros atingem um grande volume e somente se disseminam quando o aumento da pressão hidrostática dentro do tumor provoca a ruptura da cápsula e a liberação das células neoplásicas para a cavidade peritoneal.

A rota de disseminação tumoral na cavidade peritoneal costuma seguir cefalicamente, ao longo da goteira parietocólica direita, até a cúpula diafragmática direita, atingindo o plexo linfático subdiafragmático, que se comunica com o plexo linfático torácico subjacente à pleura. Essas comunicações linfáticas são as responsáveis pelos derrames pleurais tão mais frequentes no hemitórax direito. A obstrução desses linfáticos subdiafragmáticos por êmbolos de células neoplásicas, associada à produção de líquido pelos implantes tumorais, é a causa mais comum de ascite no carcinoma de ovário.

Em razão da tendência do omento de aderir às superfícies cruentas intraperitoneais, ele torna-se um local frequente de metástases, às vezes inaparentes.

A disseminação da doença ovariana prevê o envolvimento dos linfonodos pélvicos, para-aórticos e, mais remotamente, inguinais. A disseminação retroperitoneal tem relação direta com o grau de disseminação intraperitoneal. Dessa forma, encontram-se, nos tumores em aparente estádio I, 8 a 15% de comprometimento tumoral em linfonodos pélvicos e 5 a 24% em para-aórticos. Em tumores avançados, o envolvimento linfonodal varia de 55 a 75%. As metástases em linfonodos para-aórticos costumam ser a rota inicial de disseminação. Mesmo em tumores aparentemente unilaterais, deverá ser realizada a linfadenectomia pélvica bilateral, em razão do frequente comprometimento da cadeia linfática contralateral ao tumor (cerca de 30% dos casos).

A disseminação hematogênica, ao contrário, ocorre de forma tardia e compromete principalmente o pulmão e o fígado.

EXAMES COMPLEMENTARES

Tanto o diagnóstico quanto o estadiamento do carcinoma de ovário são realizados por abordagem cirúrgica. Não existem exames complementares indicados de modo formal para a confirmação diagnóstica. Entretanto, deve existir uma rotina pré-operatória para a paciente com suspeita de carcinoma ovariano, útil na avaliação da extensão da doença:

- Exame físico e ginecológico completo.
- Avaliação do *status* nutricional e do escore de *performance status* (PS).
- Exames hematológicos e bioquímicos pré-operatórios – hemograma, ureia, creatinina, transaminase glutâmico-oxalacética (TGO), transaminase glutâmico-pirúvica (TGP), fosfatase alcalina (FA), bilirrubinas.
- Citologia oncológica cervical.
- Biópsia endometrial, em casos de sangramento uterino irregular.
- Exames endoscópicos (colonoscopia ou retossigmoidoscopia e cistoscopia) podem ser necessários para o diagnóstico diferencial com lesões intestinais ou avaliação de extensão de doença para mucosa retal ou vesical.
- TC de abdome total.
- Radiografia de campos pulmonares (se algum derrame pleural estiver presente, é necessário realizar TC de tórax seguida de toracocentese, com exame citológico do aspirado).
- Dosagem sérica de CA125, útil principalmente para avaliar a extensão da doença e a resposta ao tratamento complementar pós-cirúrgico, assim como para o seguimento oncológico.

TRATAMENTO

O tratamento do câncer de ovário baseia-se na cirurgia e na quimioterapia. A cirurgia é, em geral, a primeira etapa do tratamento. Ela permite, além da confirmação diagnóstica, a avaliação da extensão da doença para além do seu sítio primário, o que se convencionou chamar de estadiamento cirúrgico. Acredita-se que cerca de 30% dos casos, com doença aparentemente restrita ao ovário, terão estádios mais avançados de doença após o resultado dos exames anatomopatológicos e citopatológicos coletados durante a cirurgia. Para ilustrar a importância do estadiamento, é apresentada, na Tabela 25.1, a incidência de metástases ocultas (microscópicas) presentes no carcinoma de ovário inicial.

A cirurgia de estadiamento compreende a retirada da lesão primária, sendo esta, em geral, uma salpingo-ooforectomia. Uma vez confirmado o diagnóstico de malignidade por meio do exame transoperatório de congelação, segue-se histerectomia com salpingo-ooforectomia contralateral e linfadenectomia retroperitoneal, incluindo as cadeias pélvica e para-aórtica, e omentectomia infracólica. Para pacientes com doença avançada, já sugerida pela apresentação clínica inicial (p. ex., distensão abdominal e ascite) e/ou por exames de imagem pré-operatórios, o objetivo será a remoção da maior quantidade possível de massa tumoral (cirurgia citorredutora ou *debulking*), sem deixar doença residual macroscópica ou deixando a mínima doença residual possível.

ROTINA PARA ESTADIAMENTO CIRÚRGICO

Visando a melhorar a acurácia do estadiamento e a uniformizar a conduta cirúrgica, uma série de recomendações devem ser seguidas:

Tabela 25.1 – Localização das metástases microscópicas no câncer de ovário (%)

LOCALIZAÇÃO	%
Diafragma	7,6
Linfonodos para-aórticos	12,3
Omento	7,1
Linfonodos pélvicos	8,9
Lavado peritoneal positivo	18,8
Ovário contralateral	15

Fonte: Adaptada de Rubin e Sutton.[16]

- Incisão mediana longitudinal, com extensão supraumbilical, que permita o acesso aos linfonodos para-aórticos e ao diafragma.
- Aspiração do líquido peritoneal para exame citológico logo na abertura da cavidade; na sua ausência, realização de lavado peritoneal com soro fisiológico (15-30 mL).
- Avaliação das cúpulas diafragmáticas por inspeção e palpação das superfícies diafragmáticas. Qualquer achado de nodulação, principalmente do tipo grãos de areia, indica biópsia. Essas medidas são tomadas antes da manipulação tumoral.
- Retirada do tumor primário para exame histológico de congelação.
- Avaliação de toda a superfície peritoneal, em que o carcinoma de ovário classicamente se dissemina por serosas. Inspeção e palpação cuidadosas de todo o intestino, mesentério, fígado, superfícies anteriores dos rins e cápsula do baço. Qualquer achado anormal deve ser biopsiado.
- Biópsias em áreas suspeitas do peritônio pélvico (fundo de saco anterior e posterior, goteiras parietocólicas e paredes pélvicas laterais). Biópsias peritoneais aleatórias parecem não ser úteis para a avaliação de extensão de doença.
- Biópsia da cápsula de Glisson (fígado) ou do parênquima hepático indicada na vigência de lesões.
- Histerectomia total com salpingo-ooforectomia bilateral. Em casos excepcionais, pode-se indicar cirurgia conservadora. Se a doença estiver limitada à pelve, deve-se ter o cuidado de evitar a ruptura do tumor durante a manipulação cirúrgica.
- Retirada de toda a massa tumoral visível, evitando-se ao máximo deixar doença residual.
- Abertura do retroperitônio para linfadenectomias para-aórtica e pélvica bilateral. É discutida a necessidade de sua realização sistemática na doença intra-abdominal avançada. Nos estádios avançados, pode-se realizar a retirada somente dos linfonodos aumentados, com o objetivo de citorredução.
- Omentectomia infracólica.

- Apendicectomia em casos de tumores mucinosos ou em caso de comprometimento macroscópico em outros tipos histológicos.
- Descrição minuciosa dos achados cirúrgicos, em especial nos casos de doença residual.

O Quadro 25.4 apresenta o estadiamento para neoplasias de ovário, tuba uterina e peritoneal primária de acordo com a Federação Internacional de Ginecologia e Obstetrícia (Figo).

CIRURGIA CITORREDUTORA

É a abordagem cirúrgica recomendada para pacientes com doença para além do ovário. O esforço cirúrgico para a obtenção da máxima

Quadro 25.4 – Estadiamento da Figo para neoplasias de ovário, tuba uterina e peritoneal primária

ESTÁDIO I

Tumor confinado aos ovários ou às tubas uterinas
- **IA** – Limitado a um ovário (cápsula intacta) ou tuba; sem tumor na superfície ovariana ou tubária; sem células malignas na ascite ou no lavado peritoneal
- **IB** – Limitado a ambos os ovários (cápsula intacta) ou tubas; sem tumor na superfície ovariana ou tubária; sem células malignas na ascite ou no lavado peritoneal
- **IC** – Limitado a um ou ambos os ovários ou tubas uterinas com algum dos seguintes:
    - **IC1** – Ruptura cirúrgica da cápsula
    - **IC2** – Ruptura antes da cirurgia ou tumor na superfície ovariana ou tubária
    - **IC3** – Células malignas na ascite ou no lavado peritoneal

ESTÁDIO II

Envolve um ou ambos os ovários com extensão pélvica ou peritoneal primária
- **IIA** – Extensão e/ou implantes no útero e/ou nas tubas uterinas e/ou nos ovários
- **IIB** – Extensão a outros tecidos pélvicos intraperitoneais

ESTÁDIO III

Envolve um ou ambos os ovários ou tubas ou peritoneal primária, com disseminação peritoneal para fora da pelve confirmada citopatológica ou histologicamente e/ou metástases para linfonodos retroperitoneais
- **IIIA1** – Somente linfonodos retroperitoneais positivos
    - **IIIA1(i)** – Metástases de até 10 mm na maior dimensão
    - **IIIA1(ii)** – Metástases superiores a 10 mm na maior dimensão
- **IIIA2** – Envolvimento peritoneal extrapélvico microscópico com ou sem linfonodos retroperitoneais positivos
- **IIIB** – Metástases peritoneais macroscópicas para além da pelve de até 2 cm, com ou sem metástases para linfonodos retroperitoneais
- **IIIC** – Metástases peritoneais macroscópicas para além da pelve maiores que 2 cm, com ou sem metástases para linfonodos retroperitoneais (inclui cápsula do fígado e do baço, sem envolvimento parenquimatoso desses órgãos)

ESTÁDIO IV

Metástases a distância, exceto metástases peritoneais
- **IVA** – Derrame pleural com citopatológico positivo
- **IVB** – Metástases parenquimatosas ou para órgãos extra-abdominais (incluindo linfonodos inguinais e fora da cavidade abdominal e comprometimento transmural do intestino)

Figo, Federação Internacional de Ginecologia e Obstetrícia.
Fonte: Adaptada de Prat.[17]

citorredução apoia-se nos dados que demonstram que o volume de doença residual tem impacto direto no tempo de sobrevida: quanto menor for o volume, maior será o potencial de cura do tratamento adjuvante. Teorias explicando as possíveis vantagens da citorredução incluem o decréscimo no hipermetabolismo tumoral, com melhora do desempenho da paciente e melhora da perfusão vascular a partir da retirada de áreas desvitalizadas, permitindo maior aporte de fármacos antineoplásicos e diminuição do potencial de mutações intratumorais, o que poderia aumentar a resistência aos agentes quimioterápicos.

O volume tumoral residual pode ser classificado de três maneiras: citorredução completa, em que não há doença residual macroscópica; citorredução ótima, em que a doença residual é menor que 1 cm; e citorredução subótima, em que a doença residual é maior que 1 cm. Trabalhos recentes demonstraram uma diferença significativa em sobrevida entre pacientes submetidas à citorredução completa em comparação com a citorredução ótima, sem aumento da morbidade ou atraso significativo no início da terapia adjuvante.[18,19]

Com o objetivo de alcançar a citorredução ótima ou completa, poderá ser realizada cirurgia com ressecções orgânicas múltiplas (colectomia, esplenectomia, cistectomia parcial com ou sem reimplante ureteral, hepatectomia parcial, colecistectomia, gastrectomia parcial, pancreatectomia distal e ressecções diafragmáticas). No entanto, somente estará autorizada se dela resultar doença tumoral mínima.

Na presença de derrame pleural, um resultado de citologia positiva para células malignas é tradicionalmente requerido para que a paciente seja incluída em estádio IV. A toracoscopia está indicada em casos de derrame pleural de moderada a grande quantidade e deve ser considerada antes de a paciente ser submetida à cirurgia. O achado de doença pleural grosseira, sem possibilidade de ressecção cirúrgica ou ablação, contraindica a realização do procedimento de citorredução abdominal. Ao contrário, em casos de doença pleural ressecável, o esforço para citorredução primária se justifica.[20] Apesar de a presença de metástase hepática intraparenquimatosa ser inicialmente considerada uma contraindicação à citorredução, há pesquisas demonstrando benefício na sua ressecção ou destruição (ablação por radiofrequência).[21] Um cirurgião hepático deve ser chamado para opinar sobre a possibilidade de ressecção cirúrgica.

Baseando-se em dados recentes do LION Trial que demonstraram que, nas pacientes com estádio III/IV, a linfadenectomia sistemática não apresenta benefício de sobrevida global ou livre de doença e aumenta a taxa de complicações pós-operatórias e o período de internação, a remoção de linfonodos clinicamente negativos durante a cirurgia não é mais recomendada.[22] Qualquer linfonodo clinicamente suspeito deve ser removido como componente da citorredução.

QUIMIOTERAPIA NEOADJUVANTE E CIRURGIA DE INTERVALO

Embora a cirurgia de citorredução primária, seguida de quimioterapia adjuvante, constitua o tratamento ideal para pacientes com doença para além do ovário (estádios II, III e alguns casos de estádio IV), cerca de 35 a 65% das pacientes que vão à cirurgia primária não são passíveis de citorredução ótima. Novas abordagens terapêuticas vêm sendo desenvolvidas na tentativa de melhorar as taxas de sobrevida das pacientes com doença avançada ao tempo do diagnóstico. A quimioterapia neoadjuvante seguida de cirurgia de intervalo, também chamada de citorredução de intervalo, surgiu nesse contexto.

A cirurgia de intervalo é definida como a abordagem cirúrgica, visando à citorredução ótima ou completa, realizada após a indução por 3 a 4 ciclos de quimioterapia. Após a cirurgia, o tratamento quimioterápico é concluído, até um total de 6 a 8 ciclos.

Existem vários argumentos na literatura que sustentam a indicação da quimioterapia neoadjuvante (**Quadro 25.5**). Um ensaio clínico europeu demonstrou que essa estratégia não é inferior ao tratamento cirúrgico primário, obtendo taxas de sobrevida similares entre as pacientes submetidas à cirurgia primária e as que receberam quimioterapia neoadjuvante, associado à menor taxa de complicações e menor mortalidade no grupo sub-

> **Quadro 25.5** – Argumentos a favor da quimioterapia neoadjuvante
>
> - A citorredução primária é obtida em somente 35 a 65% das pacientes
> - A citorredução ótima é mais fácil de ser obtida após a quimioterapia
> - A cirurgia realizada após a quimioterapia é, em geral, menos extensa
> - As taxas de complicação são menores na citorredução de intervalo
> - A quimioterapia neoadjuvante não compromete a sobrevida
> - Há menor risco de atraso no início da quimioterapia após a cirurgia

metido à quimioterapia neoadjuvante.[23] Apesar disso, o assunto segue controverso, e essa estratégia de abordagem não tem sido utilizada como primeira linha de tratamento. Deve ser encarada como opção inicial em pacientes com alterações nutricionais graves secundárias à doença e nos casos com baixa probabilidade de se obter uma citorredução ótima.

Um ponto fundamental para a normatização do uso da quimioterapia neoadjuvante seria a definição de critérios de irressecabilidade por meio de métodos não invasivos. Poder saber, em tempo pré-operatório, qual paciente seria passível de citorredução ótima diminuiria o número de procedimentos cirúrgicos inefetivos. Contudo, não há critérios pré-operatórios bem definidos para selecionar pacientes aptas a atingirem uma citorredução ideal. Marcadores como o CA-125 e escores por TC e/ou RM têm sido avaliados, mas sem uma definição exata de sua utilidade. A VLP tem se mostrado promissora na avaliação da extensão da doença intra-abdominal, sobretudo nos casos em que os exames de imagem são considerados limítrofes para alcançar essa definição. Vários estudos têm tentado estabelecer escores de ressecabilidade, com base na combinação de achados clínicos, cirúrgicos ou de imagem. No entanto, as taxas de falso-positivo (pacientes ditas irressecáveis por métodos não invasivos e que são ressecáveis ao tempo cirúrgico) variam de 5 a 37%.

De qualquer forma, os achados mais frequentemente relacionados com a irressecabilidade são: envolvimento difuso do mesentério; comprometimento gástrico ou intestinal extenso, a ponto de necessitar de ressecções que resultem em intestino curto ou gastrectomia total; envolvimento de vasos do tronco celíaco, ligamento hepatoduodenal ou artéria mesentérica superior; metástases hepáticas intraparenquimatosas em ambos os lobos; envolvimento de grandes áreas do pâncreas, exceto a cauda; ou envolvimento do duodeno.[14,24] Achados como os de comprometimento tumoral do omento (*omental cake*), carcinomatose peritoneal e infiltração intestinal não são relevantes o suficiente para que sejam incluídos como critérios independentes de irressecabilidade.[25] Nas pacientes em que a avaliação sugere a impossibilidade de citorredução completa primária, é realizada uma amostragem tumoral para diagnóstico anatomopatológico e iniciado o tratamento com quimioterapia neoadjuvante. Após a administração dos três primeiros ciclos, as pacientes deverão ser reavaliadas clinicamente. As pacientes com doença estável ou em regressão serão candidatas à citorredução de intervalo; já aquelas com progressão da doença provavelmente não terão benefício na realização da cirurgia que justifique a sua morbidade.

As pacientes que mais parecem ter benefício dessa modalidade de tratamento, ou seja, quimioterapia neoadjuvante seguida de cirurgia de intervalo, são aquelas que se apresentam à avaliação inicial em estado de desnutrição. Essas pacientes têm taxas elevadas de complicações cirúrgicas e maior índice de mortalidade, de modo que, com a redução tumoral devido à quimioterapia, elas apresentam melhora do PS e toleram melhor um procedimento de citorredução, que tende a ser menos agressivo após a quimioterapia neoadjuvante.

CIRURGIA PARA PRESERVAÇÃO DA FERTILIDADE

Em pacientes jovens, a questão da fertilidade precisará ser abordada durante o planejamento cirúrgico. Como a maioria das pacientes se apresenta com tumores avançados já na avaliação inicial, procedimentos preservadores da fertilidade não poderão ser indicados. Contudo, no pequeno percentual de casos de doença inicial em que a paciente tenha desejo de gestar, essa possibilidade deve ser avaliada e discutida com a família para tomada conjunta de decisão. Essa conduta é mais comum em pacientes com tumores não epiteliais e tumores *borderline*, mas também pode ser considerada em carcinomas epiteliais em estádios iniciais.

As evidências atuais permitem o tratamento cirúrgico com preservação da fertilidade com segurança em pacientes em estádio IA nos tumores epiteliais. Apesar de o tipo histológico afetar a sobrevida, o tipo de cirurgia realizada nos estágios precoces não parece afetar o prognóstico, desde que seja feito um estadiamento cirúrgico adequado.[26] Para esse fim, o procedimento cirúrgico incluirá salpingo-ooforectomia do lado afetado, linfadenectomia pélvica bilateral, já que pode haver linfonodos comprometidos no lado contralateral à lesão, linfadenectomia para-aórtica e omentectomia. Não é mais recomendada biópsia rotineira do ovário contralateral, já que isso pode impactar negativamente a fertilidade da paciente.

Há evidências de que tumores em estádio IC também podem ser candidatos à cirurgia preservadora da fertilidade sem prejuízo na sobrevida, mas são necessários estudos maiores acerca desse tópico.[27] Dados de sobrevida da base de dados norte-americana demonstram que, mesmo no grupo de pacientes com critérios de alto risco, como histologia de células claras, tumor G3 (indiferenciado) ou estádio IC, a sobrevida em 10 anos não difere do grupo que recebeu cirurgia convencional.[28]

O **Quadro 25.6** resume os requisitos para cirurgia conservadora da fertilidade.

TRATAMENTO ADJUVANTE

A partir da análise de todas as peças cirúrgicas, é definido o estadiamento cirúrgico da paciente e determinado o tratamento adjuvante a ser instituído. A grande maioria das pacientes terá benefício da administração de quimioterapia adjuvante. As exceções serão os carcinomas mucinosos, os endometrioides e os serosos de baixo grau que se apresentam em estádio IA/IB após o estadiamento cirúrgico completo, pois, nesse caso, não há ganho de sobrevida.[13]

Quadro 25.6 – Requisitos para cirurgia conservadora da fertilidade

- Pacientes jovens, com desejo de gestação
- Doença confinada a um ovário
- Tipo histológico favorável: tumor *borderline*, adenocarcinoma bem diferenciado (G1), tumores não epiteliais
- Tumor encapsulado e sem aderências
- Útero e anexo contralateral normais (avaliação por inspeção transoperatória; biópsia do ovário não obrigatória)
- Investigação endometrial negativa (em caso de sangramento vaginal anormal ou alteração ultrassonográfica)
- Resultado dos exames citológicos e histológicos demonstrando ausência de doença em omento, linfonodos e lavado peritoneal
- Seguimento pós-operatório confiável e regular

Os carcinomas serosos de alto grau terão indicação de quimioterapia em todos os casos, independentemente de estadiamento, em geral, após a cirurgia citorredutora ou em esquema de neoadjuvância. No estádio IV ou em tumores não ressecáveis, a quimioterapia é utilizada como tratamento primário.

O quimioterápico de preferência são os derivados da platina, em especial a carboplatina, geralmente em associação com o paclitaxel, em administração intravenosa. O uso da quimioterapia intraperitoneal, em combinação com esquema intravenoso, tem sido avaliado com bons resultados nas pacientes submetidas à citorredução ótima (ver adiante).

Tratamento de tumores em estádios iniciais (I e II)

Quando recomendado, essas pacientes receberão 3 a 6 ciclos de carboplatina e paclitaxel intravenoso. As pacientes em estádio II com citorredução ótima poderão receber quimioterapia intraperitoneal.

Tratamento de tumores em estádios avançados (III e IV)

Todas as pacientes em estádio III ou IV têm benefício de quimioterapia, podendo esta ser complementar ou adjuvante à citorredução ou, em caso de doença a distância sem possibilidade de ressecção, o único tratamento a ser oferecido.

Uma metanálise da Cochrane incluindo mais de 2 mil pacientes demonstrou que, em pacientes submetidas à citorredução ótima, a administração de quimioterapia intravenosa combinada com a intraperitoneal evidenciou benefício em sobrevida geral e livre de doença em comparação com a quimioterapia intravenosa isolada,[29] sendo este o tratamento preconizado como primeira escolha. Contudo, devido à maior frequência de eventos adversos associados ao esquema combinado em comparação com a quimioterapia intravenosa isolada, um percentual significativo não conseguirá completar o tratamento, tendo de concluí-lo somente com a administração intravenosa. Na indisponibilidade ou impossibilidade de uso da quimioterapia intraperitoneal, ainda incipiente em nosso meio, o esquema intravenoso mais comumente utilizado baseia-se em carboplatina e paclitaxel a cada 3 semanas, durante 6 ciclos.

Pacientes que não obtiveram uma citorredução ótima não são candidatas à quimioterapia intraperitoneal, já que os fármacos não têm uma adequada penetração tumoral em lesões maiores que 1 cm. Desse modo, tais pacientes devem receber somente quimioterapia intravenosa.

Terapias-alvo

O uso de um anticorpo monoclonal contra o fator de crescimento endotelial vascular (anti-VEGF), o bevacizumabe, um antiangiogênico, está incluído como uma opção na linha de tratamento primária, em associação com carboplatina e paclitaxel. O seu emprego baseia-se no princípio de capacidade angiogênica e de neovascularização tumoral, e a expressão reduzida de VEGF está associada à maior sobrevida. O bevacizumabe demonstrou ganho de sobrevida modesto quando utilizado em associação com o tratamento primário e mantido por período variável, devendo ser interrompido em caso de progressão.[30,31] A quimioterapia intraperitoneal, quando comparada com a quimioterapia convencional com adição de bevacizumabe, não demonstrou benefício da sobrevida em ensaio clínico randomizado.[32] Preocupações relacionadas com o seu uso são o desenvolvimento de hipertensão e a perfuração intestinal, o que deve ser levado em consideração, já que, com frequência, essas pacientes têm ressecções intestinais durante o tratamento cirúrgico.

Os inibidores da poliadenosina-difosfato-ribose polimerase (PARP) agem no mecanismo de reparo do DNA. Medicamentos como o olaparibe prendem a PARP em locais de falha de hélice única, impedindo o reparo dessas falhas nos tumores com defeito de recombinação homóloga, em especial os tumores com mutação *BRCA1* ou *BRCA2*. O acúmulo de defeitos no DNA acaba levando à morte celular. A adição do olaparibe como tratamento de manutenção via oral por 2 anos após a quimioterapia convencional levou a um risco de progressão de doença ou de morte 70% menor quando comparado com o placebo em tumores serosos de alto grau ou endometrioides de pacientes com a mutação. Cerca de 60% das pacientes encontravam-se livres de progressão após 3 anos, com uma sobrevida livre de progressão média de 56 meses (vs. 13,8 meses com o placebo).[33] Desse modo, os inibidores da PARP foram incluídos na primeira linha de tratamento nas pacientes com mutação *BRCA1* e *BRCA2*, e apresentam resultados promissores em todos os tumores com defeito de recombinação homóloga. Entre os efeitos adversos dessa classe, destaca-se a mielossupressão, principalmente a anemia, muitas vezes demandando ajuste de doses.[2]

DOENÇA RECORRENTE

A chance de recorrência da doença é alta. Cerca de 60% das pacientes apresentarão recidiva, considerando-se todos os estádios. O manejo dessas pacientes está relacionado com o intervalo de tempo entre o término do tratamento quimioterápico e o diagnóstico da recidiva, de modo que a recidiva será classificada em platino-sensível, quando esse intervalo é igual ou superior a 6 meses, e platino-resistente, quando inferior a 6 meses. Esse critério não está sendo tão rigidamente seguido, sendo substituído pela resposta clínica obtida no tratamento com derivados da platina.

⚠ O objetivo principal do tratamento da recidiva é prolongar a sobrevida e melhorar a qualidade de vida. Dificilmente o desfecho envolverá a cura. O prognóstico das pacientes com recidiva platino-sensível costuma ser melhor, aumentando quanto maior for o intervalo livre de doença.

As pacientes platino-sensíveis serão candidatas tanto ao resgate cirúrgico quanto a novos ciclos de quimioterapia combinada utilizando carboplatina. Nesse caso, o tratamento cirúrgico da recidiva, assim como no tratamento inicial, será fortemente impactado pelo volume de doença residual após a cirurgia. Os melhores resultados obtidos com a citorredução secundária são vistos em pacientes com bom PS, cuja recidiva ocorreu ao menos 1 ano após o término do tratamento primário, sendo esta única e ressecável.[34] A minoria das pacientes será considerada candidata adequada ao resgate cirúrgico.

A quimioterapia sempre fará parte do tratamento de resgate na recorrência da doença, independentemente da realização ou não do tratamento cirúrgico. Nas pacientes platino-sensíveis, em geral são administrados novos ciclos de carboplatina e paclitaxel. O bevacizumabe adicionado à quimioterapia nesses casos demonstrou benefício modesto na sobrevida livre de doença.

💊 Nas recidivas precoces, consideradas platino-resistentes, o tratamento consiste em quimioterapia, não havendo espaço para cirurgia de resgate em um intervalo tão curto de tempo. Nesses casos, costuma-se administrar quimioterapia com agente único. As opções terapêuticas incluem paclitaxel, docetaxel, etoposídeo, gencitabina e doxorrubicina lipossomal. O bevacizumabe tem demonstrado benefício ao ser associado ao agente escolhido, mas o risco de perfuração intestinal precisa ser especialmente considerado nessas pacientes.

Em qualquer momento do curso da doença, o cuidado paliativo deve ser considerado uma opção, levando-se em consideração o desejo das pacientes, suas comorbidades e as respostas obtidas com os tratamentos oferecidos até então. É comum que as pacientes já tenham sido submetidas a múltiplas linhas de tratamento e intervenções cirúrgicas, recebendo quimioterapia quase contínua, com benefício modesto à custa de toxicidade, que pode trazer grande prejuízo à sua qualidade de vida. Com objetivos paliativos, eventualmente, as pacientes podem necessitar de intervenções cirúrgicas, como confecção de colostomia.[2]

CONSIDERAÇÕES SOBRE TUMORES *BORDERLINE* DE OVÁRIO

Os tumores *borderline* são um grupo especial de neoplasias cujo comportamento biológico e aspecto histológico os coloca entre os tumores benignos e os francamente malignos. Cerca de 15% dos tumores epiteliais são assim classificados. Em sua maioria, esses tumores são do tipo seroso e mucinoso. Caracterizam-se por pleomorfismo epitelial, atividade mitótica, atipias celulares e ausência de invasão estromal. Podem determinar implantes peritoneais invasivos ou não invasivos, especialmente a histologia micropapilar, que representa uma característica de alto risco entre os tumores *borderline* serosos; esse subtipo foi, por algum tempo, denominado carcinoma seroso de baixo grau não invasor, mas essa denominação foi abandonada, sendo hoje chamado apenas de tumor *borderline* seroso de padrão micropapilar. A presença de implantes invasivos é denominada carcinoma seroso de baixo grau extraovariano. Eventualmente, os tumores *borderline* podem metastatizar para linfonodos, mas metástases hematogênicas são muito raras. O risco de progressão para doença francamente invasora (adenocarcinoma) é de 1,5 a 2%.[35] O estadiamento é feito aos moldes do carcinoma ovariano invasor, porém, ao contrário deste, a sobrevida em 10 anos é de 97% para todos os estádios juntos.

O tratamento dos tumores *borderline* pode variar de ooforoplastia unilateral a salpingo-ooforectomia bilateral com histerectomia. O tratamento formal consiste em estadiamento da cavidade, incluindo salpingo-ooforectomia com histerectomia, com o objetivo de citorredução nos estádios mais avançados.[13] A linfadenectomia não demonstra impacto na sobrevida e nas taxas de recorrência, mesmo nos casos restritos ao ovário, sendo atualmente reservada apenas para os casos com linfonodos volumosos.

Mulheres com prole incompleta poderão ser tratadas por cirurgia conservadora (salpingo-ooforectomia unilateral ou cistectomia ovariana – ooforoplastia – com preservação uterina). A preservação uterina demonstrou ter impacto na taxa de recorrência em metanálise com mais de 2 mil pacientes, mas não influenciou a mortalidade específica pela doença ou a mortalidade geral, de modo que é uma alternativa em todos os casos, mesmo nos estádios mais avançados e nas pacientes pós-menopausa, visando à redução da morbidade cirúrgica.[36] É importante que, nos casos de cistectomia, a margem cirúrgica do ovário seja livre de tumor. A apendicectomia deve sempre ser realizada em casos de tumores mucinosos.

Um tema controverso é o da reintervenção cirúrgica da paciente com diagnóstico pós-operatório de tumor *borderline*, clinicamente restrito a um ovário, cujo tratamento inicial envolveu somente a ooforectomia. Em geral, a abordagem expectante é recomendada desde que não haja evidência de doença residual em exames de imagem pós-operatórios, já que não há impacto na sobrevida (TC de abdome, US transvaginal para avaliação do ovário remanescente e CA-125). Não há dados de qualidade a respeito do seguimento dessas pacientes, mas, sobretudo quando há preservação da fertilidade, o seguimento deve ser de longo prazo, tendo-se em vista a possibilidade de recidivas tardias, mas em intervalos maiores do que nos carcinomas invasores. Quando se opta pela cirurgia preservadora da fertilidade, o ovário remanescente deve ser acompanhado por US transvaginal pelo menos uma vez por ano.

A quimioterapia não está indicada, tendo-se em vista a resposta muito baixa apresentada. Nos incomuns casos de recidiva na forma de carcinoma de alto grau, deve-se discutir adjuvância após o resgate cirúrgico.[2]

■ Considerações sobre neoplasias ovarianas não epiteliais

Em comparação com os tumores epiteliais ovarianos, outros tumores malignos do ovário são raros. Eles representam cerca de 10% dos casos e incluem neoplasias que se originam nas células germinativas, nas células do estroma e do cordão sexual, em tumores metastáticos, etc. (p. ex., sarcomas, tumores de células lipoides).

NEOPLASIAS DE CÉLULAS GERMINATIVAS

Os tumores de células germinativas constituem o segundo grupo mais frequente de neoplasias ovarianas. Correspondem a cerca de 20% de todas as lesões ovarianas, mas somente 5% são de natureza maligna. O disgerminoma é a lesão maligna mais comum, seguido dos teratomas imaturos e dos tumores do seio endodérmico.

Os tumores das células germinativas ocorrem principalmente em mulheres jovens, sendo a idade média ao diagnóstico de 16 a 20 anos. Cerca de 75% terão doença em estádio I ao tempo do diagnóstico; 85% dos disgerminomas e 100% dos tumores de seio endodérmico e teratoma imaturo são unilaterais; e em torno de 15% dos tumores germinativos malignos terão um teratoma cístico no ovário contralateral.

Os marcadores tumorais séricos, como a α-fetoproteína, a gonadotrofina coriônica humana (hCG, *human chorionic gonadotropin*) e mesmo o CA125, podem estar elevados nesses tumores e ser úteis na avaliação diagnóstica e na monitoração pós-tratamento (Tabela 25.2).

DISGERMINOMA

É o tumor germinativo maligno mais comum. Tem crescimento rápido, podendo causar sintomas compressivos e quadro de abdome agudo, secundário à sua ruptura ou à torção do seu pedículo vascular.

Aproximadamente dois terços dos disgerminomas são diagnosticados no estádio IA (restrito a um ovário), e a salpingo-ooforectomia unilateral, com preservação do útero e do ovário contralateral, é o tratamento adequado. Cerca de 15% serão bilaterais, necessitando de anexectomia bilateral. O estadiamento da cavidade deve ser realizado do mesmo modo que o dos tumores epiteliais. A biópsia do ovário contralateral somente está indicada se houver alteração morfológica deste. Se, durante

Tabela 25.2 – Marcadores tumorais séricos nos tumores germinativos do ovário

TUMOR	hCG	α-FETOPROTEÍNA	LDH
Disgerminoma	+/−	−	+
Tumor do seio endodérmico	−	+	+/−
Teratoma imaturo	−	+/−	+/−
Carcinoma embrionário	+	+	+/−
Coriocarcinoma	+	−	−
Poliembrioma	+/−	+/−	+/−
Tumor germinativo misto	+/−	+/−	+/−

hCG, gonadotrofina coriônica humana (*human chorionic gonadotropin*); LDH, lactato-desidrogenase.

a cirurgia primária, for encontrada doença para além do ovário, a citorredução tumoral deverá ser realizada. A cirurgia conservadora é uma opção mesmo nos casos de doença avançada (p. ex., salpingo-ooforectomia unilateral, estadiamento da cavidade abdominal, citorredução tumoral e preservação de útero e ovário contralateral), uma vez que o tratamento adjuvante com quimioterápicos sistêmicos apresenta resultados satisfatórios em relação à eficácia, baixa toxicidade e preservação da fertilidade. A quimioterapia neoadjuvante com cirurgia de intervalo tem surgido como alternativa terapêutica para pacientes com doença avançada, visando à preservação da fertilidade e à diminuição da morbidade cirúrgica. Hoje, a radioterapia é considerada a segunda linha de tratamento para esses tumores.

O prognóstico é relacionado com o tamanho do tumor e o estadiamento cirúrgico. As recorrências são mais comuns em tumores > 15 cm de diâmetro e poderão ser tratadas por cirurgia, quimioterapia ou radioterapia.

O seguimento dessas pacientes deve ser feito com TC de abdome e marcadores tumorais.

TERATOMA MADURO

É o tumor germinativo benigno mais comum. Ocorre durante a idade reprodutiva e tem risco de se tornar maligno quando diagnosticado em paciente pós-menopáusica. Em geral, o tumor é unilateral e assintomático. Causa dor abdominal quando ocorre ruptura e extravasamento do seu conteúdo para a cavidade. A sua suspeita diagnóstica é possível no tempo pré-operatório, já que tem padrão ultrassonográfico específico (conteúdo granular e presença de peças ósseas ou dentárias). O tratamento consiste em cistectomia ou ooforectomia unilateral, sem necessidade de avaliação histológica do ovário contralateral. Quando é bilateral, em jovens, pode-se deixar um pouco de tecido ovariano junto ao hilo, a fim de evitar a castração da paciente. A abordagem por via laparoscópica tem sido preferencial pelos benefícios em recuperação pós-operatória, mantendo-se o cuidado de não ruptura da lesão, devido ao risco de peritonite química pelo contato com os elementos do interior do cisto.

TERATOMA IMATURO

É a segunda neoplasia maligna germinativa mais comum. Normalmente, trata-se de uma lesão unilateral rara nas pacientes pós-menopáusicas. Durante a avaliação pré-operatória, pode-se mimetizar o teratoma maduro nas suas características ultrassonográficas.

O conhecimento do grau de maturação dos elementos tumorais é fundamental na avaliação prognóstica dessa lesão. Quanto mais indiferenciado ou mais imaturo for o tumor, maior será o potencial metastático e pior será o prognóstico. A taxa de recorrência é estimada em 18% para tumores G1, 37% para tumores G2 e 70% para G3.

O tratamento da lesão única envolve salpingo-ooforectomia unilateral e estadiamento da cavidade, com preservação uterina e do ovário contralateral. Nos casos de doença para além do ovário, a quimioterapia adjuvante é recomendada. Em doença limitada ao ovário, a necessidade de quimioterapia é definida com base no grau de maturação, podendo ser prescindida nos tumores G1 e G2 quando restritos a um ovário (estádio IA).

Em razão da eficácia do tratamento quimioterápico, as taxas de sobrevida são elevadas. A sobrevida é de 95% em 5 anos para doença limitada a um ovário e de 80% para todos os estádios.

TUMOR DO SEIO ENDODÉRMICO

É derivado do saco vitelino primitivo e corresponde ao terceiro grupo de tumores malignos germinativos em frequência. Incide em pacientes adolescentes, sendo unilateral em quase 100% dos casos. Entre os tumores germinativos malignos, é o de pior prognóstico.

A maioria das lesões secreta α-fetoproteína e há boa correlação desse marcador com a extensão da doença. É útil na monitoração do tratamento.

Assim como nas demais histologias, o estadiamento cirúrgico deve ser realizado para definir o prognóstico. Independentemente do estadiamento, todas as pacientes necessitam de quimioterapia adjuvante.

TUMOR MISTO DE CÉLULAS GERMINATIVAS

Lesão resultante da combinação de dois ou mais dos tumores malignos vistos anteriormente. A associação mais comum envolve o disgerminoma e o tumor do seio endodérmico. Essa lesão pode secretar α-fetoproteína e/ou hCG, ou nenhum dos marcadores, dependendo dos componentes envolvidos.

O tratamento envolve cirurgia e quimioterapia. O prognóstico está relacionado com o tamanho do tumor e a quantidade de seu componente mais maligno. Aqueles com mais de um terço de tumor do seio endodérmico com coriocarcinoma ou teratoma imaturo G3 têm pior prognóstico.

GONADOBLASTOMA

Tumor misto constituído por elementos germinativos e por elementos do estroma e do cordão sexual.

O disgerminoma pode ser encontrado como representante das células germinativas. Os elementos imaturos das células da granulosa e de Sertoli podem representar a linhagem do estroma e do cordão sexual.

Ocorre geralmente em gônadas disgenéticas, em pacientes com cromossomo Y. O diagnóstico de disgenesia gonadal indica a retirada das gônadas como prevenção.

NEOPLASIAS DE ESTROMA E DE CORDÃO SEXUAL

As neoplasias de estroma especializado e de cordão sexual classificam-se conforme mostrado no Quadro 25.1, no início do capítulo.

Os tumores do estroma gonadal especializado e do cordão sexual são benignos ou malignos de baixo grau. São derivados do cordão sexual e/ou do estroma ovariano. Apresentam-se em tipos histológicos isolados ou em combinações de elementos femininos (células da teca e granulosa) e masculinos (células de Sertoli e Leydig). Podem ser hormonalmente ativos.

Os tumores da granulosa são muito suscetíveis à cura cirúrgica. Cerca de 90% dos casos são diagnosticados no estádio I. Cerca de 5% ocorrem antes da puberdade, podendo determinar puberdade precoce. Podem ser de dois tipos: adulto e juvenil. O primeiro ocorre mais comumente em mulheres na perimenopausa; o segundo, na adolescência. O de tipo juvenil tende a ser mais agressivo e ter menor taxa de resposta ao tratamento primário. O tratamento inicial consiste em salpingo-ooforectomia unilateral e cirurgia de estadiamento completo, aos moldes dos tumores epiteliais. Em pacientes idosas, a histerectomia e a anexectomia bilateral podem ser indicadas. A produção de estrogênio por essas neoplasias pode levar a sangramento uterino anormal, com diagnóstico de hiperplasia endometrial, e à carcinoma endometrial à curetagem uterina. São tumores que exigem seguimento em longo prazo, pois recorrências após

15 a 20 anos do tratamento primário são descritas. Quando elevados na avaliação pré-operatória, inibina B e fator antimülleriano são úteis para detecção precoce de doença residual ou recorrente.[2]

Os tumores de células de Sertoli-Leydig, também chamados de arrenoblastomas ou androblastomas, podem ter produção androgênica autônoma, levando a quadros claros de virilização (70% dos casos). As medidas séricas revelam aumento de testosterona e androstenediona sem aumento de sulfato de desidroepiandrosterona. São mais frequentes na terceira e quarta décadas de vida. São tumores de baixo potencial maligno, como os tumores da granulosa. O tratamento habitual envolve salpingo-ooforectomia unilateral e cirurgia de estadiamento. Nas pacientes idosas, podem ser realizadas histerectomia e anexectomia bilateral. A sobrevida em 5 anos é de 90%. É frequente que o manejo cirúrgico dessas pacientes seja um desafio clínico, tendo-se em vista a exposição prolongada aos androgênios, podendo levá-las a hipertensão, hipercolesterolemia e suas consequências, tornando-as, eventualmente, pacientes de alto risco cirúrgico.

Os tecomas e fibromas são lesões benignas. Ocorrem em mulheres na perimenopausa e podem, às vezes, apresentar atividade hormonal. A remoção cirúrgica é o único tratamento necessário.

TUMORES METASTÁTICOS

Em geral, tumores metastáticos aos ovários são os de carcinoma de mama, endométrio e adenocarcinoma de cólon. O termo tumor de Krukenberg deve ser reservado a um tipo histológico especial, uma vez que tem características clínicas próprias. A maioria é metástase de tumores gástricos, mas alguns podem se originar de tumores de mama e intestino. Em geral, os tumores metastáticos são bilaterais. O tumor deve ser removido, e o sítio primário, tratado, apesar do prognóstico reservado.

OUTROS TUMORES

Tumores derivados do mesênquima, benignos e malignos, podem ocorrer primariamente tanto no ovário como em qualquer outro órgão, como fibromas, hemangiomas, sarcomas e linfomas, mais frequentemente.

Neoplasias de tuba uterina

As neoplasias de tuba uterina, antes consideradas raras, hoje são abordadas com os carcinomas epiteliais de ovário e de peritônio, tendo-se em vista as suas similaridades, tanto histológicas quanto clínicas. Alguns autores propõem que até 80% dos carcinomas serosos de alto grau do ovário se originam na tuba uterina e acabam comprometendo o ovário secundariamente.[2,6] Desse modo, os casos em que não é possível definir a origem como ovariana ou tubária não devem mais ser presumidos como ovarianos, devendo-se designar a sua origem como indeterminada.

A histologia mais frequente é o adenocarcinoma seroso (50% dos casos), seguida por endometrioide (25%), de células transicionais (15%), misto (5%) e de células claras (< 2 %).

SINAIS E SINTOMAS

O quadro clínico é o mesmo dos carcinomas de ovário. Não é possível distinguir o sítio primário a partir do quadro clínico.

DIAGNÓSTICO

Na maioria dos casos, o diagnóstico é realizado durante o procedimento cirúrgico para esclarecimento de lesão anexial. Costuma ser difícil diferenciar tumores primários de tumores metastáticos em tuba.

Para ser considerada primariamente de tuba uterina, a neoplasia deve surgir da mucosa (endossalpinge) e envolver o lúmen, e o útero e os ovários devem ser normais ou apresentar focos que sugiram metástases ou tumores primários independentes; se a parede tubária for envolvida, deve haver transição entre epitélio maligno e benigno.[37]

ESTADIAMENTO

É utilizado o mesmo estadiamento das neoplasias ovarianas publicado pela Figo em 2014.

TRATAMENTO

A cirurgia é o tratamento primário. A rotina de estadiamento e de manejo cirúrgico é essencialmente a mesma do carcinoma de ovário. Deverão ser realizadas histerectomia total abdominal com anexectomia bilateral, omentectomia e linfadenectomia pélvica e para-aórtica. As coletas de líquido livre ou lavados da cavidade peritoneal são importantes pela correlação prognóstica. A excisão cirúrgica do maior volume tumoral possível também é regra no carcinoma de tuba uterina, procurando-se não deixar doença residual. Nos casos avançados, a quimioterapia neoadjuvante com citorredução de intervalo também é uma opção, a ser definida pelos mesmos critérios.

O tratamento quimioterápico sistêmico está indicado de forma adjuvante, mesmo em doença inicial.

SOBREVIDA

A sobrevida global é de aproximadamente 38% em 5 anos, ao passo que a sobrevida para o estádio I varia de 80 a 95%. Os fatores prognósticos importantes parecem ser o estadiamento inicial e o volume de doença residual.

REFERÊNCIAS

1. Adhikari L, Hassell LA. Ovary: WHO classification [Internet]. Bingham Farms: pathology outlines; 2019 [capturado em 28 mar. 2022]. Disponível em: https://www.pathologyoutlines.com/topic/ovarytumorwhoclassif.html.
2. Berek JS, Renz M, Kehoe S, Kumar L, Friedlander M. Cancer of the ovary, fallopian tube, and peritoneum: 2021 update. Int J Gynaecol Obstet. 2021;155(Suppl 1):61-85.
3. Siegel RL, Miller KD, Fuchs HE, Jemal A. Cancer Statistics, 2021. CA Cancer J Clin. 2021;71(1):7-33.
4. Instituto Nacional do Câncer. Números de câncer[Internet]. Rio de Janeiro: INCA; 2022[capturado em 28 mar. 2022]. Disponível em: https://www.inca.gov.br/numeros-de-cancer.
5. Kehoe S, Hook J, Nankivell M, Jayson GC, Kitchener H, Lopes T, et al. Primary chemotherapy versus primary surgery for newly diagnosed advanced ovarian cancer (CHORUS): an open-label, randomised, controlled, non-inferiority trial. Lancet. 2015;386(9990):249-57.
6. Kurman RJ, Shih I-M. The origin and pathogenesis of epithelial ovarian cancer: a proposed unifying theory. Am J Surg Pathol. 2010;34(3):433-43.
7. Kurman RJ, Shih I-M. The dualistic model of ovarian carcinogenesis: revisited, revised, and expanded. Am J Pathol. 2016;186(4):733-47.
8. Kerlikowske K, Brown JS, Grady DG. Should women with familial ovarian cancer undergo prophylactic oophorectomy? Obstet Gynecol. 1992;80(4):700-7.
9. Hall MJ, Obeid EI, Schwartz SC, Mantia-Smaldone G, Forman AD, Daly MB. Genetic testing for hereditary cancer predisposition: BRCA1/2, Lynch syndrome, and beyond. Gynecol Oncol. 2016;140(3):565-74.
10. Timmerman D, Testa AC, Bourne T, Ameye L, Jurkovic D, Van Holsbeke C, et al. Simple ultrasound-based rules for the diagnosis of ovarian cancer. Ultrasound Obstet Gynecol. 2008;31(6):681-90.
11. Timmerman D, Van Calster B, Testa A, Savelli L, Fischerova D, Froyman W, et al. Predicting the risk of malignancy in adnexal masses based on the Simple Rules from the International Ovarian Tumor Analysis group. Am J Obstet Gynecol. 2016;214(4):424-37.
12. Andreotti RF, Timmerman D, Strachowski LM, Froyman W, Benacerraf BR, Bennett GL, et al. O-RADS US Risk Stratification and Management System: a consensus guideline from the ACR Ovarian-Adnexal Reporting and Data System Committee. Radiology. 2020;294(1):168-85.
13. Guidelines Detail [Internet]. NCCN. [capturado em 28 mar. 2022]. Disponível em: https://www.nccn.org /guidelines/guidelines¬detail?category=1&id=1453.
14. Fagotti A, Ferrandina G, Fanfani F, Garganese G, Vizzielli G, Carone V, et al. Prospective validation of a laparoscopic predictive model for optimal cytoreduction in advanced ovarian carcinoma. Am J Obstet Gynecol. 2008;199(6):642.e1-6.
15. Lago V, Gimenez L, Matute L, Padilla-Iserte P, Cárdenas-Rebollo JM, Gurrea M, et al. Port site resection after laparoscopy in advance ovarian cancer surgery: Time to abandon? Surg Oncol. 2019;29:1–6.
16. Rubin SC, Sutton GP. Ovarian cancer. 2nd ed. Philadelphia: Lippincott Williams & Wilkins; 2001.
17. Prat J, FIGO Committee on Gynecologic Oncology. Staging classification for cancer of the ovary, fallopian tube, and peritoneum. Int J Gynaecol Obstet. 2014;124(1):1-5.
18. Elattar A, Bryant A, Winter-Roach BA, Hatem M, Naik R. Optimal primary surgical treatment for advanced epithelial ovarian cancer. Cochrane Database Syst Rev. 2011;(8):CD007565.
19. Chang S-J, Hodeib M, Chang J, Bristow RE. Survival impact of complete cytoreduction to no gross residual disease for advanced-stage ovarian cancer: a meta-analysis. Gynecol Oncol. 2013;130(3):493–8.
20. Chi DS, Abu-Rustum NR, Sonoda Y, Chen SW-W, Flores RM, Downey R, et al. The benefit of video-assisted thoracoscopic surgery before planned abdominal exploration in patients with suspected advanced ovarian cancer and moderate to large pleural effusions. Gynecol Oncol. 2004;94(2):307-11.
21. Bojalian MO, Machado GR, Swensen R, Reeves ME. Radiofrequency ablation of liver metastasis from ovarian adenocarcinoma: case report and literature review. Gynecol Oncol. 2004;93(2):557-60.
22. Harter P, Sehouli J, Lorusso D, Reuss A, Vergote I, Marth C, et al. A randomized trial of lymphadenectomy in patients with advanced ovarian neoplasms. N Engl J Med. 2019;380(9):822-32.
23. Vergote I, Tropé CG, Amant F, Kristensen GB, Ehlen T, Johnson N, et al. Neoadjuvant chemotherapy or primary surgery in stage IIIC or IV ovarian cancer. N Engl J Med. 2010;363(10):943-53.

24. Vergote I, du Bois A, Amant F, Heitz F, Leunen K, Harter P. Neoadjuvant chemotherapy in advanced ovarian cancer: on what do we agree and disagree? Gynecol Oncol. 2013;128(1):6-11.

25. Brun J-L, Rouzier R, Uzan S, Daraï E. External validation of a laparoscopic-based score to evaluate resectability of advanced ovarian cancers: clues for a simplified score. Gynecol Oncol. 2008;110(3):354-9.

26. Ditto A, Martinelli F, Bogani G, Lorusso D, Carcangiu M, Chiappa V, et al. Long-term safety of fertility sparing surgery in early stage ovarian cancer: comparison to standard radical surgical procedures. Gynecol Oncol. 2015;138(1):78–82.

27. Satoh T, Hatae M, Watanabe Y, Yaegashi N, Ishiko O, Kodama S, et al. Outcomes of fertility-sparing surgery for stage I epithelial ovarian cancer: a proposal for patient selection. J Clin Oncol. 2010;28(10):1727-32.

28. Melamed A, Rizzo AE, Nitecki R, Gockley AA, Bregar AJ, Schorge JO, et al. All-cause mortality after fertility-sparing surgery for stage I epithelial ovarian cancer. Obstet Gynecol. 2017;130(1):71-9.

29. Jaaback K, Johnson N, Lawrie TA. Intraperitoneal chemotherapy for the initial management of primary epithelial ovarian cancer. Cochrane Database Syst Rev. 2016;(1):CD005340.

30. Perren TJ, Swart AM, Pfisterer J, Ledermann JA, Pujade-Lauraine E, Kristensen G, et al. A phase 3 trial of bevacizumab in ovarian cancer. N Engl J Med. 2011;365(26):2484-96.

31. Burger RA, Brady MF, Bookman MA, Fleming GF, Monk BJ, Huang H, et al. Incorporation of bevacizumab in the primary treatment of ovarian cancer. N Engl J Med. 2011;365(26):2473-83.

32. Walker JL, Brady MF, Wenzel L, Fleming GF, Huang HQ, DiSilvestro PA, et al. Randomized trial of intravenous versus intraperitoneal chemotherapy plus bevacizumab in advanced ovarian carcinoma: an NRG Oncology/Gynecologic Oncology Group Study. J Clin Oncol. 2019;37(16):1380-90.

33. Moore K, Colombo N, Scambia G, Kim B-G, Oaknin A, Friedlander M, et al. Maintenance olaparib in patients with newly diagnosed advanced ovarian cancer. N Engl J Med. 2018;379(26):2495-505.

34. Salani R, Santillan A, Zahurak ML, Giuntoli RL 2nd, Gardner GJ, Armstrong DK, et al. Secondary cytoreductive surgery for localized, recurrent epithelial ovarian cancer: analysis of prognostic factors and survival outcome. Cancer. 2007;109(4):685-91.

35. Fischerova D, Zikan M, Dundr P, Cibula D. Diagnosis, treatment, and follow-up of borderline ovarian tumors. Oncologist. 2012;17(12):1515-33.

36. Raimondo D, Raffone A, Zakhari A, Maletta M, Vizzielli G, Restaino S, et al. The impact of hysterectomy on oncological outcomes in patients with borderline ovarian tumors: a systematic review and meta-analysis. Gynecol Oncol. 2022;165(1):184-91.

37. Pernick N. High grade serous carcinoma [Internet]. Bingham Farms: pathology outlines; 2019 [capturado em 21 mar. 2022]. Disponível em: https://www.pathologyoutlines.com/topic/fallopiantubesserouscarcinoma.html.

PARTE 4

MASTOLOGIA

26

PROPEDÊUTICA EM MASTOLOGIA*

ANDRÉA PIRES SOUTO DAMIN
JOSÉ ANTONIO CAVALHEIRO
MÁRCIA PORTELA DE MELO
CAMILLA MACHADO DO VALLE PEREIRA
JULIANA MARIANO DA ROCHA BANDEIRA DE MELLO

Nos últimos anos, houve uma grande evolução no diagnóstico das doenças mamárias com a introdução de exames de última geração, como mamografia digital, mamografia 3D (tomossíntese) e ressonância magnética (RM). Uma metanálise recente demonstrou que o impacto da mamografia na redução da mortalidade por câncer de mama atinge 33%.[1]

⭐ Apesar de todo o avanço tecnológico existente para a detecção do câncer de mama, a anamnese e o exame físico permanecem fundamentais para o diagnóstico, já que aproximadamente 5% dos carcinomas mamários serão diagnosticados apenas pelo exame físico.[2] É crucial que o ginecologista seja capaz de avaliar as doenças da mama.

◼ Anatomia da mama

A mama feminina estende-se, verticalmente, da segunda à sexta costela, medialmente, até a borda do esterno e, lateralmente, até a linha axilar média. Uma pequena porção do tecido mamário se projeta para a região axilar, denominada cauda de Spence.[3]

A mama é composta de pele, tecido subcutâneo, fáscia superficial, fáscia profunda e parênquima mamário.[4] O parênquima mamário é formado por epitélio glandular, estroma fibroso e tecido de gordura. O epitélio glandular é composto de 15 a 20 lobos. O lobo mamário é constituído por 20 a 40 lóbulos (unidade morfofuncional da mama), e cada lóbulo é formado por 10 a 100 alvéolos. O sistema ductal de cada lobo é composto de um ducto coletor principal, formado por vários pequenos dúctulos intra e extralobulares. O ducto coletor principal se dilata para formar um seio lactífero (ou seio galactóforo), que drena o lobo em direção à papila, em número de 10 a 20.[4] O estroma é formado por tecido gorduroso, conectivo, vasos sanguíneos, linfáticos e nervos.[3]

O tecido mamário é envolto pela fáscia superficial e pela fáscia posterior. A fáscia superficial, localizada logo abaixo da pele, recobre a mama e é contínua com a fáscia abdominal superficial de Camper. A fáscia posterior ou profunda fica sobre a fáscia que recobre o músculo peitoral maior. Os dois folhetos fasciais estão unidos por bandas fibrosas de tecido conectivo, denominadas ligamentos de Cooper, compondo a sustentação natural da mama[4] (Figura 26.1).

O complexo areolopapilar situa-se em torno do quarto espaço intercostal. A aréola contém

---
*Os coautores agradecem a Carlos Henrique Menke, Camile Cesa Stumpf, Vívian Fontana e Heloise Zanelatto Neves pelas contribuições dadas à escrita deste capítulo na edição anterior.

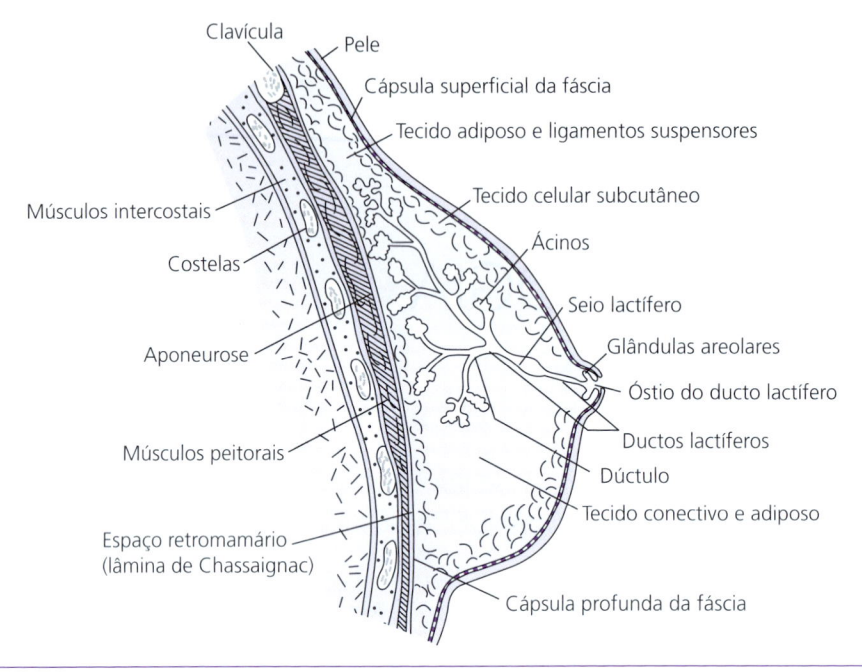

FIGURA 26.1 – Estrutura da mama.
Fonte: Menke e colaboradores.[3]

glândulas sebáceas e apócrinas, mas nenhum folículo. As glândulas de Montgomery são glândulas sebáceas localizadas na aréola, em torno do mamilo. Essas glândulas produzem secreções sebáceas que mantêm a aréola e o mamilo lubrificados. As porções da glândula visíveis na superfície da pele são chamadas de tubérculos de Montgomery.[4]

O aporte sanguíneo para a mama é suprido principalmente pelas artérias torácica interna (mamária interna) e torácica lateral (mamária externa). Sessenta por cento da mama, sobretudo os quadrantes internos e centrais, recebem irrigação dos ramos da mamária interna. Já a drenagem venosa é realizada via ramos perfurantes da veia torácica interna, tributárias da veia axilar e ramos perfurantes das veias intercostais posteriores.[4]

⚠ A drenagem linfática é de extrema importância para a disseminação metastática do câncer de mama. É realizada por plexos superficiais e profundos. O sistema superficial é avalvulado, com a drenagem direcionada para o plexo profundo (intraparenquimatoso e subcutâneo profundo). Do plexo profundo, ocorre a drenagem da linfa preferencialmente para a axila (95%) e para a cadeia da mamária interna.

Os linfonodos axilares são classificados em níveis, conforme a localização anatômica em relação ao músculo peitoral menor. Os de nível I estão localizados lateralmente à borda externa do músculo; os de nível II estão localizados posteriormente ao músculo; e os de nível III estão localizados medialmente à borda medial do músculo.[2,5] Existem, também, linfonodos interpeitorais, chamados de linfonodos de Rotter[4] (Figura 26.2).

Durante a gestação e a lactação, a mama sofre mudanças na sua anatomia. Na verdade, o desenvolvimento completo da mama ocorre ao longo da gestação.[6] No decorrer do primeiro trimestre da gestação, o sistema ductal prolifera-se, expande-se e ramifica-se para dentro do tecido adiposo mamário em resposta ao aumento dos níveis de estrogênio. Por volta da vigésima semana de gestação, a glândula mamária está suficientemente desenvolvida para produzir os componentes do leite pelo estímulo da prolactina. Tal produção é inibida pelos elevados níveis de estrogênio e progesterona na gestação, e apenas o colostro é pro-

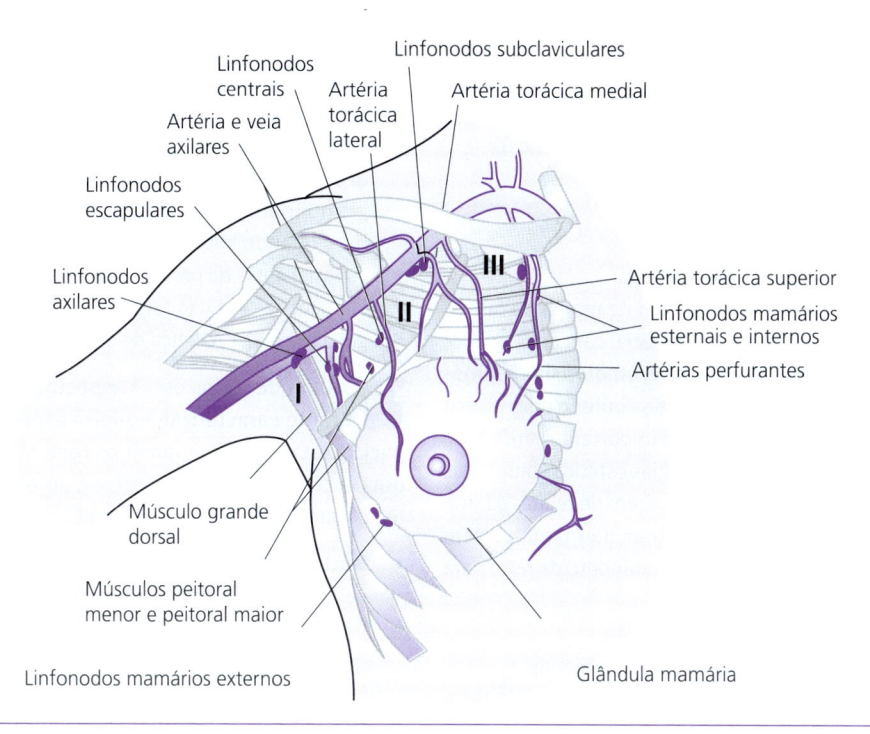

FIGURA 26.2 – Anatomia da mama. Os números romanos (I, II, III) indicam os níveis dos linfonodos axilares.
Fonte: Alvarez e Jacobs.[2]

duzido durante esse período. Ao longo do terceiro trimestre, o sistema ductal continua a se expandir a se dilatar, sendo preenchido por colostro. Logo após o nascimento, o rápido declínio dos níveis de progesterona, enquanto ocorre o aumento dos níveis de prolactina e ocitocina, leva à produção e à ejeção do leite, favorecendo a amamentação. Também é possível observar o escurecimento da aréola, o aumento do volume mamário e a proeminência gradativa das glândulas de Montgomery, indicando que o corpo está preparado para a amamentação.[6]

Semiologia

ANAMNESE

A história clínica detalhada é um ponto fundamental para avaliar o risco de a paciente ter um câncer de mama e estabelecer um raciocínio diagnóstico. Além da queixa atual, fatores relacionados com história hormonal, estilo de vida e história familiar são tópicos importantes a serem abordados.[7]

Os principais componentes da história clínica são:

- **Idade da paciente** – As doenças mamárias podem ocorrer em qualquer faixa etária. De modo geral, as doenças benignas são mais comuns em pacientes mais jovens. A incidência do câncer de mama aumenta proporcionalmente à idade, em especial a partir dos 45 anos, tendo seu pico aos 60 anos.[8] Na América Latina, é importante ressaltar que 20 a 30% dos carcinomas de mama são diagnosticados em mulheres com idade entre 20 e 44 anos, correspondendo ao dobro da proporção registrada nos Estados Unidos e no Canadá combinada na mesma faixa etária.[8]
- **Etnia** – Pacientes com descendência judaica asquenazi têm maior risco para câncer de mama, em virtude de apresentarem maior frequência de mutações em *BRCA2*, gene que, quando mutado, representa um risco de 80% de desenvolvimento de câncer de mama ao longo da vida.[9] As mulheres negras apresentam maior mortalidade pelo carcinoma de

mama, o que provavelmente está relacionado com uma incidência maior de carcinomas triplo-negativos, e costumam apresentar o diagnóstico em idade mais jovem (≤ 40 anos).[8]
- Idade da menarca.
- Número de gestações.
- Número de nascidos vivos.
- Idade da primeira gestação.
- História prévia de câncer de mama ou outros tipos de câncer, em especial câncer de ovário.
- **História de cirurgias e/ou biópsias mamárias** – Se possível, deve-se obter o diagnóstico histológico. Também é importante verificar se foram realizadas cirurgias estéticas mamárias (muitas pacientes esquecem de relatar o fato). Várias doenças benignas da mama podem estar relacionadas com aumento de risco para doença maligna.[9]
- Data da última menstruação.
- Uso de anticoncepcionais hormonais.
- **Antecedentes gineco-obstétricos** – Menarca precoce (antes dos 12 anos), menopausa tardia (após os 55 anos), nuliparidade, idade tardia da primeira gestação (após os 28 anos) e ausência de amamentação representam risco para o desenvolvimento do câncer de mama.[9]
- Data/idade da menopausa.
- **Uso de terapia de reposição hormonal** – O uso de terapias hormonais por mais de 5 anos representa risco para o desenvolvimento do câncer de mama,[9] embora pareça haver um retorno ao risco basal após 5 anos sem uso da terapia hormonal.[8]
- **História familiar de câncer de mama** – Número de afetados, grau de parentesco, idade do diagnóstico e presença de doença bilateral, câncer de mama em homem devem ser avaliados. A história familiar materna e paterna é importante. Observa-se o aumento de risco, risco relativo (RR) de 2,6 vezes, em mulheres com familiares de primeiro grau (mãe, irmã ou filha) com câncer de mama. Esse risco é maior se o câncer ocorreu antes dos 50 anos (RR = 3,0), em ambas as mamas (RR = 9,0) ou se vários familiares apresentaram a doença.[9]
- **Perfil psicossocial** – Representa risco à obesidade, principalmente na pós-menopausa (RR = 1,26), consumo regular de álcool (o risco para câncer de mama é dose-dependente: 5-9,9 g/dia [3-6 cálices de vinho/semana] têm sido associados a aumento de 10% no risco de desenvolvimento de câncer de mama) e tabagismo (parece ter relação com aumento de risco quando iniciado na pré-menopausa, em especial antes da primeira gestação).[8,9]
- Medicações em uso (algumas podem causar galactorreia), presença de outras doenças.

Além de todos esses aspectos, é importante caracterizar a queixa específica da paciente. Os nódulos mamários costumam ser a queixa clínica mais frequente e a apresentação mais comum do câncer de mama:[5]

- **Nódulo** – Data da percepção, localização, velocidade de crescimento, relação com ciclo menstrual ou história de traumatismo e percepção de aumento do volume mamário (edema).
- **Dor mamária** – Data do início, localização, intensidade da dor, uso de medicações, relação com ciclo menstrual ou traumatismo e relação com esforço físico.
- **Derrame papilar** – Data do início, coloração, espontâneo ou provocado, uni ou bilateral e relação com uso de fármacos.
- **Alterações de pele/mamilo e alterações inflamatórias** – Data do início, se agudas ou crônicas, localização, saída de secreção purulenta, sinais flogísticos, presença de descamação/eczema de mamilo, presença de inversão mamilar e presença de retração ou abaulamentos na mama.

EXAME CLÍNICO

O exame clínico da mama (ECM) é uma parte fundamental do exame ginecológico para a detecção de alterações mamárias. Recentemente, um ensaio clínico randomizado que incluiu mais de 150 mil mulheres indianas demonstrou que o ECM realizado a cada 2 anos por profissional de saúde treinado foi associado a uma queda de mortalidade de 30% em mulheres com idade igual ou superior a 50 anos. Esse estudo demonstrou, ainda, que houve uma redução significativa do estadiamento do câncer de mama no diagnóstico.[10]

Para a realização do ECM, a paciente deve estar com o tronco desnudo. O exame é dividido em três partes: inspeção estática, inspeção dinâmica e palpação.[7]

A inspeção deve ser iniciada com a paciente sentada e de frente para o examinador.

- **Inspeção estática** – A paciente deve estar com os braços relaxados ao longo do corpo para a observação de simetria mamária e presença de retrações ou abaulamentos. Retrações geralmente estão associadas à doença maligna, devido ao comprometimento dos ligamentos de Cooper. A pele da mama e o complexo areolomamilar devem ser cuidadosamente avaliados. Edema e hiperemia podem ser indicativos de carcinoma inflamatório, lesão muito agressiva que tem como característica a invasão dos linfáticos cutâneos, ocasionando edema cutâneo (com aspecto de casca de laranja). A retração do mamilo, principalmente unilateral, também pode estar associada à doença maligna. Ulcerações em mamilo e lesões eczematosas podem estar associadas à doença de Paget.[7]
- **Inspeção dinâmica** – Depois da avaliação estática, solicita-se que a paciente levante os braços, permitindo uma melhor avaliação da metade inferior das mamas. Na sequência, ela deve pressionar as mãos contra a cintura, contraindo, dessa forma, os músculos peitorais e permitindo a visualização de retrações sutis que não haviam sido observadas na inspeção estática[7] (**Figura 26.3**).
- **Palpação** – É o próximo passo do exame. A palpação das cadeias linfáticas supraclaviculares e axilares deve ser realizada com a paciente sentada. A axila direita é examinada pela mão esquerda do examinador, enquanto o braço direito da paciente está flexionado e apoiado na mão direita do examinador. O inverso é realizado no lado esquerdo. Essa posição permite o relaxamento do músculo peitoral e possibilita a abordagem de todo o espaço axilar. Se houver linfonodos palpá-

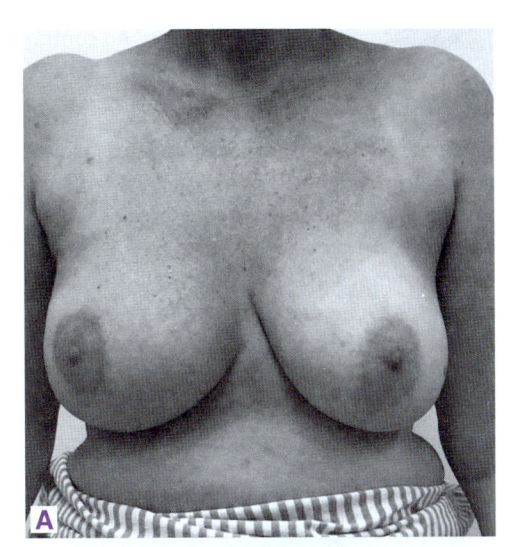

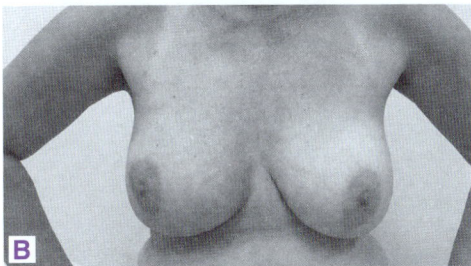

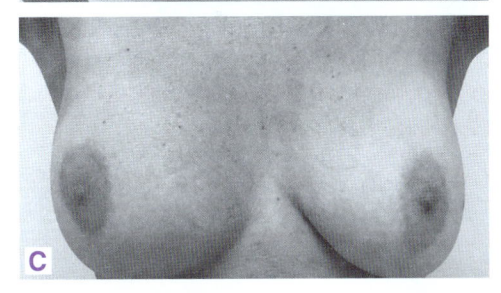

FIGURA 26.3 – Fotos da paciente sentada para inspeção estática (**A**) e posição dos braços na inspeção dinâmica (**B–C**).

veis, deve-se anotar o tamanho e as características (elástico, firme) deles, bem como se são únicos, múltiplos ou fusionados. Também é importante avaliar se são móveis ou fixos a planos profundos. Com base nesses achados, pode-se categorizá-los como suspeitos ou não. Muitas mulheres têm linfonodos palpáveis secundários a processos infecciosos nas unhas, abrasões no braço e foliculites na axila. Em geral, esses linfonodos são pequenos (< 1 cm), elásticos e móveis. Ao contrário, linfadenopatia supraclavicular palpável é incomum e indicativa de maior investigação.[7]

Depois de concluída a avaliação dos linfonodos, solicita-se à paciente que se deite em posição supina, colocando os braços estendidos acima da cabeça. O exame deve ser feito com as palmas das mãos em sentido radial ou concêntrico, abrangendo toda a mama, estendendo-se superiormente até a clavícula, inferiormente até o sulco mamário, medialmente até a borda lateral do esterno e lateralmente até a linha axilar média. O exame é feito com uma das mãos, enquanto a outra estabiliza a mama. A pressão utilizada varia, mas não deve causar desconforto para a paciente.[7] É importante localizar as lesões dentro dos quadrantes mamários (Figura 26.4).

Está indicada, principalmente em pacientes com queixas de derrame papilar, a expressão papilar uni ou bidigital no raio horário, buscando identificar o ponto-gatilho.

⭐ Mamas densas na pré-menopausa podem ser multinodulares, sendo difícil a identificação de lesões nodulares patológicas. As mamas são mais nodulares nos quadrantes superolaterais, em que há mais tecido mamário, no sulco

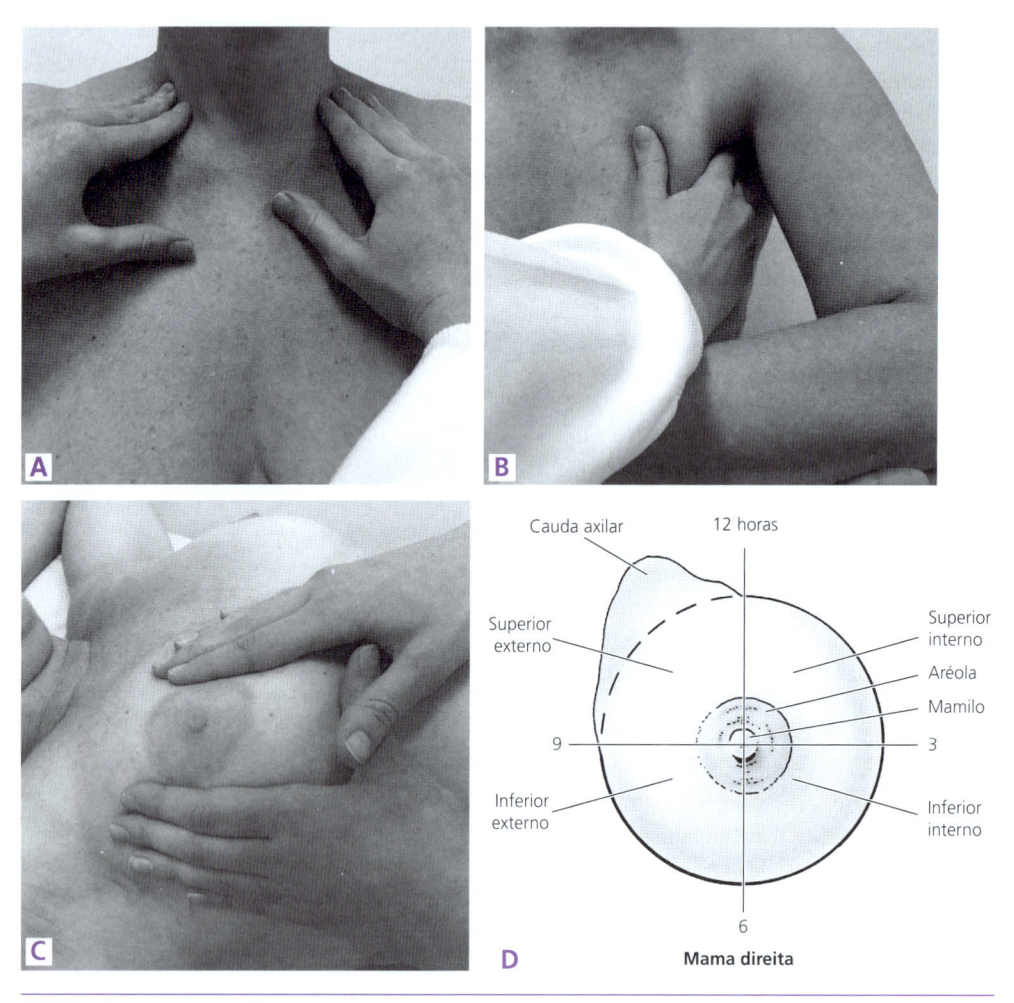

FIGURA 26.4 – Palpação de fossas supraclaviculares, axilas e mama. Para localização anatômica e descrição de tumores, a superfície da mama é dividida em quatro quadrantes.
Fonte: Alvarez e Jacobs.[2]

mamário e na região subareolar. Os nódulos são tridimensionais, ao passo que os adensamentos são percebidos em duas dimensões. As lesões suspeitas são assimétricas e solitárias. Na dúvida, em pacientes pré-menopáusicas, repete-se o exame após a menstruação.[7,10]

Quando diagnosticada uma alteração na palpação, o achado deve ser descrito de maneira completa, para que, quando reexaminado ou avaliado por outro colega, seja possível verificar a sua evolução. Características a serem descritas incluem localização, tamanho, bordas, forma, superfície, mobilidade e consistência. A identificação de nódulo ou alteração suspeitos exige maior investigação.[7]

AUTOEXAME

Apesar de o autoexame das mamas não ter qualquer impacto sobre a mortalidade, ele permite que a paciente observe modificações que possam ter ocorrido. Ele tem especial importância nas pacientes não abrangidas nos programas de rastreamento, principalmente aquelas com idade inferior a 50 anos. As suas vantagens são a simplicidade, o custo inexistente e a possibilidade de repetição a qualquer momento. As desvantagens são a baixa sensibilidade e a falsa segurança que a paciente sente ao não notar alterações, evitando, assim, a realização de mamografia. Tal fato é tão importante que a Sociedade Americana de Oncologia não mais recomenda que o autoexame seja realizado.[7,11]

A técnica do autoexame é simples e segue os mesmos passos que o exame físico: inspeção e palpação. A inspeção é realizada em frente ao espelho. Com relação à palpação, recomenda-se que seja realizada durante o banho, mensalmente, nos 10 dias que se seguem à menstruação. As pacientes na menopausa podem estabelecer um dia do mês para a sua realização periódica.[7]

Exames complementares

Os exames de imagem são essenciais no rastreamento, na investigação de pacientes com queixas mamárias ou com alterações no exame físico das mamas e no seguimento de pacientes com doenças mamárias, bem como no estadiamento dos casos de câncer de mama.[12,13]

Os principais exames complementares de rotina para a avaliação das mamas são a mamografia e a ultrassonografia (US), esta última dividida entre avaliação de mamas e avaliação de axilas, conforme recomendação do Colégio Brasileiro de Radiologia (CBR).[14]

A RM mamária é uma importante aliada nos casos de complementação de dúvidas nos exames essenciais de rastreio, bem como amplamente utilizada na avaliação de implantes de silicone e no rastreamento de pacientes com alto risco de câncer de mama.[12]

Existem outras modalidades de mamografia, como a tomossíntese e a mamografia com contraste.[15] Os exames de tomografia por emissão de pósitrons (PET-TC e PET-RM) não são utilizados em casos de câncer de mama iniciais, mas têm algum valor na identificação de metástases a distância; contudo, ainda não são exames largamente utilizados como rotina da mastologia.[16]

MAMOGRAFIA

A mamografia é o exame de imagem mais utilizado, amplamente testado, questionado e aprovado internacionalmente como principal método de detecção do câncer de mama, sendo essencial para a avaliação mamária por imagem.[17]

A mamografia utiliza o raio X como fonte de obtenção da imagem, criado principalmente por meio de filamentos de molibdênio e não tungstênio, como é habitual nas radiografias simples.[18]

O Instituto Nacional de Câncer (inca) recomenda mamografias bianuais dos 50 aos 69 anos.[19] No entanto, as principais sociedades nacionais e internacionais, como a Sociedade Brasileira de Mastologia, a Federação Brasileira das Associações de Ginecologia e Obstetrícia (Febrasgo), o CBR, o American College of Radiology (ACR), a Society of Breast Imaging (SBI) e a European Society of Breast Imaging (Eusobi), recomendam rastreamento mamográfico bilateral anual a partir dos 40 anos, sempre que possível, para mulheres com risco habitual populacional geral de câncer de mama.[14]

Salienta-se que o rastreamento mamográfico é "secundário", ou seja, a redução de morte prevista pela utilização de mamografia varia em torno de 20% de acordo com uma grande parte da literatura médica mundial.[17] Um estudo publicado recentemente demonstrou uma redução de mortalidade de 49% em mulheres que realizaram mamografias com periodicidade anual ou bianual.[19]

A mamografia de rastreamento inclui duas incidências: mediolateral oblíqua (MLO) e craniocaudal (CC), sendo o estudo comparativo com os dois lados e com os exames anteriores[18] (**Figura 26.5**).

A capacidade de detectar lesões depende da densidade mamária, da morfologia da lesão, do treinamento do médico imaginologista e de fatores técnicos, como posicionamento adequado, dose apropriada de radiação, compressão, tempo de exposição correta e processamento correto do filme. Atualmente, a mamografia digital já substituiu a mamografia convencional na maior parte do país, tendo maior sensibilidade em mamas densas.[12]

A tomossíntese mamária, também conhecida como mamografia 3D, é uma modificação da mamografia digital 2D, possibilitando a aquisição tridimensional da imagem mediante a obtenção de vários cortes sequenciais da mama em diferentes planos, com aumento da sensibilidade em até 30% em relação à mamografia digital 2D. Como contraponto, em geral há um acréscimo de radiação nos exames de mamografia 3D em comparação com a mamografia digital 2D.[15]

Outra técnica mais recente que vem sendo cada vez mais utilizada é a mamografia digital com contraste (CEM, *contrast enhanced mammography*), cujo principal diferencial é a maior capacidade e sensibilidade de detecção de neoangiogênese tumoral, devido ao uso do contraste iodado intravenoso.[15]

De forma geral, as alterações mamográficas podem ser descritas como:

- **Nódulos** – Lesões observadas em duas projeções mamográficas classificadas quanto à forma (oval, redonda, irregular), às margens (circunscrita, obscurecida, microlobulada) e à densidade (alta densidade, isodensa, contendo tecido adiposo). Os nódulos de limites bem precisos, arredondados ou ovalados geralmente são benignos, ao passo que os irregulares e espiculados sugerem malignidade.[20]
- **Assimetrias** – Global, focal, em desenvolvimento.
- **Calcificações** – Em geral benignas (pele, vascular, "em pipoca", grande em bastão, redonda, anelar, distrófica, leite de cálcio, sutura), suspeitas (amorfa, grosseira heterogênea, pleomórfica fina, linear final ou fina linear

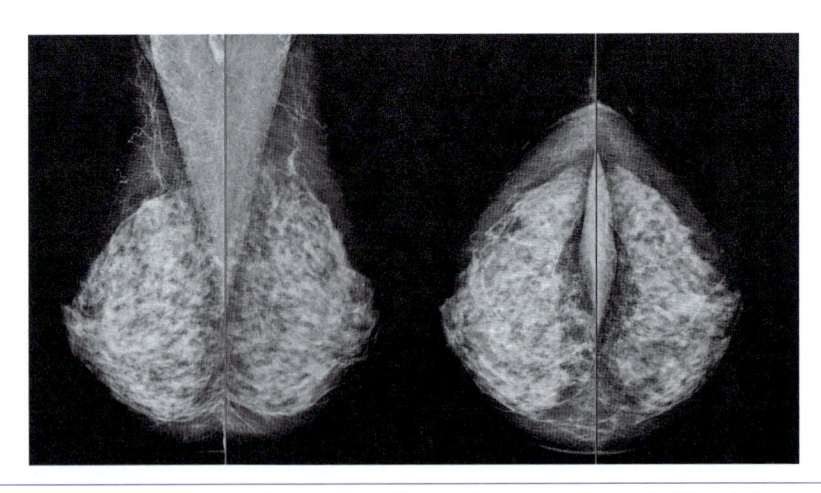

FIGURA 26.5 – Mamografia demonstrando as duas incidências principais: mediolateral oblíqua (inferior e superior) e craniocaudal (medial e lateral).

ramificada), de distribuição (difusa, regional, agrupada, linear, segmentar). As microcalcificações agrupadas, pequenas, irregulares e lineares ou segmentares sugerem malignidade. Aproximadamente 60 a 90% dos carcinomas *in situ* da mama manifestam-se por microcalcificações.[20]

- **Distorção da arquitetura** – Vista como espículas irradiadas de um ponto, pode ser decorrente de cicatriz pós-cirúrgica, cicatriz radial ou carcinoma de mama.[20]

A partir de 1998, foi criado um léxico para padronizar os laudos de imagem de mama conhecido como BI-RADS (*breast imaging reporting and data system*), proposto pelo ACR, consistindo em vários termos a serem utilizados nos laudos, quatro classificações de densidade mamária e categorias que variam do 0 a 6, facilitando o entendimento do resultado do exame de imagem e as recomendações sugeridas pelo médico imaginologista durante a análise do exame (Tabela 26.1). O objetivo maior do BI-RADS é melhorar a qualidade da comunicação, bem como padronizar os laudos de imagem da mama.[21] A última edição (5ª edição), publicada em 2013, apresentou algumas modificações, como a reorganização da descrição da composição mamária, a eliminação da subdivisão das microcalcificações suspeitas em intermediária e de alta suspeição e a possibilidade de separar as categorias das recomendações.[21]

ULTRASSONOGRAFIA MAMÁRIA E ULTRASSONOGRAFIA AXILAR

A US é baseada na formação e na captação de ondas sonoras. O aparelho de ultrassom traduz essas ondas sonoras em imagens. A US mamária é um valioso complemento da mamografia, sendo o primeiro exame realizado em mulheres jovens ou grávidas. Comparada com a mamografia e a RM, a US é um exame rápido, seguro, bem tolerado e relativamente barato. Uma de suas limitações é não conseguir detectar microcalcificações agrupadas fora do tumor e em mamas adiposas, diminuindo a acuidade diagnóstica da US. O seu principal papel está na diferenciação de lesões císticas e sólidas, além de ser um método auxiliar à caracterização de nódulos benignos e malignos, com alta sensibilidade na

Tabela 26.1 – Classificação BI-RADS

CATEGORIA	DESCRIÇÃO	CONDUTA
0	Mamografia incompleta	Necessita de avaliação adicional ou comparação com exames anteriores
1	Negativa	Seguimento normal (anual)
2	Benigna	Seguimento normal (anual)
3	Provavelmente benigna (risco ≤ 2%)	Controle em 6 meses
4	4A = Baixa suspeita para malignidade (2% > risco < 10%) 4B = Moderada suspeita para malignidade (10% > risco ≤ 50%) 4C = Alta suspeita para malignidade (50% > risco < 95%)	Avaliação histológica
5	Achado altamente sugestivo de malignidade (risco ≥ 95%)	Avaliação histológica
6	Biópsia conhecida Malignidade comprovada	Seguimento, avaliação com quimioterapia neoadjuvante

BI-RADS, *breast imaging reporting and data system*.
Fonte: American College of Radiology.[21]

diferenciação de lesões malignas, embora apresente alta taxa de falso-positivo.[20]

De modo geral, pode-se dizer que nódulos sólidos hipoecogênicos homogêneos, circunscritos, ovais, de contornos regulares e maior eixo paralelo à pele têm maior possibilidade de ser benignos. Ao contrário, nódulos sólidos irregulares, heterogêneos e não paralelos à pele têm maior possibilidade de ser malignos.[20]

A taxa adicional de cânceres detectados pela US em uma mamografia negativa é de 1,8 a 4,1 por mil mulheres, de modo que seria necessário rastrear por US cerca de 550 a 240 mulheres para detectar um câncer adicional à mamografia. A maioria dos cânceres adicionais são menores que 1,0 cm, sendo questionável o custo-benefício da utilização desse método como rastreamento.[20]

Um subtipo de US é a elastografia, usada como mais uma ferramenta na avaliação da rigidez das lesões mamárias, melhorando a caracterização de nódulos indeterminados. Falso-positivos podem ser encontrados em lesões benignas fibrosas, e falso-negativos, em carcinomas mucinosos ou císticos.[20]

RESSONÂNCIA MAGNÉTICA MAMÁRIA

A RM mamária com contraste apresenta alta sensibilidade e especificidade no diagnóstico de câncer de mama.[15,20]

São indicações para a realização da RM:

- Casos de imagens inconclusivas pelos métodos convencionais, como mamografia e US mamária, não sendo utilizada, entretanto, como método de substituição à avaliação histológica dessas lesões.
- Rastreamento em pacientes de alto risco (mutações de *BRCA1* e *2*).
- Avaliação de implantes mamários.
- Diferenciação de cicatriz pós-operatória e recorrência do carcinoma.
- Avaliação da resposta terapêutica à quimioterapia neoadjuvante.
- Estadiamento local pré-operatório. A RM mamária é o método por imagem mais sensível na avaliação da extensão do câncer de mama e na detecção de multifocalidade, multicentricidade ou bilateralidade.[15] Apesar disso, em alguns locais, especialmente onde há menos recursos e menor acesso à RM mamária, não existe ainda um consenso predeterminado de quais pacientes iriam se beneficiar da RM pré-operatória.[20]

Procedimentos invasivos

Depois que uma lesão de mama é detectada, faz-se necessária uma investigação adicional. Tal investigação se dá por meio de um procedimento invasivo denominado biópsia percutânea, realizado com a finalidade de coletar material para análise citológica e/ou histológica. Dessa forma, é possível estabelecer um diagnóstico não cirúrgico e definir a melhor abordagem terapêutica para cada caso.[22]

Os principais métodos disponíveis para a obtenção de material via percutânea são a punção aspirativa por agulha fina (PAAF), a biópsia percutânea por agulha grossa (*core biopsy*) e a biópsia percutânea assistida a vácuo (mamotomia). A escolha do método deve levar em consideração as diferentes técnicas disponíveis, as características imaginológicas e as particularidades da paciente, a fim de garantir a adequada obtenção de material representativo da lesão em questão.[22]

As biópsias de mama podem ser realizadas com ou sem auxílio de exames de imagem. Nas lesões palpáveis, pode-se dispensar esse recurso. Já no caso de lesões não palpáveis, isto é, detectadas exclusivamente por exame de imagem, pode-se optar por técnicas guiadas por US, estereotaxia ou RM. As lesões que são identificadas por um único método de imagem terão biópsia orientada pelo método que as detectou.[22] A experiência do examinador e a disponibilidade dos meios de imagem devem ser consideradas. Atualmente, muitos preconizam a assistência por imagem pelo fato de fornecer um relatório documental fotográfico da área biopsiada.[23]

PUNÇÃO ASPIRATIVA POR AGULHA FINA (PAAF)

A PAAF consiste na coleta de uma amostra citológica com o auxílio de uma agulha de 21 ou 23 gauge acoplada a uma seringa de 10 ou 20 mL. É uma técnica relativamente barata, de fácil execução e, em geral, com boa tolerância por parte da paciente. Os resultados citológicos da PAAF podem ser divididos em benignos, sugestivos de malignidade ou inconclusivos. As taxas de sensibilidade e especificidade são de 62,4 e 86,9%, respectivamente.[22]

Para as lesões sólidas, há uma taxa de até 35% de amostra insuficiente na PAAF das lesões não palpáveis, e a acurácia da PAAF guiada por US foi de 74% quando comparada com a acurácia de 98% da *core biopsy*.[24]

Em razão de sua relação custo-benefício, a PAAF permanece sendo mundialmente empregada na propedêutica das lesões de mama, sobretudo em regiões em que outros métodos não estão amplamente disponíveis. Estudos em pacientes africanas reforçam as elevadas sensibilidade e especificidade do método.[25]

No entanto, a PAAF não consegue estabelecer o diagnóstico diferencial entre carcinoma *in situ* e carcinoma invasor, e, nas lesões de baixa celularidade, como o carcinoma lobular, o diagnóstico pode ser dificultado. Por essas razões, hoje, a PAAF é primariamente utilizada para punção de linfonodos axilares, lesões palpáveis e cistos mamários. No caso específico da punção de cistos mamários, a aspiração do conteúdo líquido leva ao colapso do cisto, o que deve ser documentado por exame ultrassonográfico posterior ao procedimento. A persistência de massa palpável ou a sua recorrência indicam avaliação adicional.[22,25]

A técnica para PAAF envolve preparar uma agulha de 21 ou 23 gauge acoplada a uma seringa de 10 ou 20 mL, fazer a assepsia da pele com uma solução alcoólica e passar a agulha através da lesão diversas vezes (movimentos de "vaivém") enquanto se mantém o vácuo no interior da seringa. O conteúdo aspirado é transferido para duas lâminas (deve-se espalhar o conteúdo aspirado para permitir a visualização de células individualizadas). Na sequência, deixa-se secar uma das lâminas e, na outra, coloca-se fixador citológico.[26] O material é então encaminhado para avaliação do citopatologista (não há necessidade de fazer o citopatológico quando o líquido aspirado for proveniente de cisto – o conteúdo em geral é acelular).

BIÓPSIA PERCUTÂNEA COM AGULHA GROSSA (*CORE BIOPSY* OU BIÓPSIA DE FRAGMENTOS)

A *core biopsy* consiste na ressecção de pequenos cilindros de tecido da lesão a ser biopsiada. É realizada com uma agulha de maior calibre, geralmente de 14 gauge, permitindo a obtenção de fragmentos maiores. É um método com elevada acurácia, comparável à biópsia por exérese cirúrgica, porém com a vantagem de apresentar menores custos e maior tolerabilidade. A sensibilidade e a especificidade são de 90,5 e 98,3%, respectivamente. A principal vantagem da *core biopsy* é a possibilidade de avaliação histológica do tecido biopsiado, o que permite diferenciar adequadamente as lesões invasoras ou *in situ* e realizar a análise complementar da lesão por imuno-histoquímica.[22]

A *core biopsy* pode ser guiada por mamografia (estereotaxia), US ou RM. Dá-se preferência para a realização da *core biopsy* guiada por US sempre que uma lesão apresentar tradução ultrassonográfica.[22] A biópsia estereotáxica é utilizada na avaliação complementar de microcalcificações evidenciadas em exame mamográfico. Para que haja uma adequada avaliação das microcalcificações, determina-se a obtenção de um número mínimo de 5 a 6 amostras de tecido seguido de exame radiográfico para documentar a presença das calcificações nos espécimes de biópsia.[26]

A taxa de falso-negativo da *core biopsy* varia de 2 a 6,7% (média de 4,4%), e esses falso-negativos são mais frequentes nas biópsias de microcalcificações.[22] Determinados diagnósticos histopatológicos devem ser avaliados com cautela, uma vez que algumas lesões podem ser subestimadas. No caso da hiperplasia ductal atípica, por exemplo, até 50% das lesões biopsiadas podem revelar um carcinoma invasor após a exérese cirúrgica completa. Já no caso de lesões *in situ*, pode-se chegar a uma taxa de 33% de lesão invasora após a ressecção completa da lesão. Outro achado que requer atenção é a cicatriz radial, também denominada lesão esclerosante complexa, cujo diagnóstico deve ser seguido de cirurgia para exérese e posterior avaliação de toda a lesão.[22]

A técnica da *core biopsy* consiste na realização de assepsia e botão anestésico na pele. Na sequência, com lâmina de bisturi, é feita uma microincisão, através da qual se introduz a pistola de *core biopsy* equipada com a agulha de 14 gauge. Depois, é realizado o disparo do dispositivo de 5 a 6 vezes, a fim de coletar as amostras, que são armazenadas em um frasco contendo formol (em geral, os fragmentos que vão para o fundo do frasco compreendem material representativo, ao passo que os fragmentos que flutuam traduzem gordura). No final, é realizado um curativo compressivo, sem necessidade de suturas (apesar do maior risco de sangramento quando comparada com a PAAF, não é necessário suspender medicamentos anticoagulantes para realizar esse tipo de procedimento).[26]

MAMOTOMIA (*CORE BIOPSY* A VÁCUO)

Essa técnica foi desenvolvida em 1994 por Parker e consiste na retirada de fragmentos através de uma agulha com calibre de 8 a 11 gauge acoplada a um dispositivo a vácuo, permitindo a análise histológica e imuno-histoquímica das amostras, assim como na *core biopsy*.[22] O procedimento pode ser guiado por estereotaxia, US ou RM. Ao contrário da *core biopsy*, a mamotomia permite a retirada de fragmentos maiores ou mesmo a retirada completa de lesões de até 1,5 cm, propicia a inserção de clipe metálico no leito biopsiado e possibilita a inserção da agulha na mama uma única vez, evitando a realização de diversas punções ao longo do procedimento.[27]

⚠ A mamotomia apresenta taxas de sensibilidade e especificidade semelhantes às da *core biopsy*. Os diagnósticos subestimados de lesões não foram completamente eliminados com a mamotomia, mas reduziram de maneira considerável. Ainda assim, deve-se ter cuidado ao ressecar completamente lesões que necessitam de avaliação adequada de tamanho e de margens, como no caso do carcinoma *in situ*.[28]

O custo elevado é a grande desvantagem da mamotomia. Além disso, lesões muito superficiais, muito próximas ao prolongamento axilar ou à musculatura peitoral apresentam limitações técnicas, com maior risco de lesar a pele e outras estruturas adjacentes.[22]

Assim como a *core biopsy*, a mamotomia retira fragmentos que permitem a análise histológica. A sua principal diferença em relação ao método anterior é permitir uma retirada maior de fragmentos, a inserção da agulha na mama somente uma vez, evitando diversas punções, a retirada completa de lesões de até 1,5 cm e a inserção de clipe metálico no leito biopsiado. Quando há um pequeno número de microcalcificações, a mamotomia possibilita a colocação do clipe metálico, que, mesmo com a remoção completa da lesão, permite localizar o clipe para posterior cirurgia com agulhamento, se necessário.[29]

Os clipes utilizados para demarcação do local biopsiado servem como guias para procedimentos futuros, especialmente em pacientes que farão quimioterapia neoadjuvante, mantendo a localização exata da topografia no caso de resposta patológica completa. Podem ter formas diferenciadas, sobretudo para casos com mais de uma biópsia na mesma mama, em que pode haver a necessidade de retirada cirúrgica de uma área apenas, entre múltiplas.[29]

A migração do clipe pode ocorrer, mas é um fato raro. Nesses casos, pode-se fazer colocação de outro clipe, com formato ou tamanho diferente, ou medir a migração dele para fins de demarcação de nova área.[29]

A Tabela 26.2 traz uma comparação entre as diferentes técnicas de biópsias percutâneas das lesões mamárias.

Tabela 26.2 – Comparação entre as técnicas invasivas

	PAAF	CORE BIOPSY	MAMOTOMIA
Sensibilidade (S) e especificidade (E)	S 62,4% / E 86,9%	S 90,5% / E 98,3%	Semelhantes às da *core biopsy*
Principais indicações	Adenopatia Lesões císticas	Lesões sólidas palpáveis ou não	Microcalcificações Exérese de lesões benignas
Limitações	Alta taxa de material insuficiente Não diferencia caráter invasivo	Lesões próximo à parede torácica Assimetrias (lesões que não se traduzem em dois eixos)	Custo elevado
Situações especiais:			
Microcalcificações	Não se aplica	Utilizar em microcalcificações numerosas	Pode-se usar em pequeno agrupamento de microcalcificações
Lesão sólida intracística	Aspira somente o conteúdo líquido benigno e não faz diagnóstico da lesão sólida (preferir exérese cirúrgica)	Pode levar ao desmanche da lesão (preferir exérese cirúrgica)	Mesma da *core biopsy* (preferir exérese cirúrgica)
Resultados subestimados	Maior taxa de falso-positivos	Lesões com atipias Cicatriz radial Carcinoma *in situ* (proceder com exérese cirúrgica)	Diminuiu-os em relação à *core biopsy*, mas não os eliminou

REFERÊNCIAS

1. Dibden A, Offman J, Duffy SW, Gabe R. Worldwide review and meta-analysis of cohort studies measuring the effect of mammography screening programmes on incidence-based breast cancer mortality. Cancers. 2020;12(4):976.

2. Alvarez A, Jacobs LK. Doenças da Mama. In: Hurt KJ, Guile MW, Bienstock JL, Fox HE, Wallach EE, editores. Manual de Ginecologia e Obstetrícia da Johns Hopkins. Porto Alegre: Artmed; 2012. p. 37-55.

3. Menke CH, Biazús JV, Xavier N, Cavalheiro JA, Rabin EG, Bitelbrunn A, et al. Anatomia, evolução e involução da mama. In: Menke CH, Biazús JV, Xavier N, Cavalheiro JA, Rabin EG, Bitelbrunn A, et al. Rotinas em mastologia. 2. ed. Porto Alegre: Artmed; 2007. p. 25-34.

4. Pandya S, Moore RG. Breast Development and Anatomy. Clin Obstet and Gynecol 2011;54(1):91-5.

5. Osborne MP, Boolbol SK. Breast anatomy and development. In: Harris JR, Lippman ME, Morrow M e Osborne CK, editores. Diseases of the breast. Philadelphia: Wolters Kluwer; 2014. p. 3-14.

6. Alex A, Bhandary E, McGuire KP. Anatomy and physiology of the breast during pregnancy and lactation. In: Alipour S, Omranipour R, editors. Diseases of the breast during pregnancy and lactation. Cham: Springer; 2020. p. 3-7.

7. Morrow M. Physical examination of the breast. In: Harris JR, Lippman ME, Morrow M, Osborne CK, editors. Diseases of the breast. Philadelphia: Wolters Kluwer; 2014. p. 25-28.

8. Winters S, Martin C, Murphy D, Shokar N K. Breast cancer epidemiology, prevention, and screening. Prog Mol Biol Transl Sci. 2017;151:1-32.

9. Chagas CR, Vieira RJ, Saraiva MN, Wajnberg M, Saraiva MLP, Souza JRC. Fatores de risco. In: Chagas CR, Menke CH, Vieira RJS, Boff RA, editores. Tratado de mastologia da SBM. Rio de Janeiro: Revinter; 2011. p. 543-83.

10. Mittra I, Mishra GA, Dikshit RP, Gupta S, Kulkarni VY, Kauser H, et al: Effect of screening by clinical breast examination on breast cancer incidence and mortality after 20 years: Prospective, cluster randomised controlled cluster randomised controlled trial in Mumbai. BMJ 2021;372:n256.

11. Menke CH, Biazús JV, Xavier N, Cavalheiro JA, Rabin EG, Bitelbrunn A, et al. Diagnóstico Clínico. In: Menke CH, Biazús JV, Xavier N, Cavalheiro JA, Rabin EG, Bitelbrunn A, et al. Rotinas em mastologia. 2. ed. Porto Alegre: Artmed; 2007. p. 42-47.

12. Menke CH, Biazús JV, Xavier N, Cavalheiro JA, Rabin EG, Bitelbrunn A, et al. Diagnóstico por Imagem. In: Menke CH, Biazús JV, Xavier N,

Cavalheiro JA, Rabin EG, Bitelbrunn A, et al. Rotinas em mastologia. 2. ed. Porto Alegre: Artmed; 2007. p. 49-69.

13. Oeffinger KC, Fontham ET, Etzioni R, Herzig A, Michaelson JS, Shih YC, et al. Breast cancer screening for women at average risk: 2015 guideline update from the American Cancer Society. JAMA. 2015;314(15):1599-614.

14. Urban LABD, Schaefer MB, Duarte DL, Pereira dos Santos R, Maranhão NMA, et al. Recomendações do Colégio Brasileiro de Radiologia e Diagnóstico por Imagem, da Sociedade Brasileira de Mastologia e da Federação Brasileira das Associações de Ginecologia e Obstetrícia para rastreamento do câncer de mama por métodos de imagem. Radiol Bras. 2012;45(6):334-9.

15. Gilbert FJ, Pinker-Domenig K. Diagnosis and staging of breast cancer: when and how to use mammography, tomosynthesis, ultrasound, contrast-enhanced mammography, and magnetic resonance imaging. Clin Breast Cancer. 2021;21(4):278-91.

16. Ming Y, Wu N, Qian T, Li X, Wan DQ, Li C, et.al. Progress and Future Trends in PET/CT and PET/MRI molecular imaging approaches for breast cancer. Front Oncol. 2020;12;10:1301.

17. Myers ER, Moorman P, Gierisch JM, Havrilesky LJ, Grimm LJ, Ghate S, et al. Benefits and harms of breast cancer screening: a systematic review. JAMA. 2015;314(15):1615-34.

18. Gebrim LH. Bases biológicas para o rastreamento mamográfico e sua relação com o câncer de mama. In: Chagas CR, Menke CH, Vieira RJS, Boff RA, editores. Tratado de mastologia da SBM. Rio de Janeiro: Revinter; 2011. p. 515-8.

19. Duffy SW, Tabár L, Yen AM, Dean PB, Smith RA, Jonsson H, et.al. Beneficial effect of consecutive screening mammography examinations on mortality from breast cancer: a prospective study. Radiology. 2021;299(3):541-7.

20. Fischer U, Baum F, Luftner-Nagel S. Diagnóstico por imagem: mama. Porto Alegre: Artmed; 2010.

21. American College of Radiology. Breast imaging reporting and data system: BI-RADS. 5th ed. Reston: ACR; 2013.

22. Sung JS, Comstock CE. Image-guided biopsy of nonpalpable breast lesions. In: Harris JR, Lippman ME, Morrow M, Osborne CK, editors. Diseases of the breast. Philadelphia: Wolters Kluwer; 2014. p.161-72.

23. National Comprehensive Cancer Network. Clinical practice guidelines in oncology. Breast cancer screening and diagnosis. Plymouth: NCCN; 2021.

24. Wang M, He X, Chang Y, Sun G, Thabane L. A sensitivity and specificity comparison of fine needle aspiration cytology and core needle biopsy in evaluation of suspicious breast lesions: a systematic review and meta-analysis. Breast. 2017;31:157-66.

25. Nggada HA, Tahir MB, Musa AB, Gali BM, Mayun AA, Pindiga UH, et al. Correlation between histopathologic and fine needle aspiration cytology diagnosis of palpable breast lesions: a five-year review. Afr J Med Med Sci. 2007;36(4):295-8.

26. Menke CH, Biazús JV, Xavier N, Cavalheiro JA, Rabin EG, Bitelbrunn A, et al. Punções e biópsias mamárias. In: Menke CH, Biazús JV, Xavier N, Cavalheiro JA, Rabin EG, Bitelbrunn A, et al. Rotinas em mastologia. 2. ed. Porto Alegre: Artmed; 2007. p. 59-65.

27. Yu YH, Liang C, Yuan XZ. Diagnostic value of vacuum-assisted breast biopsy for breast carcinoma: a meta-analysis and systematic review. Breast Cancer Res Treat. 2010;120:469-79.

28. Kong Y, Lyu N, Wang J, Wang Y, Sun Y, Xie Z, et al. Does mammotome biopsy affect surgery option and margin status of breast conserving surgery in breast cancer? Gland Surg. 2021;10(8):2428-37.

29. Esserman LE, Cura MA, DaCosta D. Recognizing pitfalls in early and late migration of clip markers after imaging-guided directional vacuum-assisted biopsy. Radiographics. 2004;24(1):147-56.

27

DOENÇAS BENIGNAS DA MAMA

JORGE VILLANOVA BIAZUS
ANDRÉA PIRES SOUTO DAMIN
PAULO ANTONIO DA SILVA CASSOL
CAMILLA MACHADO DO VALLE PEREIRA
FERNANDA BOEK DA SILVA

> Grande parte das alterações mamárias consiste em doenças de caráter benigno, requerendo diagnóstico adequado para a definição da terapêutica clínico-cirúrgica apropriada para cada caso. Em geral, as alterações mamárias provocam desconforto e ansiedade nas pacientes, sendo necessário que o profissional que presta atendimento em saúde da mulher compreenda essas doenças e seus diagnósticos diferenciais para que possa oferecer um cuidado de qualidade. Dessa forma, excluída a possibilidade de malignidade, ele será capaz de esclarecer e tranquilizar a paciente quanto ao caráter benigno da lesão, bem como definir a conduta terapêutica específica quando esta se fizer necessária.[1]

Anomalias do desenvolvimento

As anomalias do desenvolvimento mamário englobam alterações no tamanho e na forma das mamas e são tão comuns que dificilmente podem ser classificadas como anormalidades propriamente ditas. A exceção se dá no caso das verdadeiras anomalias, tais como mama rudimentar ou ausente, assimetrias grosseiras, hipertrofias mamárias ou glândulas/mamilos acessórios. As anomalias do desenvolvimento podem ser divididas basicamente em anomalias de volume e de número.[2]

VOLUME

- **Hipomastia** – Anomalia que corresponde a mamas de pequeno volume, uni ou bilaterais. Costuma não responder a tratamento hormonal; nesses casos, a solução é cirúrgica – inclusão de próteses de silicone e/ou lipoenxertia.[1]
- **Hipertrofia** – Anomalia que corresponde a mamas de grande volume, uni ou bilaterais. Pode ocasionar danos psicológicos e posturais, pois altera o centro gravitacional da coluna. Casos extremos, que redundam em ressecções > 1.000 g, são denominados gigantomastia (Figura 27.1). O manejo sempre é

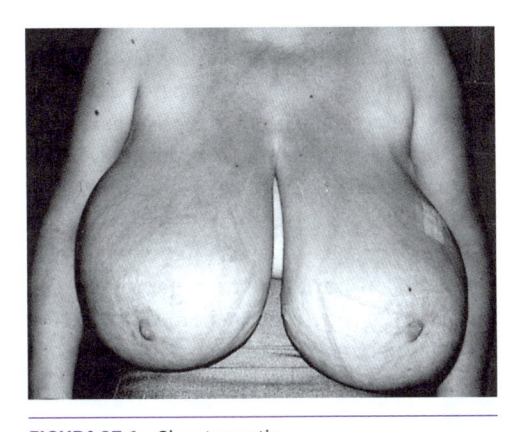

FIGURA 27.1 – Gigantomastia.
Fonte: Menke e colaboradores.[2]

cirúrgico, por meio da realização de mamoplastia redutora.[1]

- **Simastia** – Anomalia que corresponde à confluência medial das mamas, ou seja, uma ponte de tecido na linha média que une as duas mamas. É de caráter congênito e está associada a mamas hipertróficas, em geral simétricas.[1]

NÚMERO

- **Amastia** – Corresponde à ausência total da glândula mamária, uni ou bilateral. É uma anomalia extremamente rara e, quando unilateral, quase sempre está associada à hipotrofia ou à agenesia do músculo grande peitoral, constituindo a síndrome de Polland (o quadro completo inclui sindactilia). Quando bilateral, essa alteração muitas vezes está associada à agenesia ovariana.[3]
- **Amazia** – Corresponde à ausência do tecido mamário, com presença do complexo areolomamilar. Pode ser congênita (mais comum) ou adquirida (iatrogênica – por cirurgias, trauma ou queimadura sobre o botão mamário).[3]
- **Atelia** – Corresponde à ausência do complexo areolomamilar. É uma anomalia extremamente rara.[3]
- **Polimastia** – Corresponde à presença de mais de duas glândulas mamárias. Pode haver apenas parênquima supranumerário ou pode ser completa, quando há aréola e mamilo, além do parênquima mamário. A forma mais comum de polimastia é a mama axilar, que se manifesta por um abaulamento na região axilar, geralmente durante o ciclo gravídico-puerperal. Em geral, a conduta consiste na exérese cirúrgica sob anestesia geral, por motivos cosméticos[3] (**Figura 27.2**).
- **Politelia** – Corresponde à presença de mamilo acessório, que costuma estar localizado na região torácica inferior e no abdome superior. Trata-se de uma curiosidade médica e só deve ser retirado em caso de dano estético.

É importante salientar que tanto a polimastia quanto a politelia ocorrem ao longo da linha láctea (**Figura 27.3**). A ocorrência do tecido mamário fora dessa localização é chamada de mama aberrante.[3]

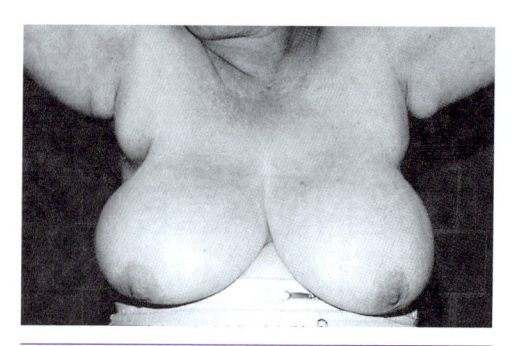

FIGURA 27.2 – Hipertrofia e mamas axilares.
Fonte: Menke e colaboradores.[2]

GINECOMASTIA

Corresponde à hipertrofia de uma ou ambas as mamas em pacientes do sexo masculino. No recém-nascido, na adolescência e na senectude, essa alteração pode assumir caráter transitório.

A ginecomastia apresenta dois picos de incidência: entre os 13 e 14 anos (tende a regredir em até 2 anos) e entre os 50 e 80 anos. Em uma porção considerável dos casos, essa hipertrofia é induzida por uso de substâncias,

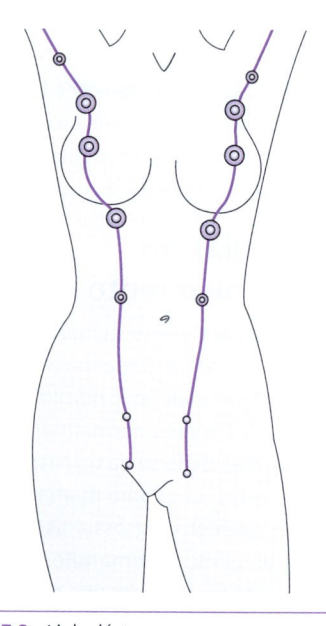

FIGURA 27.3 – Linha láctea.
Fonte: Elaborada com base em Menke e colaboradores.[2]

tais como anabolizantes, estrogênios, digitálicos, isoniazida, espironolactona, reserpina e metildopa. Também pode estar vinculada a doenças orgânicas, tais como lesões testiculares e hepáticas, carcinoma adrenocortical, adenoma de hipófise ou hipertireoidismo.[4]

Na avaliação inicial de ginecomastia, deve-se solicitar dosagem sérica de gonadotrofina coriônica humana (hCG, *human chorionic gonadotropin*), hormônio luteinizante (LH, *luteinizing hormone*), testosterona e estradiol. O exame de imagem de escolha para a avaliação da ginecomastia é a mamografia, pois permite o diagnóstico diferencial entre a ginecomastia verdadeira e a lipomastia. A solicitação de ultrassonografia (US) mamária deve ser desencorajada. Afastadas as causas iatrogênicas e as alterações endócrinas, a conduta é sempre cirúrgica. A ginecomastia de causa desconhecida é denominada idiopática. No adolescente, é possível aguardar a regressão espontânea, mas os prejuízos emocionais associados a essa anomalia mamária exigem intervenção precoce em grande parte dos casos[5] (Figura 27.4).

Processos inflamatórios

MASTITE AGUDA

É mais comum no puerpério tardio, podendo acometer cerca de 2 a 10% das lactantes. Os agentes patogênicos normalmente envolvidos são *Staphylococcus aureus*, principal agente, presente em 60% dos casos, *Staphylococcus epidermidis*, estreptococos, *Escherichia coli*, entre outros. Em geral, há história de fissura do mamilo ou de queimadura da pele, que resulta na quebra dos mecanismos de defesa do organismo e no aumento do número de bactérias sobre a pele da mama. A penetração se dá pelos linfáticos superficiais, expostos pelas fissuras mamilares.

Os fatores predisponentes de mastite aguda incluem:
- Mamas ingurgitadas.
- Fissura mamilar.
- Infecção da rinofaringe do lactente.
- Anormalidade do mamilo.
- Primiparidade.
- Má higiene.
- Escabiose.

Com relação aos sinais e sintomas, inicia-se com estase láctea, distensão alveolar e obstrução ao fluxo do leite (ingurgitamento mamário). Posteriormente, ocorre proliferação bacteriana, podendo evoluir para quadros mais graves, com abscessos mamários e sepse.[6]

A clínica se apresenta com os sinais clássicos de inflamação: dor, tumor, calor e rubor, que podem ou não estar acompanhados de sintomas gerais (febre, mal-estar, calafrios). Adenopatia axilar é comumente observada.[2]

A profilaxia durante o período da amamentação envolve manter uma boa higiene e evitar ingurgitamento mamário ou fissuras mamilares.

O tratamento consiste em:
- Hidratação oral.
- Analgésicos.
- Antitérmicos.
- Suspensão das mamas.
- Esvaziamento da mama afetada (ordenha manual, mecânica ou elétrica).
- Terapia antimicrobiana:
  - Cefalexina 500 mg de 6/6 h ou 1 g de 12/12 h, por via oral (VO), durante 7 dias.
  - Alternativas: ampicilina, clindamicina, eritromicina, lincomicina.
- Prescrição de anaerobicida quando houver mastites crônicas resistentes.

- Não há indicação para inibição da lactação.[6]

Se, após 48 a 72 horas de tratamento, persistir infecção, deve-se suspeitar de abscesso, o qual se estabelece em 5 a 10% dos casos, apesar do tratamento.[6]

ABSCESSO MAMÁRIO

Processo infeccioso agudo decorrente da mastite, com formação de "lojas" (únicas ou múltiplas), e que pode evoluir para necrose do tecido mamário. Apresenta-se com os sintomas inflamatórios da mastite, mais flutuação e, muitas vezes, pele brilhante e descamativa. Além de dor intensa, o quadro clínico infeccioso pode cursar

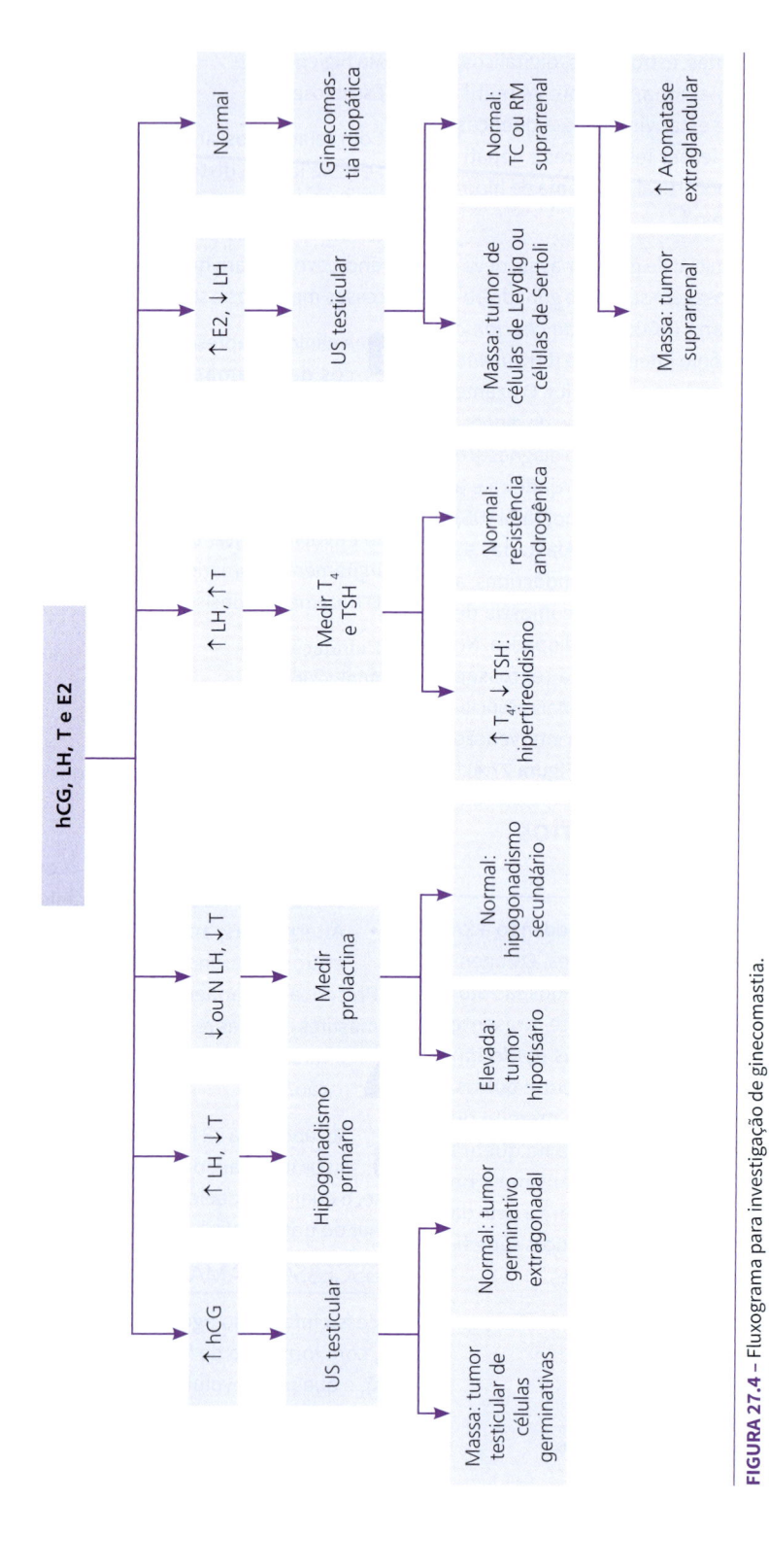

FIGURA 27.4 – Fluxograma para investigação de ginecomastia.

E2, estradiol; hCG, gonadotrofina coriônica humana (*human chorionic gonadotropin*); LH, hormônio luteinizante (*luteinizing hormone*); N, normal; RM, ressonância magnética; T, testosterona; T₄, tiroxina; TC, tomografia computadorizada; TSH, tireotrofina; US, ultrassonografia.

Fonte: Nuttall e colaboradores.[4]

com prostração e queda do estado geral. Em 50% dos casos, a paciente é puérpera.[2,7]

O tratamento do abscesso mamário é semelhante ao da mastite, com antimicrobiano (preferencialmente guiado por cultura e antibiograma) para reduzir a infecção sistêmica e a celulite local. Além disso, está indicada drenagem com incisão arciforme no ponto de maior flutuação, seguida de exploração digital da cavidade para esvaziamento das lojas, o que pode ser feito por punção guiada por US (para abscessos < 5 cm); no caso de abscessos mais extensos, estão indicadas drenagem cirúrgica e remoção de áreas necróticas, sendo recomendada colocação de dreno de Penrose por 24 horas. A anestesia geral é mandatória, para que seja possível explorar o interior do abscesso, evitando, assim, recidivas. A grande maioria é causada pelo *S. aureus* (50% penicilinase-resistentes). Cerca de 85% dos abscessos da mama, no período da lactação, ocorrem durante o primeiro mês pós-parto.[6]

O aleitamento materno pode ser suspenso provisoriamente na mama afetada, com esvaziamento por ordenha manual, mecânica ou elétrica, mas a mãe deve ser encorajada a amamentar na mama não infectada e a esgotar a mama doente. Não há contraindicações ou prejuízos ao recém-nascido quanto à amamentação na mama afetada.[2]

MASTITE CRÔNICA

Intercorrência tardia que se instala meses após o episódio de mastite ou abscesso. Apresenta tecido conectivo no tecido mamário e fenômenos exsudativos, com surtos recidivantes e drenagem espontânea, formando fístulas lácteas.[2]

O tratamento mais eficaz é a ressecção completa do sistema ductal afetado, muitas vezes necessitando de cirurgia reparadora, além de uso de antimicrobianos no pré e pós-operatório.[2]

ABSCESSO SUBAREOLAR CRÔNICO RECIDIVANTE

O abscesso subareolar crônico recidivante (ASCR) também é conhecido como doença de Zuskas. Localizado na região central da mama, subareolar, caracteriza-se por episódios de infecção aguda e flutuação, seguidos de drenagem intermitente por orifício fistuloso na junção cutaneoareolar, fora do ciclo gravídico-puerperal[2] (**Figura 27.5**).

A drenagem pode ser espontânea, mas pode haver necessidade de cirurgia, em razão da dor. O processo se alterna entre períodos de acalmia e reagudização. A aspiração mostra uma secreção cremosa ou escura, e a cultura bacteriológica poderá ser estéril na primeira ocasião. Ocorre sobretudo na faixa etária entre 30 e 40 anos, e os abscessos recorrentes são mais frequentemente associados ao crescimento de bactérias anaeróbias ou estafilocócicas. É comum a presença de retração e invaginação da papila, desconhecendo-se a causa ou a consequência. Na história, a paciente refere uso de vários antimicrobianos, culturas com antibiogramas e intervenções cirúrgicas, bem como manifesta grande ansiedade e desconforto.[1]

Tradicionalmente, duas hipóteses etiológicas são levantadas pela literatura: uma corrente acredita que a inversão do mamilo, com obstrução e maceração dos ductos lactíferos, seria a responsável; para a outra, a causa seria a metaplasia escamosa, que predispõe à obstrução dos canalículos pelo acúmulo de detritos de queratina dentro do ducto, levando à sua obstrução e consequente dilatação, com reação inflamatória do tipo corpo estranho (podendo haver contaminação bacte-

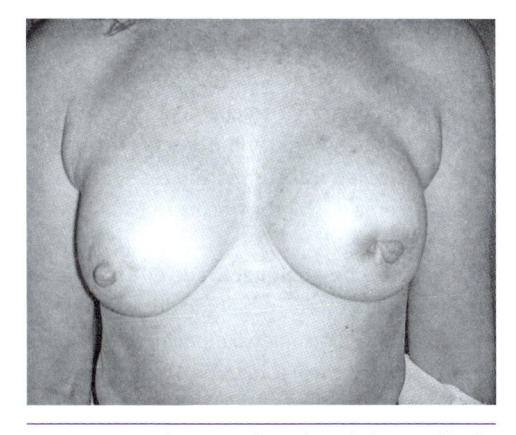

FIGURA 27.5 – Abscesso subareolar crônico com fístula periareolar em tabagista de 38 anos.

riana secundária), resultando, por fim, na formação do ASCR.[1]

⚠ Existe notável correlação entre o ASCR e o hábito de fumar, com aumento do risco em 2 a 4 vezes. Em nossa casuística, 89,7% das portadoras dessa doença são fumantes, observação confirmada por outros autores. Não se sabe ainda se o fenômeno seria explicado por uma indução da metaplasia escamosa ocasionada pelo tabagismo, por efeito tóxico direto nos ductos (isquemia), ou por via hormonal indireta, elevando a secreção mamilar.[2]

💊 O tratamento, na fase aguda, consiste em anti-inflamatório não esteroide (AINE), antimicrobianos e drenagem simples. Na terapia antimicrobiana, deve-se associar cefalosporinas a anaerobicidas (metronidazol 500 mg VO de 8/8 h, associado à cefalexina 500 mg VO de 6/6 h, durante 7 dias).[1]

O insucesso das drenagens simples levou à proposição de técnicas mais radicais, como excisão dos ductos afetados, fistulectomia e cicatrização por segunda intenção. Os resultados são bons, mas recidivas ocorrem.

No Serviço de Mastologia do Hospital de Clínicas de Porto Alegre (HCPA), quando há recorrência após fistulectomia ou excisão dos ductos afetados, emprega-se a ressecção completa do sistema ductal terminal, sede do ASCR (cirurgia de Urban), com reconstrução areolar, pelas técnicas de cirurgias plásticas habituais.[2]

As indicações incluem:

- **Pacientes jovens** – como primeira abordagem, fistulectomia e fechamento.
- **Pacientes jovens com diversas intervenções e/ou alterações mamilares** – ressecção do sistema ductal com reconstrução plástica, se necessário.
- **Pacientes de qualquer idade que não desejam mais gestar** – ressecção do sistema ductal terminal (incluindo o mamilo, se este apresentar alterações) com reconstrução plástica.[2]

A conduta geral envolve o seguinte:

- Na fase aguda: drenagem simples.
- Uso de anaerobicidas para "esfriar" o ASCR e preparar para cirurgia definitiva após 6 a 8 semanas.
- Suspensão do tabagismo.

ECTASIA DUCTAL

Trata-se da dilatação dos ductos terminais por acúmulo de material lipídico e detritos celulares que levaria a inflamação, espessamento, atrofia e perda da elasticidade da parede ductal, podendo causar derrame papilar. Na maioria dos casos, manifesta-se como secreção papilar bilateral, multiductal e colorida (esbranquiçada, amarelada, acastanhada, esverdeada e enegrecida), podendo haver associação com nodularidade e alterações anatômicas do complexo areolopapilar. Eventualmente, o fluxo é hemorrágico, e, nesse caso, o diagnóstico deve ser amparado por alguns exames de imagem para exclusão de outras causas, como papilomas e câncer. Não se conhece a natureza exata de sua etiologia; o tabagismo parece estar envolvido, porém não há consenso.[1]

O diagnóstico é clínico, e, quando há dúvidas, a US é o método de imagem que pode trazer mais informações, pois consegue mostrar toda a árvore ductal retroareolar. Por esse método, considera-se ectasia quando o diâmetro do ducto é igual ou superior a 5 mm.[1]

As formas clínicas são as seguintes:

- **Derrame papilar** – Mais comum em mulheres peri ou pós-menopáusicas, surgindo secreção amarelo-esverdeada, purulenta. Desde que o sintoma não seja espontâneo e abundante, não requer tratamento. Se a descarga for desconfortável para a paciente, indica-se a exérese do sistema ductal terminal.
- **Tumoral** – A ectasia, com o tempo, pode ocasionar ruptura dos ductos e inflamação circundante, com sinais típicos de mastite. Esse processo, ao se cronificar, pode originar massa endurecida e retração do mamilo, simulando um carcinoma. É comum a retração do mamilo no local do ducto ou dos ductos encurtados. A idade é um fator importante na etiologia da ectasia ductal, pois a frequência dessa condição aumenta com a idade.

O tratamento é clínico, e a cirurgia fica reservada para casos específicos: fístulas, abscessos recorrentes, fluxos muito grandes com desconforto social e eventual necessidade de diagnóstico diferencial com câncer.[2]

ECZEMA AREOLAR

É uma dermatite descamativa e exsudativa do complexo areolomamilar, muitas vezes bilateral e pruriginosa, podendo ser localizada ou envolver completamente o mamilo e a aréola. Existem diversas causas, como psoríase, dermatite seborreica, dermatite de contato, neurodermatites e dermatite atópica.

O tratamento na fase aguda é iniciado com solução de Thiersch e completado com corticosteroide tópico (betametasona). Nas lesões crônicas, emprega-se apenas corticoterapia. O tratamento se estende por 1 a 2 semanas, e, caso não haja regressão, está indicada biópsia da papila, a fim de excluir carcinoma de Paget. O principal sinal para diferenciar as duas entidades é a destruição do mamilo, que só ocorre na doença de Paget[1] (Quadro 27.1).

NECROSE GORDUROSA

Também conhecida como cistoesteatonecrose e granuloma lipofágico, a necrose gordurosa ocorre em áreas do corpo expostas ao trauma, imperceptível ou não. Está associada também à cirurgia mamária prévia e radioterapia. É o resultado da saponificação asséptica da gordura por meio de lipase do sangue e do tecido. A necrose gordurosa ocorre mais frequentemente em mulheres obesas e com seios flácidos. Surge como uma lesão firme, mal delimitada, indolor e imóvel. A sua importância clínica reside no fato de simular câncer, em algumas circunstâncias. Pode ser assintomática, aparecendo como calcificações arredondadas, com o centro translúcido ("casca de ovo") em mamografias de rotina, não tendo nenhum significado pré-neoplásico, ou sintomática, mais rara, produzindo tumor detectável clinicamente, com história de trauma prévio, equimose, dor e retração de pele. Nem sempre o quadro é tão claro, causando dúvidas e levando à necessidade de uma biópsia esclarecedora.[2]

DOENÇA DE MONDOR

Condição benigna geralmente autolimitada que consiste em tromboflebite de uma ou mais das veias superficiais da mama – lesão rara, associada a traumatismo. Há queixa de dor aguda e retração da pele no nível do vaso afetado, com presença de cordão fibroso espessado no local. Tal depressão pode imitar carcinoma, sendo esta sua maior importância. O processo é autolimitado, durando em média de 2 a 8 semanas, e não requer biópsia. O tratamento não vai além de analgésico e/ou anti-inflamatório.[1]

GALACTOCELE

Massa cística ou amolecida causada pela obstrução canalicular em mamas lactantes, com consequente acúmulo de leite. Trata-se de uma afecção pouco comum, e o diagnóstico baseia-se na anamnese, no exame físico e na punção. O quadro clínico se apresenta com aparecimento de tumoração sem características inflamatórias em nutrizes. A punção deve ser feita com agulha calibrosa, pois o material retido pode ser antigo e adquirir consistência mais firme, como leite condensado ou manteiga. Quando o conteúdo é muito espesso, impossibilitando a aspiração, realizam-se incisão e drenagem cirúrgica.[1]

Quadro 27.1 – Características clínicas do eczema areolar e da doença de Paget

Eczema areolar
- Geralmente bilateral
- Intermitente, com rápida evolução
- Úmido
- Bordos indefinidos
- Lesão descamativa da papila
- Prurido associado
- Responde ao corticosteroide tópico

Doença de Paget
- Unilateral
- Progressão lenta
- Úmido ou seco
- Bordos irregulares, mas definidos
- Destruição da papila
- Sem ou com pouco prurido
- Não responde ao corticosteroide tópico

Alterações funcionais benignas da mama

As alterações funcionais benignas da mama (AFBMs) compreendem um grupo de entidades antes denominadas displasias mamárias (adenose, metaplasia apócrina, microcistos e fibrose) ou exageros da normalidade (mastalgia, nodularidade, adenose esclerosante, macrocistos e hiperplasia simples). O termo AFBM foi criado em 1994 após a recomendação da Sociedade Brasileira de Mastologia, em uma tentativa de evitar expressões que dão a falsa noção de enfermidade e de lesão pré-maligna a condições, na maioria das vezes, fisiológicas (Tabela 27.1).

⭐ Do ponto de vista clínico, três quadros são relevantes nas AFBMs: mastalgia, adensamento e macrocistos. É importante ressaltar que eles não correspondem a entidades nosológicas, e sim a manifestações clínicas de um processo fisiológico dinâmico comum que, inclusive, podem estar associadas em diferentes graus. Todo o seu interesse advém de dois fatores: o desconforto causado à paciente e a necessidade de diagnóstico diferencial com câncer de mama.[1]

MASTALGIA

⭐ A dor mamária é um sintoma relativamente comum entre as pacientes do sexo feminino e representa cerca de 47% das queixas no consultório do mastologista. Em torno de 65 a 70% das mulheres apresentarão quadro de mastalgia em alguma fase da vida, sendo este mais comum no início da adolescência e na menacme, diminuindo na pré-menopausa e praticamente desaparecendo na pós-menopausa, segundo dados epidemiológicos. Esse sintoma é raro em homens.[9,10]

👆 A mastalgia pode ser classificada em cíclica, acíclica e extramamária. Conhecer a evolução do sintoma é um fator importante para

Tabela 27.1 – Classificação das condições benignas da mama

PERÍODO REPRODUTIVO	NORMAL	ADNIs (DISTÚRBIOS BENIGNOS)	DOENÇA
Desenvolvimento (15-25 anos)	Desenvolvimento ductal	Inversão do mamilo Obstrução ductal isolada	Abscesso subareolar crônico
	Desenvolvimento lobular	Fibroadenoma	
	Desenvolvimento do estroma	Hipertrofia-hipomastia	
Alterações cíclicas (25-40 anos)	Atividade hormonal	Mastalgia	Formas graves
	Atividade epitelial	Nodularidade focal difusa Papiloma intraductal	
Gestação e lactação	Hiperplasia epitelial	Derrame papilar sanguinolento	
	Lactação	Galactocele	Mastite e abscessos puerperais
Involução (35-50 anos)	Involução lobular	Cistos e adenose esclerosante	
	Involução ductal	Retração do mamilo	Ectasia ductal infectada
	Fibrose	Ectasia ductal	ASCR
	Dilatação		
	Micropapilomatose	Hiperplasia simples	Hiperplasias lobular e ductal atípicas

ADNIs, aberrações do desenvolvimento normal e involução da mama; ASCR, abscesso subareolar crônico recidivante.
Fonte: Adaptada de Hughes e colaboradores.[8]

determinar se está relacionada com mudanças hormonais do ciclo menstrual ou com algum processo patológico da glândula mamária. A anamnese da paciente com quadro de dor mamária necessita de avaliação de início, duração, localização, intensidade, fatores de melhora ou piora, fatores associados e, principalmente, relação com o ciclo menstrual. É importante relacionar os sintomas com a movimentação, com a respiração e verificar se está acompanhada de algum outro sintoma (p. ex., dispneia, febre, etc.). A história de trauma e o estado psicológico da paciente também devem ser abordados, sendo fundamental a palpação dos arcos costais e de suas articulações para o diagnóstico diferencial.[10]

Estudos demonstraram que uma minoria das mulheres classifica a dor que sente como moderada a intensa (10-15% dos casos), e a maior preocupação é a associação desse sintoma com o câncer de mama. No entanto, o câncer de mama está pouco associado à dor (0,8-2% dos casos) e, quando ocorre, costuma se apresentar como uma dor acíclica (não concordante com o ciclo menstrual) focal e persistente em determinado ponto da mama. Os estudos mais recentes sugerem que as mulheres que apresentam mastalgia podem ser tranquilizadas, em razão do baixo risco de malignidade na ausência de achados clínicos e/ou radiológicos anormais.[10]

A mastalgia cíclica está associada às mudanças hormonais do ciclo menstrual e se manifesta principalmente na semana que antecede o sangramento. É ocasionada por alterações no equilíbrio entre estrogênio e progesterona, que estimulam a proliferação do tecido glandular (ductal e estromal), resultando em dor. Costuma ser bilateral, difusa e mais intensa nos quadrantes superiores externos. Considera-se mastalgia intensa ou grave aquela que dura mais de 7 dias e interfere na qualidade de vida da paciente, prejudicando as atividades diárias (trabalho, sono).[2]

A mastalgia acíclica pode surgir em mamas pendulares, em razão do estiramento dos ligamentos de Cooper. Às vezes, dores cervicais e no dorso podem estar associadas. Dores na parede torácica podem ser referidas como mastalgias (dores musculares peitorais, costocondrites, radiculopatias, trauma, infecções respiratórias, dores pleuríticas, isquemias cardíacas, doenças da vesícula biliar, neuralgia intercostal, espondilartrose vertebral, angina, síndrome de Tietze).[2]

Se não houver alterações nos exames clínico e radiológico, a mastalgia poderá ser tratada. As recomendações para o tratamento se baseiam em estudos observacionais e de caso-controle, com poucos ensaios clínicos randomizados.

O principal tratamento da mastalgia é a orientação verbal, podendo chegar a resolver 90% dos casos. Deve-se enfatizar o caráter autolimitado e sem correlação com o câncer de mama. Nas pacientes com dor mamária moderada ou intensa e naquelas refratárias à orientação verbal, a conduta medicamentosa deve ser considerada.[10]

Medidas comportamentais incluem vestimenta de suporte (sutiãs com melhor suporte parecem evitar mastalgia em pacientes com mamas pendulares), dieta livre de gorduras e prática de exercícios físicos. É importante ressaltar, no entanto, que não existem estudos comprovando a eficácia dessas medidas.[11]

Medidas farmacológicas não específicas para mastalgia incluem analgésicos (paracetamol e dipirona) e AINEs, tanto orais quanto tópicos (diclofenaco gel). Esses medicamentos são benéficos no tratamento da mastalgia, uma vez que promovem alívio sintomático.[12]

No caso específico do uso de anticoncepcionais orais combinados, o que se vê na prática clínica é uma ação paradoxal. Em alguns casos, há associação do medicamento com uma piora sintomática, ao passo que, em outros, o medicamento é associado ao alívio do quadro.

No caso da mastalgia cíclica, o tratamento consiste no bloqueio hormonal. Srivastava e colaboradores realizaram uma metanálise que comparou os ensaios clínicos randomizados dos quatro medicamentos mais utilizados no tratamento da dor mamária: tamoxifeno, danazol, bromoergocriptina e derivados do óleo de prímula (fitoterápicos com alta concentração de ácido γ-linoleico). Apesar de não haver estudos com boa metodologia, algumas conclusões foram obtidas. Os resultados indicaram que óleo de prímula, vitaminas ou ácido γ-linoleico não demonstraram eficácia no tratamento da mastalgia. Já os outros fármacos hormonais apresentaram resultados positivos no alívio dos sintomas. Destes, o tamoxifeno apresenta menos efeitos colaterais e deve ser o tratamento de escolha, na dose de 10 mg/dia VO durante 3 a 6 meses.[8]

A bromocriptina e a cabergolina são medicamentos agonistas dopaminérgicos que apresentam uma boa taxa de resposta clínica no controle da mastalgia, porém provocam efeitos adversos importantes em até um terço das pacientes, tais como intolerância gástrica, cefaleia e hipotensão. Além disso, têm alto custo.[1]

Convém ressaltar que nenhum dos medicamentos citados cura completamente a mastalgia. O que costuma acontecer são períodos de remissão (por vezes, consideravelmente longos) e períodos de piora do sintoma. Portanto, como princípio geral, medicamentos como agonistas dopaminérgicos, tamoxifeno e danazol devem ser receitados em casos selecionados de mastalgia grave, tanto pelos efeitos colaterais em si quanto pelo custo do tratamento.[8]

ADENSAMENTOS

Correspondem a achados físicos bidimensionais que se manifestam como área de endurecimento localizado (espessamento) na mama. Podem estar associados à dor e à percepção de nodularidade. A sua importância reside no fato de esse achado possivelmente mascarar um câncer, sobremaneira quando a alteração ocorre de forma solitária (unilateral). Excluída a possibilidade de malignidade por investigação complementar (exames de imagem e biópsia), não há necessidade terapêutica específica adicional.[1]

MACROCISTOS

Os cistos mamários são a expressão da etapa involutiva do lóbulo mamário. Estima-se que ocorram em 7 a 10% das mulheres, predominantemente na meia-idade e no final do período reprodutivo. Eles têm importância clínica, pois, em geral, apresentam-se como tumor de aparecimento rápido, trazendo ansiedade para as pacientes.

A etiologia é desconhecida, mas estudos demonstraram que eles podem ser divididos em dois grandes grupos: um revestido por epitélio atrófico e com líquido intracavitário contendo relação Na:K > 3, e o outro formado por epitélio apócrino, cuja relação Na:K é < 3. Este último, para alguns autores, teria risco maior para carcinoma. Podem ser cistos simples (apenas com conteúdo líquido) ou complexos (com componente sólido no interior) e provocam dor quando crescem repentinamente.[1]

O pico de incidência se dá entre os 40 e os 50 anos, aumentando em frequência a partir dos 35 anos. Na experiência do Serviço de Mastologia do HCPA, encontrou-se incidência ligeiramente superior à descrita na literatura: 8,5% contra 5 a 7%. Cerca de 60% das pacientes apresentaram um único cisto. É importante salientar que essa incidência se refere a macrocistos palpáveis. Se forem considerados, na estatística, os microcistos (< 1 cm) detectados apenas por exame ultrassonográfico, esse número sobe para 70%.[2]

O quadro clínico é de surgimento rápido de tumor móvel, de consistência firme/elástica, às vezes apresentando aspecto "achatado". Na grande maioria das vezes, não há dor à palpação. Essa alteração é mais frequentemente identificada nas regiões centrais da mama e no período pré-menopausa (é raríssimo na senectude, a não ser nos casos em que a paciente esteja em vigência de terapia de reposição hormonal) (Figura 27.6).

O tratamento consiste na punção evacuadora do cisto, procedimento ambulatorial simples que, além de ser diagnóstico (pois afasta a possibilidade de câncer), também tem caráter terapêutico. Cabe ressaltar que cistos simples não palpáveis, identificados apenas em exame ultrassonográfico, não devem ser abordados ou acompanhados, e a paciente deve ser tranquilizada. Nas pacientes portadoras de cistos múltiplos, também não há necessidade de puncionar

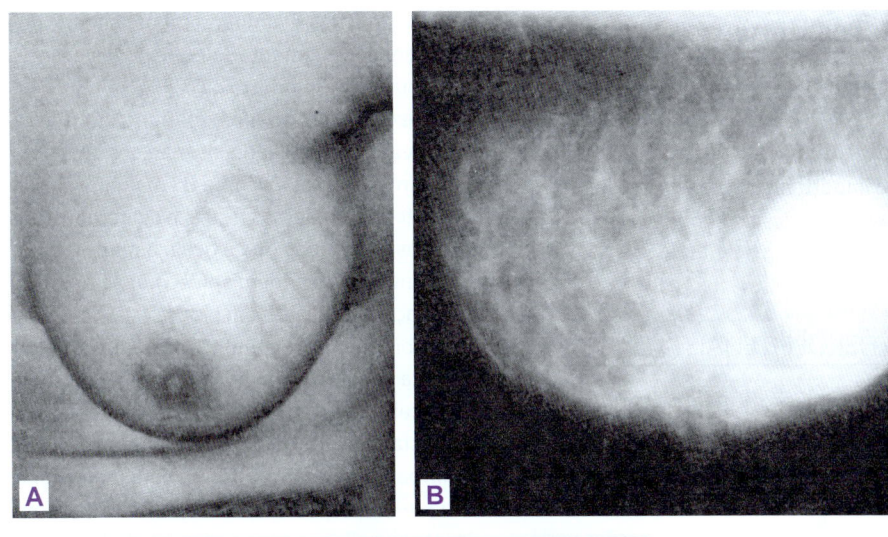

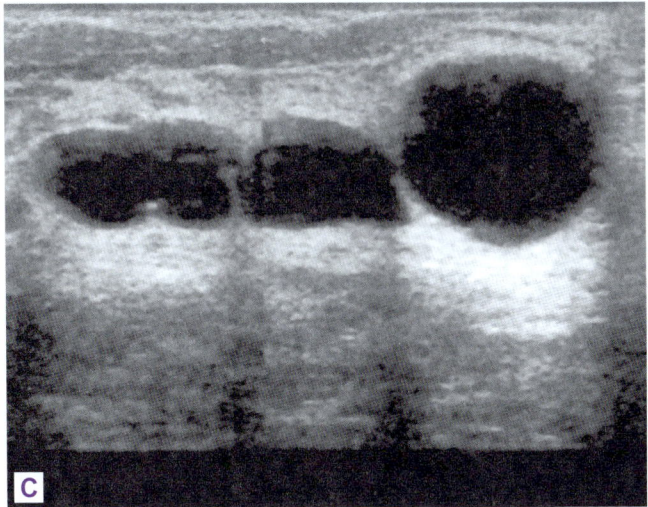

FIGURA 27.6 – Macrocistos. (**A**) Aspecto clínico. (**B**) Aspecto mamográfico. (**C**) Aspecto ultrassonográfico.
Fonte: Menke e colaboradores.[2]

todos os cistos em todas as ocasiões; deve-se apenas realizar a avaliação da alteração por meio da US. Se essa avaliação mostrar que se trata de cistos simples (não complexos e não habitados), deverão ser programadas sessões de punção dos cistos maiores, sintomáticos. Os cistos com conteúdo espesso, septos finos ou microcistos agrupados apresentam pouco risco de malignidade e podem ser acompanhados clinicamente.

> O tratamento cirúrgico só será considerado com o intuito de excluir neoplasia maligna e estará indicado nos casos de cistos com múltiplas recidivas, nos casos em que houver massa restante após a punção ou o conteúdo líquido for sanguinolento e nos casos em que o cisto for complexo. A hormonoterapia com os medicamentos já citados apresenta resultados de efetividade temporária, sendo de utilização excepcional. É importante chamar a atenção para a necessidade de realizar mamografia além da US mamária para adequada avaliação e manejo desses casos.[1]

Tumores benignos

Nas últimas décadas, o aperfeiçoamento dos métodos de imagem e a popularização de métodos diagnósticos minimamente invasivos acarretaram um importante aumento dos diagnósticos de lesões mamárias benignas. Na sequência, são descritos os principais tumores benignos da mama.

LESÕES FIBROEPITELIAIS

As lesões fibroepiteliais da mama englobam neoplasias constituídas pela proliferação do tecido conectivo do estroma e pelo componente epitelial, representados pelos ductos e ácinos. Os dois componentes estão presentes em proporções variáveis, mas são os diferentes graus de proliferação e atipia estromal que determinam a classificação e o comportamento clínico dessas lesões.[13]

Esse grupo heterogêneo de lesões bifásicas predominantemente manifesta comportamento benigno, sendo representado pelos fibroadenomas e pelos tumores filoides (ver **Tabela 27.1**).

FIBROADENOMAS

Os fibroadenomas são os principais tumores benignos da mama, ficando atrás apenas dos carcinomas em termos de prevalência geral. Eles acometem preferencialmente mulheres com idade entre 15 e 35 anos. Em decorrência da presença de receptores hormonais, apresentam tendência a crescimento durante a gestação e degeneração e calcificação após a menopausa, sendo um achado comum em mamografias de rotina.[13]

O fibroadenoma apresenta-se como nódulo indolor, sólido, de consistência firme, formato arredondado ou lobulado, limites nítidos e ampla mobilidade. O crescimento é lento, raras vezes atingindo grandes dimensões. Os fibroadenomas podem ser múltiplos em 20% dos casos, uni ou bilateralmente.[14]

No HCPA, há o registro de uma paciente da qual foram retirados 21 fibroadenomas de uma só vez.[1]

O diagnóstico é eminentemente clínico, podendo ser complementado por exames de imagem e/ou análise cito/histológica.[14]

Os exames de imagem evidenciam massa sólida regular ou lobulada, de margens bem definidas. Em pacientes jovens, a US mamária auxilia a caracterização dessas lesões e a diferenciação entre lesões sólidas ou císticas. À mamografia, lesões involutivas podem apresentar as clássicas calcificações grosseiras em pipoca.[1]

O fibroadenoma comum apresenta estroma de baixa celularidade, uniforme, sem pleomorfismo celular. Em pacientes idosas, o estroma pode estar hialinizado. Existe uma forma especial de fibroadenoma com estroma com maior celularidade e hiperplasia epitelial, conhecido como gigante juvenil, que ocorre na puberdade e causa acentuada assimetria mamária, atingindo grandes dimensões (> 5 cm).[14]

É rara a transformação de componentes epiteliais do fibroadenoma em carcinoma mamário, bem como a coexistência entre essas lesões.[14]

As indicações de tratamento cirúrgico para fibroadenomas consistem em lesões de rápido crescimento, grandes dimensões, compressão e/ou dor, dificuldade de seguimento ou solicitação da paciente. Quando indicada, a exérese total da lesão deve ser realizada de preferência com incisões pouco evidentes (periareolar ou em sulco inframamário) e com anestesia local. Devido a seu caráter expansivo, a exérese dessas lesões raramente necessita de rotação de retalhos glandulares para melhores desfechos estéticos (**Figura 27.7**).

Fibroadenomas múltiplos, de pequenas dimensões ou assintomáticos podem ser acompanhados clinicamente com especialista.[1]

TUMORES FILOIDES

Respondem por menos de 1% dos tumores da mama e 2,5% dos tumores fibroepiteliais. Costumam se manifestar dos 35 aos 55 anos, faixa etária mais avançada quando comparada com seu principal diagnóstico diferencial, os fibroadenomas. O seu comportamento biológico engloba tumores benignos, *borderline* e malignos, levando em

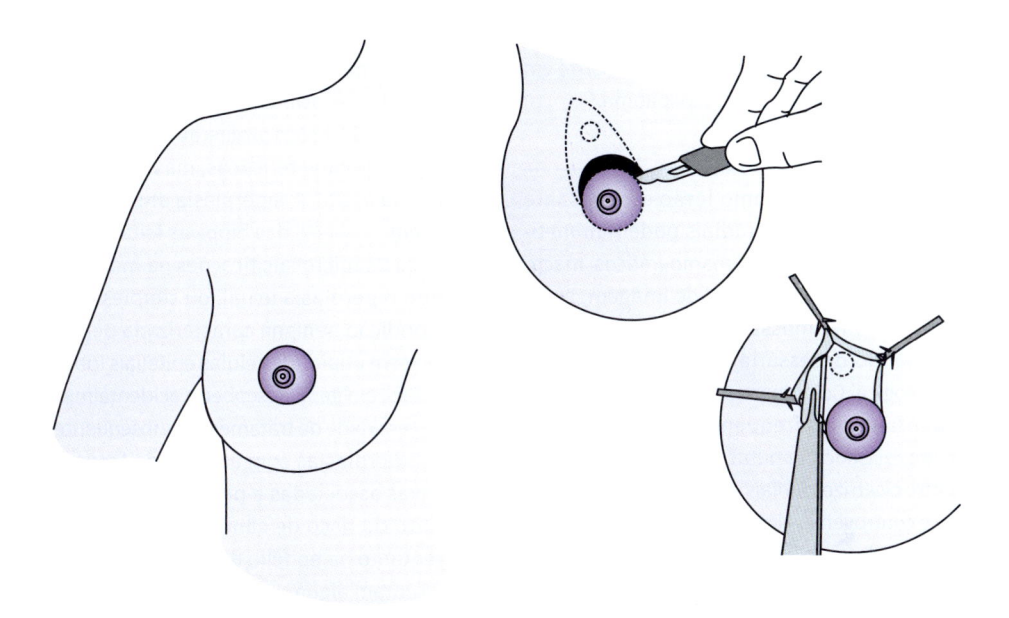

FIGURA 27.7 – Incisões recomendadas para exérese de pequenas lesões com diagrama cirúrgico.
Fonte: Elaborada com base em Menke e colaboradores.[2]

consideração alterações do componente estromal e características de margens da lesão. São lesões clinicamente semelhantes aos fibroadenomas, com rápido crescimento. Embora tumores malignos ocorram em apenas 10% dos casos, mesmo benignos, eles têm tendência à recidiva local e podem atingir grandes volumes. O seu diagnóstico pela amostra histológica via *core biopsy* pode ser desafiador e, por vezes, só é confirmado em análise com maiores amostras teciduais. O tratamento envolve ressecção da lesão com margens livres (idealmente de 1 cm em tumores de comportamento *borderline* e malignos).[14,15]

HAMARTOMA

Trata-se de lesão composta de uma combinação anormal de elementos de tecidos glandular, gorduroso e conectivo fibroso, com achado patognomônico à mamografia, conhecido como "*breast within a breast*". Essa lesão é relativamente incomum e pode se desenvolver em outros órgãos, como pulmões e cólon. Acomete preferencialmente mulheres com idade entre 40 e 70 anos e está relacionado com síndromes genéticas, como Cowden. Ao exame físico, em geral, são lesões macias, circunscritas, expansivas, de textura semelhante ao parênquima mamário habitual.[16]

PAPILOMA INTRADUCTAL

É uma lesão hiperplásica caracterizada pela proliferação do epitélio ductal com um eixo fibrovascular com crescimento para o lúmen de um ducto, distendendo-o, formando lesões em geral sólido-císticas. É mais frequentemente observado em mulheres entre a quarta e sexta décadas de vida. Os papilomas intraductais em geral são solitários e centrais, localizados nos ductos terminais, atingindo pequenas dimensões. Essas lesões costumam apresentar achado clínico característico de descarga papilar sanguinolenta ou serosa; em 50% delas, nota-se nódulo subareolar. Elas apresentam potencial de abrigar áreas de atipia ou carcinoma *in situ* (menos de 10% dos casos).[17]

Em contrapartida, lesões múltiplas e periféricas são denominadas papilomatose múltipla e estão mais relacionadas com nódulos do que com a descarga papilar. A sua etiologia está correlacionada com hiperplasia ductal ou lobular e apresenta maior risco de desenvolvimento de carcinomas em comparação com a população geral.[2]

O diagnóstico de papiloma intraductal exige análise histológica, e seu tratamento consiste em exérese com ressecção total do papiloma.[2]

CICATRIZES RADIAIS

Também conhecidas como lesão esclerosante complexa, as cicatrizes radiais podem mimetizar carcinomas em exames mamográficos, macro e microscópicos. Aos exames de imagem, apresentam-se como massas espiculadas suspeitas, tornando necessária a realização de análise patológica. Costumam ser achados múltiplos e acidentais, mais frequentemente em tecido mamário excisado por outra anormalidade. A relação entre cicatrizes radiais e câncer de mama permanece controversa. Algumas evidências sugerem que se trate de lesão pré-maligna, conferindo risco aumentado para câncer de mama. Recomenda-se exérese cirúrgica. Para lesões pequenas, apresentando boa amostragem ou ressecção completa por biópsia incisional, a monitoração com métodos de imagem parece ser a conduta adequada.[18]

Não existe recomendação de quimioprofilaxia para esses casos.[18]

ADENOSE ESCLEROSANTE

Trata-se da proliferação de tecido fibroso na unidade lobular, que pode formar massas ou alterações suspeitas em exames de imagem. Está associada a um discreto aumento de risco para desenvolvimento de câncer de mama.[1]

ATIPIA EPITELIAL PLANA

Atipia epitelial plana é um termo estabelecido em 2003 que se refere à proliferação neoplásica das unidades ductolobulares terminais por camadas de células epiteliais monomórficas com baixo grau de atipia. Ela apresenta tendência à formação de calcificações, sendo um achado relativamente comum em biópsias incisionais por achados de microcalcificações em mamografias. A atipia epitelial plana confere discreto aumento de risco para câncer de mama.[16]

HIPERPLASIAS

O termo hiperplasia simples implica uma condição benigna, ao passo que a hiperplasia com atipias tende a ser associada a pequeno ou moderado aumento do risco de câncer de mama. As hiperplasias atípicas podem ser ductais ou lobulares e são lesões proliferativas que apresentam algumas características, mas não todas, de carcinoma *in situ*. A hiperplasia atípica é identificada em 12 a 17% das biópsias feitas, devido à presença de microcalcificações na mamografia. O termo hiperplasia usual, ou simples, implica uma condição benigna caracterizada pela proliferação sem atipias de células epiteliais lobulares ou ductais, em geral descoberta acidentalmente e sem necessidade de tratamentos subsequentes.[16]

As hiperplasias com atipias são lesões proliferativas associadas a pequeno ou moderado aumento do risco de câncer de mama. Podem ocorrer tanto no epitélio ductal como no lobular e apresentam algumas características semelhantes aos carcinomas *in situ*. A hiperplasia atípica é encontrada em 5 a 20% das biópsias mamárias, estando associada a microcalcificações, outras lesões ou não.[1]

As hiperplasias atípicas conferem aumento de risco de câncer de mama, em ambas as mamas, na magnitude de 3 a 5 vezes em relação à população geral, com uma incidência cumulativa de aproximadamente 20% para desenvolvimento de câncer em 20 anos.[19]

O tratamento envolve sempre exérese cirúrgica, sendo o principal objetivo diagnosticar doença maligna existente, porém sem representação na biópsia. De maneira secundária, a ressecção diminui o risco de progressão para doença maligna. Em pacientes jovens e de alto risco, a quimioprofilaxia deve ser discutida.[1]

LIPOMAS

Lipomas são tumores compostos de proliferação benigna de adipócitos. Apresentam-se como massa amolecida, bem delimitada e que pode atingir grandes proporções, causando deformidades.

Também podem sofrer esteatonecrose e causar aparecimento de áreas endurecidas, confundidas com carcinoma. A conduta é a remoção cirúrgica.[1]

Condições benignas da mama e risco para câncer

A quantificação do risco histológico é obtida pelo acompanhamento, em longo prazo, dos casos de patologia benigna submetidos à biópsia e é expressa em termos de risco relativo (RR). O RR para carcinoma invasor a partir de condições benignas foi avaliado por Dupont e Page em 1985, definido em uma reunião de consenso do College of American Pathologists e segue sendo debatido e atualizado.[20,21] As evidências atuais estão resumidas no Quadro 27.2.

As evidências atuais não demonstram associação de aumento de risco para câncer de mama entre história familiar e lesões atípicas, sendo ambos fatores de risco independentes.[22]

Princípios gerais no manejo das alterações benignas

Os seguintes princípios gerais devem orientar o manejo das alterações benignas da mama:[1]

- Eliminar, o mais prontamente possível, o desconforto causado por essa alteração.
- Excluir câncer, utilizando todo o arsenal propedêutico necessário.
- Preservar a estética sempre que for indicada intervenção.
- Classificar o risco para câncer a partir de uma biópsia benigna e propor o esquema de seguimento, quando possível.
- Tranquilizar a paciente sempre.

Quadro 27.2 – Risco relativo para câncer com base na avaliação histológica

Risco não aumentado (lesões não proliferativas)
- Adenose
- Metaplasia apócrina
- Ectasia ductal
- Macrocistos e microcistos
- Hiperplasia usual
- Fibroadenoma
- Metaplasia escamosa

Risco levemente aumentado (1,5-2 vezes – lesões proliferativas sem atipias)
- Hiperplasia moderada ou florida
- Adenose esclerosante
- Papiloma
- Cicatriz radial (lesão esclerosante complexa)
- Atipia epitelial plana

Risco moderadamente aumentado (5 vezes – lesões proliferativas com atipias)
- Hiperplasia ductal atípica
- Hiperplasia lobular atípica

Risco alto (10 vezes – carcinoma *in situ*)
- Carcinoma lobular *in situ*
- Carcinoma ductal *in situ*

REFERÊNCIAS

1. Mansel RE, Wesbster DJT, Sweetland HM. Benign disorders and diseases of the breast. 3rd ed. London: Saunders Elsevier; 2009.
2. Menke CH, Biazús JV, Xavier N, Cavalheiro JA, Rabin EG, Bitelbrunn A, et al. Rotinas em mastologia. 2. ed. Porto Alegre: Artmed; 2007.
3. Reisenbichler E, Hanley KZ. Developmental disorders and malformations of the breast. Semin Diagn Pathol. 2019;36(1):11-5.
4. Nuttall FQ, Warrier RS, Gannon MC. Gynecomastia and drugs: a critical evaluation of the literature. Eur J Clin Pharmacol. 2015;71(5):569-78.
5. Sansone A, Romanelli F, Sansone M, Lenzi A, Luigi L. Gynecomastia and hormones. Endocrine. 2016;55(1):37-44.
6. Jahanfar S, Teng CL. Antibiotics for mastitis in breastfeeding women. Sao Paulo Med J 2016;134(3):273.
7. Masciadri N, Ferranti C. Benign breast lesions: ultrasound. J Ultrasound. 2011;14(2):55-65.
8. Hughes LE, Mansel RE, Webster DJT. Aberrations of normal development and involution (ANDI): a concept of benign breast disorders based on pathogenesis. In: Webster DJT, editor. Benign disorders and diseases of the breast. 3rd ed. Philadelphia: Saunder; 2009. p. 41-56.
9. Srivastava A, Mansel RE, Arvind N, Prasad K, Dhar A, Chabra A. Evidence-based management of mastalgia: a meta-analysis of randomized trials. Breast. 2007;16(5):503-12.
10. Tortosa R, Ramos M, Villaescusa JI, Gallardo S, Verdu G. Analysis of the radiological detriment for premenopausal women in a breast early detection program during 2008. Annu Int Conf IEEE Eng Biol Soc. 2009;2009:900-2.
11. Hadi MSAA. Sports brassiere: is it a solution for mastalgia? Breast J. 2000;6(6):407-9.
12. Chase C, Wells J, Eley S. Caffeine and breast pain: revisiting the connection. Nurs Womens Health. 2011;15(4):286-94.
13. Tan BY, Tan PH. A diagnostic approach to fibroepithelial breast lesions. Surg Pathol Clin. 2008;1(1):17-42.
14. Krings G, Bean GR, Chen Y-Y. Fibroepithelial lesions; The WHO spectrum. Semin Diagn Pathol. 2017;34(5):438-52.

15. Lu Y, Chen Y, Zhu L, Cartwright P, Song E, Jacobs L, et al. Local recurrence of benign, borderline, and malignant phyllodes tumors of the breast: a systematic review and meta-analysis. Ann Surg Oncol. 2019;26(5):1263-75.

16. Tan PH, Ellis I, Allison K, Brogi E, Fox SB, Lakhani S, et al. The 2019 World Health Organization classification of tumours of the breast. Histopathology. 2020;77(2):181-5.

17. Foley NM, Racz JM, Al-Hilli Z, Livingstone V, Cil T, Holloway CMB, et al. An international multicenter review of the malignancy rate of excised papillomatous breast lesions. Ann Surg Oncol. 2015;22(Suppl 3):385-90.

18. Phantana-Angkool A, Forster MR, Warren YE, Livasy CA, Sobel AH, Beasley LM, et al. Rate of radial scars by core biopsy and upgrading to malignancy or high-risk lesions before and after introduction of digital breast tomosynthesis. Breast Cancer Res Treat. 2019;173(1):23-9.

19. Morrow M, Schnitt SJ, Norton L. Current management of lesions associated with an increased risk of breast cancer. Nat Rev Clin Oncol. 2015;12(4):227-38.

20. Catanzariti F, Avendano D, Cicero G, Garza-Montemayor M, Sofia C, Rullo EV, et al. High-risk lesions of the breast: concurrent diagnostic tools and management recommendations. Insights Imaging. 2021;12(1):63.

21. Forester ND, Lowes S, Mitchell E, Twiddy M. High risk (B3) breast lesions: What is the incidence of malignancy for individual lesion subtypes? A systematic review and meta-analysis. Eur J Surg Oncol. 2019;45(4):519-27.

22. Degnim AC, Visscher DW, Berman HK, Frost MH, Sellers TA, Vierkant RA, et al. Stratification of breast cancer risk in women with atypia: a Mayo cohort study. J Clin Oncol. 2007;25(19):2671-7.

28

NEOPLASIA MALIGNA DA MAMA

JORGE VILLANOVA BIAZUS
ANDRÉA PIRES SOUTO DAMIN
JOSÉ ANTONIO CAVALHEIRO
ÂNGELA ERGUY ZUCATTO
MÁRCIA PORTELA DE MELO

O câncer de mama é o mais incidente na população feminina mundial e brasileira, excetuando-se os casos de câncer de pele não melanoma. Políticas públicas nessa área vêm sendo desenvolvidas no Brasil desde meados da década de 1980 e foram impulsionadas pelo Programa Viva Mulher, em 1998. Atualmente, o controle do câncer de mama é uma prioridade da agenda de saúde do país e integra o Plano de Ações Estratégicas para o Enfrentamento das Doenças Crônicas Não Transmissíveis (DCNT) no Brasil, 2011-2022.[1]

O conhecimento dos conceitos básicos subjacentes ao câncer de mama e a outras neoplasias malignas da mama é de grande importância no dia a dia de todos os profissionais que lidam com a saúde da mulher. Temido pela maioria das mulheres, o diagnóstico do câncer de mama tem um impacto extremamente chocante e singular na vida das mulheres; às vezes, não é apenas a palavra "câncer" que está na raiz do medo, mas também o medo dos problemas associados ao tratamento do câncer, como complicações cirúrgicas, efeitos colaterais de medicamentos e a perda da feminilidade.

As mulheres recém-diagnosticadas com câncer de mama enfrentam um conjunto diferente de medos à medida que passam por vários estágios de ansiedade e aceitação. No início, muitas se encontram em estado de negação, o qual pode rapidamente se transformar em raiva e no sentimento de que o mundo perdeu o sentido.

Em associação à visão de sofrimento e morte, que acompanha qualquer tipo de câncer, o câncer de mama afeta ainda a representação simbólica de um órgão que permite a nutrição e a perpetuação da espécie, além de estar profundamente ligado à feminilidade e à sexualidade. Assim, o câncer de mama merece uma abordagem especial, em razão do impacto emocional que traz consigo.

Algumas pacientes se questionam sobre o que fizeram para merecer a doença e não têm certeza quanto ao melhor caminho para a recuperação. Contudo, quando ocorre a aceitação, a realidade se instala e o tratamento começa, muitas mulheres se sentem melhor, com mais controle em relação à sua doença porque estão lutando ativamente contra ela.

Já as pacientes em seguimento após o tratamento do câncer de mama lutam contra o medo de que o câncer volte. A realização de exames pós-tratamento, mamografias e exames de sangue vem envolta em ansiedade enquanto são aguardados os seus resultados.

Epidemiologia

O câncer invasor de mama é a primeira causa de morte por câncer na população feminina em todas as regiões do Brasil, exceto na região Norte, onde o câncer de colo do útero ocupa essa posição. A taxa de mortalidade por câncer de mama, ajustada pela população mundial, foi de 14,23 óbitos/100.000 mulheres em 2019, com as maiores taxas nas regiões Sudeste e Sul, com 16,14 e 15,08 óbitos/100.000 mulheres, respectivamente.[2]

Na mortalidade proporcional por câncer em mulheres, em 2019, os óbitos por câncer de mama ocupavam o primeiro lugar no país, representando 16,1% do total. Esse padrão é semelhante para as regiões brasileiras, com exceção da região Norte, onde os óbitos por câncer de mama ocupam o segundo lugar, com 13,2%. Os maiores percentuais na mortalidade proporcional por câncer de mama foram os das regiões Sudeste (16,9%) e Centro-Oeste (16,5%), seguidos pelos das regiões Nordeste (15,6%) e Sul (15,4%).[2]

O câncer de mama feminino já ultrapassou o câncer de pulmão como a principal causa de incidência global de câncer em 2020, com uma estimativa de 2,3 milhões de novos casos, o que representa 11,7% de todos os casos de câncer e a quinta causa de mortalidade por câncer em todo o mundo, com 685 mil mortes. Entre as mulheres, o câncer de mama é responsável por 1 em cada 4 casos de câncer e por 1 em cada 6 mortes por câncer, ocupando o primeiro lugar em incidência na grande maioria dos países e em mortalidade em muitos países. Há exceções, principalmente em termos de mortes, com a doença precedida por câncer de pulmão na Austrália, na Nova Zelândia, no norte da Europa, na América do Norte e na China (parte da Ásia Oriental) e por câncer cervical em muitos países da África subsaariana.[3]

⚠️ O aumento das taxas de incidência em países com índice de desenvolvimento humano (IDH) mais elevado reflete uma prevalência mais alta de longa data de fatores de risco reprodutivos e hormonais (idade precoce da menarca, idade tardia da menopausa, idade avançada no primeiro parto, menor número de filhos, menos tempo de amamentação, terapia hormonal na menopausa, anticoncepcionais orais), bem como de fatores de risco de estilo de vida (ingestão de álcool, excesso de peso corporal, sedentarismo), além de maior detecção por meio de rastreamento mamográfico organizado ou oportunista.[3]

Uma prevalência excepcionalmente alta de mutações em genes de alta penetrância, como *BRCA1* e *BRCA2*, entre mulheres de herança judaica asquenazi (variação de 1-2,5%) é, em parte, responsável pela alta incidência em Israel e em certas subpopulações europeias.[3]

As taxas de incidência de câncer de mama aumentaram de maneira uniforme e rápida durante as décadas de 1980 e 1990 em muitos países da América do Norte, da Oceania e da Europa, provavelmente refletindo mudanças na prevalência de fatores de risco com o aumento da detecção por meio da adoção generalizada do rastreamento mamográfico. Então, durante o início de 2000, a incidência caiu ou se estabilizou, o que foi atribuído à redução do uso da terapia hormonal na menopausa e, possivelmente, a um platô na participação no rastreamento. Desde 2007, tem havido um lento aumento na incidência de taxas nos Estados Unidos de < 0,5% ao ano, e aumentos moderados, mas significativos, também foram relatados em muitos outros países da Europa e da Oceania.

Resultados de estudos nos centros de registro de dados demonstraram que o aumento da incidência se restringe ao câncer positivo para receptores hormonais, e que as taxas estão caindo para cânceres negativos para receptores hormonais. As explicações incluem a "epidemia de obesidade", dada a associação mais forte e consistente de excesso de peso corporal com câncer positivo para receptores hormonais, e o impacto do rastreamento mamográfico, que detecta preferencialmente cânceres positivos para receptor de estrogênio de crescimento lento.[4]

Países em regiões historicamente de alto risco têm se beneficiado mais do progresso por meio de vários avanços no tratamento eficaz, mostrando redução das taxas de mortalidade desde o final da década 1980 e o início da década 1990.[4]

Fatores de risco

A maioria dos carcinomas mamários é esporádica, e apenas 10% estão associados a história familiar ou fatores genéticos. Dessa forma, o conhecimento dos fatores de risco que podem estar associados é importante, uma vez que alguns deles podem ser modificados, reduzindo o risco de ocorrência.[5]

SEXO E IDADE

As mulheres apresentam risco de serem diagnosticadas com câncer de mama 100 vezes maior que os homens. Além disso, a incidência do câncer de mama está diretamente relacionada com o aumento da idade, justificando o início do rastreamento mamográfico a partir dos 40 a 50 anos[6] (Tabela 28.1).

OBESIDADE E AUMENTO DE PESO

A obesidade (índice de massa corporal [IMC] ≥ 30 kg/m²) está associada ao aumento de morbidade e mortalidade relacionadas com o câncer de mama. Esse risco está ligado ainda ao aumento da incidência do câncer de mama, quando ocorre na pós-menopausa.[7] Tal associação resulta dos maiores níveis de estrogênio pela conversão periférica no tecido adiposo mediada pela aromatase e pela hiperinsulinemia.[7,8]

A perda de peso, mesmo após o início da menopausa, está associada à redução do risco.[7] Além disso, a atividade física é um fator protetor para a mama na pré-menopausa, levando a uma redução de risco de 23% (RR 0,75), e na pós-menopausa, a uma redução de risco de 17% (RR 0,87), mesmo após o ajuste para outros fatores.[9]

DENSIDADE MAMÁRIA

Mulheres com mamas densas na mamografia – ou seja, com a presença de tecido mamário (parênquima) formando ≥ 75% da mama – apresentam maior risco para câncer de mama quando comparadas com mulheres da mesma idade com mamas menos densas ou lipossubstituídas.[10] Embora mereçam atenção para manter um seguimento regular e adequado, a forma de rastreamento dessas pacientes não deve ser diferente das demais mulheres. O aumento da densidade mamária não representa impacto em maior mortalidade por câncer de mama.[11]

DOENÇAS BENIGNAS DA MAMA

As lesões proliferativas da mama (em especial, alterações com atipias histológicas) estão associadas ao aumento do risco de câncer de mama. Tais lesões são consideradas marcadores de risco tanto para a mama afetada como para a mama contralateral. As lesões proliferativas incluem hiperplasia ductal atípica, hiperplasia lobular atípica e carcinoma lobular *in situ*. Essas lesões são detalhadas no Capítulo 27 – Doenças benignas da mama. As hiperplasias com atipia apresentam um risco relativo (RR) de aproximadamente 4 para a ocorrência do câncer de mama.[12]

TERAPIA HORMONAL NA MENOPAUSA

A terapia hormonal combinada de estrogênio/progesterona na menopausa aumenta o risco de câncer de mama receptor hormonal positivo (RR 1,66), sobretudo com o uso por mais de 5 anos.[13] Esse risco diminui significativamente após 2 anos da sua interrupção.[7,13] A terapia hormonal com apenas estrogênio em pacientes histerectomizadas não está associada ao aumento de risco.[13,14] De acordo com o estudo Women's Health Initiative (WHI), o risco absoluto de desenvolver câncer de mama com o uso da terapia hormonal combinada corresponde a 8 casos a mais por 10.000 pessoas/ano em uma média de 5,2 anos.[14]

Tabela 28.1 – Probabilidade de diagnóstico de câncer de mama entre as mulheres relacionada com a idade

IDADE	%	PROBABILIDADE
Nascimento até 49 anos	2,1%	1 em cada 49 mulheres
50-59 anos	2,4%	1 em cada 42 mulheres
60-69 anos	3,5%	1 em cada 28 mulheres
70 em diante	7,0%	1 em cada 14 mulheres
Durante toda a vida	12,9%	1 em cada 8 mulheres

Fonte: Hendrick e colaboradores.[6]

CONTRACEPTIVOS HORMONAIS

O risco de câncer de mama é maior entre as mulheres usuárias de contraceptivos hormonais em relação àquelas que nunca os utilizaram (RR 1,21; intervalo de confiança [IC] 95%, 1,11-1,33), e esse risco aumenta com o uso prolongado. No entanto, o aumento absoluto do risco é pequeno (risco absoluto de 13/100.000 mulheres-ano).[15] Alguns estudos indicam que esse risco desaparece em 2 a 5 anos após a interrupção do uso.[16]

Apesar dos dados limitados, os dispositivos intrauterinos com levonorgestrel estão contraindicados em mulheres com história prévia de câncer de mama, devido a uma possível associação com aumento de recidiva, em especial nas pacientes que mantiveram seu uso durante o tratamento do câncer de mama.[17]

MENARCA PRECOCE E MENOPAUSA TARDIA

Estudos demonstraram que cada ano de atraso do início da menarca diminui em 5% o risco de câncer de mama. Em contrapartida, cada ano de atraso para início da menopausa representa um aumento de risco de 3% para câncer de mama.[16]

NULIPARIDADE

A nuliparidade representa um maior risco para câncer de mama (RR 1,2-1,7). Estudos sugerem uma redução de risco adicional para cada parto a termo em torno de 10%.[17-19]

IDADE NO PRIMEIRO PARTO A TERMO

A incidência cumulativa de câncer de mama (até a idade de 70 anos) parece ser 10% menor para mulheres que tiveram o primeiro parto a termo até os 25 anos e 5% maior entre aquelas com primeiro parto a termo aos 35 anos, semelhante ao risco de mulheres nulíparas.[16]

HISTÓRIA FAMILIAR E MUTAÇÕES GENÉTICAS

Os dois principais fatores que afetam esse risco são o número de familiares de primeiro grau com câncer de mama e a idade em que foram diagnosticados. Uma mulher com um familiar de primeiro grau com câncer de mama apresenta risco 1,75 vezes maior de desenvolver a doença em relação a uma mulher sem nenhum familiar afetado. Esse risco se torna 2,5 vezes maior com dois ou mais familiares de primeiro grau com câncer de mama. A idade jovem no diagnóstico dos familiares de primeiro grau também pode influenciar esse risco, principalmente quando ocorre na pré-menopausa.[16]

Mutações genéticas associadas à predisposição ao câncer de mama são raras. Cerca de apenas 6% de todos os cânceres de mama estão diretamente relacionados com mutações nos genes *BRCA1* ou *BRCA2*.[16]

ÁLCOOL E TABAGISMO

O consumo de álcool está associado ao aumento do risco para câncer de mama. O consumo de 35 a 44 g de álcool por dia pode aumentar o risco de câncer de mama em 32%. O risco aumenta diretamente em relação ao aumento do consumo de álcool, cerca de 7,1% de aumento no RR para cada 10 g de álcool adicional (1 taça de vinho – 20 mL, 1 copo de cerveja – 285 mL ou 1 dose de bebida destilada – 30 mL) consumida por dia.[16,20]

Embora a associação de risco com o tabagismo permaneça controversa (RR 1,1), parece haver uma correlação com o início precoce, em idade jovem, do consumo de cigarros.[16]

EXPOSIÇÃO À RADIAÇÃO IONIZANTE

A exposição do tórax à radiação ionizante em uma idade jovem, como ocorre no tratamento do linfoma de Hodgkin, está associada ao aumento de risco para câncer de mama. Esse risco parece maior quando a exposição ocorre entre 10 e 14 anos, embora pareça persistir mesmo com exposições até os 45 anos.[21]

Patologia do carcinoma de mama

O carcinoma de mama é uma doença heterogênea que difere quanto à sua apresentação histológica e seu comportamento biológico. Os dois tipos histológicos mais comuns de carcinomas invasivos são os carcinomas ductal e lobular, correspondendo a cerca de 75 e 15% de todos os casos, respectivamente.[22] Os demais tipos histológicos de carcinomas são mais raros (mucinoso, tubular, medular, papilar, metaplásico) e correspondem aproximadamente a 10% de todos os casos.[23]

CARCINOMA DUCTAL IN SITU

O carcinoma ductal in situ (CDIS) ou intraductal é uma forma não invasiva do câncer de mama. A sua incidência tem aumentado com o uso mais amplo do rastreamento mamográfico. O CDIS é caracterizado pela proliferação de células epiteliais neoplásicas no interior do ducto, sem invadir a membrana basal. Desse modo, sem a capacidade de metastatizar, seja por via linfática, seja por via hematogênica, não exige tratamento sistêmico adjuvante. É considerado uma lesão precursora do carcinoma invasor, e sua presença aumenta em 10 vezes o risco de carcinoma invasor no futuro. Até o momento, sabe-se que alterações genéticas presentes no carcinoma ductal invasor também ocorrem no CDIS, mas preditores de progressão para invasão ainda não foram identificados.[24]

O CDIS manifesta-se comumente por microcalcificações pleomórficas, agrupadas e com trajeto ductal na mamografia. Representa 15 a 30% dos cânceres detectados por mamografia e acomete, preferencialmente, mulheres com idade entre 50 e 70 anos.[9] A expressão de receptores de estrogênio (RE) é observada em mais de 80% dos casos de CDIS, ao passo que os receptores de progesterona (RP) são encontrados em cerca de 60% dos casos. Os CDIS com RE negativos têm sido associados a maior risco de recorrência local.[24]

O tratamento local deve ser criterioso e tem intenção curativa. Das pacientes com CDIS que apresentam recorrência, a metade recorrerá como carcinoma invasor. A ressecção cirúrgica do carcinoma na totalidade está sempre indicada e, apesar de não ter capacidade de disseminação sistêmica, o comprometimento mamário pode ser extenso a ponto de exigir uma mastectomia para tratamento adequado. Nos casos em que é possível a ressecção da lesão na sua totalidade com cirurgia conservadora, as margens devem ser preferencialmente maiores do que 2 mm (margens menores podem ter até 50% de doença residual) e o tratamento deve ser complementado com radioterapia.[24-26]

A abordagem axilar via biópsia do linfonodo-sentinela (BLNS) não é necessária, a não ser em casos extensos que serão submetidos à mastectomia. Nessas situações, a possibilidade de áreas invasoras ou microinvasoras no anatomopatológico final deve ser considerada, levando à indicação da realização da BLNS, no mesmo momento da mastectomia, para evitar a necessidade de uma linfadenectomia futura.[26]

Carcinoma invasor da mama

Os carcinomas de mama apresentam diferentes apresentações clínica e patológica, associados a fatores genéticos e ambientais que, juntos, criam condições para o seu aparecimento.[22,23] Também constituem a maioria das neoplasias malignas da mama, com origem na unidade lobular-ductal terminal, sendo a classificação histológica mais amplamente utilizada aquela descrita pela Organização Mundial da Saúde (Quadro 28.1).[22,23,27]

Os carcinomas invasores são aqueles cujas células tumorais invadem os tecidos adjacentes aos ductos mamários e apresentam capacidade de metastatizar para sítios anatômicos distantes. Existe um amplo espectro de fenótipos morfológicos, com tipos histológicos específicos, prognósticos diferentes e, por vezes, características clínicas próprias. O tipo histológico mais comum é o carcinoma ductal invasor ou infiltrante (CDI).[27,28] Na maioria das vezes, os carcinomas invasivos estão associados a uma extensão variável de componente de carcinoma in situ.[29]

CARCINOMA DUCTAL INFILTRANTE

Como visto, esse é o tipo histológico mais comum, correspondendo a 80 a 90% dos carcinomas de mama, dependendo da série ava-

Quadro 28.1 – Classificação proposta pela Organização Mundial da Saúde para os carcinomas de mama

Classificação histológica dos tumores epiteliais da mama
- Carcinoma microinvasivo
- Carcinoma mamário invasivo:
  - Carcinoma ductal invasivo-SOE
  - Carcinoma tipo misto
  - Carcinoma pleomórfico
  - Carcinoma com células gigantes tipo osteoclasto
  - Carcinoma com elementos coriocarcinomatosos
  - Carcinoma com elementos melanóticos
- Carcinoma lobular invasivo:
  - Carcinoma lobular clássico
  - Carcinoma lobular sólido
  - Carcinoma lobular alveolar
  - Carcinoma lobular pleomórfico
  - Carcinoma túbulo-lobular
  - Carcinoma lobular misto
- Carcinoma tubular
- Carcinoma cribriforme invasivo
- Carcinoma com elementos medulares:
  - Carcinoma medular
  - Carcinoma medular atípico
  - Carcinoma invasivo-SOE com elementos medulares
- Carcinoma mucinoso
- Carcinoma com diferenciação em células em "anel de sinete"
- Carcinoma micropapilar invasivo
- Carcinoma com diferenciação apócrina
- Carcinoma metaplásico sem tipo especial:
  - Carcinoma adenoescamoso de baixo grau
  - Carcinoma metaplásico fibromatose-símile
  - Carcinoma de células escamosas
  - Carcinoma de células fusiformes
  - Carcinoma metaplásico com diferenciação mesenquimal
  - Diferenciação condroide
  - Diferenciação óssea
  - Diferenciação em outros tipos mesenquimais
  - Carcinoma metaplásico misto
  - Carcinoma mioepitelial
  - Carcinoma inflamatório

Classificação histológica dos tumores epiteliais raros da mama
- Carcinoma com elementos neuroendócrinos:
  - Tumor neuroendócrino bem diferenciado
  - Carcinoma neuroendócrino pouco diferenciado (carcinoma de pequenas células)
  - Carcinoma com diferenciação neuroendócrina
- Carcinoma secretor
- Carcinoma papilar invasivo
- Carcinoma de células acinares
- Carcinoma mucoepidermoide
- Carcinoma oncocítico
- Carcinoma rico em lipídeos
- Carcinoma de células claras rico em glicogênio
- Carcinoma sebáceo
- Tumores tipo glândula salivar/anexos cutâneos

SOE, sem outra especificação.
Fonte: World Health Organization.[29]

---

liada.[23,27,28] Trata-se de um grupo heterogêneo de tumores cujo diagnóstico é feito por exclusão quando a lesão não preenche os critérios diagnósticos (achados morfológicos/histológicos) para os tipos especiais de carcinoma mamário, sendo classificado como carcinoma ductal infiltrante – sem outra especificação (CDI-SOE).[27,28]

Os carcinomas ductais de tipo especial (medular, tubular, etc.) compreendem 10 a 20% dos carcinomas invasivos e apresentam, em geral, melhor prognóstico quando comparados com o CDI-SOE. Para ser classificado como tipo especial, é necessário que o carcinoma seja composto quase completamente (90% de um tumor) pelas características histológicas do tipo em questão.[27,28,30]

APRESENTAÇÃO MACROSCÓPICA

Costuma apresentar-se como um nódulo sólido ou uma área de condensação no parênquima, com coloração acinzentada ou esbranquiçada, geralmente endurecido, com consistência de pera verde ao corte (carcinoma cirroso), o que depende da quantidade de fibrose no estroma, da elastose peritumoral e da presença de necrose e de calcificações relativamente grosseiras. As lesões podem ter forma espiculada ou circunscrita.[23]

HISTOLOGIA

Pode apresentar uma ampla variabilidade histológica, com proliferação de elementos epiteliais com atipias citológicas relativamente acentuadas, com uma tendência diversa a formar estruturas pseudoglandulares ou semelhantes aos ductos, e com atividade mitótica variável, citoplasma abundante e eosinofílico e núcleos que variam de regulares e uniformes a pleomórficos, com nucléolos proeminentes. Microcalcificações podem ou não estar presentes.[23]

⭐ A avaliação histológica de três características (formação tubular, atipias nucleares e atividade mitótica) serve para graduar o CDI em bem diferenciado (grau 1), diferenciação intermediária (grau 2) e pouco diferenciado (grau 3) e tem um importante significado prognóstico.[23]

O prognóstico desses carcinomas depende de muitos fatores, sobretudo grau histológico, tamanho tumoral, *status* dos linfonodos regionais, invasão angiolinfática, além de outros fatores biológicos, como a expressão de RE e RP e do receptor tipo 2 do fator de crescimento epidérmico humano (HER-2, *human epidermal growth factor receptor 2*).[23]

CARCINOMA LOBULAR INVASOR

O carcinoma lobular invasor (CLI) constitui o segundo tipo mais comum de carcinoma infiltrante da mama, correspondendo a 5 a 15% dos carcinomas mamários, sendo mais frequente em mulheres na pós-menopausa, principalmente após os 60 anos. Estudos recentes sugerem uma forte associação entre a terapia de reposição hormonal pós-menopausa e o aumento da incidência de CLI.[22-24]

Esses carcinomas apresentam maior frequência de multifocalidade e multicentricidade (30% dos casos), assim como maior tendência à bilateralidade (6-8% dos casos).[22,23]

⚠️ Os CLIs apresentam um padrão de infiltração tecidual insidioso, provocando pouca reação tecidual desmoplásica adjacente, fato que pode impedir a formação de massa palpável, tornando o diagnóstico clínico difícil e acarretando dificuldades de visualização da lesão nos exames de imagem. A forma mais comum de apresentação é uma densidade assimétrica à palpação, sem nódulo bem definido, e presença de assimetria e distorção arquitetural mamária no exame mamográfico.[19,20] A extensão do tumor pode ser subestimada tanto pelo exame físico como pelo mamográfico.[9]

Apesar de ser considerado uma entidade única, existem subclassificações histológicas que apresentam padrões de agressividade diversos, desde o clássico (menos agressivo), sólido, alveolar, em "anel de sinete" até o pleomórfico (mais indiferenciado e agressivo).[11,12]

HISTOLOGIA

O subtipo clássico (60% dos casos) se caracteriza pela presença de células tumorais pequenas e homogêneas semelhantes ao carcinoma lobular *in situ* (CLIS), que crescem em "fila indiana" com um padrão concêntrico, circundando os ductos mamários residuais, com formação de crescimento "em alvo".[11] Algumas vezes, observam-se vacúolos de secreção no citoplasma das células neoplásicas, deslocando o núcleo para a periferia da célula, conferindo a ela um aspecto de "célula em anel de sinete" – o que classifica um subtipo de carcinoma lobular invasor, chamado de carcinoma com células em anel de sinete (a lesão apresenta mucina intracelular). Em muitos casos, é possível identificar um componente de CLIS associado.[31,32]

O CLI clássico costuma expressar RE e RP em mais de 93% dos casos, sendo rara a expressão de HER-2, geralmente apresentando grau nuclear mais baixo e baixa fração de proliferação celular (Ki-67 < 20%).[31]

O padrão de disseminação metastático difere do CDI, sendo mais raras as metástases pulmonares, cerebrais e hepáticas. Em contrapartida, são mais frequentes as metástases para leptomeninges, peritônio, trato gastrintestinal, órgãos pélvicos (p. ex., ovários) e ossos.[21] Tal característica se reflete na elevada diferença de incidência de metástase para órgãos sexuais entre CLI (16%) e CDI (1%).[23]

Em geral, o prognóstico do CLI é semelhante ao do CDI-SOE, sendo o tamanho tumoral, o estadiamento dos linfonodos axilares e os marcadores tumorais os mais importantes fatores prognósticos. No entanto, em relação ao aspecto histológico, o CLI clássico costuma apresentar melhor prognóstico que o CDI-SOE, e variantes como o pleomórfico e o alveolar podem apresentar um prognóstico levemente pior.[23,32]

TIPOS ESPECIAIS DE CARCINOMA DUCTAL INVASOR

Como mencionado, para ser classificado como tipo especial, o carcinoma invasor de mama precisa ser composto quase completamente (90% de um tumor) pelas características histológicas do tipo em questão. A correta determinação do tipo histológico é fundamental pelo fato de corresponder a um fator prognóstico e poder influenciar as decisões terapêuticas.[33]

CARCINOMA TUBULAR

É um tipo especial de carcinoma que costuma ser bem diferenciado e associado a um bom prognóstico. A lesão deve ser constituída por, no mínimo, 75% de elementos característicos; caso contrário, é considerado um carcinoma tubular misto. Esse carcinoma compreende menos de 1 a 4% dos carcinomas de mama, e a média de idade das pacientes é de 60 anos.[22,23]

Os tumores costumam ser pequenos, com diâmetro médio de 1 cm, em geral, sem comprometimento de linfonodos axilares. A consistência do tumor é firme-endurecida, com coloração branco-acinzentada e aspecto estrelado ao corte. Na mamografia, a lesão tem aspecto espiculado.[22]

HISTOLOGIA

A lesão é composta de proliferação de túbulos glandulares, de forma irregular, revestidos por uma única camada de células bem diferenciadas, homogêneas, apresentando, muitas vezes, secreção apócrina. O estroma adjacente aos túbulos costuma ser abundante, fibrótico e com elastase.[22] As calcificações estão presentes em 50% dos casos, geralmente no componente intraductal (presente em 60-80% dos tumores).[22,23]

CARCINOMA MEDULAR

Compreende menos de 5 a 7% dos carcinomas mamários invasivos, e as pacientes costumam ser mais jovens (< 35 anos) no momento do diagnóstico. Muitos estudos encontraram associação entre a ocorrência de mutações genéticas em *BRCA1* e o carcinoma medular.[22,23]

Esse tipo de tumor costuma ser bem delimitado, circunscrito, com consistência firme, em geral com 2 a 3 cm de diâmetro, sendo, muitas vezes, confundido com fibroadenoma ao exame físico. Tumores maiores podem sofrer degeneração cística.[1] Na mamografia, também pode apresentar-se como um tumor bem circunscrito, sendo possível confundi-lo com tumor benigno.[23]

HISTOLOGIA

É composto de células pouco diferenciadas, com alto índice mitótico, estroma escasso, com intenso infiltrado linfoplasmocitário e um padrão sincicial de proliferação (sem a presença de estruturas glandulares).[22]

O carcinoma medular, apesar de suas características histológicas de neoplasia pouco diferenciada e da ausência de receptores hormonais (RH), é uma neoplasia com prognóstico relativamente favorável, quando comparado com o CDI-SOE. No entanto, também costuma ser negativo para HER-2, fazendo parte do grupo dos tumores triplo-negativos, relacionados com prognóstico mais reservado, como discutido mais adiante. Em uma coorte histórica de 12.409 pacientes com carcinoma de mama, pacientes com carcinoma medular (n = 127) apresentaram significativamente maior intervalo livre de doença, em 14 anos de seguimento, e maior sobrevida global, quando comparadas com as pacientes com CDI (n = 8.096).[34]

CARCINOMA MUCINOSO

O carcinoma mucinoso, também chamado de carcinoma coloide, corresponde a 1 a 2% dos carcinomas de mama em geral. Representa 7% dos carcinomas de mama em mulheres com mais de 75 anos.[35]

Esse tumor costuma ser circunscrito e de aparência bocelada e mucinosa (gelatinosa) ao corte e caracteriza-se pela presença de abundante secreção mucinosa no tumor (quase totalmente extracelular). A quantidade relativa de mucina e estroma determina a consistência da lesão: macia, gelatinosa ou firme. A maioria dos carcinomas são RH positivos e não expressam a oncoproteína HER-2.[36]

É um carcinoma de bom prognóstico (80-90% de sobrevida em 10 anos), sendo muito importante excluir as formas não puras, pois 60% dos carcinomas de mama produzem algum grau de mucina, não devendo ser classificados como mucinosos.[35,36]

CARCINOMA PAPILÍFERO

Corresponde a 1 a 2% dos carcinomas de mama, sendo mais frequente em mulheres na pós-menopausa e idosas (idade média de 63-67 anos) e com prognóstico favorável. Em geral, é circunscrito ou lobulado, às vezes com componente cístico. Costuma ser mais frequente na região central da mama, e 22 a 34% das pacientes apresentam derrame papilar no momento do diagnóstico. Apresenta uma arquitetura papilar do componente invasor e intraductal, e este último está presente em mais de 75% dos casos.[28]

CARCINOMA METAPLÁSICO

Representa um grupo morfologicamente heterogêneo de neoplasias, formado por uma combinação variável de adenocarcinoma ductal pouco diferenciado, células epiteliais glandulares com transformação em células epiteliais não glandulares (células escamosas) e células mesenquimais (sarcomatosas), correspondendo a 1% dos carcinomas de mama.[23]

A idade média ao diagnóstico é de 47 anos, e mais de 50% das pacientes desenvolvem doença metastática em 5 anos do diagnóstico. Os achados clínicos são semelhantes aos do CDI-SOE e, na mamografia, costuma apresentar-se como uma massa densa bem delimitada. Embora os tumores possam ter grandes dimensões e crescimento rápido, as metástases para linfonodos axilares são relativamente incomuns (10-15% dos carcinomas com componente escamoso). A maioria desses carcinomas são RH negativos, sendo tratados de forma semelhante ao CDI-SOE, apesar de ser comum apresentarem pior resposta aos tratamentos quimioterápicos e radioterápicos.[37]

Carcinoma com apresentação clínica não usual

DOENÇA DE PAGET

A doença de Paget (DP), uma apresentação incomum das neoplasias malignas da mama, corresponde a 1 a 3% dos casos de câncer de mama e tem diferentes formas histopatológicas, podendo ser encontrada em associação com um carcinoma invasor ou intraductal, mas também sem nenhuma neoplasia subjacente.[21] O pico de incidência ocorre entre 60 e 70 anos.[5,38]

É caracterizada pela presença de células epiteliais ductais neoplásicas no interior da epiderme do mamilo em direção à aréola, podendo ser assintomática ou associada a prurido, hiperemia, eczema e ulceração do mamilo. O Quadro 28.2 traz informações sobre o diagnóstico diferencial entre doença de Paget e eczema areolar.

A histopatogênese correta das células de Paget permanece controversa. A teoria mais aceita para seu desenvolvimento sugere que as células de Paget crescem nos ductos mamários e progridem ao longo dos ductos lactíferos até a epiderme do mamilo, o que permite entender os casos de DP que apresentam as mesmas características imunofenotípicas do tumor subjacente.[39]

Quadro 28.2 – Diagnóstico diferencial entre doença de Paget e eczema areolar

Doença de Paget
- Unilateral
- Destruição do mamilo
- Pouco prurido
- Evolução lenta
- Não responde ao uso de corticosteroide tópico

Eczema areolar
- Bilateral
- Mamilo preservado
- Prurido mais intenso
- Evolução rápida
- Responde ao uso de corticosteroide tópico

Na fase subclínica da doença, as pacientes costumam relatar dor, ardência e prurido mamilar. Ao longo da evolução da doença, os achados clínicos mais característicos são eritema, pele espessada, lesão em crosta e formação de pequenas vesículas, com exsudação serosa ou sanguinolenta, que pode evoluir para ulceração à medida que ocorre a infiltração epidérmica por células neoplásicas, ocorrendo, em geral, do mamilo em direção à borda da aréola, podendo causar a destruição completa do mamilo.[31,32] Apesar dos sinais de alteração superficial na mama, a média de tempo para o diagnóstico histológico após o aparecimento dos sinais e sintomas está entre 6 e 8 meses.[40]

A palpação de nódulos ou adensamentos está presente em 50% dos casos de DP, sendo, em geral, um carcinoma invasor. É possível ocorrer alteração mamográfica sem massa palpável e até mesmo não existir nenhuma alteração palpável ou em exames de imagem. Nesses casos, a ressonância magnética da mama pode auxiliar a identificação do tumor. O prognóstico está diretamente relacionado com a presença de um carcinoma invasor subjacente e o estadiamento da axila.[39]

CARCINOMA DE MAMA INFLAMATÓRIO

O carcinoma de mama inflamatório (CMI) representa uma entidade clínico-patológica distinta, caracterizada por comportamento agressivo e rápida progressão da doença. Compreende 1 a 4% dos casos de carcinoma invasor de mama, sendo a idade média de 40 a 60 anos (semelhante aos casos de carcinoma invasor não inflamatório).[23] Parece existir uma tendência de maior incidência na população negra.[5]

A taxa de sobrevida em 5 anos costuma ser menor que 5%, com elevadas taxas de recidiva local (50-80%). Cerca de 23% das pacientes apresentam metástases no momento do diagnóstico, contra 4% das pacientes com carcinoma não inflamatório. Em geral, 90% das pacientes desenvolvem metástases em menos de 2 anos após o diagnóstico. O risco de morte é duas vezes maior que o risco associado aos carcinomas localmente avançados não inflamatórios após ajustes para etnia, idade, tamanho tumoral, grau histológico, *status* axilar e expressão de receptores hormonais.[5]

A apresentação clínica é bastante específica, havendo aumento de volume e endurecimento da mama, sendo comum retração mamilar. Também há eritema e edema cutâneo, em geral com aspecto de casca de laranja (*peau d'orange*), hipersensibilidade local e calor, devido à importante obstrução linfática causada pela disseminação do carcinoma acometendo a mama. Linfadenopatias axilares ou supraclaviculares palpáveis ao exame clínico estão presentes em 55 a 85% dos casos. Com frequência, o carcinoma encontra-se distribuído pela mama em diversos focos com tamanhos variados, havendo êmbolos tumorais linfovasculares.[5]

Não existe um subtipo histológico específico de carcinoma mamário associado ao CMI. A característica patognomônica que distingue o CMI do carcinoma de mama localmente avançado (CMLA – estádio III) é a presença de numerosos êmbolos tumorais na derme papilar e reticular da pele que envolve a mama.[39] Embora êmbolos tumorais linfáticos confirmem o diagnóstico, a sua ausência na derme não descarta o diagnóstico na presença de manifestações clínicas características e achado de carcinoma na biópsia mamária percutânea.[5]

O diagnóstico deve ser sempre anatomoclínico, com a realização de biópsia percutânea e, sempre que possível, biópsia de pele tipo *punch*.

O diagnóstico diferencial inclui CMLA, mastites e linfomas primários não Hodgkin (condição rara que pode mimetizar o CMI, que é excluído pelo exame histopatológico).

Os critérios para estadiamento com designação T4d (TNM) incluem o seguinte:

- Eritema difuso em pelo menos um terço da mama.
- Edema de pele envolvendo pelo menos dois terços da mama, associados a *peau d'orange*.
- Aumento do volume mamário.
- Aumento da sensibilidade, hiperemia e calor local à palpação, com rápida evolução dos sintomas (Haagensen).[5]

CÂNCER DE MAMA NO CICLO GRAVÍDICO-PUERPERAL

O câncer de mama na gestação é definido como aquele diagnosticado durante a gestação e até um ano após o parto. A sua incidência é de 0,03% (1:3.000) e responde por 1 a 2% de todos os casos de câncer de mama. O tipo histológico mais frequente é o CDI.[41]

Durante a gestação, uma discreta massa pode ser mascarada pela hipertrofia das mamas. Além do aumento do volume, o aspecto hormonal e o aumento de vascularização das mamas parecem favorecer o crescimento do nódulo e a precocidade das metástases axilares. O atraso no diagnóstico, durante a evolução da gestação, parece ser o maior fator de impacto sobre o estadiamento e o prognóstico mais reservado.[41]

Alguns estudos demonstraram que grávidas ou puérperas com diagnóstico precoce e axila negativa têm um prognóstico semelhante ao de mulheres não grávidas. As evidências confirmam que a gestação não agrava o prognóstico, exceto quando mascara a doença, em geral por muitos meses, levando ao diagnóstico de carcinomas localmente avançados e permitindo o surgimento de metástases. Em levantamento feito pelo Serviço de Mastologia do Hospital de Clínicas de Porto Alegre (HCPA), a média de idade das pacientes, no momento do diagnóstico, foi de 33 anos, e 66% dos casos foram diagnosticados nos estádios III e IV.[5,41]

O desafio consiste em realizar o diagnóstico precoce, motivo pelo qual o pré-natalista desempenha um papel fundamental nesse cenário. Diante de nódulo ou adensamento localizado na mama, deve-se proceder à avaliação pelo mastologista com ultrassonografia mamária, seguida da biópsia percutânea com agulha grossa. Uma vez identificada a lesão maligna ou fortemente suspeita, a mamografia é realizada para determinar a extensão da doença, identificar a possível presença de microcalcificações suspeitas e avaliar a mama contralateral, lembrando do uso da proteção abdominal para reduzir a exposição fetal à radiação.[42]

O tratamento de cada caso é individualizado e dependerá do estádio da doença e da idade gestacional. Em qualquer etapa da gestação, sempre que possível, deve ser realizado o tratamento cirúrgico, pois o risco de abortamento ou perda fetal associado ao procedimento é muito baixo. Quando possível, pode-se realizar a cirurgia conservadora, e, após o término da gestação, é feito o tratamento radioterápico complementar; caso contrário, permanece a indicação de mastectomia. No primeiro trimestre, a radioterapia está associada à malformação fetal e, no segundo e terceiro trimestres, à microcefalia e deficiência mental. Embora existam alguns estudos avaliando a relativa segurança da radioterapia nos dois primeiros trimestres, ela é adiada para após o nascimento.[33] A BLNS axilar com uso de radiofármaco é factível e segura.[42]

Em geral, o emprego de qualquer agente quimioterápico durante o primeiro trimestre da gravidez é desaconselhado, porém pode ser feito nos dois últimos trimestres, em geral a partir da 14ª semana de gestação, com relativa segurança para o feto, estando contraindicado o uso de metotrexato. É importante considerar a determinação da maturidade pulmonar fetal e a interrupção da gestação com a finalidade de não retardar ainda mais o tratamento, seguida da supressão da amamentação. O tamoxifeno está contraindicado durante a gestação.[5,42]

Pacientes em idade fértil e em tratamento para o câncer de mama devem ser orientadas quanto à importância da anticoncepção, sendo a indicação mais segura o uso de dispositivos intrauterinos não hormonais.

CARCINOMA DE MAMA EM HOMEM

É rara a incidência do carcinoma de mama em homens (0,7-1%), correspondendo a 0,17% de todos os tumores malignos masculinos. Costuma ocorrer em idade mais avançada (idade média de 67 anos) em comparação com a idade média de diagnóstico na mulher. Assim como nas mulheres, fatores ambientais e genéticos estão implicados no desenvolvimento do câncer de mama masculino. É descrita uma associação com elevados níveis de estradiol, síndrome de Klinefelter, exposição à radiação, carcinoma de próstata e história familiar de câncer de mama.[43]

Todos os tipos histológicos de carcinoma mamário podem ser encontrados nos homens, mas, em geral, associados a uma baixa diferenciação celular, sendo o tipo mais comum o carcinoma ductal infiltrante. O comportamento da neoplasia é similar nos homens e nas mulheres, porém o diagnóstico costuma ser mais tardio nos homens em relação às mulheres.

O achado clínico mais frequente é um nódulo palpável, sendo a localização mais comum retroareolar, com consistência firme, indolor e mobilidade reduzida com ou sem fixação à pele. Pode ocorrer derrame papilar seroso/sanguinolento, retração e ulceração do mamilo ou da pele. Devido ao pequeno volume do tecido mamário no homem, pode ocorrer invasão do músculo grande peitoral precoce e presença de linfonodos axilares comprometidos. O tratamento inclui mastectomia radical associada à quimioterapia e à radioterapia, conforme necessário.[23,42]

Classificação molecular do câncer de mama

O carcinoma de mama é uma neoplasia com múltiplos achados morfológicos, além de comportamento clínico e resposta a regimes terapêuticos variáveis. Essa heterogeneidade está relacionada com a origem celular ou a via de diferenciação das células tumorais. O desenvolvimento da biologia molecular permitiu ampliar o conhecimento da evolução e das características do carcinoma de mama, lançando uma nova luz sobre seu prognóstico e respostas terapêuticas.

A análise do perfil de expressão gênica, por meio do uso da metodologia de microarranjos de ácido desoxirribonucleico (DNA) (*microarray*), categoriza cinco subtipos moleculares diferentes de carcinoma de mama: luminal A, luminal B, tipo mama-normal (*normal breast-like*), HER-2 e basaloide (triplo-negativo):[44,45]

- **Luminal A** – Apresenta elevados índices de RE e RP, baixo grau histológico e baixos níveis de genes de proliferação celular (Ki-67), caracterizando um perfil de bom prognóstico; corresponde a 40 a 50% dos carcinomas de mama.[45]
- **Luminal B** – Também se caracteriza pela expressão de RE e RP, porém associado a grau histológico mais alto e maiores níveis de genes de proliferação celular, motivo pelo qual está relacionado com um prognóstico mais reservado. Os carcinomas luminais (A e B) correspondem a cerca de 75% dos carcinomas invasores de mama.[45]
- **HER-2** – Apresenta um comportamento mais agressivo, associado ao surgimento precoce de metástases a distância e metástases cerebrais; também se caracteriza pela ausência de expressão de RE e RP e amplificação do gene que codifica o HER-2. Cerca de 15% das pacientes com carcinoma de mama apresentam a amplificação desse gene.[45]
- **Basaloide ou triplo-negativo** – Denominação devida ao perfil de expressão gênica desses tumores, semelhante ao das células basais da mama, precursoras das células epiteliais glandulares e das células mioepiteliais. Os tumores basaloides ou triplo-negativos compreendem 10 a 15% dos tumores, estando associados a pior prognóstico, quando avaliados pela sobrevida livre de doença, sendo o risco de recidivas maior nos 5 anos após o diagnóstico. Estudos que avaliaram o perfil imuno-histoquímico desse grupo de carcinomas revelaram tumores em geral negativos para RE, RP e para o produto proteico do HER-2. Devido à negatividade para esses três marcadores, esses carcinomas receberam a denominação triplo-negativo e têm sido relacionados com a mutação do gene *BRCA1*. São mais frequentes no grupo de mulheres na pré-menopausa, o que sinaliza provável incidência em pacientes jovens.[45]

Os tumores HER-2 e triplo-negativo estão associados a altos graus histológicos e maiores índices de proliferação celular.[45]

Devido à impossibilidade da aplicação, na prática clínica, das técnicas de *microarrays*, uma forma aproximada, mais simplificada e viável, baseada em critérios patológicos e imuno-histoquímicos, foi proposta para, indiretamente, classificar os diferentes subtipos moleculares, sendo bastante aceita e adotada em consensos internacionais (Tabela 28.2).[45]

ASSINATURAS GÊNICAS

As decisões terapêuticas para o carcinoma invasor de mama estão cada vez mais complexas, sendo mais frequentes as indicações de tratamentos quimioterápicos complementares. No entanto, poucas pacientes com axila clinicamente negativa, RE positivo e HER-2 negativo irão, de fato, se beneficiar da quimioterapia adjuvante, considerando-se a sobrevida livre de doença em 10 anos. Diante disso, o uso de plataformas com biomarcadores pode ser benéfico em alguns casos para identificar pacientes com elevado risco de recorrência e indicação de quimioterapia, além de evitar a toxicidade causada por esses tratamentos naqueles tumores com comportamento menos agressivo e melhor prognóstico.[46]

Assim, testes baseados no conhecimento da biologia molecular do carcinoma de mama, denominados "assinaturas gênicas", validados e comercialmente disponíveis são aplicados, em casos individualizados, para determinar seu prognóstico e benefício quanto ao uso de quimioterapia complementar: Oncotype DX 21-gene Recurrence Score®, MammaPrint® e EndoPredict®. A National Comprehensive Cancer Network (NCCN) indica o Oncotype Recurrence Score por este ser o único validado como ferramenta prognóstica e preditora do benefício da quimioterapia adjuvante para reduzir o risco de recorrência (estudo TAILORx).[45,46]

■ Estadiamento do carcinoma invasor de mama

Conforme a American Joint Committee on Cancer (AJCC), 8ª edição, o estadiamento TNM do carcinoma de mama (invasor e *in situ*) visa a estabelecer critérios para agrupar os carcinomas de acordo com seu impacto no prognóstico da paciente.[47]

⭐ O estadiamento do carcinoma de mama baseia-se no diâmetro máximo do tumor (T), na presença ou não de metástases para linfonodos regionais axilares, infraclaviculares, supraclaviculares, mamários internos homolaterais (N) e na presença ou não de metástase a distância (M) (Quadro 28.3). O estadiamento do tumor primário inclui estádios anatômicos e estádios prognósticos clínico e patológico, incorporando os marcadores biológicos tumorais. Os fatores RE, RP, HER-2, grau histológico e assinaturas gênicas, incluídos na nova edição do estadiamento TNM do câncer de mama, são amplamente usados na prática para definir prognóstico e determinar melhor as condutas terapêuticas. Ao associar os marcadores biológicos, um tumor a princípio classificado em um estádio anatômico poderá ter seu prognóstico modificado para um estádio menos ou mais avançado.[47]

Tabela 28.2 – Definição dos subtipos moleculares baseada na avaliação imuno-histoquímica do carcinoma invasor de mama

SUBTIPO	IMUNO-HISTOQUÍMICA
Luminal A	• RE e/ou RP positivos • HER-2 negativo • Ki-67 baixo < 14% das células

Luminal B	• **Luminal B (HER-2 negativo)**
	  • RE e/ou RP positivos
	  • HER-2 negativo
	  • Ki-67 ≥ 14% das células
	• **Luminal B (HER-2 positivo) ou luminal híbrido**
	  • RE e/ou RP positivos
	  • HER-2 positivo
	  • Ki-67 alto (≥ 14% das células)

HER-2	• HER-2 superexpresso ou amplificado (positivo) • RE e RP negativos

Basaloide	• **Triplo-negativo**
	  • RE e RP negativos
	  • HER-2 negativo

HER-2, receptor tipo 2 do fator de crescimento epidérmico humano; Ki-67, marcador tumoral de proliferação celular; RE, receptores de estrogênio; RP, receptores de progesterona.

Quadro 28.3 – Estadiamento clínico conforme a American Joint Committee on Cancer, 8ª edição

TNM – CLASSIFICAÇÃO CLÍNICA

T – Tumor primário
- Tx – Tumor primário não pode ser avaliado
- T0 – Não há evidências de tumor primário
- Tis – Carcinoma *in situ*/Tis (CDIS)/Tis (CLIS)/Tis (Paget)*
- T1 mi – Microinvasão ≤ 0,1 cm
- T1a – > 0,1 cm e ≤ 0,5 cm
- T1b – > 0,5 cm e ≤ 1 cm
- T1c – > 1 cm e ≤ 2 cm
- T2 – > 2 cm e ≤ 5 cm
- T3 – > 5 cm
- T4 – Qualquer tamanho com extensão direta para pele e/ou parede torácica (somente invasão dérmica não caracteriza um T4)
- T4a – Extensão para parede torácica (não inclui invasão, somente músculo peitoral maior)
- Tab – Ulcerações e/ou nódulos cutâneos ipsolaterais e/ou edema da pele (*peau d'orange*) – não preenche critérios para carcinoma inflamatório
- T4c – T4a + T4b
- T4d – Carcinoma inflamatório

N – Linfonodos regionais
- Nx – Linfonodos regionais não podem ser avaliados (p. ex., ressecção prévia)
- N0 – Ausência de metástases para linfonodos regionais
- N1 – Metástases para linfonodos axilares homolaterais, móveis, níveis I e II
- N2a – Metástases para linfonodos axilares homolaterais clinicamente aparentes fixos entre si ou a outras estruturas
- N2b – Metástases SOMENTE para linfonodos mamários internos homolaterais clinicamente aparentes, SEM envolvimento de linfonodos axilares
- N3a – Metástases para linfonodos infraclaviculares homolaterais
- N3b – Metástases para linfonodos mamários internos homolaterais clinicamente aparentes E metástases para linfonodos axilares
- N3c – Metástases para linfonodos supraclaviculares homolaterais, com ou sem metástases para linfonodos mamários internos e axilares

M – Metástases
- Mx – A presença de metástase a distância não pode ser avaliada
- M0 – Ausência de metástase a distância
- M1 – Presença de metástase a distância

*Se acompanhada por carcinoma *in situ* ou invasor, deve ser citada, mas a classificação é baseada na dimensão e nas características da neoplasia mamária que a acompanha.
CDIS, carcinoma ductal *in situ*; CLIS, carcinoma lobular *in situ*.

No estadiamento TNM, as pacientes são avaliadas quanto ao estádio clínico (cTNM) pré-operatório (Quadro 28.4). Após a cirurgia, a avaliação do estádio patológico (pTNM) é determinada. Em pacientes submetidas à quimioterapia neoadjuvante, o estádio patológico final é designado pela letra y (ypTNM).[47]

Após realizada biópsia e confirmação do diagnóstico anatomopatológico de carcinoma invasor de mama, as pacientes devem ser estadiadas por exame físico, auxiliado pelos exames de imagem da mama, que fornecem as informações para o T e o N (TNM). A presença de metástases (M) pode ser suspeitada clinicamente, dependendo do local acometido. Os locais mais frequentes de metástases compreendem ossos, fígado, pulmão e sistema nervoso central, em especial nos tumores HER-2.

Quadro 28.4 – Estadiamento anatômico e grupos prognósticos

ESTÁDIO 0
- Tis N0 M0

ESTÁDIO IA
- T1 N0 M0

ESTÁDIO IB
- T0 N1mi M0
- T1 N1mi M0

ESTÁDIO IIA
- T0 N1 M0
- T1 N1 M0
- T2 N0 M0

ESTÁDIO IIB
- T2 N1 M0
- T3 N0 M0

ESTÁDIO IIIA
- T0 N2 M0
- T1 N2 M0
- T2 N2 M0
- T3 N1 M0
- T3 N2 M0

ESTÁDIO IIIB
- T4 N0 M0
- T4 N1 M0
- T4 N2 M0

ESTÁDIO IIIC
- qqT N3 M0

ESTÁDIO IV
- qqT qqN M1

Na avaliação inicial, o rastreamento de metástases deve ser realizado de forma rotineira nas pacientes com carcinoma de mama localmente avançado, independentemente da presença de sintomas, com base nos seguintes exames complementares:[5,23]

- Estudo radiológico de tórax ou tomografia computadorizada de tórax.
- Ultrassonografia de abdome total ou tomografia computadorizada de abdome.
- Cintilografia óssea.
- Exames bioquímicos para avaliação de função hepática.

Então, nas pacientes com tumores em estádios iniciais (estádios I-II), tais exames não costumam ser solicitados, devido à baixa probabilidade de alterações e ao alto custo envolvido, a menos que exista algum sintoma ou sinal suspeito para a presença de metástase. A solicitação dos exames de estadiamento é sempre realizada a partir do estádio IIIA (T3 ou maior, N2 ou N3) ou carcinoma inflamatório, dando preferência para a solicitação de tomografias computadorizadas.[48]

Tratamento cirúrgico do câncer de mama

William Halsted, em 1894, baseando-se no conceito de que um tratamento locorregional abrangente levaria ao controle do câncer de mama, ou mesmo à sua cura, desenvolveu a técnica da mastectomia radical (retirada da glândula mamária em monobloco com a musculatura peitoral e o conteúdo axilar níveis I, II e III) para o tratamento do câncer de mama.[49]

Algumas décadas depois, com maior conhecimento da biologia tumoral e do conceito da disseminação sistêmica do câncer de mama, a musculatura peitoral passou a ser preservada sempre que não houvesse seu comprometimento tumoral – passando a se realizar a chamada mastectomia radical modificada, descrita por Madden em 1965.

No início da década de 1980, os grupos de Umberto Veronesi e Bernard Fischer demonstraram que seria possível obter as mesmas taxas de cura e sobrevida da mastectomia utilizando a cirurgia conservadora associada à linfadenectomia axilar total, complementada pela radioterapia da mama preservada.[50,51] A mastectomia radical deixou de ser considerada o tratamento cirúrgico padrão para o câncer de mama, e, desde então, as técnicas e indicações de cirurgias conservadoras têm se ampliado.

Mais recentemente, o conceito oncoplástico, incorporando técnicas de cirurgia plástica à rotina da cirurgia oncológica da mama, manteve a segurança oncológica sem deixar de oferecer um bom resultado cosmético às pacientes.[49]

Pode-se dizer que o câncer de mama compreende diferentes doenças dentro de uma mesma denominação, cada uma com peculiaridades que, hoje, sendo mais bem conhecidas, permitem que sejam oferecidos tratamento e abordagem cirúrgica diferenciados e mais efetivos para cada situação. Didaticamente, o tratamento cirúrgico do câncer de mama pode ser abordado de acordo com as seguintes situações:[49]

- Carcinoma subclínico (lesões não palpáveis).
- Carcinoma intraductal *in situ*.
- Carcinoma invasor em estádios iniciais.
- Carcinoma invasor localmente avançado.
- Recidiva local.

CARCINOMA SUBCLÍNICO

A Sociedade Brasileira de Mastologia preconiza a realização de mamografia de rastreamento anualmente, a partir dos 40 anos.[7] A detecção de tumores em fase pré-clínica requer tratamento apropriado e costuma oferecer cura. No HCPA, é empregada a marcação pré-operatória com guia metálica por meio de mamografia com localização estereotáxica ou orientada por ultrassonografia sempre que a lesão for visível ultrassonograficamente. A localização com marcação por radiofármaco e auxílio de sonda detectora – método chamado de localização de lesão oculta radioguiada (ROLL, *radioguided occult lesion localization*) – não tem sido utilizada em nosso serviço.[52]

As lesões subclínicas apresentam duas situações distintas:

- **Forma nodular** – Permite o diagnóstico pré ou transoperatório de certeza e, consequen-

temente, a tomada de conduta cirúrgica imediata.
- **Forma não nodular** – Microcalcificações, densidades assimétricas e distorções da arquitetura do parênquima devem ter diagnóstico histológico diferido, pois, muitas vezes, apresentam dificuldades intransponíveis na sua avaliação pré ou transoperatória. Portanto, a conduta definitiva é tomada quase sempre após o resultado anatomopatológico convencional do espécime cirúrgico.[52]

Quando a lesão a ser abordada se manifesta como microcalcificações, é imperativo realizar exame radiológico transoperatório da peça cirúrgica para confirmar a remoção total da área suspeita. No HCPA, a análise transoperatória da peça cirúrgica é feita na sala de cirurgia, com a utilização do aparelho Faxitron, que traz uma vantagem significativa, pois permite ao próprio cirurgião posicionar e manipular a peça no aparelho conforme melhor lhe convir. Como muitas dessas lesões vão à cirurgia sem diagnóstico histológico prévio (lesões inadequadas para amostragem via *core biopsy* ou mamotomia), a cirurgia terá como objetivo tanto o diagnóstico como o tratamento da lesão.[52]

CARCINOMA *IN SITU*

A maioria dos carcinomas *in situ* (intraductais) são carcinomas subclínicos, e 80% deles serão achados ocasionais em mamografias de rastreamento.[6] Cerca de 50% das lesões não palpáveis positivas para malignidade, em nossa casuística, correspondem a lesões *in situ*. A abordagem cirúrgica varia desde a mastectomia total até a ressecção simples.[52]

A consciência do risco, as condições de seguimento, a idade da paciente, o grau tumoral, o acesso à radioterapia adjuvante e, principalmente, a extensão da doença (relação tamanho da lesão/tamanho da mama) são fatores a considerar na tomada de decisão.[52]

Quanto ao CLIS, diante da nova caracterização como entidade mista, com atividade precursora e marcadora de risco, recomenda-se exérese completa da lesão e seguimento. Medidas redutoras de risco, como quimioprevenção e, excepcionalmente, mastectomia profilática, podem ser consideradas em situações especiais.[52]

MASTECTOMIA *VERSUS* TRATAMENTO CONSERVADOR NO CARCINOMA DUCTAL *IN SITU*

A possibilidade de doença invasora associada aumenta quanto mais extenso for o carcinoma *in situ*. Sempre que for possível a ressecção total da lesão com margens ≥ 2 mm com condição de remoldagem do cone mamário e um resultado cosmético aceitável, além de condições de realizar radioterapia adjuvante, esse é o tratamento cirúrgico preconizado.[48,53]

A recidiva local ocorre em 2 a 3% dos casos tratados com mastectomia e em 7% com tratamento conservador, e aproximadamente 50% das recidivas serão carcinomas invasores.[53]

A avaliação da axila/BLNS não está indicada. A BLNS deverá ser feita somente em casos de extensos carcinomas *in situ* candidatos à mastectomia. Essa indicação está baseada na possibilidade de perder a oportunidade de realizar essa técnica na eventualidade de a lesão se revelar invasora quando do diagnóstico definitivo.[48]

Quando houver indicação de mastectomia, esta deverá ser poupadora de pele e papila (sempre que não houver comprometimento tumoral dos ductos principais), seguida da reconstrução imediata, com retalho miocutâneo, lipoenxertia ou implante/expansor de silicone.[52]

CARCINOMA INVASOR – ESTÁDIOS INICIAIS

A cirurgia é a pedra angular do tratamento do câncer de mama, podendo ser complementada pela radioterapia, quimioterapia e hormonoterapia, sobretudo quando estão sendo tratados, com mais frequência, casos em estádios iniciais em que a cirurgia é potencialmente curativa de forma isolada.[52]

O tratamento conservador por setorectomia/quadrantectomia é o método preferencial como tratamento cirúrgico primário para a maioria das mulheres com carcinoma de mama nos estádios iniciais. A proposta básica do tratamento conservador é obter o máximo de controle local e informação sobre a doença com o mínimo de dano estético.[52]

O tratamento conservador consiste na ressecção do tumor com margens livres associada à abordagem axilar por exérese do linfonodo-sentinela, complementada com radioterapia. A linfadenectomia axilar é reservada somente para as situações de comprometimento axilar persistente após tentativa de tratamento neoadjuvante.[52]

BIÓPSIA DO LINFONODO-SENTINELA

É o procedimento-padrão para a exploração e o estadiamento axilar. O linfonodo-sentinela (LNS) é o primeiro da cadeia linfática que drena a mama e traduz com elevada acurácia o estado do restante da axila, ou seja, o valor preditivo negativo é de cerca de 97%. Isso significa que, se o LNS for negativo, não há necessidade de se proceder à linfadenectomia tradicional. A localização do LNS pode ser feita pela sonda detectora de radiação gama, após injeção peritumoral ou subareolar de material radioativo, de azul patente ou por ambas.[52]

CIRURGIA CONSERVADORA: VISÃO ONCOPLÁSTICA

A cirurgia com orientação oncoplástica é a abordagem atualmente preconizada no tratamento do câncer de mama. O conceito abrange a inclusão de técnicas de cirurgia plástica para remodelar a mama restante ou reconstruir a mama após a ressecção adequada do tumor, o que também inclui a correção do desequilíbrio e da simetria em relação à mama não afetada.[52,53]

De 20 a 40% das cirurgias conservadoras realizadas sem critérios oncoplásticos provocam deformidades que demandam correção posterior, por exemplo, assimetrias de forma e volume, bem como distorção e deslocamento do complexo areolomamilar (CAM).[52]

O manejo oncoplástico com vistas a reduzir as deformações provocadas pelas ressecções oncológicas da mama inclui:[52]

- Reconfiguração do cone mamário com retalhos glandulares (redistribuição de volume).
- Reconfiguração com emprego de técnicas de mamoplastia redutora (redução de volume).
- Reconfiguração do cone mamário, substituindo o volume perdido com tecido da região ou transferindo a distância (reposição de volume/lipoenxertia).

São indicações de mastectomia no câncer inicial da mama:

- Microcalcificações difusas na mamografia.
- Doença multicêntrica.
- Impossibilidade ou incerteza de obter margens livres na cirurgia conservadora.
- Pacientes com contraindicação ao tratamento conservador.
- Carcinoma de mama em homens.
- Seguimento incerto.
- Desejo da paciente.

TUMORES LOCALMENTE AVANÇADOS

A mastectomia ainda é o procedimento cirúrgico mais empregado em nosso meio, pois a maioria das pacientes têm diagnóstico primário com tumores acima de 4 cm, em média.[52,53]

Sempre que não houver comprometimento da pele e/ou do CAM pelo tumor, essas estruturas deverão ser preservadas, o que contribuirá significativamente para um melhor resultado da reconstrução mamária. Assim, está indicada ressecção da glândula mamária para preservar a musculatura peitoral e o invólucro cutâneo, associada à abordagem axilar.[52]

Os carcinomas inflamatórios (quando há mais de um terço da mama com aspecto inflamatório por ocasião do diagnóstico) deverão ser sempre submetidos à mastectomia convencional com ressecção da pele e do CAM, mesmo que tenha havido resposta à quimioterapia neoadjuvante.[52,53]

O tratamento cirúrgico da axila consiste na realização da BLNS, conforme técnica antes descrita. A linfadenectomia axilar será reservada para situações específicas, como LNS positivo e axila clinicamente comprometida no pré-operatório em que não há indicação de quimioterapia neoadjuvante ou quando não houve resposta axilar à quimioterapia neoadjuvante. Nos casos submetidos à quimioterapia neoadjuvante que apresentam resposta axilar, as pacientes serão submetidas à BLNS com indicação de ressecção de pelo menos três linfonodos e utilizando dupla marcação (azul patente e tecnécio).[52,53]

São indicações de mastectomia simples (sem avaliação axilar):

- Sarcomas.
- Recidivas do tratamento conservador (mastectomia de resgate).
- Profilaxia do câncer (situações de alto risco/pacientes com mutações gênicas).

RECONSTRUÇÃO MAMÁRIA

A reconstrução mamária, desde que não haja contraindicação ou impedimento técnico, deve ser sempre oferecida às pacientes que terão de se submeter à mastectomia. Idealmente, deverá ser realizada no mesmo tempo cirúrgico do tratamento oncológico.[52,53]

A constituição física da paciente, sua profissão, suas comorbidades, indicação ou não de radioterapia complementar, necessidade de ressecção de pele e/ou CAM são fatores que precisam ser levados em consideração quando da indicação da técnica de reconstrução mamária. Vários procedimentos podem ser utilizados, sendo o mais simples a inclusão direta de uma prótese de silicone em localização subcutânea ou subpeitoral.[48,54]

Quando não houver pele suficiente para obter um bom revestimento do implante, pode-se usar um expansor de tecidos e, posteriormente, substituí-lo por uma prótese definitiva, ou utilizar retalhos miocutâneos.[48,52,54]

O emprego de retalhos miocutâneos do reto abdominal ou do músculo latíssimo do dorso apresentam, em longo prazo, resultados melhores do que os obtidos com a inclusão de prótese, pois fornecem à neomama uma textura muito natural e uma ótima restauração da silhueta corporal.[52,54]

As pacientes que optarem por uma reconstrução mamária devem ter orientação quanto às possibilidades técnicas, que variam conforme as características individuais, para que não projetem expectativas acima do que pode ser obtido e para que o resultado não seja frustrante.[52]

A utilização de técnicas associadas (como retalhos com implantes) e, nos últimos anos, a incorporação da lipoenxertia ao arsenal cirúrgico do tratamento do câncer de mama também vêm permitindo, com segurança oncológica, a otimização dos resultados das reconstruções mamárias, assim como dos tratamentos conservadores.[52,55]

Tratamento cirúrgico da recidiva local

O diagnóstico da recidiva local/locorregional traz insegurança e leva as pacientes a reviverem situações de extremo estresse, gerando ansiedade e medo da morte. Pacientes com recorrência locorregional devem ser reestadiadas sistemicamente antes da definição do manejo cirúrgico locorregional:[52]

- **Recidivas nodulares ou bem-delimitadas** – Passíveis de ressecção cirúrgica com margem de segurança oncológica. O tratamento da recorrência após o tratamento conservador é a mastectomia de "resgate ou salvação", acompanhada ou não de reconstrução mamária.[48]
- **Linfangíticas ou com parede torácica comprometida** – As linfangíticas que se caracterizam por uma infiltração mal delimitada, às vezes com eritema e infiltração da derme, não têm indicação cirúrgica, necessitando de radioterapia associada à hormonoterapia ou quimioterapia para seu controle; as lesões bem delimitadas que invadem ou não a parede torácica têm indicação cirúrgica eventual, com ressecção parcial do plastrão e reparação; porém, a maioria desses casos é tratada com radioterapia associada à terapia sistêmica.[48]
- **Axilares** – Indicada ressecção da lesão e/ou linfadenectomia axilar com subsequente definição da indicação de radioterapia e/ou quimioterapia adjuvantes.[48]

Tratamento complementar do câncer de mama

São abordadas aqui somente pacientes com câncer de mama invasor sem evidência de metástases a distância.

Considerando uma linha de tempo, o tratamento complementar pode ser adjuvante ou neoadjuvante.[48]

⭐ Tratamento adjuvante é aquele realizado no período pós-operatório, sendo indicado para pacientes que não apresentam evidências de metástases nem de doença.[48] Já quando se inverte a ordem de tratamento e se antecipa a realização da quimioterapia ou da hormonoterapia para o período anterior ao tratamento cirúrgico, tem-se o tratamento neoadjuvante ou primário.[48]

Para facilitar e tornar mais racional a escolha do tratamento adjuvante, as pacientes são agrupadas conforme as características de cada caso.

Assim, de acordo com o estadiamento clínico, tem-se estes grupos:[48]

- Estádios iniciais: I, IIA e IIB.
- Estádios localmente avançados: IIB, IIIA e IIIB.

Conforme as características apresentadas pelo tumor, tem-se estes:

- HER-2 negativo e receptor hormonal positivo.
- HER-2 negativo e receptor hormonal negativo (triplo-negativos).
- HER-2 positivo e receptor hormonal positivo.
- HER-2 positivo e receptor hormonal negativo.

De acordo com o *status* menopáusico, tem-se estes:

- Pré-menopausa.
- Pós-menopausa.

Associados a esses critérios, dados referentes à paciente são considerados, como idade, presença de comorbidades e, mais recentemente, presença de mutações gênicas.

Também entram em consideração os fatores tumorais, como grau histológico, invasão linfovascular e perineural.[48]

ADJUVÂNCIA EM PACIENTES HER-2 NEGATIVO

Com a definitiva incorporação como fator preditivo e prognóstico do HER-2 para o câncer de mama, os tratamentos passaram a ser mais direcionados, especialmente quando se tem a amplificação ou hiperexpressão desse fator de crescimento epidérmico. O HER-2 atua como um sinalizador extracelular de membrana, estimulando a proliferação das células tumorais, de modo que é um fator isolado de risco.[48]

Define-se como HER-2 negativo o tumor com imuno-histoquímica 0 ou 1+/3, assim como o tumor que tenha expressão 2+/3 com hibridização negativa pelos métodos de hibridização *in situ* por fluorescência/cromogênica (FISH/SICH) (não amplificada).[48]

Pacientes que apresentam receptores hormonais negativos – triplo-negativos (RE-/RP-/HER-2), com axila positiva ou negativa com tamanho > 0,5 cm – normalmente recebem indicação de tratamento sistêmico com quimioterapia, pois faltam outras opções terapêuticas nesses casos.[48]

Para esse grupo de pacientes triplo-negativos, a aplicação de quimioterapia antes da cirurgia, chamada de primária ou neoadjuvante, é capaz de trazer benefícios maiores, como discutido adiante, constituindo uma estratégia importante para o manejo da doença.[48]

Quando existe positividade de receptores hormonais (RE+ e/ou RP+), está disponível um recurso terapêutico e prognóstico que pode, em muitos casos, suprimir o uso da quimioterapia em favor da hormonoterapia isolada se não houver comprometimento axilar.[48]

Nesses casos, o principal indicador de quimioterapia será a presença de linfonodos axilares positivos (LN+), independentemente de outros fatores associados.

Após o término da quimioterapia, tais pacientes seguem em uso de hormonoterapia adjuvante.

Algumas pacientes podem constituir exceção ao uso da quimioterapia quando houver < 3 LN+ na axila e apresentarem critérios de baixo risco de recorrência (idade avançada, comorbidades importantes) ou por decisão conjunta com a paciente.[48]

As pacientes com axila negativa, por sua vez, não têm uma indicação formal de quimioterapia *per se*, necessitando que se identifiquem outros critérios de risco que justifiquem seu benefício. Assim, idade < 40 anos, tamanho tumoral, grau II/III, *status* pré-menopáusico, invasão linfovascular e característica dos receptores (baixa expressão/intensidade, luminal B) tornam-se determinantes para a indicação de quimioterapia.[48]

Essas pacientes com axila negativa e receptores positivos também podem se valer da avaliação genômica do tumor que, pela análise de um conjunto de genes (p. ex., Oncotype DX), auxilia a determinação de um maior ou menor risco de recorrência, favorecendo, assim, a decisão de prescindir da quimioterapia em favor da hormonoterapia, ou, demonstrando maior risco, referendar o uso de ambas. A avaliação genômica não está disponível na rede pública, tampouco é definitiva na decisão terapêutica. O resultado mostra a presença de baixo risco ou alto risco para o desenvolvimento de metástases a distância, porém uma faixa bastante flexível define os tumores como de risco intermediário, fazendo ser necessário retornar à decisão clínica de indicar ou não a quimioterapia. Dessa forma, é preciso sempre haver uma preparação antecipada com a paciente sobre qual decisão tomar nesse caso.[48]

Quando se opta pela indicação de quimioterapia para as pacientes HER-2 negativo, a maioria dos estudos sugere um regime baseado em antraciclina, com significativa redução de risco para recorrência e mortalidade causada pelo câncer de mama.[56]

Da mesma forma, sugere-se a incorporação de um taxano ao antracíclico para os casos de alto risco, sobremaneira quando houver comprometimento axilar.[48]

A intensificação de dose (dose densa) consiste na aplicação dos ciclos baseados em antraciclina em intervalos menores e seu uso é avaliado individualmente.[48]

Pacientes com mutação *BRCA1* e *BRCA2* e com tumores de alto risco, HER-2 negativo e receptores hormonais negativos podem ser candidatas a receber quimioterapia com olaparibe, visando à melhora na sobrevida livre de doença. Cabe salientar que tal medicamento não é consenso terapêutico, bem como não está disponível para utilização no Sistema Único de Saúde (SUS), que também não fornece teste genético como rotina.[56]

A indicação de hormonoterapia adjuvante é praticamente feita a todos os casos de câncer de mama invasor com RE positivo (maior que 1% de expressão na imuno-histoquímica).[48]

O início do tratamento hormonoterápico se dará após a conclusão da quimioterapia, podendo ser concomitante à radioterapia. A maioria dos autores prefere não o iniciar durante a radioterapia, alegando maior risco de efeitos colaterais, mas tal conduta não é consenso, não havendo relatos de modificação de resposta de ambos.[48]

É fundamental categorizar o *status* menopáusico das pacientes, a fim de definir o melhor medicamento a ser usado. Na dúvida, deve-se considerar a paciente como pré-menopáusica.[48]

As pacientes na pré-menopausa devem receber tamoxifeno por 5 anos, que pode ser estendido até 10 anos de tratamento. Aquelas que não entram em amenorreia após a quimioterapia e as que apresentam como fatores de alto risco idade < 35 anos e axila maciçamente comprometida podem se beneficiar de supressão ovariana, cirúrgica ou hormonal, seguida do uso de exemestano (SOFT e TEXT Trials).[48]

Na pós-menopausa, os inibidores da aromatase (anastrozol, letrozol e exemestano) mostraram-se levemente superiores ao tamoxifeno, sobretudo em diminuição do risco de recorrência. Além disso, os inibidores da aromatase (IA) não aumentam o risco de fenômenos tromboembólicos ou câncer de útero. Aconselha-se o uso de IA contínuo por 5 anos, ou em esquema alternado com o tamoxifeno (2 anos de um e 3 anos do outro, indistintamente). O tamoxifeno também pode ser usado sozinho durante os 5 anos e, em caso de pacientes de alto risco de recorrência, pode ser seguido por mais 5 anos de IA, constituindo o que se conhece por adjuvância estendida.[48]

A adjuvância estendida por 7 anos apresenta resultados semelhantes aos 10 anos preconizados anteriormente e tem sido a escolha para pacientes de alto risco de recorrência.[57,58]

Recentemente, houve a indicação do uso de inibidores de CDK 4/6 para pacientes de alto risco de recorrência em pacientes HER-2 negativo e receptores hormonais positivos como adjuvância.[58]

ADJUVÂNCIA EM PACIENTES HER-2 POSITIVO

Todas as pacientes com câncer de mama devem ter seus tumores testados para a hiperexpressão e/ou ampliação do HER-2. Quando testadas por imuno-histoquímica, a presença de positividade se dará quando o resultado for 3+/3. Entretanto, em caso de 2+/3, o resultado será indeterminado, exigindo que se realize teste complementar de hibridização, definido como positivo ou negativo (p. ex., FISH, CISH, hibridização *in situ* pela prata [SISH]).[48]

Uma vez diagnosticado o tumor como HER-2 positivo, tem-se um tratamento específico para esse subtipo, podendo ser associado à quimioterapia e/ou à hormonoterapia. Trata-se de um anticorpo monoclonal humanizado, trastuzumabe, que promove o bloqueio direto dos receptores HER-2 e sua dimerização, inibindo, assim, os estímulos para a duplicação celular.

Recomenda-se o uso de quimioterapia associada ao trastuzumabe para o tratamento das pacientes com câncer de mama com axila comprometida e para aqueles com tumor > 1,0 cm, independentemente do comprometimento axilar.[48]

Para pacientes com tumores < 1,0 cm e axila negativa, a associação do trastuzumabe ainda é considerada controversa, embora cada vez mais centros de excelência estejam adotando essa conduta como rotina, deixando a controvérsia para os tumores com menos de 0,5 cm com axila negativa.[48]

Em virtude de se tratar de fármaco cardiotóxico, exige-se monitorização de função cardíaca por meio da medida da fração de ejeção por ecocardiografia ou ventriculografia radioisotópica a cada 4 meses, suspendendo seu uso caso haja perda de 10% em relação à medida anterior.

Pelo mesmo motivo, não se pode associá-lo ao uso de antraciclina concomitante, podendo ser iniciado após o término desta.[59]

Pacientes com estádios II e III se beneficiam de tratamento neoadjuvante, ficando o tratamento adjuvante para aquelas com tumores menores e axila negativa.[48]

As pacientes que fizeram quimioterapia neoadjuvante com trastuzumabe e obtiveram resposta patológica completa devem fazer uso adjuvante de trastuzumabe associado ou não ao pertuzumabe na adjuvância até completar 1 ano de tratamento.[59]

O pertuzumabe é um anticorpo monoclonal que bloqueia todos os receptores do fator de crescimento epidérmico (EGFR, *epidermal growth fator receptors*) e, com o trastuzumabe, promove um duplo bloqueio nessa via de sinalização.[48]

Para as pacientes que não obtiveram resposta patológica completa, a adjuvância preconizada é com T-DM1, um anticorpo contendo trastuzumabe e entansina, agente citotóxico associado, até completar 1 ano de tratamento.[59]

Tanto o pertuzumabe como o T-DM1 só são oferecidos no SUS para tratamento metastático. Em nosso serviço, mantém-se adjuvância com trastuzumabe até completar 1 ano (18 aplicações, uma a cada 3 semanas).[59]

As pacientes portadoras de receptores hormonais positivos recebem complementação de tratamento conforme sua condição menopáusica, como discutido adiante.[48]

TERAPIA NEOADJUVANTE

Também conhecida como primária ou pré-operatória, é indicada nos casos de tumores localmente avançados, inoperáveis ou não, e/ou para pacientes em que se vislumbre um tratamento conservador com diminuição do volume tumoral. Alguns benefícios desse tratamento incluem:[48]

- Avaliar *in vivo* a resposta tumoral.
- Observar possíveis modificações induzidas pelo tratamento.
- Objetivar maior número de cirurgias conservadoras, especialmente quando se consideram conceitos de oncoplastia.
- Tratar micrometástases em mais de 70% das pacientes.
- Reduzir de forma significativa os riscos de recorrência e de morte.

Os protocolos que seriam utilizados na adjuvância são antecipados em relação ao procedimento cirúrgico sem que haja prejuízo para a paciente, o que é válido para quimioterapia e hormonoterapia.[48]

A melhor resposta em neoadjuvância será com quimioterapia para tumores nos quais se espera uma maior taxa de resposta, ou seja, que apresentam HER-2 positivo ou triplo-negativos, independentemente do tamanho tumoral.[48]

É válido o uso de hormonoterapia neoadjuvante, porém sua maior indicação é para pacientes pós-menopausa com receptores positivos e HER-2 negativo, bem como para pacientes que tenham comorbidades com restrição à quimioterapia. Pacientes que queiram abrir mão de efeitos colaterais da quimioterapia e que tenham a concordância de seu médico também são candidatas. Para pacientes pré-menopausa, ainda são necessários estudos randomizados que possam assegurar a sua eficácia. Portanto, deve ser considerada como alternativa reservada, talvez, para pacientes sem condições clínicas para cirurgia definitiva ou que recusem o procedimento cirúrgico.[48]

Convém frisar que, nos casos em que não se consegue resposta objetiva na neoadjuvância, deve-se promover a troca do esquema terapêutico, buscando uma resposta clínica. Da mesma forma, talvez seja necessário recorrer a outro tratamento de consolidação após a cirurgia, caso não se deseje prolongar o tratamento neoadjuvante.[48]

Pacientes que receberam tratamento neoadjuvante, especialmente com quimioterapia, devem ter seu tratamento cirúrgico individualizado quando do uso do LNS. Ocorre uma regressão da doença na axila do mesmo modo que ocorre com o tumor na mama, e, em nosso serviço, considera-se a utilização do LNS sempre que há axila clinicamente negativa após a quimioterapia neoadjuvante.[12]

HORMONOTERAPIA ADJUVANTE

É o tratamento indicado para as pacientes que apresentam positividade na identificação dos receptores hormonais em células do tumor. Trata-se de uma proteína presente no citoplasma das células, responsável pela transferência de informações ao núcleo, favorecendo a duplicação das células, no caso, RE ou RP. Pacientes pré-menopausa e pós-menopausa com RE+ e/ou RP+ deverão receber bloqueio hormonal após o tratamento com quimioterapia, caso a tenham recebido.[48]

Muitas vezes, a possibilidade de tratamento com hormonoterapia permite abrir mão da quimioterapia. Isso dependerá da identificação de fatores de baixo risco e bom prognóstico. Uma vez que não se tenha claro o benefício da quimioterapia, ou mesmo uma condição imposta pela paciente, essa opção terapêutica se torna uma realidade.[59]

As opções terapêuticas já foram expostas anteriormente, dentro das condições relacionadas com HER-2.

RADIOTERAPIA

A radioterapia está bem determinada como terapia adjuvante para o tratamento do câncer de mama. A sua utilização está associada a um importante controle local e à diminuição das taxas de recidiva.[48]

A radioterapia será sempre associada à cirurgia conservadora da mama (quadrantectomia), tanto no carcinoma invasor quanto no CDIS.[49] A dose é distribuída com base em um mapeamento prévio realizado por tomografia computadorizada, evitando irradiação das áreas cardíaca e pulmonar. No local da setorectomia, é feito um *boost* com concentração da dose, no intuito de diminuir a recidiva local.[48]

Hoje, existe o incremento do uso da radioterapia hipofracionada, com liberação de doses menores de radiação e, consequentemente, com menor morbidade. Esse padrão está indicado para complementação da setorectomia em pacientes que apresentem critérios de baixo risco de recidiva: grau tumoral I/II, RE positivo e idade > 50 anos.[48]

A irradiação da axila e de cadeias ganglionares locorregionais depende de critérios de mau prognóstico, como invasão de quatro ou mais LNs axilares, T3/T4, menos de 10 LNs retirados na cirurgia, invasão linfovascular e extensão extranodal das metástases em LNs. A presença de micrometástases em LNs axilares não constitui indicação para radioterapia axilar.[48]

Com o manejo conservador da axila após a incorporação do LNS no manejo cirúrgico, rotinas específicas devem ser tomadas buscando uniformidade na indicação de radioterapia axilar. Essas medidas também levam em consideração a terapia sistêmica aplicada à paciente.[48]

Nas pacientes submetidas à mastectomia, a radioterapia está indicada para os casos de T3/T4 e envolvimento axilar de quatro ou mais LNs. Condições como idade < 40 anos, triplo-negativo e invasão linfovascular também devem ser consideradas para indicação de radioterapia no plastrão torácico e nos LNs regionais.[48]

Para pacientes submetidas à quimioterapia neoadjuvante, a indicação de radioterapia está vinculada ao estadiamento inicial, no momento do diagnóstico, e não ao estadiamento patológico após a terapia.[48]

Pacientes submetidas à mastectomia com reconstrução imediata com retalhos autólogos apresentam menos efeitos colaterais associados à radioterapia, quando comparadas com pacientes submetidas à reconstrução com próteses de silicone e/ou expansor tecidual. Em caso de expansor, este deve ser mantido no mesmo volume durante todo o período de radioterapia.[48]

HIERARQUIA PARA INDICAÇÃO DE ADJUVÂNCIA

Não existem parâmetros específicos para determinar a ordem dos tratamentos adjuvantes, sendo muitas vezes aplicados de acordo com normas institucionais. Entretanto, de maneira quase universal, pacientes que necessitem de quimioterapia devem recebê-la prioritariamente. A aplicação da radioterapia vem a seguir, podendo ser concomitante com a hormonoterapia, mas muitos serviços preferem aguardar o término da radioterapia para iniciar o bloqueio hormonal. Isso se deve a um possível aumento de sintomas, como dores articulares e maior resposta inflamatória (fibrose) na área irradiada.[48]

Pacientes com HER-2 positivo devem iniciar a radioterapia tão logo terminem a quimioterapia, não havendo perda com o uso concomitante do trastuzumabe. A hormonoterapia também é realizada concomitantemente com trastuzumabe, quando indicada.[59]

Nos casos de reconstrução mamária com expansor tecidual, o processo de expansão deverá ser concluído antes do início da radioterapia, podendo, em algumas situações, ter seu volume diminuído para a sua realização, facilitando a distribuição de dose.[52]

■ Casos especiais de câncer de mama

Câncer de mama em homens, durante a gestação e a amamentação, em obesas e pós-cirurgia bariátrica, em portadores de mutações gênicas, entre outras situações incomuns, deverão ser discutidos isoladamente. Da mesma forma, situações que envolvam preservação da fertilidade devem também ser consideradas especiais. Deve-se ter em mente que medidas de preservação da fertilidade não representam *per se* atraso no tratamento. Muitas vezes, a paciente e a família encontram-se em situações clínicas e emocionais não controladas, podendo gerar perda de foco nos objetivos de controle da doença (situação normalmente mais dramática em mulheres mais jovens).[48]

REFERÊNCIAS

1. Instituto Nacional de Câncer. Estimativa 2020 : incidência de câncer no Brasil. Rio de Janeiro: INCA; 2019.

2. Instituto Nacional de Câncer. Atlas on-line de mortalidade [Internet]. Rio de Janeiro: INCA; 2021 [capturado em 8 dez. 2021]. Disponível em: https://www.inca.gov.br/app/mortalidade.

3. Ferlay J, Ervik M, Lam F, Colombet M, Mery L, Piñeros M, et al. Cancer today [Internet]. Global Cancer Observatory: Cancer Today. Lyon: International Agency for Research on Cancer; 2020 [capturado em 8 dez. 2021]. Disponível em: http://gco.iarc.fr/today/.

4. Sung H, Ferlay J, Siegel RL, Laversanne M, Soerjomataram I, Jemal A, et al. Global cancer statistics 2020: GLOBOCAN estimates of incidence and mortality worldwide for 36 cancers in 185 countries. CA A Cancer J Clin. 2021;71(3):209-49.

5. Menke CH, Biazús JV, Xavier N, Cavalheiro JA, Rabin EG, Bitelbrunn A, et al. Rotinas em mastologia. 2. ed. Porto Alegre: Artmed; 2007.

6. Hendrick RE, Monticciolo DL, Biggs KW, Malak SF. Age distributions of breast cancer diagnosis and mortality by race and ethnicity in US women. Cancer. 2021;127(23):4384-92.

7. Eliassen AH, Colditz GA, Rosner B, Willett WC, Hankinson SE. Adult weight change and risk of postmenopausal breast cancer. JAMA. 2006;296(2):193-201.

8. Gunter MJ, Hoover DR, Yu H, Wassertheil-Smoller S, Rohan TE, Manson JE, et al. Insulin, insulin-like growth facto-I, and risk of breast cancer in post-menopausal women. J Natl Cancer Inst. 2009;101(1):48-60.

9. Guo W, Fensom GK, Reeves GK, Key TJ. Physical activity and breast cancer risk: results from the UK Biobank prospective cohort. Br J Cancer. 2020;122(5):726-32.

10. Advani SM, Zhu W, Demb J, Sprague BL, Onega T, Henderson LM, et al. Association of breast density with breast cancer risk among women aged 65 years or older by age group and body mass index. JAMA Netw Open. 2021;4(8):e2122810.

11. Gierach GL, Ichikawa L, Kerlikowske K, Brinton LA, Farhat GN, Vacek PM, et al. Relationship between mammographic density and breast cancer death in the Breast Cancer Surveillance Consortium. J Natl Cancer Inst. 2012;104(16):1218-27.

12. Morrow M, Schnitt SJ, Norton L. Current management of lesions associated with an increased risk of breast cancer. Nat Rev Clin Oncol. 2015;12(4):227-38.

13. Beral V, Million Women Study Collaborators. Breast cancer and hormone-replacement therapy in the Million Women Study. Lancet. 2003;362(9382):419-27.

14. Rossouw JE, Anderson GL, Prentice RL, LaCroix AZ, Kooperberg C, Stefanick ML, et al. Risks and benefits of estrogen plus progestin in healthy postmenopausal women: principal results From the Women's Health Initiative randomized controlled trial. JAMA. 2002;288(3):321-3.

15. Mørch LS, Skovlund CW, Hannaford PC, Iversen L, Fielding S, Lidegaard Ø. Contemporary hormonal contraception and the risk of breast cancer. N Engl J Med. 2017;377(23):2228-39.

16. Sun Y-S, Zhao Z, Yang ZN, Xu F, Lu H-J, Zhu Z-Y, et al. Risk factors and preventions of breast cancer. Int J Biol Sci. 2017;13(11):1387-97.

17. Trinh XB, Tjalma WA, Makar AP, Buytaert G, Weyler J, van Dam PA. Use of the levonorgestrel-releasing intrauterine system in breast cancer patients. Fertil Steril. 2008;90(1):17-22.

18. Horn J, Asvold BO, Opdahl S, Tretli S, Vatten LJ. Reproductive factors and the risk of breast cancer in old age: a Norwegian cohort study. Breast Cancer Res Treat. 2013;139(1):237-43.

19. Rosato V, Bosetti C, Negri E, Talamini R, Dal Maso L, malvezzi M, et al. Reproductive and hormonal factors, family history, and breast cancer according to the hormonal receptor status. Eur J Cancer Prev. 2014;23(5):412-7.

20. White AJ, DeRoo LA, Weinberg CR, Sandler DP. Lifetime alcohol intake, binge drinking behaviors, and breast cancer risk. Am J Epidemiol. 2017;186(5):541-9.

21. Henderson TO, Amsterdam A, Bhatia S, Hudson MM, Meadows AT, Neglia JP, et al. Systematic review: surveillance for breast cancer in women treated with chest radiation for childhood, adolescent, or young adult cancer. Ann Intern Med. 2010;152(7):444-55.

22. Li CI, Uribe DJ, Daling JR. Clinical characteristics of different histologic types of breast cancer. Br J Cancer. 2005;93(9):1046-52.

23. Dillon DA, Guidi AJ, Schnitt SJ. Pathology of invasive breast cancer. In: Harris JR, Lippman ME, Morrow M, Osborne CK. Diseases of the breast. 4th ed. Philadelphia: Lippincott, Williams and Wilkins; 2009. p. 374-407.

24. Badve SS, Gokmen-Polar Y. Ductal carcinoma in situ of breast: update 2019. Pathology. 2019;51(6):563-9.

25. Morrow M, Burnstein HJ, Harris JR. Malignant tumors of the breast. In: DeVita VT,Lawrence TS, Rosenberg SA, editors. Cancer of the breast. Philadelphia: Wolters Kluwer, 2016.

26. Merril AL, Coopey SB, Tang R, McEvoyMP, Specht MC, Hughes KS, et al. Implications of new lumpectomy margin guidelines for Breast-Conserving Surgery: changes em reexcision rates and predictes raes of residual tumors. Ann Surg Oncol. 2016;23(3):729-34.

27. Tan PH, Ellis I, Allison K, Brogi E, Fox SB, Lakhani S, et al. The 2019 World Health Organization classification of tumours of the breast. Histopathology. 2020;77(2):181-5.

28. Fisher ER, Gregorio RM, Fisher B, Redmond C, Vellios F, Sommers SC. The pathology of invasive breast cancer: a syllabus derived from findings of the National Surgical Adjuvant Breast Project (protocol no. 4). Cancer. 1975;36(1):1-85.

29. World Health Organization. Breast tumors: WHO classification of tumors. 5th ed. Geneva: WHO; 2019. v. 2.

30. Van Bogaert LJ. Recent progress in the histological typing of human breast tumours. Diagn Histopathol. 1981;4(4):349-53.

31. Hilleren DJ, Andersson IT, Lindholm K, Linnell FS. Invasive lobular carcinoma: mammographic findings in a 10-year experience. Radiology.1991;178(1):149-54.

32. Michael M, Garzoli E, Reiner CS. Mammography, sonography and MRI for detection and characterization of invasive lobular carcinoma of the breast. Breast Dis. 2008;30:21-30.

33. Sinn HP, Kreipeb H. A brief overview of the WHO classification of breast tumors, 4th edition, focusing on issues and updates from the 3th edition. Breast Care. 2013;8(2):149-54.

34. Huober J, Gelber S, Goldhirsch A, Coates AS, Viale G, Öhlschlegel C, et al. Prognosis of medullary breast cancer: analysis of 13 International Breast Cancer Study Group (IBCSG) trials. Ann Oncol. 2012;23(11):2843-51.

35. Barkley CR, Ligibel JA, Wong JS, Lipsitz S, Smith BL, Golshan M. Mucinous breast carcinoma: a large contemporary series. Am J Surg. 2008;196(4):549-51.

36. Ross JS, Gay LM, Nozad S, Wang K, Ali SM, Boguniewicz A, et al. Clinically advanced and metastatic pure mucinous carcinoma of the breast: a comprehensive genomic profiling study. Breast Cancer Res Treat. 2016;155(2):405-13.

37. Bhosale SJ, Kshirsagar AY, Sulhyan SR, Sulhyan SR, Jagtap SV. Matrix-producing metaplastic breast carcinoma – a rare malignancy. Am J Case Rep. 2013;14:213-5.

38. Sisti A, Huayllani MT, Restrepo DJ, Boczar D, Advani P, Lu X, et al. Paget disease of the breast: a national retrospective analysis of the US popilation. Breast Dis. 2020;39(3-4):119-26.

39. Gobbi H. Classificação dos tumores da mama: atualização baseada na nova classificação da Organização Mundial da Saúde de 2012. J Bras Patol Med Lab. 2012;48(6):463-74.

40. Gnant M, Thomssen C, Harbeck N. St. Gallen/Vienna 2015: A brief summary of the consensus discussion. Breast Care. 2015; 10(2):124-30.

41. Frederic A, Sarah D, Van Calsteren Kristel, Sibylle L, Michael H, Lieselot B et al. Breast cancer in pregnancy: recommendations of an international consensus meeting. Eur J Cancer. 2010;46(18):3158-68.

42. Shachar SS, Gallagher K, McGuire K, Zagar TM, Faso A, Muss HB, et al. Multidisciplinary management of breast cancer during pregnancy. Oncologist. 2017;22(3):324-34.

43. Khan NAJ, Tirona M. An updated review of epidemiology, risk factors, and management of male breast cancer. Medical Oncology. 2021;38(4):39.

44. Perou CM, Sorlie T, Eisen MB, van de Rijn M, Jeffrey SS, Rees CA, et al. Molecular portraits of human breast tumours. Nature. 2000;406(6797):747-52.

45. Tsang JYS, Tse GM. Molecular classification of breast cancer. Adv Anat Pathol. 2020;27(1):27-35.

46. Krop I, Ismaila N, Andre F, Bast RC, Barlow W, Collyar DE, et al. Use of biomarkers to guide decisions on adjuvant systemic therapy for women with early-stage invasive breast cancer: American Society of Clinical Oncology Clinical Practice Guideline Focused Update. J Clin Oncol. 2017;35(24):2838-47.

47. Giuliano AE, Edge SB, Hortobagy CN. Eighth Edition of AJCC cancer staging manual: breast cancer. Ann Surg Oncol. 2018;25(7):1783-5.

48. National Comprehensive Cancer Network. Breast Cancer [Internet]. Plymouth: NCCN; 2021 [capturado em 8 dez. 2021]. Disponível em: http://www.nccn.org.

49. Biazús J, Cericatto R, Zucatto AE e colaboradores. Refinamentos em cirurgia oncoplástica. In: de Lucena CEM, Paulinelli RR, Pedrini JL, editores. Oncoplastia reconstrução mamária. Rio de Janeiro: MedBook; 2017. p.205-12.

50. Veronesi U, Saccozzi R, Del Vecchio M, Banfi A, Clemente C, De Lena M, et al. Comparing radical mastectomy with quadrantectomy, axillary dissection and radiotherapy in patients with small cancers of the breast. N Engl J Med. 1981;305(1):6-11.

51. Fischer B, Anderson S, Bryant J, Margolese RG, Deutsch M, Fisher ER, et al. Twenty-year follow-uo of a randomized trial comparing total mastectomy, lumpectomy, and lumpectomy plus irradiation for the treatment of invasive breast cancer. N Engl J Med. 2002;347(16):1233-41.

52. Biazús JV, Zucatto AE, Melo MP. Cirurgia da Mama. 2. ed. Porto Alegre: Artmed; 2012.

53. Frasson A, Novita G, Millen E, Zerwes F, Brenelli F, Urban C, et al. Doenças da mama: guia de bolso baseado em evidências. São Paulo: Atheneu; 2013.

54. Petit JY, Rietjens M, Lohsiriwat V, Rey P, Garusi C, De Lorenzi F, et al. Update on breast reconstruction techniques and indications. World J Surg. 2012;36(7):1486-97.

55. Stumpf CC, Zucatto AE, Cavalheiro JAC, Melo MP, Cericato R, Damin APS, et al. Oncologic safety of immediate autologous fat graftingfor recosntruction in breast conserving sugery. Breast Cancer Res Treat. 2020;180(2):301-9.

56. Tutt ANJ, Garber JE, Kaufman B, Viale G, Fumagalli D, Rastogi P, et al. Adjuvant olaparib for patients with BRCA1- or BRCA2-mutated breast cancer. N Engl J Med. 2021;384(25):2394-2405.

57. Harbeck N, Rastogi P, Martin M, Tolaney SM, Shao ZM, Fasching PA, et al. Adjuvant abemaciclib combined with endocrine therapy for high-risk early breast cancer: updated efficacy and Ki-67 analysis from the monarchE study. Ann Oncol. 2021;32(12):1571-81.

58. Noone AM, Cronin KA, Altekruse SF, Howlader N, Lewis DR, Petkov VI, et al. Cancer incidence and survival trends by subtype using data from the Surveillance Epidemiology and End Results Program, 1992-2013. Cancer Epidemiol Biomarkers Prev. 2017;26(4):632-41.

59. von Minckwitz G, Huang CS, Mano MS, Loibl S, Mamounas EP, Untch M, et al. Trastuzumab emtansine for residual invasive HER-2-positive breast cancer. N Engl J Med. 2019;380(7):617-28.

PARTE 5

GINECOLOGIA ENDÓCRINA

29

PUBERDADE PRECOCE*

SOLANGE GARCIA ACCETTA
JAQUELINE NEVES LUBIANCA
CRISTIANO CAETANO SALAZAR
ALBERTO MANTOVANI ABECHE

As modificações biológicas que acontecem na adolescência são conhecidas como puberdade, sendo as mais evidentes o crescimento em estatura e o desenvolvimento de caracteres sexuais secundários. A puberdade normal se inicia entre 8 e 13 anos (média de 10,5 anos) para meninas e entre 9 e 14 anos para meninos.[1] A definição do desenvolvimento puberal normal é baseada nos achados de 95% da população, ou até dois desvios-padrão (DP) da média do início das transformações puberais. Apesar de ocorrerem pequenas variações individuais, tanto na época de início quanto na sequência da maturação sexual, o processo costuma durar em média 3 a 4 anos em ambos os sexos. Meninas afrodescendentes tendem a finalizar o processo em idade mais precoce do que meninas brancas.

Nas meninas, o primeiro sinal da puberdade costuma ser o aparecimento do botão ou broto mamário (telarca), seguido do surgimento dos pelos terminais (pubarca), do estirão de crescimento linear e, por último, da primeira menstruação (menarca). O botão mamário pode ser inicialmente unilateral, não caracterizando anormalidade. O intervalo de tempo entre a telarca e a pubarca costuma ser de 6 meses. Em alguns casos, mais observados em afrodescendentes, a pubarca pode preceder a telarca como um achado normal.[2]

Marshall e Tanner, na década de 1960, descreveram cinco categorias de desenvolvimento puberal.[2] Até hoje, os estágios de Marshall e Tanner (Figura 29.1) orientam os padrões de normalidade, e desvios nesses parâmetros podem sinalizar situações como puberdade precoce ou tardia.

Definição

Define-se classicamente como puberdade precoce (PP) o surgimento de sinais físicos de puberdade antes dos 8 anos para meninas e dos 9 anos para meninos.

O impacto da doença no desenvolvimento do paciente pode ser tanto físico, por acarretar a perda do potencial de estatura final, como psicológico, por ficar discordante das crianças do seu convívio, sem um proporcional desenvolvimento psíquico.

Estudos dos últimos anos têm demonstrado que a exposição aos estrogênios em idade precoce aumenta o risco de câncer de mama, até mais que nas mulheres com menopausa tardia.[3,4] No estudo ELSA (Brasil), além das evidências de maior risco para câncer de mama, foi possível identificar um aumento de 34% no risco de diabetes em meninas com menarca antes dos 11 anos.[3]

A prevalência estimada de PP central é de aproximadamente 1 em cada 5.000 a 10.000 entre brancos, sendo maior em meninas do que em meninos (cerca de 10:1). Devido ao curso rápido e dinâmico que pode muitas vezes tomar, o pro-

---

*Os coautores agradecem a Fernando Freitas pela contribuição dada à construção deste capítulo na edição anterior.

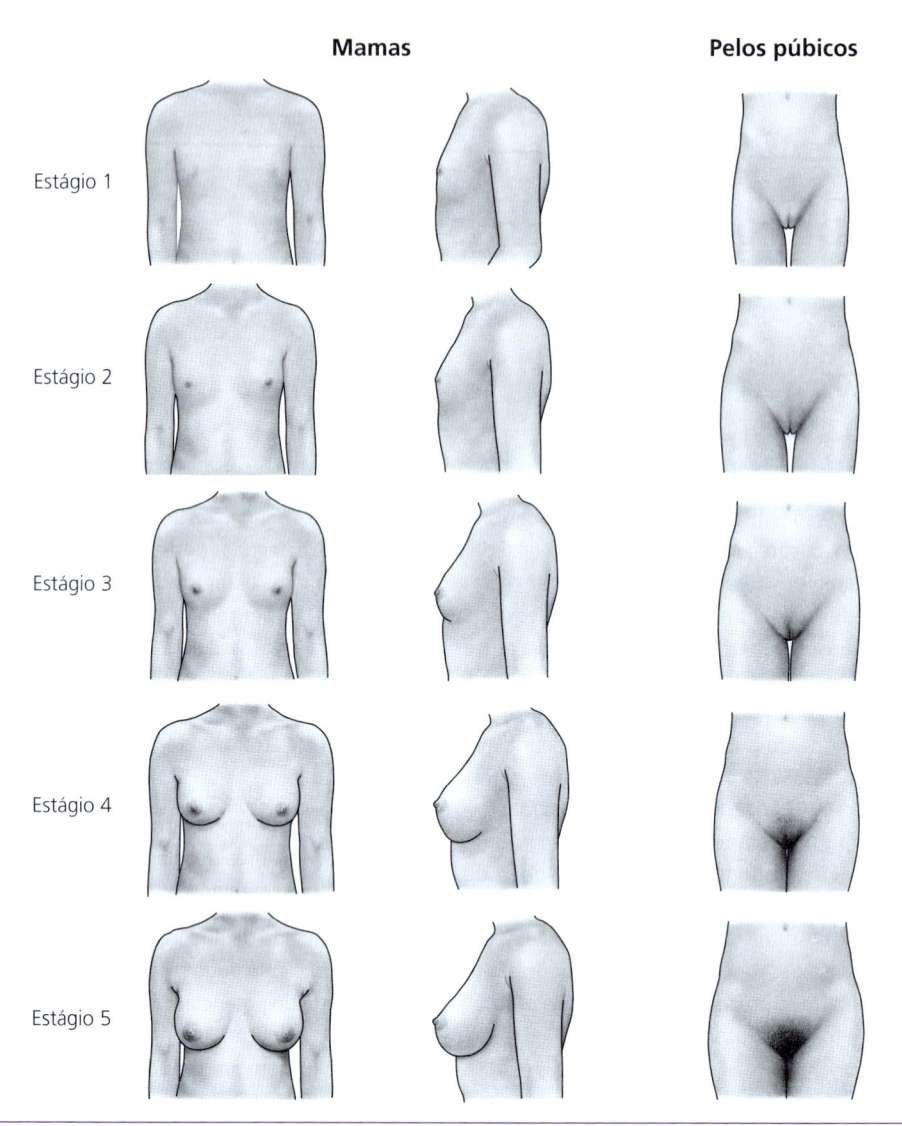

FIGURA 29.1 – Desenvolvimento puberal (mamas e pelos púbicos) segundo os estágios de Marshall e Tanner.
Fonte: Hoffmann e colaboradores.[2]

blema deve ser precocemente reconhecido e avaliado com relação a progressão da puberdade e da idade óssea (IO), crescimento estatural, desenvolvimento das funções reprodutivas e ajustamento psicossocial.[5]

Desde o final do século XIX, é observada uma tendência de o processo puberal ocorrer em idades mais precoces, e isso é percebido como resultado da melhora da qualidade de saúde, saneamento e nutrição. Além de um estudo de base populacional de Herman-Giddens e colaboradores (1997), outro estudo americano de Biro e colaboradores (2013) demonstrou resultados que apontam para a diminuição da idade do início do processo puberal.[6,7] Neste último, 22% das meninas negras e 10% das brancas estavam no segundo estágio de desenvolvimento mamário (M2) na idade de 7 anos, e todas atingiam esse estágio na idade de 9,26 anos. Alguns autores associam essa tendência ao aumento de peso corporal da população, principalmente a obesidade infantil. A obesidade poderia aumentar a biodisponibilidade de estrogênios a partir da atividade da aromatase e do decréscimo dos níveis de globulina ligadora de hormônio sexual (SHBG, *sex hormone-binding globulin*). Um estudo recente concluiu que a idade da telarca diminuiu em média quase 3 meses por década de 1977 a 2013. As idades médias no estágio M2 de Marshall e Tanner variaram de 9,8 a 10,8 anos na Europa, de 9,7 a 10,3 anos no Oriente Médio, de 8,9 a 11,5 anos na Ásia, de 8,8 a 10,3 anos nos Estados Unidos e de 10,1 a 13,2 anos na África.

Esse achado traz um novo desafio na tomada de decisão, que diz respeito a quando iniciar a investigação da "puberdade precoce", uma vez que a definição tradicional pode estar desatualizada, pelo menos em algumas regiões do mundo.[8]

◾ Classificação

A PP é classificada de acordo com as manifestações clínicas e o processo subjacente em puberdade precoce dependente de gonadotrofinas (PPDG), ou central, e puberdade precoce independente de gonadotrofinas (PPIG), ou periférica. Variantes da puberdade normal (telarca prematura isolada, pubarca prematura isolada, menarca precoce isolada) também são abordadas neste capítulo.

◾ Quadro clínico

Os sinais clínicos que costumam levar à suspeita de PP são o aparecimento precoce de mamas e pelos (estágio de Marshall e Tanner 2) e a aceleração da velocidade de crescimento (mudança no percentil de estatura para a idade ou aumento da taxa anual de crescimento). Às vezes, a adrenarca, a telarca e o estirão puberal ocorrem ao mesmo tempo. Raramente, a menarca é o primeiro sinal de PP. Na maioria das vezes, trata-se de menarca isolada precoce ou outra condição clínica capaz de provocar sangramento genital, devendo ser investigada.

Para a confirmação do diagnóstico de PP, é necessário que haja evidência de maturação esquelética precoce (IO maior que idade cronológica, com aceleração progressiva) e padrão puberal de secreção de gonadotrofinas e esteroides sexuais.

O desenvolvimento precoce de caracteres sexuais secundários, de forma isolada, pode ser frequentemente considerado uma variante da normalidade; entretanto, nesses casos, a radiografia de mãos e punhos para determinação de IO não demonstra maturação epifisária acelerada (a IO é compatível com a cronológica).

◾ Avaliação diagnóstica

Uma avaliação cuidadosa deve ser realizada em toda menina apresentando caracteres sexuais secundários antes dos 8 anos. O protocolo para a avaliação diagnóstica da PP no Hospital de Clínicas de Porto Alegre (HCPA) encontra-se na **Figura 29.2**. A preocupação e a extensão da avaliação devem ser maiores quanto menor for a idade da criança.

PASSO 1 – AVALIAÇÃO INICIAL

São fundamentais a anamnese e o exame físico dirigidos à suspeita de PP, seguidos de radiografia de mãos e punhos para determinação de IO (maturação da epífise óssea).

Na história da paciente, busca-se: idade e duração das primeiras modificações; idade de início do desenvolvimento puberal nos pais e irmãos; evidências de aceleração no crescimento linear; presença de cefaleia, convulsões, história prévia de infecções no sistema nervoso central (SNC) ou traumatismo craniencefálico (TCE), inclusive no período neonatal; história de dor ou distensão abdominal (investigação de processo ovariano); e exposição a esteroides exógenos (medicamentos ou cosméticos).

No exame físico, é fundamental avaliar peso, altura e cálculo da velocidade de crescimento (centímetros por ano), além da determinação do estágio de Marshall e Tanner para mamas e pelos pubianos (ver **Figura 29.1**). O desenvolvimento dos caracteres sexuais secundários deve ser registrado de forma objetiva conforme o estágio. Além disso, pode-se registrar o diâmetro do tecido glandular palpável e do complexo areolomamilar.

Ainda no exame físico, é importante avaliar sinais que sugiram possíveis causas para precocidade puberal: palpação abdominal (em busca de massas ovarianas), ectoscopia (em busca de

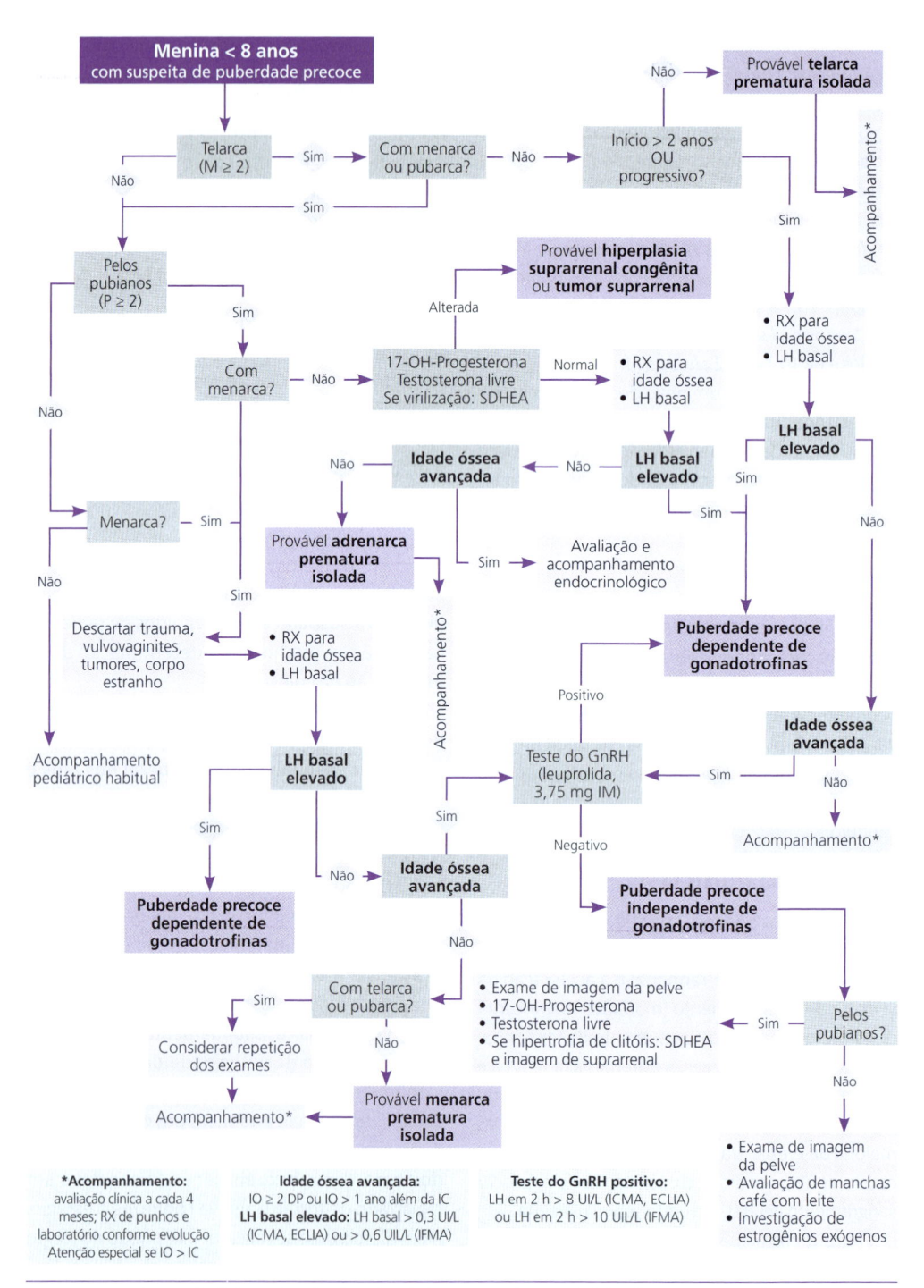

FIGURA 29.2 – Protocolo de investigação de puberdade precoce do Hospital de Clínicas de Porto Alegre.

DP, desvio-padrão; ECLIA, eletroquimioluminescência; GnRH, hormônio liberador de gonadotrofina; IC, idade cronológica; ICMA, ensaio imunoquimioluminescente; IFMA, imunofluorimetria; IM, intramuscular; IO, idade óssea; LH, hormônio luteinizante; RX, raio X; SDHEA, sulfato de desidroepiandrosterona; UI, unidades internacionais.

sinais de hiperandrogenismo, ou de manchas café com leite, as quais podem sugerir neurofibromatose ou síndrome de McCune-Albright), entre outros.

A determinação da IO pela radiografia de mão e punho esquerdo é fundamental: quando o avanço exceder um ano ou dois DPs para idade cronológica, deve-se proceder à avaliação adicional. Se a IO for normal ou apenas levemente avançada e outras características clínicas forem típicas, nenhum outro teste é necessário, pois a probabilidade de PP é remota. De qualquer forma, é importante acompanhar essas crianças a cada quatro meses durante o primeiro ano, para verificar se não desenvolverão PP futuramente.

PASSO 2 – DETERMINAÇÃO DO TIPO DE PUBERDADE PRECOCE

CLASSIFICAÇÃO QUANTO À FISIOPATOLOGIA

É fundamental classificar a PP quanto à liberação e à resposta às gonadotrofinas, a fim de delinear seguimento, terapia e prognóstico. Como referido antes, classifica-se a PP em PPDG e PPIG.

Puberdade precoce central ou dependente de gonadotrofinas (PPDG)

Também chamada de PP verdadeira, é causada pela maturação prematura do eixo hipotálamo-hipófise-ovariano (HHO). O hormônio luteinizante (LH, *luteinizing hormone*) é secretado de forma pulsátil, à semelhança da puberdade na idade fisiológica. Após a administração de um análogo do hormônio liberador de gonadotrofina (GnRH, *gonadotropin-releasing hormone*) (teste de estímulo), ocorrem pulsos espontâneos de maior amplitude e aumento da concentração do LH plasmático.[9]

A PPDG caracteriza-se pela maturação habitual sequencial das mamas e dos pelos pubianos. Essa progressão é variável, geralmente mais lenta nos casos idiopáticos, mas exagerada nas situações em que há doença central. As características secundárias estão de acordo com o sexo genético da paciente (portanto, é isossexual).

Puberdade precoce periférica ou independente de gonadotrofinas (PPIG)

Também conhecida como pseudopuberdade precoce ou incompleta, não depende da ativação do eixo hipotálamo-hipofisário.

⭐ A PPIG é causada pelo excesso de secreção de hormônios (estrogênios ou andrógenios) produzidos pelas gônadas ou pelas suprarrenais, ou, ainda, por fontes exógenas de esteroides sexuais. Não ocorrem pulsos espontâneos de LH, os níveis das gonadotrofinas estão normais (suprimidos, como devem ser, a níveis pré-puberais) e não aumentam com o estímulo de GnRH. A progressão puberal pode ou não ocorrer na sequência habitual da puberdade normal (telarca, pubarca e menarca). Secundariamente, define-se se as características sexuais são apropriadas para o sexo (isossexual) ou inapropriadas (heterossexual), com virilização nas meninas.

INVESTIGAÇÃO LABORATORIAL E TESTES FUNCIONAIS

O primeiro passo é a dosagem de hormônio folículo-estimulante (FSH, *follicle-stimulating hormone*) e LH basais. Quando o LH basal for maior que 0,6 unidades internacionais por litro (UI/L) por imunofluorimetria (IFMA) ou maior que 0,3 UI/L por ensaio imunoquimioluminescente (ICMA, *immunochemiluminescent assay*) ou eletroquimioluminescência (ECLIA), o diagnóstico de PPDG é firmado. Usando ICMA e ECLIA, os autores sugerem que um LH basal de 0,3 UI/L é indicativo de PPDG, evitando a necessidade do teste de estímulo com análogo de GnRH (GnRHa).[10] No entanto, como a sensibilidade do exame basal é variável, pode haver necessidade de teste funcional nos casos em que se observar puberdade rapidamente progressiva no período de 4 a 6 meses.[10]

Segundo outro estudo, uma dosagem de LH basal ≤ 0,2 UI/L (ICMA) indica que não ocorrerá progressão de puberdade com sensibilidade de 100% e especificidade de 90,5%.[11] Outro autor sugere avaliar a ativação do eixo quando há LH basal ≥ 0,2 UI/L por ensaio imunorradiométrico (IRMA, *immunoradiometric assay*, não disponível no HCPA) ou usando um escore prático quando houver 2 de 3 critérios presentes (Tanner > M3, LH basal ≥ 0,2 UI/L ou FSH ≥ 1,6 UI/L). A presença dos três critérios leva a 75,8% de sensibilidade, 72% de especificidade, 74% de valor preditivo positivo e 73,9% de valor preditivo negativo.[12]

O teste funcional classicamente realizado emprega o GnRH, mas, quando for indisponível, pode-se utilizar um análogo sintético. No Ambulatório de Ginecologia Infanto-Puberal do HCPA, utiliza-se o teste de estímulo com acetato de leuprolida na dose de 3,75 mg por via intramuscular (IM), conforme recomendado pelo Ministério da Saúde, com base no estudo brasileiro de Brito e colaboradores, de 2004 (Quadro 29.1).[13]

A especificidade e o valor preditivo positivo de altos níveis de LH basal e após estímulo chegam a 100% para o diagnóstico de PPDG.[14]

Batagglia e colaboradores (2003) avaliaram o papel do Doppler de artérias uterinas como um exame adicional para confirmação do diagnóstico de PP. Sessenta e nove meninas com idade inferior a 8 anos e desenvolvimento puberal foram avaliadas por meio do teste com GnRH e com ultrassonografia pélvica. O volume uterino foi significativamente maior nas meninas com resposta puberal ao teste de GnRH (volume de 7,48 mL) do que em meninas com teste negativo (volume de 1,36 mL) (P = 0,006). Nas meninas com teste positivo, observou-se a linha endometrial em 87,5% dos casos, além de baixa impedância das artérias uterinas na avaliação ao Doppler.[15]

PASSO 3 – DETERMINAÇÃO/INVESTIGAÇÃO DA ETIOLOGIA

CAUSAS DE PPDG

Mais de 80% dos casos de PPDG são idiopáticos.[1] Entretanto, uma série de alterações do SNC pode causar a ativação prematura do eixo HHO, sendo obrigatório descartar doenças dessa ordem. Vários tumores podem induzir precocidade, incluindo hamartomas hipotalâmicos (a lesão mais comum em meninas muito jovens), craniofaringeomas, astrocitomas, gliomas, neurofibromas, pinealomas, ependimomas, cistos e teratomas suprasselares – todos próximos ao hipotálamo.

Causas não tumorais incluem radioterapia cerebral, encefalite, meningite, hidrocefalia, defeitos congênitos de linha média (como hipoplasia de nervo óptico), desenvolvimento anormal do crânio secundário à rickettsiose e síndrome de von Recklinghausen (neurofibromatose). Um TCE pode estimular o desenvolvimento sexual central, geralmente com latência de 1 a 2 meses.

Entre as causas genéticas, mutações específicas tipo *gain-of-function* (ativação) no gene da Kisspeptina (KISS1 e KISS1R) e mutação que inativa o gene KRN3 (PPDG familiar) têm sido associadas à PPDG.[1]

Um processo de PPDG pode ocorrer em consequência à exposição a elevados níveis de hormônios sexuais ou a praticamente qualquer causa de PPIG que tenha duração prolongada (p. ex., crianças com hipotireoidismo não tratado, hiperplasia suprarrenal congênita não controlada ou síndrome de McCune-Albright). Presume-se que um

---

Quadro 29.1 – Teste de estímulo com análogo de GnRH

1. Dosar LH, FSH e estradiol basais*
2. Administrar acetato de leuprolida (3,75 mg IM em dose única)
3. Dosar LH e FSH em 120 minutos
4. Verificar ponto de corte para diagnóstico de PPDG: superior a 8 UI/L por técnica de ICMA/ECLIA; superior a 10 UI/L por IFMA
5. Realizar medida auxiliar: dosar esteroides sexuais 24 h após o acetato de leuprolida

*O FSH basal e o FSH pós-estímulo não são úteis para diferenciar crianças púberes de pré-púberes; são medidos apenas para verificar a bioatividade da leuprolida injetável. Um nível de FSH baixo ou suprimido no teste funcional sugere PPIG.
ECLIA, eletroquimioluminescência; GnRH, hormônio liberador de gonadotrofina; FSH, hormônio folículo-estimulante; ICMA, ensaio imunoquimioluminescente; IFMA, imunofluorimetria; IM, intramuscular; LH, hormônio luteinizante; PPDG, puberdade precoce dependente de gonadotrofinas; PPIG, puberdade precoce independente de gonadotrofinas; UI, unidades internacionais.

mecanismo central de controle do início da puberdade seja ativado à medida que se atinge um limiar crítico de desenvolvimento somático secundário à produção prematura de estrogênio – a despeito de sua origem. Isso explica vários casos de puberdade progressiva, apesar do tratamento eficaz de causas periféricas.

Investigação adicional para PPDG

Pacientes com LH basal ou após estímulo elevado necessitam de exame de imagem para verificar se existe alguma causa identificável para PP no SNC,[16] sobretudo quando há sinais neurológicos sugestivos (p. ex., papiledema à fundoscopia ocular ou restrição de campo visual).

O exame de escolha é a ressonância magnética (RM) com contraste. A RM sem contraste, apesar de mais simples tecnicamente, pode não detectar a lesão mais frequente do SNC, o hamartoma hipofisário.[17]

É bastante controversa a realização de exames de imagem em meninas de baixo risco para PP, como aquelas que se apresentam após os 6 anos de idade.[18] No estudo de Chalumeau e colaboradores (2002), nenhuma lesão de SNC foi evidenciada em um grupo de meninas com início da puberdade ao redor dos 6 anos e concentrações de estradiol < 12 pg/mL. Já Mogensen e colaboradores (2012) encontraram lesões de SNC em mais de 15% das meninas com início da puberdade entre 6 e 9 anos.[19,20] Assim, existem poucos subsídios para excluir definitivamente esse grupo da investigação.

Além disso, os níveis de estradiol podem ser medidos para estabelecer o grau de avanço bioquímico da puberdade.

No caso de qualquer suspeita clínica de hipotireoidismo, devem-se solicitar testes de tireoide.

Crianças submetidas à radioterapia do SNC devem ser investigadas para deficiência concomitante de hormônio de crescimento (GH, *growth hormone*).

CAUSAS DE PPIG

A causa mais comum de PPIG são os cistos foliculares funcionantes de ovário. Esses cistos podem surgir e regredir espontaneamente, por isso o manejo conservador é apropriado.

Tumores de células da granulosa podem causar PPIG isossexual; tumores de células de Sertoli/Leydig (arrenoblastoma), tumores puros de células de Leydig e gonadoblastomas podem produzir androgênios e causar PPIG heterossexual. Teratomas, tumores de células lipoides, cistoadenomas e mesmo neoplasias ovarianas foram relatados como causa de precocidade sexual. Devido a níveis irregulares de hormônios circulantes, as meninas podem ter uma menarca precoce. Nesses casos, o sangramento costuma ser irregular, volumoso e, muitas vezes, prolongado – claramente anovulatório.

Além de estrogênios e androgênios, esses tumores podem secretar gonadotrofina coriônica humana (hCG, *human chorionic gonadotropin*). A produção ectópica de hCG é uma causa rara de precocidade sexual, sendo responsável por menos de 0,5% dos casos. Os tumores produtores de hCG mais comuns são o corioepitelioma e o disgerminoma ovarianos e o hepatoblastoma hepático.[21]

Causas suprarrenais de excesso de androgênios incluem tumores produtores de androgênios e defeitos enzimáticos na biossíntese de esteroides suprarrenais (hiperplasia suprarrenal congênita por deficiência de 21-hidroxilase). A dosagem de 17-OH-progesterona é utilizada como forma de rastreamento populacional por meio do rastreamento neonatal biológico ("teste do pezinho"). Em neonatos, os valores dependem da idade gestacional ao nascimento, da idade de coleta do material para exame e do peso ao nascimento.

Os valores de referência do ponto de corte para rastreamento da hiperplasia suprarrenal congênita por deficiência de 21-hidroxilase variam de acordo com a metodologia, o peso ao nascimento e a condição clínica do recém-nascido. Os valores da 17-OH-progesterona neonatal em um recém-nascido afetado pela forma perdedora de sal geralmente estão acima dos valores de referência; entretanto, os pacientes com as formas virilizantes simples, em algumas situações, podem não ser diagnosticados pelo rastreamento neonatal. Além disso, o uso de glicocorticosteroide antenatal pela mãe, devido à sua passagem transplacentária, pode suprimir a produção de 17-OH-progesterona no neonato, ocasionando resultados falso-negativos.[22,23]

Em um estudo realizado no HCPA em meninas investigadas devido à pubarca prematura, o diagnóstico de deficiência de 21-hidroxilase ocorreu em 21,42% dos casos.[24] A pubarca prematura também pode ser a apresentação de um distúrbio hereditário do metabolismo de esteroides suprarrenais, incluindo deficiência de 11-β-hidroxilase, deficiência de 3-β-hidroxiesteroide-desidrogenase tipo 2, deficiência de hexose-6-fosfato-desidrogenase e deficiência PAPSS2.

Tumores suprarrenais produtores de estrogênios podem levar à feminização. Raras vezes, tumores suprarrenais produzem androgênios e estrogênios.

Tumores hipofisários secretores de gonadotrofinas são extremamente raros em crianças, mas podem ser associados à PPIG devido a níveis elevados de FSH e/ou LH.

⚠ A feminização tem sido atribuída à exposição excessiva a estrogênios pelo uso de cremes, pomadas e *sprays*. Familiares que utilizam estrogênios tópicos para tratar os sintomas da menopausa, por exemplo, podem facilitar o uso inadvertido de hormônios pela menina. A ingestão de hormônios exógenos deve ser suspeitada em todos os casos de precocidade, especialmente se há pigmentação escura dos mamilos e da aréola, um efeito dos estrogênios sintéticos. Outras possíveis fontes de exposição de estrogênio incluem a contaminação dos alimentos com hormônios, os fitoestrogênios (p. ex., a soja), os remédios populares e o estrogênio tópico para tratamento de sinequias de pequenos lábios.

A síndrome de McCune-Albright (SMA) é um distúrbio raro que se manifesta pela tríade de PP periférica, manchas café com leite na pele e displasia fibrosa óssea. Meninas afetadas tendem a produzir estrogênios em excesso. A SMA deve ser considerada em meninas com formação recorrente de cistos foliculares e menstruações cíclicas.[25] Em meninas que se apresentam com sangramento vaginal, o aumento ovariano tem sido confundido com tumor de ovário, levando, muitas vezes, à ooforectomia inadvertida.[26] Por isso, meninas que se apresentam com sangramento vaginal prematuro devem ser cuidadosamente avaliadas para descartar SMA. A SMA também pode estar associada a adenomas secretores de GH e prolactina, hipertireoidismo, hiperparatireoidismo, hipercortisolemia de origem suprarrenal, osteomalácia, hepatite, pólipos intestinais e arritmias cardíacas.

Crianças com hipotireoidismo grave de longa data podem apresentar PPIG e, posteriormente, evoluir para PPDG. Os achados incluem desenvolvimento mamário precoce, galactorreia e sangramento menstrual irregular.[27] Isso é tradicionalmente referido como síndrome de *overlap* ou van Wyk-Grumbach. Os sinais de puberdade regridem com o uso da levotiroxina. O mecanismo proposto é o estímulo cruzado dos receptores de FSH pelos altos níveis de tireotrofina (TSH).[28] Nesses casos, a radiografia de mãos e punhos pode apresentar IO normal ou até mesmo atrasada.

Investigação adicional para PPIG

Além dos dados da anamnese e do exame físico antes mencionados, deve-se solicitar:

- Testosterona e estradiol.
- LH e FSH.
- Nos casos de hiperandrogenismo, sulfato de desidroepiandrosterona (SDHEA) e 17-hidroxiprogesterona basal. Nas situações com suspeita de síndrome de Cushing, deve-se encaminhar a paciente ao endocrinologista para realização dos testes funcionais apropriados. É necessário descartar doença tireoidiana.
- Ultrassonografias abdominal e pélvica, para identificar a presença de cisto ou tumor de ovário. O exame pélvico também pode ser utilizado para monitorar a progressão puberal em meninas: alterações de volume uterino acima de 2 mL sugerem puberdade progressiva.

VARIANTES DA NORMALIDADE

TELARCA PREMATURA ISOLADA

Ocorre geralmente nos primeiros cinco anos de vida e é autolimitada, sem necessidade de tratamento. O seguimento revela que essas crianças desenvolvem uma puberdade normal, com crescimento e saúde reprodutiva dentro do habitual. As mamas podem regredir após alguns meses; podem tornar a crescer e novamente regredir por vários anos; e podem permanecer aumentadas até a puberdade.

> Em muitos casos de desenvolvimento de mamas, é possível observar o predomínio do hormônio FSH associado à obesidade e à formação transitória de cistos de ovários no início do processo puberal. Esse desenvolvimento da puberdade, embora atípico, pode ser progressivo e, atualmente, responde por um percentual importante dos casos de desenvolvimento puberal precoce. Por isso, essas meninas precisam ser mantidas em acompanhamento.[29]

ADRENARCA PREMATURA ISOLADA

O surgimento de pelos pubianos e axilares antes dos 8 anos em meninas é consequência de um aumento modesto nos níveis de andrógenios suprarrenais, androstenediona, desidroepiandrosterona e SDHEA. Não ocorre hipertrofia de clitóris, e o avanço na IO é inferior a 2 DP. O tratamento não é necessário, uma vez que a aceleração do crescimento e a maturação óssea não têm maior influência na puberdade ou na estatura final. Essas pacientes devem ser avaliadas periodicamente, pois podem, segundo alguns autores, ter uma incidência maior de anovulação, hirsutismo e hiperinsulinemia.[30,31]

Em todas as meninas com sinais precoces de virilização, deve-se excluir hiperplasia suprarrenal congênita não clássica. Embora seja raramente encontrada em crianças pré-púberes que apresentem apenas crescimento de pelos pubianos, cerca de 1 a 5% das mulheres com queixa de hirsutismo têm um quadro bioquímico consistente com essa condição autossômica recessiva.

MENARCA PREMATURA ISOLADA

A menarca prematura, sem outra evidência de maturação sexual, é uma condição muito rara. É necessário investigar infecções, presença de corpo estranho intravaginal, traumatismos, abuso sexual, neoplasias (p. ex., adenocarcinoma de células claras da vagina) e uso indevido de estrogênios exógenos. Na menarca isolada, o crescimento é normal, bem como os caracteres sexuais secundários e a fertilidade. Nesses casos, não há alteração hormonal, não há avanço da IO, nem identificação de endométrio à ultrassonografia pélvica. Talvez ela decorra de uma sensibilidade maior aos estrogênios ou, ainda, a um estímulo não sustentado de gonadotrofinas.[32-34]

Tratamento

O objetivo do tratamento é garantir o desenvolvimento psicossocial e o crescimento pôndero-estatural adequados durante a infância e a adolescência, a fim de alcançar a vida adulta com saúde.

TRATAMENTO DE PPDG

Se uma etiologia específica para a PP é identificada, deve-se tratar inicialmente a causa subjacente. O tratamento neurocirúrgico ou radioterápico de tumores em hipotálamo, hipófise ou adjacências deve ser individualizado para cada paciente. Todavia, a PPDG costuma ser idiopática, sem nenhuma causa orgânica. Para os casos idiopáticos de PPDG rapidamente progressiva, indica-se o uso contínuo de GnRHa, que inibe a liberação de gonadotrofinas pela hipófise e, por conseguinte, a produção dos esteroides sexuais produzidos pelos ovários. A necessidade de tratamento é baseada na apresentação clínica e na progressão do desenvolvimento puberal. Nos casos em que a IO é ≥ 12 anos, o tratamento com GnRHa não traz benefícios.

> Os GnRHa são considerados seguros e são bem tolerados. Em nosso meio, o acetato de leuprolida e a triptorrelina são as medicações mais utilizadas, devido à disponibilidade pela divisão de Medicamentos Especiais do Sistema Único de Saúde (SUS). No HCPA, utiliza-se acetato de leuprolida na dose de 3,75 mg IM a cada 28 dias. Após a terceira dose, solicita-se dosagem de LH 2 horas após a aplicação do análogo, a fim de avaliar a adequação do bloqueio. Níveis abaixo de 4 UI/L (por IFMA, ICMA ou ECLIA) são considerados ideais.[35]

⚠️ Meninas que iniciam o desenvolvimento puberal pouco antes dos 8 anos e que seguem o padrão familiar costumam ter progressão de desenvolvimento lento e manter padrão de estatura compatível com seus pais. Nesses casos, na maioria das vezes, não é necessário iniciar o tratamento. Deve-se acompanhar e orientar os familiares e a paciente, ressaltando a importância do combate à obesidade e o estímulo à realização de atividades físicas, a fim de desacelerar o processo.

Entretanto, nas meninas que apresentarem progressão rápida com projeção de perda importante da estatura final (perspectiva de perda de estatura maior que 2 DP ou previsão de estatura adulta menor que 150 cm), o tratamento deverá ser iniciado.[1]

A eficácia do GnRHa no ganho estatural ocorre em meninas com idade inferior a 6 anos, em comparação com a administração após os 8 anos, sendo que esta última não apresentou resultados significativos sobre a estatura final.[36]

🎁 É importante considerar, entretanto, não apenas os aspectos biológicos, mas também os psicossociais. Mesmo nos casos em que não há indicação de tratamento medicamentoso, considera-se oportuno oferecer orientação e apoio psicológico à criança e à sua família, para auxiliá-los a superarem as repercussões sociais e psíquicas que frequentemente são provocadas pelo desenvolvimento puberal precoce.

SEGUIMENTO E TÉRMINO DO TRATAMENTO

A adequação do tratamento com GnRHa pode ser avaliada com base em parâmetros clínicos (estabilização ou regressão dos caracteres sexuais secundários, diminuição da velocidade de crescimento) e laboratoriais (dosagem de LH abaixo de 4 UI/mL por IFMA ou ICMA 2 horas após a dose mensal ou trimestral do GnRHa). Além disso, antes da administração do GnRHa, pode-se dosar o estradiol, que deverá estar suprimido.[10]

A IO é reavaliada anualmente (nos casos com boa resposta ao tratamento) ou a cada 6 meses (se não houver resposta clínica adequada).

Na PPDG, há dúvidas quanto à duração do tratamento com GnRHa, uma vez que não se conhece ao certo a idade cronológica e a IO ideal para se obter os melhores resultados sobre a estatura final. Utiliza-se como parâmetro de parada de tratamento a IO entre 12 e 12,5 anos. Contudo, leva-se sempre em consideração a velocidade de crescimento dos últimos meses e a opinião da família.

TRATAMENTO DE PPIG

O tratamento dependerá da causa subjacente da PP. Na PP isossexual periférica, não há indicação para uso de GnRHa, pois são ineficazes.

Nos casos de hipotireoidismo primário, a reposição de tiroxina evita a progressão da precocidade sexual. Após o tratamento com tiroxina, os níveis hormonais retornam ao normal, e os sintomas regridem.

Caso se identifique hiperplasia suprarrenal, o tratamento com doses apropriadas de glicocorticosteroides evita a progressão futura. Esses casos, idealmente, são referenciados ao endocrinologista pediátrico.

Na SMA, foram obtidos benefícios com o uso dos inibidores da aromatase de terceira geração (anastrozol e letrozol), inibidores mais seletivos e potentes devido à meia-vida longa.[37]

MANEJO DAS VARIANTES DA PUBERDADE NORMAL

Telarca, pubarca e sangramento vaginal prematuro são variantes do desenvolvimento puberal que não costumam estar associadas a situações de risco para a saúde das meninas; portanto, não exigem intervenção terapêutica. No entanto, o diagnóstico dessas condições baseia-se na exclusão de doenças e no acompanhamento clínico continuado.

■ Puberdade precoce na pandemia de Covid-19

Há relatos de aumento da incidência de PP, puberdade rapidamente progressiva e menarca precoce na Itália durante a pandemia de Covid-19. Acredita-se que mudanças no estilo de vida, no tempo de exposição à tela de computador e nos hábitos de sono possam contribuir para esse achado. É importante comparar esse fenômeno observado com outros estudos apropriados em nível mundial, a fim de determinar adequadamente a sua relevância.[38]

REFERÊNCIAS

1. Lubianca JN. Puberdade precoce: diagnóstico. In: Urbanetz AA, editor. Ginecologia e obstetrícia: Febrasgo para o médico residente. 2. ed. Barueri: Manole; 2020. p. 279-87.

2. Hoffmann BL, Schorge JO, Halvorson LM, Bradshaw KD, Cunningham FG. Ginecologia de Williams. 2. ed. Porto Alegre: AMGH; 2014.

3. Mueller NT, Duncan BB, Barreto SM, Chor D, Bessel M, Aquino EM, et al. Earlier age at menarche is associated with higher diabetes risk and cardiometabolic disease risk factors in Brazilian adults: Brazilian Longitudinal Study of Adult Health (ELSA-Brasil). Cardiovasc Diabetol. 2014;13:22.

4. Collaborative Group on Hormonal Factors in Breast Cancer. Menarche, menopause, and breast cancer risk: individual participant meta-analysis, including 118 964 women with breast cancer from 117 epidemiological studies. Lancet Oncol. 2012;13(11):1141-51.

5. Lobo RA, Gershenson DM, Lentz GM, Valea FA. Comprehensive gynecology. Philadelphia: Elsevier; 2016.

6. Herman-Giddens ME, Slora EJ, Wasserman RC, Bourdony CJ, Bhapkar MV, Koch GG, et al. Secondary sexual characteristics and menses in young girls seen in office practice: a study from the Pediatric Research in Office Settings network. Pediatrics. 1997;99(4):505-12.

7. Biro FM, Greenspan LC, Galvez MP, Pinney SM, Teitelbaum S, Windham GC, et al. Onset of breast development in a longitudinal cohort. Pediatrics. 2013;132(6):1019-27.

8. Eckert-Lind C, Busch AS, Petersen JH, Biro FM, Butler G, Bräuner EV, et al. Worldwide secular trends in age at pubertal onset assessed by breast development among girls: a systematic review and meta-analysis. JAMA Pediatr. 2020;174(4):e195881.

9. Partsch C-J, Sippell WG. Treatment of central precocious puberty. Best Pract Res Clin Endocrinol Metab. 2002;16(1):165-89.

10. Brito VN, Latronico AC, Arnhold IJP, Mendonça BB. Update on the etiology, diagnosis and therapeutic management of sexual precocity. Arq Bras Endocrinol Metab. 2008;52(1):18-31.

11. Harrington J, Palmert MR, Hamilton J. Use of local data to enhance uptake of published recommendations: an example from the diagnostic evaluation of precocious puberty. Arch Dis Child. 2014;99(1):15-20.

12. Yeh S-N, Ting W-H, Huang C-Y, Huang S-K, Lee Y-C, Chua W-K, et al. Diagnostic evaluation of central precocious puberty in girls. Pediatr Neonatol. 2021;62(2):187-94.

13. Brito VN, Latronico AC, Arnhold IJP, Mendonca BB. A single luteinizing hormone determination 2 hours after depot leuprolide is useful for therapy monitoring of gonadotropin-dependent precocious puberty in girls. J Clin Endocrinol Metab. 2004;89(9):4338-42.

14. Brito VN, Batista MC, Borges MF, Latronico AC, Kohek MB, Thirone AC, et al. Diagnostic value of fluorometric assays in the evaluation of precocious puberty. J Clin Endocrinol Metab. 1999;84(10):3539-44.

15. Battaglia C, Mancini F, Regnani G, Persico N, Iughetti L, De Aloysio D. Pelvic ultrasound and color Doppler findings in different isosexual precocities. Ultrasound Obstet Gynecol. 2003;22(3):277-83.

16. Carel J-C, Eugster EA, Rogol A, Ghizzoni L, Palmert MR, ESPE-LWPES GnRH Analogs Consensus Conference Group, et al. Consensus statement on the use of gonadotropin-releasing hormone analogs in children. Pediatrics. 2009;123(4):e752-762.

17. Bladowska J, Biel A, Zimny A, Lubkowska K, Bednarek-Tupikowska G, Sozanski T, et al. Are T2-weighted images more useful than T1-weighted contrast-enhanced images in assessment of postoperative sella and parasellar region? Med Sci Monit. 2011;17(10):MT83-90.

18. Carel J-C, Léger J. Clinical practice. Precocious puberty. N Engl J Med. 2008;358(22):2366-77.

19. Chalumeau M, Chemaitilly W, Trivin C, Adan L, Bréart G, Brauner R. Central precocious puberty in girls: an evidence-based diagnosis tree to predict central nervous system abnormalities. Pediatrics. 2002;109(1):61-7.

20. Mogensen SS, Aksglaede L, Mouritsen A, Sørensen K, Main KM, Gideon P, et al. Pathological and incidental findings on brain MRI in a single-center study of 229 consecutive girls with early or precocious puberty. PLoS One. 2012;7(1):e29829.

21. Fritz MA, Speroff L. Clinical gynecologic endocrinology and infertility. 8th ed. Philadelphia: Lippincott Williams & Wilkins; 2012.

22. Barra CB, Silva IN, Pezzuti IL, Januário JN. Neonatal screening for congenital adrenal hyperplasia. Rev Assoc Med Bras. 2012;58(4):459-64.

23. Brasil. Ministério da Saúde. Triagem neonatal: hiperplasia suprarrenal congênita. Brasília: MS; 2015.

24. Accetta SG, Di Domênico K, Ritter CG, Ritter AT, Capp E, Spritzer PM. Anthropometric and endocrine features in girls with isolated premature pubarche or non-classical congenital adrenal hyperplasia. J Pediatr Endocrinol Metab. 2004;17(5):767-73.

25. Frisch LS, Copeland KC, Boepple PA. Recurrent ovarian cysts in childhood: diagnosis of McCune-Albright syndrome by bone scan. Pediatrics. 1992;90(1 Pt 1):102-4.

26. Nabhan ZM, West KW, Eugster EA. Oophorectomy in McCune-Albright syndrome: a case of mistaken identity. J Pediatr Surg. 2007;42(9):1578-83.

27. Cabrera SM, DiMeglio LA, Eugster EA. Incidence and characteristics of pseudoprecocious puberty because of severe primary hypothyroidism. J Pediatr. 2013;162(3):637-9.

28. Anasti JN, Flack MR, Froehlich J, Nelson LM, Nisula BC. A potential novel mechanism for precocious puberty in juvenile hypothyroidism. J Clin Endocrinol Metab. 1995;80(1):276-9.

29. Mogensen SS, Aksglaede L, Mouritsen A, Sørensen K, Main KM, Gideon P, et al. Diagnostic work-up of 449 consecutive girls who were referred to be evaluated for precocious puberty. J Clin Endocrinol Metab. 2011;96(5):1393-401.

30. Ibáñez L, Potau N, Georgopoulos N, Prat N, Gussinyé M, Carrascosa A. Growth hormone, insulin-like growth factor-I axis, and insulin secretion in hyperandrogenic adolescents. Fertil Steril. 1995;64(6):1113-9.

31. Ibáñez L, Potau N, Zampolli M, Riqué S, Saenger P, Carrascosa A. Hyperinsulinemia and decreased insulin-like growth factor-binding protein-1 are common features in prepubertal and pubertal girls with a history of premature pubarche. J Clin Endocrinol Metab. 1997;82(7):2283-8.

32. Pinto SM, Garden AS. Prepubertal menarche: a defined clinical entity. Am J Obstet Gynecol. 2006;195(1):327-9.

33. Saggese G, Ghirri P, Del Vecchio A, Papini A, Pardi D. Gonadotropin pulsatile secretion in girls with premature menarche. Horm Res. 1990;33(1):5-10.

34. Blanco-Garcia M, Evain-Brion D, Roger M, Job JC. Isolated menses in prepubertal girls. Pediatrics. 1985;76(1):43-7.

35. Brito VN, Spinola-Castro AM, Kochi C, Kopacek C, Silva PCA da, Guerra-Júnior G. Central precocious puberty: revisiting the diagnosis and therapeutic management. Arch Endocrinol Metab. 2016;60(2):163-72.

36. Marins NRR, Ferreira LRBC, Soares LM. Revisão de literatura: 'A influência do tratamento com análogo de GnRH na altura final antes e após a puberdade precoce'. Health Society. 2021;1(2):8-17.

37. Shulman DI, Francis GL, Palmert MR, Eugster EA, Lawson Wilkins Pediatric Endocrine Society Drug and Therapeutics Committee. Use of aromatase inhibitors in children and adolescents with disorders of growth and adolescent development. Pediatrics. 2008;121(4):e975-983.

38. Street ME, Sartori C, Catellani C, Righi B. Precocious puberty and Covid-19 into perspective: potential increased frequency, possible causes, and a potential emergency to be addressed. Front Pediatr. 2021;9:734899.

30

HIPERPROLACTINEMIA

THAIS VICENTINE XAVIER
EDISON CAPP
HELENA VON EYE CORLETA

A hiperprolactinemia é uma endocrinopatia relativamente comum, definida como concentrações séricas de prolactina (PRL) acima do normal. As causas de hiperprolactinemia vão desde fisiológicas até tumores produtores de PRL (Quadro 30.1).

As pacientes podem ser assintomáticas ou apresentar hipogonadismo, galactorreia, infertilidade e até mesmo sintomas neurológicos. Níveis elevados de PRL são encontrados em até 25% das mulheres com amenorreia secundária, em 30% das mulheres com galactorreia e em 75% daquelas com amenorreia e galactorreia.[1]

Fisiologia da prolactina

A PRL é produzida, predominantemente, pelos lactotrofos, células localizadas na adeno-hipófise, perfazendo 10 a 30% desta. A secreção de PRL é pulsátil e segue um padrão diurno, impulsionada pelo sono. Os níveis de PRL começam a subir no início do sono, e os pulsos secretórios aumentam durante o sono não REM (*rapid eye movement*; movimento rápido dos olhos). Ocorrem cerca de 13 a 14 picos de PRL, diariamente, em intervalos de 90 minutos. A dopamina é produzida no hipotálamo e, através da haste hipofisária, chega à adeno-hipófise, onde inibe a produção e a secreção de PRL nos receptores D_2. A dopamina é o único fator hipotalâmico com papel inibidor; todos os outros neurotransmissores (hormônio liberador de gonadotrofina [GnRH, *gonadotropin-releasing hormone*], hormônio liberador de tireo-

Quadro 30.1 – Causas de hiperprolactinemia

FISIOLÓGICAS
- Gestação
- Lactação
- Estresse
- Sono
- Relações sexuais
- Exercício físico

PATOLÓGICAS

Doenças sistêmicas
- Hipotireoidismo primário
- Insuficiência suprarrenal
- Síndrome dos ovários policísticos
- Insuficiência renal
- Cirrose
- Pseudociese
- Convulsões epilépticas

Doenças hipotalâmicas
- Tumores (craniofaringeomas, disgerminomas, meningiomas)
- Distúrbios infiltrativos (histiocitose, sarcoidose)
- Metástases
- Radioterapia craniana
- Cisto da fenda de Rathke

Doenças hipofisárias
- Prolactinomas
- Acromegalia
- Tireotropinomas
- Doença de Cushing
- Doenças infiltrativas
- Metástases
- Hipofisite
- Síndrome da sela vazia

(Continua)

Quadro 30.1 – Causas de hiperprolactinemia (Continuação)

Distúrbios da haste
- Hastite
- Secção da haste
- Lesão traumática cerebral

Causas neurogênicas
- Lesões da parede torácica (queimaduras, cirurgias mamárias, toracotomia, *piercings*, herpes-zóster)
- Lesão da medula espinal (ependimoma cervical, *tabes dorsalis*, tumores extrínsecos)
- Estimulação das mamas

Produção ectópica de prolactina
- Carcinoma de células renais
- Teratomas ovarianos
- Gonadoblastoma
- Linfoma não Hodgkin
- Carcinoma de colo uterino
- Adenocarcinoma colorretal

MACROPROLACTINEMIA

CAUSAS IDIOPÁTICAS

CAUSAS FARMACOLÓGICAS

Antipsicóticos (bloqueio do receptor de dopamina D_2)
- Clorpromazina, flufenazina, haloperidol, loxapina, levomepromazina, risperidona, paliperidona, olanzapina, asenapina, ziprasidona, quetiapina, sulpirida, tiaprida

Antidepressivos tricíclicos (modulação indireta da secreção de prolactina pela serotonina)
- Clomipramina, amitriptilina, desipramina, antidepressivos tricíclicos

Antieméticos e pró-cinéticos (bloqueio do receptor de dopamina D_2)
- Metoclopramida, domperidona, cimetidina, ranitidina

Anti-hipertensivos
- Metildopa, reserpina, verapamil, labetalol

Outros
- Estrogênios, morfina, cocaína, metadona, anfetaminas, fenfluramina

Fonte: Elaborado com base em Snyder,[1] Mittal e colaboradores[2] e Vilar e colaboradores.[3]

trofina [TRH, *thyrotropin-releasing hormone*], hormônio liberador de corticotrofina [CRF, *corticotropin releasing factor*] e hormônio liberador do hormônio de crescimento [GHRH, *growth hormone releasing hormone*]) estimulam as secreções hipofisárias (hormônio folículo-estimulante/luteinizante [FSH/LH], tireotrofina [TSH], hormônio adrenocorticotrófico [ACTH] e hormônio de crescimento [GH]).[4]

As principais funções desse hormônio estão relacionadas com a lactação e a reprodução. Durante a gestação, os níveis de PRL aumentam e, quando combinados com a ações da progesterona, estimulam a formação de alvéolos na glândula mamária (efeito mamogênico). No período pós-parto, a PRL tem efeito lactogênico e lactopoiético, estimulando a lactação.[5]

> Os processos reprodutivos representam o maior grupo de funções atribuídas à PRL, mediante influência direta ou indireta nas gônadas. A PRL atua diminuindo a sensibilidade dos receptores do LH e do FSH nas gônadas. O efeito indireto é exercido pela redução da secreção do GnRH, mais especificamente pela inibição da secreção pulsátil causada pela estimulação do sistema opioide.[4] Como consequência, a secreção de LH e FSH é suprimida, o que causa anovulação.

Além dessas funções, a PRL tem efeitos no sistema cardiovascular, causando vasoconstrição; no sistema nervoso central (SNC), contribuindo para a neurogênese; no sistema imune, agindo como uma citocina; e na homeostasia, regulando a absorção de água e reduzindo a excreção renal de sódio e potássio.[4]

CARACTERÍSTICAS MOLECULARES

A PRL circula em três diferentes formas: monomérica (23 kDa), dimérica (big PRL de 48-56 kDa) e polimérica (big-big PRL > 150 kDa). A PRL monomérica é a forma biologicamente ativa e mais encontrada na circulação, sendo a responsável pela hiperprolactinemia verdadeira. Os clássicos sinais e sintomas da hiperprolactinemia são causados pelo excesso de PRL monomérica.[6]

Dosagem

O nível normal de PRL em mulheres é inferior a 25 ng/mL quando utilizados os métodos de dosagem mais comuns – de quimioluminescência e imunorradiométricos. Outros testes podem padronizar valores diferentes como normais, razão pela qual o resultado deve ser interpretado de acordo com o método de dosagem utilizado.[7]

O ideal é que a coleta de sangue seja realizada pela manhã, 2 a 3 horas após o despertar e depois da alimentação, com repouso de 20 minutos no laboratório. O estresse excessivo da venopunção deve ser evitado, não sendo recomendada a medida de PRL em um *pool* de amostras de sangue.[7] Estresse agudo induzido por exercício, hipoglicemia, relação sexual e procedimentos cirúrgicos são causas de aumento de PRL. A estimulação das mamas pode aumentar a PRL em mulheres que não estão amamentando, mas o exame físico do órgão raramente se associa a uma elevação significativa desse hormônio. Uma doença grave prolongada leva à redução da secreção pulsátil e à diminuição dos seus níveis basais.

Na maioria das vezes, uma única medida sérica da PRL é adequada para fazer o diagnóstico de hiperprolactinemia, quando em associação com dados clínicos e radiográficos. No entanto, quando não há correlação clínica com a hiperprolactinemia laboratorial, o resultado deverá ser confirmado.[7]

Existem duas armadilhas associadas à dosagem de PRL: a macroprolactinemia (Figura 30.1) e o "efeito gancho" (Figura 30.2).

MACROPROLACTINEMIA

A PRL polimérica (> 150 kDa) é composta de um complexo formado por PRL monomérica e uma molécula de imunoglobulina G (IgG). Devido ao seu tamanho, essa forma tem biodisponibilidade e bioatividade limitadas, pois não transpassa o endotélio vascular e não alcança os receptores. Além disso, a sua meia-vida prolongada é maior em relação às demais. Quando a concentração de PRL polimérica na circulação é maior do que a PRL monomérica, é chamada de macroprolactinemia.

Os testes de mensuração de PRL geralmente utilizados não definem se a PRL é monomérica ou polimérica. A macroprolactina tem maior imunorreação nos ensaios, como demonstrado na Figura 30.1, determinando a PRL elevada como resultado da dosagem.

A precipitação de macroprolactina com polietilenoglicol (PEG) é atualmente a forma mais utilizada para rastrear a presença de macroprolactina circulante. Uma recuperação percentual > 60% de PRL monomérica após o PEG confirma a hiperprolactinemia verdadeira, ao passo que uma recuperação percentual de ≤ 40% indica quantidades significativas de macroprolactina. O PEG não é um teste quantitativo, mas em até 80% dos casos define o diagnóstico de macroprolactinemia. Se o resultado do PEG for inconclusivo, a filtração em gel separa as isoformas da PRL.[3]

"EFEITO GANCHO"

O ensaio imunorradiométrico tem maior sensibilidade e precisão que o radioimunoensaio. No entanto, em pacientes com PRL sérica muito elevada, os ensaios imunométricos de dois sítios podem produzir valores falsamente baixos de PRL. O "efeito gancho de alta dose" é explicado por uma concentração muito alta de antígeno, que satura os anticorpos e inibe a formação dos "complexos-sanduíche" (Figura 30.2), resultando em valores falsamente baixos na medição final. Esse "efeito gancho" difere entre os vários ensaios utilizados na prática clínica. A diluição da amostra 1:100 é o teste de escolha para desmascarar o "efeito gancho".[7]

Como é impraticável fazer a diluição em todas as amostras oferecidas para análise, o médico deve considerar essa possibilidade em macroadenomas – quando o esperado são dosagens de PRL muito altas e o resultado laboratorial é normal ou discretamente aumentado. Também deve ser considerado naquelas pacientes com clínica muito sugestiva de hiperprolactinemia e níveis normais do hormônio.

A falha em reconhecer o "efeito gancho" traz consequências terapêuticas importantes.

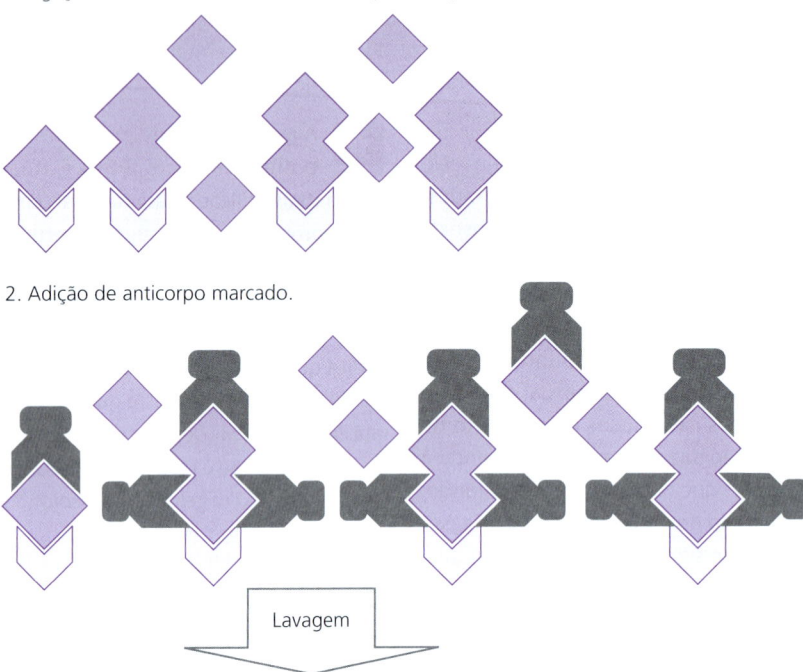

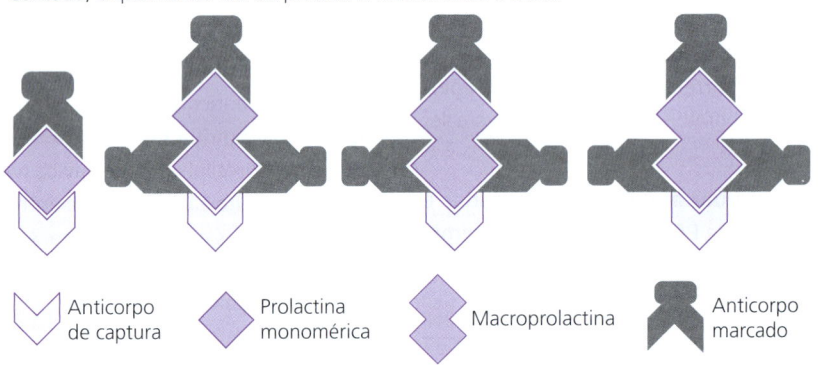

FIGURA 30.1 – A macroprolactina ligada aos anticorpos de captura oferece mais sítios para a ligação do anticorpo marcado. Após a lavagem, existe mais anticorpo marcado, de modo que ocorre um resultado equivocado de prolactina (PRL) elevada. Isso ocorre à custa da macroprolactina, enquanto a PRL monomérica (ativa) é normal ou baixa

■ Quadro clínico

As manifestações clínicas da hiperprolactinemia são associadas ao hipogonadismo hipogonadotrófico e ao efeito lactogênico, ao passo que outras estarão presentes quando houver macroadenomas causando a compressão de estruturas vizinhas.

A inibição da secreção pulsátil de LH e FSH manifesta-se clinicamente com oligomenorreia, amenorreia e infertilidade. A hiperprolactinemia com hipoestrogenismo grave (amenorreia) diminui a massa óssea, aumentando o risco de fraturas; já quando os ciclos são regulares, a massa óssea é preservada.[8] O efeito lactogênico da PRL na mama pode causar galactorreia.

1. Ligação da PRL aos anticorpos de captura.

2. Ligação dos anticorpos marcados à PRL.

3. Perda de anticorpos marcados após a lavagem.

Anticorpo de captura   Prolactina   Anticorpo marcado

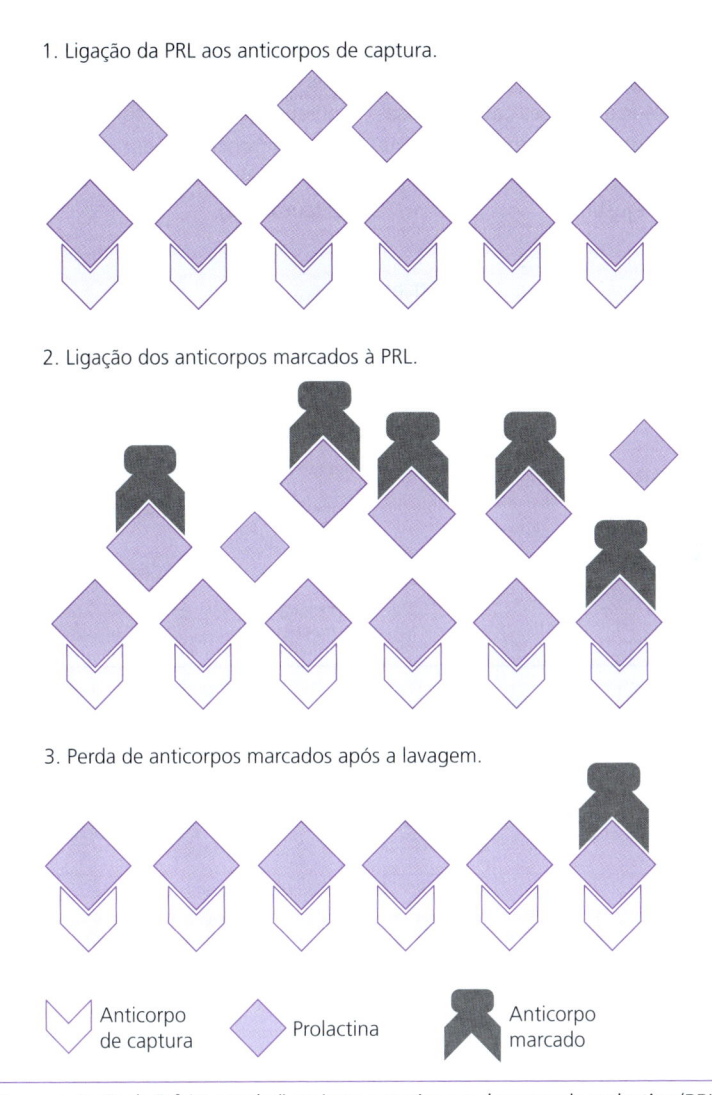

FIGURA 30.2 – Representação do "efeito gancho" em imunoensaio para dosagem de prolactina (PRL). (1) A PRL se liga ao anticorpo de captura. Quando a concentração de PRL é muito elevada, existe um excesso de PRL não ligada aos anticorpos de captura. (2) O anticorpo marcado é adicionado e se liga à PRL em excesso na fase líquida. (3) Na lavagem, a fase líquida é desprezada, e o anticorpo marcado ligado à PRL é descartado, resultando em uma concentração falsamente baixa.

Nos tumores produtores de PRL ou naqueles que comprimem a haste hipofisária, além do hipogonadismo, pode ocorrer cefaleia, por aumento da pressão intracraniana, compressão do quiasma óptico, levando a alterações visuais, e compressão de segmentos cavernosos dos nervos cranianos (III, IV e ramos oftálmico e maxilar do V e VI pares), causando as suas respectivas alterações.[9]

Diagnóstico etiológico

A anamnese detalhada é o passo inicial para o diagnóstico etiológico da hiperprolactinemia, podendo incluir ou excluir causas fisiológicas, farmacológicas ou patológicas (ver Quadro 30.1). As causas fisiológicas consideradas inicialmente são gestação, lactação e estresse. O uso de drogas lícitas e ilícitas, bem como a possibilidade de doenças crônicas, como insuficiência renal ou hipotireoidismo, devem ser considerados no diagnóstico diferencial. Nesses casos, a dosagem sérica de gonadotrofina coriônica humana (hCG, *human chorionic gonadotropin*), TSH, tiroxina (T_4) e creatinina se justifica.

A presença de sinais e sintomas característicos de hiperprolactinemia em associação com o nível sérico da PRL será a base para o diagnóstico diferencial, orientando tanto a necessidade de exames de imagem quanto o tratamento[3, 7, 10] (Figura 30.3).

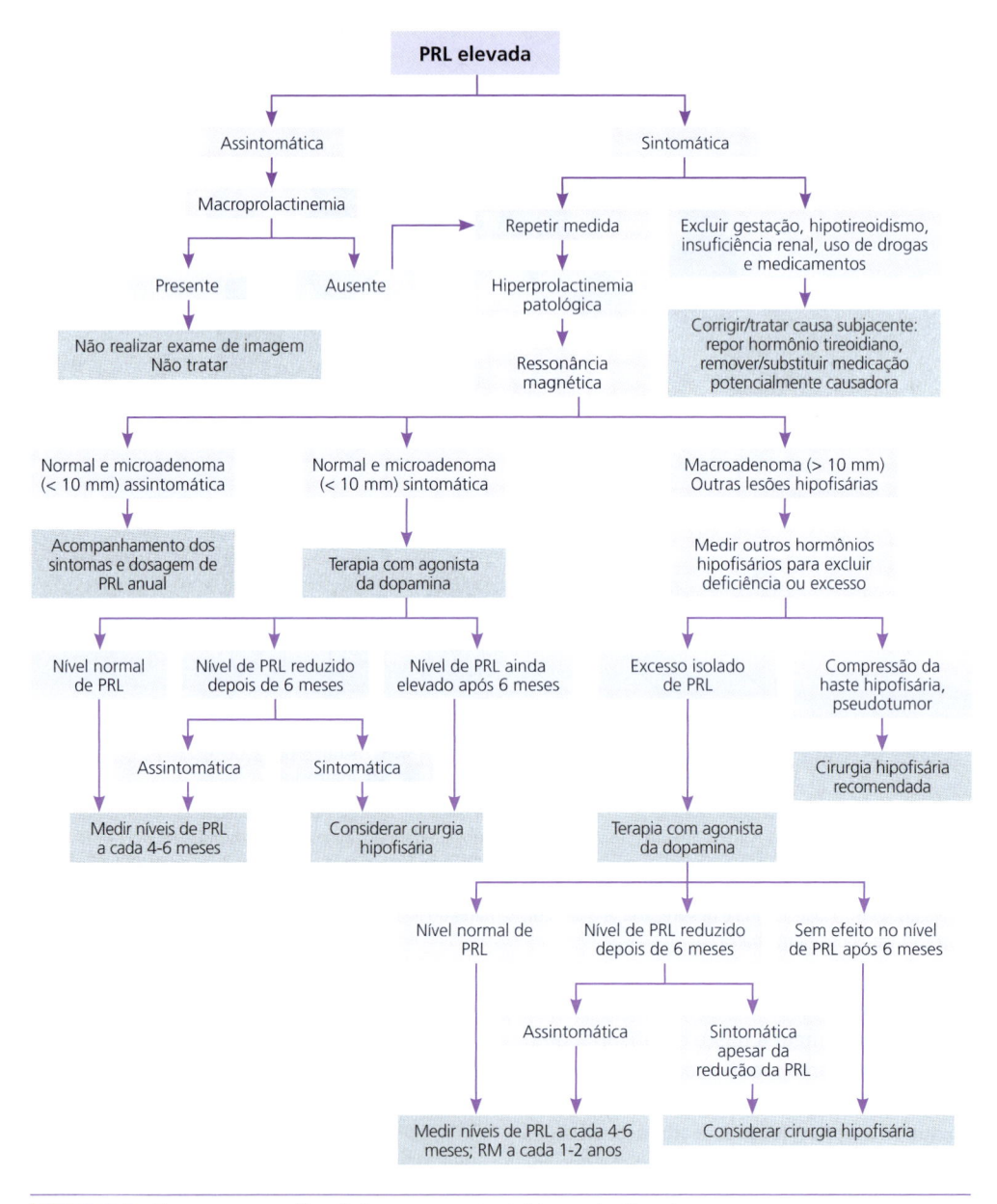

FIGURA 30.3 – Fluxograma para diagnóstico e tratamento da hiperprolactinemia.
PRL, prolactina; RM, ressonância magnética.
Fonte: Serri e colaboradores.[11]

O exame físico será direcionado para sinais de hipogonadismo, hipotireoidismo, alterações visuais e doenças hepática e renal.[4]

⭐ Os níveis de PRL se correlacionam à etiologia da hiperprolactinemia. Os valores habituais de PRL nas causas mais prevalentes estão descritos na Tabela 30.1. É importante observar que existe uma superposição dos níveis de PRL em diferentes etiologias.[3] Níveis de até 100 ng/mL estão mais associados a medicamentos psicoativos, estrogênios, causa idiopática e tumores que comprimem a haste hipofisária, ao passo que níveis acima de 100 ng/mL associam-se aos prolactinomas, sendo que, nos macroprolactinomas, valores acima de 250 µg/mL são frequentes.

⭐ O uso de medicamentos e drogas é a causa mais frequente de hiperprolactinemia não tumoral, afetando 40 a 90% das usuárias de antipsicóticos (fenotiazinas) e 50 a 100% das usuárias de risperidona.[7] Em pacientes com PRL elevada, todas as medicações devem ser avaliadas. O Quadro 30.1 mostra os fármacos que costumam elevar a PRL.[13]

A hiperprolactinemia ocorre em 30% dos pacientes com insuficiência renal devido à redução do *clearance* da PRL e à produção aumentada. A presença de sintomas e os níveis de PRL têm correlação com o grau de insuficiência renal. A diálise peritoneal e a hemodiálise não normalizam a PRL; apenas o transplante renal o faz.[10]

Cerca de 10% dos pacientes com hipotireoidismo primário têm aumento nos níveis de PRL (25-50 ng/mL), mediado primariamente pela secreção aumentada de TRH.

O mecanismo pelo qual a cirrose pode elevar os níveis de PRL em até 20% não está definido.[3]

Lesões no tórax, como queimaduras graves e herpes-zóster, aumentam a secreção de PRL, ativando vias autonômicas, similares às ativadas na sucção.[14]

Tabela 30.1 – Níveis habituais de prolactina (PRL) conforme a etiologia da hiperprolactinemia

ETIOLOGIA	NÍVEIS HABITUAIS DE PRL	COMENTÁRIOS
Gestação	25-150 ng/mL	PRL aumenta no decorrer da gestação, atingindo seu pico no nascimento.
Estresse	25-40 ng/mL	PRL raramente é maior do que 40 ng/mL.
Hipotireoidismo primário	25-100 ng/mL	PRL entre 100-250 ng/mL em até 15% dos casos. PRL entre 250-300 ng/mL em 1-2% dos casos.
Drogas e medicamentos	25-100 ng/mL	PRL entre 100-250 ng/mL em 30% dos casos. PRL > 250 ng/mL em ≅ 5% dos casos (particularmente com antipsicóticos ou pró-cinéticos). PRL > 500 ng/mL é muito raro.
Hiperprolactinemia idiopática	25-100 ng/mL	–
Microprolactinoma	100-250 ng/mL	PRL < 100 ng/mL em até 25% dos casos. PRL > 250 ng/mL em ≅ 10% dos casos.
Macroprolactinoma (MAC)	200-1.000 ng/mL	PRL < 100 ng/mL apenas em casos de MAC cístico ou devido ao "efeito gancho". PRL > 1.000 ng/mL é frequente em prolactinomas gigantes (> 4 cm).
Tumores hipofisários não funcionantes e outras lesões hipofisárias	25-100 ng/mL	PRL entre 100-250 ng/mL em ≅ 30% dos casos. Não há relatos de PRL > 250 ng/mL.

Fonte: Elaborada com base em Snyder; Villar; e Tyson.[1,3,12]

TUMORES HIPOFISÁRIOS

A principal causa de hiperprolactinemia patológica são os prolactinomas (40-60% dos casos). Como demonstrado em uma metánalise recente, as pacientes com prolactinomas são quase sempre sintomáticas, 85 a 90% têm oligomenorreia, e 84%, galactorreia.[15]

> Os níveis séricos de PRL se correlacionam com o tamanho dos prolactinomas e com o grau de hipogonadismo. Nos microadenomas (< 10 mm), a PRL sérica varia entre 50 e 150 ng/mL, nos macroprolactinomas (≥ 10 mm), costuma ser maior que 250 ng/mL, e nos prolactinomas gigantes (> 4 cm), pode exceder 1.000 ng/mL.[9]

> Nos macroprolactinomas, a PRL é bastante elevada, e a sintomatologia, exuberante. Nesses casos, se houver dissociação entre o nível de PRL e o tamanho do tumor no exame de imagem, o "efeito gancho" (ver Figura 30.2) deve ser excluído mediante diluição do soro e nova dosagem de PRL.[16]

Outros tumores da região hipotalâmico-hipofisária não produtores de PRL (não prolactinomas ou pseudoprolactinomas) podem se manifestar por níveis elevados de PRL. Nos pseudoprolactinomas, a elevação da PRL ocorre devido à compressão da haste hipofisária ("efeito haste"), impossibilitando o efeito inibitório da dopamina sobre os lactotrofos. Os níveis de PRL raramente são maiores do que 100 ng/mL,[16] e os níveis de gonadotrofinas são muito baixos, pois o estímulo do GnRH sobre os gonadotrofos da hipófise também está interrompido na haste hipofisária. Outras lesões infiltrativas, vasculares, pós-radioterapia e a síndrome da sela vazia causam hiperprolactinemia pelo mesmo mecanismo.[3]

> O diagnóstico diferencial entre prolactinomas e pseudoprolactinomas é fundamental para o tratamento adequado. Os prolactinomas têm tratamento predominantemente medicamentoso; já nos tumores não prolactinomas, o tratamento cirúrgico deve ser considerado.[11,17]

HIPERPROLACTINEMIA IDIOPÁTICA

O diagnóstico de hiperprolactinemia idiopática (HI) é definido após serem descartadas outras causas, inclusive com exames de imagem e exclusão de macroprolactinemia. Ocorre em torno de 30% dos casos. A concentração sérica de PRL na HI geralmente fica entre 25 e 100 ng/mL.

É provável que microadenomas menores do que 3 mm, indetectáveis pelos exames de imagem, estejam presentes. Estudos recentes confirmaram que pacientes inicialmente diagnosticadas com HI tiveram comprovação posterior de microprolactinomas.[18]

MACROPROLACTINEMIA

Aproximadamente 4% da população pode apresentar macroprolactinemia, número este que varia entre 10 e 25% nas pacientes com PRL elevada.[19] A frequência de macroprolactinemia em brasileiras com hiperprolactinemia varia de 16 a 46%.[20,21]

> A alta incidência de macroprolactinemia na população em geral deveria reforçar o conceito de que mulheres assintomáticas (sem galactorreia e com ciclos regulares) têm contraindicação para dosagem de PRL. A probabilidade pré-teste de uma paciente assintomática com hiperprolactinemia ter alguma doença relevante é muito baixa.[5] Na maioria das vezes, uma análise retrospectiva concluirá que a dosagem da PRL não deveria ter sido solicitada, tendo sido criado um "incidentaloma laboratorial".[22] A precipitação de macroprolactina com PEG diferencia casos de macroprolactinemia daqueles com hiperprolactinemia verdadeira, otimizando a investigação e o tratamento.[16]

No Reino Unido e na Europa, o diagnóstico de macroprolactinemia por PEG é realizado em todas as pacientes com hiperprolactinemia, devido à relação custo-efetividade.[7] Nos Estados Unidos e no Brasil, o PEG é realizado apenas em casos selecionados,[6] em pacientes assintomáticas e naquelas sem causa para hiperprolactinemia, fechando o diagnóstico de HI.[16]

Já a realização do PEG para diagnóstico de hiperprolactinemia em toda paciente assintomática é unanimidade na literatura.[6,7,16]

Em alguns casos de macroprolactinemia, a PRL monomérica também pode estar aumentada, tratando-se de hiperprolactinemia verdadeira, devendo seguir o fluxo de investigação. Além disso, mulheres com macroprolactinemia podem sofrer de irregularidades menstruais e/ou infertilidade. A incidência de anormalidades na tomografia computadorizada (TC) e/ou na ressonância magnética (RM) em pacientes com macroprolactinemia varia de 7 a 22%, valor similar ao da incidência de adenomas na população em geral. O seguimento em longo prazo de pacientes com macroprolactinemia e concentrações normais de PRL monomérica não revelou progressão sintomática.[16]

EXAMES DE IMAGEM

Após as causas fisiológicas, secundárias a outras doenças e ao uso de drogas e de medicamentos serem excluídas, os exames de imagem da sela túrcica são realizados. A RM é o exame recomendado para definir a presença de tumor secretor de PRL ou outra lesão. A TC tem sensibilidade mais baixa para lesões menores e lesões maiores isodensas às estruturas subjacentes.

O tamanho do tumor, os níveis de PRL e a diferenciação entre tumores produtores de PRL e pseudoprolactinomas é fundamental para a terapêutica (ver Figura 30.3).

Tratamento

O objetivo do tratamento da hiperprolactinemia é tratar a galactorreia, restaurar a função gonadal, prevenir casos de osteoporose e, nos casos de tumores do SNC, corrigir as alterações neurológicas e visuais, preservando a função hipofisária e a progressão de doenças hipofisárias e hipotalâmicas.[11]

A terapêutica da hiperprolactinemia secundária ao hipotireoidismo e à insuficiência renal é direcionada à doença de base.

Quando o uso de medicamentos for a causa provável, uma nova dosagem de PRL após a suspensão do medicamento por 3 a 4 dias define o diagnóstico.[2] Se a interrupção da medicação não for possível, diminuir a dose ou substituí-la por outra sem ação antidopaminérgica é o recomendado. A prescrição de antipsicóticos só deve ser modificada em comum acordo com o psiquiatra. Caso o medicamento não possa ser interrompido, os sintomas de hipoestrogenismo podem ser amenizados com o uso de estrogênios e progestógenos.[5] Em 2017, foi publicado um consenso com recomendações terapêuticas para pacientes com hiperprolactinemia secundária aos antipsicóticos.[13]

Pacientes assintomáticos com microprolactinomas não necessitam de tratamento, apenas de monitoração quanto ao aparecimento de sintomas e dosagem de PRL anual.[9,11,23]

A primeira escolha terapêutica para pacientes com micro e macroprolactinomas são os agonistas dopaminérgicos (ADs) (Tabela 30.2), pois seu uso diminui a secreção de PRL, normaliza a função gonadal e reduz significativamente o volume tumoral na maioria dos casos.[4,7,16]

Os ADs cabergolina (CAB) e bromoergocriptina (BRC) estão disponíveis no Brasil, e a pergolida e a quinagolida são usadas na Europa e no Canadá. A pergolida raramente é utilizada, em razão da maior incidência de efeitos adversos, a quinagolida, por sua vez, é usada em casos raros, resistentes à BRC e à CAB.[23]

A CAB tem alta afinidade pelo receptor D_2, o que confere mais eficácia e tolerabilidade. A sua posologia (1-2×/semana) também favorece o uso, sendo o agonista de primeira linha. A CAB normaliza a PRL e restaura a função gonadal em 95% dos microprolactinomas e em 80% dos macroprolactinomas.[4] A última diretriz da Sociedade Americana de Endocrinologia[7] define a CAB como primeira escolha no tratamento de micro e macroadenomas (grau de recomendação 1).

A BRC é o agonista mais antigo e mais barato, muito seguro e eficaz, motivo pelo qual é indicado principalmente na gestação.

Tabela 30.2 – Comparação entre bromocriptina e carbegolina no tratamento da hiperprolactinemia

	BROMOCRIPTINA	CARBEGOLINA
Sítios-alvo do receptor de dopamina	D_1 e D_2	D_1 (baixa afinidade), D_2 (alta afinidade)
Duração da ação	8-12 h	7-14 dias
Meia-vida (h)	3,3	65
Doses disponíveis	Comprimidos de 1,0 e 2,5 mg; cápsulas de 5 e 10 mg	Comprimidos de 0,5 mg
Dose típica	2,5 mg/dia em doses divididas	0,5 mg/semana ou 2×/semana
Regimes iniciais de doses	Iniciar com 1,25-2,5 mg/dia antes de dormir. Aumentar gradualmente até uma mediana de 5,0-7,5 mg/dia e um máximo de 15-20 mg/dia	Iniciar com 0,25-0,5 mg 2×/semana. Ajustar para 0,25 mg 2×/semana até 1 mg 2×/semana a cada 2-4 meses de acordo com os níveis séricos de prolactina
Vantagens	Longa experiência de uso; não parece ser teratogênica; baixo custo	Boa eficácia; baixa frequência de efeitos adversos; uso semanal ou 2×/semana
Desvantagens	Tolerância; recorrência; resistência; múltiplas dosagens diárias	Ainda não indicado para uso durante a gestação
Efeitos colaterais comuns	Náuseas, cefaleia, tontura, dor abdominal, síncope, hipotensão ortostática, hipotensão, fadiga	Mais leves e menos frequentes comparados com a bromocriptina

Fonte: Modificada de Capozzi e colaboradores.[4]

A BRC, devido à sua posologia (uso diário em mais de uma tomada), além da sua associação com maior intolerância e resistência, tem seu uso principal limitado a pacientes grávidas ou que estão tentando gestar.[24] Os níveis de PRL são normalizados pela BRC em, respectivamente, 80 e 70% dos casos de micro e macroprolactinomas.[4]

Em prolactinomas, o AD deve ser mantido na menor dose para manutenção da normoprolactinemia.[4] Com o tratamento medicamentoso, pode haver remissão do quadro clínico. Dekkers e colaboradores demonstraram em metanálise que 21% dos pacientes com micro ou macroprolactinomas se mantiveram normoprolactinêmicos após a suspensão do AD.[25] Assim, pacientes normoprolactinêmicos com dose mínima de AD, ausência ou redução tumoral de 50% nos exames de imagem podem suspender o tratamento mantendo seguimento com dosagem de PRL e exame de imagem.[7,9,23] O mecanismo da remissão dos prolactinomas não é claro; acredita-se que envolva necrose do tumor ou apoptose, hemorragia ou fibrose tumoral em resposta à terapia com AD.[9,26] O risco de recorrência é maior no primeiro ano após a suspensão do AD, sendo menor na ausência de imagem tumoral quando da retirada da medicação.[9] A dosagem de PRL é realizada a cada 2 a 3 meses no primeiro ano e, depois, anualmente. O exame de imagem será indicado caso haja aumento da PRL. A menopausa aumenta a probabilidade de a paciente ficar normoprolactinêmica após a suspensão do AD.[11]

Mesmo com o avanço das técnicas cirúrgicas e dos exames de imagem, o tratamento cirúrgico de prolactinomas (micro e macro) é pouco frequente. As indicações clássicas são as complicações agudas, como a apoplexia hipofisária e a fístula do líquido cerebrospinal, a resistência aos

ADs após ser atingida a dose máxima com persistência de compressão tumoral do quiasma óptico, a limitação visual e os sintomas agudos na gestante relacionados com expansão tumoral.[7,9] A abordagem habitual é transesfenoidal. A experiência do cirurgião, o tamanho do tumor e o grau de invasão são os maiores determinantes do sucesso cirúrgico. Em revisão de literatura, a remissão após a cirurgia foi de 74 e 34% em micro e macroprolactinomas, respectivamente.[23] A radioterapia é indicada apenas quando os ADs não foram eficazes e quando a cirurgia é contraindicada.[9]

O tratamento cirúrgico é a opção para pacientes com tumores não prolactinomas, adenomas não funcionantes e pseudoprolactinomas.

Fertilidade, gestação e prolactinomas

Em pacientes hiperprolactinêmicas, os ADs costumam restaurar a ovulação; quando isso não ocorre, o uso de indutores da ovulação é indicado.[7]

⚠ Enquanto a hipófise normal aumenta de volume durante a gestação, a maioria dos prolactinomas se mantêm clinicamente estáveis.[27] A Sociedade Americana de Endocrinologia recomenda não monitorizar os níveis de PRL em gestantes com prolactinomas.[7]

Nos microprolactinomas, a chance de aumento tumoral na gestação é menor do que 5%.

Pacientes com microadenoma ou macroadenoma intrasselar em uso de ADs devem suspender a medicação ao diagnóstico de gestação, realizando acompanhamento clínico trimestral.

⚠ Para pacientes com macroadenomas (extensão suprasselar), é recomendado que engravidem apenas após a confirmação da redução do volume tumoral por RM, idealmente < 10 mm. A avaliação da sintomatologia uma vez por mês e a avaliação neuroftalmológica trimestral podem ser indicadas.

Em gestantes com sintomas de massa (cefaleia, alteração visual), a RM sem gadolínio é indicada, e o tratamento medicamentoso com BRC deve ser instituído. Na maioria dos casos, a resposta clínica é rápida. Se houver intolerância ou ineficácia da BRC, a CAB pode ser utilizada. Excepcionalmente quando o tratamento medicamentoso falha, neurocirurgia (*debulking*) está indicada.[7,27]

⚠ A BRC e a CAB são consideradas de risco B na gravidez: ambas atravessam a placenta, mas aparentemente não aumentam o risco de malformações e abortamento.[7] A BRC é o AD mais utilizado antes e durante a gestação, devido à maior experiência de uso. A BRC deve ser interrompida na confirmação da gestação, ao passo que a CAB deve ser suspensa 30 dias antes da concepção.[7] A quinagolida é associada a malformações e abortamento, sendo proscrita na gestação.[27]

Existem especulações de que a gestação poderia ser um tratamento para os prolactinomas. Após o parto, os níveis de PRL e o volume tumoral devem ser reavaliados. O aumento do estrogênio na gestação poderia induzir áreas de necrose e apoptose tumoral, colaborando para a sua redução.[7] Uma revisão recente de Glezer e colaboradores verificou que a remissão da hiperprolactinemia pós-parto varia de 10 a 68%, com média de 27%.[23]

A amamentação parece não estar associada ao crescimento dos prolactinomas, devendo ser estimulada na puérpera com prolactinoma que não necessitou de AD durante a gravidez.[7,9]

REFERÊNCIAS

1. Snyder PJ. Causes of hyperprolactinemia [Internet]. Waltham: UpToDate; 2022 [capturado em 13 mar. 2022]. Disponível em: https://www.uptodate.com/contents/causes-of-hyperprolactinemia.

2. Mittal S, Prasad S, Ghosh A. Antipsychotic-induced hyperprolactinaemia: case studies and review. Postgrad Med J. 2018;94(1110):226-9.

3. Vilar L, Vilar CF, Lyra R, Freitas MDC. Pitfalls in the diagnostic evaluation of hyperprolactinemia. Neuroendocrinology. 2019;109(1):7-19.

4. Capozzi A, Scambia G, Pontecorvi A, Lello S. Hyperprolactinemia: pathophysiology and therapeutic approach. Gynecol Endocrinol. 2015;31(7):506-10.

5. Romijn JA. Clinical Neuroendocrinology. In: Fliers E, Korbonits M, Romijn JA, editors. Handbook of clinical neurology. Philadelphia: Elsevier; 2014. v. 124.

6. Samson SL, Hamrahian AH, Ezzat S, AACE Neuroendocrine and Pituitary Scientific Committee, American College of Endocrinology (ACE). American Association of Clinical Endocrinologists, American College of Endocrinology disease state clinical review: clinical relevance of macroprolactin in the absence or presence of true hyperprolactinemia. Endocr Pract. 2015;21(12):1427-35.

7. Melmed S, Casanueva FF, Hoffman AR, Kleinberg DL, Montori VM, Schlechte JA, et al. Diagnosis and treatment of hyperprolactinemia: an Endocrine Society clinical practice guideline. J Clin Endocrinol Metab. 2011;96(2):273-88.

8. Klibanski A. Clinical practice. Prolactinomas. N Engl J Med. 2010;362(13):1219-26.

9. Chanson P, Maiter D. The epidemiology, diagnosis and treatment of prolactinomas: the old and the new. Best Pract Res Clin Endocrinol Metab. 2019;33(2):101290.

10. Chahal J, Schlechte J. Hyperprolactinemia. Pituitary. 2008;11(2):141-6.

11. Serri O, Chik CL, Ur E, Ezzat S. Diagnosis and management of hyperprolactinemia. Can Med Assoc J. 2003;169(6):575-81.

12. Tyson JE, Hwang P, Guyda H, Friesen HG. Studies of prolactin secretion in human pregnancy. Am J Obstet Gynecol. 1972;113(1):14-20.

13. Montejo ÁL, Arango C, Bernardo M, Carrasco JL, Crespo-Facorro B, Cruz JJ, et al. Multidisciplinary consensus on the therapeutic recommendations for iatrogenic hyperprolactinemia secondary to antipsychotics. Front neuroendocrinol. 2017;45:25-34.

14. Morley JE, Dawson M, Hodgkinson H, Kalk WJ. Galactorrhea and hyperprolactinemia associated with chest wall injury. J Clin Endocrinol Metab. 1977;45(5):931-5.

15. Lamba N, Noormohamed N, Simjian T, Alsheikh MY, Jamal A, Doucette J, et al. Fertility after transsphenoidal surgery in patients with prolactinomas: a meta-analysis. Clin Neurol Neurosurg. 2019;176:53-60.

16. Vilar L, Abucham J, Albuquerque JL, Araujo LA, Azevedo MF, Boguszewski CL, et al. Controversial issues in the management of hyperprolactinemia and prolactinomas: an overview by the Neuroendocrinology Department of the Brazilian Society of Endocrinology and Metabolism. Arch Endocrinol Metab. 2018;62(2):236-63.

17. Glezer A, Bronstein MD. Prolactinomas. Endocrinol Metab Clin North Am. 2015;44(1):71-8.

18. Donadio F, Barbieri A, Angioni R, Mantovani G, Beck-Peccoz P, Spada A, et al. Patients with macroprolactinaemia: clinical and radiological features. Eur J Clin Invest. 2007;37(7):552-7.

19. Shimatsu A, Hattori N. Macroprolactinemia: diagnostic, clinical, and pathogenic significance. Clin Dev Immunol. 2012;2012:167132.

20. Hauache OM, Rocha AJ, Maia AC, Jr., Maciel RM, Vieira JG. Screening for macroprolactinaemia and pituitary imaging studies. Clin Endocrinol. 2002;57(3):327-31.

21. Vilar L, Moura E, Canadas V, Gusmão A, Campos R, Leal E, et al. [Prevalence of macroprolactinemia among 115 patients with hyperprolactinemia]. Arq Bras Endocrinol Metabol. 2007;51(1):86-91.

22. Leslie H, Courtney CH, Bell PM, Hadden DR, McCance DR, Ellis PK, et al. Laboratory and clinical experience in 55 patients with macroprolactinemia identified by a simple polyethylene glycol precipitation method. J Clin Endocrinol Metab. 2001;86(6):2743-6.

23. Glezer A, Jallad RS, Machado MC, Fragoso MC, Bronstein MD. Pregnancy and pituitary adenomas. Minerva Endocrinol. 2016;41(3):341-50.

24. Crosignani PG. Current treatment issues in female hyperprolactinaemia. Eur J Obstet Gynecol Reprod Biol. 2006;125(2):152-64.

25. Dekkers OM, Lagro J, Burman P, Jørgensen JO, Romijn JA, Pereira AM. Recurrence of hyperprolactinemia after withdrawal of dopamine agonists: systematic review and meta-analysis. J Clin Endocrinol Metab. 2010;95(1):43-51.

26. Sarwar KN, Huda MS, Van de Velde V, Hopkins L, Luck S, Preston R, et al. The prevalence and natural history of pituitary hemorrhage in prolactinoma. J Clin Endocrinol Metab. 2013;98(6):2362-7.

27. Cocks Eschler D, Javanmard P, Cox K, Geer EB. Prolactinoma through the female life cycle. Endocrine. 2018;59(1):16-29.

31

AMENORREIA*

EDUARDO PANDOLFI PASSOS
IVAN SERENO MONTENEGRO
CRISTIANO CAETANO SALAZAR
LAURA GAZAL PASSOS
LETÍCIA ROYER VOIGT

Definição e classificação

A amenorreia pode ser definida como a ausência de menstruação no período da menacme.[1-4] É classicamente dividida em primária e secundária, conforme mostra o Quadro 31.1.

Etiologia

As causas ou quadros que cursam com amenorreia podem ser agrupados em categorias, como mostra o Quadro 31.2.[1,2]

Avaliação clínica

ANAMNESE

Deve-se estar atento a uma anamnese detalhada, com interesse especial em padrão menstrual (se houver), história de gravidez e amamentação, hábitos alimentares e de exercícios, estressores psicossociais (p. ex., comportamentos perfeccionistas), mudanças no peso corporal, fraturas, uso de medicamentos ou substâncias, doença crônica e tempo de amamentação, desenvolvimento de pelos pubianos, galactorreia, cefaleia, alteração do campo visual, acne, hirsutismo e sintomas vasomotores. A história familiar deve incluir idade da menarca de familiares e história de doença crônica.[1] A associação entre os achados da história clínica e o seu possível significado pode ser encontrada na Tabela 31.1.

EXAME FÍSICO

O exame físico geral e ginecológico é fundamental e pode fornecer informações importantes para o desenvolvimento de hipóteses diagnósticas na avaliação da paciente com quadro de amenorreia. Destacam-se, como primordiais, a ectoscopia, a verificação de altura,

---

Quadro 31.1 – Classificação das amenorreias

Amenorreia primária
- Não ocorrência da menarca até os 15 anos de idade em meninas com caracteres secundários presentes.
- Não ocorrência de menarca até os 13 anos de idade em meninas sem qualquer desenvolvimento puberal.
- Não ocorrência de menarca até 3 anos após o início do desenvolvimento das mamas, se isso se deu antes dos 10 anos.

Amenorreia secundária
- Ausência da menstruação por 3 meses ou irregularidade menstrual por 6 meses em mulheres com ciclos previamente regulares.

Menstruação infrequente
- Intervalos menstruais > 35 dias (adultas) ou > 45 dias (adolescentes) (possuem abordagem semelhante aos quadros de amenorreia).

---

*Os coautores agradecem a Fernando Freitas e Mona Lúcia Dall´Agno pelas contribuições dadas à construção deste capítulo na edição anterior.

Quadro 31.2 – Causas de amenorreia

Anormalidades do trato de saída
- Adquiridas
  - Estenose cervical
  - Aderências intrauterinas
- Congênitas
  - Deficiência de 5-α-redutase
  - Síndrome de insensibilidade androgênica
  - Hímen imperfurado
  - Agenesia mülleriana
  - Septo vaginal transverso

Insuficiência ovariana primária
- Adquirida
  - Autoimune
  - Quimioterapia
  - Radiação
- Congênita
  - Disgenesia gonadal (exceto síndrome de Turner)
  - Síndrome de Turner ou variante

Distúrbios hipotalâmicos ou hipofisários
- Doença autoimune
- Radiação cerebral
- Atraso constitucional da puberdade
- Síndrome da sela vazia
- Funcional
  - Transtorno alimentar
  - Estresse
  - Exercício vigoroso
  - Perda de peso
- Deficiência de gonadotrofinas (p. ex., síndrome de Kallmann)

- Hiperprolactinemia
  - Adenoma (prolactinoma)
  - Doença renal crônica
  - Medicamentos
  - Drogas ilícitas
  - Fisiológica
- Infarto da hipófise (p. ex., síndrome de Sheehan)
- Doença infiltrativa (p. ex., sarcoidose)
- Infecção (p. ex., meningite, tuberculose)
- Medicamentos ou drogas ilícitas (p. ex., cocaína)
- Trauma ou cirurgia
- Tumor (primário ou metastático)

Outros distúrbios endócrinos
- Insuficiência suprarrenal
- Tumor secretor de androgênio (ovariano ou suprarrenal)
- Síndrome de Cushing
- Diabetes melito não controlado
- Hiperplasia suprarrenal não clássica
- Síndrome dos ovários policísticos
- Doenças da tireoide

Doenças crônicas
- Doença celíaca
- Doença inflamatória intestinal
- Outra doença crônica

Fisiológica ou induzida
- Amamentação
- Contracepção
- Androgênios exógenos
- Menopausa
- Gravidez

---

peso e índice de massa corporal (IMC), o desenvolvimento de caracteres sexuais secundários (distribuição de pelos e desenvolvimento de mamas), o trofismo vulvovaginal e a presença de hirsutismo e de outros sinais de virilização.

Ao exame genital, avalia-se a perviedade do hímen por inspeção vulvar. A vaginometria pode ser feita com a introdução de *swab*, histerômetro ou exame digital. O exame especular pode buscar sinais de atrofia genital, septos ou malformações vaginais e presença de colo.[1,5] A associação entre os achados da história e do exame físico e a possível etiologia da amenorreia pode ser encontrada na Tabela 31.1.

EXAMES LABORATORIAIS E DE IMAGEM

⚠ Em todos os casos, é fundamental descartar gravidez com um teste laboratorial. A dosagem sérica de hormônio folículo-estimulante (FSH, *follicle-stimulating hormone*), hormônio luteinizante (LH, *luteinizing hormone*), prolactina, tireotrofina (TSH) e estradiol identifica a maioria das causas endocrinológicas de amenorreia. Testosterona total e livre, sulfato de desidroepiandrosterona (SDHEA) e 17-hidroxiprogesterona (17-OH-P) são outras dosagens que precisam ser avaliadas em situações específicas.

Tabela 31.1 – Achados da anamnese e do exame físico e sua correspondência

ANAMNESE

ACHADOS	ASSOCIAÇÕES
Quimioterapia Radioterapia	Dano a órgão ou estrutura (cérebro, hipófise, ovário)
História familiar de menarca precoce ou tardia	Adiantamento ou atraso constitucional da puberdade
Galactorreia	Tumor na hipófise
Hirsutismo Acne	Hiperandrogenismo SOP Tumor ovariano ou suprarrenal Síndrome de Cushing Hiperplasia suprarrenal congênita
Menarca e menstruação	Amenorreia primária vs. secundária
Atividade sexual	Gestação
Cefaleia Alterações visuais	Tumor no sistema nervoso central Síndrome da sela vazia
Intolerância ao calor/frio Palpitações Diarreia Constipação Tremor Depressão Alteração na pele	Disfunção tireoidiana
Sintomas vasomotores (calorões ou sudorese noturna)	Insuficiência ovariana primária Menopausa
Perda de peso Exercícios excessivos Desnutrição Estresse psicológico Dietas rígidas	Amenorreia de origem hipotalâmica

EXAME FÍSICO

ACHADOS	ASSOCIAÇÕES
Alteração na tireoide	Disfunção tireoidiana
Acantose *nigricans* Marcas na pele	Hiperinsulinemia (SOP)

(Continua)

Tabela 31.1 – Achados da anamnese e do exame físico e sua correspondência (Continuação)

EXAME FÍSICO

ACHADOS	ASSOCIAÇÕES
IMC a. Elevado b. Reduzido	a. SOP b. Amenorreia de origem hipotalâmica
Bradicardia	Amenorreia de origem hipotalâmica
Desenvolvimento mamário normal	Presença de estrogênio circulante
Pescoço alado Baixa estatura Implantação baixa de cabelo Orelhas baixas	Síndrome de Turner
Calvície de padrão masculino Presença de pelos faciais Acne	Hiperandrogenismo Tumor ovariano ou suprarrenal Hiperplasia suprarrenal congênita Síndrome de Cushing
Desenvolvimento sexual incompatível com a idade	Síndrome de Turner Atraso constitucional da puberdade
Estrias violáceas Depósito de gordura atrás do pescoço Obesidade central Hipertensão	Síndrome de Cushing
Exame pélvico a. Ausência ou anormalidade do colo e/ou do útero b. Hipertrofia de clitóris c. Presença de septo transverso ou hímen imperfurado d. Hiperemia ou adelgaçamento na mucosa vaginal	a. Causas congênitas, como agenesia mülleriana ou insensibilidade androgênica b. Tumor secretor de androgênios, hiperplasia suprarrenal congênita, deficiência da 5-α-redutase c. Fluxo obstruído d. Declínio do estrogênio endógeno

IMC, índice de massa corporal; SOP, síndrome dos ovários policísticos.

O exame de imagem mais importante é a ultrassonografia pélvica, a fim de avaliar a presença ou ausência de útero nas amenorreias primárias. A ultrassonografia também serve para detectar anormalidades müllerianas, hematometra, cistos ovarianos e outras alterações nos ovários. Por vezes, algumas síndromes que cursam com amenorreia também cursam com alterações cardiológicas e renais, exigindo investigação. A histeroscopia é considerada o melhor exame para investigar amenorreia após curetagem ou outros procedimentos uterinos. A ressonância magnética (RM) de pelve pode eventualmente esclarecer melhor a anatomia quando há suspeita de malformações uterinas, septos, criptomenorreia, entre outras condições, bem como para detectar tumores secretores de androgênios. A RM cerebral também é importante para avaliar prolactinoma e detectar neoplasias do sistema nervoso central (SNC).[1]

⭐ O cariótipo sempre deve ser solicitado nos casos de amenorreia primária com FSH elevado e para pacientes com fenótipo feminino, mas sem presença de útero. Além disso, pacientes com estigmas de síndrome de Turner (baixa estatura, velocidade de crescimento reduzida, pescoço alado) devem ter o cariótipo avaliado, bem como pacientes com falência ovariana prematura antes dos 30 anos (para descartar mosaicismos).

■ Investigação das amenorreias primárias

A investigação das amenorreias primárias está resumidamente descrita na Figura 31.1 e aprofundada no Capítulo 7 – Desordens da diferenciação sexual, do útero e da vagina.

A amenorreia primária é geralmente resultado de alguma anormalidade genética ou anatômica.[6] Entretanto, todas as causas de amenorreia secundária podem se apresentar como amenorreia primária. Segundo Reindollar, as causas mais comuns de amenorreia primária são disgenesia gonadal (43%), anormalidades müllerianas (15%), retardo fisiológico do desenvolvimento puberal constitucional ou por doença sistêmica (14%), síndrome dos ovários policísticos (SOP) (7%), septo vaginal transverso ou hímen imperfurado (4%), perda de peso ou anorexia (2%) e hipopituitarismo (1%).[7,8]

Amenorreia primária

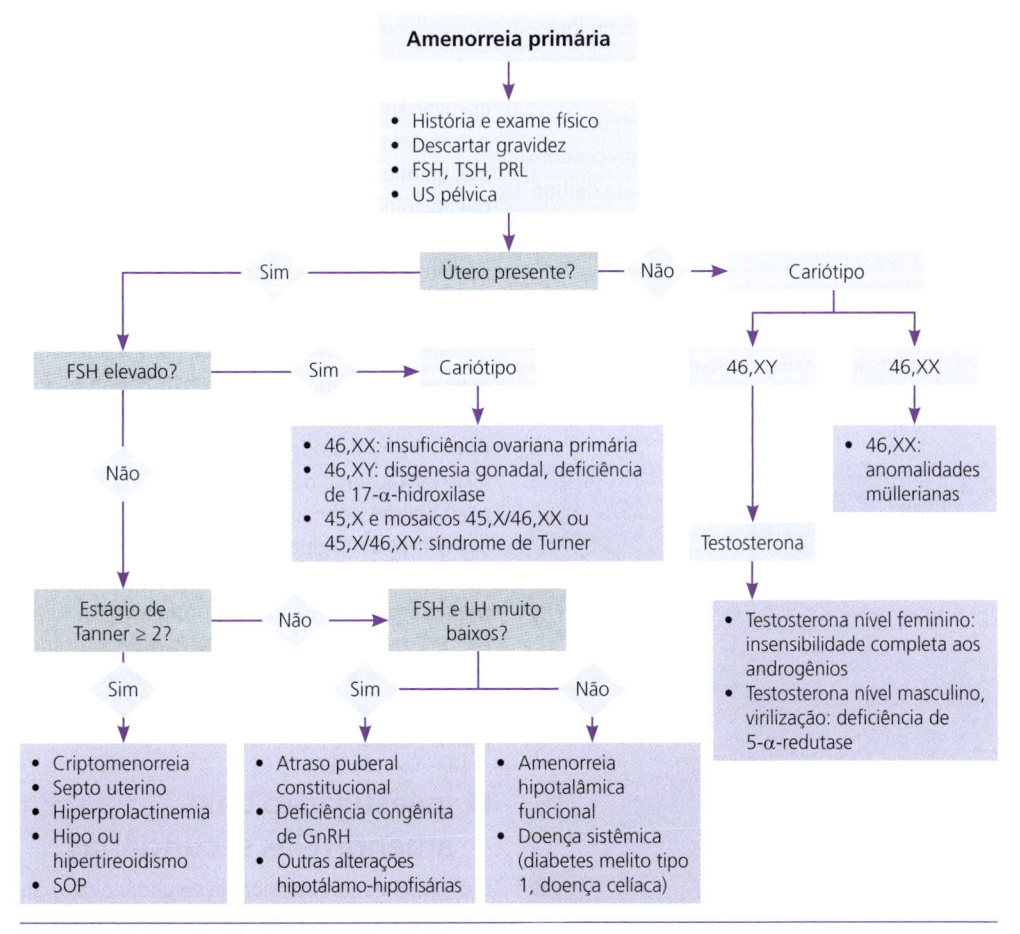

- História e exame físico
- Descartar gravidez
- FSH, TSH, PRL
- US pélvica

Útero presente?

- Sim → FSH elevado?
  - Não → Estágio de Tanner ≥ 2?
    - Sim:
      - Criptomenorreia
      - Septo uterino
      - Hiperprolactinemia
      - Hipo ou hipertireoidismo
      - SOP
    - Não → FSH e LH muito baixos?
      - Sim:
        - Atraso puberal constitucional
        - Deficiência congênita de GnRH
        - Outras alterações hipotálamo-hipofisárias
      - Não:
        - Amenorreia hipotalâmica funcional
        - Doença sistêmica (diabetes melito tipo 1, doença celíaca)
  - Sim → Cariótipo
    - 46,XX: insuficiência ovariana primária
    - 46,XY: disgenesia gonadal, deficiência de 17-α-hidroxilase
    - 45,X e mosaicos 45,X/46,XX ou 45,X/46,XY: síndrome de Turner
- Não → Cariótipo
  - 46,XY → Testosterona
    - Testosterona nível feminino: insensibilidade completa aos androgênios
    - Testosterona nível masculino, virilização: deficiência de 5-α-redutase
  - 46,XX: anomalidades müllerianas

FIGURA 31.1 – Investigação da amenorreia primária.
FSH, hormônio folículo-estimulante; GnRH, hormônio liberador de gonadotrofina; LH, hormônio luteinizante; PRL, prolactina; SOP, síndrome dos ovários policísticos; TSH, tireotrofina; US, ultrassonografia.

👆 Os aspectos mais importantes a serem avaliados na amenorreia primária são a presença ou ausência de útero, os níveis de FSH e a presença ou ausência de caracteres sexuais secundários (especialmente telarca).

Quando o útero está presente e o FSH é normal ou baixo, trata-se provavelmente de atraso funcional no desenvolvimento puberal ou obstrução de fluxo menstrual. A presença de desenvolvimento mamário (estágio M2 de Tanner) é sinal de ação estrogênica, o que pode estar relacionado com criptomenorreia (por septo transverso ou hímen imperfurado – Figuras 31.2 e 31.3) e todas as outras causas também comuns à amenorreia secundária (p. ex., disfunções tireoidianas, hiperprolactinemia, anovulação crônica, etc.). Quando não há desenvolvimento mamário (hipogonadismo hipogonadotrófico), pode-se tratar de atraso fisiológico do desenvolvimento puberal, mas também secundário a distúrbios hipotalâmico-hipofisários, doença sistêmica, emagrecimento (muito raramente, deficiência congênita de hormônio liberador de gonadotrofina [GnRH, *gonadotropin-releasing hormone*]).

👆 Quando o útero está presente e o FSH é elevado (hipogonadismo hipergonadotrófico), é sinal de funcionamento normal do hipotálamo e da hipófise, mas de incapacidade das gônadas de responderem ao estímulo. Trata-se de insuficiência ovariana (primária ou secundária a processos patológicos, como ooforite autoimune, radioterapia, quimioterapia) ou a alguma disgenesia gonadal (incluindo síndrome de Turner). Nesses casos, é fundamental avaliar o cariótipo para detectar a presença de cromossomo Y – situação associada ao risco de gonadoblastoma.

Nas situações em que não há útero, também se deve avaliar o cariótipo. No caso de cariótipo normal (46, XX), trata-se de uma anormalidade mülleriana, como a síndrome de Mayer-Rokitansky-Küster-Hauser: o desenvolvimento mamário e a genitália são normais, mas a formação dos terços superiores da vagina e do útero é rudimentar ou ausente; a associação com alterações da anatomia renal é comum. Quando o cariótipo é masculino (46, XY), trata-se de uma deficiência de 5-α-redutase (geralmente associada à virilização na adolescente) ou de insensibilidade completa aos androgênios (síndrome de Morris).

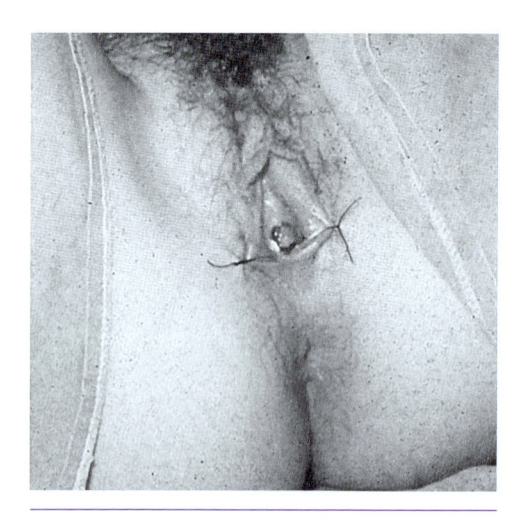

FIGURA 31.2 – Hímen imperfurado, com amenorreia primária.

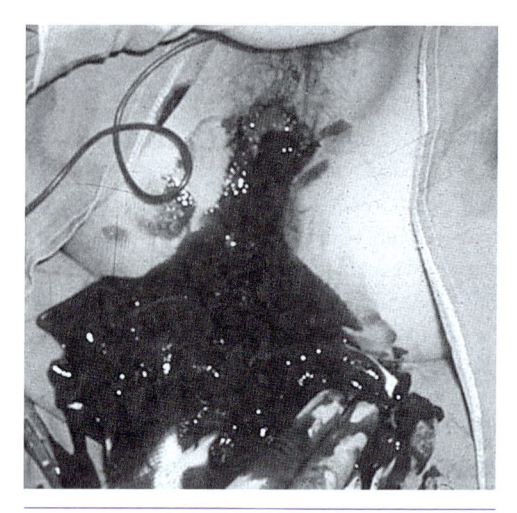

FIGURA 31.3 – Hímen imperfurado durante o procedimento cirúrgico de correção.

Investigação das amenorreias secundárias

Das mulheres com amenorreia secundária que não estão grávidas, cerca de 40% apresentam alterações ovarianas, 35%, disfunção hipotalâmica, 17%, alterações hipofisárias, e 7%, doenças uterinas.[7,9,10]

A história tem particular importância nas amenorreias secundárias, pois pode dirigir o diagnóstico. Por exemplo, se a amenorreia ocorre após o abortamento ou a manipulação uterina, a principal hipótese é síndrome de Asherman (sinequias uterinas); por outro lado, se ocorre após um episódio de choque hemorrágico, suspeita-se de pan-hipopituitarismo. Em mulheres com história de emagrecimento, estresse e/ou exercícios físicos extenuantes, é provável que se trate de amenorreia hipotalâmica funcional. Amenorreia em mulheres com idade superior a 40 anos, associada a sintomas vasomotores, sugere climatério; em jovens com acne, hirsutismo, obesidade e ciclos menstruais irregulares, a amenorreia provavelmente é secundária à SOP. Mesmo assim, a propedêutica com exames hormonais e de imagem pode ajudar a esclarecer o quadro e a direcionar o tratamento (**Figura 31.4**). Em alguns casos, a investigação deve ser avançada a ponto de descartar hiperplasia suprarrenal congênita e neoplasias do SNC.

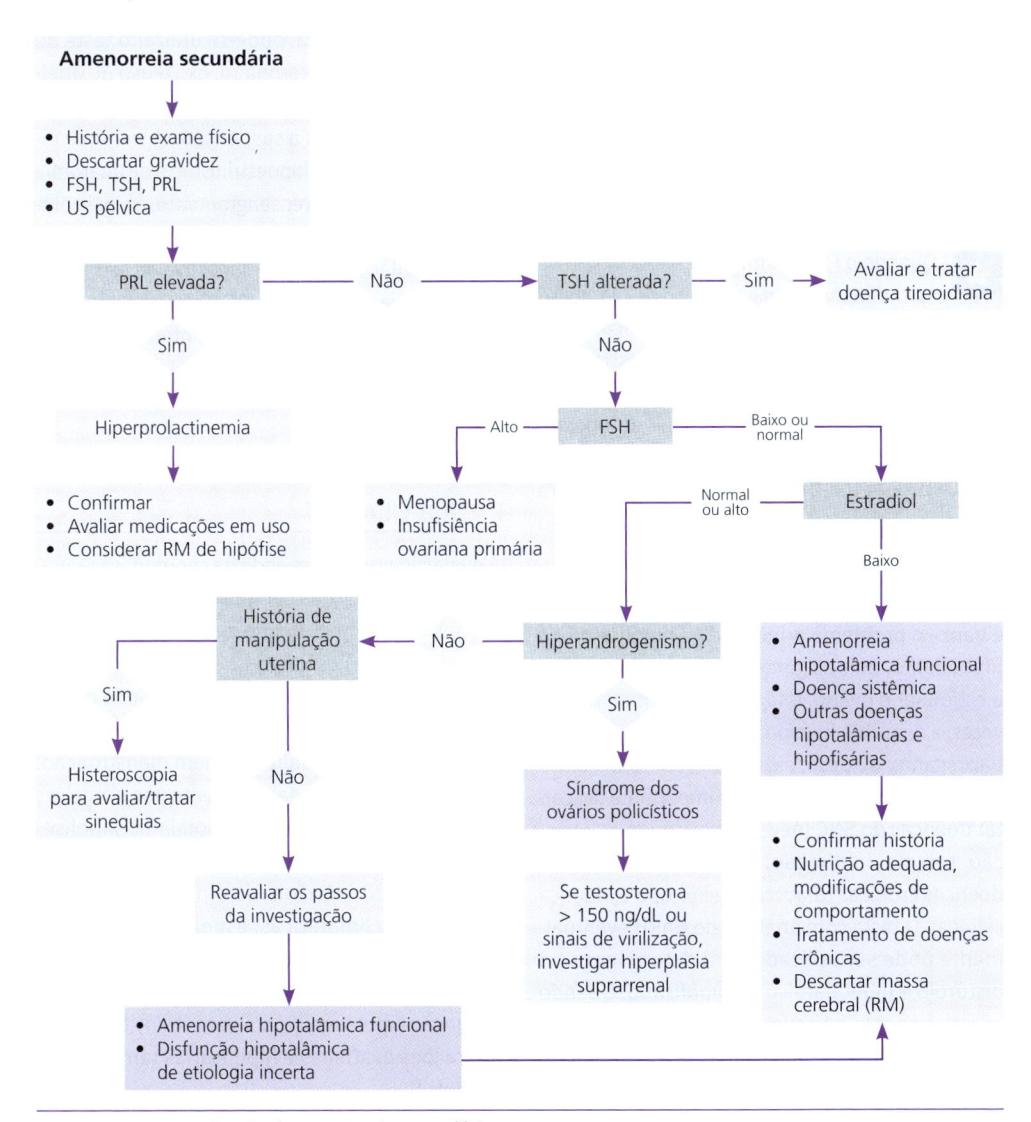

FIGURA 31.4 – Investigação da amenorreia secundária.
FSH, hormônio folículo-estimulante; PRL, prolactina; RM, ressonância magnética; TSH, tireotrofina; US, ultrassonografia.

Mulheres com prolactina aumentada devem ser investigadas com relação a lactação e uso de medicações causadoras de hiperprolactinemia, sendo necessário, na maioria das vezes, avaliar a sela túrcica por meio de exames de imagem. Tanto hipotireoidismo como hipertireoidismo podem causar amenorreia, de modo que a avaliação da função tireoidiana é fundamental.

A avaliação do eixo hipotálamo-hipófise-gonadal dá-se por meio de exames hormonais (Tabela 31.2), sobretudo o FSH. Quando elevado, o FSH fala a favor de resistência ovariana (hipogonadismo hipogonadotrófico), esperando-se níveis baixos de estrogênio, o que é associado a causas como insuficiência ovariana primária, climatério/menopausa fisiológicos e, eventualmente, ooforite autoimune ou lesão ovariana pós-quimioterapia ou radioterapia.

⭐ Quando o FSH é normal ou baixo, o nível de estradiol indica se é um caso de hipoestrinismo (hipogonadismo hipogonadotrófico) ou de normoestrinismo. Quando o nível de estradiol é normal, trata-se de anovulação crônica, mais comumente SOP. Nos casos com sinais de hiperandrogenismo, a avaliação dos níveis de testosterona, SDHEA e 17-OH-P pode ser utilizada para investigar hiperplasia suprarrenal congênita não clássica (de manifestação tardia).

Em contrapartida, quando o nível de estradiol é baixo, o problema origina-se na hipófise ou no hipotálamo, pois as gonadotrofinas não chegam a estimular o ovário. Isso se deve, na maioria das vezes, a distúrbio funcional secundário a estresse, baixo ganho de peso, exercício extenuante, entre outras condições. Entretanto, é importante descartar doenças do SNC (neoplasias, isquemia, infecção, trauma, infiltração) e descompensação de doenças crônicas (diabetes melito tipo 1, doença celíaca). O teste com análogo do GnRH eventualmente pode ser utilizado para determinar se o distúrbio é hipotalâmico ou hipofisário. Quando ocorre resposta ao estímulo (i.e., elevação apropriada de FSH e LH após a injeção do análogo), é indicativo de distúrbio no hipotálamo (amenorreia hipotalâmica funcional, doenças crônicas, neoplasia, pós-radioterapia). Quando não ocorre aumento do FSH e do LH após o estímulo, é indicativo de alteração na hipófise (síndrome de Sheehan, síndrome da sela túrcica vazia, pan-hipopituitarismo, neoplasia).[1,5]

⭐ O teste da progesterona (p. ex., o uso de didrogesterona 10 mg, 1 comprimido ao dia, durante 10 dias) serve para indicar normalidade da anatomia e dos níveis de estrogênio circulante quando ocorre sangramento após a cessação do uso da medicação (chamado de sangramento de deprivação). Se não ocorrer sangramento, na sequência, pode-se utilizar o teste do estrogênio e progesterona (p. ex., o uso de qualquer contraceptivo oral combinado pelo período de 21-24 dias); após a suspensão, se ocorre sangramento, é sinal de hipoestrinismo e de anatomia normal. Se não ocorrer sangramento, é sinal compatível com alteração anatômica, e uma história de manipulação uterina é sugestiva de existência de aderências intrauterinas. Como normalmente a avaliação hormonal inicial já contempla a dosagem de estradiol, o uso desses testes hoje tem aplicabilidade limitada.[11]

◼ Causas e manejo

ANOVULAÇÃO

A ovulação normal depende da coordenação dinâmica de várias ações complexas; diferentes alterações nesse mecanismo podem causar anovulação. Nesse caso, não há formação de corpo lúteo nem produção de progesterona, não ocorre transformação secretora do endométrio e, portanto, não há decidualização nem menstruação. A anovulação ocorre naturalmente nos primeiros anos de maturação do eixo hipotálamo-hipófise-gonadal, em mulheres com alterações em outros hormônios correlacionados (p. ex., hipotireoidismo), em climatéricas, esporadicamente em mulheres na menacme, etc. A maioria dos casos de anovulação tem como mecanismo central alguma disfunção hipotalâmica, por vezes transitória, mas alterações ovarianas e hipofisárias também são comuns.[12]

A maior parte das mulheres com anovulação crônica enquadra-se na SOP, um problema endo-

Tabela 31.2 – Causas de amenorreia e dosagens hormonais

	FSH (UI/L)	LH (UI/L)	TSH	PRL	17-OH-P	SDHEA	TESTOSTERONA
SOP	< 10	< 15	Normal	Normal ou ↑	Normal	Normal ou ↑	Normal ou ↑
Hiperprolactinemia	Normal ou ↓	Normal ou ↑	Normal ou ↑	↑	Normal	Normal ou ↑	Normal
IOP	> 25	> 15	Normal	Normal	Normal	Normal	Normal ou ↓
Amenorreia hipotalâmica funcional	Normal ou ↓	Normal ou ↓	Normal ou ↓	Normal ou ↓	Normal	Normal	Normal ou ↓
Hiperplasia suprarrenal congênita	< 10	< 15	Normal	Normal	↑	Normal ou ↑	↑

Nota: Os dados do quadro 2 são informativos e não devem ser usados de forma absoluta como ferramenta diagnóstica.

17-OH-P, 17-hidroxiprogesterona; FSH, hormônio folículo-estimulante; IOP, insuficiência ovariana prematura; LH, hormônio luteinizante; PRL, prolactina; SDHEA, sulfato de desidroepiandrosterona; SOP, síndrome dos ovários policísticos; TSH, tireotrofina; UI, unidades internacionais.

Fonte: Adaptada de Klein e Poth.[13]

crinológico com disfunções em vários pontos do eixo (ver Cap. 32 – Hiperandrogenismo). Em geral, os níveis de LH estão tonicamente aumentados, bem como os androgênios; a maioria das pacientes (mas não todas) apresenta sinais de hiperandrogenismo (hirsutismo, obesidade, acne), além da amenorreia, e muitas têm subfertilidade. Uma paciente amenorreica com normoestrinismo (estradiol maior que 40 pg/mL ou prova de progesterona positiva) que apresenta múltiplos pequenos folículos em cada ovário à ultrassonografia provavelmente apresenta SOP, mesmo não se identificando hiperandrogenismo. Sugere-se avaliar o nível sérico de testosterona, SDHEA e 17-OH-P para melhor caracterizar o quadro clínico. Essas pacientes merecem atenção especial, pela associação mais frequente com hiperplasia e carcinoma de endométrio e síndrome metabólica. Além disso, a SOP está associada a síndromes metabólicas e resistência à insulina, o que torna necessária a avaliação do IMC, rastreio de hipertensão a cada consulta, bem como a investigação de dislipidemias e intolerância à glicose a cada 3 a 5 anos.[1]

O manejo da paciente com anovulação frequentemente se baseia na orientação, no tratamento conforme desejo reprodutivo e no controle das manifestações clínicas associadas. Muitas vezes, realiza-se a prova de progesterona para induzir a menstruação e tranquilizar a paciente. Nos casos de anovulação crônica, a abordagem é mais específica, continuada, considerando o objetivo do tratamento: resolver a irregularidade menstrual, o hiperandrogenismo ou a infertilidade.

CAUSAS HIPOTALÂMICAS

As mesmas lesões anatômicas no tronco encefálico e no hipotálamo que produzem amenorreia primária por interferirem na secreção de GnRH podem causar amenorreia secundária,[12] como craniofaringeomas, doença granulomatosa (tuberculose, sarcoidose) e sequela de encefalite. Do mesmo modo, níveis elevados de prolactina (hiperprolactinemia) podem causar amenorreia primária ou secundária, por uma ação direta no hipotálamo, reduzindo a liberação do GnRH (ver Cap. 30 – Hiperprolactinemia). Várias medicações de uso comum podem agir no hipotálamo, depletando a circulação da dopamina (inibidor da secreção da prolactina) ou ocupando seus receptores, resultando em hiperprolactinemia: fenotiazinas, antidepressivos tricíclicos, opioides, benzodiazepínicos, haloperidol, hormônios femininos, metildopa, verapamil, metoclopramida, sulpirida, cimetidina, entre outras.

Quando o eixo hipotálamo-hipófise permanece bloqueado por um longo período, seja por fatores fisiológicos (gestação), seja por fatores medicamentosos (anticoncepção hormonal), pode não haver o retorno imediato da função hipotalâmica quando é cessado o bloqueio. Após o parto, pode ocorrer amenorreia prolongada, mesmo na ausência de lactação. Também pode haver amenorreia após a interrupção do uso do anticoncepcional, sendo fisiológica até 6 meses após o último comprimido ou 12 meses após a última injeção de medroxiprogesterona de depósito.[14]

A atividade física intensa e constante pode provocar oligomenorreia ou amenorreia secundária. O estresse físico (bem como o emocional) aumenta os níveis sistêmicos de β-endorfinas e de catecolestrogênio, que interferem em substâncias inibidoras do hipotálamo.[12] Dessa forma, é frequente a ocorrência de amenorreia em atletas e em mulheres que enfrentaram situações muito estressantes.

Mulheres com perda de peso ou restrição dietética importantes, como aquelas com desnutrição ou anorexia nervosa, também podem ficar amenorreicas. Em indivíduos com redução importante da gordura corporal, observa-se redução na frequência dos pulsos de LH, reflexo da diminuição ou da ausência de secreção de GnRH.[12] Em casos mais graves (bloqueio prolongado da liberação do hormônio hipotalâmico), pode haver inclusive disfunção hipofisária concomitante, resultando em uma prova do GnRH sem elevação de gonadotrofinas. Modificações no estilo de vida (às vezes com ajuda de tratamento psiquiátrico) e nutrição adequada são indicadas para reverter a situação.

No entanto, há mulheres com amenorreia secundária que não têm história de uso de medicações, não realizam exercícios extenuantes, não estão sob estresse, não perderam peso e não apresentam qualquer anormalidade nos ovários, no útero ou na hipófise. Essas pacientes são designadas como portadoras de amenorreia hipotalâmica funcional, ou disfunção hipotálamo-hipofisária de etiologia incerta – um distúrbio caracterizado pela perda das variações cíclicas que ocorrem normalmente nos pulsos de GnRH, talvez como consequência da produção inadequada de neurotransmissores do SNC.[12] Essa condição em geral é autolimitada e não traz maiores prejuízos à saúde,[15] mas pode demandar algum tipo de controle ou intervenção (indução da ovulação) quando se almejar a reprodução.

Vale ressaltar que as pacientes em amenorreia hipotalâmica têm uma perda da densidade mineral óssea (DMO) que está associada à diminuição da produção de estrogênio. Pacientes que já apresentam osteopenia se beneficiam do uso de anticoncepcional ou da reposição hormonal, que aumentam a DMO.[16,17]

CAUSAS HIPOFISÁRIAS

Apesar de a maioria dos tumores hipofisários secretarem prolactina, como os micro e macroprolactinomas, alguns podem causar amenorreia sem causar hiperprolactinemia, como adenomas cromófobos (secretores de hormônio adrenocorticotrófico [ACTH, *adrenocorticotropic hormone*] ou hormônio de crescimento [GH, *growth hormone*]).

As células hipofisárias podem ser lesadas ou necrosadas em razão de anoxia, trombose, doença autoimune ou hemorragia. Quando isso ocorre após um episódio hipotensivo da gravidez ou do puerpério, é conhecido como síndrome de Sheehan; quando não é relacionado com a gravidez, é chamado de doença de Simmonds. Como pode ocorrer lesão de toda a glândula, o pan-hipopituitarismo é possível, tendo como resultado a redução de outros hormônios (ACTH e TSH, além de FSH e LH) e desenvolvimento de suas respectivas doenças.

Para o diagnóstico das situações citadas, são importantes os exames de imagem (tomografia computadorizada, RM) e as dosagens dos demais hormônios hipofisários (ver Cap. 30 – Hiperprolactinemia). O tratamento dessas condições é medicamentoso (reposição hormonal) e, eventualmente, cirúrgico ou radioterápico.

CAUSAS OVARIANAS

Os ovários podem deixar de produzir estrogênio suficiente para o crescimento endometrial como resultado de radioterapia gonadal, quimioterapia sistêmica, infecção (p. ex., abscesso tubo-ovariano), alterações no seu suprimento sanguíneo (p. ex., após cirurgia pélvica, miomectomia) ou depleção de folículos (p. ex., após cistectomias bilaterais, cauterizações ovarianas). A amenorreia secundária resultante pode surgir em períodos variáveis após tais eventos.

Quando os ovários deixam de produzir estrogênios antes dos 40 anos, ocorre insuficiência ovariana prematura (IOP), que acomete cerca de 1% das mulheres nessa faixa etária.[12] Associados à amenorreia, comumente ocorrem sintomas climatéricos (fogachos, secura vaginal, diminuição de libido), havendo maior risco de osteoporose no futuro. Com frequência, a IOP é transitória ou passa por um período variável de transição antes de o ovário entrar em falência permanente e levar à menopausa precoce.

Histologicamente, há dois tipos de IOP: no primeiro deles, que ocorre na maioria dos casos, o ovário apresenta esclerose generalizada, semelhante à gônada na pós-menopausa; no segundo tipo, que ocorre em 30% dos casos, observam-se numerosos folículos primordiais sem progressão de estágio. Essa última condição é chamada de síndrome dos ovários resistentes às gonadotrofinas, hipofoliculogênese ovariana ou síndrome de Savage.[12] As mulheres com essa doença podem ter amenorreia primária, mas, em geral, há produção suficiente de estrogênio para que menstruem por vários meses ou anos, quando, então, entram em amenorreia secundária permanente.

A IOP pode ser idiopática, associada a alterações cromossômicas (ausência de uma pequena porção do cromossomo X) ou gênicas (carreadoras da pré-mutação do X frágil) e associada a distúrbios autoimunes.[18] Em 30 a 50% das IOPs em pacientes cromossomicamente normais, sem história de radioterapia ou quimioterapia, encontra-se também uma doença associada à autoimunidade (tireoidite de Hashimoto, hipoparatireoidismo, doença de Addison, miastenia grave), indicando uma ooforite autoimune.[12] A biópsia de ovário mostra folículos aparentemente normais, mas infiltrado leucocitário perifolicular; os autoanticorpos podem ser específicos contra a gônada, mas, com frequência, encontram-se anticorpos antinucleares, antiadrenais e fator reumatoide. Por isso, recomenda-se pesquisar doenças autoimunes e outras doenças em pacientes que apresentam IOP antes dos 35 anos:[12] fator antinuclear, anticorpo antitireoperoxidase, cortisolúria de 24 horas, TSH, entre outras. Pacientes com IOP e menos de 30 anos devem fazer cariótipo para descartar mosaicismos.

O tratamento recomendado é a terapia com estrogênio e progesterona para manter e promover o desenvolvimento dos caracteres sexuais secundários, quando necessário, bem como para reduzir o risco de osteoporose. Em casos de pacientes adolescentes, as medidas terapêuticas visam a simular o desenvolvimento puberal com doses baixas de estrogênio, que são aumentadas paulatinamente para estimular o desenvolvimento mamário, evitando o uso de progestogênio até que o montículo da mama e a aréola estejam desenvolvidos.[9]

CAUSAS ANATÔMICAS UTERINAS

As alterações uterinas são as únicas causas de amenorreia com função endocrinológica normal. Aderências intrauterinas ou sinequias podem surgir após curetagem (síndrome de Asherman), infecção pélvica (endometrite pós-parto, doença inflamatória pélvica, tuberculose), histeroscopia ou outras formas de manipulação uterina (como miomectomia, metroplastia ou cesariana). Pode-se suspeitar dessa etiologia quando o início dos sintomas coincidir com um evento cirúrgico, sendo a curetagem uterina a causa mais frequente. Muitas vezes, uma histerossalpingografia pode sugerir o diagnóstico, mas a confirmação se dá pela histeroscopia.

O tratamento é a ressecção das sinequias por curetagem suave ou, com mais segurança e eficácia, por histeroscopia. Muitos adotam a inserção de um dispositivo intrauterino ou a administração de estrogênio e progestogênio após a lise das sinequias, com o objetivo de manter as paredes não acoladas enquanto ocorre a reepitelização do endométrio – conduta que segue controversa (ver Cap. 49 – Cirurgia laparoscópica e robótica em ginecologia).

OUTRAS CAUSAS

Por vezes, a amenorreia é um estado artificialmente induzido, de forma intencional ou não, como pelo uso ininterrupto de combinações estroprogestínicas (pseudogravidez), gestrinona, agonistas do GnRH, danazol, entre outros. Em certas situações, como no tratamento de miomatose e endometriose ou da síndrome pré-menstrual, a suspensão da menstruação é até desejável.

Hipotireoidismo, hiperplasia suprarrenal congênita, doença de Addison, doença de Cushing, diabetes melito, moléstias consuptivas, insuficiências hepática, renal e cardíaca, processos infecciosos crônicos e quimioterapia são exemplos de outras causas de amenorreia em que o quadro clínico pode dirigir a investigação, e o tratamento da doença de base quase sempre resulta em restabelecimento das menstruações.

REFERÊNCIAS

1. Klein DA, Paradise SL, Reeder RM. Amenorrhea: a systematic approach to diagnosis and management. Am Fam Physician. 2019;100(1):39-48.
2. Benetti-Pinto CL, Soares Júnior JM, Yela DA. Amenorreia. In: Fernandes CE, Sá MFS, organizadores. Tratado de Ginecologia FEBRASGO. Rio de Janeiro: Gen/Guanabara Koogan; 2019. p. 1228-57.
3. Benetti-Pinto CL, Soares Júnior JM, Yela DA. Amenorreia [Internet]. São Paulo: FEBRASGO; 2018 [capturado em 2 fev. 2022]. Disponível em: https://www.febrasgo.org.br/images/pec/Protocolos-assistenciais/Protocolos-assistenciais-ginecologia.pdf/Amenorreia.pdf.
4. American Academy of Pediatrics Committee on Adolescence, American College of Obstetricians and Gynecologists Committee on

Adolescent Health Care, Diaz A, Laufer MR, Breech LL. Menstruation in girls and adolescents: using the menstrual cycle as a vital sign. Pediatrics. 2006;118(5):2245-50.

5. Federação Brasileira das Associações de Ginecologia e Obstetrícia. Amenorreia. São Paulo: FEBRASGO; 2021.

6. Marsh CA, Grimstad FW. Primary amenorrhea: diagnosis and management. Obstet Gynecol Surv. 2014;69(10):603-12.

7. Reindollar RH, Novak M, Tho SP, McDonough PG. Adult-onset amenorrhea: a study of 262 patients. Am J Obstet Gynecol. 1986;155(3):531-43.

8. Corrine K Welt, Robert L Barbieri. Evaluation and management of primary amenorrhea [Internet]. Waltham: UpToDate; 2020 [capturado em 2 fev. 2022]. Disponível em: https://www.uptodate.com/contents/evaluation-and-management-of-primary-amenorrhea.

9. Practice Committee of American Society for Reproductive Medicine. Current evaluation of amenorrhea. Fertil Steril. 2008; 90(5):S219-25.

10. Corrine K Welt, Robert L Barbieri. Epidemiology and causes of secondary amenorrhea [Internet]. Waltham: UpToDate; 2022 [capturado em 2 fev. 2022]. Disponível em: https://www.uptodate.com/contents/epidemiology-and-causes-of-secondary-amenorrhea.

11. Roberts-Wilson TK, Spencer JB, Fantz CR. Using an algorithmic approach to secondary amenorrhea: avoiding diagnostic error. Clin Chim Acta. 2013;423:56-61.

12. Gershenson D, Lentz G, Valea F, Lobo R. Comprehensive gynecology. 8. ed. Philadelphia: Elsevier; 2021.

13. Klein DA, Poth MA. Amenorrhea: an approach to diagnosis and management. Am Fam Physician. 2013;87(11):781–8.

14. Taylor HS, Pal L, Seli E, Fritz MA. Speroff's clinical gynecologic endocrinology and infertility. 9th ed. Philadelphia: Wolters Kluwer; 2020.

15. Fourman LT, Fazeli PK. Neuroendocrine causes of amenorrhea-an update. J Clin Endocrinol Metab. 2015;100(3):812-24.

16. Stárka L, Dušková M. [Functional hypothalamic amenorrhea]. Vnitr Lek. 2015;61(10):882-5.

17. Warren MP, Miller KK, Olson WH, Grinspoon SK, Friedman AJ. Effects of an oral contraceptive (norgestimate/ethinyl estradiol) on bone mineral density in women with hypothalamic amenorrhea and osteopenia: an open-label extension of a double-blind, placebo-controlled study. Contraception. 2005;72(3):206-11.

18. Meczekalski B, Katulski K, Czyzyk A, Podfigurna-Stopa A, Maciejewska-Jeske M. Functional hypothalamic amenorrhea and its influence on women's health. J Endocrinol Invest. 2014;37(11):1049-56.

32

HIPERANDROGENISMO

MARIA ALEXANDRINA ZANATTA
EDISON CAPP
HELENA VON EYE CORLETA

■ Conceito

O hiperandrogenismo é a manifestação clínica do excesso de androgênios na mulher. Pode ocorrer por produção androgênica excessiva pelos ovários e suprarrenais (síndrome dos ovários policísticos [SOP], hiperplasia suprarrenal congênita forma não clássica [HSRCNC], síndrome de Cushing e neoplasias), por aumento da sensibilidade cutânea aos androgênios circulantes (hirsutismo e hiperandrogenismo idiopático) e por alterações secundárias ao transporte (biodisponibilidade) e ao metabolismo dos androgênios (tireoidopatias, hiperprolactinemia, uso de drogas).

As manifestações clínicas variam tanto em termos de intensidade quanto de tempo de evolução. Podem ser mais discretas, envolvendo queda de cabelo, hirsutismo, distribuição central de gordura, acne e oleosidade na pele, anovulação ou amenorreia, até sinais e sintomas de virilização, como engrossamento da voz, massa muscular de características masculinas, hipotrofia de mamas, hirsutismo severo, alopecia androgênica e hipertrofia de clitóris.[1] A SOP é a principal causa de hiperandrogenismo após a puberdade.[2]

■ Síntese dos androgênios

A esteroidogênese e a consequente produção de androgênios ocorrem essencialmente no ovário e na suprarrenal sob estímulo do hormônio luteinizante (LH, *luteinizing hormone*) e do hormônio adrenocorticotrófico (ACTH, *adrenocorticotropic hormone*), respectivamente, conforme representado na Figura 32.1A e B. No tecido periférico, androgênios menos potentes (androstenediona e desidroepiandrosterona [DHEA]) são convertidos em testosterona. A testosterona no folículo piloso e na glândula sebácea é convertida pela enzima 5α-redutase em di-hidrotestosterona (DHT). A DHT é um androgênio intracelular potente (Figura 32.1C).

Os androgênios circulantes na mulher em ordem decrescente de concentração são sulfato de desidroepiandrosterona (SDHEA), DHEA, androstenediona, testosterona e DHT. Testosterona e DHT se ligam aos receptores de androgênios e promovem transcrição e, consequentemente, efeitos androgênicos. DHEA, SDHEA e androstenediona têm pouca ou nenhuma afinidade pelos receptores androgênicos, sendo considerados pró-hormônios.[4] Quantitativamente, a testosterona tem sua maior produção no ovário, e o SDHEA, nas glândulas suprarrenais (Figura 32.2). O restante da testosterona circulante é oriundo da metabolização periférica da androstenediona e da DHEA provenientes do ovário e da suprarrenal (Figura 32.2). O único androgênio circulante que não sofre variação durante o ciclo menstrual é o SDHEA, produzido exclusivamente pela zona reticular da suprarrenal.

Além da produção dos androgênios, a sua biodisponibilidade é um fator definidor para que as manifestações clínicas do hiperandrogenismo ocorram. Apenas a testosterona livre é capaz de se ligar ao receptor, promovendo transcrição e ação androgênica. Na mulher normal, 99% da

A – Síndrome de androgênios ovarianos

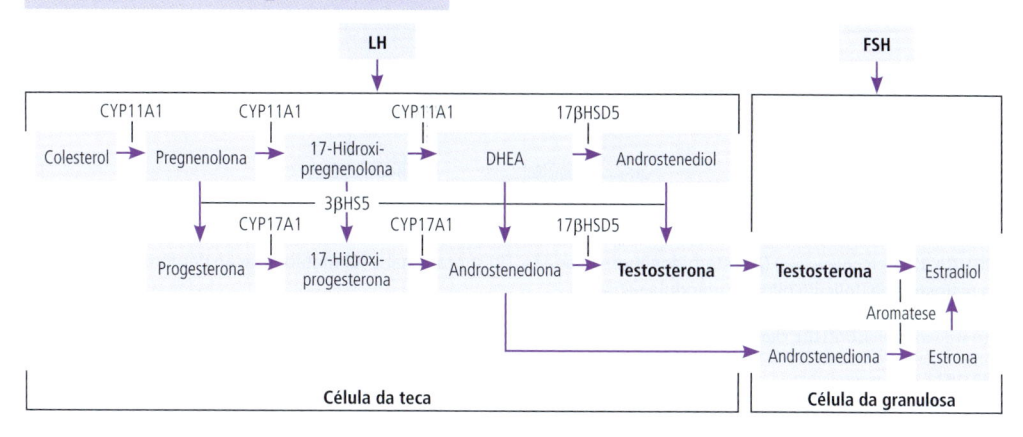

```
                                    LH                                              FSH
                                    ↓                                                ↓
   CYP11A1        CYP11A1        CYP11A1           17βHSD5
Colesterol → Pregnenolona → 17-Hidroxi-   → DHEA  →  Androstenediol
                             pregnenolona
                    ─────── 3βHS5 ───────
            CYP17A1            CYP17A1            17βHSD5
         Progesterona → 17-Hidroxi- → Androstenediona → **Testosterona** → **Testosterona** → Estradiol
                        progesterona                                       Aromatase ↑
                                                              Androstenediona → Estrona
                  Célula da teca                                  Célula da granulosa
```

B – Síndrome de androgênios suprarrenais

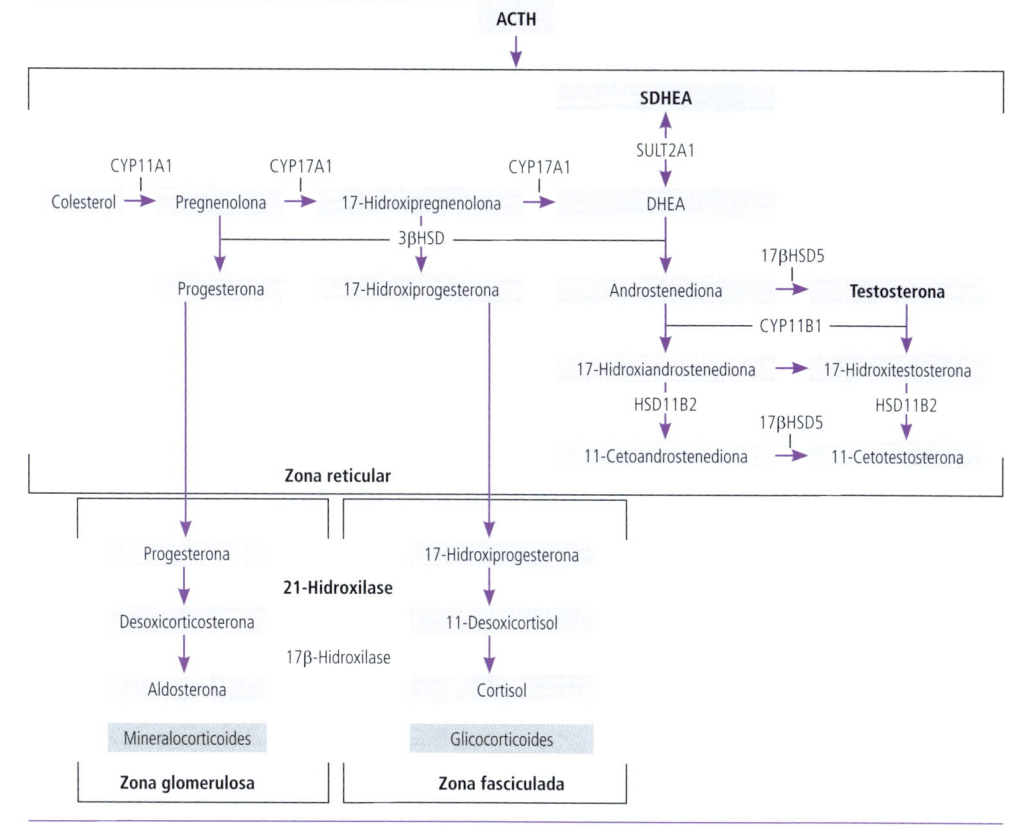

```
                                        ACTH
                                         ↓
                                        SDHEA
                                         ↑
                                       SULT2A1
   CYP11A1         CYP17A1         CYP17A1
Colesterol → Pregnenolona → 17-Hidroxipregnenolona → DHEA
                   ─────── 3βHSD ───────
                                                              17βHSD5
            Progesterona   17-Hidroxiprogesterona   Androstenediona → **Testosterona**
                                                      │  CYP11B1  │
                                              17-Hidroxiandrostenediona → 17-Hidroxitestosterona
                                                      │ HSD11B2            │ HSD11B2
                                                              17βHSD5
                                              11-Cetoandrostenediona → 11-Cetotestosterona
                              Zona reticular

    Progesterona              17-Hidroxiprogesterona
            21-Hidroxilase
    Desoxicorticosterona      11-Desoxicortisol
        17β-Hidroxilase
    Aldosterona               Cortisol
    Mineralocorticoides       Glicocorticoides
    Zona glomerulosa          Zona fasciculada
```

FIGURA 32.1 – **(A)** Esteroidogênese ovariana, **(B)** suprarrenal e **(C)** metabolização periférica da testosterona (folículo piloso e glândula sebácea). (*Continua*)

3βHSD, 3β-hidroxiesteroide-desidrogenase; ACTH, hormônio adrenocorticotrófico; CYP11A1, citocromo P450, enzima de quebra da cadeia lateral do colesterol; CYP11B1, citocromo P450 11β-hidroxilase; CYP17A1, citocromo P450 17α-hidroxilase/17,20-liase; CYP19A1, citocromo P450 aromatase/aromatização do anel A; DHEA, desidroepiandrosterona; DHT, di-hidrotestosterona; FSH, hormônio folículo-estimulante; HSD11B2, 11β-hidroxiesteroide-desidrogenase tipo 2; LH, hormônio luteinizante; SDHEA, sulfato de desidroepiandrosterona.

Fonte: Adaptada de Sharma e Welt.[3]

C – Síndrome periférica de androgênios

```
Testosterona ——5α-Redutase——→ Di-hidrotestosterona
    |                                    DHT
5β-Redutase                               |
    ↓                          ↓                    ↓
5β-Esteroides           3α-Androstenediol    3β-Androstenediol
(não androgênicos)
```

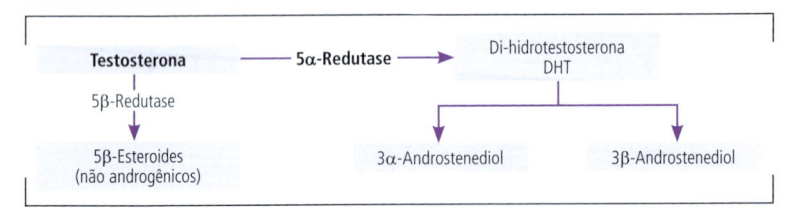

FIGURA 32.1 – (*Continuação*) (**A**) Esteroidogênese ovariana, (**B**) suprarrenal e (**C**) metabolização periférica da testosterona (folículo piloso e glândula sebácea).
3βHSD, 3β-hidroxiesteroide-desidrogenase; ACTH, hormônio adrenocorticotrófico; CYP11A1, citocromo P450, enzima de quebra da cadeia lateral do colesterol; CYP11B1, citocromo P450 11β-hidroxilase; CYP17A1, citocromo P450 17α-hidroxilase/17,20-liase; CYP19A1, citocromo P450 aromatase/aromatização do anel A; DHEA, desidroepiandrosterona; DHT, di-hidrotestosterona; FSH, hormônio folículo-estimulante; HSD11B2, 11β-hidroxiesteroide-desidrogenase tipo 2; LH, hormônio luteinizante; SDHEA, sulfato de desidroepiandrosterona.
Fonte: Adaptada Sharma e Welt.[3]

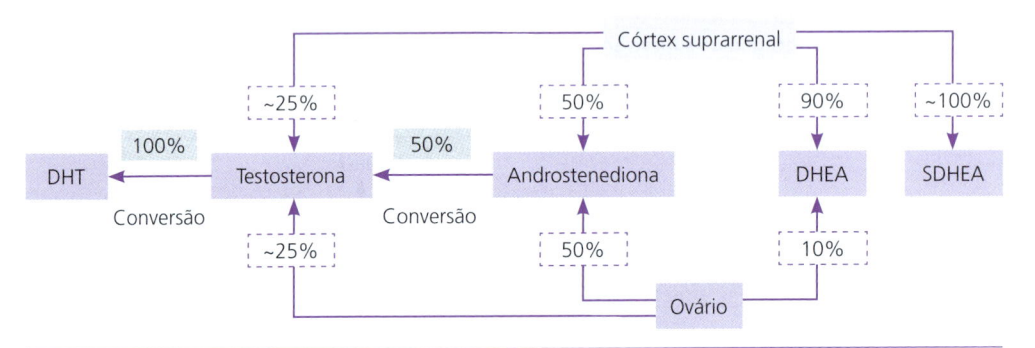

FIGURA 32.2 – Representação esquemática da origem dos androgênios circulantes na mulher: produção de androgênios pela glândula suprarrenal e pelos ovários e os percentuais de conversão periférica em mulheres durante os anos reprodutivos.
DHEA, desidroepiandrosterona; DHT, di-hidrotestosterona; SDHEA, sulfato de desidroepiandrosterona.
Fonte: Taylor e colaboradores.[5]

testosterona circulante é carreada por proteínas, não sendo biologicamente ativa (**Figura 32.3**). Apenas a testosterona livre, não ligada à globulina ligadora de hormônio sexual (SHBG, *sex hormone-binding globulin*) ou à albumina, é ativa. A **Figura 32.3** demonstra o impacto de pequenas variações na concentração da SHBG nas taxas de testosterona livre. Na mulher hirsuta, a variação de apenas 1% na concentração de SHBG, em relação à mulher normal, aumenta em 100% a testosterona livre, ocasionando os sinais e sintomas característicos do hiperandrogenismo.

A SHBG é o principal determinante das variações da testosterona livre. Os estrogênios aumentam seus níveis séricos, ao passo que os androgênios os suprimem. Obesidade, hipotireoidismo, hiperinsulinemia, citocinas inflama-

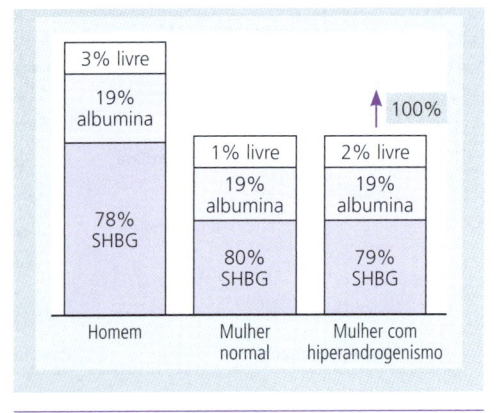

FIGURA 32.3 – Biodisponibilidade da testosterona no homem, na mulher e na mulher com hiperandrogenismo.
SHBG, globulina ligadora de hormônio sexual (*sex hormone-binding globulin*).
Fonte: Elaborada com base em Taylor e colaboradores.[5]

tórias e excesso de monossacarídeos também diminuem a SHBG, aumentando a fração livre de testosterona.[2] A testosterona livre (ativa) liga-se aos receptores em órgãos-alvo, exercendo ação androgênica, sendo metabolizada pela enzima 5α-redutase nas glândulas sebáceas e no folículo piloso à DHT, o androgênio mais potente (ver Figura 32.1C).

Avaliação diagnóstica

ANAMNESE

A idade de início dos sintomas, o tempo de evolução e o grau de hiperandrogenismo são os pilares para o diagnóstico diferencial entre os tumores. A SOP, a HSRCNC e o hirsutismo idiopático ou periférico são comuns na pré-menopausa. Após a menopausa, a hipertecose e os tumores produtores de androgênios ocorrem com mais frequência.

Os sintomas a serem pesquisados são hirsutismo, acne, alterações do ciclo menstrual (anovulação e amenorreia), queda de cabelo, variações de peso, sintomas de outras endocrinopatias, como diabetes melito, disfunções de tireoide, galactorreia e uso de medicações.

Nos quadros clínicos de rápida evolução (meses até 2-3 anos) com sinais de virilização associados, a presença de tumor produtor de androgênio é provável e deve ser excluída.[3]

EXAME FÍSICO

O **hirsutismo** é definido como excesso de pelos terminais em uma distribuição típica masculina (mento, região supralabial, esterno, abdome, costas e coxas).[6] É o sintoma mais comum do hiperandrogenismo. Pelos velos, claros e finos, sob ação androgênica, tornam-se pelos terminais, pigmentados e grossos. Com frequência, a percepção da paciente sobre seu grau de hirsutismo é maior do que a avaliada pelo médico.

Para a quantificação do hirsutismo e a avaliação da resposta aos tratamentos, a escala de Ferriman-Gallwey modificada (Figura 32.4) é a mais utilizada, mesmo com considerável variação nas avaliações intra e interobservador. Um escore ≥ 8 é considerado diagnóstico de hirsutismo, < 15 indica hirsutismo leve, 16 a 25 sugere hirsutismo moderado e > 25, hirsutismo severo (evidência II-2), segundo consenso canadense.[6,7] Populações asiáticas têm diagnóstico de hirsutismo com escores menores, e populações do mediterrâneo, com maiores.[2]

A **hipertricose** é o crescimento excessivo de pelos em áreas da pele não dependentes de androgênio. Não é um sinal/sintoma de hiperandrogenismo, sendo importante o diagnóstico diferencial. Pode ser generalizada ou localizada, restrita a determinados locais, como as extremidades, a cabeça e as costas. Esse excesso de pelos pode ser congênito, com traços dominantes ligados ao X, ou adquirido (medicações, síndrome paraneoplásica, distúrbios metabólicos).[8]

Além da quantificação do hirsutismo, no exame físico da paciente hiperandrogênica, os seguintes aspectos devem ser avaliados:
- Peso, altura, índice de massa corporal (IMC) e pressão arterial.
- Medida cintura-quadril.
- Alopecia de padrão androgênico, rarefação de cabelo na região frontal (a alopecia de padrão feminino geralmente preserva a região frontal).
- Acne e oleosidade da pele.
- Acantose *nigricans* (resistência insulínica).
- Estrias purpúreas, giba, pletora facial.
- Sinais de tireoidopatias ou de distúrbios da suprarrenal.

São sinais e sintomas de **virilização**: alopecia androgênica, engrossamento da voz, atrofia mamária, aumento de massa muscular e clitoromegalia.

DIAGNÓSTICO

Após a anamnese e o exame clínico, dosagens hormonais e exames de imagem são solicitados de acordo com o quadro clínico. Segundo a recomendação da Sociedade de Endocrinologia Americana em 2018,[2] em mulheres na pré-menopausa com ciclos menstruais regulares e escala de Ferriman-Gallwey com hirsutismo leve (pontuação

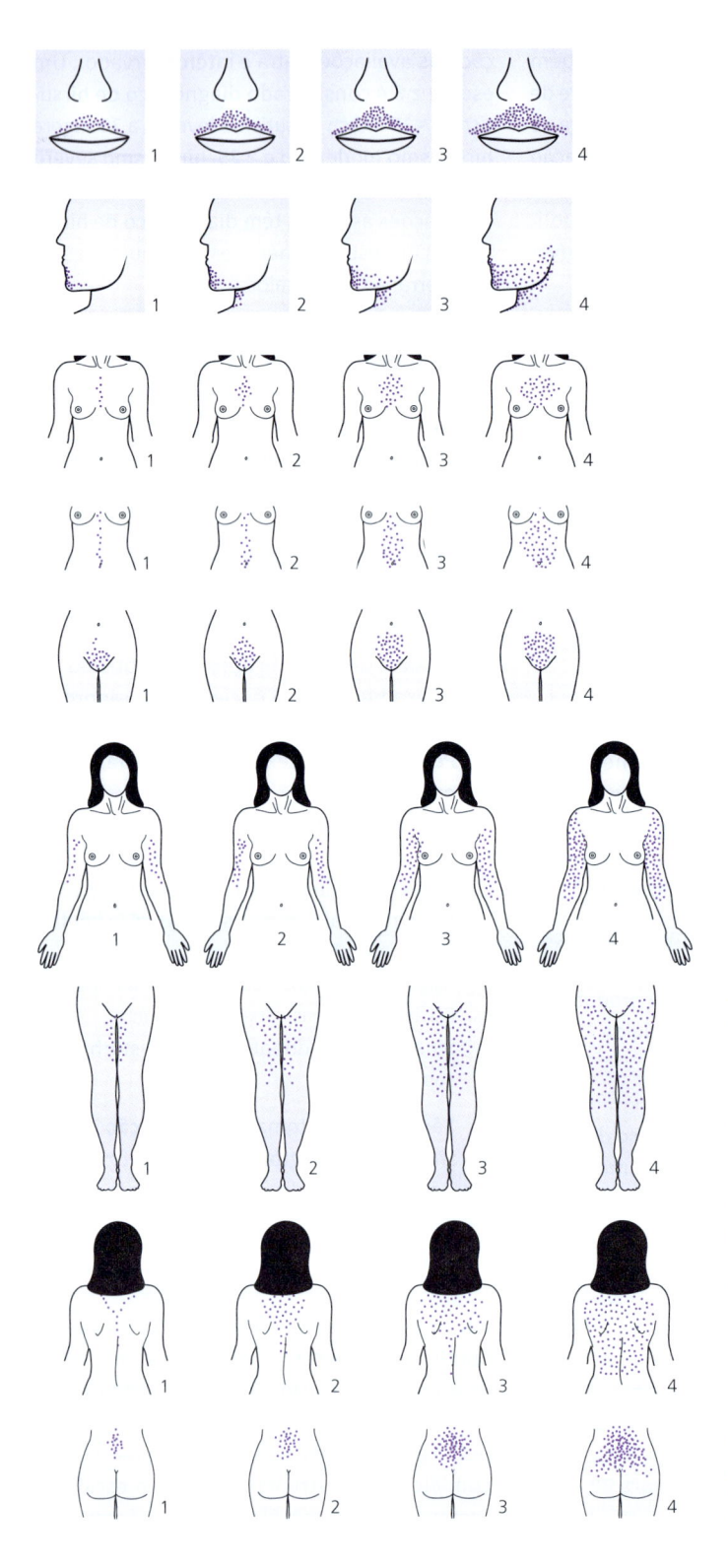

FIGURA 32.4 – Escala Ferriman-Gallwey modificada. Nove áreas (buço, queixo, peito, abdome superior e inferior, braços, coxas, dorso, lombar) são classificadas em 1 (presença de pelos terminais mínimos) até 4 (presença de pelos terminais semelhantes ao padrão masculino). Se nenhum pelo terminal é visualizado na região avaliada, a pontuação é 0. Pelos terminais são diferenciados de pelos velos levando-se em consideração o comprimento (> 0,5 cm) e o fato de serem pigmentados.

Fonte: Elaborada com base em BO e colaboradores.[9]

entre 8-15), não há necessidade de investigação adicional, podendo o tratamento ser instituído. No hirsutismo moderado a grave (com Ferriman-Gallwey > 15), a busca de etiologia está indicada. O fluxograma sugerido para investigação e diagnóstico está apresentado na **Figura 32.5**.[10]

Dosagens hormonais e exames de imagem devem ser solicitados conforme a hipótese diagnóstica.

Nenhuma dosagem hormonal deve ser realizada na vigência de contracepção hormonal, pois ela suprime o androgênio endógeno, tornando a dosagem inapropriada para o diagnóstico.

- **Testosterona total** – A dosagem de testosterona total por radioimunoensaio é amplamente disponível, porém esses ensaios são concebidos para medir a testosterona da população masculina, e, em níveis mais baixos, existe uma variação importante. Em casos de neoplasia, quando os níveis são elevados, a dosagem de testosterona total é suficiente para o diagnóstico.[3,11]

A dosagem da testosterona livre se correlaciona melhor com o hiperandrogenismo, mas o método não está disponível na maioria dos laboratórios e tem custo elevado. O índice de androgênio livre (FAI, *free androgen index*) pode ser calculado a partir da dosagem de testosterona total e SHBG, podendo ser mais acurado para o diagnóstico de hiperandrogenemia.[10]

- **SHBG** – A dosagem da SHBG pode ser utilizada como um marcador indireto da testosterona livre. Obesidade, hipotireoidismo, hiperinsulinemia e hiperandrogenismo diminuem

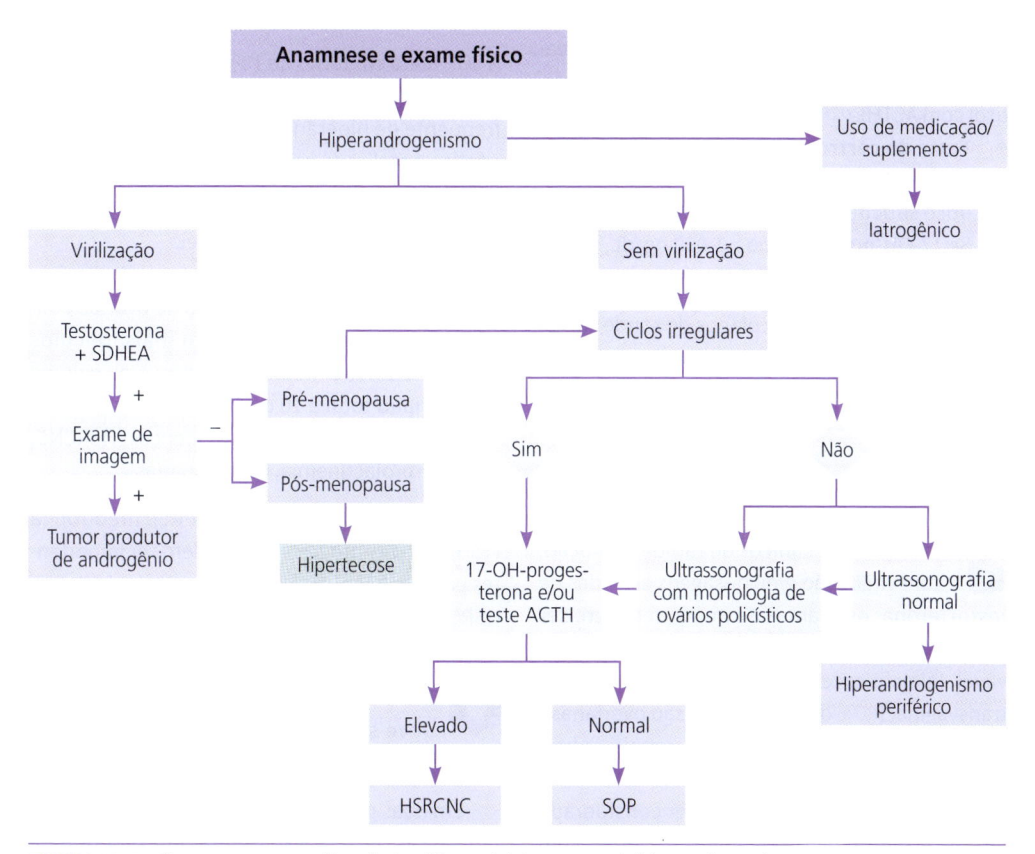

FIGURA 32.5 – Fluxograma para o diagnóstico diferencial das causas de hiperandrogenismo.
ACTH, hormônio adrenocorticotrófico; HSRCNC, hiperplasia suprarrenal congênita forma não clássica; SDHEA, sulfato de desidroepiandrosterona; SOP, síndrome dos ovários policísticos.

a síntese e a circulação da SHBG, aumentando a testosterona livre, ativa.

FAI = testosterona total / SHBG × 100

- **SDHEA** – Quando a dosagem de testosterona é muito elevada (sugestiva de neoplasia), a dosagem de SDHEA é útil como marcador da produção androgênica suprarrenal. Quando as dosagens forem acima de 700 µg/dL (ou duas vezes o limite superior da normalidade) e houver virilização rápida, a presença de tumor em suprarrenal deve ser excluída.[3]
- **17-OH-progesterona** – Deve ser dosada na suspeita de HSRCNC, geralmente sendo diagnóstico diferencial de SOP.

Níveis < 200 ng/dL excluem defeito da enzima 21-hidroxilase; níveis > 500 ng/dL sugerem diagnóstico de HSRCNC. Em caso de dosagens entre > 200 e < 500 ng/mL, deve-se realizar teste da cortrosina (teste de estímulo do cortisol com ACTH).

- **Teste da cortrosina** – Realiza-se dosagem de 17-OH-progesterona 60 minutos após a dose subcutânea de 250 µg de cortrosina. Se 17-OH-progesterona > 1.000 ng/dL, tem-se diagnóstico de HSRCNC.

Poucos laboratórios e planos de saúde suplementar disponibilizam esse teste no Brasil.

A dosagem de androstenediona, DHEA e DHT não faz parte da avaliação do hiperandrogenismo.[3,12]

EXAMES DE IMAGEM

Nos quadros clínicos de rápida evolução, com virilização e/ou dosagens elevadas de testosterona, os exames de imagem devem ser realizados, pois a hipótese de tumor é muito provável. Inicialmente, solicita-se ultrassonografia transvaginal (80% das neoplasias são ovarianas), seguida de tomografia das suprarrenais, sobretudo se o SDHEA também estiver elevado. A ressonância magnética (RM) pode ser considerada em casos selecionados. Naquelas pacientes com virilização cujo diagnóstico não foi possível a partir dos exames de imagem, a dosagem de testosterona nas veias ovarianas e suprarrenais direita e esquerda pode determinar o sítio da produção excessiva (casos de exceção).

No hiperandrogenismo moderado (hirsutismo com índice de Ferriman-Gallwey modificado > 15), a ultrassonografia transvaginal auxilia a avaliação ovariana (critérios de Rotterdam) e o diagnóstico mais frequente, a SOP. Nos casos suspeitos de hipertecose, os ovários podem estar maiores do que o padrão para a faixa etária e são homogêneos.

Na Tabela 32.1, é apresentado o diagnóstico diferencial das principais causas de hiperandrogenismo.[7,13,14]

Etiologia

SÍNDROME DOS OVÁRIOS POLICÍSTICOS

A SOP afeta em torno de 10% da população feminina em idade reprodutiva, sendo a causa mais frequente de hiperandrogenismo (80%). O diagnóstico é realizado pela presença de, no mínimo, dois dos três critérios de Rotterdam:

1. Oligomenorreia ou amenorreia.
2. Hiperandrogenismo clínico e/ou laboratorial.
3. Morfologia ultrassonográfica de ovários policísticos (presença de 20 ou mais folículos com diâmetro médio de 2-9 mm e/ou volume ovariano total ≥ 10 cm³ em um ou ambos os ovários), excluindo outras doenças (HSRCNC, hiperprolactinemia, tireoidopatias).

As dosagens de prolactina (PRL), tireotrofina (TSH) e 17-OH-progesterona podem ser importantes para excluir outras doenças, principalmente a HSRCNC em populações mais afetadas, cujo diagnóstico diferencial com SOP é mais difícil.

Em adolescentes, o diagnóstico de SOP deve ser reavaliado 8 anos após a menarca.[15]

Em duas grandes séries de mulheres hiperandrogênicas, 72 a 82% apresentaram critérios para SOP.[14,16] Nas mulheres com SOP, cerca de 70% têm hiperandrogenismo, sendo o hirsutismo o sintoma

Tabela 32.1 – Diagnóstico diferencial de hiperandrogenismo clínico

DIAGNÓSTICO	FREQUÊNCIA (%)	IDADE DE INÍCIO (ANOS)	TEMPO A PARTIR DO INÍCIO DA MANIFESTAÇÃO	ALTERAÇÃO MENSTRUAL	VIRILIZAÇÃO
SOP	80	15-25	Anos	+/−	Rara
Hirsutismo idiopático	≅ 10	Adolescência	Anos	−	−
HSRCNC	1-5	Congênita	Adolescência/vida adulta	+/−	+/−
Tumor suprarrenal	< 1	Em qualquer idade	Semanas a meses	+	++
Tumor ovariano	< 1	Em qualquer idade	Semanas a meses	+	++
Síndrome de Cushing	< 1	Em qualquer idade	Meses a anos	+	+/−
Hipertecose ovariana	< 1	Pré e pós-menopausa	Meses a anos	+	+

HSRCNC, hiperplasia suprarrenal congênita forma não clássica; SOP, síndrome dos ovários policísticos.
Fonte: Elaborada com base em Liu e colaboradores, Dennedy e colaboradores e Carmina e colaboradores.[7,13,14]

mais comum. Os sintomas costumam se iniciar no período puberal e estão associados à infertilidade, principalmente devido à anovulação.

Em longo prazo, existe a associação de SOP com resistência à insulina e diabetes melito tipo 2, além de alta prevalência de obesidade. O acompanhamento multidisciplinar na SOP visa à prevenção de doença cardiovascular, síndrome metabólica, hiperplasia e câncer de endométrio, doenças que se manifestam a partir da quarta e quinta décadas de vida.[12]

HIPERPLASIA SUPRARRENAL CONGÊNITA FORMA NÃO CLÁSSICA

É um dos diagnósticos diferenciais da SOP. A HSRCNC decorre da deficiência parcial da enzima 21-hidroxilase (ver Figura 32.1B), resultando no acúmulo da 17-OH-progesterona, hormônio precursor dos androgênios, direcionando a esteroidogênese para o aumento da produção de androstenediona e testosterona. A hiperplasia suprarrenal congênita é a causa mais frequente de hirsutismo de origem suprarrenal. Na deficiência total da enzima 21-hidroxilase, os sinais de hiperandrogenismo ocorrem muito precocemente, na fase intrauterina, com masculinização do feto feminino (hipertrofia de clitóris, genitália externa ambígua ou masculina), associados à deficiência de cortisol e de aldosterona (ver Figura 32.1B). Na deficiência parcial (HSRCNC), a manifestação do hiperandrogenismo em geral ocorre após o período puberal. A deficiência da 21-hidroxilase é mais prevalente em judias asquenazi e populações do Oriente Médio e da Índia (1/100) e menos predominante em anglo-saxões (1/1.000).[14]

HIRSUTISMO IDIOPÁTICO

O quadro clínico é apenas de hirsutismo. Os ciclos são ovulatórios (regulares), os ovários são normais à ultrassonografia e não existe hiperandrogenemia. Pode haver maior sensibilidade do folículo à testosterona e maior conversão de testosterona em DHT (ver Figura 32.1C).

NEOPLASIAS PRODUTORAS DE ANDROGÊNIOS

⚠ Tumores ovarianos e suprarrenais secretores de androgênios não são causa frequente de hirsutismo (< 0,2%),[7] mas devem ser descartados em quadros de início recente, progressão rápida e/ou virilização.

Os tumores ovarianos mais associados ao hiperandrogenismo são os derivados de células estromais e das gônadas embrionárias. Eles podem ser formados por um tipo celular ou pela combinação de mais de um tipo (células de Leydig ou de Sertoli-Leydig). Geralmente são unilaterais. Nos tumores ovarianos, o nível sérico de testosterona é bem elevado (≥ 2 vezes o normal). Os tumores ovarianos de Sertoli e Leydig podem ser palpados ao exame de toque,[17] e a ultrassonografia transvaginal costuma ser suficiente para o diagnóstico. Em tumores pequenos, a RM pode ajudar. O tratamento é cirúrgico e varia conforme a histologia do tumor (ver Cap. 25 – Neoplasia de ovário e de tuba uterina). O tumor de células de Leydig não é frequente, mas em 95% dos casos é secretor de testosterona, unilateral e ocorre após a menopausa.

Os tumores virilizantes de suprarrenal são muito raros, e o hiperandrogenismo é de progressão rápida e grave (virilização). O principal androgênio produzido pela suprarrenal é o SDHEA (ver Figura 32.1B), geralmente > 700 μg/dL. A tomografia computadorizada tem ótima resolução para pequenos tumores característicos da síndrome de Cushing, bem como para adenomas virilizantes. Em casos especiais, a RM pode contribuir para o diagnóstico.[18]

HIPERTECOSE OVARIANA

É um diagnóstico histológico, caracterizado por agrupamento de células da teca luteinizadas no estroma ovariano. A fisiopatologia não está bem definida, mas o estímulo das células do estroma pelas gonadotrofinas elevadas (sobretudo o LH) após a menopausa parece estar envolvido,[19] resultando na maior produção androgênica. O quadro clínico é de hiperandrogenismo de início lento e progressivo. Em casos graves, pode haver virilização. A hipertecose ovariana ocorre geralmente após a menopausa, associada a sinais de resistência insulínica, como acantose *nigricans* e distribuição central de gordura. Na ultrassonografia transvaginal, os ovários são sólidos e podem ter volume maior do que o esperado para a idade.[20]

SÍNDROME DE CUSHING

A síndrome de Cushing deve entrar no diagnóstico diferencial em mulheres com suspeita clínica devido ao quadro de obesidade, distribuição central de gordura, fácies característica, estrias purpúreas, giba, hipertensão e diabetes melito. O diagnóstico comumente é realizado pelo quadro clínico característico do hipercortisolismo associado a sinais de hiperandrogenismo. A investigação é realizada pela cortisolúria de 24 horas e pelo teste de supressão da suprarrenal com dexametasona.

OUTRAS CAUSAS

A hiperprolactinemia associada à amenorreia, galactorreia e subfertilidade raramente pode causar sinais de hiperandrogenismo (hirsutismo). Outras endocrinopatias (doenças da tireoide e acromegalia) podem interferir na produção e no metabolismo dos androgênios e levar a hiperandrogenismo. São diagnosticadas pelo quadro clínico da doença de base e fazem parte do diagnóstico diferencial da SOP.

HIPERANDROGENISMO IATROGÊNICO

Trata-se do diagnóstico realizado pela anamnese, abordando o uso de anabolizantes e androgênios, particularmente importante em atletas e pacientes com endometriose (uso de progestógenos) e disfunção sexual em tratamento com testosterona (tópica ou sistêmica). O ácido valproico é um anticonvulsivante que aumenta a testosterona plasmática.[2,21] O Quadro 32.1 apresenta os medicamentos associados ao hiperandrogenismo e à hipertricose. Medicamentos não androgênicos causam mais hipertricose do que hirsutismo.

■ Tratamento

Modificações do estilo de vida são parte da terapia. A perda de peso em mulheres hiperandrogênicas obesas com ou sem SOP por meio de dietas e exercício físico deve sempre ser instituída, pois, além de importante para a saúde geral, diminui os níveis de androgênios e insulina, o que colabora

Quadro 32.1 – Medicamentos associados ao hiperandrogenismo (androgênicos) e à hipertricose (não androgênicos)

Medicamentos androgênicos
- Testosterona
- Danazol
- ACTH
- Metirapona
- Fenotiazidas
- Esteroides anabolizantes
- Progestógenos androgênicos
  - Levonorgestrel
  - Norgestrel
  - Noretindrona
- Acetazolamida
- Ácido valproico

Medicamentos não androgênicos
- Ciclosporina
- Fenitoína
- Diazóxido
- Minoxidil
- Minociclina
- Glicocorticoides em altas doses
- Hexaclorobenzeno
- Penicilamina
- Psoralenos

ACTH, hormônio adrenocorticotrófico.

para aumentar a SHBG, podendo até restaurar a ovulação.[3] A obesidade também piora o resultado dos tratamentos medicamentosos.[22]

A melhora do hiperandrogenismo com modificação de hábitos é discreta, de modo que a estratégia de tratamento deve envolver outras medidas (cosméticas ou farmacológicas).[3] Uma revisão sistemática de 2019 demonstrou que a diminuição de peso em mulheres obesas com SOP diminui discretamente o índice de androgênio livre (diferença média –1,11, intervalo de confiança [IC] 95%, –1,96 a –0,26), tendo impacto mínimo no hirsutismo (diferença média –1,12, IC 95%, –2,16 a –0,08).[23]

No hiperandrogenismo iatrogênico, a suspensão da medicação resolve o quadro em 2 a 6 meses, mas os sinais de virilização, como engrossamento da voz e clitoromegalia, permanecem.

Nos tumores ovarianos, o tratamento é cirúrgico, conforme o tipo histológico. Na paciente jovem e com desejo de gestar, a possibilidade de cirurgias mais conservadoras com preservação da fertilidade deve ser avaliada.[24] Em mulheres na pós-menopausa, se não for identificada a origem do tumor, a ooforectomia bilateral está indicada, pois a produção androgênica ovariana é mais provável (hipertecose). O uso de anticoncepcionais orais combinados (ACOs) e antiandrogênios ou análogos do hormônio liberador de gonadotrofina (GnRH, *gonadotropin-releasing hormone*) são tratamentos de exceção na hipertecose.[19]

Os tumores de suprarrenal têm tratamento cirúrgico, conforme a histopatologia. Em casos selecionados ou quando a cirurgia é contraindicada, a ablação da neoplasia pode ser avaliada.[3]

No hirsutismo leve isolado (índice de Ferriman-Gallwey < 15), o tratamento cosmético/mecânico isoladamente pode ser adequado (Tabela 32.2). No hiperandrogenismo moderado e com hiperandrogenemia, o tratamento cosmético é associado ao medicamentoso.

O tratamento medicamentoso do hiperandrogenismo visa a suprimir a produção de androgênios, bloquear a ligação aos receptores ou diminuir a atividade da enzima 5α-redutase (Tabela 32.3).

Uma revisão sistemática de Barrionuevo e colaboradores (2018)[26] com 43 estudos concluiu que houve a redução do hirsutismo com ACO, antiandrogênios e agentes sensibilizadores da insulina em relação ao placebo, com uma redução média de –0,94 (–1,49 a –0,38), –1,29 (–1,80 a –0,79) e –0,62 (–1,00 a –0,23), respectivamente.

O ACO é a primeira linha de tratamento em pacientes na menacme que não desejam gestar. Se, após 6 meses de uso, a paciente não estiver satisfeita com o resultado do tratamento, a associação de antiandrogênios está indicada.

A eficácia dos contraceptivos orais contendo levonorgestrel, acetato de ciproterona e drospirenona para o tratamento do hirsutismo é similar.[26] A Associação Americana de Endocrinologia não recomenda nenhum ACO específico para o tratamento do hiperandrogenismo. No entanto, em mulheres obesas com mais de 39 anos, a recomendação é o ACO com baixa dose de estrogênio associado a progestógenos com menor risco de trombose venosa profunda.[2]

Tabela 32.2 – Tratamentos mecânico e tópico para o hirsutismo

MÉTODOS DE REMOÇÃO DE PELOS	MÉTODO	VANTAGENS	DESVANTAGENS
Mecânico temporário	• Aparar • Depilação (cera, pinça, cremes)	Baratos, seguros, rápidos, acessíveis	Crescimento do pelo mais espesso; pode causar dor, dermatite/foliculite, cicatrizes, hiperpigmentação
Mecânico definitivo	• Químico • Eletrólise • Laser • Fotodepilação	O método ideal para áreas pequenas é a eletrólise O *laser* e a fotodepilação são mais rápidos e menos dolorosos que a eletrólise	Químico: irritação da pele Eletrólise: doloroso, demorado *Laser*: caro, resultados em longo prazo desconhecidos Fotodepilação: pode causar hiperpigmentação
Medicamento tópico	• Eflornitina a 13,9%	Associada ao *laser*, tem melhor resultado do que o *laser* sozinho Uso facial aprovado pela FDA	Cerca de 6-8 semanas para efeito Se o uso for descontinuado, ocorre retorno dos pelos Pode causar erupção acneiforme em 20-30% dos pacientes

FDA, Food and Drug Administration.
Fonte: Adaptada de Tewary e colaboradores[10] e Shenenberger.[25]

Tabela 32.3 – Tratamento medicamentoso sistêmico para hiperandrogenismo

CLASSE DA MEDICAÇÃO	NOME	MECANISMO DE AÇÃO	OBSERVAÇÕES
Anticoncepcionais orais combinados	Etinilestradiol (20 ou 30 µg) + progestógenos (acetato de ciproterona, drospirenona, desogestrel, gestodeno, levonorgestrel)	Supressão do LH, diminuição da síntese de androstenediona e testosterona Aumento da SHBG, diminuição da testosterona Livre	Primeira linha de tratamento da hiperandrogenemia na menacme Vantagens: Regularidade do sangramento, efeito contraceptivo Respeitar as contraindicações aos ACOs!
Antiandrogênios	Espironolactona (50-200 mg/dia) Acetato de ciproterona (12,5-50 mg/dia)	Competição pelo RA, efeito antimineralocorticoide, discreta redução da 5α-redutase, supressão do LH Competição pelo RA, discreta redução da 5α-redutase, supressão do LH	Causa irregularidade menstrual quando usada sem o ACO; é teratogênica Usar em associação com o ACO; teratogênico

(Continua)

Tabela 32.3 – Tratamento medicamentoso sistêmico para hiperandrogenismo (Continuação)

CLASSE DA MEDICAÇÃO	NOME	MECANISMO DE AÇÃO	OBSERVAÇÕES
	Finasterida (2,5-5 mg/dia) Flutamida*	Inibição da enzima 5α-redutase, redução da DHT Ação antagonista no receptor de androgênio, diminuição da DHT	Principal indicação para hirsutismo idiopático ou periférico Teratogênica Toxicidade hepática que contraindica o uso
Sensibilizadores de insulina	Metformina (1-2 g/dia)	Aumento da sensibilidade à insulina	Usada na resistência à insulina (obesidade, intolerância à glicose) como em alguns casos de SOP Tem efeito na regularidade menstrual, diminuição do peso e hirsutismo Não é indicada como medicamento isolado para hirsutismo
Glicocorticoides	Prednisona (5 mg/dia) ou dexametasona (0,5 mg/dia)	Inibição do ACTH e redução da secreção de androgênios das suprarrenais	Raramente utilizados em HSRCNC Principal indicação é a restauração da ovulação
Análogos do GnRH	Leuprolida	Supressão da secreção de LH e FSH, redução de androgênios ovarianos	Tratamento de exceção, reservado para casos de hipertecose ovariana, sem indicação cirúrgica e sem resposta a ACO e antiandrogênios

ACOs, anticoncepcionais orais combinados; ACTH, hormônio adrenocorticotrófico; DHT, di-hidrotestosterona; FSH, hormônio folículo-estimulante; GnRH, hormônio liberador de gonadotrofina; HSRCNC, hiperplasia suprarrenal congênita forma não clássica; LH, hormônio luteinizante; RA, receptor de androgênio; SHBG, globulina ligadora de hormônio sexual; SOP, síndrome dos ovários policísticos.
*A diretriz da Associação Americana de Endocrinologia (2018) contraindica o uso com nível de evidência 1.[2,10,16]

Na SOP, o tratamento deve ser individualizado, multifatorial e multidisciplinar. Intervenções e orientações sobre o estilo de vida melhoraram disfunções metabólicas, a ovulação e a fertilidade. O tratamento de primeira linha nas mulheres com SOP sem desejo gestacional é o ACO,[27] que se mostra eficaz no hirsutismo e na acne, regulariza as menstruações, protege o endométrio (hiperplasia e câncer de endométrio), além de ter excelente efeito contraceptivo.

A contracepção é obrigatória sempre que o uso de antiandrogênios for indicado. Existe risco de teratogênese com o acetato de ciproterona, espironolactona e finasterida.[16]

As contraindicações ao uso de ACO devem ser respeitadas (ver Cap. 47 – Anticoncepção). Nesses casos, agentes sensibilizadores da insulina (p. ex., metformina) podem ser utilizados, mesmo com modesto efeito sobre o hiperandrogenismo.[12] A metformina melhora a ovulação de pacientes com SOP; por isso, se não existir desejo de gestar, a contracepção será fundamental.

Para o tratamento da acne, o ACO é a primeira opção. O encaminhamento ao dermatologista nos casos de acne moderada a grave está indicado. Tratamentos dermatológicos tópicos (com peróxido de benzoíla), antimicrobianos e até mesmo com isotretinoína poderão ser utilizados.[6]

O tratamento do hiperandrogenismo na paciente com HSRCNC é similar ao da SOP. Recomenda-se iniciar com ACO por 6 meses e, se o resultado não for satisfatório, adicionar um antiandrogênio. Nas pacientes com HSRCNC que desejam gestar, o uso de glicocorticoides é indicado, geralmente com prednisona; caso não ocorra ovulação, esta pode ser induzida com citrato de clomifeno. A dexametasona não é inativada pela 11-hidroxilase placentária tipo 2, causando exposição fetal.[2]

Os casos raros de hiperandrogenismo secundário a hiperprolactinemia, doenças da tireoide, síndrome de Cushing e acromegalia têm a sua terapêutica estabelecida conforme a etiologia.

REFERÊNCIAS

1. Lobo RA, Gershenson DM, Lentz GM, Valea FA, editors. Comprehensive gynecology. 7th. ed. Philadelphia: Elsevier; 2016.
2. Martin KA, Anderson RR, Chang RJ, Ehrmann DA, Lobo RA, Murad MH, et al. Evaluation and treatment of hirsutism in premenopausal women: an endocrine society clinical practice guideline. J Clin Endocrinol Metab. 2018;103(4):1233-57.
3. Sharma A, Welt CK. Practical approach to hyperandrogenism in women. Med Clin North Am. 2021;105(6):1099-116.
4. Burger HG. Androgen production in women. Fertil steril. 2002;77(Suppl 4):S3-5.
5. Taylor HS, Pal L, Seli E. Hirsutism. In: Taylor HS, Pal L, Seli E, editors. Speroff's clinical gynecologic endocrinology and infertility. 9th ed. Philadelphia: Wolters Kluwer; 2020. Cap. 12. E-book.
6. American College of Obstetricians and Gynecologists. Screening and management of the hyperandrogenic adolescent: ACOG Committee Opinion, Number 789. Obstet Gynecol. 2019;134(4):e106-e14.
7. Liu K, Motan T, Claman P. No. 350-Hirsutism: evaluation and treatment. J Obstet Gynaecol Can. 2017;39(11):1054-68.
8. Elami-Suzin M, Revel A. Hirsutism. In: DeCherney AH, Nathan L, Laufer N, Roman AS, editors. CURRENT diagnosis & treatment: obstetrics & gynecology. 12th ed. New York: McGraw-Hill Education; 2019.
9. Yildiz BO, Bolour S, Woods K, Moore A, Azziz R. Visually scoring hirsutism. Hum Reprod Update. 2010;16(1):51-64.
10. Tewary S, Davies R, Prakash A. Hirsutism. Obstet Gynaecol Reprod Med. 2021;31(4):103-8.
11. Goodman NF, Cobin RH, Futterweit W, Glueck JS, Legro RS, Carmina E. American Association of Clinical Endocrinologists, American College of Endocrinology, and Androgen Excess and PCOS Society Disease State clinical review: guide to the best practices in the evaluation and treatment of polycystic ovary syndrome--part 1. Endocr Pract. 2015;21(11):1291-300.
12. Escobar-Morreale HF, Carmina E, Dewailly D, Gambineri A, Kelestimur F, Moghetti P, et al. Epidemiology, diagnosis and management of hirsutism: a consensus statement by the Androgen Excess and Polycystic Ovary Syndrome Society. Hum Reprod Update. 2012;18(2):146-70.
13. Dennedy MC, Smith D, O'Shea D, McKenna TJ. Investigation of patients with atypical or severe hyperandrogenaemia including androgen-secreting ovarian teratoma. Eur J Endocrinol. 2010;162(2):213-20.
14. Carmina E, Dewailly D, Escobar-Morreale HF, Kelestimur F, Moran C, Oberfield S, et al. Non-classic congenital suprarrenal hyperplasia due to 21-hydroxylase deficiency revisited: an update with a special focus on adolescent and adult women. Hum Reprod Update. 2017;23(5):580-99.
15. Teede HJ, Misso ML, Costello MF, Dokras A, Laven J, Moran L, et al. Recommendations from the international evidence-based guideline for the assessment and management of polycystic ovary syndrome. Hum Reprod.2018;33(9):1602-18.
16. Azziz R, Carmina E, Chen Z, Dunaif A, Laven JS, Legro RS, et al. Polycystic ovary syndrome. Nat Rev Dis Primers. 2016;2:16057.
17. Rosenfield RL. Clinical practice. Hirsutism. N Engl J Med. 2005;353(24):2578-88.
18. Delivanis DA, Bancos I, Atwell TD, Schmit GD, Eiken PW, Natt N, et al. Diagnostic performance of unenhanced computed tomography and (18) F-fluorodeoxyglucose positron emission tomography in indeterminate suprarrenal tumours. Clin Endocrinol. 2018;88(1):30-6.
19. Yance VRV, Marcondes JAM, Rocha MP, Barcellos CRG, Dantas WS, Avila AFA, et al. Discriminating between virilizing ovary tumors and ovary hyperthecosis in postmenopausal women: clinical data, hormonal profiles and image studies. Eur J Endocrinol. 2017;177(1):93-102.
20. Meczekalski B, Szeliga A, Maciejewska-Jeske M, Podfigurna A, Cornetti P, Bala G, et al. Hyperthecosis: an underestimated nontumorous cause of hyperandrogenism. Gynecol Endocrinol. 2021;37(8):677-82.
21. Somani N, Harrison S, Bergfeld WF. The clinical evaluation of hirsutism. Dermatol Ther. 2008;21(5):376-91.
22. Koulouri O, Conway GS. A systematic review of commonly used medical treatments for hirsutism in women. Clin Endocrinol. 2008;68(5):800-5.
23. Lim SS, Hutchison SK, Van Ryswyk E, Norman RJ, Teede HJ, Moran LJ. Lifestyle changes in women with polycystic ovary syndrome. Cochrane Database Syst Rev.2019;3(3):CD007506.
24. Ertas IE, Taskin S, Goklu R, Bilgin M, Goc G, Yildirim Y, et al. Long-term oncological and reproductive outcomes of fertility-sparing cytoreductive surgery in females aged 25 years and younger with malignant ovarian germ cell tumors. J Obstet Gynaecol Res. 2014;40(3):797-805.
25. Shenenberger DW. Removal of unewanted hair [Internet]. Waltham: UpToDate; 2021 [capturado em 2 fev. 2021]. Disponível em: https://www.uptodate.com/contents/removal-of-unwanted-hair.
26. Barrionuevo P, Nabhan M, Altayar O, Wang Z, Erwin PJ, Asi N, et al. Treatment options for hirsutism: a systematic review and network meta-analysis. J Clin Endocrinol Metab. 2018;103(4):1258-64.
27. Legro RS, Arslanian SA, Ehrmann DA, Hoeger KM, Murad MH, Pasquali R, et al. Diagnosis and treatment of polycystic ovary syndrome: an Endocrine Society clinical practice guideline. J Clin Endocrinol Metab. 2013;98(12):4565-92.

33

CLIMATÉRIO*

MARIA CELESTE OSÓRIO WENDER
JÚLIA MARQUES DA ROCHA DE AZEVEDO
LETÍCIA ROYER VOIGT
MONA LÚCIA DALL'AGNO

A **menopausa** é um evento fisiológico que representa a interrupção definitiva da ovulação, resultante da perda da função folicular ovariana. É reconhecida após 12 meses de amenorreia. Já o **climatério** representa um período de transição, caracterizado por modificações endocrinológicas, biológicas e clínicas no organismo feminino e pela contínua falência da função ovariana na ausência de causa patológica, resultando na perda definitiva da capacidade reprodutiva da mulher.[1-3]

⭐ As etapas da vida reprodutiva feminina são regidas pela função ovariana e sua produção hormonal. Com base nessas etapas, foi estabelecido um sistema de estadiamento chamado Stages of Reproductive Aging Workshop + 10 (STRAW+10, proposto em 2001 e revisado e validado em 2011), representado na Figura 33.1. Segundo o STRAW+10, a vida reprodutiva feminina é dividida em três categorias principais: reprodutiva, transição menopausal e pós-menopausa. O marco zero é representado pela menopausa, ou última menstruação. Esses critérios foram estabelecidos para auxiliar o diagnóstico e tentar uniformizar a nomenclatura utilizada em âmbito mundial. As mudanças no ciclo menstrual ao longo da vida funcionam como base para a determinação de cada estágio reprodutivo. Os critérios de apoio e sintomatologia descritos no sistema de estadiamento não são usados como diagnóstico, à exceção de pacientes com síndrome dos ovários policísticos (SOP), insuficiência ovariana prematura (IOP) e mulheres histerectomizadas e/ou ooforectomizadas, já que, nesses casos, as alterações do ciclo são inerentes a condições clínicas específicas.[4,5]

A produção de folículos ovarianos pelas mulheres inicia-se a partir da oitava semana de vida intrauterina por meio da rápida multiplicação mitótica das células germinativas. Já o envelhecimento do sistema reprodutivo inicia-se pouco tempo depois, ativando o processo de apoptose celular após atingir o número máximo de folículos primordiais – cerca de 7 milhões – por volta da 20ª semana de gestação. Até o nascimento, cerca de 70% do *pool* folicular será perdido devido a esse processo e, ao chegar à puberdade, fase em que os ovários se tornarão funcionalmente ativos, restarão em média 300 a 500 mil folículos.[1,6]

Até que seu número se esgote na pós-menopausa, os folículos crescem e sofrem atresia de forma contínua. Esse processo é irrecuperável e ininterrupto, independentemente de situações como gravidez ou de períodos de anovulação. Dos milhões de folículos formados na vida intrauterina, apenas 400 terão seu crescimento resultando em ovulação durante a menacme; o restante é perdido. O declínio paralelo da quantidade e da qualidade dos folículos contribui para a diminuição da fertilidade. Além disso, com o passar dos anos, o consumo do *pool* folicu-

---

*Os coautores agradecem a Fernando Freitas, Jéssica Zandoná e José A. Sisson de Castro pelas contribuições dadas à escrita deste capítulo na edição anterior.

Menarca							Última menstruação (0)		
Estágios -5	-4	-3b	-3a	-2	-1	+1a	+1b	+1c	2
Terminologia Reprodutivo				Transição menopausal		Pós-menopausa			
Inicial	Pico	Final		Inicial	Final	Inicial			Final
				Perimenopausa					
Duração Variável				Variável	1-3 anos	2 anos (1 + 1)		3-6 anos	Até o fim da vida
Critérios principais									
Ciclo menstrual Variável a regular	Regular	Regular	Variações sutis no fluxo e na duração	Duração variável	Amenorreia > 60 dias				
Critérios de apoio									
Endócrinos									
FSH		Baixo	Variável	Levemente elevado	> 25 UI/L	Elevado	Estabilizado		
AMH		Baixo	Baixo	Baixo	Baixo	Baixo	Muito baixo		
Inibina B			Baixa	Baixa	Baixa	Baixa	Muito baixa		
CFA		Baixa	Baixa	Baixa	Baixa	Muito baixa	Muito baixa		
Características descritivas									
Sintomas				Sintomas vasomotores prováveis		Sintomas vasomotores muito prováveis			Sintomas geniturinários

FIGURA 33.1 – Sistema de estadiamento do Stages of Reproductive Aging Workshop + 10 (STRAW+10) para mulheres.
AMH, hormônio antimülleriano; CFA, contagem de folículos antrais; FSH, hormônio folículo-estimulante (*follicle-stimulating hormone*).
Fonte: Adaptada de Harlow e colaboradores.[5]

lar determina alterações hormonais importantes, responsáveis pelas alterações fisiológicas características do período peri e pós-menopausa.[6,7]

★ A média de idade global para a ocorrência da menopausa descrita em estudos populacionais é de 51 anos,[1,2] podendo variar de maneira discreta conforme diferentes populações. Segundo uma metanálise que incluiu estudos de 24 países diferentes, a média de idade da menopausa natural na América Latina foi de 47,37 (46,91-47,51) anos.[8] Já um estudo brasileiro que incluiu mulheres da região Sudeste do país evidenciou a idade de 46,5 (aproximadamente 5,8) anos como média para início da menopausa nessa população.[9] A velocidade da taxa de atresia folicular e os fatores que interferem nessa velocidade não são completamente entendidos, apesar de estar claro que o tabagismo pode antecipar a idade da menopausa. A idade da menopausa materna e o peso corporal também parecem influenciar.[10]

⚠ A menopausa ocorrida antes dos 40 anos é definida como IOP, caracterizada pela falência ovariana em idade precoce, com manifestações clínicas como amenorreia ou oligomenorreia e aumento das gonadotrofinas e hipoestrogenismo. Na maioria dos casos, a causa é idiopática.[10,11] Já a menopausa que ocorre após os 55 anos é conhecida como menopausa tardia.[10]

■ Alterações hormonais no climatério

Durante a menacme, o hipotálamo determina a liberação dos hormônios hipofisários por meio de pulsos de hormônio liberador de gonadotrofina (GnRH, *gonadotropin-releasing hormone*). No ovário, 90% da produção do estradiol provém do folículo dominante, e os demais folículos são responsáveis pela produção de inibina B e do hormônio antimülleriano (AMH). Esses produtos ovarianos, por meio de alças de *feedback*, determinam o aumento ou a redução de hormônio folículo-estimulante (FSH, *follicle-stimulating hormone*) e hormônio luteinizante (LH, *luteinizing hormone*) na hipófise, conforme a fase do ciclo. Essa regulação hipotálamo-hipófise-ovário determina o ciclo menstrual normal.[1,7]

A transição menopausal é caracterizada pela irregularidade do ciclo menstrual, devido à variabilidade hormonal e a ovulação inconstante. As dosagens hormonais nesse período não têm valor na avaliação e no diagnóstico das pacientes.[1]

A diminuição maciça do número de folículos ovarianos resulta na diminuição gradual da inibina B, que, por sua vez, desativa o *feedback* negativo sobre a hipófise, liberando a secreção de FSH e aumentando o recrutamento folicular. O resultado dos níveis elevados de FSH é a aceleração da depleção folicular, o que encurta a primeira fase do ciclo menstrual e marca os últimos anos antes da menopausa pela intensa atresia e apoptose até o esgotamento dos folículos.[1,12]

Enquanto houver folículos suficientes, a ovulação ainda é mantida, e os níveis de estradiol permanecerão dentro da normalidade. A contínua perda da reserva folicular diminui os níveis de estradiol, que não são mais suficientes para estimular o pico de LH, encerrando, assim, os ciclos ovulatórios. Sem a ovulação propriamente dita, não há produção de corpo lúteo e, em consequência, de progesterona.[1,12]

Na pós-menopausa, na tentativa de estimular uma adequada produção de estradiol pelos ovários, a hipófise é ativada por picos de GnRH e secreta grandes quantidades de gonadotrofinas, levando as mulheres a um estado de hipogonadismo hipergonadotrófico. Os níveis de FSH e LH são marcadamente altos nos primeiros anos após a menopausa, decrescendo com o envelhecimento.[1,12]

Não há mais produção de progesterona. Já os estrogênios seguem sendo produzidos, porém em níveis muito menores se comparados com a menacme. No ovário, a produção de estradiol é quase nula, e a estrona, produzida por meio da aromatização periférica da androstenediona, mesmo em pequenas quantidades, passa a ser o principal estrogênio circulante na pós-menopausa.[1,12]

Além dessas mudanças, observa-se que, com a diminuição da massa folicular, ocorre um relativo aumento do estroma ovariano, porção responsável pela produção de testosterona e androstenediona. Apesar da diminuição da síntese desses hormônios de uma maneira geral na pós-menopausa, a produção remanescente é suficiente para manter os ovários ativos com a produção dos esteroides androgênicos, que agora são os principais hormônios ovarianos disponíveis, especialmente a androstenediona. Esses androgênios servem como substrato para a aromatização periférica e a formação de estrona.[1,12]

Não há necessidade de dosagens hormonais para se confirmar o diagnóstico de menopausa. Diante de uma mulher com idade superior a 40 anos com amenorreia há mais de um ano e quadro clínico compatível, outros exames para investigação são dispensáveis. No entanto, níveis de FSH acima de 40 mUI/mL e estradiol (E2) menores do que 20 pg/mL são característicos.[1]

As alterações nos níveis circulantes dos esteroides sexuais afetam a atividade reprodutiva e, de forma não menos importante, outros órgãos e suas funções. Existem receptores estrogênicos em diferentes concentrações em vários locais do organismo, como pele, ossos, vasos, coração, diversas regiões do cérebro, mama, útero, vagina, uretra e bexiga, gerando efeitos diferentes para cada mulher em decorrência da carência estrogênica. A variação hormonal e as características individuais das mulheres determinam perfis diferentes de biodisponibilidade de estrogênios com repercussões individuais no metabolismo e no quadro clínico laboratorial de cada paciente.[1]

QUADRO CLÍNICO

As alterações na dinâmica hormonal que se iniciam na transição menopausal resultam em hipoestrogenismo e se manifestam por diversas mudanças fisiológicas que podem acarretar comprometimento na qualidade de vida dessas mulheres. Essas manifestações clínicas podem ser muito variáveis entre as pacientes.

MANIFESTAÇÕES PRECOCES DO HIPOESTROGENISMO

Alterações no ciclo menstrual

⭐ A queixa mais frequente na transição menopausal é a irregularidade menstrual, que reflete a perda progressiva da função reprodutiva ovariana. Ela tende a se iniciar com encurtamento dos ciclos e progredir para períodos de amenorreia cada vez mais longos até a parada total dos ciclos. A amenorreia prolongada é o sintoma mais característico da deficiência de estrogênio. O padrão de fluxo menstrual pode variar, sendo comum ocorrer sangramento aumentado. Devido à flutuação hormonal e à variação importante nos níveis de estrogênio, muitas vezes sem oposição adequada da progesterona, em razão dos ciclos anovulatórios, o desenvolvimento de doenças orgânicas, como miomas e pólipos, é favorecido. Nos casos de sangramento uterino intenso, é mandatória a investigação e a exclusão de doenças endometriais, com atenção às hiperplasias endometriais e ao carcinoma de endométrio (Quadro 33.1).[1,7]

Sintomas vasomotores

Também conhecidos como fogacho, são os sintomas mais comuns da transição menopausal e da pós-menopausa inicial, sendo referidos por mais de 80% dessas mulheres. Aquelas com maior índice de massa corporal (IMC) e as tabagistas apresentam sintomas vasomotores (SVMs) mais frequentes e intensos.[1] Diferenças culturais e raciais também influenciam a percepção e a intensidade dos SVMs, além de outros fatores comportamentais, sociais e demográficos, como humor depressivo, maiores níveis de ansiedade e maior percepção de estresse.[13,14]

Quadro 33.1 – Causas comuns de sangramento uterino anormal conforme a fase

Perimenopausa
- Anovulação (SUA-O)
- Pólipos e miomas (SUA-P/SUA-L)
- Hiperplasia e câncer endometrial (SUA-M)

Pós-menopausa
- Atrofia vaginal/endometrial
- Terapia hormonal (SUA-I)
- Câncer de endométrio (SUA-M)

SUA, sangramento uterino anormal; I, iatrogênico; L, leiomioma; M, malignidade (neoplasia/hiperplasia); O, disfunção ovariana; P, pólipo.
Fonte: Adaptado de Speroff e Fritz.[7]

⭐ O fogacho manifesta-se como uma súbita sensação de calor intenso, que se inicia na face, no pescoço e na parte superior do tronco e dos braços, depois se generaliza e é seguida por enrubescimento da pele e subsequente sudorese profusa. Observam-se aumento do fluxo sanguíneo cutâneo e taquicardia, que podem ser acompanhados de palpitações e sensação de ansiedade.[1,13] Cada episódio dura cerca de 1 a 5 minutos e ocorre diversas vezes no decorrer do dia; um terço das mulheres com fogachos apresentam mais de 10 episódios ao dia.[13] O fogacho é particularmente comum à noite, prejudicando a qualidade do sono e causando irritabilidade e cansaço durante o dia seguinte, além de diminuir a capacidade de concentração[9] e causar impacto negativo na qualidade de vida.[15,16]

Os SVMs ocorrem devido a uma instabilidade do centro termorregulador hipotalâmico, porém seu mecanismo exato ainda é desconhecido.[1] Uma das hipóteses conhecidas postula que o centro termorregulador seja mais sensível a mudanças sutis na temperatura corporal central na transição menopausal, fazendo pequenos aumentos na temperatura resultarem em ondas de calor. Os fogachos não deixam de ser mecanismos para dissipar o calor quando a temperatura corporal central aumenta e ocorrem com aumentos muito menores da temperatura nas mulheres na menopausa.[9] Apesar do importante papel do hipoestrogenismo para os SVMs, outros mecanismos parecem estar envolvidos simultaneamente, como pulsos de LH, mediados centralmente pela kisspeptina, pela neuroquinina B e pela dinorfina.[17-20]

Em um estudo recente, evidenciou-se que os SVMs duram em média 7,4 anos, sendo 4,5 anos no período pós-menopausa. A persistência dos fogachos em mulheres negras é maior em comparação com mulheres de outras etnias, chegando a 10 anos de duração.[10] O melhor preditor de tempo de persistência dos SVMs é a percepção do início dos sintomas em fase precoce da transição menopausal. Ou seja, as mulheres com sintomas mais precoces são aquelas que apresentam a queixa durante o maior intervalo de tempo (em média, 11,8 anos), inclusive no período pós-menopausa (9,4 anos).[10,11]

Distúrbios do sono

Os distúrbios do sono, incluindo dificuldade para iniciar o sono, episódios de despertares noturnos (sono entrecortado) e pior qualidade do sono, estão entre os sintomas mais referidos pelas mulheres de meia-idade, sendo percebidos por até metade delas.[13] O período da transição menopausal parece ser crítico, devido às flutuações hormonais.[1]

A menor duração e qualidade do sono é responsável por sequelas orgânicas, como aumento da prevalência de hipertensão arterial sistêmica (HAS) e diabetes melito (DM). Além disso, consequências psicológicas são evidentes, acarretando cansaço e prejudicando as atividades diurnas. Depressão e ansiedade também estão correlacionadas.[1]

Os fogachos têm papel definido no quadro clínico e são mais comuns em mulheres com distúrbios do sono. Os episódios noturnos são responsáveis pelo aumento de despertares, contribuindo para um sono de menor qualidade.[21] No entanto, as alterações hormonais vistas no climatério não parecem ser o único fator decisivo para as mudanças e dificuldades relacionadas com o sono de mulheres de meia-idade.

A incidência de apneia obstrutiva do sono (AOS) aumenta na pós-menopausa.[22] Os mecanismos fisiopatológicos ainda são incertos,[23] porém a tendência de ganho de peso e o consequente aumento da circunferência cervical no período pós-menopausa, assim como alterações anatômicas nesse período de vida, são situações que podem estar correlacionadas. A AOS associa-se a maior risco cardiovascular. O papel da terapia hormonal como tratamento é controverso, mas pode contribuir de forma positiva.[24]

O tratamento dos SVMs com terapia hormonal parece melhorar a qualidade do sono, diminuindo o número de fogachos e sudorese noturna e, consequentemente, o número de despertares por noite, além de evitar consequências médicas e psicológicas e melhorar a qualidade de vida.[21] A progesterona natural micronizada melhora o padrão de sono referido pelas pacientes. Doses de 200 mg associam-se à melhora dos parâmetros do sono em polissonografia, sobretudo a latência inicial.[25]

Alterações do humor

Entre todas as alterações relacionadas, a mais comum é a depressão, que parece acumular riscos para seu desenvolvimento a partir da perimenopausa inicial.[1,26] Estudos populacionais mostram que a probabilidade de humor deprimido é três vezes maior na transição menopausal (perimenopausa) em comparação com o período pré-menopausa, mesmo após o ajuste para variáveis importantes, como história de depressão, SVMs e má qualidade do sono.[13]

O mecanismo pelo qual as mulheres climatéricas apresentam esse aumento de risco ainda não está totalmente claro. O quadro depressivo se correlaciona à maior sensibilidade de algumas mulheres a determinadas alterações hormonais ao longo da vida, como a fase lútea do ciclo menstrual, o puerpério e a transição menopausal.[26]

Efeitos depressivos parecem estar mais associados à flutuação hormonal, promovendo a queda dos níveis séricos de estrogênio, do que a uma taxa hormonal absoluta reduzida,[1] já que parece haver melhora desses sintomas na pós-menopausa propriamente dita. Isso está a favor de um quadro transitório para algumas mulheres.[26] Outro hormônio que parece estar envolvido é o FSH.[13,27,28] Além disso, a maior exposição aos estrogênios endógenos ao longo da vida (menarca precoce e menopausa tardia) está associada a menor risco de depressão na vida adulta.[29]

⭐ Embora a importância dos fatores hormonais seja cada vez mais clara, fatores psicossociais, de estilo de vida e história de saúde parecem ter maior efeito sobre o humor do que as alterações endócrinas, o que inclui outros problemas de saúde, atuais ou passados, história de depressão (5 vezes mais propensão a apresentar depressão na transição da menopausa),[13] baixa escolaridade e eventos estressantes no decorrer da vida.[13,14] As mudanças evidentes desse período, como a perda da capacidade reprodutiva, a "síndrome do ninho vazio" e o próprio envelhecimento, propiciam transtornos psicológicos associados que também podem contribuir para o quadro depressivo e ansioso.[1]

MANIFESTAÇÕES DO HIPOESTROGENISMO EM LONGO PRAZO

Alterações atróficas

Ver Capítulo 34 – Síndrome geniturinária da menopausa.

Alterações sexuais

Sabe-se que a incidência de disfunção sexual aumenta com a idade na população feminina[30] e que, no período pós-menopausa avançado, a chance de disfunção sexual parece ser até duas vezes maior do que na fase pré-menopáusica.[31] Um estudo transversal de base populacional envolvendo mulheres de meia-idade nos Estados Unidos relatou que 55% das participantes sexualmente ativas tinham algum grau de disfunção sexual.[31] Outro estudo com participantes da mesma faixa etária na América Latina encontrou prevalência similar de disfunção sexual (56,8%),[32] e dados recentes do sul do Brasil corroboram os dados internacionais, revelando que 53,5% das mulheres estudadas têm rastreamento positivo para disfunção sexual.[33]

Além de ser influenciada pelo envelhecimento, a função sexual sofre impacto de outros fatores, como o *status* menopausal. No mesmo estudo envolvendo mulheres de meia-idade do sul do Brasil, a prevalência de disfunção sexual em mulheres foi de 61,2% no período pós-menopausa, 46,6% na perimenopausa e 43,6% na pré-menopausa.[33] Ao avaliar quais aspectos envolvidos com a sexualidade eram afetados pelo *status* menopausal, dados do Study of Women's Health Across the Nation (SWAN) mostraram piora da dispareunia e redução do desejo sexual. Frequência sexual, excitação, importância do sexo e satisfação em geral se mantiveram inalterados.[34] O impacto do climatério na sexualidade se dá pela interação entre características hormonais, biológicas, sociais, culturais e individuais. Tanto o envelhecimento quanto o hipoestrogenismo desempenham uma ação negativa sobre a função e a resposta sexuais. Outros aspectos, como mudanças de humor e fatores relacionados com o parceiro (saúde geral e sexual, sentimentos, relacionamento), também têm influência importante.[13]

O hipoestrogenismo diminui a vascularização vaginal, levando à dificuldade para lubrificação e à disfunção sexual na pós-menopausa. Além disso, a dispareunia e o ressecamento vaginal contribuem para o quadro. Apesar das consequências importantes, entende-se que o hipoestrogenismo não é um fator isolado na causa das disfunções sexuais da mulher climatérica.[1,7]

Alterações cognitivas

A perimenopausa inicial é marcada pelo aumento nas queixas referentes a esquecimento (44% das pacientes) quando comparada com o estágio pré-menopausal (31%), bem como com a perimenopausa tardia e a fase pós-menopáusica (41%). Além da sensação de esquecimento, há relatos de piora na perda de memória verbal, atenção, processamento rápido das informações, demência, entre outros. Essas manifestações são mais comuns com o avanço da idade, porém o envelhecimento isoladamente não explica a diferença no desempenho cognitivo visto no período menopáusico em sua totalidade.[35]

Evidências sustentam a importância do estrogênio para a função cognitiva. Receptores para esse hormônio foram identificados em todo o cérebro, mas os efeitos do estradiol no desempenho cognitivo e na memória são conhecidos sobretudo pela sua ação no hipocampo e no lobo temporal. Após o período de piora do desempenho cognitivo na perimenopausa, observa-se o retorno à capacidade habitual para a idade no período pós-menopausa, o que, contudo, ainda não é totalmente compreendido.[36,37]

A presença de SVMs, o quadro de humor depressivo, os distúrbios do sono e a ansiedade contribuem para as alterações sobre a cognição. A terapia hormonal parece ter impacto positivo sobre essas alterações, mas ainda são necessárias mais evidências, devido a alguns resultados conflitantes.[36,38]

A integridade do sistema nervoso é influenciada pelos mesmos fatores que agem promovendo a saúde do sistema circulatório, portanto atitudes como a prática de exercícios físicos, o controle da hipertensão, do diabetes e da dislipidemia e a nutrição adequada têm resultados positivos. As recomendações devem ser individualizadas e fundamentadas no perfil de cada paciente.[36]

O papel do *status* menopausal no desenvolvimento específico da doença de Alzheimer vai além das alterações dos estrogênios circulantes. Sabe-se que a transição menopausal e suas alterações endocrinológicas e metabólicas favorecem dois dos principais fatores para o desenvolvimento e o agravamento da doença: os fatores relacionados com risco cardiovascular e um ambiente pró-inflamatório.[39,40]

Pele e cabelo

O hipoestrogenismo é um fator determinante da saúde cutânea. Após a menopausa, são percebidas alterações na pele e nos cabelos, que se afinam e se tornam mais frágeis em longo prazo.[1] Na pele, há diminuição de colágeno e elastina, levando a ressecamento, aumento de rugosidade, atrofia e prejuízo na cicatrização de ferimentos.[41] A percepção de envelhecimento resulta em prejuízo psicológico.

Diferenças raciais associam-se ao envelhecimento cutâneo. Na menopausa precoce, a etnia foi o mais forte preditor do avanço do envelhecimento cutâneo: mulheres negras têm menores alterações mensuradas por parâmetros cutâneos, como o índice de rugosidade facial.[42]

O crescimento capilar é regulado principalmente pelos androgênios. O estrogênio pode estar associado, porém seu papel é complexo e controverso.[43] A alopecia androgenética é uma causa frequente de queda de cabelo em mulheres menopáusicas. Associa-se à baixa autoestima, depressão e ansiedade.[44] Alguns progestógenos utilizados na terapia hormonal têm efeitos antiandrogênicos (progesterona micronizada, clormadinona, ciproterona, dienogeste) e podem trazer benefícios para mulheres com alopecia androgenética feminina.[43]

A terapia estrogênica parece estabilizar os danos da menopausa à pele, melhorando a espessura da derme e da epiderme, aumentando o conteúdo de colágeno e elastina na derme e melhorando a viscoelasticidade, a hidratação e a textura de superfície (nível de evidência A).[45] No entanto, a terapia hormonal, independentemente da via de administração, parece não ter efeito sobre rugas faciais ou rigidez cutânea facial, conforme achados do estudo KEEPS.[42] Recentemente, uma revisão sistemática avaliou o papel da progesterona micronizada sobre pele e cabelo de mulheres na menopausa: a progesterona parece ter algumas propriedades antienvelhecimento, porém a qualidade dessa evidência é baixa.[46] Alguns fitoestrógenos, com características de moduladores estrogênicos (SERMs, *selective estrogen receptor modulators*) tópicos, como o análogo de resveratrol e a molécula equol, são considerados promissores e empregados com sucesso como terapia antienvelhecimento.[41]

Composição corporal

Uma das maiores preocupações das mulheres climatéricas é a composição corporal e o esperado ganho de peso nesse período de vida. O foco nem sempre é a saúde, mas também as consequências estéticas, causando impacto negativo na autoestima, humor deprimido e estresse nessas mulheres.[47]

Dados da literatura resultantes de estudos observacionais concluíram que o ganho de peso observado em mulheres de meia-idade (0,5 kg de peso por ano, em média) ocorre devido ao envelhecimento – e suas consequências, como mudanças no estilo de vida –, e não devido às alterações hormonais decorrentes da menopausa.[47,48] Outros fatores parecem estar envolvidos no ganho de peso, como a etnia e o nível de atividade física realizado por essas mulheres.[47]

Em contrapartida, a transição menopausal e suas mudanças hormonais está associada à redistribuição de gordura corporal, com aumento da massa gorda e depósito de gordura na região abdominal, resultando em um padrão androide de distribuição de gordura e no aumento da gordura corporal total.[47,49] A perda de massa magra também é um efeito esperado na fase de transição menopausal, mediada principalmente pela queda do estrogênio sérico, um dos hormônios responsáveis pela manutenção da força muscular nas mulheres.[50]

A obesidade e a obesidade central são algumas das principais preocupações relacionadas com a saúde das mulheres climatéricas.[49] A circunferência abdominal (CA) representa a gordura visceral, e esse acúmulo está associado a doenças metabólicas, como resistência à insulina, diabetes melito tipo 2 (DM2), aumento de risco para doenças cardiovasculares (DCVs) e aumento da mortalidade.[47,51] Essa preocupação deve ser independente do IMC dessas mulheres, já que mesmo aquelas eutróficas, porém com obesidade central, apresentam maior risco de mortalidade por todas as causas. Esse risco é similar às classificadas como obesas e com obesidade central.[51] Sugere-se que a estratificação de risco de mulheres climatéricas seja realizada por meio da combinação do IMC e da CA, já que o IMC utilizado de forma isolada não traduz o risco real daquelas mulheres eutróficas, mas com obesidade central.[51]

Doença cardiovascular

As DCVs são a maior causa de mortalidade em mulheres em todo o mundo, e a idade é o principal fator de risco associado. O efeito protetor do estrogênio faz as mulheres tardarem em média 8 a 10 anos para desenvolver doença arterial coronariana em comparação com os homens, porém esse benefício desaparece com a menopausa e, aos 55 anos, ambos os sexos têm o mesmo risco.[52]

⚠️ As DCVs tornaram-se a principal causa de morte de mulheres na atualidade.[53] O principal fator determinante para esses eventos é a aterosclerose de grandes vasos, cujos fatores de risco envolvem história familiar de DCV, HAS, tabagismo, DM, dislipidemia e obesidade.[2] No entanto, a DCV entre as mulheres pode estar associada a mecanismos fisiopatológicos diferentes dos tradicionalmente descritos. Entre os fatores de risco específicos da população feminina, destacam-se as doenças relacionadas com a gestação (diabetes gestacional, parto prematuro e distúrbios hipertensivos, como a pré-eclâmpsia) e a SOP.[54] A prevalência aumentada de isquemia não obstrutiva (INOCA, *ischemia with no obstructive coronary arteries*) e infarto do miocárdio sem doença coronariana obstrutiva (MINOCA, *myocardial infarction with nonobstrutive coronary arteries*) é encontrada em mulheres entre 45 e 65 anos. O espasmo de vasos epicárdicos e a disfunção microvascular coronariana são mecanismos propostos para esse evento. Infelizmente, a maioria dos estudos populacionais dos últimos 20 anos inclui maior percentual de homens, o que limita as interpretações.[54]

Durante a menacme, as mulheres apresentam baixa incidência de eventos isquêmicos quando comparadas com os homens. Essa diferença de prevalência é atribuída ao fator protetor do estrogênio para eventos endoteliais, já que há estímulo para produção de óxido nítrico e prostaglandinas, causando efeito vasodilatador e antitrombótico, além de estímulo para a inibição da oxidação de lipoproteína de baixa densidade (LDL, *low-density lipoprotein*) e proteção do endotélio diante de molécula oxidada. O resultado é a menor formação de placas ateroscleróticas e, consequentemente, menor prevalência de doença arterial coronariana.[55] O risco cardiovascular das mulheres pós-menopáusicas chega a ser duas vezes maior do que o das mulheres pré-menopáusicas da mesma idade.[53]

Com a passagem para o período pós-menopausa, a produção de estrogênio diminui, e o perfil hormonal das mulheres passa a ser androgênico. Em consequência, ocorre aumento da concentração de colesterol total e queda dos níveis de lipoproteína de alta densidade (HDL, *high-density lipoprotein*), o principal preditor para eventos isquêmicos cardíacos. O aumento de risco chega a 40 a 50% a cada 10 mg/dL a menos de HDL na concentração sérica total. O risco global para DCV é, nesse período, duas vezes maior do que na menacme, de modo que mulheres e homens passam a ter os mesmos riscos para doenças isquêmicas, como infarto do miocárdio.[55]

A redução do HDL faz parte da conhecida síndrome metabólica (Quadro 33.2). Há alguma interferência genética na incidência dessa síndrome, porém fatores como obesidade e sedentarismo são fundamentais para o seu desenvolvimento. O período pós-menopausa é facilitador, já que, devido às alterações nos perfis hormonais, há acúmulo de gordura central e desequilíbrio no perfil lipídico. A transição menopáusica por si só é fator de risco para a síndrome, independentemente de idade, hábitos de vida e composição corporal. E, conforme o esperado, o risco para DCV está substancialmente aumentado nos portadores de síndrome metabólica.[7,55]

Osteoporose

Ver Capítulo 35 – Osteoporose na pós-menopausa.

Avaliação da mulher climatérica

O atendimento adequado da mulher pós-menopáusica passa pelo entendimento do processo de envelhecimento e suas consequências e envolve educação em saúde, aconselhamento e medicina preventiva, com ênfase no diagnóstico e no tratamento precoce de doenças comuns e importantes nessa faixa etária, como DCV, HAS, DM e alguns tipos de câncer (Quadros 33.3 e 33.4).[7]

Tratamento

TERAPIA HORMONAL

A terapia hormonal com estrogênio permanece como a primeira linha de tratamento para o manejo dos SVMs e deve ser indicada para mulheres sintomáticas que se encontram na

---

Quadro 33.2 – Diagnóstico de síndrome metabólica – presença de três fatores ou mais

- Níveis de colesterol HDL – 50 mg/dL ou menos
- Obesidade abdominal – Mais de 88 cm de circunferência abdominal em mulheres
- Glicemia de jejum – 110 mg/dL ou mais
- Hipertensão arterial – Pressão arterial 130 × 85 mmHg ou mais
- Triglicerídeos – 150 mg/dL ou mais

HDL, lipoproteína de alta densidade (*high-density lipoprotein*).
Fonte: Adaptado de Speroff e Fritz.[7]

Quadro 33.3 – Avaliação geral da mulher no climatério

- História médica e exame físico completos
- Nas consultas anuais, exame físico ginecológico (incluindo pelve e mama), realização do exame preventivo para câncer de colo do útero (conforme recomendações apresentadas no Cap. 22 – Neoplasia de colo do útero) e registro do IMC
- Investigação periódica de tireoidopatias mediante avaliação dos níveis de TSH
- Avaliação com densitometria óssea a partir dos 65 anos ou antes, se houver história de fratura na pós-menopausa ou presença de um ou mais fatores de risco para osteoporose
- Acompanhamento mamográfico anual (ver Cap. 26 – Propedêutica em mastologia)
- Anualmente, exames laboratoriais de perfil lipídico e glicêmico, bem como orientações em relação a imunizações, necessidades nutricionais, atividade física, prevenção de lesões, função urinária e sexualidade
- Rastreamento do câncer colorretal (início aos 50 anos se não houver fatores de risco associados)
- Avaliação do endométrio se houver presença de sangramento uterino anormal

IMC, índice de massa corporal; TSH, tireotrofina.

Quadro 33.4 – Recomendações gerais para mulheres no climatério

- Consultas regulares de revisão
- Exercício físico regular
- Dieta com adequado aporte nutricional
- Cessação do tabagismo
- Manutenção de peso corporal adequado
- Controle das possíveis comorbidades associadas

"janela de oportunidade": menos de 60 anos, que estejam na perimenopausa ou com menos de 10 anos de menopausa e não apresentem contraindicações formais para o seu uso.[56]

Uma revisão sistemática de 24 ensaios clínicos realizada pela Cochrane Library avaliou a eficácia da terapia hormonal no tratamento dos SVMs, em que a estrogenoterapia mostrou redução de 75% na ocorrência e de 87% na intensidade dos sintomas em relação ao placebo, independentemente da associação ao progestógeno (nível de evidência A).[56]

Em mulheres que têm útero, a terapia hormonal estrogênica deve ser sempre combinada com algum progestógeno, de forma cíclica ou contínua, com o intuito de proteção endometrial contra hiperplasia e câncer de endométrio.[57]

A associação de progestógeno também pode ser indicada quando há história de endometriose (mesmo que a paciente seja histerectomizada) devido ao risco de recidiva de doença, apesar da evidência de baixa qualidade.[58]

Embora o benefício mais clássico da terapia hormonal sistêmica esteja relacionado com o alívio dos SVMs (**Figura 33.2**), há evidências consistentes da sua ação no tratamento da atrofia geniturinária, bem como na prevenção e no tratamento da osteoporose.[59]

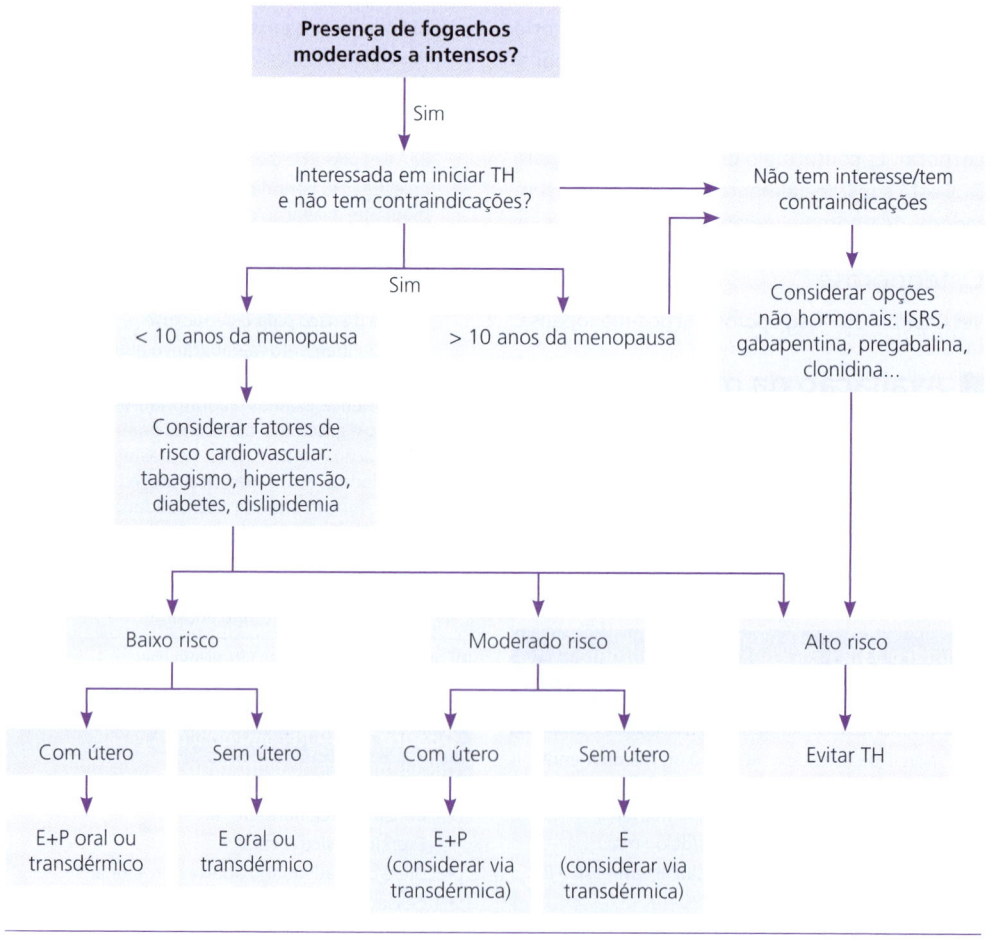

FIGURA 33.2 – Fluxograma para tratamento dos sintomas vasomotores no climatério.
E, estrogênio; ISRSs, inibidores seletivos da recaptação de serotonina; P, progestógeno; TH, terapia hormonal.
Fonte: Adaptada de Kaunitz e Manson.[15]

A decisão de se iniciar terapia hormonal deve ser feita em conjunto com a paciente, abordando-se os riscos e benefícios, individualizando vias, doses (menor dose efetiva), posologia e tempo de manutenção de acordo com o perfil e as comorbidades de cada paciente. Devem-se observar o tempo de instalação da menopausa, a presença de SVMs moderados a intensos, o perfil de saúde da paciente e uma estratificação de risco cardiovascular com base na idade da paciente, pressão arterial, níveis de colesterol séricos, tabagismo e diabetes.[60]

⚠ Deve-se lembrar de que a via oral, por meio do metabolismo de primeira passagem hepática, está associada à ativação do sistema renina-angiotensina-aldosterona e ao aumento dos fatores pró-trombóticos circulantes. Em pacientes hipertensas ou com risco de eventos tromboembólicos, incluindo-se as obesas, é preferível que se opte pela via transdérmica. O mesmo se aplica para casos de migrânea (com ou sem aura).[61] A via oral também pode potencialmente elevar os níveis de triglicerídeos séricos, o que não foi demonstrado com a via transdérmica.[60]

A via vaginal é a primeira opção para as pacientes que apresentam isoladamente a síndrome geniturinária da menopausa (mais informações no Cap. 34 – Síndrome geniturinária da menopausa).

Existem diversas preparações e doses de estrogênios e progestógenos disponíveis para comercialização no Brasil, conforme indicam a Tabela 33.1 e o Quadro 33.5. Atualmente, há uma tendência para o uso de doses baixas, com formulações específicas comercialmente disponíveis.

⚠ Os hormônios manipulados, popularmente conhecidos como "hormônios bioidênticos", não são recomendados. Em 2021, a Federação Brasileira das Associações de Ginecologia e Obstetrícia (Febrasgo) e a Sociedade Brasileira de Endocrinologia e Metabologia (SBEM) posicionaram-se contra o uso de implantes hormonais, em razão da ausência de dados na literatura médica a

Tabela 33.1 – Formulações disponíveis no Brasil para terapia hormonal oral em 2022

ESTROGÊNIO ISOLADO	COMBINADOS CÍCLICOS
Estrogênios conjugados 0,3 mg (baixa dose)	17-β-estradiol 1 mg + didrogesterona 10 mg
Estrogênios conjugados 0,625 mg	Estradiol 1,5 mg + acetato de nomegestrol 2,5 mg (contraceptivo)
17-β-estradiol 1 mg (baixa dose)	Valerato de estradiol 2 mg + levonorgestrel 0,25 mg
Valerato de estradiol 1 mg (baixa dose)	Valerato de estradiol 2 mg + ciproterona 1 mg
Valerato de estradiol 2 mg	Valerato de estradiol + dienogeste (contraceptivo)
Estriol 1 mg (baixa dose)	
COMBINADOS CONTÍNUOS	**PROGESTÓGENO ISOLADO**
17-β-estradiol 1 mg e 2 mg de drospirenona	AMP 2,5 mg/5 mg/10 mg
17-β-estradiol 0,5 mg + acetato de noretisterona 0,1 mg (ultrabaixa dose)	Progesterona micronizada 100 mg e 200 mg
17-β-estradiol 1 mg + acetato de noretisterona 0,5 mg	Didrogesterona 10 mg
17-β-estradiol 2 mg + acetato de noretisterona 1 mg	Acetato de noretisterona 0,35 mg
17–β-estradiol 1 mg + didrogesterona 5 mg	SIU de levonorgestrel 52 µg
	Tibolona 1,25 mg (baixa dose) ou 2,5 mg

AMP, acetato de medroxiprogesterona; SIU, sistema intrauterino.
Fonte: Agência Nacional de Vigilância Sanitária.[65]

> **Quadro 33.5** – Terapia hormonal sistêmica não oral e suas formulações disponíveis para comercialização no Brasil
>
> **Via percutânea (gel)**
> - Estradiol hemi-hidratado 0,6 mg/g: um *pump* libera 1,25 g de gel (equivalente a 0,75 mg de estradiol)
> - Estradiol hemi-hidratado 0,1% (0,5 mg): um *pump* libera 0,5 g de gel (equivalente a 0,5 mg de estradiol)
> - Estradiol 0,5 mg e 1 mg (sachê)
>
> **Via transdérmica (adesivo)**
> - Estradiol 25-50 μg/dia
> - Estradiol hemi-hidratado + acetato de noretisterona (contínuo ou cíclico) – correspondem, após aplicação, a uma liberação de 50 μg de estradiol e de 140-170 μg de acetato de noretisterona ao dia
>
> **Fonte:** Agência Nacional de Vigilância Sanitária.[65]

respeito da sua eficácia e segurança.[62] Em virtude de serem apresentações customizáveis, existe um real risco de superdosagem e de subdosagem, com incidência significativamente maior de efeitos adversos.[63]

Os fitoestrógenos, tais como isoflavona, *Trifolium pratense* e *Cimicifuga racemosa*, apesar do teórico efeito positivo para controle de SVMs, carecem de evidência conclusiva sobre eficácia terapêutica e segurança e, portanto, não são recomendados.[64]

O tempo de duração do tratamento dos sintomas climatéricos é um assunto controverso e não há uma idade arbitrária para a suspensão da reposição hormonal.[45] A descontinuação de terapia rotineiramente em mulheres acima de 60 ou 65 anos não é necessária. A Sociedade Norte-Americana de Menopausa recomenda a individualização de tempo de uso de terapia hormonal conforme reavaliações periódicas anuais, com a discussão de seus riscos (envolvendo neoplasia mamária) e benefícios (prevenção de fraturas, prevenção de síndrome geniturinária da menopausa).[59] Grande parte das mulheres terão sintomas persistentes, com estimativa de 50% de retorno deles após a suspensão da terapia hormonal.[59] A extensão do tratamento (acima de 60 ou 65 anos) deve ser discutida com a paciente. Os principais estudos disponíveis que abordam essa temática levam em consideração especialmente o risco de câncer de mama em relação ao tempo de utilização da terapia hormonal.

BENEFÍCIOS ADICIONAIS DA TERAPIA HORMONAL

A terapia hormonal demonstrou ação sobre o ganho de massa óssea, reduzindo a ocorrência de fraturas osteoporóticas na pós-menopausa, incluindo pacientes com osteopenia. Atualmente, a terapia hormonal estrogênica é considerada uma estratégia terapêutica para a prevenção de perda óssea em mulheres com alto risco de osteoporose, sobretudo mulheres na perimenopausa com baixa massa óssea.[66]

Grandes estudos, como o Women's Health Initiative (WHI) e o Heart and Estrogen-Progestin Replacement Study (HERS), demonstraram redução estatisticamente significativa da incidência de DM2 nas populações pós-menopáusicas tratadas com reposição hormonal, embora nenhuma dessas pesquisas tenha incluído a análise de um teste de tolerância oral à glicose.[67]

Em relação ao peso corporal, sabe-se que, no primeiro ano pós-menopausa, há uma tendência de ganho de peso e redistribuição da gordura corporal. Há alguns dados disponíveis, embora em estudos menores, que relacionam a terapia hormonal com menor aumento no peso corporal e menor acúmulo de gordura visceral.[45]

Evidências recentes corroboram a hipótese de que a terapia hormonal, quando iniciada logo após a transição menopausal, tenha impacto positivo sobre o humor.[68]

Outros benefícios são melhora dos sintomas depressivos (durante a transição menopausal, mas não na pós-menopausa tardia), efeito positivo no sono na transição menopausal, estabilização dos danos do hipoestrogenismo na pele, melhora da artralgia relacionada com a menopausa, diminuição de câncer colorretal (terapia hormonal combinada) e melhora da qualidade de vida das mulheres sintomáticas.[45,59]

O papel da terapia hormonal no aumento do desejo e da atividade sexual não está bem estabelecido.[69] O aumento de disfunções sexuais na mulher menopáusica não se associa unicamente ao *status* estrogênico e possui caráter multifatorial. A terapia hormonal com estrogênios isolados ou em combinação com progestógenos foi associada a uma pequena a moderada melhora especificamente na dispareunia quando utilizada em mulheres com sintomas da menopausa ou na pós-menopausa imediata (5 anos de amenorreia). A evidência atual não sugere um efeito superior da tibolona quando comparada com a terapia hormonal combinada sobre a função sexual.[70] Se a terapia hormonal sistêmica é indicada para alívio dos SVMs e a paciente relata diminuição da libido, formulações transdérmicas seriam preferíveis à via oral, para evitar o aumento da globulina ligadora de hormônio sexual (SHBG, *sex hormone-binding globulin*) e a redução da biodisponibilidade da testosterona endógena (nível de evidência D).[71]

RISCOS DA TERAPIA HORMONAL

Um dos assuntos mais controversos em relação à terapia hormonal é o risco de DCVs. Com a publicação dos primeiros resultados do WHI nos anos 2000, que associaram aumento do risco de DCV nas usuárias de terapia hormonal com estrogênios conjugados e medroxiprogesterona, instalou-se uma grande polêmica na prescrição de reposição hormonal. Entretanto, análises secundárias dos dados desse mesmo estudo, anos após, em conjunto com novos estudos que incluíram avaliação do risco cardiovascular *versus* terapia hormonal (como o Danish Osteoporosis Prevention Study, o Nurse's Health Study e o ELITE Trial), demonstraram que mulheres que iniciaram a terapia hormonal no período de transição menopausal ou próximo dela tiveram incidência significativamente menor de DCV.[72,73]

> ⚠ No entanto, as evidências atuais não recomendam indicar a terapia hormonal para mulheres pós-menopáusicas assintomáticas com o único objetivo de prevenção de risco cardiovascular. Em contrapartida, o início da terapia após muitos anos de menopausa foi associado ao aumento do risco de mortalidade relacionado a DCVs.

A HAS não constitui contraindicação ao uso de terapia hormonal; contudo, deve-se preferir a via transdérmica para evitar o metabolismo de primeira passagem hepática do estrogênio. Quanto aos progestógenos, a escolha deve recair sobre aqueles com menor perfil androgênico (Tabela 33.2).

Outro aspecto importante é o risco de eventos tromboembólicos conhecidamente associados à estrogenoterapia por via oral. Esse risco surge nos primeiros dois anos do início da terapia hormonal e parece diminuir de modo substancial ao longo do tempo. A via transdérmica demonstrou menor risco de tromboembolia venosa (TEV) em grandes estudos observacionais, como o French E3N Study e o ESTHER.[74-76]

Muito se questiona sobre a existência de aumento de risco do câncer de mama nas pacientes que fazem terapia hormonal. Dados do WHI de fato evidenciam aumento do diagnóstico de câncer de mama nas mulheres usuárias de terapia hormonal com estrogênio e progestógeno, porém o fenômeno começou a ser observado após o quinto ano de terapia e não houve aumento das taxas de mortalidade global entre os grupos. O excesso de risco corresponde a um acréscimo de oito casos de câncer de mama em cada 10 mil mulheres que recebem terapia hormonal a cada ano de tratamento (risco absoluto: 38 casos/10.000/ano), em relação à população pós-menopáusica sem uso de hormônios (risco excedente: 30 casos/10.000/ano). O risco relativo de câncer de mama em usuárias de terapia hormonal é de 1,24 (intervalo de confiança [IC] 95%, 1,01-1,54). As pacientes que fizeram uso de terapia hormonal com estrogênio isolado não apresentaram aumento do risco de câncer de mama em um período de 7 anos. Apesar disso, ainda não está claro o papel do progestógeno no aumento do risco dessa doença.[78]

Quanto às populações portadoras das mutações de *BRCA1* e *2*, não há incremento do risco de câncer de mama em relação ao basal desse grupo com terapia hormonal.[79]

O manejo dos sintomas climatéricos nas pacientes com história prévia de câncer de mama é um grande desafio da prática clínica. Embora

Tabela 33.2 – Comparação entre as ações dos diferentes tipos de progestógenos disponíveis

PROGESTÓGENOS	AÇÃO PROGESTOGÊNICA	AÇÃO ANTIGONADOTRÓFICA	AÇÃO ESTROGÊNICA	AÇÃO ANTIESTROGÊNICA	AÇÃO ANDROGÊNICA	AÇÃO ANTIANDROGÊNICA	AÇÃO GLICOCORTICOIDE	AÇÃO ANTIMINERALOCORTICOIDE
Progesterona	+	+	–	+	–	+/–	+	+
Didrogesterona	+	–	–	+	–	+/–	–	+/–
Acetato de ciproterona	+	+	–	+	–	++	+	–
AMP	+	+	–	+	+/–	–	+	–
Acetato de nomegestrol	+	+	–	+	–	+/–	–	–
Drospirenona	+	+	–	+	–	+	–	+
Noretisterona	+	+	+	+	+	–	–	–

AMP, acetato de medroxiprogesterona.
Fonte: Wender e colaboradores.[77]

não existam evidências consistentes que associem a reposição hormonal com o aumento do risco de recorrência do tumor, visto que os dois maiores estudos disponíveis (HABITS e Stockholm Study) apresentam resultados contraditórios, é consenso entre as sociedades que a terapia hormonal está contraindicada nas pacientes com história pessoal de câncer de mama (Quadro 33.6).[80-82] Nesses casos, os SVMs devem ser manejados com métodos não hormonais.

TERAPIAS NÃO HORMONAIS

TERAPIAS NÃO FARMACOLÓGICAS

A orientação para melhora de estilo de vida deve ser parte da consulta de avaliação de mulheres no climatério. A Organização Mundial da Saúde (OMS) indica que indivíduos adultos (inclusive mulheres no climatério) pratiquem 150 minutos de atividade física por semana.

Estudos e revisões mostram que a prática regular de atividade física tem efeitos benéficos em alguns dos sintomas associados ao climatério e à saúde em geral, como melhora de função cognitiva, depressão, distúrbios do sono, fadiga, densidade mineral óssea e prevenção de sarcopenia, manutenção de peso e diminuição de risco cardiovascular.[83,84] Exercícios aeróbicos trazem inúmeros benefícios para a saúde física e psicológica, porém não têm benefício comprovado para SVMs.[85] A prática de ioga, por sua vez, tem benefício pequeno a moderado nos SVMs segundo uma metanálise de 2017, podendo ser uma opção de adjuvância.[86]

Embora faltem dados consistentes acerca dessas medidas como tratamento dos SMVs, mudanças comportamentais fazem parte da terapia adjuvante dos sintomas climatéricos, em especial redução de peso, IMC e CA, que diminuem significativamente os SVMs.[87] A despeito da pouca evidência científica, as mulheres podem ser orientadas quanto a técnicas de resfriamento (como colocar uma bolsa gelada sob o travesseiro e virá-lo durante a noite quando sentirem calor), assim como a evitar os gatilhos dos fogachos, como consumo de comidas e bebidas quentes, álcool e alimentos apimentados.

A terapia cognitivo-comportamental não diminui a frequência dos SVMs, mas melhora os problemas associados a eles. A terapia inclui psicoeducação, orientação sobre respiração pausada e técnicas cognitivas e comportamentais para lidar com os fogachos.[88]

Técnicas de relaxamento, respiração compassada, hipnose e meditação não têm evidência de melhora dos SVMs.[89] *Mindfulness* permanece controverso, com evidências conflitantes a respeito da sua eficácia.[89]

A prática de acupuntura se mostrou um pouco benéfica para a diminuição dos SVMs e para a melhora da qualidade de vida em mulheres climatéricas.[90]

Vitamina E, homeopatia e dispositivos magnéticos também não demonstraram redução dos SVMs.[91]

Apesar de muito popular, o uso de fitoterápicos para o tratamento dos sintomas climatéricos é bastante questionável.

As isoflavonas são uma classe de fitoquímicos que se ligam aos receptores de estrogênio. Elas incluem a genisteína, a daidzeína, a gliciteína, a biochanina e a formononetina. A genisteína e a daidzeína são encontradas na soja (e nos seus produtos), no *Trifolium pratense* (*red clover*) e no

---

Quadro 33.6 – Contraindicações à terapia hormonal

- Câncer de mama - pessoal (nível de evidência B)
- Câncer de endométrio (nível de evidência B)
- Sangramento vaginal de causa desconhecida (nível de evidência D)
- Lesão precursora para câncer de mama (nível de evidência D)
- Porfiria e doenças hepáticas descompensadas (nível de evidência D)
- Doenças coronariana (nível de evidência A) e cerebrovascular (nível de evidência D)
- Doença tromboembólica venosa prévia (nível de evidência B) - levar em consideração a via de administração
- Lúpus eritematoso sistêmico com elevado risco tromboembólico (nível de evidência D)
- Meningioma - apenas para progestógeno (nível de evidência D)

Fonte: Adaptado de Pompei e colaboradores.[45]

amendoim.[45] Ainda não há resultados concretos de que os fitoestrogênios reduzam efetivamente os SMVs em mulheres climatéricas.[64] A *Cimicifuga racemosa* (*Black cohosh*) também é uma terapia alternativa para tratamento dos SVMs, porém os dados de eficácia e segurança são igualmente conflitantes. Leach e colaboradores, em uma metanálise publicada pela Cochrane, concluíram que não há dados que apoiem o uso de *Cimicifuga* para o tratamento de sintomas menopausais.[66] Não há dados de segurança quanto ao consumo de soja ou de isoflavonas por mulheres com câncer de mama. Embora os estudos em seres humanos mostrem efeito nulo ou protetor, estudos em ratos e culturas celulares demonstram possível associação de risco.[44]

TERAPIAS FARMACOLÓGICAS

Alguns fármacos inibidores seletivos da recaptação de serotonina (ISRSs) ou inibidores seletivos da recaptação de serotonina e noradrenalina (ISRSNs) são as primeiras opções no tratamento dos fogachos nas pacientes com contraindicação aos métodos hormonais ou que não desejam terapia hormonal. Embora sejam superiores ao placebo no alívio dos sintomas, esses medicamentos apresentam piores resultados quando comparados com terapia hormonal.[88] Entre eles, aparentemente o citalopram, a paroxetina, o escitalopram, a desvenlafaxina e a venlafaxina são os mais efetivos, reduzindo em até 65% os fogachos. Entre os ISRSs, o citalopram parece ser o mais efetivo. A paroxetina, o citalopram e o escitalopram parecem causar menos efeitos adversos.[92,93] O impacto negativo sobre o desejo sexual, comumente relatado com o uso dessa classe de medicamentos, é menos observado quando esses fármacos são empregados no alívio dos SVMs, provavelmente devido às menores doses necessárias.[94]

A venlafaxina e a desvenlafaxina são ISRSNs com eficácia comprovada para o tratamento de fogachos. A venlafaxina pode ser usada para esse fim com doses de 37,5 ou de 75 mg. Doses mais altas não parecem trazer benefício adicional no alívio dos sintomas.[95] Uma das vantagens desses medicamentos é que não estão associados a disfunção sexual ou aumento de peso, efeitos em geral relacionados com essa classe de fármacos.[96]

Um dado que deve ser considerado na escolha do antidepressivo em mulheres com câncer de mama é que alguns deles, em especial a paroxetina e a fluoxetina, podem interferir no metabolismo do tamoxifeno mediante inibição dos citocromos CYP3A e CYP2D6, enzimas necessárias para a metabolização do tamoxifeno em sua forma ativa, diminuindo, assim, o seu efeito. Portanto, essas medicações não são recomendadas em usuárias de tamoxifeno. A venlafaxina é uma opção eficaz e segura nesse grupo de mulheres.[97]

Uma opção não hormonal secundária para o alívio dos SMVs (Tabela 33.3) é a utilização da gabapentina, um anticonvulsivante que parece ter efeito direto no centro termorregulador do hipotálamo. Dados disponíveis na literatura demonstram diminuição modesta dos fogachos, quando usada em altas doses (900-2.400 mg divididos em 3 doses diárias).[98] Ela deve ser conside-

Tabela 33.3 – Opções de terapia não hormonal para tratamento dos sintomas vasomotores

FÁRMACO	DOSE
Inibidores seletivos da recaptação de serotonina	
Paroxetina	10-25 mg/dia
Citalopram	10-20 mg/dia
Escitalopram	10-20 mg/dia
Inibidores seletivos da recaptação de serotonina e noradrenalina	
Desvenlafaxina	100-150 mg/dia
Venlafaxina	37,5-150 mg/dia
Gabapentinoides	
Gabapentina	900-2.400 mg/dia
Pregabalina	150-300 mg/dia

Fonte: Adaptada de The North American Menopause Society.[100]

rada uma opção especialmente em mulheres com distúrbios do sono, uma vez que a sonolência é um efeito adverso comum. Apesar de menos estudada, a pregabalina é uma opção também eficaz para o tratamento dos fogachos nas doses de 150 a 300 mg/dia.[99] Efeitos adversos dessas medicações incluem sonolência, tonturas e perda de equilíbrio e de coordenação motora. A pregabalina pode trazer prejuízos para a memória e a concentração. Os efeitos mais raros dessas medicações incluem pensamento e comportamento suicidas.[100]

Uma opção promissora é o antagonista do receptor de neurocinina 3 (MLE4901) por via oral, que se mostrou seguro e eficaz para o tratamento dos SVMs.[101] Ainda são aguardados estudos em maior escala e por longo tempo de duração com esse novo medicamento.

A clonidina é um agonista α-adrenérgico com efeito anti-hipertensivo que se mostrou eficaz no tratamento dos fogachos.[102] Devido ao seu perfil de efeitos adversos, que incluem tonturas, hipotensão, cefaleia e boca seca, seu uso para essa finalidade é limitado.

REFERÊNCIAS

1. Associação Brasileira de Climatério, The North American Menopause Society. Prática clínica na menopausa: um guia médico. 4. ed. São Paulo: SOBRAC; 2015.
2. Federação Brasileira das Associações e Ginecologia e Obstetrícia. Climatério: manual de orientação. São Paulo: Febrasgo; 2010.
3. Brasil. Ministério da Saúde. Manual de atenção à mulher no climatério/menopausa. Brasília: MS; 2008.
4. Soules MR, Sherman S, Parrott E, Rebar R, Santoro N, Utian W, et al. Executive summary: Stages of Reproductive Aging Workshop (STRAW). Menopause. 2001;8(6):402-7.
5. Harlow SD, Gass M, Hall JE, Lobo R, Maki P, Rebar RW, et al. Executive summary: Stages of Reproductive Aging Workshop+10: addressing the unfinished agenda of staging reproductive aging. Climacteric. 2012;15(2):105-14.
6. American College of Obstetricians and Gynecologists. Committee on Gynecologic Practice. Female age-related fertility decline. Committee Opinion No. 589. Obstet Gynecol. 2014;123(3):719-21.
7. Speroff L, Fritz MA. Clinical gynecologic endocrinology & infertility. 8th ed. Philadelphia: Wolters Kluwer Heatlh/Lippincott, Williams & Wilkins; 2011.
8. Schoenaker DA, Jackson CA, Rowlands JV, Mishra GD. Socioeconomic position, lifestyle factors and age at natural menopause: a systematic review and meta-analyses of studies across six continents. Int J Epidemiol. 2014;43(5):1542-62.
9. Lui Filho JF, Baccaro LFC, Fernandes T, Conde DM, Costa-Paiva L, Pinto Neto AM. Epidemiologia da menopausa e dos sintomas climatéricos em mulheres de uma região metropolitana no sudeste do Brasil: inquérito populacional domiciliar. Rev Bras Ginecol Obstet. 2015;37(4):152–8.
10. Mishra GD, Chung HF, Cano A, Chedraui P, Goulis DG, Lopes P, et al. EMAS position statement: Predictors of premature and early natural menopause. Maturitas. 2019;123:82-88.
11. European Society for Human Reproduction and Embryology (ESHRE) Guideline Group on POI, Webber L, Davies M, Anderson R, Bartlett J, Braat D, et al. ESHRE Guideline: management of women with premature ovarian insufficiency. Hum Reprod. 2016;31(5):926-37.
12. Burger HG, Hale GE, Dennerstein L, Robertson DM. Cycle and hormone changes during perimenopause: the key role of ovarian function. Menopause. 2008;15(4 Pt 1):603-12.
13. Gracia CR, Freeman EW. Onset of the menopause transition: the earliest signs and symptoms. Obstet Gynecol Clin North Am. 2018;45(4):585–97.
14. Avis NE, Crawford SL, Green R. Vasomotor symptoms across the menopause transition: differences among women. Obstet Gynecol Clin North Am. 2018;45(4):629-40.
15. Nappi RE, Kroll R, Siddiqui E, Stoykova B, Rea C, Gemmen E, et al. Global cross-sectional survey of women with vasomotor symptoms associated with menopause: prevalence and quality of life burden. Menopause. 2021;28(8):875–82.
16. Blümel JE, Chedraui P, Baron G, Belzares E, Bencosme A, Calle A, et al. A large multinational study of vasomotor symptom prevalence, duration, and impact on quality of life in middle-aged women. Menopause. 2011;18(7):778-85.
17. Rance NE, Dacks PA, Mittelman-Smith MA, Romanovsky AA, Krajewski-Hall SJ. Modulation of body temperature and LH secretion by hypothalamic KNDy (kisspeptin, neurokinin B and dynorphin) neurons: a novel hypothesis on the mechanism of hot flushes. Front Neuroendocrinol. 2013;34(3):211-27.
18. Szeliga A, Czyzyk A, Podfigurna A, Genazzani AR, Genazzani AD, Meczekalski B. The role of kisspeptin/neurokinin B/dynorphin neurons in pathomechanism of vasomotor symptoms in postmenopausal women: from physiology to potential therapeutic applications. Gynecol Endocrinol. 2018;34(11):913-9.
19. Modi M, Dhillo WS. Neurokinin 3 receptor antagonism: a novel treatment for menopausal hot flushes. Neuroendocrinology. 2019;109(3):242-8.
20. Anderson RA, Skorupskaite K, Sassarini J. The neurokinin B pathway in the treatment of menopausal hot flushes. Climacteric. 2019 Feb;22(1):51-4.
21. Baker FC, Willoughby AR, Sassoon SA, Colrain IM, de Zambotti M. Insomnia in women approaching menopause: beyond perception. Psychoneuroendocrinology. 2015;60:96-104.
22. Hachul H, Frange C, Bezerra AG, Hirotsu C, Pires GN, Andersen ML, et al. The effect of menopause on objective sleep parameters: data from an epidemiologic study in São Paulo, Brazil. Maturitas. 2015;80(2):170-8.
23. Perger E, Mattaliano P, Lombardi C. Menopause and sleep apnea. Maturitas. 2019;124:35-38.

24. Lee J, Han Y, Cho HH, Kim MR. Sleep disorders and menopause. J Menopausal Med. 2019;25(2):83-87. Erratum in: J Menopausal Med. 2019;25(3):172.

25. Nolan BJ, Liang B, Cheung AS. Efficacy of micronized progesterone for sleep: a systematic review and meta-analysis of randomized controlled trial data. J Clin Endocrinol Metab. 2021;106(4):942-51.

26. Soares CN. Depression and menopause: current knowledge and clinical recommendations for a critical window. Psychiatr Clin North Am. 2017;40(2):239-54.

27. Bromberger JT, Matthews KA, Schott LL, Brockwell S, Avis NE, Kravitz HM, et al. Depressive symptoms during the menopausal transition: the Study of Women's Health Across the Nation (SWAN). J Affect Disord. 2007;103(1-3):267-72.

28. Bromberger JT, Schott LL, Kravitz HM, Sowers M, Avis NE, Gold EB, et al. Longitudinal change in reproductive hormones and depressive symptoms across the menopausal transition: results from the Study of Women's Health Across the Nation (SWAN). Arch Gen Psychiatry. 2010;67(6):598-607.

29. Georgakis MK, Thomopoulos TP, Diamantaras AA, Kalogirou EI, Skalkidou A, Daskalopoulou SS, et al. Association of age at menopause and duration of reproductive period with depression after menopause: a systematic review and meta-analysis. JAMA Psychiatry. 2016;73(2):139-49.

30. McCabe MP, Sharlip ID, Lewis R, Atalla E, Balon R, Fisher AD, et al. Incidence and prevalence of sexual dysfunction in women and men: a consensus statement from the fourth International Consultation on Sexual Medicine 2015. J Sex Med. 2016;13(2):144-52.

31. Wiegel M, Meston C, Rosen R. The female sexual function index (FSFI): cross-validation and development of clinical cutoff scores. J Sex Marital Ther. 2005;31(1):1-20.

32. Blümel JE, Chedraui P, Baron G, Belzares E, Bencosme A, Calle A, et al. Sexual dysfunction in middle-aged women: a multicenter Latin American study using the Female Sexual Function Index. Menopause. 2009;16(6):1139-48.

33. Dall'Agno ML, Ferreira CF, Ferreira FV, Pérez-López FR, Wender MCO. Validação do índice de funcionamento sexual feminino-6 em mulheres brasileiras de meia-idade. Rev Bras Ginecol Obstet. 2019;41(7):432-9.

34. Avis NE, Brockwell S, Randolph JF, Shen S, Cain VS, Ory M, et al. Longitudinal changes in sexual functioning as women transition through menopause: results from the Study of Women's Health Across the Nation. Menopause. 2009;16(3):442-52.

35. Maki PM, Henderson VW. Cognition and the menopause transition. Menopause. 2016;23(7):803-5.

36. Maki PM. Verbal memor y and menopause. Maturitas. 2015;82 (3):288-90.

37. Morgan KN, Derby CA, Gleason CE. Cognitive changes with reproductive aging, perimenopause, and menopause. Obstet Gynecol Clin North Am. 2018;45(4):751-63.

38. Greendale GA, Karlamangla AS, Maki PM. The menopause transition and cognition. JAMA. 2020;323(15):1495-6.

39. Henderson VW, St. John JA, Hodis HN, McCleary CA, Stanczyk FZ, Shoupe D, et al. Cognitive effects of estradiol after menopause. Neurology. 2016;87(7):699-708.

40. Espeland MA, Shumaker SA, Leng I, Manson JE, Brown CM, LeBlanc ES, et al. Long-term effects on cognitive function of postmenopausal hormone therapy prescribed to women aged 50 to 55 years. JAMA Intern Med. 2013;173(15):1429-36.

41. Lephart ED, Naftolin F. Menopause and the skin: old favorites and new innovations in cosmeceuticals for estrogen-deficient skin. Dermatol Ther (Heidelb). 2021;11(1):53-69.

42. Owen CM, Pal L, Mumford SL, Freeman R, Isaac B, McDonald L, et al. Effects of hormones on skin wrinkles and rigidity vary by race/ethnicity: four-year follow-up from the ancillary skin study of the Kronos Early Estrogen Prevention Study. Fertil Steril. 2016;106(5):1170-5.e3.

43. Desai K, Almeida B, Miteva M. Understanding Hormonal Therapies: overview for the dermatologist focused on hair. Dermatology. 2021;237(5):786-91.

44. Salam A, Tziotzios C, Fenton DA. Hair loss is an important symptom of the menopause. BMJ. 2018;360:k245.

45. Pompei LM, Machado RB, Wender MCO, Fernandes CE. Consenso Brasileiro de Terapêutica Hormonal da Menopausa. São Paulo: SOBRAC; 2018.

46. Gasser S, Heidemeyer K, von Wolff M, Stute P. Impact of progesterone on skin and hair in menopause - a comprehensive review. Climacteric. 2021;24(3):229-35.

47. Davis SR, Castelo-Branco C, Chedraui P, Lumsden MA, Nappi RE, Shah D, et al. Understanding weight gain at menopause. Climacteric. 2012;15(5):419-29.

48. Sutton-Tyrrell K, Zhao X, Santoro N, Lasley B, Sowers M, Johnston J, et al. Reproductive hormones and obesity: 9 years of observation from the Study of Women's Health Across the Nation. Am J Epidemiol. 2010;171(11):1203-13.

49. Papavagelis C, Avgeraki E, Augoulea A, Stamatelopoulos K, Lambrinoudaki I, Yannakoulia M. Dietary patterns, Mediterranean diet and obesity in postmenopausal women. Maturitas. 2018;110:79-85.

50. Zandoná J, Ferreira CF, de Oliveira PG, Ferreira FV, Vasconcelos AO, Wender MCO. Early decrease in lean mass and bone mass in postmenopausal women: a cross-sectional study. Climacteric. 2022;25(1):96-102.

51. Sun Y, Liu B, Snetselaar LG, Wallace RB, Caan BJ, Rohan TE, et al. Association of normal-weight central obesity with all-cause and cause-specific mortality among postmenopausal women. JAMA Netw Open. 2019;2(7):e197337.

52. McSweeney JC, Rosenfeld AG, Abel WM, Braun LT, Burke LE, Daugherty SL, et al. Preventing and experiencing ischemic heart disease as a woman: state of the science: a scientific statement from the American Heart Association. Circulation. 2016;133(13):1302-31.

53. Dehghan A, Vasan SK, Fielding BA, Karpe F. A prospective study of the relationships between change in body composition and cardiovascular risk factors across the menopause. Menopause. 2021;28(4):400-6.

54. Vogel B, Acevedo M, Appelman Y, Bairey Merz CN, Chieffo A, Figtree GA, et al. The Lancet women and cardiovascular disease Commission: reducing the global burden by 2030. Lancet. 2021;397(10292):2385-438.

55. Lobo RA. Metabolic syndrome after menopause and the role of hormones. Maturitas. 2008;60(1):10-8.

56. Maclennan AH, Broadbent JL, Lester S, Moore V. Oral oestrogen and combined oestrogen/progestogen therapy versus

57. Roberts H, Hickey M, Lethaby A. Hormone therapy in postmenopausal women and risk of endometrial hyperplasia: a Cochrane review summary. Maturitas. 2014;77(1)4-6.

58. Zanello M, Borghese G, Manzara F, Degli Esposti E, Moro E, Raimondo D, et al. Hormonal replacement therapy in menopausal women with history of endometriosis: a review of literature. Medicina (Kaunas). 2019;55(8):477.

59. The 2022 Hormone Therapy Position Statement of The North American Menopause Society" Advisory Panel. The 2022 hormone therapy position statement of The North American Menopause Society. Menopause. 2022;29(7):767-794.

60. Sood R, Faubion SS, Kuhle CL, Thielen JM, Shuster LT. Prescribing menopausal hormone therapy: an evidence-based approach. Int J Womens Health. 2014;6:47-57.

61. MacGregor EA. Migraine, menopause and hormone replacement therapy. Post Reprod Health. 2018;24(1):11-18.

62. Posição das comissões nacionais especializadas de anticoncepção e climatério da Febrasgo sobre implantes hormonais [Internet]. São Paulo: Febrasgo; 2021 [capturado em 2 fev. 2022]. Disponível em: https://www.febrasgo.org.br/pt/noticias/item/1312-posicao-das-comissoes-nacionais-especializadas-de-anticoncepcao-e-climaterio-da-febrasgo-sobre-implantes-hormonais.

63. Sociedade Brasileira de Endocrinologia e Metabologia. Posicionamento da Sociedade Brasileira de Endocrinologia e Metabologia (SBEM) sobre o uso (e abuso) de implantes de gestrinona no Brasil [Internet]. São Paulo: AMB; 2021 [capturado em 2 fev. 2022]. Disponível em: https://amb.org.br/noticias/posicionamento-da-sociedade-brasileira-de-endocrinologia-e-metabologia-sbem-sobre-o-uso-e-abuso-de-implantes-de-gestrinona-no-brasil/.

64. Lethaby A, Marjoribanks J, Kronenberg F, Roberts H, Eden J, Brown J. Phytoestrogens for menopausal vasomotor symptoms. Cochrane Database Syst Rev. 2013;12:CD001395.

65. Agência Nacional de Vigilância Sanitária. Consultas [Internet]. Brasilia: ANVISA; 2022 [capturado em 2 fev. 2022]. Disponível em: https://consultas.anvisa.gov.br/#/medicamentos/.

66. Management of Osteoporosis in Postmenopausal Women: The 2021 Position Statement of The North American Menopause Society" Editorial Panel. Management of osteoporosis in postmenopausal women: the 2021 position statement of The North American Menopause Society. Menopause. 2021;28(9):973-97.

67. Kanaya AM, Herrington D, Vittinghoff E, Lin F, Grady D, Bittner V, et al. Glycemic effects of postmenopausal hormone therapy: the Heart and Estrogen/progestin Replacement Study. a randomized, double-blind, placebo-controlled trial. Ann Intern Med. 2003;138(1):1-9.

68. Gleason CE, Dowling NM, Wharton W, Manson JE, Miller VM, Atwood CS, et al. Effects of hormone therapy on cognition and mood in recently postmenopausal women: findings from the randomized, controlled KEEPS-Cognitive and Affective Study. PLoS Med. 2015;12(6):e1001833.

69. Nappi RE, Wawra K, Schmitt S. Hypoactive sexual desire disorder in postmenopausal women. Gynecol Endocrinol. 2006;22(6):318-23.

70. Nastri CO, Lara LA, Ferriani RA, Rosa-e-Silva ACJS, Figueiredo JBP, Martins WP. Hormone therapy for sexual function in perimenopausal and postmenopausal women. Cochrane Database Syst Rev. 2013;6:CD009672.

71. Federação Brasileira das Associações de Ginecologia e Obstetrícia. Terapêutica hormonal: benefícios, riscos e regimes terapêuticos. São Paulo: Febrasgo; 2021.

72. Hodis HN, Mack WJ, Henderson VW, Shoupe D, Budoff MJ, Hwang-Levine J, et al. Vascular effects of early versus late postmenopausal treatment with estradiol. N Engl J Med. 2016;374(13):1221-31.

73. Schierbeck LL, Rejnmark L, Tofteng CL, Stilgren L, Eiken P, Mosekilde L, et al. Effect of hormone replacement therapy on cardiovascular events in recently postmenopausal women: randomised trial. BMJ. 2012;345:e6409.

74. Mohammed K, Abu Dabrh AM, Benkhadra K, Al Nofal A, Carranza Leon BG, Prokop LJ, et al. Oral vs transdermal estrogen therapy and vascular events: a systematic review and meta-analysis. J Clin Endocrinol Metab. 2015;100(11):4012-20.

75. Canonico M, Fournier A, Carcaillon L, Olié V, Plu-Bureau G, Oger E, et al. Postmenopausal hormone therapy and risk of idiopathic venous thromboembolism: results from the E3N cohort study. Arterioscler Thromb Vasc Biol. 2010;30(2):340-5.

76. Canonico M, Oger E, Plu-Bureau G, Conard J, Meyer G, Lévesque H, et al. Hormone therapy and venous thromboembolism among postmenopausal women: impact of the route of estrogen administration and progestogens: the ESTHER study. Circulation. 2007;115(7):840-5.

77. Wender MCO, Nahas EP, Paiva L, Kulak J. Papel dos progestagênios na terapia hormonal do climatério. São Paulo: Febrasgo; 2017.

78. Chlebowski RT, Hendrix SL, Langer RD, Stefanick ML, Gass M, Lane D, et al. Influence of estrogen plus progestin on breast cancer and mammography in healthy postmenopausal women: the Women's Health Initiative Randomized Trial. JAMA. 2003;289(24):3243-53.

79. Kotsopoulos J, Huzarski T, Gronwald J, Moller P, Lynch HT, Neuhausen SL, et al. Hormone replacement therapy after menopause and risk of breast cancer in BRCA1 mutation carriers: a case-control study. Breast Cancer Res Treat. 2016;155(2):365-73.

80. Holmberg L, Anderson H; HABITS steering and data monitoring committees. HABITS (hormonal replacement therapy after breast cancer-is it safe?), a randomised comparison: trial stopped. Lancet. 2004;363(9407):453-5.

81. von Schoultz E, Rutqvist LE; Stockholm Breast Cancer Study Group. Menopausal hormone therapy after breast cancer: the Stockholm randomized trial. J Natl Cancer Inst. 2005;97(7):533-5.

82. Fahlén M, Fornander T, Johansson H, Johansson U, Rutqvist LE, Wilking N, et al. Hormone replacement therapy after breast cancer: 10 year follow up of the Stockholm randomised trial. Eur J Cancer. 2013;49(1):52-9.

83. Daley A, MacArthur C, McManus R, Stokes-Lampard H, Wilson S, Roalfe A, et al. Factors associated with the use of complementary medicine and non-pharmacological interventions in symptomatic menopausal women. Climacteric. 2006;9(5):336-46.

84. Eriksen W, Bruusgaard D. Do physical leisure time activities prevent fatigue? A 15 month prospective study of nurses' aides. Br J Sports Med. 2004;38(3):331-6.

85. Daley A, Stokes-Lampard H, Macarthur C. Exercise for vasomotor menopausal symptoms. Cochrane Database Syst Rev. 2011;(5):CD006108.

86. Shepherd-Banigan M, Goldstein KM, Coeytaux RR, McDuffie JR, Goode AP, Kosinski AS, et al. Improving vasomotor symptoms; psychological symptoms; and health-related quality of life in

peri- or post-menopausal women through yoga: an umbrella systematic review and meta-analysis. Complement Ther Med. 2017;34:156-64.

87. Huang AJ, Subak LL, Wing R, West DS, Hernandez AL, Macer J, et al. An intensive behavioral weight loss intervention and hot flushes in women. Arch Intern Med. 2010;170(13):1161-7.

88. Ayers B, Smith M, Hellier J, Mann E, Hunter MS. Effectiveness of group and self-help cognitive behavior therapy in reducing problematic menopausal hot flushes and night sweats (MENOS 2): a randomized controlled trial. Menopause. 2012;19(7):749-59.

89. Goldstein KM, Shepherd-Banigan M, Coeytaux RR, McDuffie JR, Adam S, Befus D, et al. Use of mindfulness, meditation and relaxation to treat vasomotor symptoms. Climacteric. 2017;20(2):178-82.

90. Befus D, Coeytaux RR, Goldstein KM, McDuffie JR, Shepherd-Banigan M, Goode AP, ET al. Management of menopause symptoms with acupuncture: an umbrella systematic review and meta-analysis. J Altern Complement Med. 2018;24(4):314-23.

91. Leach MJ, Moore V. Black cohosh (Cimicifuga spp.) for menopausal symptoms. Cochrane Database Syst Rev. 2012;9: CD007244.

92. Handley AP, Williams M. The efficacy and tolerability of SSRI/SNRIs in the treatment of vasomotor symptoms in menopausal women: a systematic review. J Am Assoc Nurse Pract. 2015;27(1):54-61

93. Shams T, Firwana B, Habib F, Alshahrani A, Alnouh B, Murad MH, et al. SSRIs for hot flashes: a systematic review and meta-analysis of randomized trials. J Gen Intern Med 2014;29(1):204-13.

94. Mintziori G, Lambrinoudaki I, Goulis DG, Ceausu I, Depypere H, Erel CT, at al. EMAS position statement: non-hormonal management of menopausal vasomotor symptoms. Maturitas. 2015;81(3):410-3.

95. Loprinzi CL, Kugler JW, Sloan JA, Mailliard JA, LaVasseur BI, Barton DL, et al. Venlafaxine in management of hot flashes in survivors of breast cancer: a randomised controlled trial. Lancet. 2000;356 (9247):2059-63.

96. Archer DF, Seidman L, Constantine GD, Pickar JH, Olivier S. A double-blind, randomly assigned, placebo-controlled study of desvenlafaxine efficacy and safety for the treatment of vasomotor symptoms associated with menopause. Am J Obstet Gynecol. 2009;200(2):172.e1-10.

97. Desmarais JE, Looper KJ.Managing menopausal symptoms and depression in tamoxifen users: implications of drug and medicinal interactions. Maturitas. 2010;67(4):296-308.

98. Pinkerton JV, Kagan R, Portman D, Sathyanarayana R, Sweeney M; Breeze 3 Investigators. Phase 3 randomized controlled study of gastroretentive gabapentin for the treatment of moderate-to--severe hot flashes in menopause. Menopause, 2014;21(6):567-73.

99. Loprinzi CL, Qin R, Balcueva EP, Baclueva EP, Flynn KA, Rowland KM, et al. Phase III, randomized, double-blind, placebo-controlled evaluation of pregabalin for alleviating hot flashes, N07C1. J Clin Oncol. 2010;28(4):641-7.

100. The North American Menopause Society. Nonhormonal management of menopause-associated vasomotor symptoms: 2015 position statement of The North American Menopause Society. Menopause. 2015;22(11):1155-72.

101. Prague JK, Roberts RE, Comninos AN, Clarke S, Jayasena CN, Nash Z, et al. Neurokinin 3 receptor antagonism as a novel treatment for menopausal hot flushes: a phase 2, randomised, double-blind, placebo-controlled trial. Lancet. 2017;389(10081):1809-1820.

102. Boekhout AH, Vincent AD, Dalesio OB, van den Bosch J, Foekema-Töns JH, Adriaansz S, et al. Management of hot flashes in patients who have breast cancer with venlafaxine and clonidine: a randomized, double-blind, placebo-controlled trial. J Clin Oncol. 2011;29(29):3862-8.

SÍNDROME GENITURINÁRIA DA MENOPAUSA

MARIA CELESTE OSÓRIO WENDER
LETÍCIA ROYER VOIGT
MONA LÚCIA DALL'AGNO

■ Epidemiologia

A síndrome geniturinária da menopausa (SGM) compreende sinais e sintomas relacionados com a vulva, a vagina e o trato urinário baixo feminino (bexiga e uretra) devido à deficiência estrogênica.[1] Trata-se de uma condição comum, acometendo 27 a 84% das mulheres pós-menopáusicas,[2-4] com caráter progressivo com o passar dos anos de menopausa, quando o tratamento adequado não é imposto, afetando a saúde, a sexualidade e a qualidade de vida dessas mulheres.[1]

A prevalência da SGM varia conforme a literatura, a idade da mulher e os anos de menopausa. Apesar de alguns estudos evidenciarem uma prevalência alta da síndrome, acredita-se que ainda possa estar subestimada, já que grande parte das mulheres acometidas não procuram auxílio médico. Os motivos vão desde a falta de conhecimento dessas mulheres sobre a SGM como consequência do hipoestrogenismo pós-menopausa e a possibilidade de tratamento até questões pessoais e relacionadas com o profissional de saúde que realiza o atendimento.[4]

Um grande estudo *on-line* envolvendo sete países com mulheres na pós-menopausa, o Vaginal Health: Insights, Views & Attitudes (VIVA),[5] relatou que 75% das mulheres acometidas por sintomas geniturinários tinham sua qualidade de vida afetada de forma negativa pela SGM. Das queixas relatadas, as principais foram ressecamento vaginal e dispareunia, além de suas consequências, como o fato de se sentir menos sensuais e envelhecidas, com impacto negativo no relacionamento e piora da autoestima.[6] Em outro grande estudo, dessa vez envolvendo apenas mulheres americanas, também foi relatado pelas participantes que seus sintomas geniturinários levavam a consequências negativas na vida sexual e na qualidade de vida em geral.[7] Dados brasileiros[4] confirmaram as estatísticas mundiais. A avaliação de uma coorte de mulheres no período pós-menopausa mostrou que 90% delas acreditavam que os sintomas vaginais influenciariam suas vidas de forma negativa, bem como a sua autoestima (44%).

Antes conhecida como atrofia vulvovaginal (AVV), em 2014, a condição teve sua terminologia alterada para síndrome geniturinária da menopausa, a fim de incluir mudanças e sintomas do trato urinário e sexuais, além dos vulvovaginais. Essas estruturas anatômicas dividem a mesma origem embrionária, e a AVV é apenas mais uma das diversas manifestações possíveis da SGM.[8]

■ Fisiopatologia

O hormônio estrogênio é o principal regulador da fisiologia do trato geniturinário feminino. Diferentes tipos e quantidades de receptores estrogênicos estão presentes no tecido vaginal, vulvar e na pele da região genital. Também são encontrados em neurônios sensoriais e autonômicos vulvovaginais, na uretra, na bexiga e nos músculos do assoalho pélvico.[9-12]

Da mesma forma, receptores de progesterona e de androgênios também são encontrados em diversas localizações dos tratos genital e urinário da mulher.[3] A presença de receptores hormonais e estrogênio endógeno circulante garante que o revestimento vaginal seja caracterizado por uma superfície espessa e rugosa bem vascularizada e lubrificada em mulheres saudáveis. Desse modo, os padrões hormonais da menacme propiciam uma microbiota vaginal rica em espécies de lactobacilos, reduzindo o pH vaginal e diminuindo o risco de infecções genitais e urinárias.[9-12]

A mudança da fisiologia do epitélio vaginal após a menopausa não é completamente compreendida (Figura 34.1). Tanto os níveis reduzidos de estrogênio quanto o próprio envelhecimento agem de forma independente em modificações de nível citológico e histológico dos tecidos urogenitais, favorecendo o ressecamento vaginal.[9-12] As células parabasais e intermediárias aumentam, e as células superficiais diminuem ou estão ausentes. Além disso, alguns estudos mostraram diferenças nos marcadores inflamatórios no fluido vaginal de mulheres na pós-menopausa em comparação com mulheres na pré-menopausa. A microbiota vaginal da mulher na pós-menopausa apresenta menor proporção de lactobacilos e, consequentemente, seu pH é menos ácido (pH maior), favorecendo infecções no trato geniturinário.[9-12]

Quadro clínico

A SGM inclui sinais e sintomas genitais, urinários e sexuais, todos resultantes do hipoestrogenismo (Quadro 34.1).

⭐ Os sintomas mais comumente relatados incluem irritação vulvar, diminuição da lubrificação vaginal, ardência vaginal, disúria, dispareunia e leucorreia atípica. Já os sinais de SGM vistos ao exame físico incluem atrofia e ressecamento vulvovaginal, estenose do introito vaginal, atrofia e fimose do prepúcio do clitóris.

A vulva perde tecido adiposo dos grandes lábios, e a pele fica mais fina e plana, com diminuição dos pelos. Os pequenos lábios passam a ser fusionados, com tecido e pigmentação diminuídos.[9-12] A vagina passa a ser mais curta e estreita, perdendo suas rugosidades, principalmente na ausência de atividade sexual. O epitélio vaginal se torna fino, e a lubrificação resultante de estímulo sexual fica prejudicada em decorrência da diminuição da secreção glandular. A vagina também se apresenta bastante friável, com sangramento ao toque e vulnerável a traumas. O ressecamento vaginal resultante acarreta dispareunia e sinusorragia, dificultando a manutenção da vida sexual. O pH vaginal está alcalino, reduzindo o número de lactobacilos na microbiota, propiciando infecções e vaginite atrófica. A atrofia também atinge o trato urinário inferior. A uretra é hiperemiada e proemi-

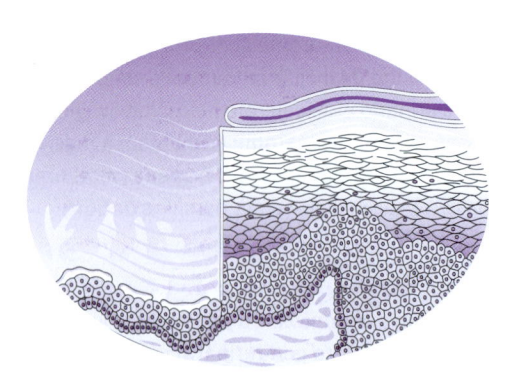

FIGURA 34.1 – Mudanças no epitélio vaginal dos anos reprodutivos (à direita) até a menopausa (à esquerda).
Fonte: Elaborada com base em Bachmann e Pinkerton.[13]

Quadro 34.1 – Sinais e sintomas da síndrome geniturinária da menopausa

Sintomas genitais (vulvovaginais)
- Ressecamento
- Ardência
- Irritação

Sintomas urinários
- Disúria
- Urgência miccional
- Infecções do trato urinário de repetição

Sintomas sexuais
- Dispareunia
- Falta de lubrificação

Fonte: The NAMS 2020 GSM Position Statement Editorial Panel.[3]

nente, favorecendo quadros de urgência miccional, disúria, uretrites atróficas e piora da incontinência urinária, se já existente. Pode ocorrer o desenvolvimento de carúnculas uretrais. Devido à deficiência estrogênica, o agravamento de distopias genitais é facilitado.[9-12]

Diagnóstico

O diagnóstico da SGM inclui presença de sinais característicos ao exame físico e sintomas relatados pela paciente que estejam causando prejuízo na sua qualidade de vida.[3]

ANAMNESE

A anamnese deve identificar fatores que possam estar contribuindo para o quadro e agravando sintomas e etiologias alternativas (Quadro 34.2).

A maioria das pacientes com sintomas da síndrome geniturinária apresenta dificuldades ao relatar o tema. É importante o questionamento do médico diante dessas alterações para o correto diagnóstico e o início do tratamento adequado, visando a melhorar a qualidade de vida e a impedir a progressão do quadro.[1] Todas as pacientes climatéricas (peri e pós-menopausa) devem ser questionadas quanto aos sintomas de SGM. O objetivo, na anamnese, é entender se existem sintomas de SGM, se são incômodos e como afetam a vida sexual e a qualidade de vida dessa mulher.[3]

Informações como tempo de início e duração do quadro, nível de sofrimento relacionado com os sintomas e influência na vida sexual e na qualidade de vida são importantes, bem como dados sobre a vida sexual e seus impactos, tratamentos prévios utilizados, tempo de tratamento, efeitos colaterais e eficácia.

EXAME FÍSICO

O exame físico tem o objetivo de identificar sinais de SGM (descritos na seção Quadro clínico) e descartar outras doenças que podem causar sintomas parecidos (Quadro 34.2).

Embora o índice de maturação e o pH vaginal sejam comumente utilizados em pesquisa (Tabela 34.1), essa avaliação não é essencial para o diagnóstico na prática clínica. O pH vaginal é elevado, se comparado com o pH vaginal da menacme (maior do que 5). Ao exame de microscopia de secreção vaginal, identifica-se mais de um leucócito para cada célula epitelial, células parabasais com núcleo aumentado e redução ou ausência de lactobacilos. Nos casos de SGM grave, as modificações vistas são difíceis de distinguir de quadros de vaginite inflamatória descamativa ou líquen erosivo plano. A cultura de secreção vaginal ou até mesmo a vulvoscopia e a vaginoscopia com biópsia podem ser úteis quando há falha de tratamento com estrogênio tópico.[3]

Achados sugestivos ao acaso no exame físico de mulheres assintomáticas não determinam necessidade de tratamento. É recomendado que o profissional de saúde informe a característica progressiva do quadro, se não tratado. A decisão quanto ao tratamento deve ser dividida com a paciente.[3]

Abordagem

A maioria das mulheres não trará queixas associadas à SGM ativamente, porém se

---

Quadro 34.2 – Diagnóstico diferencial da síndrome geniturinária da menopausa

Condições alérgicas
- Dermatite de contato
- Penfigoide cicatricial vaginal

Condições inflamatórias
- Líquen escleroso
- Líquen plano erosivo
- Vaginite inflamatória descamativa

Condições infecciosas
- Candidíase vulvovaginal
- Outras infecções

Traumatismos

Corpo estranho

Neoplasia maligna

Vulvodínea/Vestibulodínea/Vaginismo

Outras condições clínicas
- Diabetes melito
- Lúpus eritematoso sistêmico

Transtornos psicológicos

Fonte: The NAMS 2020 GSM Position Statement Editorial Panel.[3]

Tabela 34.1 – Escore de saúde vaginal					
ESCORE	1	2	3	4	5
Elasticidade	Nenhuma	Ruim	Adequada	Boa	Excelente
Volume de fluido	Nenhum	Escasso, fundo de saco não coberto	Quantidade superficial, cobre o fundo de saco	Quantidade moderada	Quantidade normal
pH	≥ 6,1	5,6-6	5,1-5,5	4,7-5	≤ 4,6
Integridade do epitélio	Petéquias observadas antes de contato	Sangramento após contato leve	Sangramento após raspagem	Não friável, epitélio fino	Normal
Umidade	Nenhuma, superfície inflamada	Nenhuma, superfície inflamada	Mínima	Moderada	Normal

Fonte: Bachmann.[14]

mostrará receptiva quando questionada sobre o assunto. Sugere-se iniciar a abordagem perguntando a respeito de desconforto ou dor em ato sexual, bem como acerca da presença de demais sintomas, como ressecamento, prurido, ardor, entre outros. As mulheres devem ser informadas de que a atrofia é reversível, ao passo que o desconforto e o ressecamento não são temporários, como ocorre com os sintomas vasomotores.

⚠ Toda paciente deve receber orientações sobre as opções de tratamento e resposta terapêutica esperada, assim como acerca do tempo de tratamento. Esclarecimentos sobre informações em bula devem ser realizados quando se prescreve tratamento hormonal.

▪ Tratamento

Aliviar os sintomas é o principal objetivo do tratamento da SGM.[3]

O manejo é realizado de acordo com a gravidade da sintomatologia apresentada e o desejo da paciente. Opções de tratamento disponíveis encontram-se no Quadro 34.3.

Hidratantes vaginais não hormonais e lubrificantes são considerados estratégias de abordagem inicial para os casos de sintomas leves. Dá-se preferência para aqueles livres de parabenos, que estão associados a potencial alérgeno e carcinogênico.[16]

Quadro 34.3 – Tratamentos hormonais disponíveis para síndrome geniturinária da menopausa

Estrogênicos tópicos
- Estradiol 10 µg comprimido vaginal: 1 comprimido vaginal durante 14 dias e, depois, 2×/semana
- Estriol 1 mg/g creme vaginal: 1 aplicador vaginal à noite durante 14 dias e, depois, 2×/semana
- Promestrieno 10 mg/g creme vaginal: 1 aplicador vaginal à noite durante 14 dias e, depois, 3×/semana

Fonte: Agência Nacional de Vigilância Sanitária.[15]

Para as pacientes que não apresentam resposta satisfatória com o uso de hidratante vaginal ou que apresentam sintomas moderados a graves, propõe-se o uso de estrógenos vaginais. Eles constituem o tratamento mais eficaz (nível de evidência A).[17] Todas as formulações são eficazes, com diferenças em relação a concentração, absorção sistêmica, custos e formas de uso. Devem ser utilizados diariamente, durante 14 dias, mantendo-se 2 a 3 vezes por semana posteriormente (Quadros 34.3 e 34.4). A escolha entre as diferentes formulações estrogênicas é baseada na preferência individual da paciente. Algumas pacientes podem não gostar de formulações em creme, devido à natureza umectante e à possibilidade de

> **Quadro 34.4** – Tratamentos não hormonais disponíveis para síndrome geniturinária da menopausa
>
> **Hidratantes vaginais não hormonais** - gel vaginal: 1 aplicador vaginal à noite durante 14 dias e, depois, 2×/semana
> - Ácido poliacrílico
> - Policarbofila + ácido láctico
> - Policarbofila + lactato de sódio
> - Policarbofila + hialuronato de sódio
> - Ácido hialurônico + ácido láctico
>
> **Novas tecnologias**
> - *Laser* CO_2 fracionado
> - Radiofrequência fracionada microablativa
>
> Fonte: Agência Nacional de Vigilância Sanitária.[15]

sobras do creme na roupa íntima. O custo também pode ser um fator determinante na decisão do método.[3]

Em alguns municípios, o estriol vaginal é disponibilizado de forma gratuita pelo sistema público de saúde.

Se houver alterações tróficas externas, como presença de fissuras, pode-se utilizar estrógeno em creme aplicado em vulva (sem insertor vaginal).[18]

Espera-se melhora sintomática após cerca de 1 a 3 meses de tratamento. O benefício máximo ocorre em 12 semanas. A terapia deve ser mantida, com acompanhamento clínico, enquanto persistirem os sintomas e houver incômodo associado a eles.[3]

Sugere-se que o tratamento seja instituído precocemente (antes de alterações tróficas irreversíveis) e que seja contínuo, para a manutenção do benefício.[19]

Um estudo avaliou a idade de início de tratamento como preditor de resposta sintomática, comparando o uso de estradiol na dose de 10 μg iniciado antes ou depois dos 60 anos de idade, tendo encontrado resposta mais robusta e mais rápida no primeiro grupo quando comparada com o início tardio (menor sucesso na resposta a partir da avaliação de citologia e pH vaginal).[20] Mulheres latinas são pouco aderentes aos tratamentos tópicos (lubrificantes e cremes vaginais)[19] e devem ser orientadas a respeito do retorno dos sintomas após a suspensão do tratamento.

Contraindicações potenciais ao uso de estrogênio vaginal são sangramento genital sem etiologia conhecida e neoplasia hormônio-dependente (uso cauteloso). Nenhum estudo associou risco tromboembólico a formulações estrogênio vaginal, tendo-se em vista a baixa absorção sistêmica e a ausência de passagem hepática. No estudo Women's Health Initiative (WHI), não houve aumento de risco cardiovascular quando empregada terapia estrogênica tópica.[21]

Não há indicação de associação de progestágeno para proteção endometrial, assim como não há necessidade de avaliação de espessamento endometrial.[22]

⚠ Mulheres sobreviventes de câncer de mama são mais acometidas por SGM, e a grande maioria delas não recebe nenhum tipo de tratamento. Nessa população, a segurança do uso de estrógeno tópico não está bem estabelecida, e as recomendações são controversas. Em bula, encontra-se orientação de risco de câncer de mama em toda formulação, mesma recomendação descrita para estrógenos de uso sistêmico. No entanto, sabe-se que, com o uso tópico, mantém-se concentrações séricas de estrógeno compatíveis com o estado pós-menopausa. Estudos observacionais não encontraram associação de recidiva de câncer de mama com terapia estrogênica local, indicando a segurança relativa desse tratamento.[23] Recomenda-se avaliação conjunta com oncologista quando se considera uso de terapia hormonal tópica.[17]

Quando há alterações anatômicas resultantes de atrofia grave (estenose de introito vaginal), fisioterapia pélvica e dilatadores vaginais são estratégias terapêuticas utilizadas.

A presença de sintomas vasomotores concomitante aos sintomas geniturinários indica terapia hormonal (TH) sistêmica, quando não houver contraindicações. A terapia hormonal sistêmica traz melhora de trofismo genital e sintomas associados, porém é inferior à terapia local.[24] Quando a terapia sistêmica já é instituída e são mantidas as queixas relacionadas com hipoestrogenismo genital, pode-se adicionar estrógeno tópico de baixa dose. Um estudo brasileiro com pequeno número de mulheres demonstrou que aquelas com diagnóstico de insuficiência ovariana prematura em uso de TH sistêmica apresentam maior taxa de dor e baixa lubrificação quando comparadas com seus pares, concluindo que outras terapias adicionais devem ser avaliadas para essa população.[25]

Fora do Brasil, estão disponíveis outras formulações, tais como estradiol na forma de anel vaginal, ospemifeno oral (modulador seletivo do receptor estrogênico – SERM, *selective estrogen receptor modulator*) ou desidroepiandrosterona (DHEA) vaginal. O uso de testosterona tópica é considerado *off-label*.

O *laser* de CO_2 não ablativo e a terapia de frequência são consideradas terapias recentes e promissoras. Eles constituem opções terapêuticas para casos refratários e quando há contraindicação ao uso de estrogênio. Três aplicações realizadas com intervalos de 30 dias estão associadas a efeito persistente por 16 semanas. Um ensaio clínico randomizado, duplo-cego e comparado com placebo realizado com 45 mulheres brasileiras em uso de estriol ou *laser* CO_2 fracionado obteve efeitos similares em melhora de saúde vaginal em seguimento de 20 semanas.[26] Achados semelhantes foram demonstrados no estudo VeLVET. Nesse estudo, foram encontradas taxas de satisfação de 70 a 80% das mulheres, tanto entre aquelas que utilizaram creme de estrógeno quanto naquelas submetidas a aplicações de *laser* fracionado.[27] Considera-se que há benefício de *laser* para o tratamento de SGM, porém a evidência não é robusta, visto que os estudos realizados utilizaram amostras pequenas.[28] A eficácia e a segurança em longo prazo não estão bem estabelecidas até o momento.

A radiofrequência fracionada microablativa (RFFMA) pode ser empregada para melhora do trofismo genital de mulheres com SGM. Um estudo brasileiro com 55 mulheres encontrou elevação do percentual de *Lactobacillus* spp., aumento do pH vaginal, incremento da taxa de células superficiais e redução de células parabasais com o uso de RFFMA.[29] Todavia, não há consenso sobre a aplicação dessa terapia em curto ou longo prazo.[30]

⚠ Em 2018, o órgão regulador norte-americano Food and Drug Administration (FDA) emitiu um comunicado alertando quanto ao potencial de risco associado ao uso de terapias baseadas em energia: queimaduras, dispareunia e dor crônica.[31]

Considerações finais

A síndrome geniturinária traz desconforto e sofrimento à mulher climatérica, porém persiste pouco reconhecida pelo médico assistente. Há relutância na abordagem do assunto tanto pela paciente quanto pelo ginecologista. A terapia estrogênica local é simples, segura e proporciona melhora na qualidade de vida da mulher.[19]

REFERÊNCIAS

1. Kaunitz AM, Manson JE. Management of menopausal symptoms. Obstet Gynecol. 2015;126(4): 859-76.
2. Pompei LM, Machado RB, Wender MCO, Fernandes CE. Consenso Brasileiro de Terapêutica Hormonal da Menopausa. São Paulo: SOBRAC; 2018.
3. The NAMS 2020 GSM Position Statement Editorial Panel. The 2020 genitourinary syndrome of menopause position statement of The North American Menopause Society. (2020). Menopause. 2020;27(9):976-92.
4. Pompei LM, Wender MCO, de Melo NR, Kulak J, Pardini D, Machado RB, et al. Vaginal Health: Insights, Views & Attitudes survey in Latin America (VIVA-LATAM): focus on Brazil. Climacteric. 2021;24(2):157-63.
5. Nappi RE, Kokot-Kierepa M. Vaginal Health: Insights, Views & Attitudes (VIVA) - results from an international survey. Climacteric. 2012;15(1):36-44.
6. Simon JA, Kokot-Kierepa M, Goldstein J, Nappi RE. Vaginal health in the United States: results from the Vaginal Health: Insights, Views & Attitudes survey. Menopause 2013;20(10):1043-8.
7. Kingsberg SA, Wysocki S, Magnus L, Krychman ML. Vulvar and vaginal atrophy in postmenopausal women: findings from the REVIVE (Real Women's Views of Treatment Options for Menopausal Vaginal Changes) survey. J Sex Med. 2013;10(7):1790-9.
8. Portman DJ, Gass ML; Vulvovaginal Atrophy Terminology Consensus Conference Panel. Genitourinary syndrome of menopause: new terminology for vulvovaginal atrophy from the International Society for the Study of Women's Sexual Health and the North American Menopause Society. Menopause. 2014;21(10):1063-8.
9. Associação Brasileira de Climatério, The North American Menopause Society. Prática clínica na menopausa: um guia médico. 4. ed. São Paulo: SOBRAC; 2015.

10. Federação Brasileira das Associações de Ginecologia e Obstetrícia. Terapêutica hormonal: benefícios, riscos e regimes terapêuticos. São Paulo: FEBRASGO; 2021.

11. Federação Brasileira das Associações de Ginecologia e Obstetrícia. Protocolo FEBRASGO-Ginecologia, n. 57. São Paulo: FEBRASGO; 2021.

12. Brasil. Ministério da Saúde. Manual de atenção à mulher no climatério/menopausa. Brasília: MS; 2008.

13. Bachmann G, Pinkerton JV. Genitourinary syndrome of menopause (vulvovaginal atrophy): clinical manifestations and diagnosis [Internet]. Walthman: UpToDate; 2021 [capturado em 23 fev. 2022]. Disponível em: https://www.uptodate.com/contents/genitourinary-syndrome-of-menopause-vulvovaginal-atrophy-clinical--manifestations-and-diagnosis.

14. Bachmann G. Urogenital ageing: an old problem newly recognized. Maturitas. 1995;22(Suppl):S1-5.

15. Agência Nacional de Vigilância Sanitária. Consultas [Internet]. Brasília: ANVISA; 2022 [capturado em 2 fev. 2022]. Disponível em: https://consultas.anvisa.gov.br/#/medicamentos/.

16. Potter N, Panay N. Vaginal lubricants and moisturizers: a review into use, efficacy, and safety. Climacteric. 2021;24(1):19-24.

17. The NAMS 2022 Hormone Therapy Position Statement Advisory Panel. The 2022 hormone therapy position statement of The North American Menopause Society. Menopause. 2022;29(7):767-94.

18. Bachmann G, Santen RJ. Genitourinary syndrome of menopause (vulvovaginal atrophy): Treatment [Internet]. Walthman: UpToDate; 2021 [capturado em 23 fev. 2022]. Disponível em: https://www.uptodate.com/contents/genitourinary-syndrome-of-menopause-vulvovaginal-atrophy-treatment.

19. Sturdee DW, Panay N; International Menopause Society Writing Group. Recommendations for the management of postmenopausal vaginal atrophy. Climacteric. 2010;13(6):509-22.

20. Derzko CM, Röhrich S, Panay N. Does age at the start of treatment for vaginal atrophy predict response to vaginal estrogen therapy? Post hoc analysis of data from a randomized clinical trial involving 205 women treated with 10μg estradiol vaginal tablets. Menopause. 2020;28(2):113-8.

21. Rossouw JE, Anderson GL, Prentice RL, LaCroix AZ, Kooperberg C, Stefanick ML, et al. Risks and benefits of estrogen plus progestin in healthy postmenopausal women: principal results From the Women's Health Initiative randomized controlled trial. JAMA. 2002;288(3):321-33.

22. Lethaby A, Ayeleke RO, Roberts H. Local oestrogen for vaginal atrophy in postmenopausal women. Cochrane Database Syst Rev. 2016;8:CD001500.

23. Faubion SS, Larkin LC, Stuenkel CA, Bachmann GA, Chism LA, Kagan R, et al. Management of genitourinary syndrome of menopause in women with or at high risk for breast cancer: consensus recommendations from The North American Menopause Society and The International Society for the Study of Women's Sexual Health. Menopause. 2018;25(6):596-608.

24. Long CY, Liu CM, Hsu SC, Wu CH, Wang CL, Tsai EM. A randomized comparative study of the effects of oral and topical estrogen therapy on the vaginal vascularization and sexual function in hysterectomized postmenopausal women. Menopause. 2006;13(5):737-43.

25. Pacello PC, Yela DA, Rabelo S, Giraldo PC, Benetti-Pinto CL. Dyspareunia and lubrication in premature ovarian failure using hormonal therapy and vaginal health. Climacteric. 2014;17(4):342-7.

26. Cruz VL, Steiner ML, Pompei LM, Strufaldi R, Fonseca FLA, Santiago LHS, et al. Randomized, double-blind, placebo-controlled clinical trial for evaluating the efficacy of fractional CO_2 laser compared with topical estriol in the treatment of vaginal atrophy in postmenopausal women. Menopause. 2018;25(1):21-8.

27. Paraiso MFR, Ferrando CA, Sokol ER, Rardin CR, Matthews CA, Karram MM, et al. A randomized clinical trial comparing vaginal laser therapy to vaginal estrogen therapy in women with genitourinary syndrome of menopause: The VeLVET Trial. Menopause. 2020;27(1):50-6.

28. Bhide AA, Khullar V, Swift S, Digesu GA. The use of laser in urogynaecology. Int Urogynecol J. 2019;30(5):683-92.

29. Sarmento AC, Fernandes FS, Marconi C, Giraldo PC, Eleutério-Júnior J, Crispim JC, et al. Impact of microablative fractional radiofrequency on the vaginal health, microbiota, and cellularity of postmenopausal women. Clinics (Sao Paulo). 2020;75:e1750.

30. Alshiek J, Garcia B, Minassian V, Iglesia CB, Clark A, Sokol ER, et al. Vaginal Energy-Based Devices. Female Pelvic Med Reconstr Surg. 2020;26(5):287-98.

31. International Urogynecological Association. FDA warns against use of energy-based devices to perform vaginal 'rejuvenation' or vaginal cosmetic procedures: FDA safety communication [Internet]. Burnsville: IUGA; 2018 [capturado em 23 fev. 2022]. Disponível em: https://www.iuga.org/news/fda-warns-against-use-of-energy-based-devices-to-perform-vaginal-rejuvenation-or-vaginal-cosmetic--procedures-fda-safety-communication.

OSTEOPOROSE NA PÓS-MENOPAUSA

MARIA CELESTE OSÓRIO WENDER
LETÍCIA ROYER VOIGT
POLI MARA SPRITZER
MONA LÚCIA DALL'AGNO

Epidemiologia

A osteoporose é uma doença osteometabólica sistêmica caracterizada pela redução da massa óssea e por alterações na microestrutura do tecido ósseo, levando ao aumento da sua fragilidade e à suscetibilidade a fraturas.[1] Pode ser classificada como idiopática (ou primária), quando é diagnosticada na ausência de doenças, o que ocorre na maioria dos casos, ou secundária. A forma secundária é atribuída a alguma doença ou ao uso de medicações.

A relevância da osteoporose e das fraturas resultantes deve-se à sua elevada frequência e morbidade, que acarretam altos custos pessoais e sociais, relacionados com dor, deformidades, limitações na mobilidade e maior risco de mortalidade, associado sobretudo às complicações decorrentes das fraturas de quadril.[2]

A doença é silenciosa, o que a faz ser subestimada, até ocorrer fratura. As fraturas por osteoporose são mais frequentes na coluna (vertebral), no quadril (fêmur proximal), no antebraço e no úmero proximal.

A osteoporose é considerada um problema de saúde pública. Atinge 21,2% das mulheres com idade superior a 50 anos. No mundo todo, ocorrem mais de 8,9 milhões de fraturas anuais decorrentes da osteoporose, o que corresponde a uma fratura a cada 3 segundos.[3] Fraturas de fragilidade são a quarta causa de morbidade por doenças crônicas na Europa, atrás apenas de doença cardíaca isquêmica, demência e câncer de pulmão.[4] Apesar disso, uma pesquisa da International Osteoporosis Foundation (IOF) em 11 países evidenciou negação desse risco por mulheres na pós-menopausa, falta de comunicação sobre o assunto com seus médicos e acesso restrito ao diagnóstico e ao tratamento antes da primeira fratura.[5]

Em um estudo em cinco países da América Latina, incluindo o Brasil, a prevalência de fraturas vertebrais nas mulheres com idade superior a 50 anos foi de cerca de 15%, sendo de 7% naquelas com 50 a 60 anos e aumentando para 28% nas mulheres com mais de 80 anos.[6]

No Brasil, alguns estudos regionais foram publicados ao longo dos anos, evidenciando a alta prevalência de todos os tipos de fraturas por fragilidade óssea, variando de 11 a 23,8%.[7] No entanto, a osteoporose persiste como uma doença pouco detectada: estima-se que apenas 1 em cada 3 fraturas de quadril recebe diagnóstico de osteoporose, e que somente 1 em cada 5 fraturas osteoporóticas terá algum tratamento instituído.[8] Os gastos relacionados com procedimentos para tratamento da osteoporose e suas complicações no Brasil no período entre 2008 e 2010 chegaram perto dos 300 milhões de reais.[9]

Fisiopatologia

⭐ O hipoestrogenismo da menopausa, associado ao processo de envelhecimento da mulher, leva ao aumento da taxa de remodelação óssea nos ossos cortical e trabecular, o que resulta em disruptura de sua microarquitetura e perda óssea.[1]

O pico de massa óssea é adquirido por volta dos 20 anos e mantém-se estável até a menopausa.[10] A deficiência estrogênica é um fator determinante na patogênese da osteoporose na pós-menopausa (Figura 35.1).[11] As alterações da remodelação óssea dependem do efeito direto do estrogênio nas células ósseas (demonstrado na Figura 35.2), pois osteoblastos (OB), osteoclastos (OC) e osteócitos têm receptores estrogênicos em suas superfícies.

Os estrogênios estimulam a diferenciação e a proliferação dos osteoblastos.[12] O efeito dos estrogênios nos osteoclastos é a diminuição da sua atividade pelo aumento da sua apoptose. O estrogênio reduz a produção do ligante do receptor ativador do fator nuclear kappa B (RANKL) e aumenta a produção de osteoprotegerina pelas células estromais/osteoblastos.[13] Esses efeitos diretos são mantidos pela ação redutora dos estrogênios nas células mononucleares e do estroma da medula óssea, que produz citocinas (OC-1, interleucina [IL]-6), fator de necrose tumoral alfa (TNF-α) pelas células T e modula os níveis dos receptores de IL-1.[14] IL-1 e TNF-α atuam regulando a produção de IL-6 e do fator estimulador de colônias de macrófagos (M-CSF, *macrophage colony-stimulating factor*). Os bloqueadores de IL-1 e TNF-α também podem reduzir a reabsorção óssea em mulheres pós-menopáusicas pelo mesmo mecanismo.[15] Os estrogênios também têm efeitos antioxidantes que podem reduzir a apoptose dos osteócitos e a reabsorção óssea, aumentando os níveis de óxido nítrico e diminuindo a proliferação das células T e a produção de TNF-α.[16]

Passada a perda rápida perimenopáusica, que afeta principalmente o osso trabecular, a perda pelo avançar da idade afeta mais o osso cortical, com diminuição do número de osteoblastos e da velocidade de formação óssea.[17] Outros aspectos podem ter um papel importante, como o aumento do estresse oxidativo, a redução do hormônio de crescimento (GH, *growth hormone*) e o aumento dos níveis de glicocorticoides.[18]

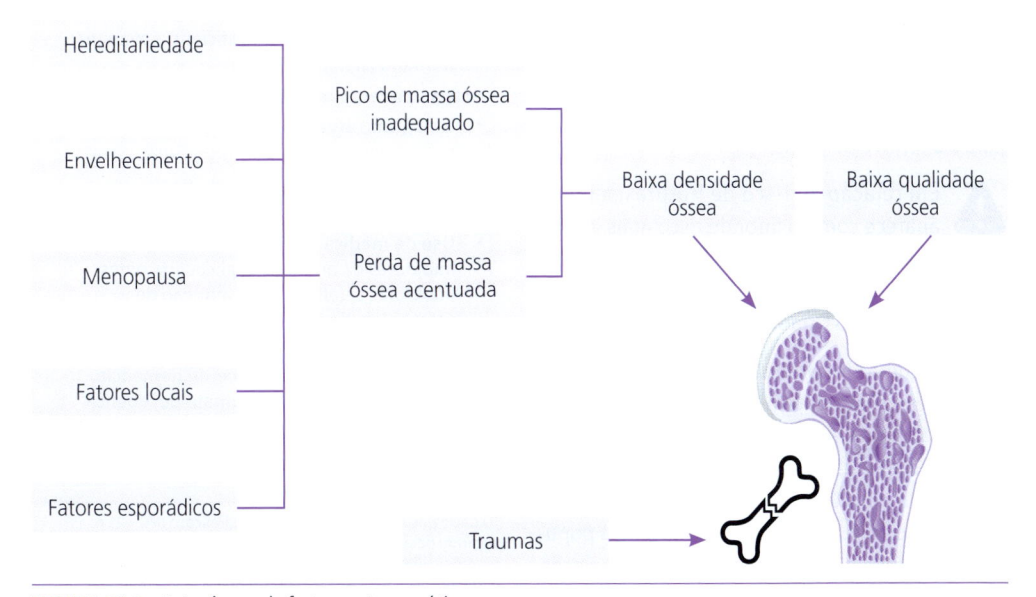

FIGURA 35.1 – Patogênese da fratura osteoporótica.
Fonte: Wender e colaboradores.[19]

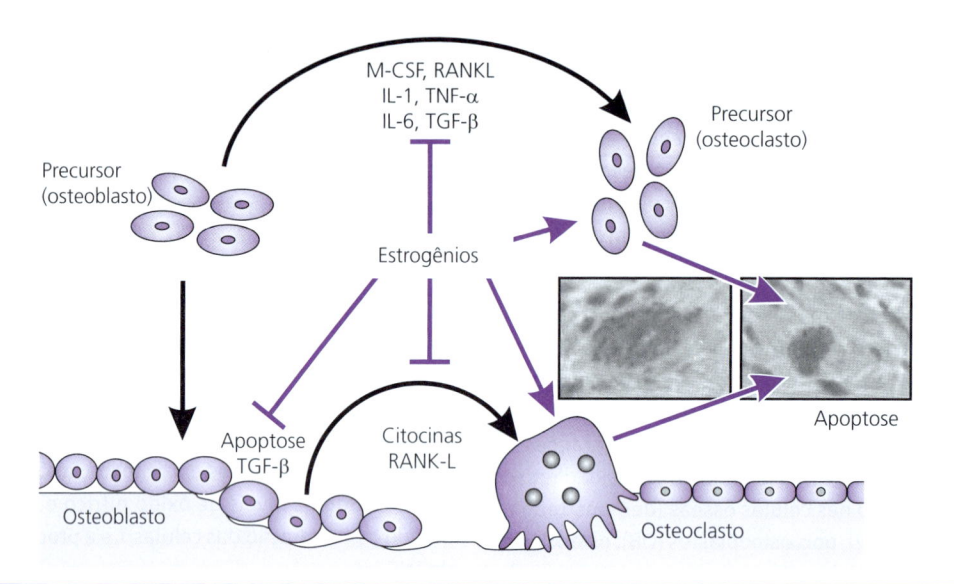

FIGURA 35.2 – Ação do estrogênio na remodelação óssea.
IL-1, interleucina 1; IL-6, interleucina 6; M-CSF, fator estimulador de colônias de macrófagos; RANK-L, ligante do receptor ativador do fator nuclear kappa B; TNF-α, fator de necrose tumoral alfa; TNF-β, fator de necrose tumoral beta.
Fonte: Elaborada com base em Ferrari e Roux.[20]

Quadro clínico e fatores de risco

A osteoporose é assintomática na maioria dos casos até a ocorrência da fratura. Dessa forma, é importante rastrear indivíduos com risco de fratura e promover o tratamento adequado com o objetivo de reduzir esse risco. Nesse sentido, uma estratégia para prevenção e diagnóstico precoce está na identificação dos fatores de risco para a doença e para fraturas.

Em relação ao risco de fraturas, a idade aparece como o fator de risco mais importante, sendo independente da densidade mineral óssea (DMO). Outros fatores de risco para fraturas estão expostos no Quadro 35.1.

Algumas ferramentas que integram vários desses fatores têm sido desenvolvidas para a prática clínica. A mais utilizada é o FRAX®, um algoritmo que calcula o risco absoluto, em 10 anos, de uma fratura maior (quadril, vertebral clínica, úmero ou punho). A ferramenta para a população brasileira é disponibilizada pela Associação Brasileira de Avaliação Óssea e Osteometabolismo (Abrasso).

Quadro 35.1 – Fatores de risco para fraturas osteoporóticas em mulheres

Não modificáveis
- Idade
- Fratura de fragilidade pessoal prévia
- História de fratura familiar
- Menopausa precoce e insuficiência ovariana primária (sem tratamento)

Potencialmente modificáveis
- Tabagismo atual
- Baixo índice de massa corporal* (IMC ≤ 20)
- Consumo de álcool > 2 doses/dia
- Quedas frequentes
- **Uso de medicações**: agonistas do GnRH, inibidores da aromatase, glicocorticoides, inibidores seletivos da recaptação de serotonina, tiazolidinedionas/glitazonas
- **Comorbidades**: doenças crônicas na infância, doença renal crônica, diabetes, demência, doença celíaca, artrite reumatoide, doença inflamatória intestinal, doença pulmonar obstrutiva crônica
- Deficiência de estrogênio

*O baixo peso pode ter variação demográfica; o IMC < 21 é sugerido pela IOF; os riscos independem da massa óssea. GnRH, hormônio liberador de gonadotrofina (*gonadotropin-releasing hormone*); IMC, índice de massa corporal; IOF, International Osteoporosis Foundation.
Fonte: Adaptado de Cooper.[21]

Ainda não se tem definido qual é o ponto de corte exato a partir do qual a terapia é indicada com base no índice FRAX® para a população brasileira. No entanto, em uma segunda etapa após o cálculo, a inserção de dados adicionais gera dois gráficos de estratificação de risco que orientam a tomada de decisão. A melhor indicação da realização da avaliação FRAX® é quando a paciente tem osteopenia e há dúvida de se é necessário ou não fazer uma intervenção medicamentosa.[22] Entretanto, essa ferramenta traz algumas limitações: não inclui como fator de risco diabetes melito tipo 2 (DM2)[23] e, pelo fato de utilizar apenas a DMO de fêmur, pode subestimar o risco de pacientes com pior massa óssea em coluna lombar. Além disso, foi desenvolvida apenas para pacientes com idade igual ou superior a 40 anos, não sendo adequada para os casos de insuficiência ovariana prematura.

Diagnóstico e causas secundárias de osteoporose

A necessidade da avaliação do risco de osteoporose na paciente climatérica está bem estabelecida. Várias diretrizes e consensos de sociedades internacionais sugerem que as mulheres na menopausa devem ter o risco de fraturas osteoporóticas avaliado conforme dados clínicos e que sejam indicados testes adicionais, como a densitometria óssea por emissão de raios X de dupla energia (DXA, *dual-energy X-ray absorptiometry*).[23] A densitometria mineral óssea é indicada para todas as mulheres com idade igual ou superior a 65 anos e para mulheres acima de 50 anos menopáusicas quando há presença de fatores de risco.[24]

⭐ O exame por DXA é considerado o padrão-ouro para o diagnóstico. Ele é estabelecido conforme valores definidos pela Organização Mundial da Saúde (OMS). Está bem estabelecido que a redução dos valores da massa óssea associa-se ao aumento do risco de fratura. A Sociedade Internacional de Densitometria Clínica (ISCD, International Society for Clinical Densitometry) e a Abrasso consideram como critério diagnóstico o menor valor da coluna lombar anteroposterior (AP) de L1 a L4 ou do fêmur proximal (colo e fêmur total), conforme mostra o Quadro 35.2. O terço distal do rádio também pode ser utilizado se uma ou mais das regiões anteriores não puderem ser examinadas, se a paciente tiver impossibilidade técnica de mensuração pelo seu peso corporal elevado (visto que os equipamentos têm limite de peso) ou nos casos de hiperparatireoidismo.[25]

A repetição do exame será realizada conforme o exame inicial, considerando-se que a maior perda óssea ocorre no período perimenopausa, com taxas de 1 a 2% de perda ao ano.

A avaliação do índice escore trabecular ósseo (TBS, *trabecular bone score*) também pode ser usada, se disponível, a cada densitometria óssea. O TBS utiliza uma escala de variações de cinza para a avaliação indireta da microarquitetura do osso trabecular.[21] Infelizmente, *softwares* compatíveis com sistemas densitométricos ainda são pouco disponíveis. Independentemente da DMO, valores baixos em TBS predizem maior risco de fratura.[23] A utilização de TBS em ajustes em escala FRAX está disponível em outros países;[23] todavia, ainda não foi implementada à ferramenta no Brasil.

Além da menopausa, existem várias causas de osteoporose secundária, descritas no Quadro 35.3, que acometem cerca de 20% das mulheres pós-menopáusicas, sendo mais comuns nas mulheres quanto mais jovens forem.[26]

Diante de uma paciente em período pós-menopausa recente com alto risco de fratura ou com nítida redução de massa óssea (p. ex., com escore T abaixo de −1,5), é importante que se obtenha uma boa história dos hábitos alimentares, da ativi-

---

Quadro 35.2 – Critérios densitométricos da Organização Mundial da Saúde (com nomenclatura atual)

- **Normal** – Densitometria óssea com escore T até −1,0
- **Osteopenia** – Densitometria óssea com escore T entre −1,0 e −2,5
- **Osteoporose** – Densitometria óssea com escore T igual ou inferior a −2,5

Obs.: O escore T é o número de desvios-padrão da massa óssea de uma pessoa em relação ao das mulheres ou homens normais, jovens. O escore Z é o número de desvios em relação às mulheres normais, mas da mesma idade da paciente (usado para mulheres jovens).

Fonte: Kanis e colaboradores.[27]

Quadro 35.3 – Causas secundárias de osteoporose

Causas metabólicas ou endocrinológicas
- Diabetes melito
- Acromegalia
- Hipogonadismo
- Hiperparatireoidismo
- Hipertireoidismo
- Porfiria
- Gestação

Condições nutricionais e gastrintestinais
- Alcoolismo
- Anorexia nervosa
- Doença hepática crônica
- Síndrome de Cushing
- Prolactinomas
- Neoplasias do sistema hematopoiético, mielomas, leucoses, mastocitose
- Hemocromatose
- Síndromes disabsortivas: doença celíaca, doença de Crohn, fibrose cística, ressecções gástricas
- Deficiência de vitamina D

Medicamentos
- Glicocorticoides, heparina, varfarina, antiepilépticos (fenobarbital, fenitoína, carbamazepina, valproato), lítio, metotrexato, acetato de medroxiprogesterona, agonistas de GnRH, inibidores da bomba de prótons, inibidores seletivos da recaptação de serotonina, levotiroxina (em doses suprafisiológicas), tiazolidinedionas

Distúrbios do metabolismo do colágeno
- Osteogênese imperfeita
- Homocistinúria

Outras causas
- HIV
- Artrite reumatoide
- Espondilite anquilosante
- Doença pulmonar obstrutiva crônica
- Hipercalciúria
- Mieloma e outras neoplasias
- Transplante de órgãos
- Talassemia
- Insuficiência renal crônica
- Tabagismo
- Imobilização prolongada
- Depressão maior

GnRH, hormônio liberador de gonadotrofina (*gonadotropin-releasing hormone*); HIV, vírus da imunodeficiência humana (*human immunodeficiency virus*).
Fonte: Camacho e colaboradores.[23]

dade física e dos fatores de risco para se identificarem as distorções e corrigi-las.

Na suspeita de osteoporose secundária, deve-se proceder a uma avaliação laboratorial (Quadro 35.4) dirigida à exclusão das doenças que causam perda óssea (ver Quadro 35.3) e avaliar os possíveis distúrbios do metabolismo mineral.[26]

Tratamento

O objetivo do tratamento é prevenir ou minimizar a perda óssea, assim como reduzir a chance de fraturas.[26]

A terapêutica correta para o manejo da osteoporose em mulheres pós-menopáusicas deverá incluir avaliação de riscos, exclusão de causas secundárias, orientações não farmacológicas e seleção do medicamento mais apropriado, quando indicado. É importante destacar que mulheres com história de fraturas por baixo impacto (como queda da própria altura) deverão ser tratadas independentemente de sua DMO.[28,29] A escolha do fármaco e do regime apropriados dependerá de custo, adesão, segurança e objetivos do tratamento (prevenção primária ou secundária). As opções de tratamento farmacológico estão descritas na Tabela 35.1.

A adesão ao tratamento deverá ser reforçada. Toda paciente diagnosticada com osteoporose deve ser educada sobre a sua condição, os riscos envolvidos e a necessidade de acompanhamento regular.

Quadro 35.4 – Exames laboratoriais para investigação de osteoporose secundária que devem ser considerados inicialmente

- Hemograma completo
- Creatinina
- 25-OH-vitamina D
- Cálcio, fósforo
- Enzimas hepáticas
- Calciúria de 24 h
- TSH
- PTH

PTH, paratormônio; TSH, tireotrofina.
Fonte: Adaptado de Camacho e colaboradores.[23]

Tabela 35.1 – Opções farmacológicas para tratamento da osteoporose no Brasil

FÁRMACO	DOSE	INDICAÇÃO	OBSERVAÇÃO
Agentes antirreabsortivos			
Estrogênios	Regimes múltiplos (com ou sem progesterona)	Osteoporose ou alto risco de fraturas, com sintomas climatéricos, no período inicial da menopausa	Atentar para as contraindicações ao uso de estrogênio
Bifosfonatos	Via oral diária (alendronato 10 mg, risedronato 5 mg, ibandronato 2,5 mg), semanal (alendronato 70 mg, risedronato 35 mg) ou mensal (ibandronato e risedronato 150 mg) Via intravenosa anual (zoledronato 5 mg)	Osteoporose ou alto risco de fraturas	Efeitos colaterais: distúrbios gastrintestinais, mialgia, artralgia e febre baixa nos compostos mensais orais ou intravenosos. Relatos raros de osteonecrose de mandíbula e fraturas atípicas de fêmur
Moduladores seletivos do receptor de estrogênio (SERMs)	Raloxifeno 60 mg/dia	Osteoporose ou alto risco de fraturas vertebrais. Diagnóstico ou risco de câncer de mama	Risco de doença tromboembólica comparável ao risco com estrogenoterapia. Atentar para as contraindicações
Denosumabe	60 mg subcutâneo, a cada 6 meses	Osteoporose ou alto risco de fraturas	Possíveis efeitos no local da aplicação. Relatos raros de osteonecrose de mandíbula e fraturas atípicas de fêmur
Romosozumabe	210 mg/mês subcutâneo	Muito alto risco de fraturas	Possíveis efeitos no local da aplicação. Possível efeito de risco cardiovascular, ainda em estudo
Agentes anabólicos			
Teriparatida (PTH 1-34)	20 mg/dia, subcutâneo por, no máximo, 24 meses	Pós-menopáusicas com osteoporose moderada a grave e com muito alto risco para fraturas. Alternativa para as não respondedoras aos agentes antirreabsortivos	Efeitos colaterais: náuseas, dor em membros, cefaleia, tontura e hipercalcemia assintomática

ESTRATÉGIAS NÃO FARMACOLÓGICAS

★ A ingestão alimentar adequada de cálcio e vitamina D traz benefícios para a paciente climatérica, independentemente do seu risco individual para fragilidade óssea.

Uma metanálise publicada em 2020 demonstrou que a suplementação de cálcio e vitamina D aumenta a densidade óssea total e reduz significativamente a incidência de fratura de quadril. Esse desfecho foi demonstrado com o uso de lácteos, mas não com formulações de cálcio.[30] Todavia, considerando-se os hábitos alimentares da população brasileira, em que há um consumo de lácteos muito inferior ao recomendado,[31] sugere-se a suplementação para atingir os 1.200 a 1.500 mg de cálcio/dia recomendados. A Abrasso possui uma calculadora de cálcio, ferramenta que pode auxiliar a avaliação do consumo diário de cálcio. Na prática clínica, considerando-se uma média de 200 mg de cálcio em cada porção de lácteo (sendo que um copo de 200 mL de leite, um copo de 200 mL de iogurte ou uma fatia grossa de queijo equivalem a uma porção de cálcio), sugere-se uma ingestão média de cinco porções ao dia. O carbonato de cálcio é a formulação de cálcio mais estudada, pois contém a maior biodisponibilidade de cálcio, cerca de 40%. Ele apresenta mais problemas gastrintestinais (como constipação) e é mais bem absorvido quando ingerido com as refeições, em tomadas de até 500 a 600 mg/dose. Em pacientes com cirurgia bariátrica ou litíase renal, a opção recai sobre o citrato de cálcio, que pode ser tomado próximo ou não das refeições. O citrato de cálcio apresenta menor biodisponibilidade de cálcio (21%), e são necessários mais comprimidos para atingir a dose desejada.[22]

A principal fonte de vitamina D é a síntese cutânea. A exposição solar da face, do tronco e dos braços antes das 10 horas ou após as 16 horas por, no mínimo, 15 minutos, 2 a 4 vezes por semana, é recomendada, salvo por contraindicação dermatológica.[32] Soma-se à produção endógena o consumo de alimentos ricos em vitamina D. Entre eles, destacam-se a sardinha e os cogumelos secos. A dosagem de vitamina D é indicada antes de se iniciar o tratamento em toda mulher pós-menopáusica com osteoporose diagnosticada.[33] Apesar de alguma controvérsia entre diretrizes e posicionamentos internacionais, recomenda-se a suplementação de 1.000 a 2.000 unidades internacionais (UI) de vitamina D para indivíduos com osteoporose.[28] Quando as concentrações sanguíneas de 25-hidroxi-vitamina D (25(OH)D) estão abaixo de 20 ng/mL, recomenda-se uma dose de ataque com colecalciferol 50.000 UI/semana ou 7.000 UI/dia, durante 6 a 8 semanas, seguida pela administração de dose de manutenção de 7.000 a 14.000 UI/semana ou 1.000 a 2.000 UI/ dia, visando à correção rápida e à posterior manutenção das concentrações de 25(OH)D > 30 ng/mL.[33]

Recentemente, a Sociedade Brasileira de Endocrinologia e Metabologia (SBEM) e a Sociedade Brasileira de Patologia Clínica (SBPC) recomendaram valores de referência para a concentração sérica de 25(OH)D: consideram-se adequados para população de risco (nesse caso, mulheres com diagnóstico de osteoporose) valores entre 30 e 60 ng/mL. Níveis inadequados de vitamina D estão associados à falha de tratamento de osteoporose.[33]

O exercício físico constitui uma das intervenções não farmacológicas mais efetivas no período perimenopausa e pós-menopausa recente.[29] Em mulheres pós-menopáusicas com diagnóstico de osteoporose, a prática de exercícios supervisionados traz benefício para o *status* funcional destas: melhora significativamente a força muscular e o equilíbrio e reduz o medo de queda.[34]

Um ensaio clínico randomizado comparando prática de exercício físico resistido e caminhadas intensas por dois anos em mulheres pós-menopáusicas em uso de cálcio e vitamina D encontrou maior ganho de densidade óssea em colo do fêmur naquelas com exercícios orientados de impacto. Ambas as intervenções foram eficazes na manutenção de DMO global. Não foi encontrada diferença em relação à coluna lombar. O estudo concluiu que ambas as propostas de atividade física podem ser orientadas como estratégias de prevenção de perda óssea.[35]

Um desfecho diferente foi encontrado no estudo ACTIVE-LIFE entre mulheres pós-menopáusicas com diagnóstico de osteopenia e osteoporose: houve maior ganho de massa óssea em coluna lombar com a prática de exercícios intensivos. Houve, ainda, impacto benéfico na redução do índice de massa corporal (IMC) e de gordura abdominal.[29]

A cessação do tabagismo e a redução do consumo de álcool também fazem parte das estratégias que devem ser implementadas. Para a população idosa, medidas de prevenção de quedas devem ser recomendadas, incluindo cuidados de segurança ambiental (retirada de tapetes, uso de calçados antiderrapantes, iluminação adequada dos ambientes), correção de distúrbios visuais e revisão de medicações psicotrópicas que possam estar associadas a tonturas.[32]

TRATAMENTO FARMACOLÓGICO

O tratamento farmacológico está indicado em qualquer mulher com fratura de fragilidade em quadril ou coluna associada à osteopenia (escore T entre -1 e -2,5), ou com escore T igual ou menor que −2,5 em alguma das áreas (L1-L4, colo do fêmur, fêmur total ou rádio distal), ou com osteopenia associada a importantes fatores de risco de fraturas (ver Quadro 35.1).[23] A escolha do fármaco é baseada na estratificação de risco da paciente. Entre as mulheres pós-menopáusicas, a grande maioria será considerada de alto risco de fratura, e seu manejo poderá ser realizado por ginecologista. Para aquelas com muito alto risco, o manejo mais vigoroso será necessário, com indicação de fármacos anabólicos.[23] As opções estão descritas na Tabela 35.1.

TERAPIA HORMONAL

A terapia hormonal estrogênica tem seu papel na saúde óssea. No estudo Women's Health Initiative (WHI),[36] o uso de 0,625 mg de estrogênio equino conjugado reduziu o risco de fraturas vertebrais e não vertebrais em mulheres pós-menopáusicas. Contudo, críticas foram feitas ao estudo, visto que a população de mulheres não tinha osteoporose diagnosticada nem havia realizado densitometria mineral óssea.[37] A terapia hormonal pode ser recomendada como uma opção para as pacientes com risco significativo de osteoporose, quando outras estratégias medicamentosas não forem consideradas apropriadas,[37] principalmente nas pacientes em menopausa há menos de 10 anos. Assim como a terapia estrogênica, a tibolona também tem efeito semelhante.[38]

AGENTES ANTIRREABSORTIVOS

BIFOSFONATOS

Os bifosfonatos são uma classe terapêutica amplamente utilizada no manejo da osteoporose, considerados a primeira escolha para a grande maioria das pacientes candidatas a tratamento. Eles inibem a reabsorção óssea, aumentam a DMO e previnem fraturas de fragilidade óssea[22] vertebrais em 41 a 70%, de quadril em 28 a 50% e não vertebrais em 20 a 38%.[26] As opções de fármacos e a forma de uso são apresentadas na Tabela 35.2. Para que sejam adequadamente absorvidos, os regimes orais dependem do uso correto, a fim de evitar risco de esofagite: devem ser ingeridos pela manhã, em jejum, com um copo de água, sendo necessário aguardar 30 minutos para ingerir alimentos ou outros fármacos ou voltar a deitar-se.

O alendronato é o fármaco mais prescrito no Brasil, em razão da sua distribuição gratuita. Entre os efeitos adversos, encontram-se dor muscular e sintomas gripais (*flu like*), estes para a primeira aplicação de ácido zoledrônico.[26]

O uso dos bifosfonatos deve ser avaliado com cautela quando há insuficiência renal crônica. Um efeito raro, porém temido, é a osteo-

Tabela 35.2 – Bifosfonatos disponíveis no Brasil				
BIFOSFONATO	VIA DE ADMINISTRAÇÃO	POSOLOGIA	REDUÇÃO DE FRATURA VERTEBRAL	REDUÇÃO DE FRATURAS DE QUADRIL / NÃO VERTEBRAIS
Alendronato de sódio	Oral	70 mg 1×/semana	Sim	Sim/sim
Risedronato	Oral	150 mg/mês 35 mg/semana (sem necessidade de jejum)	Sim	Sim/sim
Ácido zoledrônico	Intravenoso	5 mg de 12/12 semanas	Sim	Sim/sim
Ibandronato	Oral	150 mg/mês	Sim	Não/incerto

Fonte: Adaptada de Black e colaboradores.[40]

necrose de mandíbula. A sua incidência é de 1 em 10.000 a 100.000 pacientes/ano.[26] Diagnóstico oncológico, imunossupressão, procedimentos odontológicos invasivos e má higiene oral são fatores de risco. A descontinuação da terapia pré-procedimento não reduz o risco de osteonecrose.[39] Outro evento grave é a ocorrência de fratura atípica de fêmur. A sua ocorrência é tempo-dependente, com taxa de 1 em 1.000 pessoas após 8 a 10 anos de uso do fármaco.[26]

O tempo de uso do fármaco é incerto e dependerá do risco individual da paciente. O estudo Flex avaliou o uso prolongado (> 5 anos) de alendronato e revelou que as fraturas não vertebrais foram reduzidas nas mulheres tratadas com alendronato por 10 anos (em comparação com aquelas tratadas por 5 anos), mas somente quando o escore T do colo do fêmur permaneceu abaixo de −2,5 após 5 anos de terapêutica ou quando presente fratura vertebral. Um achado importante foi o não incremento do risco de fraturas vertebrais com a suspensão do alendronato após 5 anos de uso.[40]

No caso de baixo ou moderado risco de fratura, um período de suspensão dos bifosfonatos de 1 a 2 anos, conhecido como *drug holiday*, pode ser considerado após 5 anos de terapêutica oral ou após 3 doses de zoledronato.[25] Para aquelas com maior risco de fratura e com escore T igual ou menor que −2,5, o período de suspensão do bifosfonato oral pode ser considerado após 10 anos de uso, ou após 6 doses do zoledronato.[21] Ainda não há dados de segurança suficientes acerca do uso prolongado dos agentes antirreabsortivos.[41]

DENOSUMABE

O denosumabe constitui uma alternativa terapêutica para os casos de alto risco de fraturas, visto que a sua eficácia é superior à dos bifosfonatos.[42] O efeito do fármaco é revertido após 6 meses da aplicação. Toda paciente em uso do fármaco deve ser orientada sobre o fato de que a cessação de uso sem implementação de tratamento subsequente implica aumento de risco de fratura óssea.[43] Estudos demonstraram maior satisfação e adesão ao tratamento com denosumabe quando comparado com os bifosfonatos.[43]

RALOXIFENO

O raloxifeno é um modulador seletivo do receptor de estrogênio (SERM, *selective estrogen receptor modulator*). Ele traz benefícios entre as mulheres com alto risco de câncer de mama, atuando na redução das fraturas vertebrais; não atua no risco de fraturas não vertebrais ou de quadril.[1] Não deve ser indicado para pacientes com risco de eventos tromboembólicos. O raloxifeno tem perfil semelhante ao da terapia hormonal em relação ao potencial de tromboembolia, porém efeito ósseo inferior.[43] Tem como efeito adverso a ocorrência de sintomas vasomotores.

AGENTES ANABÓLICOS

Os agentes anabólicos são superiores em relação aos antirreabsortivos. Eles promovem maior ganho de massa óssea e maior redução de fraturas. Constituem a primeira escolha para o tratamento de pacientes com muito alto risco de fraturas: quando houve fratura recente (nos últimos 12 meses), escore T inferior a −3, fraturas múltiplas, fratura ocorrida em vigência de tratamento e alto risco para quedas.

TERIPARATIDA

A teriparatida é um agonista dos receptores de paratormônio (PTH). Ele tem ação osteoblástica, atuando na formação óssea. Cuidados de refrigeração são necessários com esse medicamento. Hipercalcemia, náuseas e cãibras são os efeitos colaterais mais frequentes com o seu uso. É contraindicado nos casos de alto risco para osteossarcoma. Recomenda-se o uso por até 2 anos.[43] Após a suspensão, há necessidade de terapia sequencial: um agente antirreabsortivo deve ser iniciado imediatamente, devido ao rápido declínio da massa óssea no ano subsequente. A proteção contra fratura óssea pode persistir durante 1 a 2 anos.[23]

A abaloparatida é outro fármaco agonista dos receptores de PTH que, em breve, estará disponível no Brasil. O aumento da DMO, especialmente no quadril, é maior com a abaloparatida do que com a teriparatida, mas não há diferenças significativas quanto ao risco de fratura entre as duas terapias.[26] A dose recomendada é de 80 µg subcutâneo, 1 ×/dia, com duração do tratamento de, no máximo, 2 anos.[26]

ROMOSOZUMABE

O romosozumabe é um anticorpo monoclonal humano aprovado pela Agência Nacional de Vigilância Sanitária (Anvisa) para uso no Brasil em 2021. É indicado nos casos de muito alto risco de fraturas, para uso pelo período de até 1 ano. O potencial aumento de risco cardiovascular ainda não está bem estabelecido.[44]

OUTRAS FORMULAÇÕES

A calcitonina em *spray* nasal também é uma opção farmacológica disponível, porém com efeito inferior em relação aos outros fármacos disponíveis. Não é, portanto, recomendada rotineiramente.

MONITORAMENTO DO TRATAMENTO

Todas as diretrizes internacionais recomendam repetir a densitometria a cada 1 a 2 anos para monitorar o tratamento. Espera-se estabilidade da DMO ou ganho acima da mínima variação significativa (MVS) do método, comparando-se densitometrias realizadas no mesmo equipamento.[23] Um ganho inexplicado de massa óssea em uma única topografia vertebral pode sugerir fratura assintomática com impactação óssea.[25]

Os marcadores bioquímicos do metabolismo ósseo predizem a atividade esquelética e podem ser usados na avaliação inicial e no seguimento das pacientes pós-menopáusicas, assim como na avaliação do sucesso do tratamento. Os mais utilizados incluem produtos derivados dos osteoblastos e derivados da degradação do colágeno. Os marcadores pró-peptídeo N-terminal de procolágeno tipo 1 (P1NP) e o telopeptídeo C-terminal de colágeno tipo 1 (CTX) são, respectivamente, os marcadores de formação e reabsorção óssea de referência na prática clínica e nos ensaios clínicos, conforme recomendação da IOF.[23]

Embora não possam ser utilizados para diagnóstico de osteoporose, níveis aumentados podem predizer taxas mais elevadas de perda óssea e maior risco de fraturas. Também são utilizados na avaliação de adesão, uso correto e eficácia de tratamento: a dosagem em 3 a 6 meses após o início de bifosfonato com redução dos valores indica bons resultados do tratamento. A redução significativa dos marcadores (níveis inferiores ou igual à média de valor para mulheres pré-menopáusicas) ocorre com o uso de medicações antirreabsortivas, e o aumento sugere sucesso com o uso de agentes anabólicos. Outra possível utilidade é o seu emprego durante *drug holiday* de bifosfonato, auxiliando a decidir o momento de retorno ao tratamento: o aumento dos valores sugere o encerramento do *drug holiday*.[23] Limitações para seu uso na prática clínica são o custo elevado, a falta de cobertura pelos planos de saúde e a ausência de valores de referência padronizados. Além disso, a variabilidade de valores (conforme método de análise clínica) implica alterações de reprodutibilidade. Em pacientes com insuficiência renal crônica, prefere-se o uso de fosfatase alcalina em detrimento ao P1NP e ao CTX.

Sugere-se a realização de radiografia de coluna torácica e lombar em duas incidências para avaliação quando houver suspeita de fratura (quadro álgico agudo em paciente com osteopenia ou osteoporose) ou como exame complementar no seguimento de pacientes consideradas de maior risco (perda de 4 cm ou mais de altura em comparação com a altura adulta jovem ou de 2 cm desde o acompanhamento clínico, uso crônico de corticosteroide, antecedente de fratura por baixo impacto, ou mulheres com idade ≥ 70 anos).[45] Achados de deformidades do platô vertebral, como redução de altura de corpo vertebral, acunhamento ou achatamento, sugerem fratura, mesmo que o laudo radiográfico não cite especificamente esse termo. Em caso de radiografia negativa, porém com alta suspeição, pode-se realizar ressonância magnética.[22]

O Vertebral Fracture Assessment (VFA) é um recurso tecnológico em aparelhos densitométricos que também auxilia a identificação de fraturas vertebrais e pode ser utilizado como uma opção à radiografia.[23] Quando uma fratura é diagnosticada por VFA, um exame de imagem adicional deve ser feito para adequada avaliação.[23]

■ Considerações finais

A osteoporose é uma doença silenciosa que traz grande impacto na morbimortalidade das mulheres. Dessa forma, a saúde óssea deve ser avaliada em todas as pacientes climatéricas. O ginecologista deve estar familiarizado e apto a realizar o diagnóstico correto da osteoporose e seu manejo clínico.

REFERÊNCIAS

1. Compston JE, McClung MR, Leslie WD. Osteoporosis. The Lancet. 2019;393(10169):364-76.
2. Kanis JA, Cooper C, Rizzoli R, Reginster J-Y, Scientific Advisory Board of the European Society for Clinical and Economic Aspects of Osteoporosis (ESCEO) and the Committees of Scientific Advisors and National Societies of the International Osteoporosis Foundation (IOF). European guidance for the diagnosis and management of osteoporosis in postmenopausal women. Osteoporos Int. 2019;30(1):3-44.
3. Johnell O, Kanis JA. An estimate of the worldwide prevalence and disability associated with osteoporotic fractures. Osteoporos Int. 2006;17(12):1726-33.
4. Hernlund E, Svedbom A, Ivergård M, Compston J, Cooper C, Stenmark J, et al. Osteoporosis in the European Union: medical management, epidemiology and economic burden: a report prepared in collaboration with the International Osteoporosis Foundation (IOF) and the European Federation of Pharmaceutical Industry Associations (EFPIA). Arch Osteoporos. 2013;8(1-2):136.
5. International Osteoporosis Foundation. How fragile is her future? a report investigating the current understanding and management of osteoporosis around the world today. Nyon: IOF; 2000.
6. Clark P, Cons-Molina F, Deleze M, Ragi S, Haddock L, Zanchetta JR, et al. The prevalence of radiographic vertebral fractures in Latin American countries: the Latin American Vertebral Osteoporosis Study (LAVOS). Osteoporos Int. 2009;20(2):275-82.
7. Pinheiro M de M, Eis SR. Epidemiology of osteoporotic fractures in Brazil: what we have and what we need. Arq Bras Endocrinol Metabol. 2010;54(2):164-70.
8. Araújo DV, Oliveira JHA de, Bracco OL. Custo da fratura osteoporótica de fêmur no sistema suplementar de saúde brasileiro. Arq Bras Endocrinol Metabol. 2005;49(6):897-901.
9. Moraes LFS, Silva EN da, Silva DAS, Paula AP de. Expenditures on the treatment of osteoporosis in the elderly in Brazil (2008 - 2010): analysis of associated factors. Rev Bras Epidemiol. 2014;17(3):719-34.
10. Chapurlat RD, Garnero P, Sornay-Rendu E, Arlot ME, Claustrat B, Delmas PD. Longitudinal study of bone loss in pre- and perimenopausal women: evidence for bone loss in perimenopausal women. Osteoporos Int. 2000;11(6):493-8.
11. Raisz LG. Pathogenesis of osteoporosis: concepts, conflicts, and prospects. J Clin Invest. 2005;115(12):3318-25.
12. Bonnelye E, Aubin JE. Estrogen receptor-related receptor α: a mediator of estrogen response in bone. J Clin Endocrinol Metab. 2005;90(5):3115-21.
13. Syed F, Khosla S. Mechanisms of sex steroid effects on bone. Biochem Biophys Res Commun. 2005;328(3):688-96.
14. Ryan MR, Shepherd R, Leavey JK, Gao Y, Grassi F, Schnell FJ, et al. An IL-7-dependent rebound in thymic T cell output contributes to the bone loss induced by estrogen deficiency. Proc Natl Acad Sci. 2005;102(46):16735-40.
15. Charatcharoenwitthaya N, Khosla S, Atkinson EJ, McCready LK, Riggs BL. Effect of blockade of TNF-α and interleukin-1 action on bone resorption in early postmenopausal women. J Bone Miner Res. 2007;22(5):724-9.
16. Almeida M, Han L, Martin-Millan M, Plotkin LI, Stewart SA, Roberson PK, et al. Skeletal involution by age-associated oxidative stress and its acceleration by loss of sex steroids. J Biol Chem. 2007;282(37):27285-97.
17. Bilezikian JP, editor. Primer on the metabolic bone diseases and disorders of mineral metabolism. 9th ed. Oxford: Wiley-Blackwell; 2019.
18. Manolagas SC. Steroids and osteoporosis: the quest for mechanisms. J Clin Invest. 2013;123(5):1919-21.
19. Wender MCO, Freitas F, Castro JAS, Dall'Agno ML, Zondoná J. Climatério. Passos EP, Ramos JGL, Martins-Costa SH, Magalhães JA, Menke CH, Freitas F, organizadores. Rotinas em ginecologia. 7. ed. Porto Alegre: Artmed; 2017. p. 495-518.
20. Ferrari SL, Roux C, editors. Pocket reference to osteoporosis. Cham: Springer; 2019.
21. Cooper C, Ferrari S. IOF Compendium of Osteoporosis. 2nd ed. Nyon: International Osteoporosis Foundation; 2019.
22. Pedro AO, Plapler PG, Szejnfeld VL. Manual Brasileiro de Osteoporose: orientações práticas para os profissionais de saúde. São Paulo: Clannad; 2021.
23. Camacho PM, Petak SM, Binkley N, Diab DL, Eldeiry LS, Farooki A, et al. American Association of Clinical Endocrinologists/American College of Endocrinology Clinical practice guidelines for the diagnosis and treatment of postmenopausal osteoporosis—2020 update. Endocr Pract. 2020;26:1-46.
24. Shepstone L, Lenaghan E, Cooper C, Clarke S, Fong-Soe-Khioe R, Fordham R, et al. Screening in the community to reduce fractures in older women (SCOOP): a randomised controlled trial. Lancet. 2018;391(10122):741-7.
25. Licata AA, Binkley N, Petak SM, Camacho PM. Consensus statement by the American Association of Clinical Endocrinologists and American College of Endocrinology on the quality of DXA scans and reports. Endocr Pract. 2018;24(2):220-9.
26. Management of osteoporosis in postmenopausal women: the 2021 position statement of The North American Menopause Society. Menopause. 2021;28(9):973-97.
27. Kanis JA, Melton LJ, Christiansen C, Johnston CC, Khaltaev N. The diagnosis of osteoporosis. J Bone Miner Res. 2009;9(8):1137-41.

28. Maeda SS, Borba VZC, Camargo MBR, Silva DMW, Borges JLC, Bandeira F, et al. Recomendações da Sociedade Brasileira de Endocrinologia e Metabologia (SBEM) para o diagnóstico e tratamento da hipovitaminose D. Arq Bras Endocrinol Metabol. 2014;58(5):411-33.

29. Hettchen M, von Stengel S, Kohl M, Murphy MH, Shojaa M, Ghasemikaram M, et al. Changes in menopausal risk factors in early postmenopausal osteopenic women after 13 months of high-intensity exercise: the randomized controlled ACTLIFE-RCT. Clin Interv Aging. 2021;16:83-96.

30. Liu C, Kuang X, Li K, Guo X, Deng Q, Li D. Effects of combined calcium and vitamin D supplementation on osteoporosis in postmenopausal women: a systematic review and meta-analysis of randomized controlled trials. Food Funct. 2020;11(12):10817-27.

31. Pinheiro MM, Ciconelli RM, Jacques N de O, Genaro PS, Martini LA, Ferraz MB. O impacto da osteoporose no Brasil: dados regionais das fraturas em homens e mulheres adultos - The Brazilian Osteoporosis Study (BRAZOS). Rev Bras Reumatol. 2010;50(2):113-20.

32. Brasil. Ministério da Saúde. Secretaria de Atenção à Saúde. Protocolo clínico e diretrizes terapêuticas da osteoporose. Brasília: MS; 2014.

33. Radominski SC, Bernardo W, Paula AP de, Albergaria B-H, Moreira C, Fernandes CE, et al. Brazilian guidelines for the diagnosis and treatment of postmenopausal osteoporosis. Rev Bras Reumatol Engl Ed. 2017;57(suppl 2):452-66.

34. Filipović TN, Lazović MP, Backović AN, Filipović AN, Ignjatović AM, Dimitrijević SS, et al. A 12-week exercise program improves functional status in postmenopausal osteoporotic women: randomized controlled study. Eur J Phys Rehabil Med. 2021;57(1):120-30.

35. García-Gomáriz C, Blasco JM, Macián-Romero C, Guillem-Hernández E, Igual-Camacho C. Effect of 2 years of endurance and high-impact training on preventing osteoporosis in postmenopausal women: randomized clinical trial. Menopause. 2018;25(3):301-6.

36. Cauley JA. Effects of estrogen plus progestin on risk of fracture and bone mineral densitythe women's health initiative randomized trial. JAMA. 2003;290(13):1729-38.

37. Marjoribanks J, Farquhar C, Roberts H, Lethaby A, Lee J. Long-term hormone therapy for perimenopausal and postmenopausal women. Cochrane Database Syst Rev. 2017;1(1):CD004143.

38. Castrejón-Delgado L, Castelán-Martínez OD, Clark P, Garduño-Espinosa J, Mendoza-Núñez VM, Sánchez-Rodríguez MA. Effect of tibolone on bone mineral density in postmenopausal women: systematic review and meta-analysis. Biology. 2021;10(3):211.

39. Ruggiero SL, Dodson TB, Fantasia J, Goodday R, Aghaloo T, Mehrotra B, et al. American Association of Oral and Maxillofacial Surgeons position paper on medication-related osteonecrosis of the jaw—2014 update. J Oral Maxillofac Surg. 2014;72(10):1938-56.

40. Black DM, Schwartz AV, Ensrud KE, Cauley JA, Levis S, Quandt SA, et al. Effects of continuing or stopping alendronate after 5 years of treatment: the fracture intervention trial long-term extension (FLEX): a randomized trial. JAMA. 2006;296(24):2927-38.

41. Fink HA, MacDonald R, Forte ML, Rosebush CE, Ensrud KE, Schousboe JT, et al. Long-term drug therapy and drug discontinuations and holidays for osteoporosis fracture prevention: a systematic review. Ann Intern Med. 2019;171(1):37-50.

42. Deeks ED. Denosumab: a review in postmenopausal osteoporosis. Drugs Aging. 2018;35(2):163-73.

43. Eastell R, Rosen CJ, Black DM, Cheung AM, Murad MH, Shoback D. Pharmacological management of osteoporosis in postmenopausal women: an Endocrine Society* clinical practice guideline. J Clin Endocrinol Metab. 2019;104(5):1595-622.

44. Shoback D, Rosen CJ, Black DM, Cheung AM, Murad MH, Eastell R. Pharmacological management of osteoporosis in postmenopausal women: an Endocrine Society guideline update. J Clin Endocrinol Metab. 2020;105(3):587-94.

45. Cosman F. Spine fracture prevalence in a nationally representative sample of US women and men aged ≥ 40 years: results from the National Health and Nutrition Examination Survey (NHANES) 2013–2014. Osteoporos Int. 2017;28(6):1857-66.

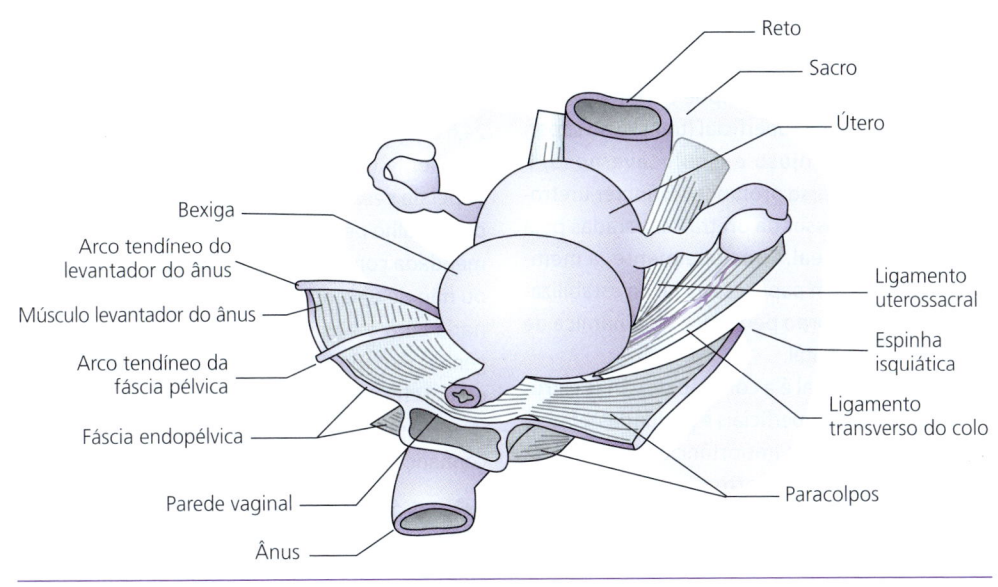

FIGURA 36.2 –Ligamentos e fáscias.
Fonte: Elaborada com base em Corton.[12]

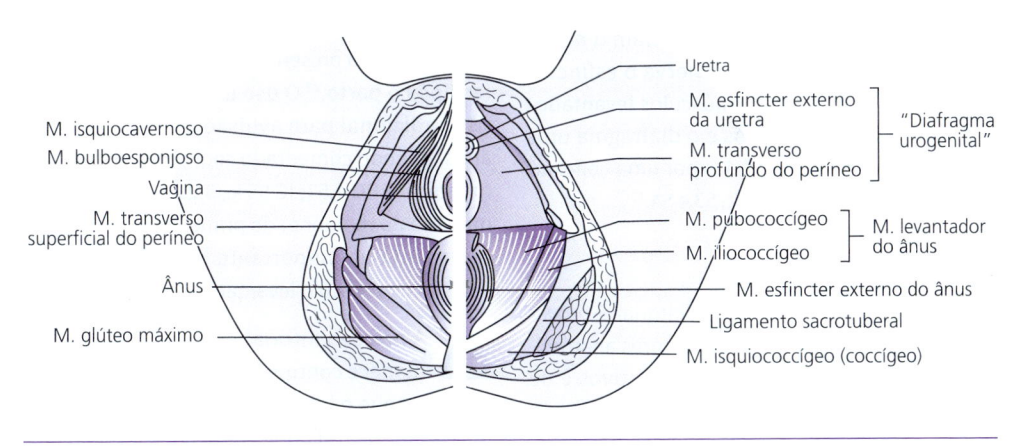

FIGURA 36.3 – Assoalho pélvico.
Fonte: Elaborada com base em Martini e colaboradores.[11]

base do suporte pélvico. O correto direcionamento dos eixos de força e a adequada contração muscular direcionam a pressão sobre os órgãos pélvicos para a placa dos levantadores, e não para o hiato genital, evitando a gênese do prolapso genital.

O músculo coccígeo (ou isquiococcígeo) tem origem na espinha isquiática e no ligamento sacroespinal, inserindo-se na porção lateral inferior do sacro e do cóccix, perfazendo a parede posterior do assoalho pélvico.[10,15]

PERÍNEO

O períneo feminino (ver **Figura 36.3**) tem formato losangular delimitado anteriormente pelos ossos e pela sínfise púbica, anterolateralmente pelos ramos iliopúbicos (ou isquiopúbicos) dos ossos ilíacos, lateralmente pelas tuberosidades isquiáticas, posterolateralmente pelos ligamentos sacrotuberosos e posteriormente pelo cóccix.[15] Uma linha imaginária unindo as duas tuberosidades isquiáticas divide o períneo em dois trígonos: urogenital (anterior) e anal (posterior).[16]

A musculatura que compõe o triângulo urogenital se divide em superficial (transverso superficial, bulboesponjoso e isquiocavernoso) e profunda (transverso profundo, esfíncter uretrovaginal e compressor da uretra), separadas pela membrana perineal. Funcionalmente, a membrana perineal tem papel essencial na estabilização da base do corpo perineal e na dinâmica de forças da uretra distal.

O corpo perineal é a conexão de várias estruturas musculares superficiais e profundas à fáscia endopélvica. Ele tem importância fundamental na estabilização do suporte pélvico, e sua adequada reconstrução cirúrgica influencia significativamente o resultado anatômico e funcional no pós-operatório.

INERVAÇÃO

A inervação da região pélvica deriva de S2, S3 e S4, os quais, em sua fusão, formam o nervo pudendo. O nervo pudendo inerva o esfíncter anal externo, enquanto os músculos levantadores, os músculos coccígeos e o diafragma urogenital parecem ser inervados por uma conexão direta das fibras nervosas S2, S3 e S4.[17]

Etiologia

A etiologia do POP é multifatorial. É provável que a combinação de fatores anatômicos, fisiológicos, genéticos, reprodutivos e de estilo de vida atue em conjunto ao longo do tempo, contribuindo para a disfunção do assoalho pélvico.[14] Fatores de risco estabelecidos para POP incluem paridade, parto via vaginal, idade e obesidade.[18,19] Para muitas mulheres, a gestação, o trabalho de parto e o parto vaginal constituem os eventos-sentinela para o surgimento de incontinência urinária e danos ao músculo levantador do ânus, que podem predispor a risco futuro de prolapsos genitais.[20]

Considerando-se os fatores obstétricos isoladamente, o número de gestações tem sido apontado como um importante fator de risco.[3]

Nygaard e colaboradores observaram aumento na proporção de mulheres com queixa de prolapso genital com o aumento da paridade: 12,8, 18,4, 24,6 e 32,4% para 0, 1, 2 e 3 ou mais partos, respectivamente ($p < 0,001$).[21] Permanece indefinido o papel da cesariana na prevenção das disfunções de assoalho pélvico e, até o momento, não é recomendada como prevenção primária. A realização ou não de episiotomia parece não estar relacionada com o surgimento posterior de prolapso genital. Peso do recém-nascido acima de 4 kg pode estar relacionado com maior risco de prolapso ($p = 0,014$) (razão de chances [RC] 2,9; intervalo de confiança [IC] 95%, 1,24-6,79).[6]

A avulsão do músculo levantador do ânus tem ganhado importância e vem sendo cada vez mais estudada como fator predisponente na etiologia dos prolapsos genitais. Sabe-se que tal lesão está intimamente associada à via de parto vaginal, causa alargamento do hiato genital e altera a função do assoalho pélvico. Essa lesão está presente em 13 a 36% das mulheres após o parto.[22] O uso de fórcipe representa risco adicional para avulsão do levantador do ânus, quando comparado com parto sem instrumentação (RC 4,57; IC 95%, 3,21-6,51).[23] A idade materna no momento do primeiro parto também representa um importante fator de risco para avulsão do músculo levantador do ânus.[24]

A pressão intra-abdominal elevada permanece controversa, mas alguns estudos apontam que o levantamento de peso em algumas profissões ou por esporte pode levar ao prolapso.[25] A obesidade vem crescendo como um fator de risco, aumentando o risco em 40 a 50%.[26]

Vários outros fatores podem estar associados ao surgimento de sintomas urogenitais. No entanto, o papel na etiologia e os reais benefícios do manejo terapêutico dessas condições, no caso de fatores modificáveis, permanecem indefinidos e controversos. São exemplos desses fatores: tabagismo, esforço físico repetitivo, afecções neurológicas, constipação, histerectomia, deficiência estrogênica, história familiar e etnia.[3,18]

Avaliação clínica

SINTOMATOLOGIA

Muitas mulheres podem ser assintomáticas, principalmente aquelas com prolapsos iniciais. Também é frequente não se observar relação entre a gravidade do sintoma e o estadiamento anatômico do prolapso. O quadro clínico pode envolver queixas urinárias, intestinais, sexuais e sintomas locais.[27,28] Os principais sintomas associados aos prolapsos genitais estão descritos no Quadro 36.1.

A anamnese deve ser capaz de identificar a duração e a frequência dos sintomas e o quanto afetam a rotina diária da paciente e sua qualidade de vida. Perdas cognitivas e de mobilidade podem influenciar o quadro clínico, assim como dificuldades de assistência e cuidados de higiene.

É importante detalhar a história clínica geral e cirúrgica, com atenção especial a dados obstétricos, traumatismos perineais, tratamentos oncológicos, cirurgias uroginecológicas e suas possíveis complicações perioperatórias. Muitas pacientes apresentam morbidade clínica significativa, e é necessário obter uma listagem completa das medicações em uso. Essa medida avalia a interação com as queixas e pode auxiliar o manejo farmacológico das condições associadas ao prolapso, quando indicado.[29]

A sensação de "bola na vagina" tem valor preditivo positivo (VPP) que pode chegar a 81% para presença de prolapso. A ausência de sintomas tem valor preditivo negativo (VPN) de 76% para prolapsos ao nível ou abaixo do hímen.[30]

Os casos leves de POP parecem não ter associação com dispareunia ou diminuição de desejo sexual, mas podem diminuir a satisfação sexual, devido ao embaraço causado pelo POP ou à concomitância de incontinência urinária ou fecal.[31] A correção cirúrgica pode estar associada à melhora de algumas dimensões da função sexual, especialmente quando apresenta prolapsos da parede vaginal anterior.[32]

PROLAPSO NA GESTAÇÃO

Embora raro, o POP pode apresentar-se ou exacerbar-se durante a gestação. O tratamento será individualizado com base na sintomatologia e nos achados clínicos. O manejo será conservador, com exercícios pélvicos vaginais ou uso de pessários.

EXAME FÍSICO E ESTADIAMENTO

Por muitos anos, a gravidade ou magnitude dos prolapsos foi descrita utilizando-se critérios modificados de Beecham[33] e Baden, Walker e Lindsey.[29] Esses critérios compõem um sistema de aplicação simples e de fácil aprendizado, adotado pela maioria dos ginecologistas. No entanto, a variabilidade interobservador era grande para a classificação dos diferentes graus de prolapso.

Em 1996, a International Continence Society (ICS) padronizou o novo sistema de avaliação do prolapso genital, chamado de Pelvic Organ Prolapse Quantification (POP-Q). Assim como no sistema anterior, a anatomia pélvica é avaliada

---

Quadro 36.1 – Sintomas relacionados com o prolapso genital

Vaginais
- Sensação de "bola", massa ou saliência pela vagina; "pressão"; dor lombar; necessidade de redução "digital" para micção ou evacuação; sangramento ou secreção anormal; ulcerações por pressão ou atrito

Anorretais
- Sensação de "bola", massa ou saliência anal ou retal; prolapso retal; constipação; disfunção ou bloqueio evacuatório; tenesmo; manobra digital para auxílio à evacuação; esforço evacuatório; resíduo fecal persistente (*soiling*); incontinência para flatos e/ou fezes

Urinários
- Hesitação; jato fraco; micção intermitente; esforço abdominal na micção; jato não linear ou "espalhado"; sensação de resíduo pós-miccional; frequência; urgência; incontinência urinária; obstrução; gotejamento pós-miccional; ajuste de posição para urinar; dor; hidronefrose

Sexuais
- Dispareunia; obstrução; flacidez; redução da libido; constrangimento estético e distúrbios de autoimagem

Fonte: Haylen e colaboradores.[1] e Haylen e colaboradores.[27]

durante o exame genital com a paciente em posição de litotomia, por meio da realização de um esforço abdominal (manobra de Valsalva) e da verificação do grau de descenso das estruturas genitais.[34] Uma atualização dessa classificação foi publicada em 2010, e, mais recentemente, Haylen e colaboradores[27] ratificaram a classificação com atualizações na investigação de sintomas, sinais e exames complementares, com ênfase nos exames de imagem e nos manejos conservador e cirúrgico (POP Working Group – IUGA [International Urogynecological Association]/ICS).

O sistema descritivo contém uma série de medidas. O prolapso de cada segmento é avaliado e mensurado em relação ao hímen com uma espátula graduada. A posição anatômica dos seis pontos definidos deve ser obtida em centímetros acima do hímen (números negativos) ou abaixo (números positivos), com o plano himenal considerado o ponto zero.

Os termos *cistocele* e *retocele/enterocele* foram substituídos por *prolapso da parede vaginal anterior* e *prolapso da parede vaginal posterior*, respectivamente. Se alças intestinais estão presentes à avaliação do espaço retovaginal (toque retal), o examinador pode comentar o fato e descrever a sua impressão clínica como uma observação. O termo *enterocele* corresponde à hérnia dos intestinos pela parede vaginal. Considera-se como *prolapso apical* a descida do ápice da vagina até o introito vaginal, que pode ser acompanhada do colo uterino, do corpo uterino ou ocorrer após uma histerectomia. A procidência uterina considera a hérnia dos três compartimentos pelo introito vaginal.

O corpo perineal é medido da margem himenal posterior à abertura anal, na porção média. Outras referências anatômicas incluem o comprimento vaginal total e o hiato genital, que é medido da metade do meato uretral externo à margem posterior do hímen, na linha média. Estas três últimas medidas são realizadas na ausência da manobra de Valsalva (**Figura 36.4**).

Os dados obtidos são organizados em tabelas, que facilitam a visualização e a classificação da paciente nos diferentes estágios propostos.

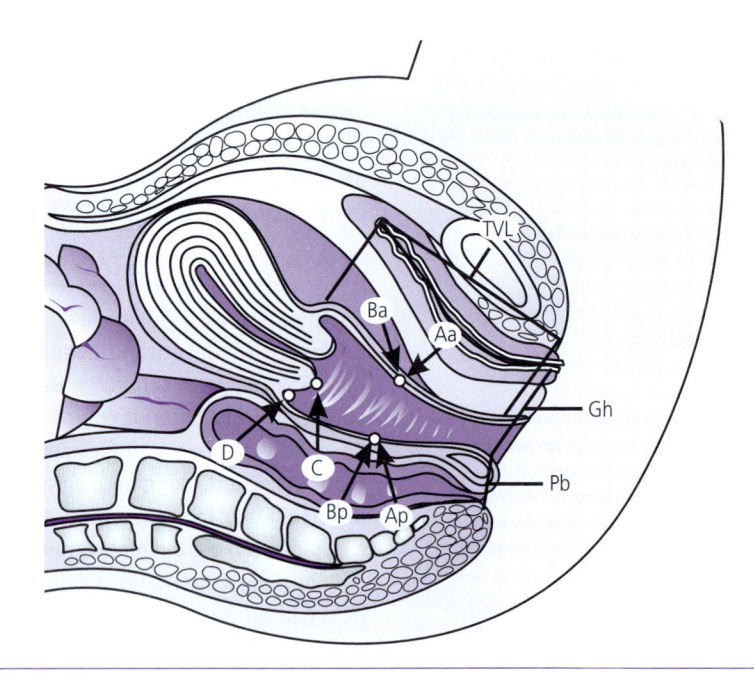

FIGURA 36.4 – Estadiamento do prolapso genital – pontos de referência.
Fonte: Elaborada com base em Hoffmann e colaboradores.[35]

O estadiamento final corresponde ao prolapso de maior relevância (Quadro 36.2 e Figura 36.5). De forma alternativa, pode-se aplicar a avaliação simplificada, em que são avaliados quatro pontos, e o estágio 0 fica combinado com o I (Figura 36.6).[36,37] A comparação entre os estadiamentos está apresentada na Figura 36.7.

No Brasil, Feldner e colaboradores estudaram 51 pacientes para testar a reprodutibilidade entre observadores das medidas e do estágio da distopia genital por essa nova classificação. Houve correlação significativa e substancial para as medidas avaliadas, com achados coincidentes em 86,2% dos casos. Nos casos de não concordância, a diferença foi de apenas um estágio, não

Quadro 36.2 – Estadiamento final do prolapso do órgão pélvico

Estádio 0
- Nenhum prolapso é demonstrado; os pontos Aa, Ap, Ba e Bp estão todos a −3 cm, e os pontos C ou D estão entre −CVT cm e −(CVT−2) cm (i.e., a quantificação do valor para o ponto C ou D é ≤ −[CVT−2] cm)

Estádio I
- Os critérios para o estádio 0 não foram satisfeitos, mas a porção mais distal do prolapso é > 1 cm acima do nível do hímen (i.e., seu valor de quantificação é < −1 cm)

Estádio II
- A porção mais distal do prolapso é < 1 cm proximal ou distal ao plano do hímen (i.e., seu valor de quantificação é ≥ −1 cm, mas ≤ + 1 cm)

Estádio III
- A porção mais distal do prolapso é > 1 cm abaixo do plano do hímen, mas protrui a não mais de 2 cm menos que o CVT em centímetros (i.e., o seu valor de quantificação é > +1, mas < +[CVT−2] cm)

Estádio IV
- Essencialmente, a eversão completa do comprimento total do trato genital inferior é demonstrada; a porção distal do prolapso protrui para pelo menos (CVT−2) cm (i.e., o seu valor de quantificação é ≥ +[CVT−2] cm); na maioria dos casos, a borda principal do prolapso de estádio IV é o colo uterino ou a cicatriz da cúpula vaginal

CVT, comprimento vaginal total.
Fonte: Decherney e colaboradores.[38]

Parede anterior Aa	Parede anterior Ba	Colo uterino ou cúpula C
Hiato genital gh	Corpo perineal pb	Comprimento vaginal total tvl
Parede posterior Ap	Parede posterior Bp	Fórnice posterior D

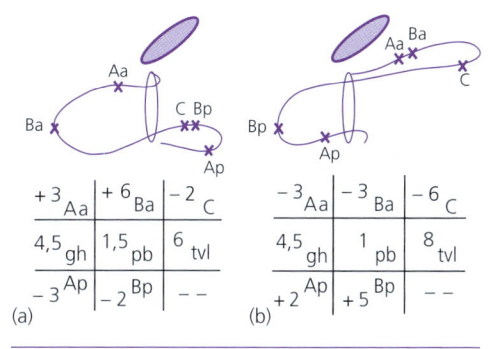

FIGURA 36.5 – Estadiamento do prolapso genital – grade informativa.
Fonte: Hoffmann e colaboradores.[35]

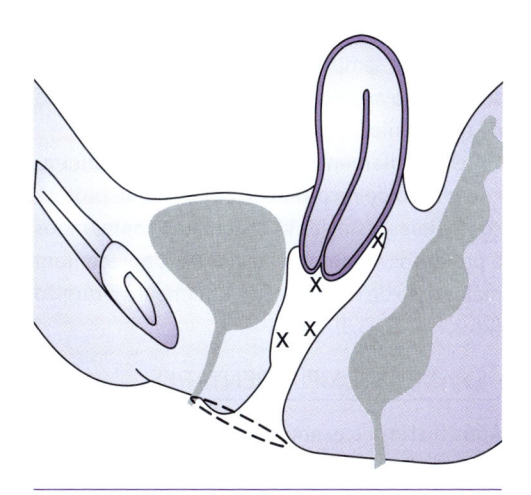

FIGURA 36.6 – Estadiamento simplificado.
Fonte: Adaptada de Haylen e colaboradores.[27]

representando alterações clínicas significativas. O estágio final da distopia foi altamente reprodutível ($r = 0,81$; $p < 0,0001$).[40]

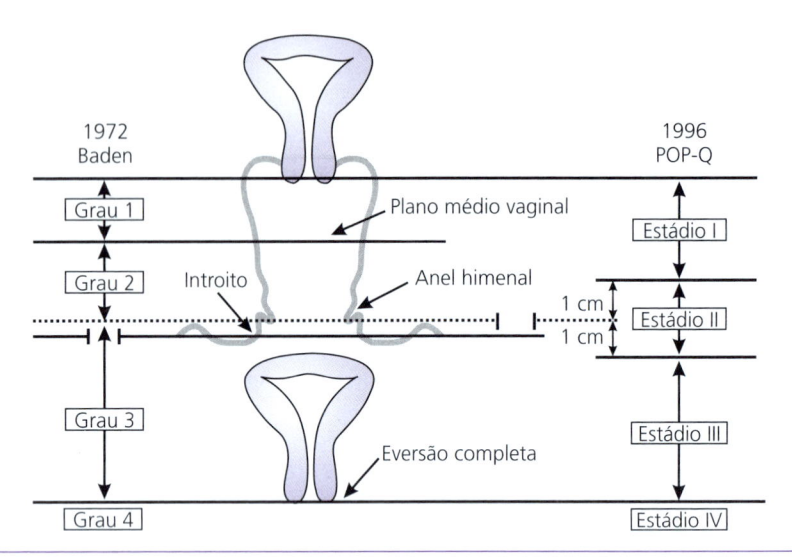

FIGURA 36.7 – Esquema comparativo das classificações de prolapso genital.
POP-Q, Pelvic Organ Prolapse Quantification.
Fonte: Elaborada com base em Herrmann e colaboradores.[39]

O Quadro 36.3 apresenta as rotinas propostas para o exame físico das pacientes com queixa de prolapso.[41]

Embora essa classificação favoreça a documentação objetiva do prolapso e facilite a comunicação das alterações, principalmente no compartilhamento de dados e em pesquisa, a avaliação clínica de sítios específicos de defeito do suporte pélvico nem sempre corresponde ao achado transoperatório ou influencia o resultado satisfatório do tratamento.[41-43]

O estadiamento do prolapso pode influenciar o risco de recorrência. Sabe-se que prolapsos maiores (estágios III-IV), quando comparados a prolapsos menores (estágios 0-II), apresentam maior risco de recidiva após tratamento cirúrgico (RC 2,7; IC 1,3-5,3).[44]

EXAMES COMPLEMENTARES

Após história e exame físico cuidadosos, poucos exames complementares são necessários em pacientes com prolapsos não associados a disfunções urinárias ou evacuatórias significativas.[41] Em relação aos exames laboratoriais, costumam ter as mesmas indicações previstas na avaliação da incontinência urinária (ver Cap. 37 – Avaliação da incontinência urinária feminina).

Quadro 36.3 – Exame físico em uroginecologia

- Esvaziar a bexiga antes do exame físico
- Realizar inspeção estática
- Aplicar manobras de aumento da pressão abdominal (Valsalva) – isolar as paredes vaginais a serem avaliadas com o auxílio do espéculo vaginal
- Tentar reproduzir o maior grau de prolapso – testar inicialmente na posição de litotomia e reexaminar em ortostatismo, se necessário (estabelecer estadiamento – POP-Q)
- Observar e registrar situações de incontinência

Testes complementares (realizados durante o exame físico)

- Avaliação de simetria, trofismo e capacidade contrátil da musculatura do assoalho pélvico
- **Exame neurológico** – Avaliação de sensibilidade e reflexos de contração perineal e do esfíncter anal
- Toque bimanual
- **Exame retovaginal** – Auxílio no diagnóstico diferencial dos prolapsos de parede posterior
- **Verificação da presença de hipermobilidade uretral** ("teste do cotonete" – Q-tip test) – (ver Cap. 37 – Avaliação da incontinência urinária feminina)
- Avaliação de resíduo pós-miccional – Por meio de sondagem vesical

POP-Q, Pelvic Organ Prolapse Quantification.

É importante salientar a necessidade de uma ampla revisão ginecológica, incluindo citologia cervical e exames de imagem, quando indicado (mama, abdome e pelve). Esse cuidado busca identificar situações potencialmente graves que exijam tratamento anterior ou que possam ser tratadas em conjunto, mas influenciem a via de acesso e a técnica escolhida (no caso de tratamento cirúrgico).

A ultrassonografia transperineal auxilia a identificação de lesões do assoalho pélvico, como avulsão do músculo levantador do ânus. A ressonância magnética é um método livre de radiação ionizante que permite identificar estruturas ligamentares e musculares de forma mais detalhada, porém não influencia o prognóstico do tratamento.[45,46] Até o momento, não há critérios radiológicos normatizados para o diagnóstico de POP. Dessa forma, a utilidade clínica dos exames de imagem permanece indefinida, alguns sendo mais indicados principalmente em pesquisas na área.

Os principais exames que podem auxiliar a propedêutica do prolapso estão apresentados na Tabela 36.1.

PESQUISA DE INCONTINÊNCIA URINÁRIA OCULTA E PAPEL DA AVALIAÇÃO URODINÂMICA

A incontinência urinária oculta (IUO) é evidenciada após a correção do prolapso ou por meio de manobras que mimetizem essa correção em pacientes sem queixas de incontinência urinária aos esforços (IUE) no pré-operatório. A incontinência urinária *de novo* (IU *de novo*) indica o surgimento de IUE no pós-operatório em pacientes previamente continentes.

Tabela 36.1 – Investigação complementar no prolapso genital

EXAME	INDICAÇÃO E APLICABILIDADE CLÍNICA
Ultrassonografia (perineal ou translabial, transvaginal, de vias urinárias)	Avaliação de mobilidade uretral/divertículo e *funneling* (afunilamento) de uretra (ver Cap. 37 – Avaliação da incontinência urinária feminina)
	Presença de resíduo pós-miccional (RPM)/anormalidades do trato urinário/espessura da parede vesical
	Achados pós-operatórios – identificação de telas, próteses e *slings* (ver Cap. 38 – Tratamento da incontinência urinária feminina); coleções
	Avaliação da musculatura do assoalho pélvico
Ressonância magnética/defecorressonância dinâmica	Detalhamento anatômico; não influencia o prognóstico[47]
	Investigação de dissinergias/anismo (contração muscular paradoxal durante a evacuação)
	Diagnóstico do descenso perineal
Anuscopia/colonoscopia/testes funcionais (manometria; eletroneuromiografia)/ultrassonografia endoanal/defecograma	Podem ser necessários conforme avaliação do proctologista na presença de sinais e sintomas específicos
Uretrocistografia/urografia excretora/uretrocistoscopia	Apenas em casos específicos, na presença de fatores associados, com avaliação urológica conjunta
Tomografia computadorizada	Não está indicada como rotina pelo baixo rendimento das imagens e pela exposição à radiação

Fonte: Haylen e colaboradores.[27] e Walters.[41]

Na anamnese, algumas informações podem ser acessadas e sugerem a possibilidade de perda oculta:

- História prévia de IU que melhorou com a piora do prolapso genital.
- Necessidade de redução do prolapso para urinar (obstrução).
- Piora da IU com uso do pessário para teste ou preparo pré-operatório.

Para a redução do POP, podem-se utilizar pessário, tampão vaginal, espéculo, pinças diversas com gazes (swab) e/ou redução digital durante o exame físico ou na avaliação urodinâmica (AU). A identificação pré-operatória dessas pacientes pode possibilitar o tratamento concomitante da afecção, evitando um segundo procedimento cirúrgico.[48]

Segundo Winters e colaboradores, a verificação da perda oculta no exame físico ou por meio da AU pode ser realizada inclusive em prolapsos avançados, fornecendo informações complementares sobre o padrão de perda aos esforços e função detrusora, auxiliando a predição da função vesical após a correção do prolapso.[49]

Mais detalhes acerca da investigação da IUO e seu impacto no planejamento terapêutico e prognóstico são apresentados adiante neste capítulo.

Tratamento

O tratamento do POP geralmente é indicado para pacientes sintomáticas. A escolha do tipo de tratamento é individual, de acordo com os sintomas apresentados e seu impacto, podendo ser expectante, conservador ou cirúrgico.[50,51]

O prolapso tradicionalmente é lembrado como uma doença progressiva, com evolução inexorável para um quadro avançado. No entanto, estudos sugerem que o curso pode ser progressivo até a menopausa, evento a partir do qual o prolapso pode seguir com evolução intermitente (períodos de melhora e piora). Em uma coorte de 249 mulheres na pós-menopausa seguidas por 4 anos, o prolapso aumentou pelo menos 2 cm em 11% das mulheres e regrediu na mesma proporção em 3% na amostra estudada.[52]

TRATAMENTO CONSERVADOR

MEDIDAS PREVENTIVAS

Como previamente abordado na discussão dos fatores de risco, alguns deles são modificáveis e podem influenciar a prevenção e o tratamento de casos leves, menos sintomáticos.

O controle do peso é uma medida fundamental. Um estudo transversal de 16.616 mulheres incluídas no Women's Health Initiative Hormone Replacement Trial (WHI) mostrou maior ocorrência de prolapsos nas participantes com índice de massa corporal (IMC) entre 25 e 30 e ≥ 30. Em análise secundária, estar na faixa de sobrepeso ou obesidade aumenta o risco em 32 e 69%, respectivamente, de progressão do prolapso por 5 anos, em comparação com pacientes com IMC adequado.[53]

Pode-se recomendar a redução das atividades diárias e físicas que exijam esforço. O tratamento de situações relacionadas com a tosse crônica (alergias, reações medicamentosas, tabagismo) e a correção da constipação (esforço evacuatório) também constituem medidas para reduzir a sobrecarga no assoalho pélvico.[50]

Boa assistência obstétrica e manejo correto do suporte da cúpula vaginal por ocasião da histerectomia (técnicas de culdoplastias) também podem impactar positivamente o risco de desenvolver prolapso genital.[54,55] A culdoplastia de McCall na histerectomia vaginal sem prolapso é recomendação de rotina com nível B de evidência.[56]

REABILITAÇÃO DO ASSOALHO PÉLVICO

O mecanismo de ação dos exercícios da musculatura do assoalho pélvico no prolapso genital não é totalmente conhecido. O treinamento dos músculos do assoalho pélvico visa a aumentar o volume muscular e a elevar o platô dos levantadores do ânus, diminuindo o hiato genital e promovendo melhor suporte para os órgãos pélvicos. (Para mais detalhes sobre reabilitação do assoalho pélvico, ver Cap. 38 – Tratamento da incontinência urinária feminina.)

A resposta é individual. Pacientes com prolapso nos estágios I ou II apresentam melhor resposta ao treinamento dos músculos do assoalho pélvico em comparação àquelas com estágios superiores. A adesão aos exercícios também é determinante na resposta.[50]

Em prolapsos mais avançados (estágios III e IV), o treinamento isoladamente não tem impacto na regressão do estadiamento anatômico, porém pode haver significativa melhora da percepção global dos sintomas. Essas pacientes podem se beneficiar de tratamento cirúrgico combinado com treinamento dos músculos do assoalho pélvico pós-operatório, objetivando reduzir a chance de recidiva e melhorar a função urinária e evacuatória.[57,58]

PESSÁRIOS

Historicamente, o uso de pessários tem sido reservado para pacientes que não desejam tratamento cirúrgico ou que estão impedidas temporariamente em razão de comorbidades clínicas significativas. Outras situações podem demandar o uso do pessário: prolapsos associados à gestação; preparo pré-operatório de pacientes com lesões ulceradas e estase nas estruturas prolapsadas; e atletas de alto nível com disfunções de assoalho e incontinência (em especial, o modelo "cubo").[59]

Atualmente, os pessários são feitos de silicone ou plástico inerte e são seguros para uso, além de serem simples de manusear e higienizar.[9] Os principais modelos disponíveis estão apresentados na Figura 36.8.

Os pessários podem ser inseridos a partir do estágio II após a adequação de modelo e tamanho, de acordo com comprimento e largura da vagina. Em geral, a paciente, com treinamento adequado, consegue realizar a inserção e a retirada periódicas (a higiene pode ser diária ou semanal). Podem ser necessárias visitas regulares até que a paciente esteja segura da rotina de cuidados. Atenção especial deve ser dada ao trofismo genital, e a utilização de estrogênio tópico é recomendada. Muitas vezes, as secreções relacionadas com os pessários são devidas à atrofia, e não à infecção. Consultas com o ginecologista devem ser realizadas periodicamente para avaliação da satisfação e da integridade vaginal.[50]

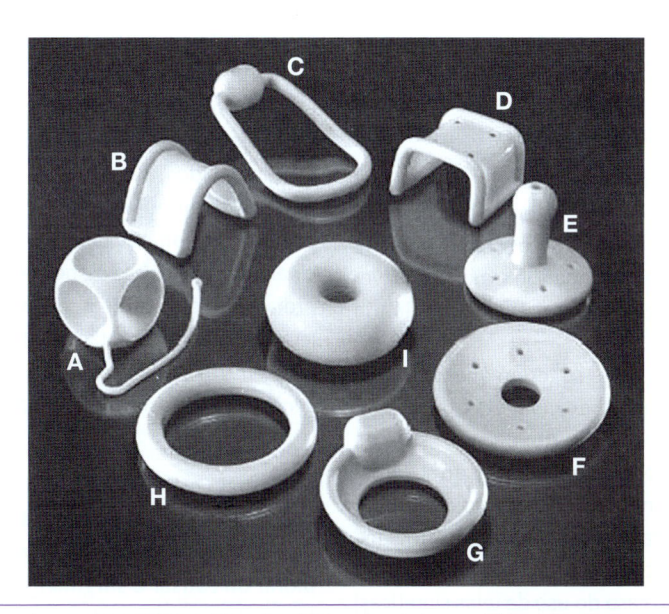

FIGURA 36.8 – Tipos de pessários. (**A**) Pessário cubo. (**B**) Pessário Gehrung. (**C**) Pessário Hodge com puxador. (**D**) Pessário Regula. (**E**) Pessário Gellhorn. (**F**) Pessário Shaatz. (**G**) Pessário em forma de prato para incontinência. (**H**) Pessário em anel. (**I**) Pessário *donut* (ou tipo rosca).
Fonte: Hoffman e colaboradores.[35]

Em estudo de Clemons e colaboradores, pacientes tratadas após 2 a 6 meses mostraram-se satisfeitas em 77 a 92% dos casos. Os pessários podem restaurar a micção e auxiliar a resolução de bacteriúrias e infecções repetidas pelo fato de reduzirem a angulação da junção uretrovesical. A observação de IUE ocorreu em 21% dos casos após a redução do prolapso (ver tópico Pesquisa de incontinência urinária oculta e papel da avaliação urodinâmica).[60]

⚠ As complicações são pouco frequentes quando são tomados os devidos cuidados.[9] Pode ocorrer sangramento, erosão, dor e vaginose. Em raras situações, o pessário pode ficar "encarcerado" por esquecimento. Os familiares e os profissionais de saúde envolvidos no atendimento de pacientes com impedimentos cognitivos devem estar cientes dos cuidados e auxiliar as pacientes debilitadas para que se beneficiem do uso do pessário nessas condições.[59]

O uso de pessário associado à reabilitação pélvica parece ser mais eficaz do que o uso de pessário isolado no tratamento de pacientes com prolapso. Uma revisão realizada pela Cochrane em 2020 demonstrou que 32,2% mais mulheres apresentaram melhora dos sintomas com o uso dos dois métodos combinados.[61]

PAPEL DO ESTROGÊNIO

Há poucos dados sobre o uso de estrogênio tópico para o tratamento do POP sintomático, diferentemente do seu uso para vaginite atrófica e bexiga hiperativa, em que seu benefício é mais claro (ver Cap. 38 – Tratamento da incontinência urinária feminina).

Evidências recentes sugerem que, por meio do aumento da matriz de colágeno, o estrogênio contribui para o aumento da espessura da parede vaginal.[62] Nessa mesma revisão sistemática, os estudos não apresentaram qualidade suficiente para avaliar o real papel do estrogênio na prevenção de complicações pós-operatórias, como erosões (no caso do uso de telas sintéticas) e recorrências. Houve tendência a menos bacteriúria, mas não de infecção do trato urinário nas pacientes tratadas no pré-operatório. Quando utilizado no pós-operatório, houve menor prevalência e gravidade de fenômenos irritativos (frequência/urgência), assim como menor granulação no sítio operatório.

Além disso, 9% das mulheres na pós-menopausa com prescrição de estrogênio vaginal não o utilizam; nas que fazem uso, o tratamento costuma ser irregular ou interrompido em até 3 meses. A baixa taxa de adesão pode se relacionar ao incômodo do uso continuado de medicamento tópico ou intravaginal, como também pode traduzir o fato de não ser um tratamento eficaz isoladamente.[63,64]

A terapia estrogênica no prolapso pode ter valor como tratamento adjunto nos distúrbios do assoalho pélvico em pacientes na pós-menopausa, melhorando sintomas decorrentes da vaginite atrófica e, com isso, facilitando condutas clínicas e cirúrgicas relacionadas com o prolapso.[59,62]

TRATAMENTO CIRÚRGICO

A história cirúrgica e os desfechos esperados, assim como os riscos individuais para complicações cirúrgicas, recorrência e surgimento de incontinência urinária feminina (IU de novo; ver Cap. 37 – Avaliação da incontinência urinária feminina e Cap. 38 – Tratamento da incontinência urinária feminina) influenciam o planejamento cirúrgico. Além disso, a via de acesso deve ser definida em cada caso, considerando-se riscos e benefícios. Nos Estados Unidos, 80 a 90% das cirurgias para prolapso são realizadas pela via vaginal.[65] De acordo com uma metanálise publicada em 2017, os principais fatores de risco associados à recorrência do prolapso após a cirurgia são avulsão do músculo levantador do ânus, estágio de POP-Q pré-operatório III ou IV, história familiar e medida do hiato urogenital durante a manobra de Valsalva.[66]

⚠ O impacto da cirurgia nas funções intestinal, vesical e sexual é bastante variável, e as pacientes devem estar cientes de que, eventualmente, a intervenção cirúrgica pode não melhorar, piorar ou causar o surgimento de um novo sintoma, como perda urinária e dispareunia.[67]

As dificuldades já começam na definição de "sucesso" do procedimento cirúrgico, uma vez que o estadiamento anatômico nem sempre acompanha as modificações funcionais. O mais importante para o sucesso da cirurgia é a percepção da paciente, e não do cirurgião. Apesar de alguns cirurgiões acreditarem que o prolapso para além do hímen possa não ser um resultado adequado, o nível ideal de suporte a atingir acima do hímen também não está definido, e a correlação com sintomas é pouco conhecida.[68]

A Figura 36.9 exemplifica didaticamente, por meio de um fluxograma, as opções atuais para o tratamento cirúrgico dos prolapsos genitais nos diferentes compartimentos. As Figuras 36.10 a 36.12 exemplificam as técnicas mais utilizadas.

CIRURGIAS RECONSTRUTIVAS

As técnicas empregadas são, em sua maioria, sítio-específicas, utilizando-se a própria fáscia endopélvica (tecidos nativos), os ligamentos e a musculatura para a correção dos defeitos. Esse fato poderia justificar as recidivas, uma vez que o tecido lesado provavelmente não tem as propriedades físicas e biomecânicas desejáveis para o adequado suporte.[69]

As colporrafias anterior e posterior são procedimentos que corrigem os defeitos da fáscia, aproximando os tecidos nativos para promover a reconstrução da anatomia. Os prolapsos

Técnicas cirúrgicas para o prolapso genital

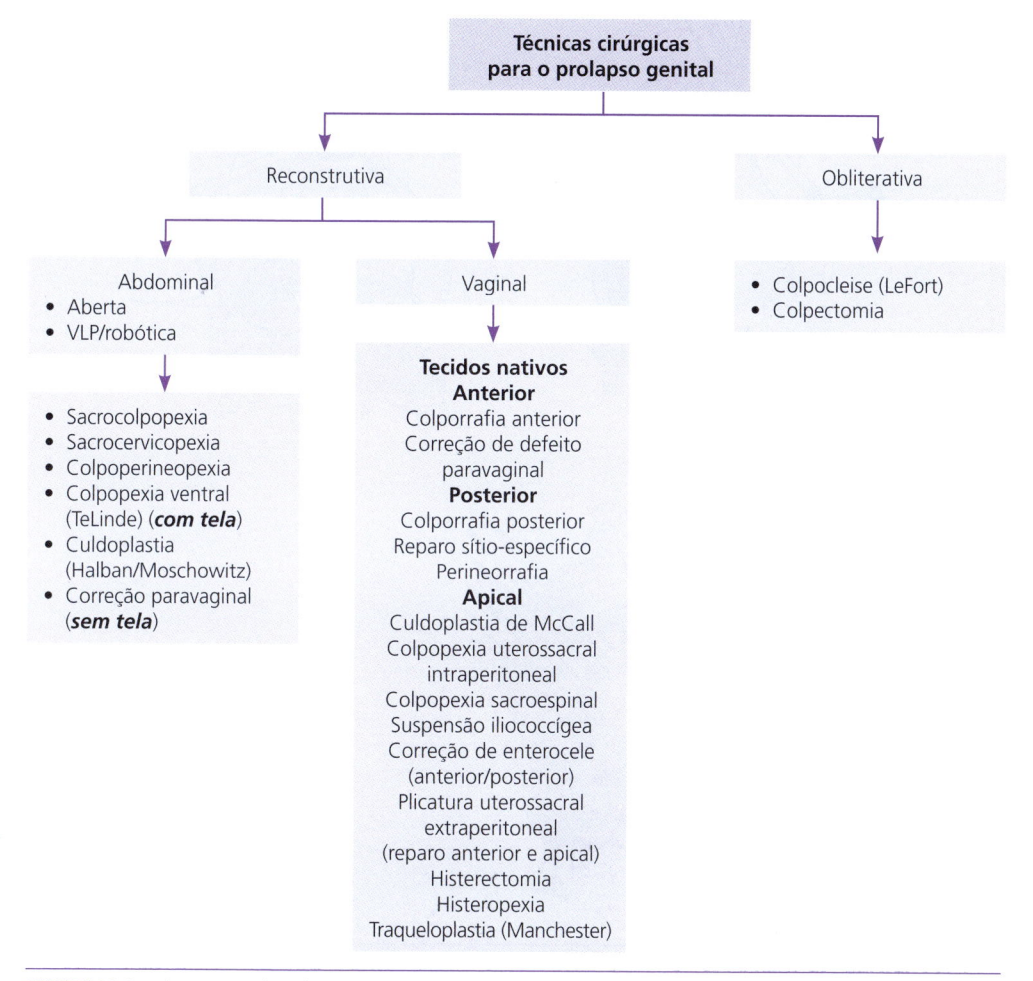

- **Reconstrutiva**
  - **Abdominal**
    - Aberta
    - VLP/robótica
    - Sacrocolpopexia
    - Sacrocervicopexia
    - Colpoperineopexia
    - Colpopexia ventral (TeLinde) (**com tela**)
    - Culdoplastia (Halban/Moschowitz)
    - Correção paravaginal (**sem tela**)
  - **Vaginal**
    - **Tecidos nativos**
    - **Anterior**
      - Colporrafia anterior
      - Correção de defeito paravaginal
    - **Posterior**
      - Colporrafia posterior
      - Reparo sítio-específico
      - Perineorrafia
    - **Apical**
      - Culdoplastia de McCall
      - Colpopexia uterossacral intraperitoneal
      - Colpopexia sacroespinal
      - Suspensão iliococcígea
      - Correção de enterocele (anterior/posterior)
      - Plicatura uterossacral extraperitoneal (reparo anterior e apical)
      - Histerectomia
      - Histeropexia
      - Traqueloplastia (Manchester)
- **Obliterativa**
  - Colpocleise (LeFort)
  - Colpectomia

FIGURA 36.9 – Fluxograma das técnicas cirúrgicas para o prolapso genital.
VLP, videolaparoscopia.
Fonte: Elaborada com base em Walters,[41] Haylen e colaboradores,[27] Haylen e colaboradores,[70] e Haylen e colaboradores.[71]

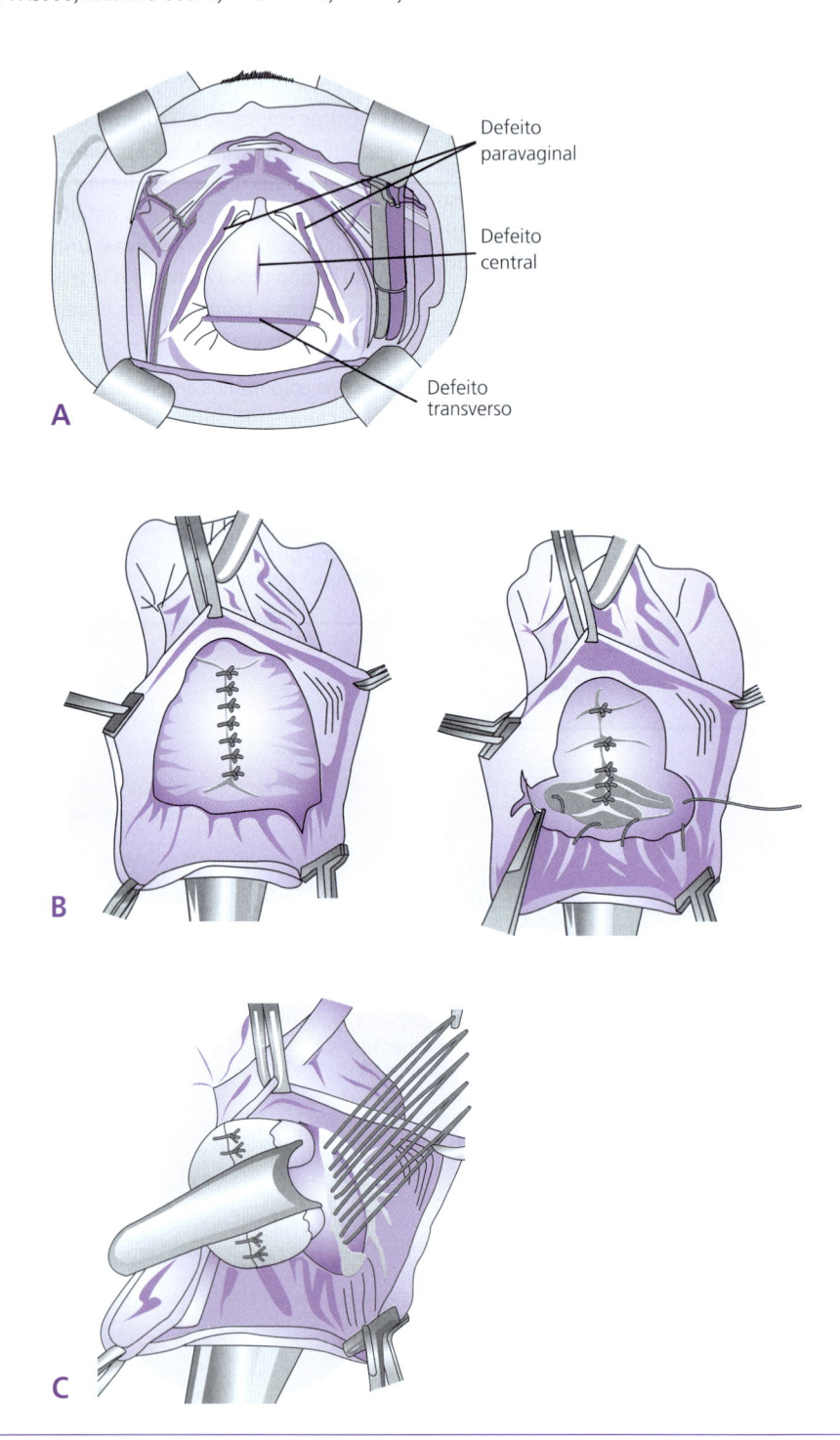

FIGURA 36.10 – Técnicas para correção dos defeitos de parede anterior. (**A**) Localização dos defeitos de suporte anterior (correção sítio-específica). (**B**) Colporrafia anterior. (**C**) Correção de defeito lateral.
Fonte: Elaborada com base em Walters e Barber.[72]

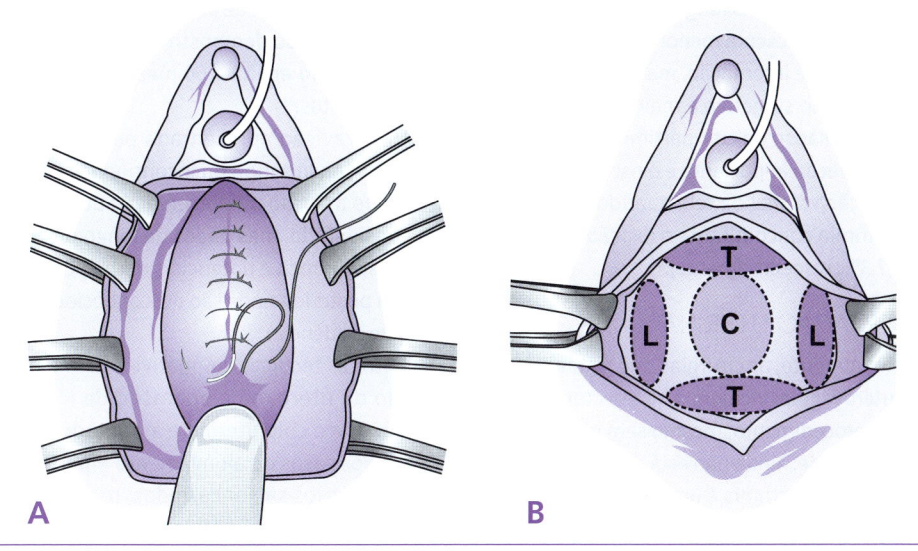

FIGURA 36.11 – Tratamento cirúrgico do prolapso de parede posterior. (**A**) Colporrafia posterior. (**B**) Localização dos defeitos na parede posterior (L, lateral; T, transversal; C, central) (correção sítio-específica).
Fonte: Elaborada com base em Muir e colaboradores.[73]

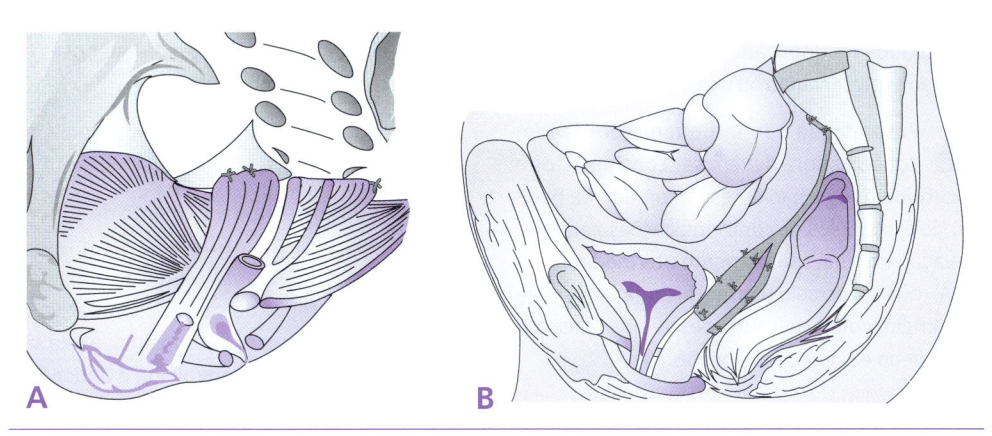

FIGURA 36.12 – Tratamento cirúrgico dos prolapsos apicais. (**A**) Fixação sacroespinal via vaginal (unilateral ou bilateral). (**B**) Sacrocolpopexia com tela de polipropileno.
Fonte: Elaborada com base em Karram e Ridgeway.[74]

de parede anterior em estágio III cursam com algum grau de prolapso apical em até 98% dos casos.[75] Além da via vaginal, o reparo transanal realizado por coloproctologista é uma opção para correção dos prolapsos de parede posterior. A plicatura do músculo levantador do ânus durante a colporrafia posterior somente está indicada em situações de exceção, uma vez que pode melhorar os desfechos anatômicos, porém pode aumentar os índices de dispareunia no pós-operatório.[76]

A sacrocolpopexia abdominal, ou sacropromontofixação, é uma técnica indicada para o tratamento do suporte apical em pacientes histerectomizadas. Até o momento, ainda é o padrão-ouro, sendo superior aos demais procedimentos vaginais com o mesmo propósito (colpopexias sacroespinal e uterossacral), com taxas de sucesso variando de 78 a 100%. As desvantagens desse procedimento são maior morbidade, por ser de acesso abdominal, maior tempo cirúrgico, recuperação mais longa e maior custo. A via laparoscópica apresenta menor perda sanguínea e menor tempo de internação, mas também menor taxa de sucesso subjetivo e maior taxa de recorrência de prolapso do compartimento anterior.[77] Uma observação importante é o risco aumentado de exposição vaginal da tela quando se realiza a histerectomia concomitante à fixação da cúpula (19,2 e 7,3%, respectivamente).[67]

PRESERVAÇÃO UTERINA

Tradicionalmente, as cirurgias que tratam o prolapso uterovaginal incluem a histerectomia já no início do procedimento, mesmo sem uma doença uterina presente. Ainda não está definido se a realização da histerectomia é um passo fundamental para a efetividade do procedimento. A remoção do útero não possibilita melhor avaliação transoperatória de possíveis causas para a ocorrência do prolapso, e a sua preservação pode reduzir o tempo cirúrgico e a perda sanguínea. Poucos estudos controlados randomizados (ECRs) avaliaram os resultados preservando ou não o útero.[78]

⚠️ Fatores que não indiquem abordagem conservadora devem ser considerados e discutidos com as pacientes na tomada de decisão. São exemplos de contraindicações para preservação uterina: sangramento uterino anormal (SUA), doença do colo uterino, história familiar de câncer ginecológico (mutações gênicas), uso de tamoxifeno e seguimento incerto.

Os procedimentos mais comumente descritos incluem histeropexia sacroespinal, suspensão uterossacral (abdominal, robótica ou laparoscópica) e sacro-histeropexia (abdominal, robótica ou laparoscópica) com tela.[79]

Dietz e colaboradores, em ECR comparando histeropexia sacroespinal e histerectomia vaginal, identificaram recuperação mais rápida após a histeropexia, sem diferença em desfechos funcionais e de qualidade de vida. Foi observada maior taxa de recorrência do prolapso apical na conduta conservadora, especialmente em prolapsos mais avançados (estágio IV).[80]

Uma metanálise de 2017 comparou histeropexia sacroespinal envolvendo suspensão uterina com suspensão de cúpula após a histerectomia vaginal e não demonstrou diferença na taxa de reoperação em 12 a 60 meses entre os dois procedimentos.[81]

Uma revisão apresentada pela Fifth International Consultation on Incontinence (ICI) concluiu que a opção de preservação uterina pode ser considerada, mas dados de longo prazo avaliando segurança e potenciais riscos por doença uterina posterior ainda são desconhecidos (níveis C e D de evidência).[82]

Entre as técnicas compatíveis com a manutenção do útero, há a operação de Manchester, em que o colo uterino é amputado parcialmente nos casos de alongamento hipertrófico e os paramétrios são encurtados, recolocando o útero em uma posição mais adequada. Pode ser utilizada isoladamente ou em conjunto com as demais técnicas reconstrutivas. Em consequência, pode haver dificuldade no controle citológico e no acesso à cavidade uterina, se necessário, em razão da distorção anatômica e da estenose cervical (em caso de SUA).[69]

UTILIZAÇÃO DE PRÓTESES SINTÉTICAS

A sacrocolpopexia para o tratamento do suporte apical foi introduzida utilizando-se uma tela sintética (*mesh*) para possibilitar o suporte da vagina à face anterior do sacro. Na tentativa de levar esse resultado para a via vaginal, a tela sintética começou a ser desenvolvida e aplicada a partir da década de 1990, com a primeira aprovação pela Food and Drug Administration (FDA). Houve um súbito e drástico aumento no emprego dessas técnicas, com diferentes tipos de telas (biológicas e sintéticas) e dispositivos, triplicando seu uso entre 2005 e 2010. A maior parte das telas é sintética e composta de polipropileno, com diferentes propriedades. No entanto, não foram observados os mesmos benefícios creditados à via abdominal, nem mesmo comparáveis à evolução dos *slings* no tratamento da IUE (ver Cap. 38 – Tratamento da incontinência urinária feminina), com taxa crescente de complicações, como exposição da tela pela mucosa vaginal (10,3%), granulação (7,8%) e dispareunia (9,1%).[83]

⚠️ Diante desses eventos, a FDA emitiu duas notificações considerando o uso de telas nas cirurgias de prolapso por via vaginal (2008 e 2011). Em 2011, com base em uma ampla revisão de literatura e busca de complicações relatadas em base de dados (Manufacturer and User Facility Device Experience [MAUDE]) para relato de anormalidades com uso de dispositivos médicos (MDRs, *medical device reports*), a FDA sugeriu alterar a classificação dos "*mesh kits*" comerciais de classe II (aprovação por similaridade) para classe III (aprovação apenas após a apresentação de resultados clínicos relevantes).[84] Em 2016, foi oficializada a mudança para classe III, tendo sido solicitados novos estudos de segurança e eficácia. Em 2019, uma nova nota da FDA levou à retirada de todos os "*mesh kits*" para prolapso via vaginal nos Estados Unidos, movimento que se repetiu em outros países do mundo. É importante ressaltar que tal recomendação não se aplica para o uso de tela sintética em cirurgia de incontinência urinária e para correção de prolapsos via abdominal e laparoscópica.[85]

Seguiram-se as recomendações do American College of Obstetricians and Gynecologists (ACOG) e da American Urogynecologic Society (AUGS), estabelecendo a utilização de tela em pacientes de alto risco (múltiplos tratamentos cirúrgicos com falhas, risco clínico para novos procedimentos, etc.), após completo o processo de orientação e consentimento. Da mesma forma, a IUGA publicou diretrizes orientando sobre a seleção de pacientes e consentimento informado.[86-88] Diversos *kits* de telas de polipropileno acabaram saindo do mercado.

Na maior parte das vezes, as exposições de tela para a via vaginal são pequenas e podem ser tratadas de forma conservadora, com estrogênio tópico e pequenas excisões da porção exposta. Quando ocorre comprometimento maior da parede vaginal, erosão visceral ou infecção associada, podem ser necessárias a retirada total da tela e a aplicação de técnicas reconstrutivas.[69]

CIRURGIAS OBLITERATIVAS

👉 As cirurgias obliterativas podem ser úteis em pacientes debilitadas, com prolapsos volumosos e que não necessitem manter função sexual. A colpocleise, que consiste na redução do prolapso com fechamento parcial da cavidade vaginal (LeFort), apresenta 90 a 95% de satisfação, bom resultado anatômico e funcional e baixa taxa de recidiva (2-5%).

As pacientes que não têm útero e apresentam eversão total da vagina igualmente se beneficiam da colpectomia, que também é obliterativa e com resultados semelhantes. Como alternativa, nas pacientes com útero, pode ocorrer a histerectomia no mesmo tempo cirúrgico. Ambas as técnicas permitem associação com perineorrafias e suporte uretral, no caso de IU associada.[89]

CUIDADOS PERIOPERATÓRIOS

O sucesso do tratamento cirúrgico também resulta de vários fatores atuando em conjunto, além da habilidade do cirurgião e das técnicas disponíveis. Na avaliação pré-operatória (ver também Cap. 48 – Avaliação pré-operatória e manejo pós-operatório), são considerações importantes:

- Diagnóstico correto e ampla revisão clínica e ginecológica.
- Planejamento cirúrgico com discussão de riscos e benefícios de cada abordagem e a possibilidade de procedimentos adicionais conforme diagnóstico transoperatório.
- Composição de equipe de apoio multidisciplinar em caso de intercorrências transoperatórias (casos complexos de reconstrução).
- Avaliação pré-anestésica.
- Consentimento informado.
- Aplicação de protocolos de segurança em sala cirúrgica.
- Instrumental adequado para cirurgia vaginal e conferência de materiais adicionais necessários (no caso de utilização de *slings* para tratamento de IU; ver Cap. 38 – Tratamento da incontinência urinária feminina).

👉 Além dos cuidados gerais, na cirurgia vaginal, é muito importante considerar o correto posicionamento da paciente e da equipe cirúrgica, visando à melhor ergonomia e a prevenir tensões e apoios indevidos que possam contribuir para lesões nervosas periféricas ou agravar problemas articulares.

A paciente deve ser colocada em posição de litotomia, com as pernas elevadas e apoiadas na região do calcanhar e do tornozelo, e não na região poplítea. Sempre que indicado, a posição da paciente pode e deve ser testada antes do procedimento anestésico. A profilaxia antimicrobiana e a prevenção de eventos tromboembólicos estão indicadas.[90]

Não há definição sobre a realização obrigatória de uretrocistoscopia no transoperatório de cirurgias reconstrutivas. Deve-se considerar a sua realização nas reconstruções mais complexas ou associadas a tratamento cirúrgico da IU com *slings* sintéticos.[91]

No pós-operatório da cirurgia vaginal, pode-se manter sondagem vesical de demora e tamponamento vaginal por períodos de até 24 horas. A progressão da dieta é normalmente imediata ao sair da sala de recuperação. Como na cirurgia vaginal tem-se, em geral, bom controle da dor, a paciente consegue, precocemente, deambular e retomar funções fisiológicas, reduzindo a morbidade cirúrgica.[90]

O retorno às atividades habituais também ocorre em pouco tempo, reservando-se o retorno às atividades física e sexual mais tardiamente, conforme evolução da cicatrização. Nesse momento, também é importante retomar atitudes preventivas, como mudanças de estilo de vida, reeducação intestinal e urinária e reabilitação do assoalho pélvico, buscando a prevenção secundária.

RECONHECIMENTO E MANEJO DAS LESÕES

A avaliação transoperatória adequada pode prevenir complicações por meio do manejo imediato das lesões identificadas ou suspeitas.

A cistoscopia com ou sem utilização de corantes (indigocarmina, 5 mL intravenoso) auxilia a avaliação e o tratamento das lesões urinárias. Algumas técnicas de suspensão da cúpula exigem a avaliação de patência ureteral (fixação uterossacral intraperitoneal). Na suspeita de lesão ou angulação ureteral, as suturas devem ser desfeitas e/ou refeitas, e a drenagem ureteral deve ser garantida com cateterização e/ou anastomoses. Em procedimentos complexos, a cateterização pré-operatória dos ureteres pode auxiliar a prevenção de lesões. Quando diagnosticadas tardiamente, as lesões ureterais determinam maior comprometimento clínico e intervenções com morbidade elevada.

Na presença de lesões vesicais, a conduta depende do tamanho da lesão e de sua localização. Lacerações transperitoneais e da base da bexiga devem ser reparadas com fio absorvível 3-0 em duas camadas (sutura contínua ou isolada). Lesões pequenas (provocadas por trocartes na videolaparoscopia ou insertores dos *slings*) podem ser tratadas com drenagem vesical prolongada (3-7 dias).[91]

As lesões intestinais são menos frequentes na cirurgia vaginal e, quando ocorrem, costumam acometer a porção extraperitoneal do reto. Na maioria dos casos, podem ser manejadas com suturas contínuas em duas camadas com fio absorvível 3-0 ou 4-0, acompanhadas de profilaxia antimicrobiana específica e cuidados pós-operatórios, como a restrição temporária de dieta.[92]

COMPLICAÇÕES

O prolapso genital, apesar de desconfortável, não oferece risco iminente às pacientes, que frequentemente apresentam múltiplas comorbidades. Por isso, é importante que a proposta cirúrgica tenha o menor risco possível e que a equipe esteja familiarizada com a identificação e o manejo das situações mais comuns.[93]

As principais complicações na cirurgia vaginal estão apresentadas nos Quadros 36.4 e 36.5.[64,70,83,94]

DISFUNÇÕES MICCIONAIS E INCONTINÊNCIA URINÁRIA

Maher e colaboradores avaliaram pacientes continentes no pré-operatório e relataram que, de forma geral, a IUE *de novo* ocorre em cerca de 15% das pacientes.[94] O mesmo estudo calcula

Quadro 36.4 – Complicações gerais da cirurgia vaginal

- Lesões viscerais (0-3,5%)
- Lesão vascular, hemorragia, hematomas (5,2%)
- Lesão nervosa (2,2%)
- Infecção/abscesso
- Fístulas
- Dor (1,9-24,4%)
- Recorrência (até 30%)
- Reoperação (6-29%)
- Dispareunia
- Obstrução/disfunção miccional (12%) e evacuatória

Quadro 36.5 – Complicações específicas relacionadas com as telas

- Extrusão/exposição de tela (10%)
- Erosão visceral (0,5-1%)
- Contração/retração da tela
- Infecção/abscesso
- Fístulas
- Dor
- Recorrência
- Reoperação (3,8-5%)
- Dispareunia (9,7-67%)/hispareunia (dor na relação sexual referida pelo parceiro)

que 12% das pacientes apresentam bexiga hiperativa de novo, ao passo que as disfunções miccionais ocorrem em até 12% dos casos.

Há duas propostas de manejo quando se considera a IUO e o risco de IU de novo:[95]

1. **Tratar o prolapso e a IUE no mesmo tempo cirúrgico** – Traz o benefício de oferecer menor risco de situações de incontinência, mas não reduz totalmente a chance de ser observado algum tipo de incontinência (cerca de 15%), podendo também se associar ao surgimento ou à piora de queixas obstrutivas ou irritativas.
2. **Tratar primeiramente o prolapso e definir a necessidade de tratamento para IU posteriormente, conforme evolução pós-operatória** – Pode beneficiar sobretudo as pacientes sem queixa clínica significativa de IUE, em que o exame físico e/ou o estudo urodinâmico foram inconclusivos sobre a presença de IUO.

Há dois ECRs principais que avaliaram essa conduta:

1. **Estudo CARE** (*colpopexy and urinary reduction efforts*) – Nesse estudo, 322 pacientes foram randomizadas para sacrocolpopexia com ou sem colpossuspensão retropúbica (Burch; ver Cap. 38 – Tratamento da incontinência urinária feminina). No seguimento, 33,6% das pacientes tratadas preventivamente apresentaram IU, comparadas com 57,4% no grupo-controle. Não houve diferença na prevalência pós-operatória de IU de urgência. As mulheres no grupo-controle referiram maior impacto negativo da cirurgia sobre seus sintomas urinários quando comparadas com o grupo submetido à cirurgia de Burch (24,5 vs. 6,1%).[96]
2. **Estudo OPUS** (*outcomes following vaginal prolapse repair and midurethral sling*) – Estudo multicêntrico que randomizou 337 mulheres submetidas à cirurgia vaginal por prolapso para receberem *sling* de uretra média ou cirurgia-placebo. Todas eram continentes no pré-operatório, e 97% da amostra foram seguidos no período de 1 ano. Em 3 meses, 23,6 *versus* 49% tiveram IU, e, em 12 meses, 27,3 *versus* 43%. O número de *slings* a serem realizados para prevenir um caso de IU foi de 6,3 (número necessário para tratar [NNT]). A despeito dos benefícios identificados, houve um maior número de eventos adversos no grupo tratado com *sling*, incluindo 3,7% de disfunção miccional.[97]

Apesar dos resultados favoráveis, ambos os estudos relataram percentuais variáveis de IU persistente e disfunções miccionais pós-operatórias. Ressalta-se que pode ser difícil uma paciente antes assintomática enfrentar sintomas de hiperatividade vesical e obstrução.[43] Portanto, as melhores condutas diante das evidências atuais são o aconselhamento pré-cirúrgico adequado e a tomada compartilhada de decisões. A colpossuspensão retropúbica (cirurgia de Burch) somente é recomendada, hoje, em casos em que haja IU concomitantemente, visto que estudos demonstraram que a colpossuspensão feita de forma profilática não mantém o seu benefício em longo prazo.[98]

O manejo das disfunções miccionais depende da gravidade e de suas potenciais repercussões clínicas. Processos obstrutivos totais devem ser imediatamente diagnosticados, e a sua causa, tratada. No caso de obstruções parciais, pode-se optar pelo tratamento conservador com o uso de sondagem vesical de alívio ou de demora, treinamento vesical e tratamento medicamentoso, quando indicado. Não há consenso sobre o período ideal destinado às intervenções conservadoras. Na ausência de melhora clínica, é necessária a revisão cirúrgica. Caso a IU ocorra no pós-operatório, o seu tratamento deve ser individualizado.

REFERÊNCIAS

1. Haylen BT, de Ridder D, Freeman RM, Swift SE, Berghmans B, Lee J, et al. An International Urogynecological Association (IUGA)/International Continence Society (ICS) joint report on the terminology for female pelvic floor dysfunction. Neurourol Urodyn. 2010;29(1):4-20.
2. Haddad JM, Takami, TL. Conceito, epidemiologia, classificação e diagnóstico. In: Girão MJ, Sartori MG, Riberio RM, Castro RA, Jármy-Di Bella ZI. Tratado de uroginecologia e disfunções do assoalho pélvico. São Paulo: Manole; 2015. p. 497-510.
3. Sung VW, Hampton BS. Epidemiology and psychosocial impact of female pelvic floor disorders. In: Walters MD, Karram MM, editors. Urogynecology and reconstructive pelvic surgery. Philadelphia: Elsevier; 2015. p. 96-104.
4. Swift S, Theofrastous J. Etiology and classification of pelvic organ prolapse. In: Cardozo L, Staskin D, editors. Textbook of female urology and urogynecology. London: Martin Dunitz; 2002. p. 576-85.
5. Olsen AL, Smith VJ, Bergstrom JO, Colling JC, Clark AL. Epidemiology of surgically managed pelvic organ prolapse and urinary incontinence. Obstet Gynecol. 1997;89(4):501-6.
6. Rodrigues AM, Oliveira LM, Martins KF, Del Roy CA, Sartori MC, Girão MJ, et al. Fatores de risco para o prolapso genital em uma população brasileira. Rev Bras Ginecol Obstet. 2009;31(1):17-21.
7. DeLancey JO. Functional anatomy of the pelvic floor and urinary continence mechanism. In: Schüssler B, Laycock J, Norton P, Stanton S, editors. Pelvic floor re-education. London: Spring-Verlag; 1994. p. 9-21.
8. Petros P. The female pelvic floor: function, dysfunction and management according to the integral theory. 2nd ed. Berlin: Springer; 2007.
9. Lima MI, Lodi CT, Lucena AA, Guimarães MV, Meira HR, Lima LM, et al. Prolapso genital. Femina. 2012;40(2):69-76.
10. Steep KJ, Walters MD. Anatomy of the lower urinary tract, pelvic floor and rectum. In: Walters MD, Karram MM, editors. Urogynecology and reconstructive pelvic surgery. Philadelphia: Elsevier; 2015. p. 19-31.
11. Martini FH, Timmons MJ, Tallitsch RB. Anatomia humana + atlas do corpo humano. 6. ed. Porto Alegre: Artmed; 2009.
12. Corton MM. Normal anatomy of the pelvis and pelvic floor. In: Rogers R, Sung VW, Thakar R, Iglesia CB, editors. Female pelvic medicine & reconstructive surgery. New York: McGrawHill Education; 2013. p.41.
13. DeLancey JO. Anatomic aspects of vaginal eversion after hysterectomy. Am J Obstet Gynecol. 1992;166(6 Pt 1):1717-24.
14. DeLancey JO, Kane Low L, Miller JM, Patel DA, Tumbarello JA. Graphic integration of causal factors of pelvic floor disorders: an integrated life span model. Am J Obstet Gynecol. 2008;199(6):610.e1-5.
15. Lemos NL. Anatomia aplicada à uroginecologia. In: Girão MJ, Sartori MG, Riberio RM, Castro RA, Jármy-Di Bella ZI. Tratado de uroginecologia e disfunções do assoalho pélvico. São Paulo: Manole; 2015. p. 21-38.
16. Barber M. Contemporary views on female pelvic floor. Cleveland Clinic J Med. 2005;72(Suppl 4):S3-11.
17. Percy JP, Neill ME, Swash M, Parks AG. Electrophysiological study of motor nerve supply of pelvic floor. Lancet. 1981;1(8210):16-7.
18. Jelovsek JE, Maher C, Barber MD. Pelvic organ prolapse. Lancet. 2007;369(9566):1027-38.
19. Vergeldt TF, Weemhoff M, IntHout J, Kluivers KB. Risk factors for pelvic organ prolapse and its recurrence: a systematic review. Int Urogynecol J. 2015;26(11):1559-73.
20. Gyhagen M, Bullarbo M, Nielsen TF, Milsom I. Prevalence and risk factors for pelvic organ prolapse 20 years after childbirth: a national cohort study in singleton primiparae after vaginal or caesarean delivery. BJOG. 2013;120(2):152-60.
21. Nygaard I, Barber MD, Burgio KL, Kenton K, Meikle S, Schaffer J, et al. Prevalence of symptomatic pelvic floor disorders in US women. JAMA. 2008;300(11):1311-6.
22. Shek KL, Dietz HP. Intrapartum risk factors for levator trauma. BJOG. 2010;117(12):1485-92.
23. Friedman T, Eslick GD, Dietz HP. Delivery mode and the risk of levator muscle avulsion: a meta-analysis. Int Urogynecol J. 2019;30(6):901-7.
24. Dietz HP, Steensma AB. Posterior compartment prolapse on two-dimensional and three-dimensional pelvic floor ultrasound: the distinction between true rectocele, perineal hypermobility and enterocele. Ultrasound Obstet Gynecol. 2005;26(1):73-7.
25. Woodman PJ, Swift SE, O'Boyle AL, Valley MT, Bland DR, Kahn MA, et al. Prevalence of severe pelvic organ prolapse in relation to job description and socioeconomic status: a multicenter cross-sectional study. Int Urogynecol J Pelvic Floor Dysfunct. 2006;17(4):340-5.
26. Giri A, Hartmann KE, Hellwege JN, Velez Edwards DR, Edwards TL. Obesity and pelvic organ prolapse: a systematic review and meta-analysis of observational studies. Am J Obstet Gynecol. 2017;217(1):11-26.e3.
27. Haylen BT, Maher CF, Barber MD, Camargo S, Dandolu V, Digesu A, et al. An International Urogynecological Association (IUGA)/International Continence Society (ICS) joint report on the terminology for female pelvic organ prolapse (POP). Int Urogynecol J. 2016;27(2):165-94.
28. Walters MD, Unger CA. Description and classification of lower urinary tract dysfunction and pelvic organ prolapse. In: Walters MD,

28. Karram MM, editors. Urogynecology and reconstructive pelvic surgery. Philadelphia: Elsevier; 2015. p. 105-13.
29. Baden WF, Walker T, Lindsey JH. The vaginal profile. Tex Med. 1968;64(5):56-8.
30. Tan JS, Lukacz ES, Menefee SA, Powell CR, Nager CW; San Diego Pelvic Floor Consortium. Predictive value of prolapse symptoms: a large database study. Int Urogynecol J Pelvic Floor Dysfunct. 2005;16(3):203-9.
31. Novi JM, Jeronis S, Morgan MA, Arya LA. Sexual function in women with pelvic organ prolapse compared to women without pelvic organ prolapse. J Urol. 2005;173(5):1669-72.
32. Rabin EG, Vettorazzi J, Grossi FS, Bossardi BR, Goldani BF, Ramos JGL. Female sexual function after surgical treatment of urinary incontinence. Open J Obstet Gynecol. 2018;8(12):1210-21.
33. Beecham CT. Classification of vaginal relaxation. Am J Obstet Gynecol. 1980;136(7):957-8.
34. Bump RC, Mattiasson A, Bø K, Brubaker LP, DeLancey JO, Klarskov P, et al. The standardization of terminology of female pelvic organ prolapse and pelvic floor dysfunction. Am J Obstet Gynecol. 1996;75(1):10-7.
35. Hoffman BL, Schorge JO, Schaffer JI, Halvorson LM, Bradshaw KD, Cunningham FG. Ginecologia de Williams. 2. ed. Porto Alegre: AMGH; 2014.
36. Swift S, Morris S, McKinnie V, Freeman R, Petri E, Scotti RJ, et al. Validation of a simplified technique for using the POPQ pelvic organ classification system. Int Urogynecol J. 2006;17(6):615-20.
37. Parekh M, Swift S, Lemos N, Iskander M, Freeman B, Arunkalaivanan AS, et al. Multicentre interexaminer trial of the validation of simplified POPQ system. Int Urogynecol J. 2011;22(6):645-50.
38. Decherney AH, Nathan L, Laufer N, Roman AS. Current: ginecologia e obstetrícia: diagnóstico e tratamento. 11. ed. Porto Alegre: AMGH; 2014.
39. Herrmann V, Cruz JJ, Mascarenhas T, Wroclawski E. Classificação e quantificação dos prolapsos genitais. In: Palma P, Netto NR Jr. Urogineologia ilustrada. São Paulo: Roca; 2005. p. 37.
40. Feldner PC Jr, Bezerra LR, Olivera E, Sartori MG, Baracat EC, Lima GR, et al. Reprodutibilidade interobservador da classificação da distopia genital proposta pela Sociedade Internacional de Continência. Rev Bras Ginecol Obstet. 2003;25(5):353-8.
41. Walters MD. Evaluation of urinary incontinence and pelvic organ prolape: history, physical examination and office tests. In: Walters MD, Karram MM, editors. Urogynecology and reconstructive pelvic surgery. Philadelphia: Elsevier; 2015. p. 117-27.
42. Swift S, Woodman P, O'Boyle A, Kahn M, Valley M, Bland D, et al. Pelvic Organ Support Study (POSST): the distribution, clinical definition and epidemiologic condition of pelvic organ support defects. Am J Obstet Gynecol. 2005;192(3):795-806.
43. Swift SE, Barber MD. Pelvic organ prolapse: defining the disease. Female Pelvic Med Reconstr Surg. 2010;16(4):201-3.
44. Whiteside JL, Weber AM, Meyn LA, Walters MD. Risk factors for prolapse recurrence after vaginal repair. Am J Obstet Gynecol. 2004;191(5):1533-8.
45. Valsky DV, Cohen SM, Lipschuetz M, Hochner-Celnikier D, Daum H, Yagel I, et al. Third- or fourth-degree intrapartum anal sphincter tears are associated with levator ani avulsion in primiparas. J Ultrasound Med. 2016;35(4):709-15.
46. Alapati S, Jambhekar K. Dynamic magnetic resonance imaging of the pelvic floor. Semin Ultrasound CT MR. 2017;38(3):188-99.
47. Pizzoferrato AC, Nyangoh Timoh K, Fritel X, Zareski E, Bader G, Fauconnier A. Dynamic magnetic resonance imaging and pelvic floor disorders: how and when? Eur J Obstet Gynecol Reprod Biol. 2014;181:259-66.
48. Yamakami LJ, Haddad JM, Guidi HG, Belikas K, Ribeiro RM, Baracat EC. Incontinência urinária oculta: diagnóstico e tratamento. Femina. 2010;38(6):287-91.
49. Winters JC, Dmochowski RR, Goldman HB, Herndon CDA, Kobashi KC, Kraus SR, et al. Urodynamic studies in adults: AUA/SUFU guideline. J Urol. 2012;188(6 Suppl):2464-72.
50. Peterson T, Haddad JM. Terapêutica clínica. In: Girão MJ, Sartori MG, Riberio RM, Castro RA, Jármy-Di Bella ZI. Tratado de uroginecologia e disfunções do assoalho pélvico. São Paulo: Manole; 2015. p. 513-20.
51. Schorge JO, Halvorson LM, Bradshaw KD, Schaffer JI, Hoffman BL, Cunningham G. Prolapso de órgão pélvico. In: Schorge JO, Halvorson LM, Bradshaw KD, Schaffer JI, Hoffman BL, Cunningham G. Ginecologia de Williams. Porto Alegre: AMGH; 2011. p. 532-55.
52. Bradley CS, Zimmerman MB, Qi Y, Nygaard IE. Natural histtory of pelvic organ prolapse in postmenopausal women. Obstet Gynecol. 2007;109(4):848-54.
53. Hendrix SL, Clark A, Nygaard I, Aragaki A, Barnabei V, McTiernan A. Pelvic organ prolapse in the Women's Health Initiative: gravity and gravidity. Am J Obstet Gynecol. 2002;186(6):1160-6.
54. Cruikshank SH, Kovac SR. Randomized comparison of three surgical methods used at the time of vaginal hysterectomy to prevent posterior enterocele. Am J Obstet Gynecol. 1999;180(4):859-65.
55. Hallock JL, Handa VL. The epidemiology of pelvic floor disorders and childbirth: an update. Obstet Gynecol Clin N Am. 2016;43(1):1-13.
56. AAGL Advancing Minimally Invasive Gynecology Worldwide. AAGL practice report: practice guidelines on the prevention of apical prolapse at the time of benign hysterectomy. J Minim Invasive Gynecol. 2014;21(5):715-22.
57. Bo K. Can pelvic floor muscle training prevent and treat pelvic organ prolapse? Acta Obstet Gynecol Scand. 2006;85(3):263-8.
58. Hagen S, Stark D. Conservative prevention and management of pelvic organ prolapse in women. Cochrane Database Syst Rev. 2011;(12):CD993882.
59. Richter HE, Burgio K. Stress urinary incontinence and pelvic organ prolapse: nonsurgical management. In: Walters MD, Karram MM, editors. Urogynecology and reconstructive pelvic surgery. Philadelphia: Elsevier; 2015. p. 241-52.
60. Clemons J, Aguilar VC, Tillinghast TA, Jackson ND, Myers DL. Patient satisfaction and changes in prolapse and urinary symptoms in women who were fitted successfully with a pessary for pelvic organ prolapse. Am J Obstet Gynecol. 2004;190(4):1025-9.
61. Bugge C, Adams EJ, Gopinath D, Stewart F, Dembinsky M, Sobiesuo P, et al. Pessaries (mechanical devices) for managing pelvic organ prolapse in women. Cochrane Database Syst Rev. 2020;11(11):CD004010.
62. Rahn DD, Good MM, Roshanravan SM, Shi H, Schaffer JI, Singh RJ, et al. Effects of preoperative local estrogen in postmenopausal women with prolapse: a randomized trial. J Clin Endocrinol Metab. 2014;99(10):3728-36.

63. Shulman LP, Portman DJ, Lee WC, Balu S, Joshi AV, Cobden D, et al. A retrospective managed care claims data analysis of medication adherence to vaginal estrogen therapy: implications for clinical practice. J Womens Health. 2008;17(4):569-78.

64. Kingsberg SA, Wysocki S, Magnus L, Krychman ML. Vulvar and vaginal atrophy in postmenopausal women: findings from the REVIVE (Real Women's VIews of Treatment Options for Menopausal Vaginal Changes) Survey. J Sex Med. 2013;10(7):1790-9.

65. Boyles S, Weber A, Meyn L. Procedures for pelvic organ prolapse in the United States, 1979-1997. Am J of Obst and Gynecol. 2003;188(1):108-15.

66. Friedman T, Eslick GD, Dietz HP. Risk factors for prolapse recurrence: systematic review and meta-analysis. Int Urogynecol J. 2018;29(1):13-21.

67. Maher C, Feiner B, Baessler K, Schmid C. Surgical management of pelvic organ prolapse in women. Cochrane Database Syst Rev. 2013;(4):CD004014.

68. Brubaker L, Maher C, Jacquetin B, Rajamaheswari N, von Theobald P, Norton P. Surgery for pelvic organ prolapse. Female Pelvic Med Reconstr Surg. 2010;16(1):9-19.

69. Feldner PC, Sartori MG, Girão, MJ. Tratamento cirúrgico. In: Girão MJ, Sartori MG, Riberio RM, Castro RA, Jármy-Di Bella ZI. Tratado de uroginecologia e disfunções do assoalho pélvico. São Paulo: Manole; 2015. p. 523-31.

70. Haylen BT, Vu D, Birrell W, Vashevnik S, Tse K. A preliminar anatomical basis for dual (uterosacral and sacrospinhous ligaments) vaginal vault support at colporraphy. Dualbalanced vaginal vault support at colporraphy. Int Urogynecol J. 2012;23(7):879-82.

71. Haylen BT, Yang V, Vu D, Tse K. Midline Uterosacral Plication Anterior Colporrhaphy Combo (MUSPACC): preliminary surgical report. Int Urogynecol J. 2011;22(1):69-75.

72. Walters MD, Barber MD. Surgical treatment of anterior vaginal wall prolapse. In: Walters MD, Karram MM, editors. Urogynecology and reconstructive pelvic surgery. Philadelphia: Elsevier; 2015. p. 327-36.

73. Muir TW. Surgical treatment of rectocele and perineal defects. In: Walters MD, Karram MM, editors. Urogynecology and reconstructive pelvic surgery. Philadelphia: Elsevier; 2015. p. 350.

74. Karram MM, Ridgeway BM. Surgical treatment of vaginal apex prolapse. In: Walters MD, Karram MM, editors. Urogynecology and reconstructive pelvic surgery. Philadelphia: Elsevier; 2015. p. 363-78.

75. Elliott CS, Yeh J, Comiter CV, Chen B, Sokol ER. The predictive value of a cystocele for concomitant vaginal apical prolapse. J Urol. 2013;189(1):200-3.

76. Developed by the Joint Writing Group of the American Urogynecologic Society and the International Urogynecological Association. Joint report on terminology for surgical procedures to treat pelvic organ prolapse. Int Urogynecol J. 2020;31(3):429-63.

77. Costantini E, Mearini L, Lazzeri M, Bini V, Nunzi E, di Biase M, et al. Laparoscopic versus abdominal sacrocolpopexy: a randomized, controlled trial. J Urol. 2016;196(1):159-65.

78. Ridgeway BM, Frick A. Uterine conservation for the surgical treatment of uterovaginal prolapse. In: Walters MD, Karram MM, editors. Urogynecology and reconstructive pelvic surgery. Philadelphia: Elsevier; 2015. p. 382-99.

79. Kow N, Goldman HB, Ridgeway B. Uterine conservation during prolapse repair: 9-year experience at a single institution. Female Pelvic Med Reconstr Surg. 2016;22(3):126-31.

80. Dietz V, van der Vaart CH, van der Graaf Y, Heintz P, Schraffordt Koops SE. One-year follow-up after sacrospinous hysteropexy and vaginal hysterectomy for uterine descent: a randomized study. Int Urogynecol J. 2010;21(2):209-16.

81. Kapoor S, Sivanesan K, Robertson JA, Veerasingham M, Kapoor V. Sacrospinous hysteropexy: review and meta-analysis of outcomes. Int Urogynecol J. 2017;28(9):1285-94.

82. Gutman R, Maher C. Uterine-preserving POP surgery. Int Urogynecol J. 2013;24(11):1803-13.

83. Abed H, Rahn DD, Lowenstein L, Balk EM, Clemons JL, Rogers RG. Incidence and management of graft erosion, wound granulation, and dyspareunia following vaginal prolapse repair with graft materials: a systematic review. Int Urogynecol J. 2011;22(7):789-98.

84. Food and Drug Administration. Urogynecologic surgical mesh: update on the safety and effectiveness of transvaginal placement for pelvic organ prolapse. Silver Springs: FDA; 2011.

85. Shoureshi PS, Lee W, Kobashi KC, Sajadi KP. Media coverage of the 2019 United States Food and Drug Administration ordered withdrawal of vaginal mesh products for pelvic organ prolapse. Int Urogynecol J. 2021;32(2):375-9.

86. Committee on Gynecologic Practice. Vaginal placement of synthetic mesh for pelvic organ prolapse. Female Pelvic Reconstr Surg Med. 2012;18(1):5-9.

87. Davila GW, Baessler K, Cosson M, Cardozo L. Selection of patients in whom vaginal graft use may be appropriate. Consensus of the second IUGA Grafts Roundtable: optimizing safety and appropriateness of graft use in transvaginal pelvic reconstructive surgery. Int Urogynecol. 2012;23(Suppl 1):S7-14.

88. Miller D, Milani AL, Sutherland SE, Navin B, Rogers RG. Informed surgical consent for a mesh/graft-augmented vaginal repair of pelvic organ prolapse. Consensus of the second IUGA Grafts Round-table: optimizing safety and appropriateness of graft use in transvaginal pelvic reconstructive surgery. Int Urogynecol. 2012;23(Suppl 1):S33-42.

89. Evans J, Silva WA, Karram MM. Obliterative procedures for pelvic organ prolapse. In: Walters MD, Karram MM, editors. Urogynecology and reconstructive pelvic surgery. Philadelphia: Elsevier; 2015. p. 400-10.

90. Netto OF. Pré e pós-operatório. In: Netto OF. Atlas de cirurgia do assoalho pélvico. Londrina: Midiograf; 2009. p. 41-62.

91. Matthews CA, Gebhart JB. Avoiding and managing lower urinary tract injuries during pelvic surgery. In: Walters MD, Karram MM, editors. Urogynecology and reconstructive pelvic surgery. Philadelphia: Elsevier; 2015. p. 431-42.

92. Duncan JE, Lowry AC. Bowel injuries. In: Kovac SR, Zimmerman CW, editors. Advances in reconstructive vaginal surgery. Philadelphia: Lippincott Williams & Wilkins; 2007. p. 369-74.

93. Mothes AR, Mothes HK, Radosa MP, Rummebaum IB. Systematic assessment of surgical complications in 438 cases of vaginal native tissue repair for pelvic organ prolapse adopting Clavien-Dindo classification. Arch Gynecol Obstet. 2015;291(6):1297-301.

94. Maher CF, Feiner B, DeCuyper EM, Nichlos CJ, Hickey KV, O'Rourke P. Laparoscopic sacral colpopexy versus total vaginal mesh for vaginal vault prolapse: a randomized trial. Am J Obstet Gynecol. 2011;204(4):360.e1-7.

95. Roover JP, Oelke M. Clinical relevance of urodynamic investigation tests prior to surgical correction of genital prolapse: a literature review. Int Urogynecol J. 2007;18(4):455-60.

96. Brubaker L, Cundiff GW, Fine P, Nygaard I, Richter HE, Visco AG, et al. Abdominal sacrocolpopexy with Burch colposuspension to reduce urinary stress incontinence. N Engl J Med. 2006;354(15):1557-66.

97. Wei JT, Nygaard MD, Richter HE, Nager CH, Barber MD, Kenton K, et al. A midutrethral sling to reduce incontinence after vaginal prolapse repair. N Engl J Med. 2012;366(25):2358-67.

98. Nygaard I, Brubaker L, Zyczynski HM, Cundiff G, Richter H, Gantz M, et al. Long-term outcomes following abdominal sacrocolpopexy for pelvic organ prolapse. JAMA. 2013;309(19):2016-24.

AVALIAÇÃO DA INCONTINÊNCIA URINÁRIA FEMININA*

JOSÉ GERALDO LOPES RAMOS
ANA SELMA BERTELLI PICOLOTO
ALÍSSIA CARDOSO
GABRIELA SOUZA DE OLIVEIRA FREITAS
MARCELLE JAEGER ANZOLCH

A incontinência urinária (IU) é definida como qualquer perda involuntária de urina.[1] Cerca de 50% das mulheres em idade adulta apresentarão esse sintoma, sendo uma importante causa de prejuízo na qualidade de vida da mulher. Essa condição acaba provocando isolamento social, por vergonha ou desconforto, interferindo diretamente na sua saúde física e mental.

A IU apresenta etiologia multifatorial e, apesar da alta prevalência, ainda é uma doença subdiagnosticada e, consequentemente, subtratada. Além disso, o não tratamento adequado da IU está associado ao aumento da morbidade nesse público. Mulheres idosas com sintomas urinários, incluindo IU, apresentam risco de queda 1,5 a 2,3 vezes maior, o que leva ao aumento da morbimortalidade e de custos para o sistema de saúde.[2]

A IU é a soma de fatores de um processo natural que vai danificando e enfraquecendo o assoalho pélvico ao longo dos anos. Além disso, há também outras doenças que, independentemente da idade, contribuem para esse desfecho. A IU é mais comum em mulheres, pois estas apresentam uretra menor em comprimento e maior chance de dano musculofascial do assoalho pélvico devido à gestação e ao parto. O aumento da prevalência em mulheres com maior idade pode ser explicado por fatores como surgimento de outras doenças crônicas, como diabetes e hipertensão, dificuldade de mobilização, constipação, doenças respiratórias crônicas, cirurgias ginecológicas prévias, além da atrofia geniturinária causada pelo hipoestrogenismo na pós-menopausa.

Estimativas de prevalência variam dependendo da população estudada e dos instrumentos usados para avaliar a gravidade da condição. Na tentativa de estabelecer taxas de incidência e prevalência da IU na população feminina, encontram-se diversos fatores de confusão, entre os quais a metodologia utilizada no diagnóstico, as definições empregadas, os índices de gravidade, além da dificuldade de muitas mulheres de procurarem auxílio médico, por acharem que se trata de um sintoma normal da idade ou por vergonha.

Um importante estudo epidemiológico identificou que 7% das mulheres com idade entre 20 e 39 anos apresentavam IU; 17% daquelas entre 40 e 59 anos; 23% entre 60 e 79 anos; e 32% acima dos 80 anos.[3] A IU é comum na gravidez, apresentando prevalência de cerca de 16 a 60%.[4]

*Os coautores agradecem a Adriana Prato Schmidt e Fernando Rocha de Oliveira pelas contribuições dadas à escrita deste capítulo na edição anterior.

No Brasil, são poucos os estudos sobre a prevalência de IU. Um estudo realizado entre 1999 e 2000, na cidade de Vassouras, no Estado do Rio de Janeiro, incluiu 1.042 mulheres com idade superior a 15 anos e demonstrou prevalência média de IU de 15,7%. Dessas mulheres, 25% consideravam a perda involuntária de urina como um fenômeno normal, e apenas 53% haviam procurado um médico ou falado sobre o assunto com outro profissional da saúde. Em mulheres idosas com idade superior a 60 anos, residentes no município de São Paulo, encontrou-se uma prevalência de IU de 26,2%, registrada por meio de entrevistas.[5]

Fatores de risco

Os principais fatores de risco para IU, sobretudo IU de esforço (IUE), incluem o número de gestações, a via de parto e o enfraquecimento dos músculos da pelve com o passar dos anos. Outro fator de risco muito importante é a obesidade. As pacientes obesas têm três vezes mais risco de apresentar IU do que as não obesas, particularmente na IUE.[2] Vários estudos observacionais têm relatado até 50% ou mais de redução dos sintomas de IUE com a perda de peso no pós-operatório de cirurgias bariátricas.[6,7]

Muitas mulheres começam a apresentar IU durante a gestação, e muitas delas permanecem com esse sintoma após o parto. Os sintomas de IU, por exemplo, podem ser identificados em até 85% das mulheres grávidas, ocorrendo uma piora importante no terceiro trimestre. Isso acontece devido à sobrecarga sobre a sustentação e a suspensão pélvica, que já apresenta fragilidades antes da gravidez. A IUE representa o tipo mais comum de incontinência na gestação, podendo estar presente em 31% das nulíparas e em 42% das multíparas. Apesar de, na maioria dos casos, ser leve ou moderada, pode comprometer de maneira significativa a qualidade de vida dessas mulheres.[8] Após o parto, cerca de um terço das mulheres apresenta IU, e até 10% delas, algum grau de incontinência fecal.[9] O parto vaginal, principalmente com instrumentação por fórcipe, é um conhecido fator de risco para avulsão do músculo levantador do ânus, presente em 13 a 36% das mulheres após o nascimento.[10] Tal lesão está associada ao desenvolvimento de prolapsos genitais e IU.

O componente genético parece aumentar o risco de incontinência, sobretudo da IU de urgência (IUU). Em um estudo epidemiológico, o risco foi maior para filhas (risco relativo [RR] 1,3; intervalo de confiança [IC] 95%, 1,2-1,4) e irmãs (RR 1,6; IC 95%, 1,3-1,9) de mulheres com incontinência.[11]

Tabagismo, menopausa, cirurgias geniturinárias prévias, doenças crônicas, atrofia genital e, paradoxalmente, terapia hormonal sistêmica também parecem aumentar o risco de incontinência.

Infecção urinária, gestação, uso excessivo de cafeína e chimarrão, vaginite atrófica, ação medicamentosa, uso de diuréticos, imobilidade, entre outros, são fatores transitórios e reversíveis.

Síndrome geniturinária da menopausa

A atrofia geniturinária causada pela deficiência estrogênica na menopausa resulta em uretrite, diminuição da vedação da mucosa uretral, perda de complacência e possível irritação, as quais podem contribuir para que a paciente pós-menopáusica apresente sintomas urinários relacionados com incontinência, fazendo parte da síndrome geniturinária da menopausa (ver Cap. 34 – Síndrome geniturinária da menopausa).

Exercício físico e incontinência urinária

Como a IU está associada ao enfraquecimento da musculatura de suporte pélvico, pode-se pensar que o exercício físico diminui o risco de desenvolver esse sintoma, visto que contribui para o fortalecimento muscular. No entanto, a IU tem sido relatada com bastante frequência por mulheres atletas. A prevalência de IU nessa população varia de 15 a 73%,[12] sendo maior em praticantes de esportes de alto impacto. Araújo e colaboradores encontraram prevalência de 62,2% em corredoras de longas distâncias.[13]

A alta prevalência de IU em mulheres atletas deve-se ao desequilíbrio entre a força contrátil da musculatura pélvica e o aumento da pressão abdominal gerado durante a prática de exercício físico. Foi demonstrado que exercícios extenuantes podem diminuir a pressão máxima de contração dos músculos do assoalho pélvico. Em exames de ressonância magnética (RM), atletas nulíparas praticantes de exercícios de alto impacto parecem apresentar um aumento da área transversal do músculo levantador do ânus e da largura do músculo puborretal, achados estes compatíveis com hipertrofia desses músculos, que possivelmente ocorre em resposta ao estresse causado pelo aumento da pressão intra-abdominal durante a prática da atividade física.[14] No entanto, em exame de imagem dinâmico, um grupo similar de atletas apresentou aumento da descida do colo vesical na manobra de Valsalva em comparação com o grupo-controle, sugerindo que esse aumento de massa muscular não resulta em melhor função do músculo.[15]

Muitos autores demonstraram um efeito "dose-dependente" entre a quantidade e a intensidade do exercício físico e o desenvolvimento de sintomas. Além disso, o risco de IU parece ser maior em certos tipos de esportes. Esportes de alto impacto são aqueles que envolvem corrida e salto, como basquete, vôlei, salto de trampolim, ginástica olímpica, balé, *jumping*, *crossfit*,[16] entre outros. Uma revisão sistemática realizada por Sania Almousa & Alda Bandin Van Loon em 2019 demonstrou maior risco em mulheres que praticam salto em trampolim. Atletas de vôlei apresentaram prevalência de 75,6% de IU, segundo a revisão sistemática realizada por Telma Pires e colaboradores.[17]

Função sexual e incontinência

A incontinência urinária tem grande impacto negativo sobre a função sexual de mulheres com todos os tipos de incontinência. Há descrição de diminuição da libido, ressecamento vaginal, dispareunia, além do constrangimento pela perda urinária durante a relação. Isso leva a uma profunda diminuição da qualidade de vida dessas pacientes. Esse efeito na qualidade da função sexual pode ser medido por instrumentos de qualidade de vida específicos.[18]

Anatomia

Os tratos urinário e reprodutivo estão intimamente associados durante o período embrionário. O trato urinário inferior pode ser dividido em três partes: bexiga, colo vesical e uretra.

A bexiga é um órgão muscular revestido de epitélio de transição, cuja função é o armazenamento da urina. A musculatura da bexiga consiste em camadas de músculo liso, que são densamente entrelaçadas e constituem o músculo detrusor. Na base da bexiga, encontra-se o colo vesical ou trígono, que é embriologicamente distinto da bexiga (Figura 37.1).

A uretra feminina mede em torno de 3 a 4 cm de comprimento e tem 5 a 6 mm de diâmetro, sendo composta de um epitélio estratificado pavimentoso; intercaladas a este, há porções de epitélio semiestratificado cilíndrico. A mucosa está disposta em pregas alongadas, em razão da organização da lâmina própria fibroelástica. Esse eficiente mecanismo de selo da mucosa é a maior contribuição para o fechamento da uretra e está sujeito ao efeito hormonal. A falta de estrogênio leva à atrofia e à substituição do suprimento vascular por tecido fibroso. Outras causas dessa incompetência são cirurgias múltiplas, traumas, radiação e neuropatias (Figura 37.2).

A musculatura lisa da uretra é composta de duas camadas que são continuação das camadas interna e externa do músculo detrusor da bexiga. A camada interna é composta de fibras longitudinais, que se contraem no início da micção. A camada externa, formada pelas fibras semicirculares, mantém a uretra e o colo vesical fechados em situações de repouso. Essas camadas formam o esfíncter uretral interno, cuja inervação é simpática e parassimpática, com predomínio de receptores α-adrenérgicos. No terço médio, a uretra é circundada por dois grupos de fibras musculares estriadas que formam o esfíncter uretral externo. Acredita-se que a porção medial da uretra desempenhe o principal papel no mecanismo da continência.

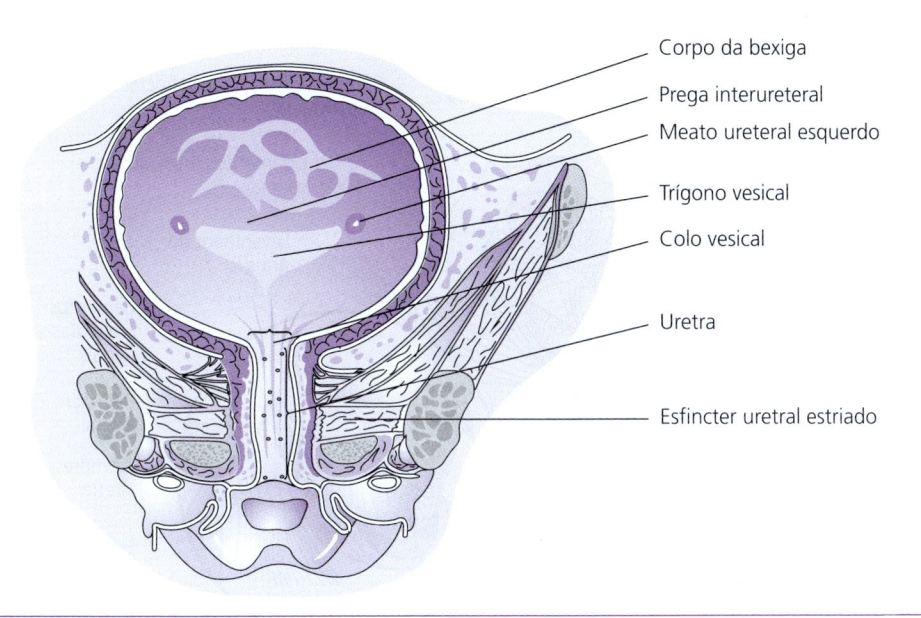

FIGURA 37.1 – Anatomia vesical.
Fonte: Elaborada com base em Occhino e colaboradores.[19]

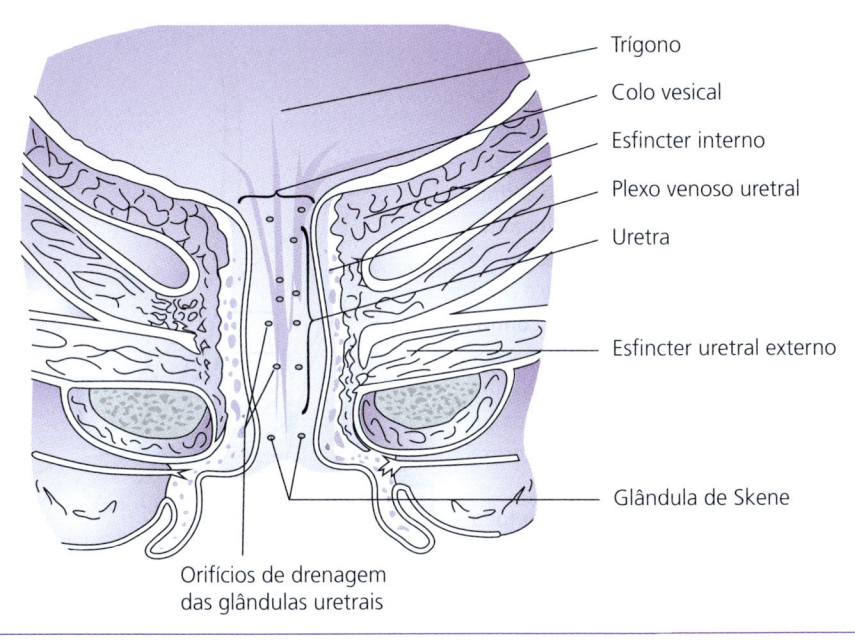

FIGURA 37.2 – Anatomia uretral.
Fonte: Elaborada com base em Occhino e colaboradores.[19]

O suporte da uretra e a parede vaginal distal estão ligados. A uretra está fundida à parede vaginal, e as estruturas que determinam a posição uretral e a posição da parede vaginal anterior distal são as mesmas (**Figura 37.3**). O conceito de esfíncter é baseado em mecanismos ou zonas de continência. O mecanismo proximal situa-se no nível do colo vesical, sendo considerado respon-

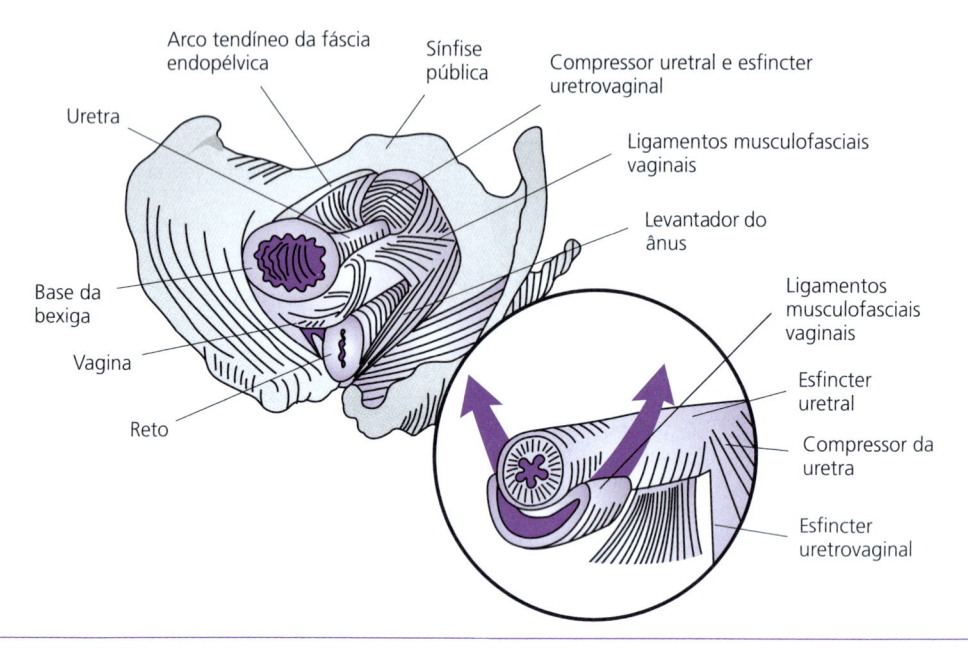

FIGURA 37.3 – Representação esquemática dos componentes do suporte uretral e mecanismos esfincterianos.
Fonte: Elaborada com base em Walters e Weber.[20]

sável pela manutenção do tônus de fechamento do colo vesical. Durante as contrações do músculo detrusor, o colo abre-se, permitindo a passagem da urina. O mecanismo distal está na altura do assoalho pélvico e é composto pelo esfincter externo da uretra e pelo músculo levantador do ânus. Os músculos estriados dessa região têm duas porções: a) rabdoesfincter, que é composto de fibras tipo 1, responsáveis pela contração lenta, especializadas em manter o tônus por um grande período sem fadiga; e b) musculatura estriada periuretral, formada por fibras tipos 1 e 2, responsáveis pela contração rápida e vigorosa após estímulo voluntário.

O mecanismo intrínseco se estende por toda a uretra e é composto de mucosa, submucosa, tecido elástico periuretral e músculo uretral liso. O mecanismo extrínseco, por sua vez, age quando há súbitos aumentos da pressão intra-abdominal, desempenhando contração da musculatura do assoalho pélvico, ao mesmo tempo que ocorre o aumento da pressão intra-abdominal, ampliando, assim, a pressão uretral e diminuindo a possibilidade de perda involuntária de urina (Figura 37.4).

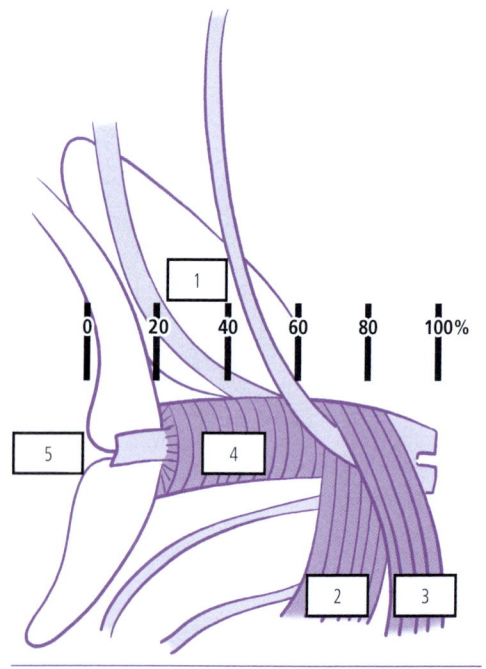

FIGURA 37.4 – Representação conceitual da musculatura extrínseca parauretral. (**1**) Sínfise púbica. (**2**) Esfincter uretrovaginal. (**3**) Compressor uretral. (**4**) Esfincter uretral. (**5**) Bexiga.
Fonte: Elaborada com base em DeLancey.[21]

A pelve feminina tem maior abertura do que a masculina, o que predispõe a uma maior vulnerabilidade do colo vesical e da base da bexiga, quando expostos aos aumentos da pressão pélvica. O fato de a uretra feminina ser mais curta também adiciona um fator de aumento da incontinência em relação aos homens.

Fisiologia

O trato urinário inferior tem a função de armazenar uma quantidade adequada de urina sob baixa pressão intravesical e sem perdas, eliminando a urina adequadamente e a intervalos.

A função vesical é de enchimento e de esvaziamento. Para que esse intrincado sistema funcione de forma adequada, é necessária uma integração entre os controles central e periférico. O controle voluntário da micção é comandado pelo sistema nervoso central (SNC). O controle cortical do músculo detrusor repousa na porção supramedial dos lobos frontais e no joelho do corpo caloso. Recebendo nervos sensoriais aferentes e motores moduladores eferentes, o efeito desejado é controlado pelo SNC, que fornece inibição tônica da contração do detrusor. As lesões no lobo frontal causam, principalmente, perda de controle voluntário da micção e perda da supressão do reflexo do detrusor, resultando em IUE. A ponte e a formação reticular mesencefálica no tronco encefálico constituem o centro da micção. Uma ativação reflexa no tronco encefálico e na medula espinal periférica desencadeia uma série coordenada de eventos, resultando em relaxamento da musculatura uretral estriada e contração do detrusor, cuja consequência é a abertura do colo vesical e da uretra. Lesões que interrompem essas vias, dependendo do local, acarretam uma função anormal do músculo detrusor.

O Quadro 37.1 apresenta a organização dos sistemas nervosos central e periférico e sua relação com a fisiologia do trato urinário.

As Figuras 37.5 e 37.6 exemplificam, de forma esquemática, os arcos reflexos envolvidos com as fases de esvaziamento e armazenamento. O Quadro 37.2 resume a transição entre as fases de enchimento e micção.

Quadro 37.1 – Sistema nervoso e fisiologia do trato urinário

Sistema nervoso central
- Córtex do lobo frontal – Controle voluntário (atividade tônica inibitória)
- Substância reticular pontomesencefálica – Integração de estímulos aferentes e eferentes: atividade inibitória
- Núcleos da base – Ação inibitória
- Sistema límbico – Aumento da excitabilidade do detrusor
- Medula – Atuação dos sistemas simpático e parassimpático

Sistema nervoso periférico
- **Autônomo**
    - **Sistema nervoso parassimpático (S2-S4)** – Fibras pré-ganglionares longas que terminam em gânglios na parede vesical (receptores muscarínicos M2 e M3), promovendo a contração muscular via acetilcolina; embora os receptores M2 sejam mais numerosos, são os M3 que predominam na mediação da contração detrusora
    - **Sistema nervoso simpático (T10 e L2)** – Fibras pós-sinápticas que liberam noradrenalina com ação dependente do tipo de receptor

  Receptor alfa (α) – Predominante na uretra para contração esfincteriana

  Receptor beta (β) – Predominante no detrusor para relaxamento muscular
- **Somático** – Atuação no nervo pudendo e no plexo pélvico (S2-S4) com inervação do esfíncter anal, do esfíncter uretral externo, da musculatura e da pelve perineais. O principal neurotransmissor é a acetilcolina, por meio de receptores nicotínicos. Na musculatura pélvica, há fibras musculares que respondem de forma diferenciada a essa inervação, de acordo com o tipo de receptor. Há fibras tipo 1, que produzem uma contração tônica mantida involuntária, e fibras tipo 2, que são ativadas voluntariamente em momentos de estresse muscular (p. ex., tosse, espirro).

Enchimento

Inibição do parassimpático

Estímulo do simpático:
contração α e relaxamento β

Estímulo dos nervos somáticos do esfincter estriado urogenital

Esvaziamento

Estímulo do parassimpático

Inibição do simpático

Inibição dos nervos somáticos do esfincter estriado urogenital

FIGURA 37.5 – Ação dos sistemas autonômico e somático durante o enchimento e o esvaziamento vesical.

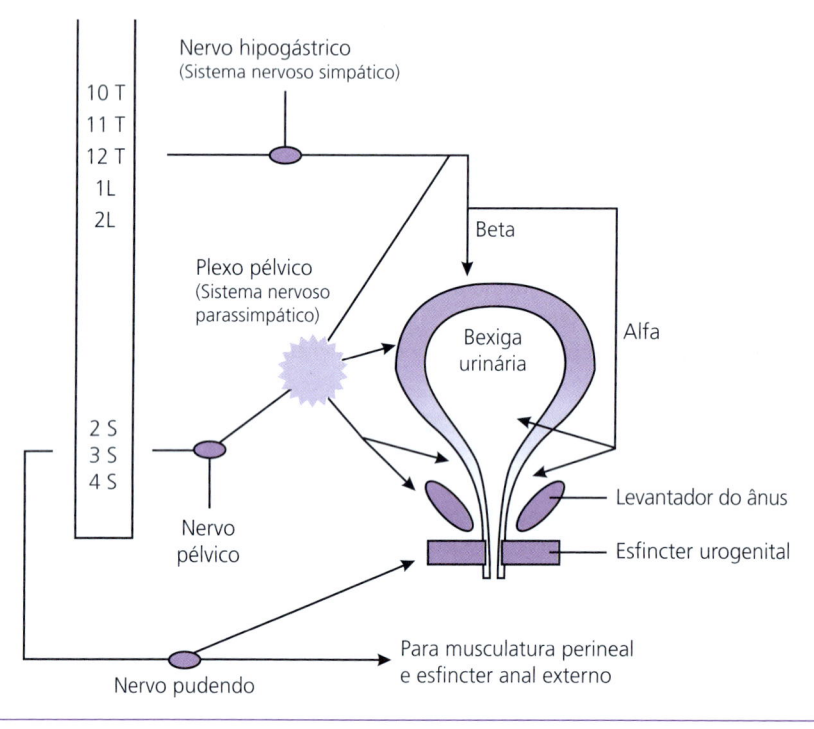

FIGURA 37.6 – Neurofisiologia da incontinência urinária.
Fonte: Elaborada com base em Albright e colaboradores.[22]

Quadro 37.2 – Resumo da transição entre as fases de enchimento e micção

Com o aumento da distensão vesical, as fibras sensoriais proprioceptivas do detrusor (mecanorreceptores) enviam um estímulo aferente para o centro da micção (sacro) e, então, para o córtex cerebral, iniciando-se a fase de esvaziamento. As fibras parassimpáticas eferentes, por meio do nervo pélvico, provocam a contração do detrusor e o aumento da pressão intravesical; ao mesmo tempo, ocorre a inibição reflexa simpática e somática com o relaxamento do esfincter uretral (diminuição da pressão intrauretral) e do assoalho pélvico, respectivamente. A fixação voluntária do diafragma pélvico e a contração dos músculos abdominais auxiliam a micção.

Classificação

A IU, como sintoma da fase de armazenamento, pode ser classificada basicamente em IUE, IUU, incontinência urinária mista, incontinência por desvio, incontinência por transbordamento e incontinência funcional (ou transitória), as quais são descritas a seguir.

INCONTINÊNCIA URINÁRIA DE ESFORÇO

A IUE é definida, segundo Abrams e colaboradores,[23] como toda observação de perda involuntária de urina pelo meato uretral externo, sincrônica a esforço, espirro ou tosse. É também conceituada como a perda involuntária após um esforço sem que haja contração do detrusor. Devido a uma alteração anatômica ou funcional da uretra, a pressão intravesical excede a pressão intrauretral em situações de esforço. É classificada em duas categorias: hipermobilidade do colo vesical e defeito esfincteriano uretral intrínseco (DEUI). Ambas podem coexistir ou ser independentes. Essa classificação, baseada em achados clínicos e em estudos urodinâmicos, pode auxiliar a terapêutica.

A hipermobilidade do colo vesical ocorre devido a alterações no mecanismo uretral extrínseco, secundárias à mudança de posição do colo vesical e da uretra proximal. O posicionamento do colo vesical é essencial para o correto funcionamento do mecanismo de continência urinária. O diagnóstico da hipermobilidade é presuntivo no exame clínico e na avaliação urodinâmica (AU), quando os valores de pressão da perda urinária forem superiores a 90 cmH_2O, podendo ser confirmado também em exame de imagem, como ultrassonografia (US) ou uretrocistoscopia. Hipermobilidade do colo vesical visualizada em exame ultrassonográfico maior que 10 mm apresentou sensibilidade de 78,7% e especificidade de 72,7% para IUE.

O DEUI refere-se à incapacidade ou à falência dos mecanismos esfincterianos, que são os responsáveis por manter os níveis pressóricos na bexiga e na uretra proximal semelhantes, podendo coexistir alterações das estruturas anatômicas de suporte uretral. Clinicamente, caracteriza-se por perdas com mínimos esforços, e pode ser diagnosticado quando a pressão de perda for inferior a 60 cmH_2O no estudo urodinâmico. Existe uma correlação entre diâmetro uretral visualizado em imagem ultrassonográfica maior que 6 mm e DEUI, com sensibilidade de 91,7% e especificidade de 75,6%.

INCONTINÊNCIA URINÁRIA DE URGÊNCIA

A IUU é definida como a perda involuntária de urina acompanhada de urgência. As pacientes com esse distúrbio apresentam falta de controle da micção quando têm urgência miccional ou quando sentem a bexiga cheia. Nessas situações, há o início da micção e a incapacidade de cessá-la, com perda irregular de grande ou pequena quantidade de urina. É chamada de bexiga neurogênica ou hiperatividade neurogênica quando tem por causa alguma doença neurológica.

A síndrome da bexiga hiperativa (SBH) se caracteriza pela presença de urgência, geralmente acompanhada por aumento da frequência e noctúria, com ou sem incontinência, na ausência de infecções urinárias ou outras doenças intrínsecas.[1]

O estudo urodinâmico pode demonstrar objetivamente os fenômenos irritativos da bexiga hiperativa quando registra contrações involuntárias (CIs) da musculatura detrusora durante a fase de enchimento, desencadeadas de maneira espontânea ou após estímulos (esforço, velocidade de infusão, temperatura, etc.). No entanto, CIs podem ser observadas em pacientes assintomáticas clinicamente. Da mesma forma, não é possível observar claramente hiperatividade do detrusor durante a cistometria em até 50% das pacientes com SBH. É importante lembrar-se de que a história clínica deve ser sempre valorizada.

Há pacientes que têm sintomas de urgência, aumento da frequência e noctúria, mas não apresentam perdas. Essa condição é chamada de *dry overactive bladder*. Alguns autores a definem quando houver mais de quatro episódios de urgência nas últimas quatro semanas e frequência urinária de mais de 8 episódios ao dia.[24] É considerada uma precursora da IUU, e estima-se que 8% das mulheres apresentam essa queixa.

INCONTINÊNCIA URINÁRIA MISTA

A IU mista ocorre quando há concomitância dos dois componentes de esforço e urgência.

INCONTINÊNCIA POR DESVIO

A IU por desvio ocorre na presença de fístulas urogenitais.

INCONTINÊNCIA POR TRANSBORDAMENTO

A IU por transbordamento ocorre quando a bexiga se apresenta com volume aumentado na ausência de contração do detrusor. Ocorre em situações em que há um fator de obstrução infravesical ou com uma bexiga hiporrefléxica devido a uma doença clínica, como diabetes melito, a uma doença neurológica ou por lesão na medula espinal.

Diagnóstico

HISTÓRIA CLÍNICA

A primeira abordagem em uma paciente com IU deve incluir boa história clínica. O conhecimento da duração, da frequência e da gravidade da condição é essencial para a compreensão das implicações sociais e de seu impacto na qualidade de vida da paciente, além de orientar o médico na condução diagnóstica e terapêutica. O Quadro 37.3 apresenta alguns diagnósticos com base na história clínica da paciente.

Quadro 37.3 – Possibilidades diagnósticas com base na história clínica da paciente

- A perda de urina associada a tosse, espirros e exercícios sugere claramente IUE
- A IUU está associada a sintomas de urgência
- A IU por transbordamento normalmente se apresenta como gotejamento constante ou como perda abrupta de grande quantidade de urina
- A perda contínua de urina pode sugerir a presença de fístulas
- Pacientes que apresentaram enurese noturna na infância apresentam mais tarde uma maior chance de síndrome da bexiga hiperativa
- A associação de IU com disúria e hematúria sugere infecções do trato urinário
- Cirurgias geniturinárias prévias podem sugerir a presença de fístulas

IU, incontinência urinária; IUE, incontinência urinária de esforço; IUU, incontinência urinária de urgência.

Questionários para quantificação de sintomas e diários de micção podem ser valiosos na determinação do diagnóstico e da gravidade da IU (Figura 37.7). Questionários como o Urinary Distress Inventory (DI-6) e o Incontinence Impact Questionnaire podem ser facilmente preenchidos pela paciente, de modo a também facilitar o diagnóstico e acompanhar as intervenções de tratamento.

Um dos diários sugeridos pode ser acessado pelo *site* da American Urogynecologic Society (disponível em www.augs.org). Apesar das limitações do diário em determinar as causas da IU,

Data	Hora	Volume urinário	Sensação de urgência	Perdas	Atividade no momento da perda	Volume e tipo de líquido ingerido
dia/mês	hh:mm	em mL	Peq + Mod + + Intensa + + +	Peq + Mod + + Intensa + + +	Exemplo: – carregando peso – espirro	Exemplo: – 250 mL (1 copo) de refrigerante

FIGURA 37.7 – Diário miccional e questionários.

ele pode auxiliar principalmente a avaliação da gravidade das perdas e do tempo máximo que a paciente pode esperar para urinar e a associação das perdas com a ingesta de líquidos. Os diários miccionais de 24 horas são os que apresentam melhor adesão das pacientes.

> A frequência considerada normal para urinar é até 8 vezes ao dia e 1 vez à noite, com um volume máximo diário de até 1.800 mL.

> Os questionários de qualidade de vida são instrumentos confiáveis e de fácil aplicação que transformam informações subjetivas em dados objetivos e mensuráveis. Eles têm seu espaço, principalmente, como instrumentos de pesquisa na área de incontinência e prolapso genital, além de auxiliarem o rastreamento de problemas psicossociais referentes ao tratamento da paciente. Na atualidade, estão disponíveis diversos questionários relacionados com as disfunções do asoalho pélvico, alguns já validados para o português no Brasil.

Alguns modelos de questionários disponíveis estão dispostos no Quadro 37.4, e o Quadro 37.5 apresenta questões úteis para obter uma anamnese de IU.

Quadro 37.4 – Questionários sobre sintomas e qualidade de vida

- King's Health Questionnaire (KHQ)*
- Incontinence Quality of Life Questionnaire (I-QoL)
- International Consultation on Incontinence Questionnaire – Short Form (ICIQ-SF)*
- Overactive Bladder Questionnaire (OAB-V8)*
- Prolapse Quality of Life Questionnaire (P-QoL)
- Pelvic Organ Prolapse/Incontinence Sexual Questionnaire (PISQ-12)
- Fecal Incontinence Quality of Life (FIQL)

*Questionários mais utilizados no SGO-HCPA:
- Validação do questionário de qualidade de vida (*King's Health Questionnaire*) em mulheres brasileiras com incontinência urinária.[25]
- *Validation of the International Consultation on Incontinence-Specific Quality-of-Life Instrument*: I-QOL.[26]
- *Translating overactive bladder questionnaires in 14 languages.*[27]

SGO-HCPA, Serviço de Ginecologia e Obstetrícia do Hospital de Clínicas de Porto Alegre.

Quadro 37.5 – Questões úteis para obter uma história de incontinência urinária

- Você perde urina quando tosse, espirra ou ri?
- Você alguma vez já sentiu uma necessidade forte e desconfortável de urinar e, se não conseguiu chegar ao banheiro, perdeu urina?
- Quantas vezes ao dia você urina?
- Quantas vezes você se levanta à noite para urinar?
- Você já molhou a cama?
- Você perde urina durante as relações sexuais?
- Você usa absorvente para se proteger de perdas urinárias? Se sim, com que frequência?
- Após urinar, você sente gotejar ou ainda sente a presença de urina em sua bexiga?
- Você perde urina sem sentir urgência de ir urinar?

EXAME FÍSICO

O exame ginecológico deve ser feito em todas as mulheres com queixa de IU. Ele deve iniciar com a paciente na posição de litotomia. O objetivo é inspecionar as áreas da vulva, da parede vaginal e do assoalho pélvico.

> A integridade da parede vaginal deve ser avaliada. A presença de atrofia vulvovaginal pode ser indicativa da privação estrogênica na pós-menopausa. Defeitos da parede vaginal anterior e posterior e defeitos apicais, como prolapso uterino e enterocele, devem ser observados e quantificados. Realizar a manobra de Valsalva ou tossir repetidas vezes com a bexiga confortavelmente cheia são testes que devem ser feitos para observar se há perda aos esforços.

A mobilidade do colo vesical pode ser observada também, mas deve-se atentar para o fato de que muitas mulheres com hipermobilidade podem não apresentar IU.

A presença de urina na vagina pode ser indicativa de fístulas. A avaliação neurológica rotineira não é necessária, a menos que surjam suspeitas mais específicas.

> A presença de infecções urinárias deve sempre ser descartada com exames qualitativos de urina e cultura. A presença de hematú-

ria clínica ou no exame de urina indica a investigação de doença urológica ou renal.

PAD TEST (TESTE DO ABSORVENTE)

Esse método propedêutico é baseado na variação do peso de um absorvente íntimo, secundário ao escape de urina, durante um período determinado, no qual a paciente executa alguns movimentos tentando reproduzir a perda urinária. O teste é considerado positivo quando ocorrem variações maiores que 1 g no peso do absorvente.

Embora seja um teste simples e de pouco desconforto, critica-se essa técnica por sua baixa reprodutibilidade e confiabilidade. Ela não permite o diagnóstico diferencial da incontinência, mas relaciona-se positivamente com os resultados de qualidade de vida em termos de gravidade e impacto nas atividades diárias.[28]

Q-TIP TEST (TESTE DO COTONETE)

O teste do cotonete consiste na inserção de um cotonete lubrificado pela uretra até o nível do colo vesical, medindo-se a modificação angular com o esforço. Variações acima de 30° sugerem hipermobilidade uretral. No entanto, pode haver "hipermobilidade" em pacientes assintomáticas, o que torna o teste pouco útil para auxiliar a propedêutica e o tratamento.[29] Além disso, é um teste desconfortável para a paciente. Esse teste não é utilizado como rotina na avaliação dos casos de incontinência no Setor de Uroginecologia do Hospital de Clínicas de Porto Alegre (HCPA).

EXAMES DE IMAGEM

A US tem seu papel como exame complementar na investigação das pacientes com IU e pode ser usada pelas vias transretal, transvaginal, transperineal e translabial. As vias translabial e transvaginal, no entanto, são as mais utilizadas. O uso da US transperineal para essa finalidade vem sendo estudado por Shek e Dietz desde 2013. Trata-se de um exame seguro, pouco invasivo, com mínima exposição radiológica, de baixo custo, fácil acesso e de execução simples, tanto que dispensa curva de aprendizado. É útil para determinar o volume urinário residual, medir a espessura da parede vesical e a mobilidade do colo vesical, além de avaliar a função e a anatomia do músculo levantador do ânus. Também tem poder equivalente a exames mais complexos, como a RM, para diagnosticar divertículos uretrais, intussuscepção retal e avulsão do músculo levantador do ânus. Além disso, é capaz de mostrar os *slings* sintéticos *in situ*.[30]

Para avaliação da hipermobilidade, o transdutor é aplicado em sentido sagital ao períneo para a visualização do colo vesical, da junção uretrovesical (JUV) e da sínfise púbica. Mede-se o deslocamento da JUV em relação à sínfise púbica durante o repouso e o esforço. Constatou-se que um deslocamento superior a 10 mm é compatível com o diagnóstico de hipermobilidade.

A US pode ser usada para a identificação de prolapsos genitais e divertículos, medida do resíduo pós-miccional, avaliação da uretra e esfincteres, além de acompanhamento pós-operatório de cirurgias anti-incontinência. Além disso, a medida do diâmetro uretral interno superior a 6 mm está associada a DEUI.

A RM passou a ser mais utilizada para pacientes com IU e presença de prolapsos, porém ainda tem restrições, devido ao seu alto custo.

URETROCISTOSCOPIA

A uretrocistoscopia consiste na avaliação endoscópica da uretra e da bexiga, com o objetivo de identificar algumas situações clínicas especiais, como hematúria e sintomas irritativos, em particular na presença de cirurgia para incontinência prévia, tabagismo, micção obstrutiva, suspeita de divertículos, fístulas ou de corpo estranho. A uretrocistoscopia faz parte da avaliação transoperatória da integridade uretrovesical durante o tratamento cirúrgico da IU (ver Cap. 38 – Tratamento da incontinência urinária feminina).

AVALIAÇÃO URODINÂMICA

A AU permite determinar de forma objetiva o distúrbio urinário, por meio da medida das pressões em vários pontos do trato urinário inferior. Assim, ela analisa as relações entre as pressões abdominal, vesical e uretral nas diversas fases de enchimento da bexiga. A proposta da AU é ajudar no entendimento fisiológico dos mecanismos das disfunções do trato urinário inferior, melhorando a acurácia do diagnóstico e permitindo uma melhor resposta aos tratamentos propostos. A Figura 37.8 mostra a representação esquemática do estudo urodinâmico.

A necessidade de se realizar AU rotineiramente na propedêutica da paciente incontinente é bastante controversa. A sua sensibilidade, quando comparada com os sintomas, é de cerca de 91%, mas a especificidade é de apenas 51%. Para as pacientes com IUU, a sensibilidade é de 73%, e a especificidade, de 55%.

Os seguintes casos são as principais indicações para AU:

- Os tipos de IU diagnosticados após exame físico e anamnese são inconsistentes.
- Os achados clínicos não se correlacionam com a anamnese e o exame físico.
- Existe falha terapêutica.
- Antes da cirurgia, em casos selecionados.
- Existem alterações no fluxo e retenção urinária.
- Em casos selecionados, quando houver prolapso genital associado.

O Quadro 37.6 apresenta a rotina da AU. A realização da AU permite identificar a presença de IU oculta, ou seja, a IU que está presente em pacientes que apresentam prolapsos genitais em estágio avançado, mas que não se manifesta em razão da obstrução uretral causada pelo próprio prolapso. Quando se planeja a correção cirúrgica da incontinência oculta concomitantemente

Quadro 37.6 – Rotina da avaliação urodinâmica

- Urofluxometria e medida do resíduo pós-miccional
- Cistometria
- Estudos de pressão uretral (durante a cistometria)
- Eletromiografia
- Estudo miccional (estudo de fluxo e pressão)
- Associação com exames de imagem (videourodinâmica)

Fonte: Haylen e colaboradores.[1]

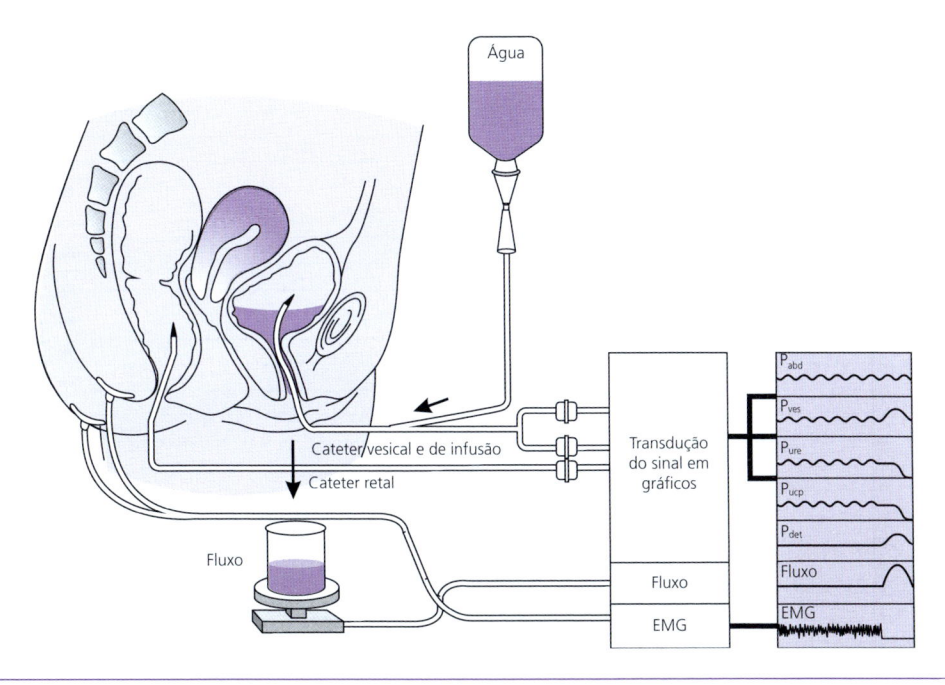

FIGURA 37.8 – Representação esquemática do estudo urodinâmico.
EMG, eletromiografia; Pabd = pressão abdominal; Pdet = pressão detrusora; Pucp = pressão de fechamento uretral; Pure = pressão uretral; Pves = pressão vesical.
Fonte: Elaborada com base em Kleeman.[31]

à correção do prolapso, a realização da AU com o prolapso reduzido (com a utilização de pessário, tampão ou redução digital) pode fornecer dados sobre a existência de perda oculta (ver Cap. 36 – Prolapsos genitais).

Se houver hiperatividade detrusora, é importante informar à paciente sobre a possível indicação de tratamentos complementares.

A AU pode ser útil na avaliação de pacientes que tiveram falha na terapêutica cirúrgica inicial. A reavaliação pós-operatória demonstra até 20% de diagnóstico de bexiga hiperativa.

Um ensaio clínico randomizado demonstrou não haver diferença no resultado cirúrgico em um ano nas pacientes com IUE não complicada que realizavam ou não AU previamente à cirurgia.[32] A AU apresenta várias limitações. Entre elas, podem-se citar:

- Falta de padronização dos parâmetros.
- Situação artificial, que muitas vezes não reproduz o ambiente das perdas.
- Inconsistência da reprodutibilidade do teste na mesma paciente.
- Uso de cateteres que podem interferir na IUE e na reprodução das medidas fisiológicas.

As Figuras 37.9 a 37.11 exemplificam observações urodinâmicas.

A AU é constituída pelas seguintes etapas:

1. **Urofluxometria**

Consiste no registro do volume de urina excretado pela uretra na unidade de tempo. A paciente urina espontaneamente sobre um disco giratório, que gira em velocidade proporcional à quantidade de urina. O teste é considerado normal quando a paciente urina no mínimo 200 mL em um período de 15 a 20 segundos e alcança fluxo urinário máximo superior a 20 mL/s. Quando o fluxo urinário máximo for inferior a 15 mL/s e o volume for superior a 200 mL, considera-se padrão anormal, sugerindo processo obstrutivo ou hipo-

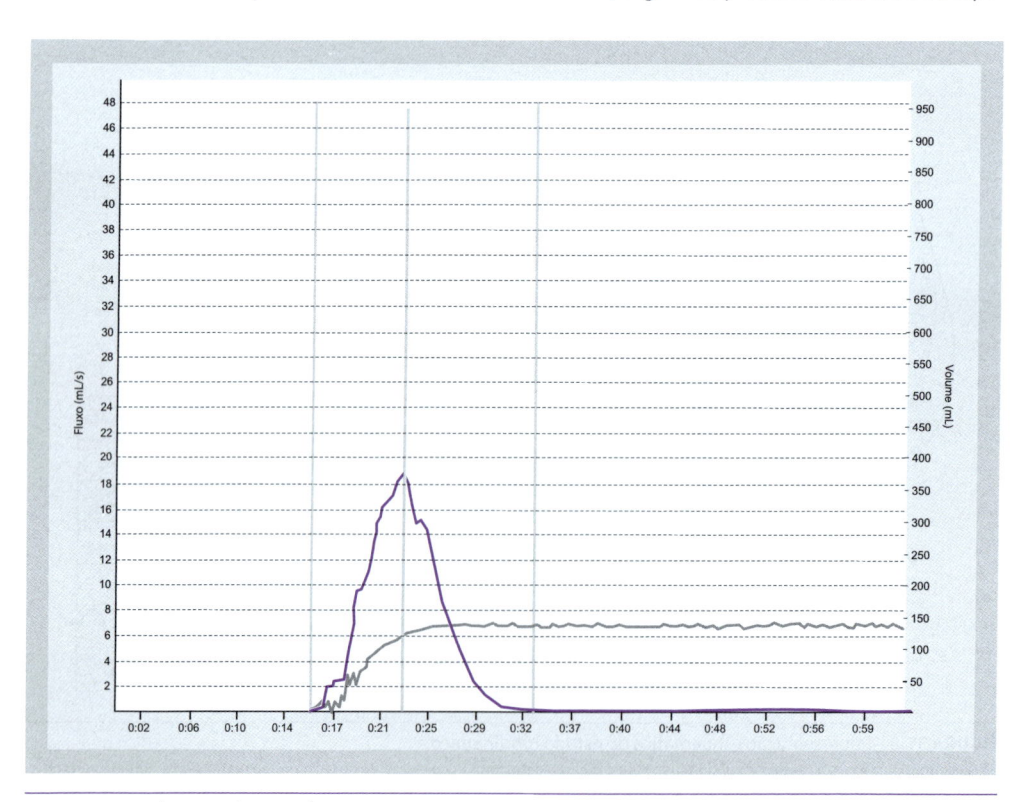

FIGURA 37.9 – Fluxometria normal.

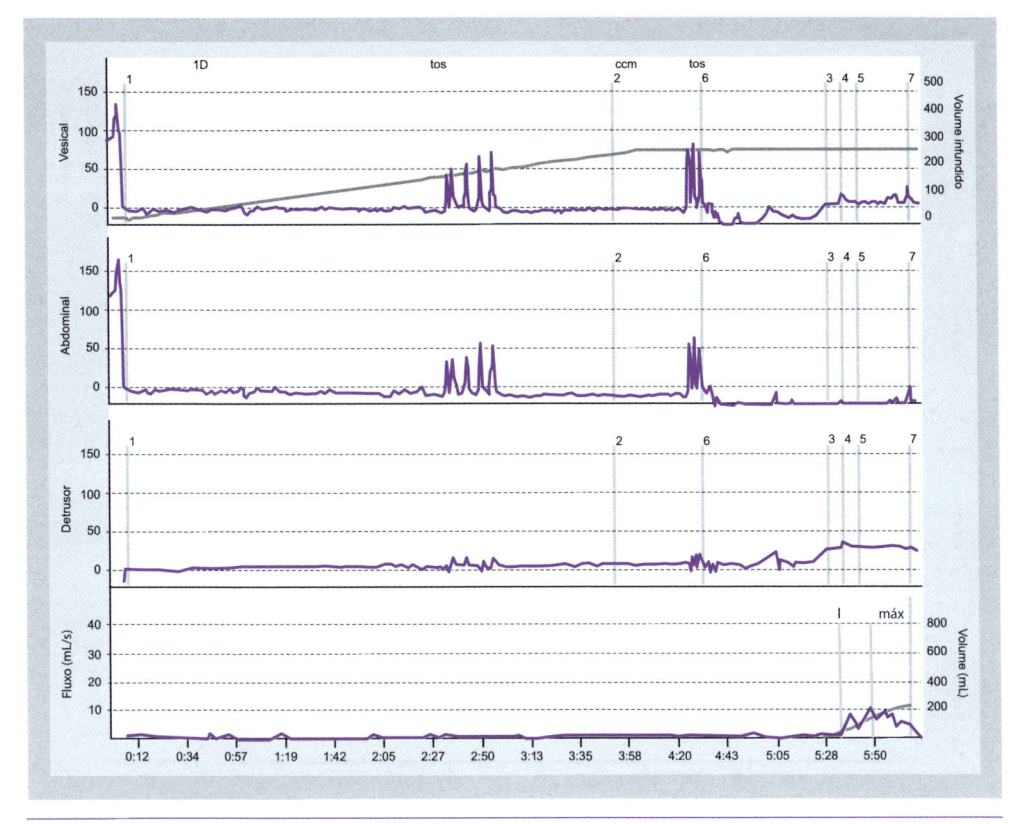

FIGURA 37.10 – Presença de perda urinária associada à tosse – incontinência urinária de esforço.

contratilidade do detrusor. Modificações nos parâmetros podem ocorrer em razão da idade, e a correlação com dados clínicos é importante.

Os parâmetros de avaliação da urofluxometria são fluxo urinário máximo, fluxo urinário médio, volume total expelido pela uretra e tempo de fluxo.

2. **Cistometria**

A cistometria permite estudar a fase de enchimento vesical. Os parâmetros avaliados são volume vesical, taxa de enchimento, pressão vesical, pressão abdominal e pressão do detrusor (pressão vesical subtraída da pressão abdominal).

Inicia-se uma infusão de solução salina fisiológica com uma velocidade de 30 a 60 mL/s. Com a paciente em posição ortostática, a infusão ocorre por meio de cateteres conectados à bexiga e a transdutores de pressão, em geral introduzidos por via retal. Normalmente, são cateteres de pequeno calibre (6-8Fr), para não impedir a perda urinária durante as manobras de esforço.

Avaliam-se, também, o resíduo pós-miccional, os volumes do primeiro desejo miccional, o desejo normal e o forte desejo, além da capacidade cistométrica máxima. Em circunstâncias normais, o volume residual deve estar abaixo de 50 mL, quando a quantidade de urina eliminada estiver entre 100 e 150 mL. Volumes residuais acima de 100 mL são considerados anormais e sugerem esvaziamento vesical incompleto e possível perda por transbordamento.

Durante a cistometria, é importante estar atento para a presença de CIs do detrusor, que se caracterizam por elevações pressóricas anormais, podendo ser espontâneas ou provo-

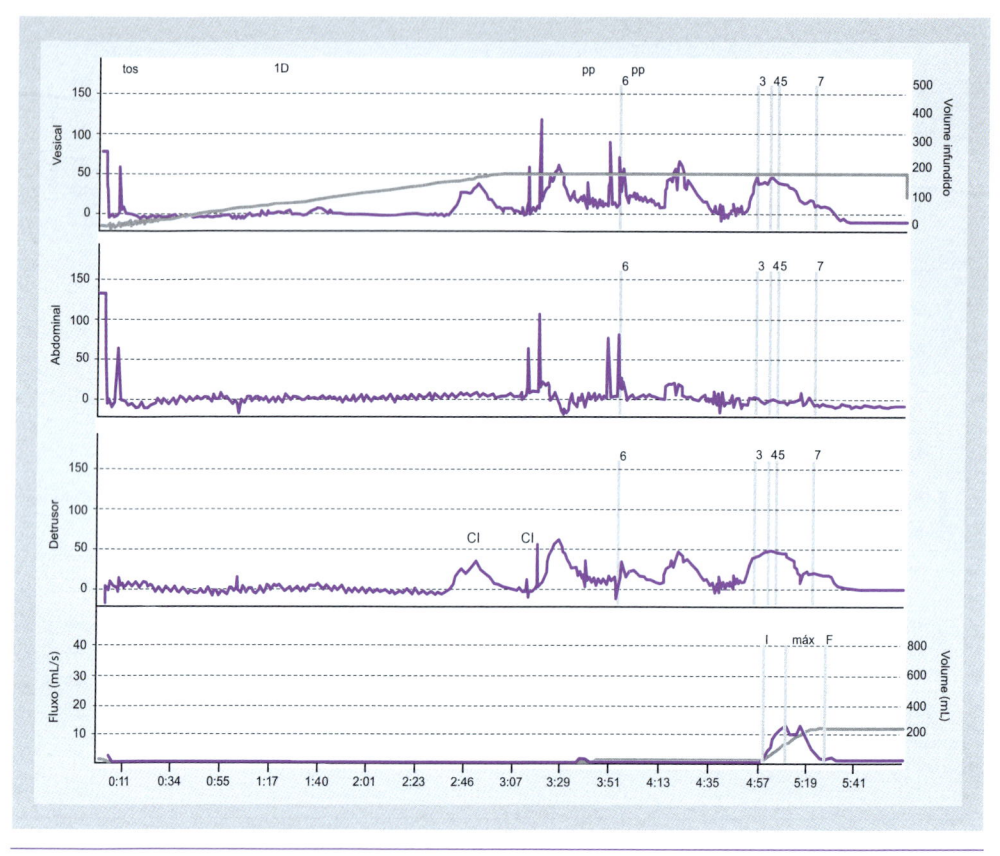

FIGURA 37.11 – Representação de contrações involuntárias na fase de enchimento, caracterizando hiperatividade detrusora.
CI, contração involuntária.

cadas. Quando associadas a quadros neurogênicos, identifica-se a hiperatividade neurogênica do detrusor. Nos demais quadros clínicos, denomina-se hiperatividade idiopática do detrusor. As contrações podem ser fásicas (rápidas e intermitentes) ou terminais (associadas a uma grande perda urinária, em geral ocasionando esvaziamento vesical completo). As CIs podem se associar a sensações súbitas de urgência, com ou sem perdas. Em pacientes com bexiga neurogênica, valores altos, como 40 cmH$_2$O, estão associados a maior risco de dano ao trato urinário superior. Em pacientes com hiperatividade detrusora idiopática, esse parâmetro não está completamente definido.

Após a infusão de mais de 150 mL de soro, realiza-se o teste de perda aos esforços, que possibilita estimar a pressão de perda ao esforço (PPE), ou *leak point*, por meio de tosse ou manobra de Valsalva, que, por definição, é o menor valor da pressão vesical no momento da perda urinária, na ausência de contração detrusora.

⭐ A perda é visualizada e quantificada diretamente no meato uretral externo. A PPE define algumas etiologias para a IUE: valores menores do que 60 cmH$_2$O sugerem fortemente defeito esfincteriano intrínseco; valores acima de 90 cmH$_2$O sugerem hipermobilidade do colo vesical; e valores intermediários podem significar associação dos dois mecanismos fisiopatogênicos. A **Tabela 37.1** apresenta os valores normais da cistometria.

Tabela 37.1 – Valores normais da cistometria

PARÂMETRO	RESULTADOS NORMAIS
Primeiro desejo	100-250 mL
Forte desejo	150-530 mL
Capacidade cistométrica máxima	300-600 mL
Complacência	30-100 cmH$_2$O
Contrações involuntárias do detrusor	Ausentes
Perdas aos esforços	Ausentes
Perdas por urgência	Ausentes

ESTUDO MICCIONAL

Reproduz o ato miccional, porém na presença das sondas uretral e retal, o que permite avaliar a pressão detrusora no momento do esvaziamento vesical, correlacionando-a com o fluxo urinário. Assim, é nessa fase da AU que se identificam as disfunções miccionais, quer seja por obstrução infravesical, quer seja por hipocontratilidade ou outras doenças detrusoras.

PERFIL PRESSÓRICO URETRAL

O estudo do perfil pressórico uretral (PPU) tem como objetivo a avaliação funcional da uretra durante a fase de armazenamento da urina. Essencialmente para que ocorra a continência urinária, é necessário que a pressão intrauretral exceda a pressão intravesical, exceto durante a micção. A pressão uretral é testada em repouso e de forma dinâmica com manobras de esforço, como tosse, durante a fase de enchimento. A informação fornecida pelo PPU se sobrepõe àquela obtida pela medida da PPE, e pode ser substituída por essa medida, que é mais facilmente obtida.

URODINÂMICA AMBULATORIAL

Outra forma de realizar a AU é por meio de equipamento ambulatorial, em que a paciente fica com cateteres vesicais conectados a um sistema de microcomputador, no qual pode realizar o exame em regime de 24 horas no seu ambiente de rotina. A vantagem em relação ao convencional é poder simular o seu ambiente, além de apresentar melhor sensibilidade ao diagnóstico de hiperatividade detrusora e durante a investigação de incontinências de difícil diagnóstico. As desvantagens são o alto custo do exame e os artefatos, devido à mobilização contínua do aparelho. Dessa forma, conclui-se que a AU mediante aparelho ambulatorial é útil para a pesquisa clínica, mas não para a prática clínica, e não melhora a acurácia diagnóstica quando comparada com a AU convencional.

ELETROMIOGRAFIA

A eletromiografia (EMG) avalia, com eletrodos de superfície ou agulhas, a atividade do músculo estriado do assoalho pélvico ou os esfíncteres anal e uretral. Normalmente, ela é utilizada em pacientes que apresentam alguma neuropatia herdada ou adquirida.

O acionamento anormal da musculatura durante a fase de esvaziamento sugere o diagnóstico de dissinergia detrusor-esfincteriana, que muitas vezes pode ser a causa de obstrução funcional ao fluxo urinário.

VIDEOURODINÂMICA

A videourodinâmica consiste na realização do estudo urodinâmico simultaneamente com o estudo por imagem, em tempo real, do trato urinário por meio de fluoroscopia ou US. Esse método permite avaliar a anatomia funcional das estruturas estudadas. É particularmente útil em quadros obstrutivos graves pós-cirúrgicos e quadros neurogênicos.

REFERÊNCIAS

1. Haylen BT, de Ridder D, Freeman RM, Swift SE, Berghmans B, Lee J, et al. An International Urogynecological Association (IUGA/International Continence Society ICS) Joint Report on the Terminology for female Pelvic Floor Dysfunction. Neurourol Urodyn. 2010;29(1):4-20.

2. Lukacz ES, Santiago-Lastra Y, Albo ME, Brubaker L. Urinary incontinence in women: a review. JAMA. 2017;318(16):1592-604.

3. Nygaard I, Barber MD, Burio KL, Kenton K, Meikle S, Schaffer J. Prevalence of symptomatic pelvic floor disorder in US women. JAMA. 2008;300(11):1311-6.

4. Burgio KL, Locher JL, Zyczynski H, Hardin JM, Singh K. Urinary incontinence during pregnancy in a racially mixed sample: characteristics and predisposing factors. Int Urogynecol J Pelvic Floor Dysfunct. 1996;7(2):69-73.

5. Oliveira E, Zuliani LM, Ishicava J, Silva SV, Albuquerque SR, Souza AM, et al. Avaliação dos fatores relacionados à ocorrência da incontinência urinária feminina. Rev Assoc Med Bras. 2010;56(6):688-90.

6. Subak LL, Richter HE, Hunskaar S. Obesity and urinary incontinence: epidemiology and clinical research update. J Urol. 2009;182(6 Suppl):S2-7.

7. Subak LL, King WC, Belle SH, Chen JY, Courcoulas AP, Ebel FE, et al. Urinary incontinence before and after bariatric surgery. JAMA Intern Med. 2015;175(8):1378-87.

8. Martínez Franco E, Parés D, Lorente Colomé N, Méndez Paredes JR, Amat Tardiu L. Urinary incontinence during pregnancy. Is there a difference between first and third trimester? Eur J Obstet Gynecol Reprod Biol. 2014;182:86-90.

9. Hay-Smith J, Mørkved S, Fairbrother KA, Herbison GP. Pelvic floor muscle training for prevention and treatment of urinary and faecal incontinence in antenatal and postnatal women. Cochrane Database Syst Rev. 2008;(4):CD007471.

10. Shek KL, Dietz HP. Intrapartum risk factors for levator trauma. BJOG. 2010;117(12):1485-92.

11. Hannestad YS, Lie RT, Rortveit G, Hunskaar S. Familial risk of urinary incontinence in women: population based cross sectional study. BMJ. 2004;329(7471):889-91.

12. Nygaard IE, Thompson FL, Svengalis SL, Albright JP. Urinary incontinence in elite nulliparous athletes. Obstet Gynecol. 1994;84(2):183-7.

13. Araújo MP de, Oliveira E de, Zucchi EVM, Trevisani VFM, Girão MJBC, Sartori MGF. Relação entre incontinência urinária em mulheres atletas corredoras de longa distância e distúrbio alimentar. Rev Assoc Med Bras. 2008;54(2):146-9.

14. Kruger JA, Murphy BA, Heap SW. Alterations in levator ani morphology in elite nulliparous athletes: a pilot study. Aust N Z J Obstet Gynaecol. 2005;45(1):42-7.

15. Kruger JA, Dietz HP, Murphy BA. Pelvic floor function in elite nulliparous athletes. Ultrasound Obstet. Gynecol. 2007;30(1):81-5.

16. Elks W, Jaramillo-Huff A, Barnes KL, Petersen TR, Komesu YM. The Stress Urinary Incontinence in CrossFit (SUCCeSS) Study. Female Pelvic Med Reconstr Surg. 2020;26(2):101-6.

17. Pires T, Pires P, Moreira H, Viana R. Prevalence of urinary incontinence in high-impact sport athletes: a systematic review and meta-analysis. J Hum Kinet. 2020;73:279-88.

18. Caruso S, Brescia R, Matarazzo MG, Giunta G, Rapisarda AMC, Cianci A. Effects of urinary incontinence subtypes on women's sexual function and quality of life. Urology. 2017;108:59-64.

19. Occhino JA, Heisler CA, Gebhart JB. Anatomy of the female urinary tract. In: Gebhart JB. Urologic surgery for the gynecologist and urogynecologist: female pelvic surgery video atlas series. Philadelphia: Saunders-Elsevier; 2010. p. 1-6.

20. Walters MD, Weber AM. Anatomy of the lower urinary tract, rectum and pelvic floor. In: Walters MD, Karram MD. Urogynecology and reconstructive pelvic surgery. 2nd ed. St Louis: Mosby; 1999.

21. DeLancey JO. Structural aspects of the extrinsic continence mechanism. Obstet Gynecol. 1988;72(3 Pt 1):296-301.

22. Albright TS, Gebrich AP, Wright J, Davis GD. Neurophysiology of the pelvic floor and neurodiagnostic evaluation. J Pelvic Med Surg. 2004;10(3):123-38.

23. Abrams P, Cardozo L, Fall M, Griffiths D, Rosier P, Ulmsten U, et al. The standardisation of terminology of lower urinary tract function: report from the Standardisation Sub-committee of the International Continence Society. Am J Obstet Gynecol. 2002;187(1):116-26.

24. Milsom I, Abrams P, Cardozo L, Roberts RG, Thüroff J, Wein AJ. How widespread are the symptoms of an overactive bladder and how are they managed? A population based prevalence study. BJU Int. 2001;87(9):760-6.

25. Fonseca ES, Camargo AL, Castro RA, Sartori MG, Fonseca MC, Lima GR, et al. Validação do questionário de qualidade de vida (King's Health Questionnaire) em mulheres brasileiras com incontinência urinária. Rev Bras Ginecol Obstet. 2005;27(5):235-42.

26. Souza CCC, Rodrigues AM, Ferreira CE, Fonseca ESM, di Bella ZIKJ, Girão MJBC, et al. Portuguese validation of the Urinary Incontinence-Specific Quality-of-Life Instrument: I-QOL. Int Urogynecol J. 2009;20(10):1183-9.

27. Acquadro C, Kopp Z, Coyne KS, Corcos J, Tubaro A, Choo MS. Translating overactive bladder questionnaires in 14 languages. Urology. 2006;67(3):536-40.

28. Fonseca ES, Bianchi-Ferraro AM. Teste do absorvente e questionários de qualidade de vida. In: Girão MJ, Sartori MG, Ribeiro RM, Castro RA, Jármy Di Bella ZI, editores. Terapêutica clínica. São Paulo: Manole; 2015. p.127-46.

29. Walters MD. Evaluation of urinary incontinence and pelvic organ prolapse: history, physical examination and office tests. In: Walters MD, Karram MM, editors. Urogynecology and reconstructive pelvic surgery. Philadelphia: Elsevier; 2015. p. 117-27.

30. Shek KL, Dietz H-P. Pelvic floor ultrasonography: an update. Minerva Ginecol. 2013;65(1):1-20.

31. Kleeman SD. Clinical evaluation and diagnostic tests for urinary incontinence. J Pelvic Med Surg. 2004;10(3):93-107.

32. Nager CW, Brubaker L, Litman HJ, Zyczynski HM, Varner RE, Amundsen C, et al. A randomized trial of urodynamic testing before stress-incontinence surgery. N Engl J Med. 2012;366(21):1987-97.

38

TRATAMENTO DA INCONTINÊNCIA URINÁRIA FEMININA*

JOSÉ GERALDO LOPES RAMOS
LUCIANA LAUREANO PAIVA
MARCELLE JAEGER ANZOLCH
GABRIELA SOUZA DE OLIVEIRA FREITAS
ANA SELMA BERTELLI PICOLOTO

Com o passar dos anos, médicos e pacientes têm à disposição cada vez mais opções terapêuticas para a incontinência urinária (IU), incluindo intervenções comportamentais, fisioterapia pélvica e tratamento medicamentoso e cirúrgico. O tratamento visa a melhorar os sintomas e a qualidade de vida da paciente, mas, muitas vezes, a continência plena não é atingida. Portanto, sempre devem-se pesar os riscos e benefícios das intervenções, bem como as expectativas da paciente em relação a elas.

Antes de iniciar a terapia, deve-se avaliar a presença de outros sinais e sintomas associados à incontinência, como hematúria, dor pélvica crônica, prolapsos genitais, possibilidade de fístulas ou divertículos e resíduo pós-miccional elevado.

A Figura 38.1 resume a abordagem terapêutica da IU.

Intervenções não terapêuticas

As intervenções não terapêuticas consistem em produtos que auxiliam a coleta (cateterismos permanentes ou intermitentes, absorventes), na prevenção (dispositivos vaginais) ou no bloqueio da perda urinária (dispositivos uretrais). Elas auxiliam o manejo temporário, considerando outras opções terapêuticas, ou de longo prazo, em casos de falha terapêutica completa ou contraindicações absolutas a outros tratamentos.[1]

Todas as intervenções não terapêuticas contemplam um grupo limitado de pacientes, devido à dificuldade de adesão. Quando a paciente está adaptada, parece ter um benefício em longo prazo. Não há estudos sobre a relação custo-benefício.[2]

Os pessários tradicionalmente utilizados em pacientes com prolapso genital não candidatas a tratamento cirúrgico podem ter um papel no suporte do colo vesical e prevenir a incontinência urinária de esforço (IUE) em determinadas tarefas, como exercício físico. Os tipos de pessários que mais se aplicam ao tratamento da IUE são o anel com ou sem suporte, o disco com botão, o Hodge ou aquele em forma de sino. Todos atuam estabilizando a junção uretrovesical junto à sínfise púbica, simulando o efeito das cirurgias para correção de IU.[3]

Medidas de proteção da pele da região glútea e perineal devem ser realizadas, pois a

---

*Os coautores agradecem a Adriana Prato Schmidt pela contribuição dada à escrita deste capítulo na edição anterior.

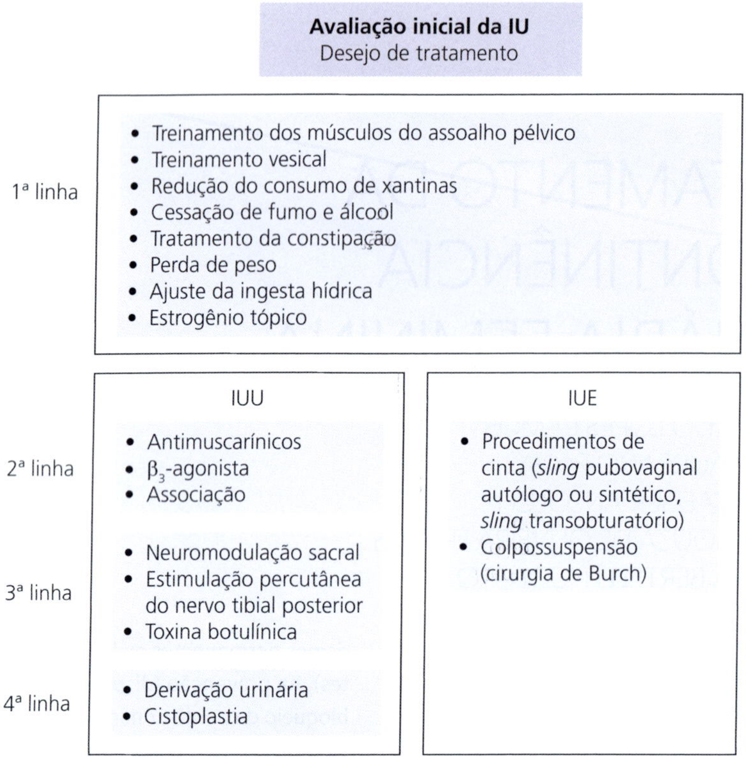

```
                    ┌─────────────────────────┐
                    │  Avaliação inicial da IU │
                    │   Desejo de tratamento   │
                    └─────────────────────────┘
```

1ª linha
- Treinamento dos músculos do assoalho pélvico
- Treinamento vesical
- Redução do consumo de xantinas
- Cessação de fumo e álcool
- Tratamento da constipação
- Perda de peso
- Ajuste da ingesta hídrica
- Estrogênio tópico

	IUU	IUE
2ª linha	• Antimuscarínicos • $β_3$-agonista • Associação	• Procedimentos de cinta (*sling* pubovaginal autólogo ou sintético, *sling* transobturatório) • Colpossuspensão (cirurgia de Burch)
3ª linha	• Neuromodulação sacral • Estimulação percutânea do nervo tibial posterior • Toxina botulínica	
4ª linha	• Derivação urinária • Cistoplastia	

FIGURA 38.1 – Resumo da abordagem terapêutica da incontinência urinária.
IU, incontinência urinária; IUE, incontinência urinária de esforço; IUU, incontinência urinária de urgência.

exposição crônica à urina leva a uma dermatite nessa região. É importante orientar para a troca frequente de protetores absorventes e, eventualmente, o uso de cremes lubrificantes ou cremes de barreira.

■ Abordagem inicial da paciente com incontinência urinária

MANEJO CONSERVADOR

Historicamente, o tratamento para a IU era cirúrgico. Com o passar do tempo e diante de possível insucesso terapêutico, procurou-se compreender melhor a fisiopatologia da doença, desenvolver exames para um diagnóstico mais preciso e buscar novas opções de tratamento. Atualmente, o tratamento conservador é indicado, como terapêutica inicial, para quase todos os casos.

A abordagem pelo tratamento conservador tem sido utilizada em até 66% dos casos de IU no Serviço de Ginecologia e Obstetrícia do Hospital de Clínicas de Porto Alegre (SGO/HCPA) e inclui modificações no estilo de vida e treinamento dos músculos do assoalho pélvico (Figura 38.2). Com tal finalidade, o Ambulatório de Fisioterapia Pélvica do HCPA elaborou protocolos de treinamento dos músculos do assoalho pélvico, com graus de dificuldade diferenciados e vídeos de orientação para serem utilizados nos atendimentos realizados de forma individual e em grupo das pacientes encaminhadas pelo SGO.

Essa abordagem deve ser realizada por um período mínimo de 8 a 12 semanas, principalmente no grupo que necessita de perda de peso.

PERDA DE PESO

Sabidamente, a redução de peso tem impacto na IU, sobretudo naquela de esforço. Subak demons-

Programa de Tratamento Conservador Para a Incontinência Urinária

1) Mudanças de estilo de vida:
– Redução de peso –
O excesso de peso se associa fortemente com o surgimento de incontinência urinária e diminui o efeito dos diferentes tratamentos.

– Tabagismo –
O hábito de fumar aumenta o risco de incontinência urinária.

– Ingestão de bebidas contendo cafeína (café, chá preto, refrigerantes, energéticos) –
Em caso de pacientes com pressa para urinar, esse hábito pode piorar os sintomas.

– Constipação –
Regularizar o hábito intestinal é muito importante na prevenção de incontinência urinária e bexiga caída.

– Redução da ingesta de alimentos ácidos/cítricos e condimentos –
Esse hábito pode reduzir os sintomas irritativos na bexiga.

2) Reeducação vesical:
Por meio de mudanças simples no hábito miccional, é possível reduzir episódios de perdas urinárias.

– Urinar em intervalos programados –
Procure urinar, mesmo sem ter vontade, com o objetivo de reduzir os episódios de perda de urina. Recomenda-se urinar de 2/2 horas, aumentando o intervalo para, no máximo, 4 horas (intervalo normal de urinar). Em caso de necessidade frequente de urinar, comece com intervalos curtos de 30/30 minutos, aumentando gradualmente. Procure urinar antes de dormir.

A associação das medidas de reeducação da bexiga com exercícios pélvicos ou com medicamentos pode melhorar ainda mais os resultados.

3) Tratamento medicamentoso:
Alguns medicamentos podem ser utilizados nos casos de perdas de urina associadas à pressa de chegar ao banheiro.

– Evite o uso desses medicamentos em caso de glaucoma (aumento de pressão nos olhos) ou problemas cardíacos.

– Principais efeitos colaterais: boca seca e constipação.

4) Reeducação pélvica/exercícios perineais:
Os músculos que estão em volta da vagina sustentam os órgãos pélvicos. O enfraquecimento deles resulta em perda de urina e queda dos órgãos sobre a vagina. A realização de exercícios fortalece os músculos, recuperando a sustentação dos órgãos.

– Atualmente, é a base do tratamento inicial da maior parte dos casos de perda de urina, com resultado significativo, evitando a necessidade de cirurgia.

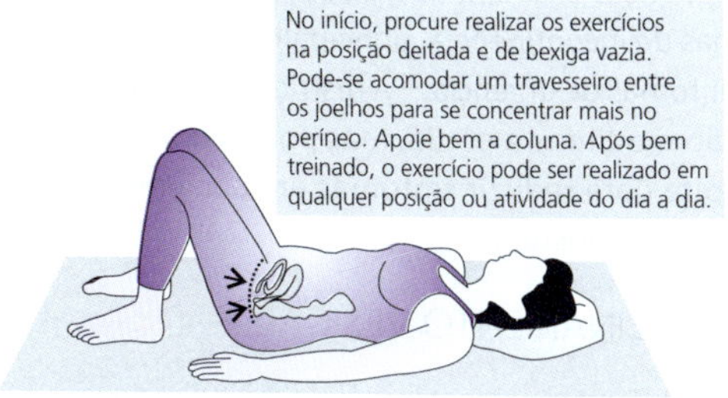

No início, procure realizar os exercícios na posição deitada e de bexiga vazia. Pode-se acomodar um travesseiro entre os joelhos para se concentrar mais no períneo. Apoie bem a coluna. Após bem treinado, o exercício pode ser realizado em qualquer posição ou atividade do dia a dia.

Como realizar seus exercícios:
1) Esvazie completamente a bexiga antes de iniciar a sua série de exercícios.

2) Certifique-se de ter compreendido quais são os músculos a serem exercitados e como fazê-lo de acordo com a orientação profissional fornecida em consulta.

3) Posicione-se deitada, com as pernas dobradas e apoiadas. Certifique-se de que o ambiente esteja tranquilo, com pouca chance de interrupções.

Série de exercícios:
– 5 contrações lentas (5 segundos contraindo, 5 segundos relaxando)

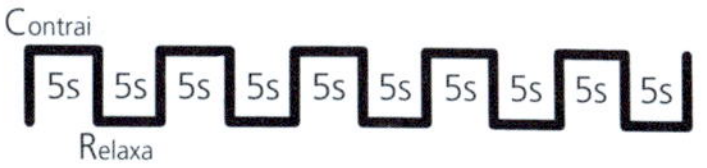

Segue com:
– 5 contrações rápidas (não sustentadas) (contrai/relaxa)

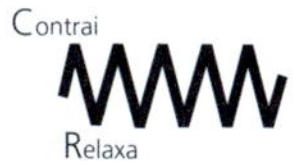

Repetir 3 séries de contrações lentas e rápidas com intervalos de 1 minuto entre elas. Repetir os exercícios até 3 vezes durante o dia.

FIGURA 38.2 – Orientações para abordagem inicial da incontinência urinária utilizadas no Hospital de Clínicas de Porto Alegre.

---

trou que a perda de ao menos 5% do peso já pode ter um efeito significativo na incontinência.[4] Um ensaio clínico randomizado com 338 pacientes obesas ou com sobrepeso mostrou uma redução de mais de 70% nos episódios de perda urinária (maior benefício nos episódios de perda aos esforços) em pacientes submetidas a um programa de 6 meses para redução do peso. Lino demonstrou que a dieta para perda de peso, sem restrição de alimentos irritativos, obteve melhores resultados – tanto em relação à menor frequência de episódios de perda urinária quanto em relação à qualidade de vida de forma geral – do que a dieta restritiva de alimentos irritativos. Ele constatou que uma redução média de 5,24% do peso corporal total corresponde a 34,78% de melhora na perda urinária de esforço ($p = 0,008$).[5]

MODIFICAÇÕES NA DIETA E NA INGESTÃO HÍDRICA

Modificações dietéticas, como diminuição do consumo de bebidas carbonadas, alcoólicas e cafeinadas, podem reduzir os sintomas de incontinência, principalmente no caso de sintomas de urgência.[6,7] A restrição hídrica parece não modificar a perda, mas pode ser adotada à noite para reduzir sintomas em pacientes com relato de noctúria.[8]

RETREINAMENTO VESICAL

O retreinamento vesical está indicado como terapia de primeira linha em pacientes com IU de urgência (IUU) e em algumas com IUE.[1] Associado à utilização do diário miccional, ele pode contribuir para a reeducação do hábito urinário e para a diminuição de sintomas de urgência, além de aumentar a adesão ao tratamento.[9] A paciente é orientada a urinar em horários fixos e a controlar seus sintomas de urgência com técnicas de distração e relaxamento.[10] À medida que existe o controle da micção, os intervalos são aumentados, até um limite de 3 a 4 horas. A resposta ao tratamento pode levar até 6 semanas; portanto, a paciente precisa ser estimulada a persistir.

TRATAMENTO DA CONSTIPAÇÃO

A constipação está intimamente relacionada com a IU, podendo piorá-la, além de estar relacionada com a retenção urinária.[11] Deve ser manejada e evitada, quando possível.

TABAGISMO

O tabagismo tem sido associado à IU, porém não há estudos que tenham avaliado se a sua interrupção tem impacto na perda urinária.[7,12]

FISIOTERAPIA PÉLVICA

O treinamento dos músculos do assoalho pélvico é uma estratégia terapêutica comumente utilizada pela fisioterapia pélvica e hoje é considerado pela European Association of Urology (EAU) como primeira linha de tratamento para a IU feminina (grau de recomendação A),[13] podendo ser realizado de forma individual ou em grupo, sob supervisão.[14,15] Ele é definido como um programa de exercícios que tem por objetivo melhorar a força, a resistência, a flexibilidade e o relaxamento muscular, visando a curar ou a melhorar os sintomas da incontinência de esforço, de urgência e mista, influenciando de maneira positiva a qualidade de vida das pacientes.[16]

A fisioterapia pélvica pode utilizar, em associação com o treinamento dos músculos do assoalho pélvico, outras técnicas adjuvantes, tais como *biofeedback*, eletroestimulação e estímulo vibratório, com o intuito de otimizar a funcionalidade da musculatura perineal, melhorar a consciência e a percepção da ativação muscular e reduzir os sintomas urinários.

TREINAMENTO DOS MÚSCULOS DO ASSOALHO PÉLVICO

Arnold Kegel, na década de 1940, foi o precursor do treinamento dos músculos do assoalho pélvico ao descrever a sua eficácia no tratamento da IU feminina.[17] No entanto, o seu protocolo preconizava somente o fortalecimento da musculatura perineal. A International Continence Society (ICS) recomenda a utilização da expressão "treinamento dos músculos do assoalho pélvico", tendo-se em vista que os protocolos atuais contemplam outras propriedades musculares consideradas importantes no pleno restabelecimento da função dessa musculatura e na melhora da continência urinária.[16]

A contração correta dos músculos do assoalho pélvico gera uma constrição dos canais vaginal e anal e um movimento ascendente perineal.[16] Durante a avaliação do assoalho pélvico por meio da inspeção visual, é possível verificar se esse movimento está presente, ausente ou é realizado de forma inadequada (períneo descendente). Somado a isso, a palpação digital vaginal permite verificar a força muscular, utilizando, por exemplo, a escala preconizada pela ICS, a escala modificada de Oxford ou a escala Brink (Quadro 38.1). Além disso, podem ser avaliadas outras características importantes, como a resistência muscular, por meio do tempo de sustentação da contração em segundos, o número de repetições durante a contração voluntária máxima (CVM) e as contrações rápidas em 10 segundos, a fadiga muscular

> **Quadro 38.1** – Exemplo de escala para grau de força muscular – Escala de Oxford modificada
>
> **Grau 0** – Ausência de resposta muscular
> **Grau 1** – Contração débil não sustentada
> **Grau 2** – Contração de pequena intensidade sustentada
> **Grau 3** – Contração moderada com compressão e elevação cranial leve dos dedos do examinador
> **Grau 4** – Contração satisfatória com compressão dos dedos do examinador e elevação da parede vaginal
> **Grau 5** – Contração forte com compressão dos dedos do examinador e tração em direção à sínfise púbica
>
> **Fonte:** Adaptado de Frawley e colaboradores.[18]

e a capacidade de relaxamento após a contração, a cocontração e a coordenação, como, por exemplo, a contração perineal antes de uma tosse ou do movimento de um segmento corporal.[18]

⭐ A capacidade de contrair voluntariamente e de maneira adequada os músculos do assoalho pélvico pode variar entre as mulheres. Essa habilidade deve ser avaliada pelo fisioterapeuta para que os resultados almejados pelo treinamento dos músculos do assoalho pélvico sejam plenamente atingidos.

Um estudo de Uechi e colaboradores demonstrou que apenas um terço das participantes apresentavam uma autopercepção adequada da sua contração muscular.[19] Da mesma forma, Rodrigues e colaboradores identificaram que 36,4% das participantes não foram capazes de contrair voluntariamente os músculos do assoalho pélvico, mesmo após o comando verbal e/ou o estímulo digital proprioceptivo vaginal. Por essa razão, com tais mulheres incapazes de contrair a musculatura perineal, devem ser utilizadas inicialmente técnicas de facilitação, tais como a eletroestimulação vaginal e o estímulo vibratório, com o intuito de melhorar a percepção e a ativação muscular de forma voluntária.[20]

Os protocolos de treinamento dos músculos do assoalho pélvico partem do princípio de que a contração voluntária muscular é uma função adquirida, que requer conhecimento e consciência da capacidade de contração, treino e dedicação ao programa de exercícios.[16] De acordo com uma revisão sistemática realizada por García-Sánchez e colaboradores, independentemente do protocolo de exercícios utilizado nos estudos, ocorreu uma redução dos episódios de perda urinária entre as mulheres com IUE. No entanto, para que os efeitos desejados sejam alcançados, o programa de exercícios deverá ser desenvolvido por pelo menos 6 a 12 semanas. Esse período de treinamento é necessário devido ao fato de que o incremento da força nas primeiras 6 a 8 semanas é predominantemente neural (20-40%), não havendo ainda aumento do volume muscular.[21] A hipertrofia é um processo mais lento, iniciando após 6 a 8 semanas, generalizada a todos os tipos de fibras musculares, mas o potencial é maior nas fibras rápidas.[22]

Essa mudança morfológica nos músculos do assoalho pélvico foi identificada no estudo realizado por Brækken e colaboradores, que utilizou a ultrassonografia 3D para comparar as estruturas antes e depois do treinamento dos músculos do assoalho pélvico. Foi observado que, após a realização do treinamento, houve aumento do volume muscular, redução da área do hiato, diminuição do comprimento muscular e elevação do posicionamento da bexiga e do reto no repouso.[23]

O programa de exercícios para treinamento dos músculos do assoalho pélvico pode ser desenvolvido tanto de modo individual como em grupo. Uma revisão sistemática que comparou o atendimento em grupo com o individual e o domiciliar verificou que as duas primeiras modalidades apresentaram maior eficácia na remissão dos sintomas de IU quando comparadas com o atendimento domiciliar ou sem supervisão fisioterapêutica.[24] Da mesma forma, um estudo desenvolvido por Dumoulin e colaboradores que comparou o treinamento em grupo com o individual no tratamento de 319 mulheres, com idade média de 67,9 anos, durante o seguimento de 1 ano, verificou que as duas modalidades de atendimento foram igualmente eficazes na melhora dos sintomas de IUE e mista, com um percentual de melhora de 90% no individual e 87% no grupo.[25]

A terapia multimodal também é uma forma eficaz de tratar pacientes com IU, pois otimiza os resultados. Conforme as diretrizes da EAU e da ICS, o treinamento dos músculos do assoalho pélvico pode ser associado a terapias adjuvantes, como o *biofeedback* ou a eletroestimulação.[13,16]

BIOFEEDBACK

O *biofeedback* consiste no uso de um sensor externo que fornece informações por meio de sinais acústicos e/ou visuais. Ele não é considerado um tratamento por si só, mas sim um complemento ao treinamento dos músculos do assoalho pélvico, auxiliando a paciente a ter uma melhor consciência da função muscular durante a realização dos exercícios perineais.[16] A sua utilização está recomendada com o propósito de aumentar a atividade muscular, diminuir a ativação de um músculo hipertônico e aumentar a propriocepção e o relaxamento da musculatura perineal. Os equipamentos mais usados na prática clínica como método complementar ao treinamento dos músculos do assoalho pélvico são o eletromiográfico e o pressórico (Figura 38.3).[26]

Estudos como o de Hagen e colaboradores (2020), sobre a utilização do *biofeedback* eletromiográfico associado ao treinamento dos músculos do assoalho pélvico no tratamento da IU feminina, não demonstraram diferenças significativas em comparação com o grupo que realizou somente o treinamento.[27] Da mesma forma, uma revisão sistemática realizada por Nunes e colaboradores verificou que o *biofeedback* não oferece benefícios terapêuticos superiores aos do treinamento dos músculos do assoalho pélvico feito de modo isolado ou da eletroestimulação vaginal no tratamento da IUE.[28] Esses achados podem estar relacionados com o fato de que esse dispositivo fornece um *feedback* da sua ativação muscular feita de forma voluntária, dependendo, assim, da capacidade da paciente de realizar uma contração adequada e eficiente dos músculos do assoalho pélvico, sendo que, por si só, isso não garante maior eficácia no ganho de força muscular.

Outros estudos, no entanto, como a revisão sistemática realizada por Herderschee e colaboradores, que incluiu 24 ensaios clínicos sobre o treinamento dos músculos do assoalho pélvico com *biofeedback* no tratamento da IU feminina, verificaram que as mulheres que utilizaram esse recurso terapêutico apresentaram uma melhor percepção a respeito da melhora dos sintomas urinários, mas não houve diferença estatística em relação à remissão dos sintomas em comparação com o grupo que não usou o *biofeedback*. Os autores do estudo referem que esse achado pode estar relacionado com a supervisão fisioterapêutica, que era mais frequente e sistemática no grupo que usou o *biofeedback*.[29] Wu e colaboradores recentemente realizaram uma revisão sistemática com 21 ensaios clínicos sobre o uso do *biofeedback* eletromiográfico no tratamento de pacientes com IUE. Os autores verificaram que o grupo que associou o treinamento dos músculos do assoalho pélvico com o *biofeedback* eletromiográfico apresentou melhores resultados em 18 dos estudos analisados, quando comparado com o grupo que realizou somente treinamento de forma isolada, para os desfechos remissão de sintomas e melhora da qualidade de vida.[30]

ELETROESTIMULAÇÃO

A eletroterapia é a utilização de potencial elétrico ou correntes para suscitar respostas terapêuticas. A corrente pode ser direcionada para a área motora ou as funções sensoriais. Essa terapia também é considerada adjuvante no tratamento da IU

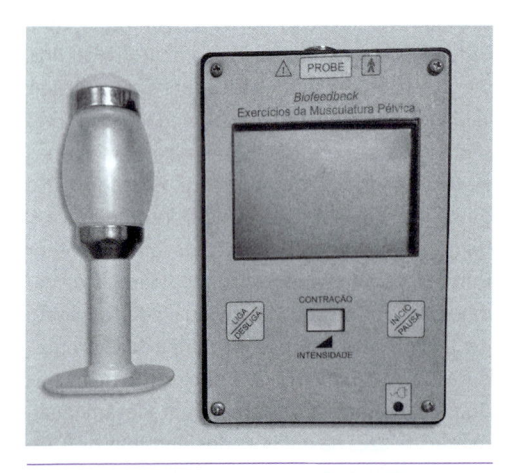

FIGURA 38.3 – Aparelho para eletroestimulação do assoalho pélvico.

feminina, associada ao treinamento dos músculos do assoalho pélvico e/ou ao *biofeedback*. Ela pode ser usada por mulheres que não têm a capacidade de realizar de forma satisfatória a contração muscular voluntária, facilitando a identificação dos músculos do assoalho pélvico. Pode, ainda, inibir as contrações do músculo detrusor nas pacientes com IUU ou mista.[13,16]

Dependendo do objetivo almejado, o tipo de corrente elétrica e a modalidade de estimulação podem variar da seguinte forma: aplicação transcutânea quando realizada com eletrodos de superfície (p. ex., estimulação no nervo tibial ou perineal), percutânea quando são utilizadas agulhas (Figura 38.4) e intracavitária com *probe* anal ou vaginal.[27]

O estímulo elétrico realizado nos nervos aferentes para a musculatura periuretral pode produzir efeitos como aumentar a pressão periuretral e do fluxo sanguíneo para a musculatura uretral e perineal, restabelecer conexões neuromusculares e modificar o padrão de ação. Dessa maneira, ao substituir o impulso nervoso voluntário, induz-se uma contração muscular passiva e a despolarização das membranas, proporcionando o fortalecimento muscular. Portanto, de acordo com os parâmetros utilizados (frequência, largura de pulso e intensidade), a aplicação da corrente elétrica pode resultar no recrutamento de fibras musculares ou inibição do músculo detrusor.[27]

Embora o treinamento dos músculos do assoalho pélvico seja considerado a primeira linha de tratamento para IU feminina, muitas mulheres não têm habilidade de contrair voluntariamente esses músculos.[13-15] Um estudo realizado por Antônio e colaboradores sugere que a eletroestimulação intravaginal realizada durante 8 semanas pode ser uma estratégia para melhorar a contração dos músculos perineais, reduzindo a gravidade da IU e melhorando a qualidade de vida das pacientes. Apesar dos achados positivos, os autores orientam o uso dessa técnica com cautela, indicando a necessidade de analisar diferentes protocolos de intervenção.[31] Rodrigues e colaboradores buscaram comparar a eletroestimulação com o estímulo vibratório na melhora da resposta muscular de mulheres com IU incapazes de contrair voluntariamente a musculatura perineal, concluindo que o estímulo vibratório foi mais eficaz na melhora da força muscular.[32]

Conforme a revisão sistemática realizada por Schreiner e colaboradores, a estimulação dos nervos tibial e intravaginal parece ser eficaz no tratamento da IUU, porém o estímulo realizado na

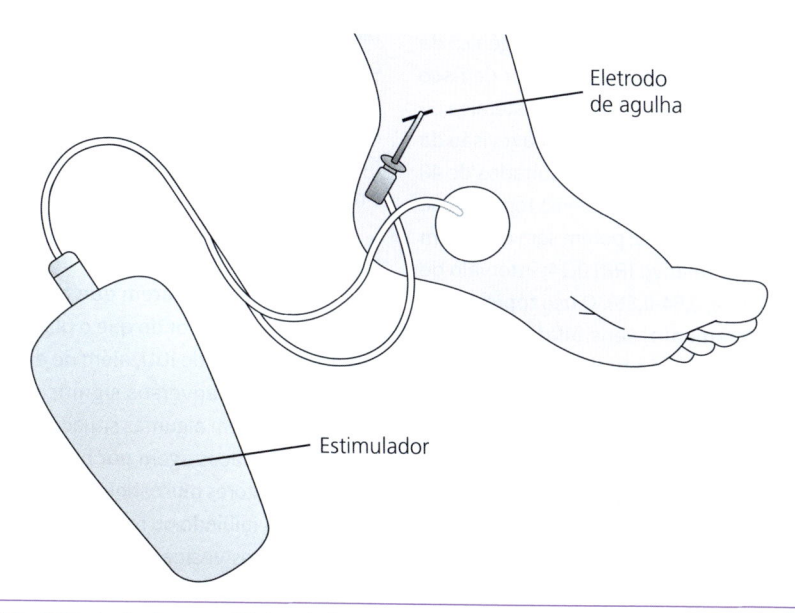

FIGURA 38.4 – Estimulação do nervo tibial posterior.

região sacral estaria mais indicado para casos refratários. Todavia, as informações fornecidas pelos 30 estudos incluídos não confirmam a eficácia da eletroestimulação para o tratamento da IUE nas mulheres.[33] De acordo com a revisão de Stewart e colaboradores, que incluiu 56 estudos clínicos, a eletroestimulação é, provavelmente, mais eficaz do que nenhum tratamento ou do que placebo, mas não é possível afirmar que essa técnica seja similar ou tão eficaz quanto o treinamento dos músculos do assoalho pélvico no tratamento da IUE feminina. Sendo assim, os achados referentes à utilização da eletroestimulação para IUE ainda são inconsistentes, sendo mais indicada no tratamento da IUU e mista, associada ao treinamento dos músculos do assoalho pélvico de forma isolada ou com *biofeedback*.[34]

APLICATIVOS PARA *SMARTPHONES*

Estão se popularizando aplicativos para o tratamento da IU. Em uma revisão sistemática de 139 aplicativos em saúde, 20 foram incluídos para a revisão, porém somente um apresentou evidência de melhora da IU. Ainda são necessárias maiores avaliações para essa modalidade de tratamento, que parece ter forte adesão.[35]

TERAPIA HORMONAL

Considerando-se que a deficiência estrogênica da pós-menopausa é um importante fator de risco para IU, o efeito da terapia hormonal sistêmica ou tópica é alvo de diversos estudos. Uma revisão da Cochrane em 2012 sintetizou os resultados de 48 estudos e constatou que o estrogênio tópico pode melhorar os sintomas de IU, porém sem dados em longo prazo (risco relativo [RR] 0,74; intervalo de confiança [IC] 95%, 0,64-0,86). O uso tópico pode ocasionar sangramento, sensibilidade mamária ou náuseas, porém não há relatos de eventos adversos graves. O estrogênio sistêmico para sintomas climatéricos pode piorar os sintomas de IU, porém não há dados suficientes para concluir sobre impacto da dose, tipo de estrogênio, via de administração e utilização concomitante de progesterona.[36]

No estudo Women's Health Initiative (WHI), o RR de IU em um ano foi significativamente maior no grupo com terapia hormonal, não importando se era somente estrogênio ou se era associado à progesterona.[37] A terapia hormonal combinada com estrogênios e progestógenos parece não melhorar o quadro; ao contrário, pode inclusive, piorar os sintomas. Esse estudo foi delineado para outros desfechos primários, mas apresenta esse efeito paradoxal, que deve ser avaliado.

O estrogênio vaginal tópico melhora a atrofia genital e os sintomas da síndrome geniturinária da menopausa, especialmente nos sintomas de polaciúria e disúria. São utilizados cremes de estriol ou de promestrieno, que apresentam baixa absorção sistêmica sem aumentar o risco cardiovascular ou de doenças relacionadas com o risco de câncer.[38] Uma revisão sistemática e metanálise de 2012, incluindo quatro ensaios clínicos randomizados, encontrou melhora na IU com o uso de estrogenoterapia tópica em mulheres pós-menopáusicas (RR 0,74; IC 95%, 0,64-0,86).[39]

Incontinência urinária de urgência

TRATAMENTO FARMACOLÓGICO

A farmacoterapia se apresenta como segunda linha de tratamento em pacientes que obtiveram resposta insatisfatória ao treinamento vesical. Tendo como base a neurofisiologia do trato urinário, os fármacos utilizados atuam produzindo relaxamento do detrusor (ação antimuscarínica), auxiliando a continência nos casos de IUU e mista (Tabela 38.1).

As medicações anticolinérgicas constituem a primeira escolha, apesar de ensaios clínicos randomizados mostrarem que apresentam um benefício pouco maior do que o placebo na redução dos episódios de IUU, além de estarem associadas a efeitos adversos significativos que as contraindicam em algumas situações.[36,40]

Esses fármacos agem por bloqueio competitivo dos receptores muscarínicos da bexiga, principalmente M_3, inibindo ou retardando o surgimento das contrações vesicais involuntárias, aumentando a capacidade vesical funcional.[41] Algumas preparações devem ser evitadas em pacientes ido-

Tabela 38.1 – Opções para tratamento farmacológico da hiperatividade vesical

FÁRMACO	MECANISMO DE AÇÃO	DOSE RECOMENDADA	CUIDADOS	OBSERVAÇÃO
Primeira linha				
Cloridrato de oxibutinina (amina terciária) NE 1 LR ou LE	Ação antimuscarínica, antiespasmódica e anestésica (60-80% de resposta)	• LR – 2,5 mg 3×/dia VO, com adequado índice de sucesso com menos efeitos adversos (NE 1); pode-se utilizar até 10 mg 3×/dia VO • LE – 10 mg 1×/dia VO	• Evitar em glaucoma de ângulo fechado não tratado e arritmias cardíacas; xerostomia (70%) • LE – menos efeitos adversos	
Alternativas				
Tartarato de tolterodina (amina terciária) NE 1 LR ou LE Menos lipofílico – menos efeitos cognitivos	Antagonista competitivo da acetilcolina (65% de resposta)	• LR – 2 mg 2×/dia VO • LE – 4 mg DU	• Seletividade funcional para bexiga • Xerostomia (40%)	
Bromidrato de darifenacina (amina terciária)	Inibidor seletivo de receptores M_3	Uso único diário – iniciar com 7,5 mg VO; aumentar dose em 15 dias	• Melhor para déficit cognitivo • Constipação (21%) • Xerostomia (8%)	
Succinato de solifenacina (amina terciária)	Antagonista M_3	Dose preconizada: 5-10 mg/dia VO	Não indicado em intolerância a soja e amendoim	
Hidrocloridrato de tróspio (amina quaternária) NE 2	Antagonista M_1 e M_3 Não ultrapassa a barreira hematencefálica	Dose preconizada: 20 mg 2×/dia VO	1×/dia em idosos Menos efeitos centrais (cognitivos)	Não disponível no mercado nacional
Mirabegrona	Agonista β_3	Dose preconizada: 25-50 mg/dia VO	Hipertensão grave, arritmias cardíacas	

DU, dose única; LE, liberação estendida; LR, liberação rápida; NE, nível de evidência; VO, via oral.

sas com déficit cognitivo superior a 10%, e todas devem ser administradas com cuidado nessa população, pela possibilidade de acelerar o processo demencial.

Na escala de risco colinérgico, método que estima o impacto das medicações com ação anticolinérgica de uso mais frequente, as medicações para tratamento da IU representam 3 pontos para oxibutinina e imipramina e 2 pontos para tolterodina. Uma metanálise de 2020 sugere que medicações com efeito anticolinérgico acarretam maior mortalidade em pacientes idosas.[42] A dose utilizada deve ser a menor possível que consiga minimizar os efeitos adversos e melhorar os episódios de perda urinária. A paciente deve ser reavaliada em um período de 6 a 8 semanas para reajuste de dose, se necessário. A medicação pode levar até 12 semanas para exercer seu efeito máximo. Mulheres com risco para retenção urinária (disfunção miccional, grandes prolapsos) devem ter o resíduo pós-miccional medido antes de iniciar o tratamento. Não há evidência de melhor eficácia para um dos tipos de antimuscarínicos, porém o perfil de efeitos adversos muda conforme a seletividade para receptores M_3 (solifenacina, darifenacina) e a menor passagem pela barreira hematencefálica (tróspio).[43,44]

⚠️ A maioria das pacientes que abandona o tratamento farmacológico o faz pelos efeitos adversos dos fármacos, consequências da sua ação antimuscarínica sistêmica – boca seca, constipação, visão embaçada, taquicardia, tontura e diminuição da função cognitiva. As formulações com liberação lenta parecem ter menor incidência de efeitos adversos.[36] Antimuscarínicos estão contraindicados em pacientes com glaucoma de ângulo fechado.

A mirabegrona é um fármaco com diferente mecanismo de ação também indicado para tratamento de IUU e mista. Tem ação agonista em receptores β_3-adrenérgicos, promovendo, portanto, relaxamento do detrusor. Constitui uma opção para pacientes que não toleram ou têm contraindicações a medicações anticolinérgicas. Também é possível combiná-la com um anticolinérgico em pacientes com má resposta a este (terapia *add-on*).[45-47] Deve-se controlar o resíduo pós-miccional após as primeiras semanas de uso, pelo risco de retenção urinária. A dose inicial da mirabegrona é de 25 mg/dia VO, podendo ser aumentada para 50 mg de acordo com a resposta da paciente. O fármaco não deve ser utilizado por pacientes hipertensas graves, e a pressão arterial deve ser monitorada, devido ao risco de elevação com seu uso.[48] A ocorrência de eventos adversos é discretamente menor no grupo de pacientes que usaram mirabegrona em relação ao grupo que utilizou antimuscarínicos (17,0 vs. 21,4%).[49,50]

Os antidepressivos tricíclicos constituem, em nosso meio, uma opção terapêutica na IU mista, embora a literatura não os indique para manejo da IU. Eles atuam na inibição da recaptação de serotonina e noradrenalina, relaxando o detrusor e aumentando a resistência uretral, por meio do estímulo de α-receptores do colo vesical. Apresentam, também, efeitos benéficos no manejo da enurese noturna. O fármaco mais utilizado é o cloridrato de imipramina, em doses variando de 25 a 75 mg/dia. Deve-se ter atenção à cardiotoxicidade e à hipotensão postural na população de idosas. Um ensaio clínico randomizado realizado no SGO/HCPA demonstrou que pacientes com bexiga hiperativa tratadas com imipramina durante 6 meses apresentaram redução do número de contrações não inibidas ao estudo urodinâmico, bem como diminuição do número de episódios de perda urinária e melhora da qualidade de vida ao final desse tempo, em comparação com o início do tratamento.[51] É possível usar esses medicamentos para tratar disfunções vesicais e uretrais, por serem de custo acessível.

TOXINA BOTULÍNICA

A toxina botulínica constitui a terceira linha de tratamento de distúrbios urinários, principalmente em bexiga neurogênica, dissinergias e hiperatividade idiopática refratária ao tratamento farmacológico.[1] Das sete toxinas disponíveis, as dos tipos A e B são as indicadas para uso clínico, sobretudo a A, por não ultrapassar a barreira hematencefálica. Ela provoca aumento significativo da capacidade cistométrica e do volume na primeira contração involuntária, quando há hiperatividade neurogênica do detrusor.[52]

O efeito ocorre por inibição da exocitose de vesículas de acetilcolina, com recuperação histológica em 3 meses e denervação química reversível em 3 a 6 meses. Aplica-se a dose de 100 a 200 unidades em até 30 pontos diferentes da bexiga, sob visão cistoscópica (evitando o trígono vesical). As reaplicações podem lesar o detrusor, devendo ser utilizadas com cautela em pacientes com bexiga neurogênica idiopática. A sua eficácia parece ser similar à dos anticolinérgicos, em relação à redução do número de episódios de urgência.[53]

A toxina botulínica apresenta, como efeito adverso, retenção urinária (10%) e possível infecção urinária recorrente. Há contraindicação para pacientes em uso de aminoglicosídeos, portadoras de neuropatia motora periférica ou miastenia ou durante amamentação e gestação.[54]

NEUROMODULAÇÃO SACRAL

A neuromodulação sacral é uma alternativa de tratamento para pacientes que não responderam às terapias anteriores, com mecanismo de ação semelhante ao da estimulação do nervo tibial posterior.[55,56] O implante do eletrodo de teste ocorre na região sacral em S3, ligado a um estimulador externo. A paciente é acompanhada e reavaliada em um período de 3 a 7 dias. Se houver melhora superior ou igual a 50%, o eletrodo definitivo é implantado no subcutâneo. Mecanismos de reflexo sacral, bem como centros de modulação pontinos e corticais, têm sido postulados como responsáveis pelo resultado favorável. Uma revisão sistemática de 16 estudos concluiu que a neuromodulação sacral apresenta benefícios. Contudo, muitas pacientes têm reações adversas graves, inclusive com necessidade de remoção do aparelho. A resposta à neuromodulação também foi avaliada por um ensaio clínico randomizado com 147 pacientes, a maioria mulheres, com bexiga hiperativa. Verificou-se que a resposta foi melhor com a neuromodulação do que com o emprego de fármacos (86 vs. 44%).[57] As maiores limitações para o uso desse dispositivo são o alto custo e a necessidade de procedimento cirúrgico para implantação.

QUARTA LINHA DE TRATAMENTO

Quando não há resposta a nenhum outro tratamento, a paciente deve ser referenciada a um urologista, que avaliará a necessidade de cirurgia. Em geral, as opções incluem cistoplastia de aumento, derivação urinária ou colocação de cateter suprapúbico. Tais procedimentos são restritos aos casos de IUU grave e refratária, devido à agressividade e ao impacto dessas cirurgias sobre a qualidade de vida das pacientes.

TERAPIAS ALTERNATIVAS

ACUPUNTURA

Estudos-piloto sugerem modesta melhora na qualidade de vida com acupuntura, mas não há evidência suficiente para recomendá-la em ampla escala para pacientes com IU.[58-61]

Incontinência urinária de esforço

TRATAMENTO FARMACOLÓGICO

O cloridrato de duloxetina foi um fármaco proposto para uso em pacientes com IUE, e age inibindo a recaptação de serotonina e noradrenalina, com potencial aumento da atividade motora da musculatura estriada periuretral. Pode apresentar benefícios em algumas pacientes, mas, atualmente, não é recomendado como primeira linha de tratamento. Uma revisão sistemática de 24 estudos, realizada em 2012, mostrou que a duloxetina não apresenta maior efetividade do que o placebo. Estudos clínicos mostraram efeitos colaterais significativos em até 60% das pacientes, que incluem náuseas e sintomas psiquiátricos.[62] Nos Estados Unidos, nenhum medicamento é aprovado pela Food and Drug Administration (FDA) para tratamento da IUE.

MÉTODOS FÍSICOS

O uso de *laser* de dióxido de carbono (CO_2) fracionado microablativo, *laser* de érbio, YAG não ablativo e radiofrequência vem sendo estudado para tratamento de diversas doenças ginecológicas. O mecanismo de ação dos métodos físicos baseia-se na elevação da temperatura intracelular e, por conseguinte, na vasodilatação, na desnaturação do colágeno, na ativação de fibroblastos e na neocolagênese. Há evidência de que essas terapias podem melhorar a elasticidade dos tecidos e reconstituir a microbiota vaginal em pacientes pós-menopáusicas.

O uso crescente para fins estéticos e de "rejuvenescimento íntimo" é controverso e motivou, nos Estados Unidos, um alerta da FDA em 2018, reforçando aos profissionais de saúde que a segurança e a eficácia dos métodos físicos para fins cosméticos não estão claras.[63] Há diversos estudos realizados e em andamento para tratamento da atrofia relacionada com a síndrome geniturinária da menopausa, porém ainda com grau de evidência baixo ou muito baixo.[64] No tratamento da IU, a evidência para radiofrequência transuretral é limitada a um ensaio clínico randomizado com 173 pacientes portadoras de IUE, que não conseguiu concluir se houve melhora de sintomas e qualidade de vida no grupo tratado.[65,66]

Em um ensaio duplo-cego randomizado comparando *laser* de CO_2 e estriol tópico, os efeitos do *laser* fracionado de CO_2 foram semelhantes aos do estriol tópico, e não houve diferença significativa entre as duas terapias. A dispareunia após o tratamento com *laser* foi maior.[67]

A revisão de Preti e colaboradores, que resultou em um documento de boas práticas em tratamentos vulvovaginais com *laser*, concluiu que os estudos disponíveis não apresentam bom delineamento, não têm grupo-controle, são patrocinados pela indústria e apresentam curto período de seguimento, o que não permite, portanto, a indicação desse tratamento para a IUE.[68]

Estudos com energia magnética vêm sendo publicados com resultados promissores em séries de casos. Entretanto, ainda faltam análises por ensaios randomizados e de custo-efetividade, visto que a quantidade de energia necessária para o uso da fonte eletromagnética é muito alta.

Segundo a International Urogynecology Association (IUGA) e a ICS, ainda não existem diretrizes estabelecidas para o tratamento da IUE com energias vaginais, e estas não devem, portanto, ser indicadas para tal finalidade.[63]

TRATAMENTO CIRÚRGICO

O tratamento cirúrgico está indicado nos casos de IU por defeito anatômico, o que ocorre na IUE.

Mais de uma centena de técnicas cirúrgicas já foram testadas para o tratamento da IU, mas poucas sobreviveram ao tempo. Uma doença de baixa morbidade, como a IUE, é responsável por até 30% do movimento cirúrgico de um ambulatório de ginecologia; por isso, a indicação precisa do tratamento é fundamental. A satisfação em relação ao procedimento melhora quando há discussão e explicação dos objetivos e das complicações previamente ao procedimento. Deve ser aplicado o termo de consentimento livre e esclarecido. Dois estudos demonstraram que idade avançada, índice de massa corporal (IMC) maior do que 30 e *sling* de fáscia autóloga estão associados à menor satisfação da paciente com a cirurgia.[69]

Muitas cirurgias têm sido propostas, mas poucas permaneceram indicadas com bom embasamento científico, como a colpossuspensão retropúbica (cirurgia de Burch) e os procedimentos de *sling* tradicionais.

A eficácia cirúrgica muitas vezes é baixa, por não se realizar o diagnóstico correto da IUU e, principalmente, da IU mista no pré-operatório.[70] Hiperatividade do detrusor pode coexistir com IUE em até 30% das pacientes.[71] Além disso, mesmo na IUE pura, devido à própria fraqueza da estrutura muscular pélvica (fisiopatologia da doença), a taxa de recidiva é importante.

⚠️ Obesidade, menopausa, histerectomia prévia e procedimentos prévios para incontinência são condições clínicas que aumentam o risco de falha cirúrgica. Os achados urodinâmicos de maior risco para falha cirúrgica no pré-operatório são sinais de hiperatividade, eletroneuromiografia perineal anormal e deficiência esfincteriana intrínseca. A hiperatividade do detrusor pode, ainda, ser uma complicação pós-operatória em 7 a 27% das pacientes com IUE, mesmo naquelas com avaliação urodinâmica pré-operatória sem evidência de contrações não inibidas.[72]

Foi realizado um estudo no SGO/HCPA para avaliar a taxa de recidiva de IUE tratada com diferentes técnicas cirúrgicas após 2 anos de seguimento. Observou-se recidiva com o emprego das técnicas de Kelly-Kennedy (plicatura do colo vesical), Burch e Marshall-Marchetti-Kantz (MMK) de

29,2, 39,1 e 50%, respectivamente. Não houve diferença estatística quando foram avaliados técnica cirúrgica empregada, tempo de recidiva, idade à época da cirurgia e à época da recidiva, estado menopausal, uso de terapia hormonal, número de gestações e antecedente de parto vaginal. Observou-se, contudo, que a totalidade das pacientes com cirurgia prévia teve recidiva.[73]

Classicamente, as cirurgias de colpossuspensão eram indicadas nos casos com pressão de perda urinária alta (hipermobilidade de colo vesical) e nos procedimentos de *sling* com pressão de perda urinária baixa (deficiência esfincteriana intrínseca). Hoje, a seleção da via e da técnica depende de vários fatores além da presença ou não de deficiência esfincteriana intrínseca, como a necessidade de laparotomia por outras doenças pélvicas, presença e gravidade da distopia pélvica, idade, comorbidades, preferências da paciente e treinamento do cirurgião.

PROCEDIMENTOS RETROPÚBICOS (CIRURGIA DE BURCH)

A descrição original foi realizada por Burch em 1961, tendo sofrido algumas modificações posteriormente.[74-76] Nos diversos estudos, a plicatura da fáscia pubocervical é feita de cada lado da uretra média e do colo vesical, com a colocação de duas ou três suturas com fios de absorção lenta, como a polidioxanona (PDS II). As suturas são fixadas nos ligamentos iliopectíneos ipsolaterais e atadas com tensão suave, para não ocorrer supercorreção e comprometimento funcional (Figura 38.5).

Muitos ginecologistas ainda preferem a cirurgia de Burch aos procedimentos de cinta (*sling*) para o tratamento da hipermobilidade uretral com função uretral adequada. Muitas vezes, esse procedimento pode corrigir uma cistocele até estádio II. Se houver retocele ou enterocele, estas devem ser corrigidas no mesmo tempo cirúrgico por via vaginal. A taxa de continência no primeiro ano é de cerca de 85 a 90%, e, após 5 anos, de 70%. A abordagem por videolaparoscopia é segura e apresenta menor tempo de recuperação pós-operatória, porém a efetividade em longo prazo é desconhecida.[77]

PROCEDIMENTOS DE CINTA (*SLING*)

Sling pubovaginal (autólogo)

A técnica de cinta foi desenvolvida por Aldridge e utiliza uma faixa de fáscia (aponeurose do reto abdominal) posicionada na porção suburetral, com fixação na parede abdominal por meio de pontos de sutura, em geral no tendão de inserção do músculo reto abdominal no púbis.[78] É classicamente indicada quando há perda urinária com baixas pressões (deficiência esfincteriana intrínseca). É a cirurgia preferencial em casos de recidiva de incontinência após o procedimento primário. A integridade vesical deve ser confirmada por cistoscopia transoperatória.

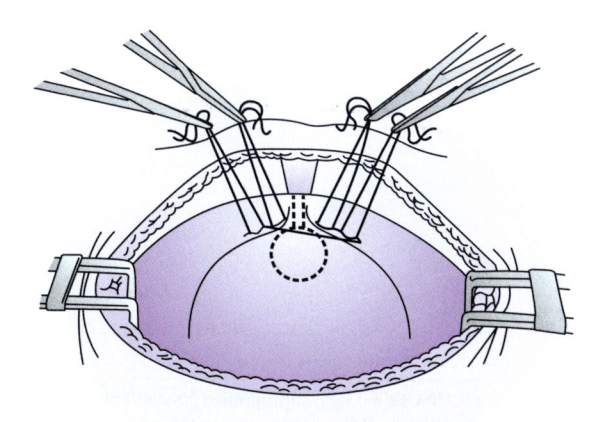

FIGURA 38.5 – Técnica cirúrgica de Burch.
Fonte: Elaborada com base em Ramos e colaboradores.[77]

Existem muitos procedimentos de cinta, em que variam a via de acesso e o tipo de material. A utilização de fáscia do reto abdominal ou fáscia lata é o padrão-ouro, servindo de referência para comparação com outros métodos que surgiram mais tarde. Materiais sintéticos (telas de polipropileno ou prolene) têm sido bastante usados atualmente, com um benefício objetivo em curto prazo de 73 a 93%.[78] Há a desvantagem de, potencialmente, gerarem uma resposta inflamatória a corpo estranho e determinarem um risco um pouco maior de exposição (saída da tela para a vagina) ou erosão (vesical/uretral), quando comparados com materiais autólogos. Essas complicações ocorrem em torno de 5 a 10% dos casos.

Quando utilizado como primeiro procedimento, a taxa de continência fica em torno de 94%. Resultados de médio e longo prazos sugerem que a continência em 10 anos seja semelhante àquela obtida no primeiro ano.[78,79] Quando comparada com a cirurgia de Burch, a cirurgia de cinta apresenta resultados semelhantes em longo prazo, porém com menor risco de prolapso genital e maior risco de sintomas de esvaziamento (hesitação, esforço miccional, etc.).[76] A taxa objetiva de cura em pacientes submetidas à colocação de *sling* após múltiplas cirurgias prévias varia em torno de 61 e 100%, com média de 85%.

Sling suprapúbico *tension-free*

A técnica que propõe o uso de próteses sintéticas de polipropileno macroporoso sem tensão (*tension-free*) baseia-se na teoria proposta por Petros e Ulmsten, na qual o enfraquecimento do ligamento pubouretral pode ser o principal fator responsável pela IUE.[80] A tela é colocada sob a uretra média após a passagem transpélvica de agulhas específicas, para compensar essa deficiência. A cistoscopia transoperatória é mandatória (Figura 38.6).

O tempo operatório é relativamente menor em relação à técnica de *sling* pubovaginal, com atendimento ambulatorial ou em hospital-dia. Complicações são descritas, mas podem ser menores em relação à técnica tradicional: lesão vesical (1,5-15% dos casos), distúrbios miccionais (0,3-21,3%) e retenção que necessita de transecção da tela (1-2,8%). Exposição da tela para vagina ou trato urinário, hematoma pélvico e perfuração de alças podem ocorrer, mas são eventos

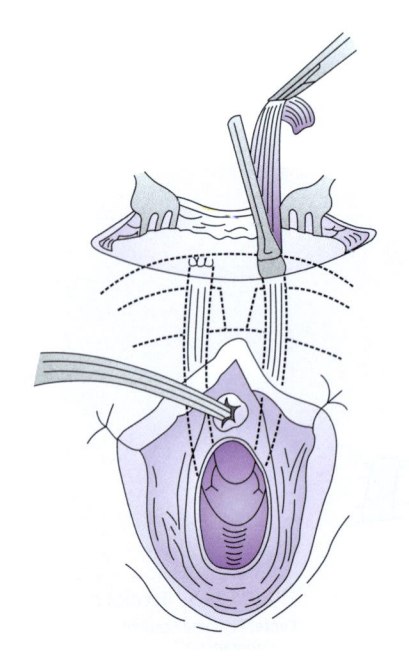

FIGURA 38.6 – *Sling* suprapúbico *tension-free* (sintético).
Fonte: Elaborada com base em Ramos e colaboradores.[77]

raros.[81,82] Resultados objetivos em longo prazo mostram taxa de sucesso em 85%, melhora em 10,6% e falhas em 4,7% dos casos.[83]

Sling transobturatório tension-free

A presença de complicações transoperatórias (perfuração de bexiga, perfuração de alças intestinais, hemorragias de grandes vasos, etc.) com as técnicas retropúbicas promoveu a introdução de produtos similares por diferentes técnicas, como o sling transobturatório,[84-86] em que a passagem da tela de polipropileno ocorre pelo forame obturatório, com exteriorização por pequena incisão na região inguinal bilateralmente (Figura 38.7).

Em seguida, surgiram os minislings, que são alças menores, de até 8 cm de comprimento. A abordagem é feita por incisão única vaginal, com ancoramento da faixa na membrana obturatória, sem a necessidade de incisões crurais. Uma revisão sistemática e metanálise de 15 ensaios clínicos randomizados comparando minislings com slings tradicionais encontrou taxas de cura objetiva e subjetiva consideravelmente maiores com o uso dos últimos, com as mesmas taxas de complicações. Com o surgimento de kits mais modernos de minislings, mais estudos são necessários para se concluir a respeito dessa técnica; porém, a evidência disponível até o momento sugere ela não deve ser escolhida preferencialmente a outros slings.

USO DE TELAS EM INCONTINÊNCIA URINÁRIA

⚠️ Embora os slings sintéticos estejam disponíveis no Brasil, seu uso tem sido questionado em alguns países, devido às complicações descritas nas telas sintéticas utilizadas para o tratamento de prolapsos vaginais (ver Cap. 36 – Prolapsos genitais). Os slings sintéticos de uretra média são eficazes no tratamento da IUE, e, quando indicado, deve-se informar à paciente sobre os eventos adversos decorrentes do material sintético, bem como dos seus benefícios. Caso a paciente não queira utilizar material sintético, pode-se propor a cirurgia usando material autólogo ou a cirurgia de Burch.

ESCOLHA DO MELHOR PROCEDIMENTO EM SITUAÇÕES ESPECIAIS

Devido à sua eficácia, menor morbidade cirúrgica e menor taxa de complicações pós-operatórias, os slings de uretra média têm sido a técnica de escolha para o tratamento da

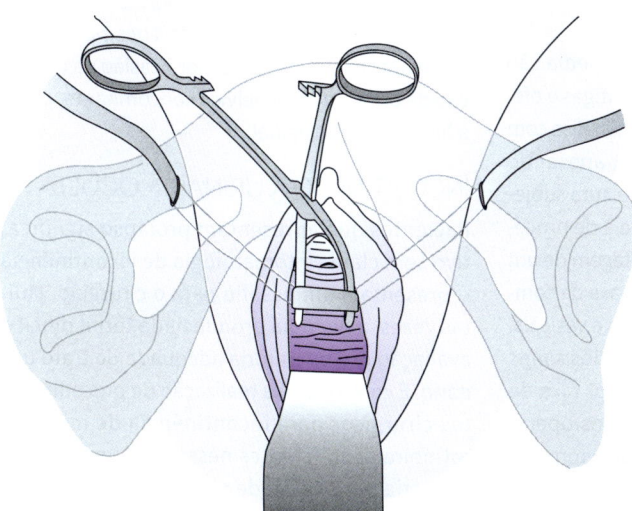

FIGURA 38.7 – Sling transobturatório.
Fonte: Elaborada com base em Hoffman e colaboradores.[85]

IU.[87] Se houver indicação de alguma cirurgia concomitante – por exemplo, para correção de prolapso vaginal –, dá-se preferência à mesma via para correção da incontinência. Os *slings* de colo vesical (de fáscia autóloga) também constituem uma boa opção, especialmente se os *kits* comerciais de *slings* sintéticos não estiverem disponíveis. Além disso, ficam reservados para casos de falha de tratamento cirúrgico prévio, pelo seu perfil de maior padrão obstrutivo e pela maior morbidade associada à cirurgia. Outras indicações incluem pacientes que não desejem inserção de material sintético, pacientes com incontinência grave e uretra fixa e pacientes com história de complicações após a inserção de material sintético.

O esfíncter urinário artificial é raramente utilizado em mulheres, podendo ser implantado por via aberta ou laparoscópica. Trata-se de um procedimento de última linha que é encaminhado ao urologista.

COMPARAÇÃO ENTRE OS PROCEDIMENTOS

Na atualidade, os critérios para se avaliar o sucesso cirúrgico incluem a cura objetiva (testada com avaliação urodinâmica) e a cura subjetiva (baseada em questionários de qualidade de vida), sendo esta última especialmente valorizada, em virtude de ser a mais importante para a paciente.

Sabidamente, os *slings* de uretra média são tão efetivos quanto as técnicas mais antigas e oferecem menor morbidade.[86,87] Uma metanálise com 62 ensaios clínicos demonstrou que, apesar do curto tempo de seguimento, a taxa de cura subjetiva com essa técnica era semelhante à de procedimentos antes utilizados, com a vantagem de um menor tempo cirúrgico e uma menor taxa de complicações, exceto por acidentes uretrais e vesicais, que foram mais frequentes no grupo dos *slings* de uretra média. Também houve menor taxa de urgência e incontinência de urgência pós-operatórias, menor tempo de internação e de retorno às atividades nesse grupo, quando comparado com os *slings* de colo vesical e a colpossuspensão.[87]

Um ensaio clínico randomizado comparou a efetividade em longo prazo do *sling* de uretra média com a da colpossuspensão aberta, e observou taxas de cura semelhantes (63 vs. 70%).[88] Duas coortes prospectivas seguiram pacientes por 7 a 11 anos, após cirurgia de TVT (*transvaginal tape*, um dos primeiros *slings* de uretra média usados), e encontraram taxa de cura subjetiva de 77 a 85%.[89-91] Na atualidade, a colpossuspensão retropúbica tem sido associada aos casos em que se realiza concomitantemente outra cirurgia abdominal, como uma histerectomia ou correção abdominal do prolapso pós-histerectomia.

TRATAMENTO CIRÚRGICO DA INCONTINÊNCIA URINÁRIA DE ESFORÇO NA PRESENÇA DE PROLAPSO GENITAL

Pacientes em estádios II ou III, com sintomas urinários, têm várias opções terapêuticas, e a via de correção do prolapso indica o procedimento mais adequado para a correção da incontinência. Na presença de deficiência esfincteriana, as cirurgias de cinta estão indicadas.

Embora a colporrafia anterior com plicatura suburetral (Kelly-Kennedy) não seja um método de escolha para tratamento da IUE, pode ser considerada uma opção como tratamento concomitante à cirurgia de prolapso em pacientes idosas, com sintomas leves, em que a morbidade cirúrgica e os riscos de disfunções vesicais pós-operatórias precisam ser minimizados, por ocasião da realização de outra cirurgia pélvica concomitante, como a histerectomia vaginal.

INCONTINÊNCIA URINÁRIA OCULTA

Pacientes que apresentam prolapso significativo sem clara sintomatologia de incontinência representam um desafio para o cirurgião. Muitas vezes, a distopia pronunciada torna difícil a avaliação pré-operatória adequada do trato urinário. É controversa a realização de procedimentos cirúrgicos para incontinência de maneira rotineira em pacientes nessas circunstâncias. A plastia perineal pode ser indicada primariamente para correção do prolapso anterior, com reavaliação da necessidade de procedimento específico para IUE conforme a evolução pós-operatória (nível de evidência C).

A realização de procedimentos específicos para o manejo da incontinência na paciente sem queixa clínica tem a desvantagem de oferecer um risco maior de efeitos indesejados, como dificuldade para urinar (13%) e urgência ou urgência com incontinência (6-30%). Mesmo com a correção combinada, persiste uma chance de 9% de a paciente permanecer com incontinência aos esforços.

⚠ A literatura indica uma conduta restritiva para os procedimentos combinados, que podem cursar com efeitos indesejáveis, passíveis de alterar de forma importante a qualidade de vida da paciente.[92] É preferível realizar um procedimento separadamente e, caso seja necessário, utilizar outra técnica complementar.

PRESENÇA DE DEFICIÊNCIA ESFINCTERIANA INTRÍNSECA

Ainda é motivo de controvérsia definir o tratamento cirúrgico da IU de acordo com a pressão de perda aos esforços, ou seja, de acordo com a presença de hipermobilidade do colo vesical ou de deficiência esfincteriana intrínseca.[87,92] Recentemente, o ponto de corte da pressão de perda aos esforços (PPE) tem mostrado valor preditivo limitado para desfechos pós-operatórios.[93] O entendimento atual é de que a função uretral está comprometida, em grau variável, em todas as pacientes com IU. Inclusive, tem-se questionado a investigação rotineira do ponto de PPE por meio da avaliação urodinâmica, uma vez que parece não impactar o resultado do tratamento cirúrgico primário em pacientes com IUE não complicada.

Estudos observacionais mostram uma taxa de sucesso de 70 a 80% em mulheres sem hipermobilidade uretral tratadas com *slings* de uretra média.[92,94-99] Com relação à via de passagem do *sling* (transobturatória ou retropúbica) em mulheres com suspeita de deficiência esfincteriana intrínseca, tem-se questionado a superioridade anteriormente descrita dos *slings* retropúbicos.

A Tabela 38.2 resume as indicações e complicações das diferentes técnicas para manejo cirúrgico da IU.

ACOMPANHAMENTO PÓS-OPERATÓRIO

No período pós-operatório imediato, utiliza-se sondagem vesical de demora por 24 horas; nos *slings* transobturatórios, que muitas vezes são realizados como cirurgias ambulatoriais, esse período pode ser menor. Após a retirada do cateter, deve-se manter controle de diurese. A verificação de resíduo pós-miccional só deve ser realizada se a paciente apresentar retenção urinária. No caso de a paciente não conseguir urinar espontaneamente, devem-se orientar tentativas de micção espontânea com sondagem vesical de alívio, se necessário, a cada 4 ou 6 horas, com iní-

Tabela 38.2 – Indicações e complicações das diferentes técnicas cirúrgicas

CIRURGIA	INDICAÇÕES	TAXAS DE SUCESSO	RISCOS
Burch	Hipermobilidade uretral Cistocele associada	84% 14% de falha em longo prazo (> 7 anos)	Disfunção miccional (2%) Hiperatividade *de novo* (7-27%) Enterocele (7,6-13,6%) Perfuração vesical (0,7%)
Sling pubovaginal	Hipermobilidade com envolvimento ou comprometimento da função do esfincter uretral Falha cirúrgica de outros métodos	85-90% 80% em longo prazo	Perfuração vesical (3,8%) Disfunção miccional (12,8%) Hiperatividade (7%)

(Continua)

Tabela 38.2 – Indicações e complicações das diferentes técnicas cirúrgicas *(Continuação)*

CIRURGIA	INDICAÇÕES	TAXAS DE SUCESSO	RISCOS
Sling sintético suprapúbico (*top-down* e *bottom-up*)	Mesmas do *sling* pubovaginal	87-91% em médio prazo	Perfuração vesical (2-11%) Disfunção miccional (4,3%) Hiperatividade (4,3%) Erosão (≤ 1-5%)
Sling sintético transobturatório (*outside-in* e *inside-out*)	Mesmas da cirurgia de Burch	90% em curto prazo	Perfuração vesical (≤ 1%) Perfuração uretral (1%) Disfunção miccional (1,6-13,9%) Dor inguinal e na coxa (2,5-12,9%) Erosão (2,5%)
Injeção periuretral (*bulking agents*)	Deficiência esfincteriana sem hipermobilidade	48-76% em curto prazo	Infecção do trato urinário (10-15%) Retenção inicial (20%) Necessidade de várias injeções

Fonte: National Institute for Health and Care Excellence,[1] Walters e Daneshgari,[72] Silva[100] e Girão e colaboradores.[101]

cio da orientação para a autossondagem. A urocultura deverá ser solicitada após a parada das autossondagens. Em poucos casos, poderá ser usada a sonda de demora aberta em frasco.

Nos procedimentos com abordagem da via vaginal, utiliza-se um tampão vaginal de gaze, a fim de prevenir a formação de hematomas. Esse tampão é retirado de 8 a 16 horas após o término da cirurgia. É importante a mobilização precoce da paciente, sendo preferível evitar esforços físicos por um período de 6 a 8 semanas no pós-operatório.

Nas pacientes submetidas a procedimentos com tela sintética, os cuidados com infecções e trofismo vaginal devem ser redobrados, evitando exposição de tela. As pacientes devem ser acompanhadas após a cirurgia por pelo menos 1 ano (idealmente, por 5 anos). Se a cirurgia não apresentar sucesso, a paciente deve ser reinvestigada exaustivamente para verificar outras causas de IU.

INJEÇÕES PERIURETRAIS

As injeções periuretrais (*bulking agents*) são uma opção a ser considerada em pacientes com uretra fixa ou com várias intervenções anteriores e idosas com risco para abordagem cirúrgica de maior porte, desde que o detrusor ainda tenha a função preservada. A melhora pode chegar a 76%, com a desvantagem da perda de efeito em médio prazo, com necessidade de reaplicação.[102] A técnica consiste em infiltração de substâncias pouco absorvidas na região periuretral, geralmente microesferas de material sintético ou colágeno. O procedimento pode ser realizado por via transuretral com auxílio de cistoscópio, ou através de pequenas incisões parauretrais no períneo, sempre com controle endoscópico para assegurar injeção na submucosa da uretra logo abaixo da junção uretrovesical.[103] O objetivo é aumentar a coaptação da mucosa, com consequente aumento da resistência uretral à passagem de urina.

■ Outras incontinências urinárias

INCONTINÊNCIA URINÁRIA MISTA

Em mulheres com IU mista, uma revisão sistemática mostrou melhora dos sintomas com mudanças no hábito urinário, exercícios pélvicos e retreinamento vesical.[62] Quando não houver resposta, dá-se início ao tratamento da condição predominante: esforço ou urgência.[104] Não há dados disponíveis sobre a melhor ordem de início dos tratamentos, cabendo ao médico discutir as opções, os riscos e os benefícios com a paciente. Deve-se considerar que a cirurgia para IU pode tanto melhorar como piorar os sintomas de urgência miccional, o que torna mandatório o esclarecimento e o consentimento prévios da paciente.

Ensaios clínicos multicêntricos que incluíram mulheres com IU mista submetidas a tratamento cirúrgico por várias técnicas observaram que a maioria das mulheres (50-70%) relatou melhora nos sintomas de urgência e de incontinência associada à urgência.[104] Esse resultado contraria achados de pequenos estudos de coorte anteriores, que sugeriam piora dos sintomas de urgência após a cirurgia de *sling*.[105,106] A taxa de cura da IU mista após a cirurgia é menor do que aquela observada em pacientes com IUE pura.[107,108] Pela maior quantidade de dados disponíveis, prefere-se a cirurgia de *sling* às demais técnicas nesse tipo de paciente.[109]

INCONTINÊNCIA URINÁRIA POR TRANSBORDAMENTO

A IU por transbordamento está relacionada com a deficiência no esvaziamento vesical e se apresenta como perda urinária involuntária intermitente ou contínua, sem desejo ou urgência miccional, mas muitas vezes associada à sensação de esvaziamento incompleto. O tratamento, portanto, depende da causa: obstrução urinária ou hipocontratilidade detrusora.

Mulheres com obstrução urinária devem ser avaliadas quanto à presença de prolapsos genitais importantes, massas pélvicas e estenose uretral devido a procedimentos prévios. Aquelas que apresentam hipocontratilidade detrusora devem ser investigadas quanto ao uso de medicamentos que comprometam a contratilidade detrusora ou que aumentem o tônus uretral. O tratamento da hipocontratilidade detrusora é bastante limitado.

Alguns medicamentos podem auxiliar o manejo de situações de retenção urinária. O betanecol, medicamento com ação agonista direta em receptores muscarínicos, é utilizado em doses de 10 mg, 3 ou 4 vezes ao dia, com aumento gradual, no máximo até 50 mg/dia. Atualmente, essa medicação não está disponível no Brasil. A tansulosina, medicamento de ação bloqueadora de receptores α uretrais, age como relaxante do colo vesical, e mostrou-se eficaz em melhorar tanto parâmetros clínicos como urodinâmicos em pacientes com diagnóstico de obstrução urinária.[110]

Outras opções incluem a neuroestimulação sacral, além de técnicas cirúrgicas, como derivação urinária ou cistoplastia.[111,112] A autossondagem limpa, intermitente, também pode ser usada como tratamento em pacientes com incontinência por transbordamento.

Populações especiais

MULHERES OBESAS

A cirurgia da incontinência tem se demonstrado eficaz em pacientes obesas. Apesar disso, a perda de peso deve ser sempre estimulada antes de qualquer indicação cirúrgica, tendo-se em vista que está associada à diminuição significativa do número de episódios de perda urinária.[4] Estudos mostraram uma resposta semelhante à cirurgia de *sling* em mulheres obesas e não obesas. Um estudo de caso-controle em mulheres submetidas a *sling* retropúbico não encontrou diferenças na continência em 18 meses em mulheres obesas (IMC ≥ 40 kg/m^2) e não obesas.[113] Outro estudo, retrospectivo, que avaliou a resposta à cirurgia de *sling* transobturatório em 281 mulheres, verificou uma taxa de cura de mais de 90%, tanto em pacientes com IMC igual ou superior a 30 kg/m^2 quanto em pacientes não obesas.[114]

Em contrapartida, em uma revisão de 97 pacientes submetidas à cirurgia de Burch no HCPA entre 1992 e 2003, pacientes com obesidade (IMC > 30) apresentaram um risco 3,7 vezes maior de falha do tratamento em 1 ano após o procedimento em relação a pacientes não obesas.[115]

MULHERES IDOSAS

A cirurgia para incontinência apresenta a mesma eficácia e as mesmas complicações em pacientes idosas e não idosas. Estudos de coorte que avaliaram os desfechos das cirurgias de *sling* com estratificação por faixa etária verificaram as mesmas taxas de falha e de complicações entre mulheres idosas (75-85 anos) e não idosas (56-58 anos), embora sintomas de urgência tenham sido mais prevalentes nas primeiras.[116]

REFERÊNCIAS

1. National Institute for Health and Care Excellence, National Collaborating Centre for Women's and Children's Health. Urinary incontinence in women: the management of urinary incontinence in women. London: Royal College of Obstetricians and Gynaecologists; 2013.
2. Moore KH. Conservative management for urinary incontinence. Baillieres Best Pract Res Clin Obstet Gynaecol. 2000;14(2):251-89.
3. Al-Shaikh G, Syed S, Osman S, Bogis A, Al-Badr A. Pessary use in stress urinary incontinence: a review of advantages, complications, patient satisfaction, and quality of life. Int J Womens Health. 2018;10:195-201.
4. Subak LL, Wing R, West DS, Franklin F, Vittinghoff E, Creasman JM, et al. Weight loss to treat urinary incontinence in overweight and obese women. N Engl J Med. 2009;360(5):481-90.
5. Lino ND. Dieta para redução de peso e circunferência da cintura x dieta com restrição de alimentos irritativos vesicais no tratamento da incontinência urinária [dissertação]. Porto Alegre: UFRGS; 2011.
6. Gleason JL, Richter HE, Redden DT, Goode PS, Burgio KL, Markland AD. Caffeine and urinary incontinence in US women. Int Urogynecol J. 2013; 24(2):295-302.
7. Dallosso HM, McGrother CW, Matthews RJ, Donaldson MM, Leicestershire MRC Incontinence Study Group. The association of diet and other lifestyle factors with overactive bladder and stress incontinence: a longitudinal study in women. BJU Int. 2003;92(1):69-77.
8. Hay-Smith J, Nygaard I, Wyman J. Adult conservative management. In: Abrams P, Cardozo L, Khourdy S, Wein A, editors. Incontinence. Paris: Health Publications; 2005. p. 857-954.
9. Tarnay CM. Urogynecology. In: Current obstetrics & gynecology. 3rd ed. Norwalk: Appleton & Lange; 2002. p. 798-815.
10. Nygaard I. Clinical practice. Idiopathic urgency urinary incontinence. N Engl J Med. 2010;363(12):1156-62.
11. Wood LN, Anger JT. Urinary incontinence in women. BMJ. 2014;349:g4531.
12. Tähtinen RM, Auvinen A, Cartwright R, Johnson TM 2nd, Tammela TL, Tikkinen KA. Smoking and bladder symptoms in women. Obstet Gynecol. 2011;118(3):643-8.
13. Burkhard FC, Bosch JLHR, Cruz F, Lemack GE, Nambiar AK, Thiruchelvam N, et al. EAU guidelines on urinary incontinence in adults. Arnhem: EAU; 2020.
14. Dumoulin C, Cacciari LP, Hay-Smith EJ. Pelvic floor muscle training versus no treatment, or inactive control treatments, for urinary incontinence in women. Cochrane Database Syst Rev. 2018;10(10):1-155.
15. Cacciari LP, Dumoulin C, Hay-Smith EJ. Pelvic floor muscle training versus no treatment, or inactive control treatments, for urinary incontinence in women: a Cochrane systematic review abridge republication. Braz J Phys Ther. 2019;23(2):93-107.
16. Bo K, Frawley HC, Haylen BT, Abramov Y, Almeida FG, Berghmans B, et al. An International Urogynecological Association (IUGA)/ International Continence Society (ICS) joint report on the terminology for the conservative and nonpharmacological management of female pelvic floor dysfunction. Neurourology and Urodynamics. 2017;36(2):221-44.
17. Kegel AH. Progressive resistance exercise in the functional restoration of the perineal muscles. Am J Obstet Gynecol. 1948;56(2):238-48.
18. Frawley H, Shelly B, Morin M, Bernard S, Bø K, Diges GA, et al. An International Continence Society (ICS) report on the terminology for pelvic floor muscle assesment. Neurourol Urodyn. 2021; 40:1217-60.
19. Uechi N, Fernandes ACNL, Bø K, Freitas LM, Ossa AMP, Bueno SM, et al. Do women have an accurate perception of their pelvic floor muscle contractions? A cross-sectional study. Neurourol Urodyn. 2020;39(1):361-6.
20. Rodrigues MP, Paiva LP, Mallmann S, Bessel T, Ramos JGL. Can the inability to contract the pelvic floor muscles influence the severity of urinary incontinence symtoms in females? Int Urogynecol J. 2022;33(5):1193-7.
21. García-Sánchez E, Ávila-Gandía V, López-Román J, Marínez-Rodríguez A, Rubio-Arias JÁ. What pelvic floor muscle trainning load is optimal in minimizing urine loss in women with stress urinary incontinence? A systematic review. Int J Environ Res Public Health. 2019;16(22):4358.
22. Ferreira M, Santos P. Princípios da fisiologia do exercício no treino dos músculos do pavimento pélvico. Acta Urológica. 2009;26(3):31-8.
23. Braekken IH, Majida M, Engh ME, Bø K. Morphological changes after pelvic floor muscle training measured by 3 dimensional ultrasonography: a randomized controlled trial. Obstet Gynecol. 2010;115: 317-24.
24. Paiva LP, Ferla L, Darski C, Catarino BM, Ramos JGL. Pelvic floor muscle training in groups versus individual or home treatment of women with urinary incontinence: systematic review and meta-analysis. Int Urogynecol J. 2017;28(3):351-9.
25. Dumoulin C, Morin M, Danieli C, Cacciari L, Mayard MH, Tousignant M, et al. Group-based vs individual pelvic floor muscle training to treat urinary incontinence in older women: a randomized clinical trial. Jama Intern Med. 2020;180(10):1284-93.
26. Resende APM, Stüpp L. Fisioterapia. In: Girão MJ, Sartori MG, Riberio RM, Castro RA, Jármy-Di Bella ZI. Tratado de uroginecologia e disfunções do assoalho pélvico. São Paulo: Manole; 2015. p. 181-91.
27. Hagen S, Bugge C, Dean SG, Elders A, Hav-Smith J, Kilonzo M, et al. Basic versus biofeedback mediated intensive pelvic floor muscle training for women with urinary incontinence: the OPAL RCT. Health Techonol Assesss. 2020;24(70):1-144.
28. Nunes EFC, Sampaio LMM, Biasotto-Gonzalez DA, Nagano RCR, Lucareli PRG, Politti F. Biofeedback for pelvic floor muscle training

in women with stress urinary incontinence: a systematic review with meta-analysis. Physiotherapy. 2019;105(1):10-23.

29. Herderschee R, Hay-Smith EC, Herbison GP, Roovers JP, Heineman MJ. Feedback or biofeedback to augment pelvic floor muscle training for urinary incontinence in women: shortened version of a cochrane systematic review. Neurourol Urodyn. 2013;32(4):325-9.

30. Wu X, Zheng X, Yi X, Lai P, Lan Y. Electromyographic biofeedback for stress urinary incontinence or pelvic floor dysfunction in women: a systematic review and meta-analysis. Adv Ther. 2021;38(8):4163-77.

31. Antônio IF, Bo K, Pena CC, Bueno SM, Mateus-Vasconcelos ECL, Fernandes ACNL, et al. Intravaginal electrical stimulation increases voluntarily pelvic floor muscles: a randomized trial. J Physiot. 2022;68(1):37-42.

32. Rodrigues MP, Barbosa LJF, Paiva LP, Mallmann S, Sanches PRS, Ferreira CF, et al. Effect of intravaginal vibratory versus electric stimulation on the pelvic floor muscles: a randomized clinical trial. Eur J Obstet Gynecol Reprod Biol X. 2019;3:100022.

33. Schreiner L, Santos TG, Souza ABA, Nygaard CC, Silva Filho IG. Electrical stimulation for urinary incontinence in women: a systematic review. Int Braz J Urol. 2013;39(4):454-64.

34. Stewart F, Berghmans B, Bø K, Glazener CMA. Electrical stimulation with non-implanted devices for stress urinary incontinence in women. Cochrane Database Syst Rev. 2017;12(12):CD012390.

35. Ho L, Macnab A, Matsubara Y, Peterson K, Tsang B, Stothers L. Rating of pelvic floor muscle training mobile applications for treatment of urinary incontinence in women. Urology. 2021;150:92-8.

36. Cody JD, Jacobs ML, Richardson K, Moehrer B, Hextall A. Oestrogen therapy for urinary incontinence in post-menopausal women. Cochrane Database Syst Rev. 2012;(10):CD001405.

37. Manson JE, Chlebowski RT, Stefanick ML, Aragaki AK, Rossouw JE, Prentice RL, et al. Menopausal hormone therapy and health outcomes during the intervention and extended poststopping phases of the Women's Health Initiative randomized trials. JAMA. 2013;310(13):1353-68.

38. Crandall CJ, Hovey KM, Andrews CA, Chlebowski RT, Stefanick ML, Lane DS, et al. Breast cancer, endometrial cancer, and cardiovascular events in participants who used vaginal estrogen in the Women's Health Initiative Observational Study. Menopause. 2018;25(1):11-20.

39. Moehrer B, Hextall A, Jackson S. Oestrogens for urinary incontinence in women. Cochrane Database Syst Rev. 2003;(2):CD001405.

40. Shamliyan T, Wyman JF, Ramakrishnan R, Sainfort F, Kane RL. Benefits and harms of pharmacologic treatment for urinary incontinence in women: a systematic review. Ann Intern Med. 2012;156(12):861-74, W301-10.

41. Reynolds WS, McPheeters M, Blume J, Surawicz T, Worley K, Wang L, et al. Comparative effectiveness of anticholinergic therapy for overactive bladder in women: a systematic review and meta-analysis. Obstet Gynecol. 2015;125(6):1423-32.

42. Ali S, Peterson GM, Bereznicki LR, Salahudeen MS. Association between anticholinergic drug burden and mortality in older people: a systematic review. Eur J Clin Pharmacol. 2020;76(3):319-35.

43. Yamada S, Ito Y, Nishijima S, Kadekawa K, Sugaya K. Basic and clinical aspects of antimuscarinic agents used to treat overactive bladder. Pharmacol Ther. 2018;189:130-48.

44. Geller EJ, Dumond JB, Bowling JM, Khandelwal CM, Wu JM, Busby-Whitehead J, et al. Effect of trospium chloride on cognitive function in women aged 50 and older: a randomized trial. Female Pelvic Med Reconstr Surg. 2017;23(2):118-23.

45. Yamaguchi O, Kakizaki H, Homma Y, Igawa Y, Takeda M, Nishizawa O, et al. Long-term safety and efficacy of antimuscarinic add-on therapy in patients with overactive bladder who had a suboptimal response to mirabegron monotherapy: a multicenter, randomized study in Japan (MILAI II study). Int J Urol. 2019;26(3):342-52.

46. Drake MJ, Chapple C, Esen AA, Athanasiou S, Cambronero J, Mitcheson D, et al. Efficacy and safety of mirabegron add-on therapy to solifenacin in incontinent overactive bladder patients with an inadequate response to initial 4-week solifenacin monotherapy: a randomised double-blind multicentre phase 3B study (BESIDE). Eur Urol. 2016;70(1):136-45.

47. Gratzke C, van Maanen R, Chapple C, Abrams P, Herschorn S, Robinson D, et al. Long-term safety and efficacy of mirabegron and solifenacin in combination compared with monotherapy in patients with overactive bladder: a randomised, multicentre phase 3 study (SYNERGY II). Eur Urol. 2018;74(4):501-9.

48. Almeida FG, Skaff M. Tratamento da bexiga hiperativa do idoso. In: Dambros M, Ortiz V, Toniolo Neto J. Uroginecologia geriátrica. São Paulo: Roc; 2009. p.199-207.

49. Chapple CR, Cruz F, Cardozo L, Staskin D, Herschorn S, Choudhury N, et al. Safety and efficacy of mirabegron: analysis of a large integrated clinical trial database of patients with overactive bladder receiving mirabegron, antimuscarinics, or placebo. Eur Urol. 2020;77(1):119-28.

50. Nitti VW, Khullar V, van Kerrebroeck P, Herschorn S, Cambronero J, Angulo JC, et al. Mirabegron for the treatment of overactive bladder: a prespecified pooled efficacy analysis and pooled safety analysis of three randomised, double-blind, placebo-controlled, phase III studies. Int J Clin Pract. 2013;67(7):619-32.

51. Burmann RH. Imipramina versus tratamento conservador em mulheres com síndrome da bexiga hiperativa [dissertação]. Porto Alegre: UFRGS; 2011.

52. Chen JL, Kuo HC. Clinical application of intravesical botulinum toxin type A for overactive bladder and interstitial cystitis. Investig Clin Urol. 2020;61(Suppl 1):S33-S42.

53. Visco AG, Brubaker L, Richter HE, Nygaard I, Paraiso MF, Menefee SA, et al. Anticholinergic therapy vs. onabotulinumtoxina for urgency urinary incontinence. N Engl J Med. 2012;367(19):1803-13.

54. Rodrigues AM, Castro RA, Oliveira LM, Souza CC, Sartori MG, Girão MJ. Uso da toxina botulínica na síndrome da bexiga hiperativa. Femina. 2009;37(1):42-5.

55. Aranchipe MS. Ensaio clínico randomizado empregando eletroestimulação do nervo tibial e treinamento da musculatura do assoalho pélvico no tratamento da bexiga hiperativa, incontinência urinária de urgência e mista [dissertação]. Porto Alegre: UFRGS; 2015.

56. Gormley EA, Lightner DJ, Burgio KL, Chai TC, Clemens JQ, Culkin DJ, et al. Diagnosis and treatment of overactive bladder (non-neurogenic) in adults: AUA/SUFU guideline. J Urol. 2012;188(6 Suppl):2455-63.

57. Siegel S, Noblett K, Mangel J, Griebling TL, Sutherland SE, Bird ET, et al. Results of a prospective, randomized, multicenter study evaluating sacral neuromodulation with InterStim therapy compared to standard medical therapy at 6-months in subjects

57. with mild symptoms of overactive bladder. Neurourol Urodyn. 2015;34(3):224-30.
58. Engberg S, Cohen S, Sereika SM. The efficacy of acupuncture in treating urge and mixed incontinence in women: a pilot study. J Wound Ostomy Continence Nurs. 2009;36(6):661-70.
59. Bergström K, Carlsson CP, Lindholm C, Widengren R. Improvement of urge and mixed-type incontinence after acupuncture treatment among elderly women: a pilot study. J Auton Nerv Syst. 2000;79(2-3):173-80.
60. Wang Y, Zhishun L, Peng W, Zhao J, Liu B. Acupuncture for stress urinary incontinence in adults. Cochrane Database Syst Rev. 2013;(7):CD009408.
61. Wei-Lian BI. Clinical study on electroacupuncture treatment of female stress incontinence. Chin Arch Trad Chin Med. 2007;25:1284.
62. Shamliyan T, Wyman J, Kane RL. Nonsurgical treatments for urinary incontinence in adult women: diagnosis and comparative effectiveness. Rockville: Agency for Healthcare Research and Quality; 2012.
63. Digesu GA, Tailor V, Preti M, Vieira-Baptista P, Tarcan T, Stockdale C, et al. The energy based devices for vaginal "rejuvenation," urinary incontinence, vaginal cosmetic procedures, and other vulvo-vaginal disorders: an international multidisciplinary expert panel opinion. Neurourol Urodyn. 2019;38(3):1005-8.
64. Sarmento ACA, Lírio JF, Medeiros KS, Marconi C, Costa APF, Crispim JC, et al. Physical methods for the treatment of genitourinary syndrome of menopause: A systematic review. Int J Gynaecol Obstet. 2021;153(2):200-19.
65. Appell RA, Juma S, Wells WG, Lenihan JP, Klimberg IW, Kanellos A, et al. Transurethral radiofrequency energy collagen micro-remodeling for the treatment of female stress urinary incontinence. Neurourol Urodyn. 2006;25(4):331-6.
66. Kang D, Han J, Neuberger MM, Moy ML, Wallace SA, Alonso-Coello P, et al. Transurethral radiofrequency collagen denaturation for the treatment of women with urinary incontinence. Cochrane Database Syst Rev. 2015;(3):CD010217.
67. Cruz VL, Steiner ML, Pompei LM, Strufaldi R, Fonseca FLA, Santiago LHS, et al. Randomized, double-blind, placebo-controlled clinical trial for evaluating the efficacy of fractional CO2 laser compared with topical estriol in the treatment of vaginal atrophy in postmenopausal women. Menopause. 2018;25(1):21-8.
68. Preti M, Vieira-Baptista P, Digesu GA, Bretschneider CE, Damaser M, Demirkesen O, et al. The clinical role of LASER for vulvar and vaginal treatments in gynecology and female urology: An ICS/ISSVD best practice consensus document. Neurourol Urodyn. 2019;38(3):1009-23.
69. Trabuco EC, Klingele CJ, Weaver AL, McGree ME, Lightner DJ, Gebhart JB. Preoperative and postoperative predictors of satisfaction after surgical treatment of stress urinary incontinence. Am J Obstet Gynecol. 2011;204(5):444.e1-6.
70. Bohlin KS, Ankardal M, Pedroletti C, Lindkvist H, Milsom I. The influence of the modifiable life-style factors body mass index and smoking on the outcome of mid-urethral sling procedures for female urinary incontinence. Int Urogynecol J. 2015;26(3):343-51.
71. Rovner ES. Primary slings for everyone with genuine stress incontinence? The argument against. Int Urogynecol J Pelvic Floor Dysfunct. 1998;9(6):419.
72. Walters MD, Daneshgari F. Surgical management of stress urinary incontinence. Clin Obstet Gynecol. 2004;47(1):93-103.
73. Viecelli CF, dos Santos DC, Aguiar WW, Martins-Costa SH, Corleta Hv, Ramos JG. Obesidade como fator de risco para a falha da cirurgia de Burch. Rev Bras Ginecol Obstet. 2009;31(4):182-8.
74. Tanagho EA. Colpocystourethropexy: the way we do it. J Urol. 1976;116(6):751-3.
75. Richardson AC, Edmonds PB, Williams NL. Treatment of stress urinary incontinence due to paravaginal fascial defect. Obstet Gynecol. 1981;57(3): 357-62.
76. Lapitan MCM, Cody JD, Mashayekhi A. Open retropubic colposuspension for urinary incontinence in women. Cochrane Database Syst Rev. 2017;7(7):CD002912.
77. Ramos JG, Picoloto AS, Schmidt AP. Tratamento da incontinência urinária. In: Freitas F, Menke CH, Rivoire WA, Passos EP. Rotinas em ginecologia. 6. ed. Porto Alegre: Artmed; 2010. p. 238-54.
78. Aldridge AH. Transplantation of fascia for the relief of urinary incontinence. Am J Obstet Gynecol. 1942;44(3):398-411.
79. Bidmead J, Cardozo L. Sling techniques in the treatment of genuine stress incontinence. BJOG. 2000;107(2):147-56.
80. Jarvis GJ. Surgery for genuine stress incontinence. Br J Obstet Gynaecol. 1994;101(5):371-4.
81. Petros PE, Ulmsten UI. An integral theory of female urinary incontinence, experimental and clinical considerations. Acta Obstet Gynecol Scand Suppl. 1990;153:7-31.
82. Tamussino KF, Hanzal E, Kölle D, Ralph G, Riss PA; Austrian Urogynecology Working Group. Tension-free vaginal tape operation: results of the austrian registry. Obstet Gynecol. 2001;98(5 Pt 1):732-6.
83. Klutke C, Siegel S, Carlin B, Paszkiewicz E, Kirkemo A, Klutke J. Urinary retention after tension-free vaginal tape procedure: incidence and treatment. Urology. 2001;58(5):697-701.
84. Nilsson CG, Kuuva N, Falconer C, Rezapour M, Ulmsten U. Long-term results of the tension-free vaginal tape (TVT) procedure for surgical treatment of female stress urinary incontinence. Int Urogynecol J Pelvic Floor Dysfunct. 2001;12(Suppl 2):S5-8.
85. Hoffman BL, Schorge JO, Schaffer JI, Halvorson LM, Bradshaw KD, Cunningham FG. Ginecologia de Williams. 2. ed. Porto Alegre: McGrawHill Education; Artmed; 2014.
86. Delorme E. La bandelette trans-obturatrice: un procédé mini-invasif pour traiter l'incontinence urinaire d'effort de la femme. Prog Urol. 2001;11(6): 1306-13.
87. Schimpf MO, Rahn DD, Wheeler TL, Patel M, White AB, Orejuela FJ, et al. Sling surgery for stress urinary incontinence in women: a systematic review and metaanalysis. Am J Obstet Gynecol. 2014; 211(1):71.e1-71.e27.
88. Ogah J, Cody JD, Rogerson L. Minimally invasive synthetic suburethral sling operations for stress urinary incontinence in women. Cochrane Database Syst Rev. 2009;(4):CD006375.
89. Ward KL, Hilton P; UK and Ireland TVT Trial Group. Tension-free vaginal tape versus colposuspension for primary urodynamic stress incontinence: 5-year follow up. BJOG. 2008;115(2):226-33.
90. Nilsson CG, Palva K, Rezapour M, Falconer C. Eleven years prospective follow-up of the tension-free vaginal tape procedure for treatment of stress urinary incontinence. Int Urogynecol J Pelvic Floor Dysfunct. 2008;19(8):1043-7.

91. Liapis A, Bakas P, Creatsas G. Long-term efficacy of tension-free vaginal tape in the management of stress urinary incontinence in women: efficacy at 5- and 7-year follow-up. Int Urogynecol J Pelvic Floor Dysfunct. 2008;19(11):1509-12.

92. Roovers JP, Oelke M. Clinical relevance of urodynamic investigation tests prior to surgical correction of genital prolapse: a literature review. Int Urogynecol J Pelvic Floor Dysfunct. 2007;18(4):455-60.

93. Nygaard IE, Heit M. Stress urinary incontinence. Obstet Gynecol. 2004;104(3):607-20.

94. Nager CW, Schulz JA, Stanton SL, Monga A. Correlation of urethral closure pressure, leak-point pressure and incontinence severity measures. Int Urogynecol J Pelvic Floor Dysfunct. 2001;12(6):395-400.

95. Lim YN, Dwyer PL. Effectiveness of midurethral slings in intrinsic sphincteric-related stress urinary incontinence. Curr Opin Obstet Gynecol. 2009;21(5):428-33.

96. Sand PK, Bowen LW, Panganiban R, Ostergard DR. The low pressure urethra as a factor in failed retropubic urethropexy. Obstet Gynecol. 1987;69(3 Pt 1):399-402.

97. Daneshgari F, Moore C, Frinjari H, Babineau D. Patient related risk factors for recurrent stress urinary incontinence surgery in women treated at a tertiary care center. J Urol. 2006;176(4 Pt 1):1493-9.

98. Bai SW, Jung YH, Jeon MJ, Jung DJ, Kim SK, Kim JW. Treatment outcome of tension-free vaginal tape in stress urinary incontinence: comparison of intrinsic sphincter deficiency and nonintrinsic sphincter deficiency patients. Int Urogynecol J Pelvic Floor Dysfunct. 2007;18(12):1431-4.

99. Bent AE. Management of recurrent genuine stress incontinence. Clin Obstet Gynecol. 1990;33(2):358-66.

100. Silva WA. Treatment of stress urinary incontinence – midurethral slings: top-down, bottom-up, outside-in and inside-out. Clin Obstet Gynecol. 2007;50(2):362-75.

101. Girão JB, Oliveira LM, Castro RA, Jármy-Di Bella ZI, Sartori MG. Incontinência urinária de esforço. In: Girão JB, Lima GR, Baracat EC. Ginecologia. São Paulo: Manole; 2009. p. 254-76.

102. Bent AE. Urethral injection of bulking agents for intrinsic sphincter deficiency. In: Walters MD, Karram MM. Urogynecology and reconstructive pelvic surgery. 3rd ed. Philadelphia: Elsevier; 2007. p. 228-33.

103. Keegan PE, Atiemo K, Cody J, McClinton S, Pickard R. Periurethral injection therapy for urinary incontinence in women. Cochrane Database Syst Rev. 2007;(3):CD003881.

104. Gomelsky A, Dmochowski RR. Treatment of mixed urinary incontinence in women. Curr Opin Obstet Gynecol. 2011;23(5):371-5.

105. Zyczynski HM, Albo ME, Goldman HB, Wai CY, Sirls LT, Brubaker L, et al. Change in overactive bladder symptoms after surgery for stress urinary incontinence in women. Obstet Gynecol. 2015;126(2):423-30.

106. Kenton K, Richter H, Litman H, Lukacz E, Leng W, Lemack G, et al. Risk factors associated with urge incontinence after continence surgery. J Urol. 2009;182(6):2805-9.

107. Schrepferman CG, Griebling TL, Nygaard IE, Kreder KJ. Resolution of urge symptoms following sling cystourethropexy. J Urol. 2000;164(5):1628-31.

108. Jain P, Jirschele K, Botros SM, Latthe PM. Effectiveness of midurethral slings in mixed urinary incontinence: a systematic review and meta-analysis. Int Urogynecol J. 2011;22(8):923-32.

109. Gleason JL, Parden AM, Jauk V, Ballard A, Sung V, Richter HE. Outcomes of midurethral sling procedures in women with mixed urinary incontinence. Int Urogynecol J. 2015;26(5):715-20.

110. Costantini E, Lazzeri M, Bini V, Zucchi A, Fioretti F, Frumenzio E, et al. Open-label, longitudinal study of tamsulosin for functional bladder outlet obstruction in women. Urol Int. 2009;83(3):311-5.

111. Gross C, Habli M, Lindsell C, South M. Sacral neuromodulation for nonobstructive urinary retention: a meta-analysis. Female Pelvic Med Reconstr Surg. 2010;16(4):249-53.

112. Noblett KL, Cadish LA. Sacral nerve stimulation for the treatment of refractory voiding and bowel dysfunction. Am J Obstet Gynecol. 2014;210(2): 99-106.

113. Skriapas K, Poulakis V, Dillenburg W, de Vries R, Witzsch U, Melekos M, et al. Tension-free vaginal tape (TVT) in morbidly obese patients with severe urodynamic stress incontinence as last option treatment. Eur Urol. 2006;49(3):544-50.

114. Pereira I, Valentim-Lourenço A, Castro C, Martins I, Henriques A, Ribeirinho AL. Incontinence surgery in obese women: comparative analysis of short- and long-term outcomes with a transobturator sling. Int Urogynecol J. 2016;27 (2):247-53.

115. Ramos JG, Xavier NL, Nácul AP, Zucatto AE, Hentschel EL. Comparação dos resultados do tratamento cirúrgico da incontinência urinária de esforço por três diferentes técnicas cirúrgicas. Rev Bras Ginecol Obstet. 2000;22(1):43-8.

116. Stav K, Dwyer PL, Rosamilia A, Schierlitz L, Lim YN, Lee J. Midurethral sling procedures for stress urinary incontinence in women over 80 years. Neurourol Urodyn. 2010;29(7):1262-6.

39
INCONTINÊNCIA ANAL FEMININA

TIAGO LEAL GHEZZI
DANIEL C. DAMIN

A incontinência fecal (IF) é definida como a eliminação involuntária de fezes (sólidas ou líquidas) durante pelo menos 1 mês em um indivíduo idade superior a de 4 anos.[1] Já a incontinência anal (IA) refere-se à perda involuntária não apenas de fezes, mas também de gases.[2] A IA é uma condição clínica debilitante, com sérias repercussões sobre a qualidade de vida, podendo determinar absenteísmo ao trabalho, isolamento social, ansiedade e depressão.[3]

A prevalência de IA em mulheres é muito variável (2-24% da população),[4] o que decorre da falta de consenso quanto aos critérios diagnósticos.[5] Há uma tendência à subnotificação, que resulta do constrangimento das pacientes em relatar IA e da subestimação do problema por parte dos médicos.[6] Além disso, a prevalência de IA depende da faixa etária (quanto maior for a idade, maior será a taxa) e do tipo de população estudada (comunidade vs. clínicas ginecológicas vs. clínicas geriátricas).[4]

A IA é uma das principais causas de institucionalização de pacientes em clínicas geriátricas, variando entre 14 e 45% a prevalência da IA nessa população.[7,8]

Etiologia

O mecanismo de manutenção da continência anal é complexo e depende da integridade anatômica e do funcionamento adequado dos músculos puborretal, esfincter anal externo e esfincter anal interno – este último responsável por 70 a 85% do tônus do esfincter anal. Também são importantes a capacidade e a complacência retais, a consistência fecal, além de fatores neurológicos e cognitivos. Em 80% dos pacientes, a IA é multifatorial, sendo resultado da falência de mais de um desses mecanismos.[9] A Tabela 39.1 apresenta de forma resumida os principais fatores envolvidos na fisiopatologia da IA.[10]

O trauma obstétrico é considerado a principal causa de IA em mulheres jovens, podendo ocorrer pela lesão direta do esfincter anal ou pelo estiramento ou pela compressão do nervo pudendo. Embora uma lesão esfincteriana anal seja reconhecida em até 10% das mulheres após o parto vaginal, lesões ocultas do esfincter anal são identificadas em cerca de 27% das primíparas por meio de ultrassonografia anorretal (UA).[1,10,11] A manifestação de sintomas de IA, no entanto, é observada em menos de um terço dessas mulheres, o que se deve, possivelmente, à compensação dos mecanismos de continência pelo esfincter anal residual.[12]

O tipo mais comum de lesão esfincteriana de causa obstétrica é a ruptura anterior do esfincter anal externo (EAE).[3] As lesões do esfincter anal de causa obstétrica são classificadas pelo Royal College of Obstetricians and Gynaecologists (RCOG), conforme apresentado no Quadro 39.1.[13]

Estudos de neurofisiologia demonstraram que o tempo de latência terminal do nervo pudendo se

Tabela 39.1 – Principais fatores envolvidos na fisiopatologia da IA

FISIOPATOLOGIA	EVENTO OU CONDIÇÃO CLÍNICA
Alteração da função esfincteriana anal	Trauma obstétrico
	Cirurgia proctológica (p. ex., esfincterotomia hemorroidectomia, fistulotomia)
	Atrofia (p. ex., idade avançada)
	Doença degenerativa (p. ex., esclerodermia)
	Doença neurológica (p. ex., pudendopatia, diabetes, esclerose múltipla, demência, doença de Parkinson, trauma raquimedular, AVE)
Alteração da sensibilidade retal	Proctite (p. ex., ulcerativa ou actínica)
	Síndrome do intestino irritável
Redução da capacidade retal	Cirurgia prévia de ressecção do reto
Redução da complacência retal	Proctite (p. ex., ulcerativa ou actínica)
Alteração do trânsito e consistência fecal	Diarreia (p. ex., síndrome do intestino irritável, retocolite ulcerativa, etc.)

AVE, acidente vascular encefálico.
Fonte: Wald.[10]

Quadro 39.1 – Classificação das lesões do esfincter anal de causa obstétrica proposta pelo RCOG

Grau I – Ruptura da pele perianal
Grau II – Ruptura dos músculos perineais
Grau IIIa – Ruptura < 50% da espessura do EAE
Grau IIIb – Ruptura > 50% da espessura do EAE
Grau IIIc – Ruptura do EAI além de ruptura completa do EAE
Grau IV – Ruptura do EAE, do EAI e da mucosa retal

EAE, esfincter anal externo; EAI, esfincter anal interno; RCOG, Royal College of Obstetricians and Gynaecologists.
Fonte: Norton e colaboradores.[13]

---

encontra prolongado 48 a 72 horas após o trabalho de parto por via vaginal.[14] A IA de causa obstétrica é mais frequente em casos de parto vaginal, parto instrumentado (fórcipe ou vácuo-extrator), multiparidade, lesão de terceiro (ruptura do EAE) e quarto (ruptura do EAE, esfincter anal interno e mucosa retal) graus do esfincter anal, segundo período do trabalho de parto prolongado, episiotomia mediana posterior, macrossomia fetal e apresentação occipito-posterior.[10,15-17]

Com o envelhecimento, ocorrem alterações anatômicas e funcionais que são determinantes para o desenvolvimento da IA.[18] Indivíduos com idade superior a 60 anos mais frequentemente apresentam atrofia da musculatura esfincteriana, redução da sensibilidade retal e diminuição das pressões de repouso e contração do esfincter anal.[19] A menopausa também se associa à ocorrência de incontinências anal e urinária, como resultado de alterações neurofisiológicas e do tecido conectivo.[20] O efeito cumulativo de traumas obstétricos e envelhecimento explica a manifestação tardia de sintomas em mulheres com lesões obstétricas ocultas do esfincter anal, com pico de incidência aos 62 anos.[7,21,22] Estima-se que cerca de um terço dos defeitos ocultos resulte em sintomas de IA mais tardiamente ao longo da vida.[1] Já as pacientes com IA secundária à esfincterotomia para tratamento de fissura anal tendem a manifestar sintomas mais cedo (nos primeiros 10 anos após a cirurgia), ao redor dos 51 anos.[23]

O diabetes melito pode levar à IA como consequência de neuropatia, hiperproliferação bacteriana ou aumento da motilidade intestinal secundária ao uso de medicações (p. ex., metformina).[24] Outros fatores associados ao risco aumentado de IA incluem constipação crônica, obesidade (20% de incremento para cada aumento de 5 unidades kg/m², tabagismo, doença pulmonar obstrutiva crônica, múltiplas doenças crônicas, nutrição por sonda enteral, cirurgias pélvicas prévias (p. ex., histerectomia), cirurgia colorretal prévia (p. ex., proctectomia com anastomose colorretal baixa ou coloanal, proctocolectomia total restauradora), cirurgias orificiais prévias (p. ex., hemorroidectomia, fistulectomia anal), procidência retal, depressão/ ansiedade e coito anal.[3,5,6,22,25]

Alguns fármacos também podem contribuir para a ocorrência de IA por meio da redução do tônus do esfíncter anal (nitratos, bloqueadores do canal de cálcio, sildenafila e inibidores da recaptação de serotonina), indução de diarreia (antimicrobianos, laxantes, metformina, digoxina, antiácidos com magnésio e inibidores da bomba de prótons) ou efeito sedativo (benzodiazepínicos).[5]

Exame clínico

ANAMNESE

Embora a IA seja uma condição clínica debilitante, muitas mulheres com essa doença relutam em manifestar de forma voluntária suas queixas.[26] É essencial, portanto, que o médico questione ativamente quanto aos sintomas de IA.[21,27] É importante caracterizar o início da IA, a duração, a gravidade (perda de fezes formadas, líquidas, flatos), a urgência evacuatória, a presença de sintomas associados (p. ex., prolapso, irritação perianal, incontinência urinária, etc.) e os fatores agravantes. Também é fundamental avaliar o impacto na qualidade de vida da paciente, verificando se há restrição de atividades físicas e sociais, mudança do hábito de higiene e necessidade do uso de forro perineal.[28]

O hábito intestinal deve ser caracterizado em termos de consistência fecal, frequência evacuatória, esforço evacuatório, sensação de esvaziamento retal incompleto e presença de elementos patológicos (p. ex., sangue ou muco). O registro da atividade evacuatória em um diário é superior ao relato pessoal isolado, sendo útil na investigação do hábito intestinal.[27] A anamnese de uma mulher com IA deve incluir necessariamente a revisão da história obstétrica, bem como de cirurgias prévias, comorbidades e medicações em uso.[28]

ESCORES DE INCONTINÊNCIA

Existem diversos escores para graduação da gravidade da IA e do seu impacto na qualidade de vida. O mais utilizado na prática clínica é o Escore de Incontinência Fecal da Cleveland Clinic (Tabela 39.2), que varia de 0 (continência perfeita) a 20 (incontinência total).[29] Embora menos usados na prática assistencial, questionários validados (p. ex., Fecal Incontinence Quality of Life) também são úteis para avaliar a gravidade dos sintomas e o impacto da IA na qualidade de vida.[30]

Tabela 39.2 – Escore de Incontinência Fecal da Cleveland Clinic

TIPO DE INCONTINÊNCIA	FREQUÊNCIA				
	NUNCA	RARAMENTE	ÀS VEZES	GERALMENTE	SEMPRE
Sólida	0	1	2	3	4
Líquida	0	1	2	3	4
Gases	0	1	2	3	4
Uso de forro	0	1	2	3	4
Alteração do estilo de vida	0	1	2	3	4

Fonte: Jorge e Wexner.[29]

EXAME FÍSICO

⭐ O exame físico compreende a avaliação detalhada do períneo, do ânus/reto e da vagina. O exame do períneo envolve a pesquisa de alterações sensoriais (p. ex., hipoestesia), umidade, dermatite, cicatrizes (p. ex., episiotomia), descenso perineal e redução da dimensão do corpo perineal.[13]

O exame anorretal, por sua vez, compreende a avaliação estática e dinâmica (mediante contração do esfincter anal e sob esforço evacuatório) do ânus e do reto. A inspeção anal objetiva identificar cicatrizes (p. ex., hemorroidectomia ou fistulotomia anal), deformidades (p. ex., estenose anal), ânus patuloso (abertura passiva do ânus durante o afastamento manual da pele perianal) e doenças anorretais (p. ex., procidência retal).[13,15]

O toque retal permite a avaliação do comprimento do canal anal, do tônus de repouso e de contração voluntária do esfincter anal, do ângulo e da força de contração do músculo puborretal, bem como a pesquisa de defeito esfincteriano, retocele, tumoração anorretal e impactação fecal.[13] O valor preditivo positivo do toque retal realizado por um examinador experiente, em comparação com a manometria anorretal (MA), é de 67% para detecção de hipotonia de repouso e 81% para hipotonia de contração voluntária.[31] Com relação à detecção de defeitos esfincterianos, a maioria dos estudos demonstra baixa concordância entre o toque retal e a UA.[21]

Por fim, o exame vaginal pode identificar anormalidades anatômicas, como retocele e fístula retovaginal.[13]

Exames complementares

A escolha da estratégia de tratamento mais apropriada da IA requer uma detalhada avaliação anatômica e funcional do esfincter anal. Diversos são os exames disponíveis para tal finalidade, mas, atualmente, os mais úteis e utilizados na prática clínica são a UA e a MA.[3]

ULTRASSONOGRAFIA ANORRETAL

⭐ A UA (Figura 39.1) é hoje considerada o exame padrão-ouro para avaliação anatômica do esfincter anal, especialmente em mulheres com suspeita de IA secundária a trauma obstétrico.[1,21] Trata-se de um método simples, bem tolerado e de custo acessível que permite a visualização de 360° do esfincter anal interno (EAI), do EAE e do músculo puborretal ao longo de toda a extensão do canal anal.[1,21]

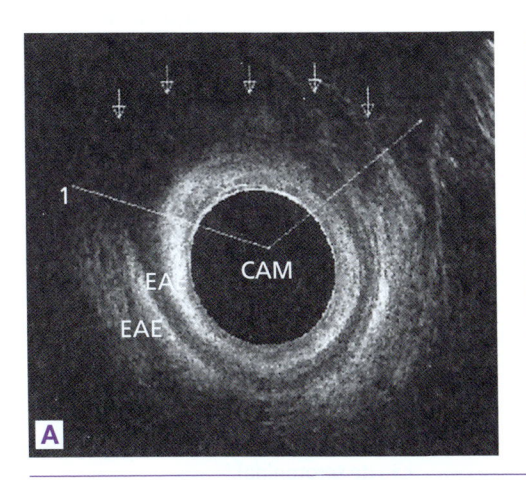

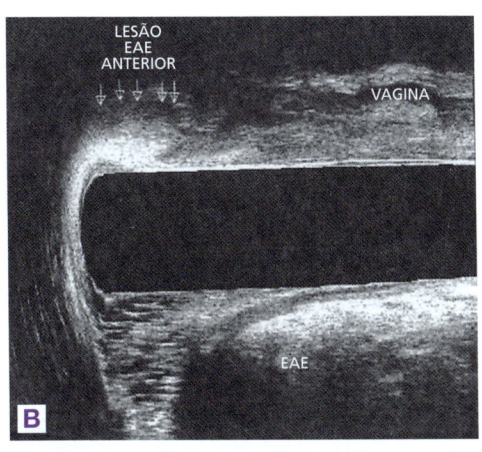

FIGURA 39.1 – Lesão anterior do esfincter anal externo identificada por setas nos planos axial (**A**) e sagital (**B**) em ultrassonografia anorretal 3D.
CAM, canal anal médio; EAE, esfincter anal externo; EAI, esfincter anal interno.
Fonte: Imagens gentilmente cedidas pelo Dr. Milton Leonardo Lenzi Bergamo.

A maioria das séries descreve uma sensibilidade de 100% da UA para identificação de lesões esfincterianas, as quais se apresentam como defeitos hiperecoicos nas lesões do EAI e hipoecoicos nos casos de ruptura do EAE.[21] A UA também permite a identificação da degeneração do EAI (espessura < 2 mm) e do corpo perineal (espessura < 10 mm). As técnicas endovaginal e transperineal apresentam sensibilidade inferior à UA – respectivamente, 48 e 64%.[21]

MANOMETRIA ANORRETAL

A MA é considerada o método de escolha para a avaliação da função anorretal, pois permite a mensuração da pressão de repouso do esfíncter anal (corresponde à função do EAI), da pressão de contração voluntária do esfíncter anal (corresponde à função do EAE), do comprimento da zona de alta pressão, além da avaliação da sensibilidade anorretal e da capacidade e da complacência retais.[1,32] Embora os achados de MA não apresentem boa correlação com a gravidade da IA, eles podem influenciar a seleção dos pacientes e a indicação terapêutica.[1]

COLONOSCOPIA

Embora a colonoscopia raramente contribua para o diagnóstico e tratamento da IA, a sua realização, além das recomendações atuais para prevenção do câncer colorretal, pode ser necessária para o esclarecimento da etiologia de casos de IA associada à diarreia.[1]

OUTROS EXAMES

- **Eletromiografia** – Tem indicação atualmente restrita aos casos de suspeita de IA de origem neurogênica, sobretudo de envolvimento proximal (p. ex., lesão de raiz nervosa sacral).[10]
- **Tempo de latência terminal do nervo pudendo** – Exame atualmente pouco empregado na prática clínica. O tempo de latência prolongado sugere neuropatia pudenda, que pode ser secundária a estiramento do nervo, diabetes melito, quimioterapia, entre outros.[1,28]
- **Ressonância magnética (RM)** – É considerada inferior à UA para avaliação da IA. O uso de *probe* endorretal, no entanto, oferece resultados comparáveis com os da UA para o diagnóstico de lesões do EAE, porém inferiores para a detecção de defeitos do EAI.[1,33]
- **Defecografia convencional ou defeco-RM** – Demonstra a dinâmica do ato evacuatório, podendo auxiliar a investigação de pacientes com IA secundária a dissinergia ou defeitos do assoalho pélvico (p. ex., retocele, intussuscepção reto-anal e prolapso retal).[13]

Tratamento

A escolha da estratégia terapêutica para IA deve ser individualizada e levar em consideração o mecanismo responsável pela incontinência, a gravidade dos sintomas, o impacto na qualidade de vida (escore de incontinência fecal), a integridade estrutural do esfíncter anal, os recursos disponíveis, a experiência do médico e as taxas de sucesso e de eventuais complicações do tratamento.[1,20,34,35] De forma geral, o tratamento da IA pode ser dividido em cirúrgico e não cirúrgico.

TRATAMENTO NÃO CIRÚRGICO

O tratamento não cirúrgico deve ser inicialmente oferecido para todas as pacientes com IA. O tratamento inclui orientações comportamentais, cuidados locais, modificações dietéticas, medicamentos e exercícios de reabilitação do assoalho pélvico.[15] Um recente ensaio clínico randomizado demonstrou que a combinação do tratamento medicamentoso com exercícios de reabilitação do assoalho pélvico é superior a ambas as modalidades isoladamente no tratamento da IA.[36]

ORIENTAÇÕES COMPORTAMENTAIS

- É importante evitar o uso de medicamentos que possam contribuir para a ocorrência de IA (p. ex., laxantes, metformina, orlistate, antiácidos à base de magnésio, inibidores da bomba de prótons e inibidores seletivos da recaptação de serotonina).[5]
- Emagrecimento - A perda de peso mostrou-se uma medida eficaz na melhora da IA de mulheres obesas.[5]

- Abandono do tabagismo.[5]
- Prática regular de atividade física.[5]
- Uso regular do banheiro para prevenção de episódios de IA.[13]
- Enema de esvaziamento retal regular - Para pacientes com IA secundária à impactação fecal e, antes de sair de casa, para pacientes com incontinência de fezes sólidas ou líquidas.[13]

CUIDADOS LOCAIS

- **Barreira mecânica** – Fralda (para incontinência fecal sólida ou líquida), ou absorvente feminino, gaze ou algodão (para *soiling* fecal).[5]
  - **Medicação tópica** - Pomada de óxido de zinco ou óxido de zinco/mentol.[5]

MODIFICAÇÕES DIETÉTICAS

- **Aumento da ingestão de fibras (cereais, frutas, legumes e verduras)** – Orientação universal para pacientes com IA, salvo aquelas com IA secundária à redução da complacência retal, para as quais se sugere a redução da ingestão de fibras.[5]
- **Restrição do consumo de substâncias ou alimentos específicos (p. ex., gordura, cafeína, adoçantes, lactose, álcool, carnes defumadas)** – Em razão do baixo nível de evidência científica, essa recomendação é aplicável apenas às pacientes que identificam uma associação com a ocorrência de IA.[1,5,35,37]

MEDICAMENTOS

- **Suplementação de fibra solúvel** – Fibras solúveis aumentam a massa e a consistência do bolo fecal, reduzindo o risco de IA.[5] Um ensaio clínico randomizado duplo-cego demonstrou que *Psyllium* reduz significativamente a frequência e a gravidade da IA.[38] Recomenda-se a dose diária de 3,4 a 15 g de *Psyllium* por via oral. A suplementação de fibra pode agravar a IA secundária à redução da complacência retal (p. ex., proctites), sendo contraindicada nestes casos.[27]
- **Loperamida** – Reduz o tempo de trânsito intestinal (aumentando a absorção de água e a consistência fecal), aumenta discretamente o tônus de repouso do esfincter anal e melhora a complacência retal, sendo benéfica em pacientes com IA associada à diarreia ou a fezes líquidas.[13,35,39] Um ensaio clínico randomizado duplo-cego demonstrou que a loperamida reduz significativamente a frequência e a gravidade da IA. Recomenda-se o uso de 2 a 4 mg, via oral, 30 minutos antes das refeições e de eventos sociais ou viagens.[40]

EXERCÍCIOS DE REABILITAÇÃO DO ASSOALHO PÉLVICO

- **Biofeedback** – Técnica não invasiva, segura e custo-efetiva que objetiva melhorar a sensibilidade retal, a força do esfincter anal e a coordenação entre a distensão retal e a contração esfincteriana mediante treinamento monitorizado por manometria (Figura 39.2).[1] O *biofeedback* é indicado para pacientes com IA secundária à fraqueza esfincteriana e/ou redução da sensibilidade retal refratárias às demais medidas não cirúrgicas.[27] A inexistência de um programa-padrão de *biofeedback* é responsável pela taxa variável (64-89%) de melhora da IA descrita em estudos prospectivos não randomizados e séries retrospectivas.[1,27] A melhora da continência fecal costuma se sustentar por pelo menos um ano, sendo necessária, em algumas pacientes, a repetição das sessões após esse período. Pacientes com IA leve a moderada são as que apresentam melhor resposta ao *biofeedback*.[35]
- **Exercícios de Kegel** – Método domiciliar que compreende a realização de exercícios para fortalecimento do EAE e do músculo puborretal. Um ensaio clínico randomizado demonstrou que o *biofeedback* com manometria é superior aos exercícios de Kegel para o tratamento da IA.[41]

ESTIMULAÇÃO DO NERVO TIBIAL POSTERIOR

Técnica de estímulo percutâneo do nervo tibial posterior por meio de uma pequena agulha posi-

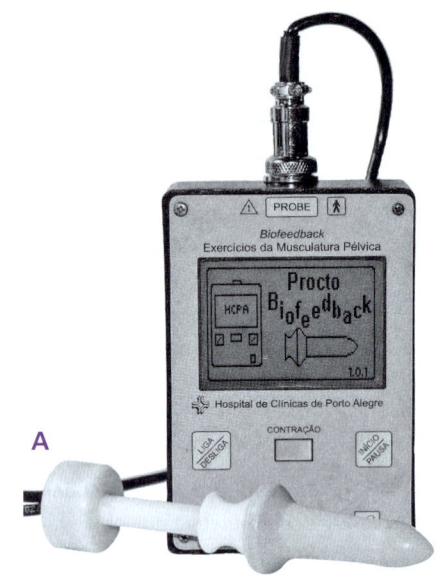

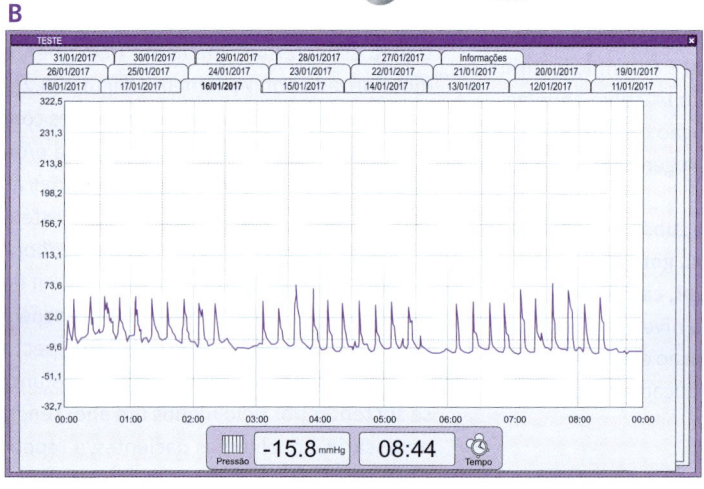

FIGURA 39.2 – **(A)** Aparelho de *biofeedback* domiciliar desenvolvido pelo Serviço de Coloproctologia do Hospital de Clínicas de Porto Alegre. **(B)** Gráfico demonstrando as contrações do esfincter anal durante sessão de *biofeedback*.

cionada acima do maléolo medial. Um ensaio clínico randomizado demonstrou que o estímulo do nervo tibial posterior oferece um pequeno benefício no tratamento de pacientes com IA.[42]

TRATAMENTO CIRÚRGICO

O tratamento cirúrgico é indicado para pacientes com IA moderada a grave. As modalidades de tratamento cirúrgico disponíveis incluem os seguintes procedimentos:

- Restauração da anatomia anorretal (p. ex., correção de prolapso retal, cloaca ou fístula anorretovaginal).
- Correção de defeitos do esfincter anal (esfincteroplastia anal).
- Neuromodulação sacral.
- Reforço do canal anal (p. ex., injeção de biomateriais e aplicação de radiofrequência).
- Criação de um novo esfincter anal (p. ex., esfincter anal artificial e graciloplastia ou gluteoplastia anal).[28]

A seguir, são abordados detalhes da esfincteroplastia anal e da neuromodulação sacral (NS), as modalidades terapêuticas disponíveis em nosso meio que têm os melhores resultados no tratamento da IA.

ESFINCTEROPLASTIA ANAL

A esfincteroplastia anal consiste na cirurgia de reconstrução do EAE e/ou do EAI após um trauma.[34] Pode ser classificada em primária (ou reparo esfincteriano), quando é realizada imediatamente após a lesão do esfincter anal (p. ex., logo após o parto, no caso de trauma obstétrico), ou secundária, quando efetuada mais tarde.[13] É indicada para pacientes com IA secundária a lesões de graus III e IV do esfincter anal em que o tratamento não cirúrgico tenha falhado. Tendo-se em vista que as lesões do esfincter anal de causa obstétrica são anteriores, a técnica mais comumente realizada é a esfincteroplastia anterior.[5] A esfincteroplastia anal para defeitos causados por trauma obstétrico tem sido associada a excelentes resultados em curto prazo em até 85% das pacientes. No entanto, foi demonstrado que, após 5 anos de acompanhamento, somente cerca de 10 a 50% das pacientes mantêm uma função esfincteriana adequada.[1,5,35,40]

ESFINCTEROPLASTIA PRIMÁRIA (REPARO ANAL)

A maioria dos estudos não demonstra diferença de resultados entre as técnicas de aproximação ou sobreposição dos "cabos" do esfincter anal.[27] Um ensaio clínico randomizado, no entanto, demonstrou menor taxa de incontinência para gases aos 12 meses em favor da técnica de aproximação, o que não se manteve após o segundo ano de seguimento.[43] Uma revisão da Cochrane, contudo, mostrou menor risco de urgência fecal pós-operatória favorável à técnica de sobreposição.[44] Um ensaio clínico randomizado demonstrou que o reparo esfincteriano de lesões de graus III e IV pode ser retardado por 12 horas até que haja disponibilidade de um coloproctologista experiente e de um anestesiologista.[45] Uma metanálise com 7.549 puérperas submetidas à esfincteroplastia primária demonstrou lesão esfincteriana persistente na UA em 55% dos casos, com 38% de IA.[11]

ESFINCTEROPLASTIA SECUNDÁRIA

A esfincteroplastia secundária é uma cirurgia eletiva tradicionalmente realizada em posição de litotomia, por meio de uma incisão curvilínea transversa no períneo, junto ao bordo externo do EAE.

A dissecção deve ser feita cranialmente até o anel anorretal, no plano entre o canal anal e a vagina. A zona de fibrose correspondente à lesão deve ser seccionada – jamais ressecada –, de forma a permitir a aproximação ou a sobreposição dos "cabos" do esfincter anal. No caso de lesão combinada do EAE e do EAI, não é recomendada a dissecção para separação dos músculos, mas sim sua mobilização e reconstrução conjunta. O corpo perineal deve ser reconstruído por meio da aproximação dos músculos transversos do períneo.[13,34]

NEUROMODULAÇÃO SACRAL

O procedimento compreende a colocação percutânea temporária de um eletrodo através do forame sacral, junto à raiz nervosa de S3.[27,46] As pacientes que apresentam boa resposta na fase de teste durante 2 semanas (cerca de 80-90% dos casos) são submetidas à substituição do estimulador externo por um implantável, definitivo, no subcutâneo da região glútea.[27,34,35]

O mecanismo de ação da NS compreende três vias: efeito direto no esfincter anal (aumento do tônus e redução do relaxamento espontâneo do esfincter anal), modulação nervosa aferente (aumento da complacência retal) e reflexo somatovisceral (redução da atividade colônica e mudança da sensibilidade retal).[27,47]

A NS é indicada para casos de IA moderada a grave, refratários às modalidades não cirúrgicas de tratamento, com ou sem lesão do esfincter anal.[10,35,48,49] A NS reduz a frequência dos episódios de IA (89% de melhora), diminui a urgência evacuatória, reduz de maneira significativa o Escore de Incontinência Fecal da Cleveland Clinic e melhora a qualidade de vida.[46,50,51] Em comparação com os tratamentos não cirúrgicos, a NS apresenta resultados significativamente melhores em curto e longo prazos.[1,52,53]

As desvantagens da técnica de NS incluem o elevado custo, a necessidade de troca da bateria (a cada 7 anos, em média) e os riscos de infecção do sítio de implante (3-10%), dor e parestesia local (28%), e necessidade de revisão (24%) ou remoção do equipamento (4%).[34,50,53,54]

REFERÊNCIAS

1. Paquette IM, Varma MG, Kaiser AM, Steele SR, Rafferty JF. The American Society of Colon and Rectal Surgeons' clinical practice guideline for the treatment of fecal incontinence. Dis Colon Rectum. 2015;58(7):623-36.

2. Abrams P, Andersson KE, Birder L, Brubaker L, Cardozo L, Chapple C, et al. Fourth international consultation on incontinence recommendations of the international scientifi c committee: evaluation and treatment of urinary incontinence, pelvic organ prolapsed, and fecal incontinence. Neurourol Urodyn. 2010;29(1):213-40.

3. Mundet L, Ribas Y, Arco S, Clavé P. Quality of live differences in female and male patients with fecal incontinence. J Neurogastroenterol Motil. 2016;22(1):94-101.

4. Freeman A, Menees S. Fecal incontinence and pelvic floor dysfunction in women: a review. Obstet Gynecol Clin N Am. 2016;45(2):217-37.

5. Varma MG, Brown JS, Creasman JM, Thom DH, Van Den Eeden SK, Beatie MS, et al. Reproductive risks for incontinence study at Kaiser (RRISK) Research Group. Fecal incontinence in females older than aged 40 years: Who is at risk? Dis Colon Rectum. 2006;49(6):841-51.

6. Kunduru L, Kim SM, Heymen S, Whitehead WE. Factors that aff ect consultation and screening for fecal incontinence. Clin Gastroenterol Hepatol. 2015;13(4):709-16.

7. Landefeld C, Bowers B, Feld A, Hartmann K, Hoff mann E, Ingber M, et al. National Institutes of Health state-of-the-science conference statement: prevention of fecal and urinary incontinence in adults. Ann Intern Med. 2008;148(6):449-58.

8. Halland M, Koloski NA, Jones M, Byles J, Chiarelli P, Forter P, et al. Prevalence correlates and impact of fecal incontinence among older women. Dis Colon Rectum. 2013;56(9):1080-6.

9. Rao SS, American College of Gastroenterology Practice Parameters Committee. Diagnosis and management of fecal incontinence. American College of Gastroenterology Practice Parameters Committee. Am J Gastroenterol. 2004;99(8):1585-04.

10. Wald A. Update on the management of fecal incontinence for the gastroenterologist. Gastroenterol Hepatol. 2016;12(3):155-64.

11. Sideris M, McCaughey T, Hanrahan JG, Arroyo-Manzano D, Zamora J, Jha S, et al. Risk of obstetric anal sphincter injuries (OASIS) and anal incontinence: a meta-analysis. Eur J Obstet Gynecol Reprod Biol. 2020;252:303-312.

12. Rezvan A, Jakus-Waldman S, Abbas MA, Yazdany T, Nguyen J. Review of the diagnosis, management and treatment of fecal incontinence. Female Pelvic Med Reconstr Surg. 2015;21(1):8-17.

13. Norton C, Christiansen J, Butler U, Harari D, Nelson RL, Pemberton J, et al. Anal incontinence. In: Abrams P, Cardozo L, Khoury S, Wein A, editors. Incontinence: 2nd International Consultation on Incontinence. 2nd ed. Plymouth: Health Books; 2002. p. 985-1043.

14. Snooks SJ, Setchell M, Swash M, Henry MM. Injury to innervation of pelvic sphincter musculature in childbirth. Lancet. 1984;2(8402):546-50.

15. Chin K. Obstetrics and fecal incontinence. Clin Colon Rectal Surg. 2014;27(3):110-2.

16. Cattani L, Neefs L, Verbakel JY, Bosteels J, Deprest J. Obstetric risk factors for anorectal dysfunction after delivery: a systematic review and meta-analysis. Int Urogynecol J. 2021;32(9):2325-36.

17. Tholemeier L, Souders CP, Bresee C, Nik-Ahd F, Caron A, Eilber KS, et al. Seeking the truth about primary elective cesarean delivery and pelvic floor disorders: a systematic review and meta-analysis. Female Pelvic Med Reconstr Surg. 2022;28(3):e108-14.

18. Pretlove SJ, Radley S, Toozs-Hobson PM, Thompson PJ, Coomarasamy A, Khan KS. Prevalence of anal incontinence according to age and gender: a systematic review and meta-regression analysis. Int Urogynecol J Pelvic Floor Dysfunct. 2006;17(4):407-17.

19. Shah BJ, Chokhavatia S, Rose S. Fecal incontinence in the elderly: FAQ. Am J Gastroenterol. 2012;107(11):1635-46.

20. Camtosun A, Sen I, Onaran M, Aksakal N, Özgur T, Bozkirli I. An evaluation of fecal incontinence in women with urinary incontinence. Eur Rev Med Pharmacol Sci. 2016;20(10):1918-22.

21. Albuquerque A. Endoanal ultrasonography in fecal incontinence: current and future perspectives. World J Gastrointest Endosc. 2015;7(6):575-81.

22. Matthews CA. Risk factors for urinary, fecal, or double incontinence in women. Curr Opin Obstet Gynecol. 2014;26(4):393-7.

23. Levin A, Cohen MJ, Mindrul V, Lysy J. Delayed fecal incontinence following surgery for anal fissure. Int J Colorectal Dis. 2011;26(12):1595-9.

24. Ditah I, Devaki P, Luma HN, Ditah C, Njei B, Jaiyeoba C, et al. Prevalence, trends, and risk factors for fecal incontinence in United States adults. Clin Gastroenterol Hepatol. 2014;12(4):636-43.

25. Markland AD, Dunivan GC, Vaughan CP, Rogers RG. Anal intercourse and fecal incontinence: evidence from 2009-2010 National Health and Nutrition Examination Survey. Am J Gastroenterol. 2016;111(2):269-74.

26. Brown HW, Wexner SD, Segall MM. Accidental bowel leakage in the Mature Women´s Health Study: prevalence and predictors. Int J Clin Pract. 2012;66(11):1101-8.

27. Meyer I, Richter HE. Evidence-based update on treatments of fecal incontinence in women. Obstet Gynecol Clin N Am. 2016;43(1):93-119.

28. Alavi K, Chan S, Wise P, Kaiser AM, Sudan R, Bordeanou L. Fecal incontinence: etiology, diagnosis, and management. J Gastrointest Surg. 2015;19(10):1910-21.

29. Jorge JM, Wexner SD. Etiology and management of fecal incontinence. Dis Colon Rectum.1993;36(1):77-97.

30. Rockwood TH, Church JM, Fleshman JW, Kane RL, Mavrantonis C, Thorson AG, et al. Fecal Incontinence Quality of Life Scale: quality of life instrument for patients with fecal incontinence. Dis Colon Rectum. 2000;43(1):9-16.

31. Hill J, Corson RJ, Brandon H, Redford J, Faragher EB, Kiff ES. History and examination in the assessment of patients with idiopathic fecal incontinence. Dis Colon Rectum. 1994;37(5):473-7.

32. Mandaliya R, DiMarino AJ, Moleski S, Rattan S, Cohen S. Survey of anal sphincter dysfunction using anal manometry in patients with fecal incontinence: a possible guide to therapy. Ann Gastroenterol. 2015;28(4):469-74.

33. Malouf AJ, Williams AB, Hallingan S, Bartram CI, Dhillon S, Kamm MA, et al. Prospective assessment of accuracy of endoanal MR imaging and endosonography in patients with fecal incontinence. AJR Am J Roentgenol. 2000;175(3):741-5.

34. Madoff RD, Laurberg S, Matzel AF, Mellgren AF, Mimura T, O´Conell PR, et al. ICI Guidelines Surgery for fecal incontinence. In: Abrams P, Cardozo I, Khourdy S, Wein A, editors. Incontinence: 4th International Consultation on Incontinence. 4th ed. Plymouth: Health Publication; 2009. p. 1387-418.

35. Van Koughnett JAM, Wexner SD. Current management of fecal incontinence: choosing amongst treatment options to optimize outcomes. World J Gastroenterol. 2013;19(48):9216-30.

36. Sjödahl J, Walter SA, Johansson E, Ingemansson A, Ryn AK, Hallböök O. Combination therapy with biofeedback, loperamide, and stool-bulking agents is effective for the treatment of fecal incontinence in women – a randomized controlled trial. Scand J Gastroenterol. 2015;50(8):965-74.

37. Colavita K, Andy UU. Role of diet in fecal incontinence: a systematic review of the literature. Int Urogynecol J. 2016;27(12):1805-10.

38. Bliss DZ. Dietary fiber supplementation for fecal incontinence: a randomized clinical trial. Res Nurs Health. 2014;37(5):367-78.

39. Read M, Read NW, Barber DC, Duthie HL. Effects of loperamide on anal sphincter function in patients complaining of chronic diarrhea with fecal incontinence and urgency. Dig Dis Sci. 1982;27(9):807-14.

40. Oberwalder M, Connor J, Wexner SD. Meta-analysis to determine the incidence of obstetric anal sphincter damage. Br J Surg. 2003;90(11):1333-7.

41. Heymen S, Scarlett Y, Jones K, Ringel Y, Drossman D, Whitehead WE. Randomized controlled trial shows biofeedback to be superior to pelvic floor exercises for fecal incontinence. Dis Colon Rectum. 2009;52(10):1730-7.

42. van der Wilt AA, Giuliani G, Kubis C, van Wunnik BPW, Ferreira I, Breukink SO, et al. Randomized clinical trial of percutaneous tibial nerve stimulation versus sham electrical stimulation in patients with faecal incontinence. Br J Surg. 2017;104(9):1167-76.

43. Farrel SA, Flowerdew G, Gilmour D, Turnbull GK, Schmidt MH, Baskett TF, et al. Overlapping compared with end-to-end repair of complete third-degree or four-degree obstetric tears: three year follow-up of a randomized controlled trial. Obstet Gynecol. 2012;120(4):803-8.

44. Fernando R, Sultan AH, Kettle C, Thakar R. Methods of repair for obstetric anal sphincter injury. Cochrane Database Syst Rev. 2013;(12):CD002866.

45. Nordenstram J, Mellgren A, Altman D, López A, Johansson C, Anzén B, et al. Immediate or delayed repair of obstetric anal sphincter tears: a randomized controlled trial. BJOG. 2008;115(7):857-65.

46. Johnson III BL, Abodeely A, Ferguson MA, Davis BR, Rafferty JF, Paquette IM. Is sacral neuromodulation here to stay? Clinical outcomes of a new treatment for fecal incontinence. J Gastrointest Surg. 2015;19(1):15-20.

47. Bouvier M. How sacral nerve stimulation works in patients with faecal incontinence. Colorectal Dis. 2011;13(8):e203-11.

48. Boyle DJ, Knowles CH, Lunniss PJ, Scott SM, Williams NS, Gill KA. Efficacy of sacral nerve stimulation for fecal incontinence in patients with anal sphincter defects. Dis Colon Rectum. 2009;52(7):1234-9.

49. Wald A, Bharucha AE, Cosman BC, Whitehead WE. ACG clinical guideline: management of benign anorectal disorders. Am J Gastroenterol. 2014;109(8):1141-57.

50. Hull T, Giese C, Wexner SD, Mellgren A, Devroede G, Madoff RD, et al. Long-term durability of sacral nerve stimulation therapy for chronic fecal incontinence. Dis Colon Rectum. 2013;56(2):234-45.

51. Matzel KE, Kamm MA, Stosser M, Baeten CG, Christiansen J, Madoff R, et al. Sacral spinal nerve stimulation in fecal incontinence: multicentre study. Lancet. 2004;363(9417):1270-6.

52. Tan E, Ngo NT, Darzi A, Shenouda M, Tekkis PP. Meta-analysis: sacral nerve stimulation versus conservative therapy in the treatment of faecal incontinence. Int J Colorectal Dis. 2011;26(3):275-94.

53. Tjandra JJ, Chan MK, Yeh CH, Murray-Green C. Sacral nerve stimulation is more effective than optimal medical therapy for severe fecal incontinence: a randomized, controlled study. Dis Colon Rectum. 2008;51(5):494-502.

54. Wexner SD, Coller JA, Devroede G, Hull T, McCallum R, Chan M, et al. Sacral nerve stimulation for fecal incontinence: results of a 120-patient prospective multicenter study. Ann Surg. 2010;251(3):441-9.

PARTE 7

REPRODUÇÃO HUMANA

INFERTILIDADE*

EDUARDO PANDOLFI PASSOS
HILARIO PARISE JUNIOR
IVAN SERENO MONTENEGRO
LAURA GAZAL PASSOS
RODRIGO ULIANO MOSER DA SILVA

Definição

A infertilidade é definida como a incapacidade de conseguir uma gravidez bem-sucedida após 12 meses ou mais de adequada exposição ao coito por um casal sexualmente ativo e sem uso de métodos anticoncepcionais ou quando existe o comprometimento da capacidade reprodutiva.[1-3]

Considerando tal definição, o conceito de reserva ovariana e sua evidente diminuição de acordo com a idade, indica-se a avaliação do casal com dificuldade para engravidar, de acordo com o Quadro 40.1.[1,2,4]

A infertilidade deve ser considerada como um sério problema de saúde pública. Apesar de não ser um agravo de saúde que ameace a vida do indivíduo, está relacionada com a diminuição da qualidade de vida, bem como com problemas sociais, psíquicos e mentais.[5]

Incidência e prevalência

Considerando que, em 12 meses, cerca de 80 a 85% dos casais que estão tentando engravidar vão conseguir, estima-se que entre 15 e 20% da população que não engravidaram em 1 ano necessitarão de uma avaliação médica e de orientação.[6,7]

Apesar do avanço da ciência, da tecnologia em medicina reprodutiva e do aumento na procura por serviços e tratamentos especializados, não parece haver uma mudança desses índices com o decorrer dos anos. Existem poucos dados acerca da incidência e da prevalência da infertilidade, e a maioria dos artigos publicados relatam dificuldade em encontrar uma base de dados confiáveis que informem esses valores com precisão, especialmente no Brasil. Estima-se que entre

Quadro 40.1 – Início da avaliação do casal com dificuldade para engravidar

Imediatamente
- Mulher a partir dos 40 anos
- Presença de condição conhecida por causar dificuldade para engravidar, como:
  - Ciclos irregulares, oligomenorreia, amenorreia
  - Presença ou suspeita de doença uterina, tubária, peritoneal ou endometriose
  - Presença ou suspeita de subfertilidade de causa masculina
  - Disfunção sexual
  - Predisposição genética ou adquirida para diminuição da reserva ovariana (quimioterapia, radioterapia, etc.)

Após 6 meses de tentativa
- Mulher entre 35-40 anos

Após 12 meses de tentativa
- Mulher antes dos 35 anos

---

*Os coautores agradecem a Deborah Beltrami Gomez, Elizabeth Cirne-Lima e Fernando Freitas pelas contribuições dadas à escrita deste capítulo na edição anterior.

40 e 80 milhões de casais, em todo o mundo, tenham infertilidade,[8] porém a prevalência pode variar, dependendo da definição de infertilidade e da metodologia usada para determinar o seu valor. Estimativas apontam um percentual entre 0,6 e 32,6% da população, variando de acordo com o local avaliado.[9]

Fatores de risco

Os fatores de risco associados à infertilidade[10-14] são apresentados no Quadro 40.2.

Etiologia

Didaticamente, é possível dividir as causas que levam à infertilidade em três grandes grupos, conforme mostra a Tabela 40.1: fatores masculinos, fatores hormonais femininos e fatores anatômicos femininos. A sua distribuição aproximada segue as porcentagens mostradas na Figura 40.1.[15]

Investigação diagnóstica do casal com infertilidade

Inicialmente, a história e o exame físico devem ser detalhados, uma vez que são fundamentais para o estabelecimento da hipótese diagnóstica em infertilidade. Alguns pontos fundamentais da história e do exame físico estão listados na Tabela 40.2, e o fluxograma geral da avaliação do casal infértil é apresentado na Figura 40.2.

A avaliação subsequente deve ser conduzida de maneira sistemática, rápida e contemplando uma análise da relação custo-efetividade.[1] No Hospital de Clínicas de Porto Alegre (HCPA), todos os pacientes fazem um rastreamento sorológico para doenças infecciosas. São solicitados os seguintes exames: anti-HIV I/II, anti-HTLV I/II, antígeno de superfície do vírus da hepatite B (HBsAg), anti-HBc, anti-HCV e Venereal Disease Research Laboratory (VDRL).

AVALIAÇÃO MASCULINA

De maneira geral, o fator masculino isoladamente é responsável por cerca de 20 a 30% das causas de infertilidade conjugal e, como descrito anteriormente, pode contribuir para até 40 a 50% de todos os casos de infertilidade.[16,17]

A avaliação do homem infértil deve se basear na anamnese, no exame físico e nos exames subsidiários, dos quais o principal e inicial é o espermograma.

A anamnese e o exame físico devem ser amplos, conforme listado na Tabela 40.2.

ESPERMOGRAMA

A análise da qualidade do sêmen deve ser realizada pelo espermograma. No HCPA, são utilizados como referência os parâmetros determinados pela Organização Mundial da Saúde (OMS),[18] de 2010, conforme mostra a Tabela 40.3. Em 2021, novos parâmetros foram publicados, sendo sugerido, pela OMS, uma forma diferente de interpre-

Quadro 40.2 – Fatores de risco para infertilidade

Mulheres
- Idade
- Tabagismo
- Quimioterapia
- Radioterapia
- Doença inflamatória pélvica
- Infecções sexualmente transmissíveis
- Cirurgias pélvicas
- Obesidade
- Estresse
- Consumo excessivo de álcool
- Consumo de drogas
- Prática de exercícios físicos extenuantes

Homens
- Idade
- Tabagismo
- Quimioterapia
- Radioterapia
- Infecções urológicas
- Infecções sexualmente transmissíveis
- Cirurgias urológicas
- Obesidade
- Estresse
- Consumo de álcool e drogas
- Uso de esteroides anabolizantes
- História de orquite
- Exposição excessiva ao calor
- Exposição a agentes tóxicos/toxinas

Tabela 40.1 – Etiologia da infertilidade		
FATOR	**ACHADOS**	**CAUSAS**
Masculino	• Oligospermia ou azoospermia • Astenospermia • Teratospermia	Causas obstrutivas Disfunções hormonais Trauma Agentes tóxicos externos Uso de anabolizantes
Hormonal feminino	• Oligo/anovulação	Síndrome dos ovários policísticos Hiperprolactinemia Hipo ou hipertireoidismo Hiperplasia suprarrenal clássica e não clássica
Anatômico feminino	• Obstrução, alteração ou aderências tubárias	Infecção/doença inflamatória pélvica Endometriose Cicatrizes e aderências pós-cirúrgicas
	• Deformidades uterinas, endometriais e cervicais	Miomas Endometriose Adenomiose Pólipos

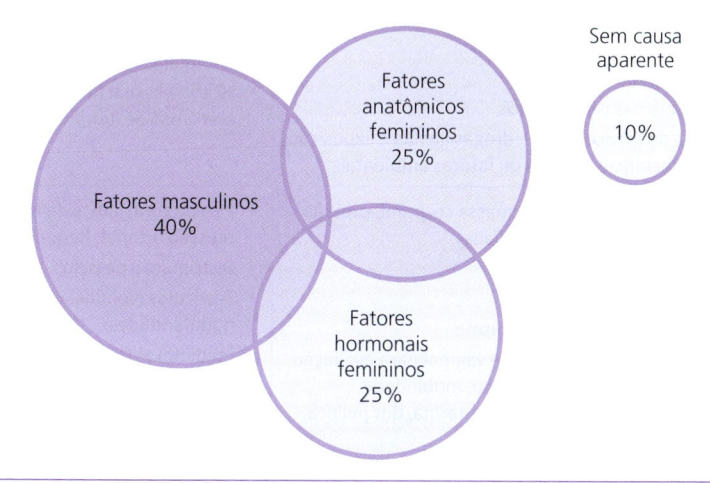

Fatores masculinos 40%
Fatores anatômicos femininos 25%
Fatores hormonais femininos 25%
Sem causa aparente 10%

FIGURA 40.1 – Causas de infertilidade e sua distribuição.

tação dos resultados (igualmente mostrada na Tabela 40.3), levando em consideração um intervalo de confiança de 95% para o exame de espermograma normal.[19]

⭐ Os resultados da análise seminal podem depender de alguns fatores: coleta completa do material da amostra, tempo de abstinência sexual (2-7 dias), local da coleta, modo de coleta (masturbação ou ato sexual), variação intrapessoal da composição do sêmen e estresse no momento da coleta. De acordo com o resultado de cada um dos parâmetros, é definida uma nomenclatura, também apresentada na Tabela 40.3.

AVALIAÇÃO ENDOCRINOLÓGICA

🎁 A avaliação hormonal deve ser realizada após a confirmação da alteração seminal em uma segunda amostra seminal para espermograma[20] e deve contar com os seguintes exames: testosterona total, hormônio folículo-estimulante

Tabela 40.2 – História e exame físico

	MULHER	HOMEM
História	• Idade • Duração da infertilidade • História prévia de fertilidade • História menstrual (menarca, tensão pré-menstrual, padrão menstrual, dismenorreia, dispareunia) • História obstétrica e de doenças dos filhos • Frequência de relações sexuais • História patológica prévia • História prévia de cirurgia abdominal ou pélvica • História prévia de infecções sexualmente transmissíveis • História de endocrinopatias (doenças da tireoide, galactorreia, hiperandrogenismo, diabetes) • Exame citopatológico prévio • Uso de medicações (especialmente hormônios) • Alergias • História familiar • Problemas genéticos ao nascimento • Atraso de desenvolvimento • Menopausa precoce • Problemas reprodutivos • Uso de tabaco, álcool, drogas ilícitas e exposição a substâncias tóxicas ou fatores ambientais	• Duração da infertilidade • História prévia de fertilidade • História familiar de infertilidade • Doença genética familiar • Uso de medicações (anti-hipertensivos, antipsicóticos, antimicrobianos, moduladores endócrinos, opioides, quimioterápicos, imunomoduladores, inibidores da fosfodiesterase, sulfassalazina) • Uso de drogas (maconha, bebidas alcoólicas, tabagismo) • Exposição a agentes tóxicos (poluição, pesticidas, metais pesados) • Exposição à radiação • Exposição ao calor • Episódios de infecções ou inflamações do trato geniturinário • Cirurgias prévias • Torção de testículo • Anomalias congênitas (criptorquidismo) • História sexual (frequência, disfunção erétil, uso de lubrificantes)
Exame físico	• Peso, altura, índice de massa corporal, pressão arterial, frequência cardíaca • Exame da tireoide • Exame das mamas • Sinais de hiperandrogenismo • Exame especular e toque vaginal para avaliação de secreções, colo do útero, mobilidade, posição, tamanho e forma uterina, dor pélvica, anexos e fundo de saco	• Peso, altura, índice de massa corporal, pressão arterial, frequência cardíaca • Distribuição de pelos • Testículos (volume, consistência, nodularidades) • Epidídimos (cistos, calcificações) • Cordão espermático (ductos deferentes, varicocele, vasectomia prévia) • Pênis (posição do meato uretral, fimose, tortuosidade peniana)

(FSH, *follicle-stimulating hormone*), hormônio luteinizante (LH, *luteinizing hormone*), estradiol e globulina ligadora de hormônio sexual (SHBG, *sex hormone-binding globulin*). No cenário em que houver queixa de diminuição da libido, disfunção erétil e níveis baixos de testosterona, deve-se solicitar avaliação da prolactina.[21] Resumidamente, as alterações endócrinas masculinas com repercussão na espermatogênese podem ser interpretadas de acordo com a Tabela 40.4.[7,22]

ANTICORPOS ANTIESPERMATOZOIDE

A investigação do anticorpo antiespermatozoide, uma causa rara de infertilidade masculina, pode ser realizada em pacientes nos quais haja suspeita de ruptura da "barreira hematotesticular", como trauma, orquite, criptorquidismo, vasectomia, varicocele, biópsia e câncer de testículo. Em geral, em tal cenário, o espermograma revelará uma astenospermia ou aglutinação dos espermatozoides.[7]

ROTINAS EM GINECOLOGIA | 585

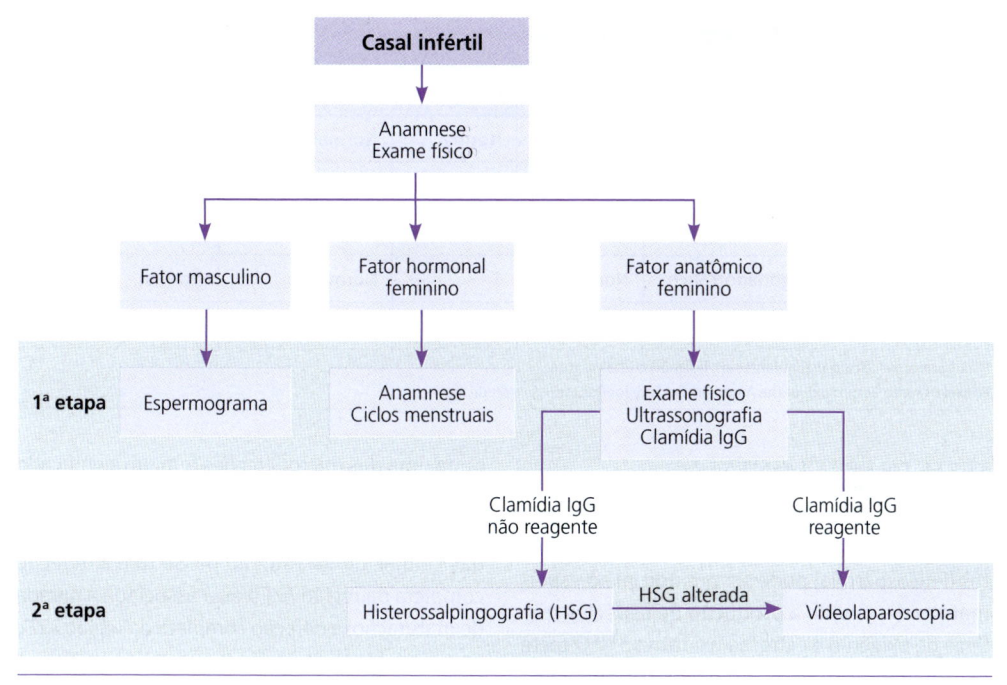

FIGURA 40.2 – Fluxograma de investigação inicial para infertilidade conjugal.

Tabela 40.3 – Parâmetros seminais

PARÂMETRO	OMS 2010	OMS 2021	NOMENCLATURA
Volume (mL)	≥ 1,5	≥ 1,4	Hipospermia – Volume abaixo do VR
			Aspermia – Ausência de material ejaculado
Concentração (× 10^6/mL)	≥ 15	≥ 16	Oligospermia – Concentração abaixo do VR
Número total (× 10^6/mL)	≥ 39	≥ 39	Azoospermia – Ausência de espermatozoides no ejaculado
			Criptospermia – Detecção de espermatozoides apenas após centrifugação
Motilidade progressiva (a+b)	≥ 32%	≥ 30%	Astenospermia – Motilidade progressiva ou total abaixo do VR
Motilidade total (a+b+c)	≥ 40%	≥ 42%	
Vitalidade	≥ 48%	≥ 54%	Necrospermia – Espermatozoides vivos abaixo do VR
Morfologia (Kruger)	≥ 4%	≥ 4%	Teratospermia – Morfologia abaixo do VR
Células redondas (× 10^6/mL)	< 5		Leucospermia – Mais de 1 milhão de leucócitos no ejaculado
Neutrófilos (× 10^6/mL)	< 1		

OMS, Organização Mundial da Saúde; VR, valor de referência.

Tabela 40.4 – Condições clínicas com repercussão na espermatogênese				
CONDIÇÃO CLÍNICA	FSH	LH	TESTOSTERONA	PROLACTINA
Espermatogênese normal	Normal	Normal	Normal	Normal
Hipogonadismo hipogonadotrófico	↓	↑	↓	Normal
Espermatogênese anormal	↑ / Normal	Normal	Normal	Normal
Hipogonadismo hipergonadotrófico	Normal	↑	Normal / ↓	Normal
Hiperprolactinemia	Normal / ↓	Normal / ↓	↓	↑

FSH, hormônio folículo-estimulante; LH, hormônio luteinizante.
Fonte: Practice Committee of the American Society for Reproductive Medicine.[25]

TESTE DE FRAGMENTAÇÃO DE DNA ESPERMÁTICO

A presença de um número elevado de leucócitos (leucospermia) pode ser prejudicial ao espermatozoide, devido à produção de espécies reativas de oxigênio e estresse oxidativo.[23,24] O teste de fragmentação de ácido desoxirribonucleico (DNA, *deoxyribonucleic acid*) pode ser uma ferramenta útil nos seguintes cenários: infertilidade sem causa aparente, abortamento precoce de repetição pós-gravidez natural ou assistida, falha do desenvolvimento embrionário adequado, falha de implantação embrionária e até mesmo casos de malformações e morbidade peri/pós-natal.[26] Nessas situações, uma elevada taxa de fragmentação de DNA pode ser a causa da infertilidade masculina.

AVALIAÇÃO GENÉTICA

Em homens com azoospermia não obstrutiva ou oligospermia grave (< 5 milhões de espermatozoides/mL), há indicação da realização de uma avaliação genética,[27] que consiste inicialmente na realização de cariótipo de pesquisa de microdeleção de cromossomo Y.

As alterações cromossômicas podem ser numéricas ou estruturais, podendo estar presentes em cerca de 5,8% dos homens inférteis.[20] Entre elas, a síndrome de Klinefelter é a alteração mais comum. Na pesquisa de microdeleção de cromossomo Y, busca-se saber qual tipo de microdeleção está presente na região conhecida como fator para azoospermia (AZF, *azoospermia factor*).

Cada uma das microdeleções tem um significado clínico: a deleção completa da região AZFa está associada ao fenótipo testicular grave (síndrome das células de Sertoli), ao passo que a deleção completa da região AZFb está associada à parada de maturação; a deleção completa da região AZFc causa um fenótipo variável que vai de azoospermia até oligospermia. Também pode haver combinações dessas deleções (AZF_{b+c}, AZF_{a+b+c}).[20]

A agenesia bilateral dos ductos deferentes, alteração detectável no exame físico, está associada à mutação do gene da fibrose cística. Cerca de 80% dos homens com agenesia bilateral dos ductos deferentes têm mutações do gene da fibrose cística.[7,28] Há cerca de 1.600 mutações relacionadas com o gene da fibrose cística. Devido à sua penetrância e expressão variáveis e à possibilidade de transmissão letal para a prole, deve-se realizar a avaliação genética da mulher antes da reprodução assistida.[27]

EXAMES DE IMAGEM

⚠️ Exames de imagem em geral não são necessários na avaliação inicial do homem infértil. Em situações específicas, pode-se utilizar essas ferramentas para uma melhor avaliação. A ultrassonografia com Doppler (US Doppler) de bolsa testicular pode ser solicitada nas seguintes situações: obesidade, varicocelectomia prévia, testículos localizados na parte superior do escroto, saco escrotal pequeno, hidrocele e hipersensibilidade do paciente.[7,28,29] A realização da ultrassonografia transretal está indicada em pacientes azoospérmicos com ductos deferentes palpáveis e com volume ejaculado baixo (< 1,5 mL), com o intuito de investigar obstrução, total ou parcial, do transporte. Vesículas seminais com diâmetro maior que 1,5 cm, ductos ejaculatórios dilatados ou cistos de linha média podem ser indicativos de obstrução.[30] Em um cenário de hiperprolactinemia, principalmente quando os níveis de prolactina estão mais do que duas vezes acima do limite superior, a ressonância magnética de crânio é útil na investigação de micro/macroadenomas.[21]

INVESTIGAÇÃO DE ESPERMATOZOIDES NA URINA

A investigação de espermatozoides na urina está indicada nos pacientes azoospérmicos com baixo volume ejaculado (< 1,5 mL), quando descartado hipogonadismo ou agenesia bilateral dos ductos deferentes. A presença de espermatozoides na urina após a centrifugação sugere ejaculação retrógrada.

AVALIAÇÃO HORMONAL FEMININA

CICLOS OVULATÓRIOS

As causas mais comuns de disfunções ovulatórias incluem, entre outras, síndrome dos ovários policísticos (SOP) ou ovários androgênicos, obesidade, ganho ou perda excessivos de peso, exercícios extenuantes, hiperprolactinemia e disfunções da tireoide.

A história menstrual isolada pode ser suficiente para caracterizar ciclos ovulatórios e até mesmo algumas disfunções endócrinas. Ciclos regulares, com duração entre 21 e 35 dias, com fluxo menstrual normal, indicam, na maioria das vezes, que essa mulher tem um ciclo ovulatório.[1,7] Caso não seja possível caracterizar os ciclos apenas com a história menstrual, é possível usar métodos diagnósticos que confirmem a ovulação, como a dosagem da progesterona sérica, os *kits* preditores de ovulação e a ultrassonografia seriada.

A progesterona sérica deve ser coletada uma semana antes da data provável da próxima menstruação, e valores acima de 3 ng/mL indicam que provavelmente houve ovulação naquele mês.[1] Os *kits* preditores de ovulação podem identificar o pico de LH que precede a ovulação em 1 a 2 dias, e sua detecção fornece uma evidência indireta de ovulação.[1]

A ultrassonografia seriada consegue determinar o tamanho e o número de folículos em desenvolvimento. É possível identificar o surgimento e o crescimento do folículo dominante e estimar a data da ovulação, quando o folículo dominante diminui de tamanho e colapsa, de modo que o líquido livre no fundo de saco pode ser visualizado. Por fim, consegue-se identificar a formação do corpo lúteo e a formação de fluxo vascular em seu entorno.[31]

Se, durante a anamnese, ficar caracterizado um quadro de oligo/anovulação, outras avaliações podem ser realizadas de acordo com a suspeita clínica, a saber: tireotrofina (TSH) e tiroxina (T_4) livre para avaliar a função tireoidiana; prolactina para afastar os casos de hiperprolactinemia; FSH e estradiol para ajudar a esclarecer casos de insuficiência ovariana prematura ou amenorreia hipotalâmica; e 17-hidroxi-progesterona para descartar quadros de hiperplasia suprarrenal congênita não clássica.

AVALIAÇÃO DE RESERVA OVARIANA

O conceito de "reserva ovariana" descreve o potencial reprodutivo em razão do número de oócitos. A reserva ovariana diminuída identifica mulheres em idade reprodutiva com menstruação regular cuja resposta à estimulação ovariana é reduzida em relação àquelas com a mesma faixa etária. Os testes de reserva ovariana não devem substituir o aconselhamento da paciente com base na idade e no diagnóstico, e sim auxiliá-lo. O objetivo de usar o teste de reserva ovariana é identificar mulheres que podem responder mal à estimulação ovariana, a fim de adequar o tratamento e discutir expectativas realistas.[1,4]

Os resultados desses testes devem ser interpretados no contexto de todo o quadro clínico, levando em consideração idade, fatores de risco, tratamento prévio e resposta ao estímulo ovariano. Tendo isso em mente, não se encontram benefícios comprovados ao realizar a avaliação de reserva ovariana em mulheres férteis ou como um biomarcador aleatório da função ovariana, assim como testes de reserva ovariana indicando reserva ovariana diminuída em mulheres sem infertilidade não predizem fecundidade futura em curto prazo.[1,4]

Uma baixa reserva ovariana não implica, necessariamente, incapacidade de conceber naturalmente, mas deve ser considerada no planejamento reprodutivo da mulher e/ou do casal. A idade da mulher continua sendo o preditor mais importante de fecundidade.[1]

A solicitação de testes de reserva ovariana deve ser especialmente considerada em mulheres: 1) com mais de 35 anos; 2) com história familiar de insuficiência ovariana prematura; 3) com apenas um ovário ou com história de cirurgia ovariana, quimioterapia ou radioterapia pélvica; 4) com infertilidade sem causa aparente; 5) com resposta fraca a estímulo ovariano prévio; 6) que planejam tratamento com reprodução assistida; e 7) nas pacientes doadoras, participantes de programa de doação compartilhada de oócitos.[7]

Os métodos com maior reprodutibilidade na prática médica são a dosagem do hormônio antimülleriano e a contagem de folículos antrais por ultrassonografia transvaginal. Um resultado abaixo do esperado não indica impossibilidade de conseguir uma gestação, mas ajuda a predizer a resposta à estimulação ovariana com gonadotrofinas e, indiretamente, a chance de sucesso em um tratamento de reprodução assistida. A interpretação dos resultados desses exames é mostrada na Figura 40.3.

O hormônio antimülleriano é produzido pelas células da granulosa dos folículos pré-antrais, e o seu valor reflete diretamente a quantidade de folículos existentes nos ovários. A sua dosagem pode ser obtida pela análise do soro sanguíneo em qualquer fase do ciclo menstrual, já que seus valores não sofrem influência dos hormônios do ciclo menstrual. Entretanto, os valores podem estar alterados nas mulheres que usam hormônio exógeno (p. ex., pílulas anticoncepcionais), nos casos de obesidade e em mulheres com hipogonadismo hipogonadotrófico. Valores abaixo de 1,0 ng/mL estão associados a uma pior resposta ovariana ao uso de gonadotrofinas durante os tratamentos de reprodução assistida, assim como a pior qualidade embrionária e menores taxas de gravidez em ciclos de fertilização *in vitro*.[4,32-34]

A contagem de folículos antrais, realizada com ultrassonografia transvaginal, é a soma do número de folículos entre 2 e 10 mm de diâmetro médio de ambos os ovários na fase folicular inicial do ciclo menstrual (até o 5º dia do ciclo). Uma baixa contagem de folículos antrais está associada a uma pior resposta ao estímulo ovariano em tratamentos de reprodução assistida.[4,35]

AVALIAÇÃO DA TIREOIDE

Hipo e hipertireoidismo são causas conhecidas de anovulação e irregularidade menstrual,[36] e a solici-

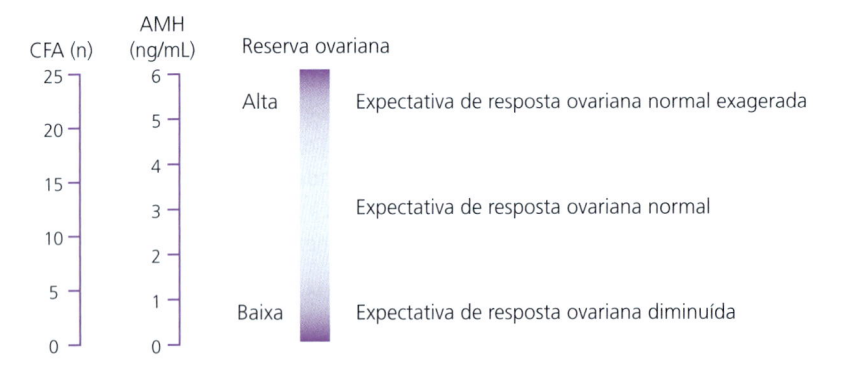

FIGURA 40.3 – Interpretação dos exames de avaliação de reserva ovariana.
AMH, hormônio antimülleriano; CFA, contagem de folículos antrais.

tação da dosagem de TSH está recomendada nas mulheres com dificuldade para engravidar.[37] O tratamento adequado restabelece o funcionamento do ovário e os ciclos ovulatórios e regulares.

A literatura não é clara, e as evidências são conflitantes ao se considerar as pacientes inférteis com hipotireoidismo subclínico e as doenças autoimunes da tireoide. O mesmo acontece quando se considera o tratamento com levotiroxina para mulheres que pretendem engravidar espontaneamente.[37] Entretanto, em mulheres com hipotireoidismo subclínico ou doença(s) autoimune(s) da tireoide que serão submetidas a tratamentos de reprodução assistida, existe uma forte associação com melhor resultado nas pacientes tratadas com levotiroxina. O alvo do tratamento, para esses casos, é um nível de TSH < 2,5 mUI/L.[37]

AVALIAÇÃO DA PROLACTINA

A hiperprolactinemia causa hipogonadismo e quadros clínicos que incluem infertilidade, ciclos menstruais infrequentes ou amenorreia e galactorreia. Graus leves de hiperprolactinemia, com valores de prolactina sérica de 20 a 50 ng/mL, podem levar à secreção insuficiente de progesterona e a uma fase lútea mais curta do ciclo menstrual, sendo causa de infertilidade mesmo quando não há alteração do ciclo menstrual e da ovulação.[38]

O uso de agonistas dopaminérgicos, como a cabergolina, reduz de maneira eficaz as concentrações séricas de prolactina, aumentando as chances de gestação na paciente tratada (ver Cap. 30 – Hiperprolactinemia).

OBESIDADE E BAIXO PESO

Mulheres obesas e aquelas com baixo peso têm maior chance de ser inférteis, bem como de desenvolver efeitos adversos ligados à saúde como um todo. A principal causa de infertilidade em mulheres obesas e com baixo peso está relacionada com a disfunção da ovulação.[38]

A modificação do estilo de vida, como a introdução de alimentação saudável e a prática de exercícios físicos (150 min/sem), além de trazer benefícios para a saúde em geral, pode ajudar na perda ponderal. Nessas situações, a perda de peso foi acompanhada do retorno de ciclos ovulatórios e do aumento da chance de concepção natural. Já as mulheres com índice de massa corporal (IMC) < 18,5 kg/m², especialmente aquelas que fazem exercícios com grande intensidade e/ou têm baixa ingestão de calorias, podem ter amenorreia de origem hipotalâmica (ver Cap. 31 – Amenorreia). Essas mulheres se beneficiarão retornando ao peso normal.[38]

Um IMC de 18,5 a 25 kg/m² está associado a pouco ou nenhum aumento de riscos à saúde e, por esse motivo, é desejável tanto para mulheres quanto para homens, independentemente de problemas relacionados com a fertilidade.[38]

AVALIAÇÃO ANATÔMICA E TUBOPERITONEAL FEMININA

FATORES CERVICAIS

A simples análise, pelo exame especular, do colo uterino e do muco cervical pode evidenciar a presença de cervicite, que deve ser adequadamente tratada.[22]

ANORMALIDADES UTERINAS

A ultrassonografia transvaginal deve ser o exame inicial de investigação de anormalidades uterinas. Ela pode identificar a presença de miomas e sugerir malformações müllerianas, doenças ovarianas e endometriais, como os pólipos, por exemplo. Nos casos em que não for possível definir com precisão alguma anormalidade uterina, outros métodos diagnósticos podem ser utilizados para a realização de um diagnóstico mais acurado da doença uterina, sendo então possível realizar histerossonografia, ultrassonografia transvaginal em 3D, ressonância magnética, histerossalpingografia e histeroscopia, esta última considerada padrão-ouro para diagnóstico e tratamento das doenças intrauterinas.

PERMEABILIDADE TUBÁRIA

O diagnóstico e o tratamento efetivo para obstrução tubária podem exigir um ou mais dos exames indicados a seguir.

Imunofluorescência para clamídia (clamídia IgG)

A detecção de anticorpos para *Chlamydia trachomatis* está associada à presença de dano tubário. Em casos de exames reagentes, a videolaparoscopia apresenta-se como melhor exame subsequente para a avaliação da permeabilidade e da função tubária.[39,40]

Histerossalpingografia

É o método tradicional de avaliação de permeabilidade tubária, pois consegue avaliar a arquitetura tubária detalhadamente, diagnosticar, com certa precisão, a obstrução proximal ou distal e a salpingite ístmica nodosa e pode sugerir a presença de fimose fimbrial, quando há um retardo na passagem do contraste, ou de aderências peritubárias, quando o contraste fica represado próximo ao óstio peritoneal da tuba uterina. Os achados que sugerem obstrução proximal merecem uma segunda avaliação para afastar a possibilidade de artefatos resultantes de contração miometrial/tubária ou mau posicionamento do cateter.[1]

Histerossonografia

Acompanha a injeção intrauterina de solução salina com o uso de ultrassonografia transvaginal e permite observar a formação de depósito de líquido no fundo de saco posterior. Entretanto, não consegue diferenciar se a permeabilidade tubária é uni ou bilateral.[1,41]

Videolaparoscopia

É considerado o exame padrão-ouro para a avaliação tubária, mas exige internação e anestesia geral para a sua realização, sendo, portanto, considerado um exame invasivo. A videolaparoscopia permite a confirmação da permeabilidade das tubas uterinas, bem como a visualização e o diagnóstico de anormalidades tubárias, que podem ser difíceis de diagnosticar por outros exames, como áreas de constrição e dilatação, hidrossalpinge, fimose e enovelamento fimbrial, aderências peritubárias, hiperemia e hipervascularização local. Em geral, essas anormalidades podem ser sequelas de processos infecciosos, como infecção por clamídia e outras infecções sexualmente transmissíveis (ISTs) que levam à doença inflamatória pélvica (DIP), ou sequelas de doenças inflamatórias, como a endometriose.[22]

Esse exame permite, durante o mesmo tempo cirúrgico, a correção de algumas anormalidades, como a liberação de aderências, a correção de fimose fimbrial e o tratamento de focos de endometriose peritoneal. Nas pacientes em que for identificada hidrossalpinge na ultrassonografia, a salpingectomia prévia ao tratamento com técnicas de reprodução assistida deve ser discutida com a paciente, com o objetivo de melhorar os resultados dos tratamentos de reprodução assistida.[22]

FATORES PERITONEAIS

Fatores peritoneais, como endometriose e aderências pélvicas ou anexiais, podem ser a causa ou contribuir para o diagnóstico de infertilidade. A história e o exame físico podem sugerir e identificar pacientes com alta suspeição para a presença dessas doenças, mas dificilmente são suficientes para o diagnóstico definitivo.[1]

A ultrassonografia transvaginal pode, nesse caso, ajudar na identificação de endometriomas.[42] A videolaparoscopia, com visualização direta da pelve, é o único método disponível para o diagnóstico específico de fatores peritoneais.[1]

Planejamento terapêutico

Após a avaliação inicial do casal e a definição da etiologia da infertilidade, pode-se elaborar a proposta de tratamento para o casal. O restabelecimento da fisiologia endócrina e o tratamento dos distúrbios encontrados, na grande maioria das vezes, são suficientes para restituir a fertilidade do casal (ver Cap. 9 – Miomatose uterina, Cap. 14 – Endometriose, Cap. 30 – Hiperprolactinemia e Cap. 32 – Hiperandrogenismo). Em contrapartida, nas situações em que isso não for possível, os tratamentos de estimulação ovariana (ver Cap. 41 – Estimulação ovariana) e reprodução assistida (ver Cap. 42 – Reprodução assistida) são opções do arsenal terapêutico e devem fazer parte do plano de tratamento, quando possível e necessário, como mostra o Quadro 40.3.

> **Quadro 40.3** – Possibilidades terapêuticas para o tratamento do casal

Infertilidade por fator masculino
- Tratamento clínico
- Correção de endocrinopatias
- Tratamentos cirúrgicos
- Reprodução assistida

Infertilidade por fator hormonal
- Tratamento clínico
- Correção de endocrinopatias
- Estimulação ovariana
- Reprodução assistida

Infertilidade por fator anatômico
- Tratamento clínico
- Reprodução assistida

Infertilidade sem causa aparente
- Conduta expectante
- Estimulação ovariana
- Reprodução assistida

O planejamento terapêutico deve levar em consideração, além da etiologia da infertilidade, por quanto tempo o casal está tentando engravidar, o custo financeiro e emocional disso e, sobretudo, a idade da mulher, que é o principal fator prognóstico para determinar a possibilidade de gravidez. Sabendo disso, pode-se optar por tratamentos clínicos e cirúrgicos quando se está lidando com mulheres jovens. Entretanto, o mesmo diagnóstico em uma mulher com 35 anos ou mais pode exigir um planejamento terapêutico diferente, devido à evidente diminuição da reserva ovariana e da qualidade oocitária após essa idade.

REFERÊNCIAS

1. Penzias A, Azziz R, Bendikson K, Cedars M, Falcone T, Hansen K, et al. Fertility evaluation of infertile women: a committee opinion. Fertil Steril. 2021;116(5):1255-65.
2. Definitions of infertility and recurrent pregnancy loss: a committee opinion. Fertil Steril. 2020;113(3):533-5.
3. Zegers-Hochschild F, Adamson GD, de Mouzon J, Ishihara O, Mansour R, Nygren K, et al. International Committee for Monitoring Assisted Reproductive Technology (ICMART) and the World Health Organization (WHO) revised glossary of ART terminology, 2009*. Fertil Steril. 2009;92(5):1520-4.
4. Penzias A, Azziz R, Bendikson K, Falcone T, Hansen K, Hill M, et al. Testing and interpreting measures of ovarian reserve: a committee opinion. Fertil Steril. 2020;114(6):1151–7.
5. Chachamovich JR, Chachamovich E, Ezer H, Fleck MP, Knauth DR, Passos EP. Agreement on perceptions of quality of life in couples dealing with infertility. J Obstet Gynecol Neonat Nurs. 2010;39(5):557-65.
6. Practice Committee of the American Society for Reproductive Medicine in collaboration with the Society for Reproductive Endocrinology and Infertility. Optimizing natural fertility: a committee opinion. Fertil Steril. 2022;117(1):53-63.
7. Practice Committee of the American Society for Reproductive Medicine. Diagnostic evaluation of the infertile female: a committee opinion. Fertil Steril. 2015;103(6):e44-50.
8. Mascarenhas MN, Flaxman SR, Boerma T, Vanderpoel S, Stevens GA. National, regional, and global trends in infertility prevalence since 1990: a systematic analysis of 277 health surveys. PLoS Med. 2012;9(12):e1001356.
9. Mascarenhas MN, Cheung H, Mathers CD, Stevens GA. Measuring infertility in populations: constructing a standard definition for use with demographic and reproductive health surveys. Popul Health Metrics. 2012;10(1):17.
10. Becker GF, Passos EP, Moulin CC. Short-term effects of a hypocaloric diet with low glycemic index and low glycemic load on body adiposity, metabolic variables, ghrelin, leptin, and pregnancy rate in overweight and obese infertile women: a randomized controlled trial. Am J Clin Nutr. 2015;102(6):1365-72.
11. ESHRE Task Force on Ethics and Law, including, Dondorp W, de Wert G, Pennings G, Shenfield F, Devroey P, et al. Lifestyle-related factors and access to medically assisted reproduction. Hum Reprod. 2010;25(3):578-83.
12. Kolesnikova LI, Kolesnikov SI, Kurashova NA, Bairova TA. Causes and factors of male infertility. Annals RAMS. 2015;70(5):579-84.
13. Petrelli G, Mantovani A. Environmental risk factors and male fertility and reproduction. Contraception. 2002;65(4):297-300.
14. Romero Ramos R, Romero Gutiérrez G, Abortes Monroy I, Medina Sánchez HG. [Risk factors associated to female infertility]. Ginecol Obstet Mex. 2008;76(12):717-21.
15. Taylor HS, Pal L, Seli E, Fritz MA. Speroff's clinical gynecologic endocrinology and infertility. 9. ed. Philadelphia: Wolters Kluwer; 2020.
16. Thonneau P, Marchand S, Tallec A, Ferial ML, Ducot B, Lansac J, et al. Incidence and main causes of infertility in a resident population (1 850 000) of three french regions (1988-1989). Hum Reprod. 1991;6(6):811-6.
17. Choy JT, Eisenberg ML. Male infertility as a window to health. Fertil Steril. 2018;110(5):810-4.
18. World Health Organization. WHO laboratory manual for the examination and processing of human semen. 5th ed. Geneva: WHO; 2010.
19. World Health Organization. WHO laboratory manual for the examination and processing of human semen. 6th ed. Geneva: WHO; 2021.

20. Jungwirth A, Giwercman A, Tournaye H, Diemer T, Kopa Z, Dohle G, et al. European Association of Urology guidelines on Male Infertility: the 2012 update. Eur Urol. 2012;62(2):324-32.

21. Niederberger CS. Male infertility. In: Campbell-Walsh-Wein urology. 12th ed. Philadelphia: Elsevier; 2020.

22. Passos EP, Gomez DB, Montenegro IS, Cirne-Lima E, Freitas F. Infertilidade. In: Passos EP, Ramos JGL, Martins-Costa SH, Magalhães JA, Menke CH, Freitas F, organizadores. Rotinas em ginecologia. 7. ed. Porto Alegre: Artmed; 2017. p. 601-12.

23. Aitken RJ. Reactive oxygen species as mediators of sperm capacitation and pathological damage. Mol Reprod Dev. 2017;84(10):1039-52.

24. Bui AD, Sharma R, Henkel R, Agarwal A. Reactive oxygen species impact on sperm DNA and its role in male infertility. Andrologia. 2018;50(8):e13012.

25. Practice Committee of the American Society for Reproductive Medicine. Diagnostic evaluation of the infertile male: a committee opinion. Fertil Steril. 2015;103(3):e18-25.

26. Da Silva R, Zylbersztein D. Fragmentação do DNA do espermatozoide e estresse oxidativo – avaliação e tratamento. In: Borges Júnior E, Braga DPAF, Setti AS, editores. Reprodução humana assistida. 2. ed. São Paulo: Atheneu; 2020. p. 109-17.

27. Jarow J, Sigman M, Kolettis PN, Lipshultz LR, Mcclure RD, Nangia AK, et al. AUA Guideline Infertility. AUA Clinical Guidelines. 2010;1-38.

28. Schlegel PN, Sigman M, Collura B, De Jonge CJ, Eisenberg ML, Lamb DJ, et al. Diagnosis and Treatment of Infertility in Men: AUA/ASRM Guideline Part I. J Urol. 2021;205(1):36-43.

29. Nardi A, Nardosa-Jr A, Bezerra C. Urologia Brasil. In: Varicocele. São Paulo: Planmark; 2013. p. 221-31.

30. Sharlip ID, Jarow JP, Belker AM, Lipshultz LI, Sigman M, Thomas AJ, et al. Best practice policies for male infertility. Fertil Steril. 2002;77(5):873-82.

31. Spieler J, Collins W. Potential fertility – defining the window of opportunity. J Int Med Res. 2001;29(1 suppl):3A-13A.

32. La Marca A, Sunkara SK. Individualization of controlled ovarian stimulation in IVF using ovarian reserve markers: from theory to practice. Hum Reprod Update. 2014;20(1):124-40.

33. Hvidman HW, Bang AK, Priskorn L, Scheike T, Birch Petersen K, Nordkap L, et al. antimüllerian hormone levels and fecundability in women with a natural conception. Eur J Obstet Gynecol Reprod Biol. 2017;217:44-52.

34. Korsholm AS, Petersen KB, Bentzen JG, Hilsted LM, Andersen AN, Hvidman HW. Investigation of antimüllerian hormone concentrations in relation to natural conception rate and time to pregnancy. Reproductive BioMedicine Online. 2018;36(5):568-75.

35. Testing and interpreting measures of ovarian reserve: a committee opinion. Fertil Steril. 2015;103(3):e9-17.

36. Klein DA, Paradise SL, Reeder RM. Amenorrhea: a systematic approach to diagnosis and management. Am Fam Physician. 2019;100(1):39-48.

37. Alexander EK, Pearce EN, Brent GA, Brown RS, Chen H, Dosiou C, et al. 2017 Guidelines of the American Thyroid Association for the Diagnosis and Management of Thyroid Disease During Pregnancy and the Postpartum. Thyroid. 2017;27(3):315-89.

38. Hornstein MD, Gibbons WE, Schenken RS. Optimizing natural fertility in couples planning pregnancy [Internet]. Walthman: UpToDate; 2021 [capturado em 5 abr. 2022]. Disponível em: https://www.uptodate.com/contents/optimizing-natural-fertility-in-couples-planning-pregnancy.

39. Gomez DB, Montenegro IS, Baade GR, Terraciano PB, Schneider R de A, Gotardi DHZ, et al. Chlamydia trachomatis infection in infertile and pregnant women in southern Brazil. Clin Biomed Res. 2016;36(3):117-23.

40. Passos LG, Terraciano P, Wolf N, Oliveira FS, Almeida I, Passos EP. The correlation between chlamydia trachomatis and female infertility: a systematic review. Rev Bras Ginecol Obstet. 2022;44(6):614-20.

41. De Almeida I, Souza C, Reginatto F, Cunha Filho JS, Facin A, Freitas F, et al. [Hysterosonosalpingography and hysterosalpingography in the diagnosis of tubal patency in infertility patients]. Rev Assoc Med Bras (1992). 2000;46(4):342-5.

42. Nisenblat V, Bossuyt PM, Farquhar C, Johnson N, Hull ML. Imaging modalities for the non-invasive diagnosis of endometriosis. Cochrane Database Syst Rev. 2016;2(2):CD009591.

41

ESTIMULAÇÃO OVARIANA

EDUARDO PANDOLFI PASSOS
HILARIO PARISE JUNIOR
IVAN SERENO MONTENEGRO
RICARDO MADALOZO

Após a avaliação do casal e a conclusão do diagnóstico de infertilidade, deve-se traçar um plano de tratamento personalizado conforme a idade da mulher e a etiologia primária da infertilidade. A rotina de avaliação do casal foi descrita no Capítulo 40 – Infertilidade, para a identificação das causas de infertilidade e, de acordo com a idade da mulher, a elaboração de um plano terapêutico a partir da causa de base.

Os objetivos do médico que assiste o casal são o tratamento da doença primária, a indução da ovulação com desenvolvimento monofolicular e a gravidez única com nascido vivo saudável. Muitas vezes, o manejo da doença de base é suficiente para restabelecer a fertilidade do casal. No caso de evidência de alterações hormonais que tenham reflexo na função ovariana, a estimulação da ovulação no consultório médico é uma prática ginecológica necessária, sendo apresentada na sequência deste capítulo. Em contrapartida, nas pacientes com idade mais avançada ou com baixa reserva ovariana, nas quais não é possível o tratamento da doença de base, há situações em que as técnicas de reprodução assistida são a alternativa para atingir o objetivo – a gravidez, seguida do nascimento de um bebê.

Neste capítulo, são exemplificados os principais distúrbios ovulatórios de origem ovariana de acordo com a classificação da Organização Mundial da Saúde (OMS), os distúrbios ovulatórios de origem não ovariana e os protocolos de estimulação ovariana para tratamentos de reprodução assistida de baixa e alta complexidades, demonstrando as etapas de estímulo ovariano controlado (EOC), bloqueio hipofisário e maturação oocitária (*trigger*); também são abordadas ao final situações envolvendo ausência de resposta das pacientes aos protocolos, estímulo ovariano emergencial e síndrome do hiperestímulo ovariano.

O conhecimento do complexo mecanismo endocrinológico aplicado ao processo de estimulação ovariana trouxe a possibilidade de obtenção de melhor desenvolvimento folicular e melhor qualidade dos oócitos, além de diminuição dos efeitos colaterais.[1]

Distúrbios ovulatórios ovarianos

CLASSE I – HIPOGONADISMO HIPOGONADOTRÓFICO

O complexo desenvolvimento neuroendócrino adequado do eixo hipotálamo-hipófise-ovariano (HHO) é fundamental para a manutenção da fertilidade. O hipogonadismo hipogonadotrófico diz respeito a um grupo de condições clínicas raras que acomete cerca de 5% das mulheres com anovulação, de etiologia congênita ou adquirida.

⭐ O hipogonadismo hipogonadotrófico está clinicamente relacionado com um quadro de menstruações infrequentes ou amenorreia associado à infertilidade. Na avaliação laboratorial, solicita-se dosagem de hormônio folículo-estimulante (FSH, *follicle-stimulating hormone*), hormônio luteinizante (LH, *luteinizing hormone*), estradiol e prolactina e observam-se concentrações de gonadotrofinas e estradiol baixas, prolactina normal e hormônio antimülleriano (AMH) reduzido ou normal, quando tal teste for requisitado.

O tratamento baseia-se na etiologia primária, com avaliação nutricional e otimização do peso corporal, quando necessário, manejos que podem ser demorados e difíceis de atingir. A indução da ovulação em mulheres com etiologia hipofisária-hipotalâmica é realizada preferencialmente com gonadotrofinas exógenas, pelo fato de ter maior disponibilidade e menor custo que o hormônio liberador de gonadotrofina (GnRH, *gonadotropin-releasing hormone*). Realiza-se estímulo ovariano com gonadotrofinas (FSH/LH associados), com dose inicial de 75 unidades internacionais (UI) ao dia, via subcutânea (SC), fazendo o acompanhamento com ultrassonografia transvaginal (USTV) a cada 2 ou 3 dias, podendo-se aumentar a dosagem até 150 UI para obter um folículo dominante maduro.[2]

CLASSE II – NORMOGONADISMO NORMOGONADOTRÓFICO

Trata-se de um grupo de condições clínicas frequente no consultório de ginecologia, representando 70 a 80% das mulheres com ciclos anovulatórios, cujo principal exemplo é a síndrome dos ovários policísticos (SOP), mais bem denominada androgenicidade ovariana ou síndrome dos ovários androgênicos pelas características que derivam dessa situação endócrina.

O quadro clínico da SOP pode se manifestar com muitos fenótipos, sendo o principal a irregularidade menstrual devido às disovulias. No entanto, não é incomum haver sinais como hirsutismo exacerbado, acne e oleosidade de pele aumentadas, amenorreia e obesidade central (ver Cap. 32 – Hiperandrogenismo).

Estudos demonstraram que pacientes obesas e com sobrepeso aumentam a taxa de ovulação e de nascidos vivos espontaneamente com mudanças do estilo de vida em comparação com terapia medicamentosa imediata com até quatro ciclos usando citrato de clomifeno.[3]

A primeira linha de indução da ovulação na paciente com SOP é a recomendação da mudança do estilo de vida (dieta e exercícios físicos) associada à terapia medicamentosa com letrozol na dose de 5 a 7,5 mg/dia ou citrato de clomifeno 50 a 150 mg/dia via oral (VO), do terceiro ao sétimo dia do ciclo. Um ensaio clínico multicêntrico[4] e uma metanálise[5] em mulheres anovulatórias com SOP sugeriram que o letrozol resulta em maiores taxas de ovulação e nascidos vivos em relação ao citrato de clomifeno.

O uso de metformina em pacientes com SOP é recomendado nas pacientes que apresentam resistência insulínica periférica, associado a um indutor da ovulação como citrato de clomifeno ou letrozol, em dosagem de 1.000 a 1.500 mg/dia. A metformina demonstrou aumento de ciclicidade do ciclo menstrual e ovulação espontânea, mas ainda não há evidências do aumento da taxa de nascidos vivos, motivo pelo qual ela não é uma recomendação de rotina.[6]

Embora não obrigatório, recomenda-se o seguimento ultrassonográfico. O exame no início do ciclo ajuda a descartar a existência de folículos residuais que dificultem um novo estímulo e, durante o ciclo, permite avaliar o crescimento folicular e orientar a proximidade da ovulação. Nas situações em que o acompanhamento ultrassonográfico não for possível, a paciente deve ser orientada sobre o "período fértil", que antecede a ovulação em até 5 dias, sendo considerado o período com maior chance de concepção. O uso de gonadotrofinas fica reservado para casos de resistência aos medicamentos orais, tornando-se necessários o encaminhamento para equipe especializada e o acompanhamento ultrassonográfico.

Como opção no tratamento das disovulias da paciente com ovários androgênicos, pode-se utilizar o *drilling* ovariano, que consiste na realização de seis pontos de coagulação na superfície de cada ovário, podendo ser feito, oportunamente, quando as pacientes são submetidas a estudo videolaparoscópico para complementar a investigação de infertilidade. A opção por essa técnica fica reservada para pacientes resistentes às terapias medicamentosas e aquelas que são submetidas à cirurgia por outra razão, não devendo ser, portanto, uma prática rotineira.[7,8]

CLASSE III – HIPOGONADISMO HIPERGONADOTRÓFICO

A insuficiência ovariana primária (IOP), embora rara, representa 5% da etiologia em mulheres anovulatórias. Realiza-se o diagnóstico quando há esgotamento de folículos antes dos 40 anos, com etiologia multifatorial e, muitas vezes, desconhecida.

Os exames laboratoriais da IOP demonstram aumento dos níveis de FSH e LH associados a concentrações baixas de estradiol, além de redução dos níveis de AMH. A perspectiva reprodutiva da paciente com insuficiência ovariana é avaliada com exames laboratoriais e contagem de folículos antrais em ultrassonografia (US). Eventualmente, pode-se realizar estimulação ovariana com citrato de clomifeno e letrozol em casos de falência recente e que ainda apresentam alguma resposta ao estímulo do eixo HHO. Em casos de IOP estabelecida, aventa-se em consulta a possibilidade de ovodoação mediante doação compartilhada de oócitos ou com óvulos de banco e realização de fertilização *in vitro* (FIV).[9]

Distúrbios ovulatórios não ovarianos

HIPERPROLACTINEMIA

O aumento da prolactina sérica gera um *feedback* negativo no hipotálamo, reduzindo a secreção pulsátil do GnRH e, consequentemente, de gonadotrofinas, levando a um estado de hipogonadismo e amenorreia. A hiperprolactinemia é responsável por 5 a 10% dos casos de anovulação e, muitas vezes, está associada a outras etiologias de infertilidade, como hipotireoidismo e SOP.

A medida da prolactina sérica é variável ao longo do dia, sendo detectada em maior concentração durante a noite. Por isso, recomenda-se que seja coletada na primeira hora da manhã, após repouso de, pelo menos, 20 minutos.

O tratamento de pacientes inférteis e que desejam gestar é realizado com agonistas dopaminérgicos (AD), como a cabergolina, também segura na gestação. A cabergolina deve ser escolhida como primeira opção de tratamento, em razão da maior meia-vida, melhor tolerância e menos efeitos colaterais, em dose inicial de 1 comprimido de 0,5 mg VO 1×/semana, adequando-se a dose até níveis de prolactina normais. O tratamento com AD restaura a ovulação em até 80% das mulheres com hiperprolactinemia, havendo recomendações de que deve ser estendido até 14 semanas de gestação.[10]

HIPOTIREOIDISMO

O aumento de tireotrofina (TSH) pode gerar ciclos anovulatórios, com consequentes ciclos menstruais irregulares, e, em casos mais graves, gerar sintomas típicos de hipotireoidismo.

Deve-se solicitar dosagem de TSH para pacientes inférteis, com ciclos menstruais irregulares, com sintomas de disfunção tireoidiana ou com história pregressa de doença tireoidiana.

Inicia-se o tratamento do hipotireoidismo clínico com levotiroxina na dose de 25 µg/dia e controle laboratorial em 45 dias até a adequação da dose, com o objetivo de manter a concentração de TSH abaixo de 2,5.[11,12]

HIPERPLASIA SUPRARRENAL CONGÊNITA NÃO CLÁSSICA

A hiperplasia suprarrenal congênita não clássica (HSRC-NC) é uma causa comum de ciclos anovulatórios e hirsutismo de origem suprarrenal, sendo um diagnóstico diferencial necessário da SOP. A prevalência de infertilidade nas mulheres com HSRC-NC é de 13%, e sua principal causa é a deficiência da enzima 21-hidroxilase (CYP21A2). Contudo, existem outras deficiências enzimáticas menos comuns, como a da 11-β-hidroxilase e da 3-β-hidroxiesteroide-desidrogenase, todas as quais acarretam aumento da 17-OH-progesterona e de outros metabólitos androgênicos, como a androstenediona. A principal causa de infertilidade nas mulheres com HSRC-NC é a anovulação crônica, porém sabe-se que os níveis elevados de progesterona e androgênios também deixam o muco cervical desfavorável ao espermatozoide e provocam atrofia endometrial (ver Cap. 32 – Hiperandrogenismo).

Mulheres com ciclos anovulatórios e/ou com sinais de hiperandrogenismo devem dosar a enzima 17-OH-progesterona. O diagnóstico é confirmado com dosagem sérica basal de 17-OH-progesterona > 10 ng/mL ou com teste do hormônio adrenocorticotrófico (ACTH, *adrenocorticotropic hormone*) se a dosagem estiver entre 2 e 10 ng/mL.

O tratamento é realizado com prednisona na dose de 5 mg/dia, que reduz a concentração de androgênios periféricos. Caso não haja a retomada dos ciclos ovulatórios em 3 a 6 meses de acordo com a idade da paciente, deve-se considerar tratamento com técnicas de reprodução assistida.[13-15]

A Tabela 41.1 traz um resumo dos distúrbios ovulatórios ovarianos e não ovarianos em termos de etiologia, perfil hormonal e tratamento.

Medicamentos utilizados

CITRATO DE CLOMIFENO

O citrato de clomifeno pertence à classe dos moduladores seletivos dos receptores de estrogênio (SERMs, *selective estrogen receptor modulators*) e exerce ação competitiva nos receptores de estrogênio localizados no hipotálamo e na hipófise. Ao ligar-se a receptores centrais competindo com o estrogênio circulante, o citrato de clomifeno impede o *feedback* negativo do estradiol, provocando a liberação de GnRH e, consequentemente, de FSH e LH, estimulando o crescimento folicular.[16]

A dose inicial recomendada do citrato de clomifeno é de 50 mg/dia VO, durante 5 dias (p. ex., do 3º ao 7º dia do ciclo) e pode ser aumentada até 150 mg/dia, caso não haja ovulação.

⚠ O maior inconveniente do citrato de clomifeno é a seleção multifolicular e, como resultado, a multiovulação, levando a uma taxa maior de gemelaridade em relação ao letrozol. Além disso, ele apresenta uma ação antagonista nos receptores do endométrio, promovendo ação antiestrogênica que pode prejudicar o desenvolvimento endometrial e a implantação embrionária.[17]

LETROZOL

O letrozol pertence à classe dos inibidores da aromatase e impede a transformação de testosterona e androstenediona em estradiol e estrona nas células da granulosa. Com isso, há diminuição do *feedback* negativo de estradiol e, consequentemente, aumento da liberação de FSH. Como não há bloqueio dos receptores de estrogênio, o letrozol não possui ação prejudicial sobre o endométrio. Além disso, ele induz, com mais frequência, ovulação monofolicular e, portanto, gera menor risco de gravidez múltipla que o citrato de clomifeno. Em revisão da Cochrane de 2018,[5] o letrozol apresentou maior taxa de nascidos vivos quando comparado com o CC (razão de chances [RC] 1,68; intervalo de confiança [IC] 95%, 1,42-1,99), com taxas de abortamento e síndrome de hiperestímulo semelhantes. O seu uso resulta em menores níveis circulantes de estradiol e, portanto, é preferível para induzir a ovulação em mulheres com história de neoplasia de mama ou em pacientes com câncer estrogênio-dependente em que se deseja a realização de ciclo para preservação da fertilidade.

A dose inicial recomendada é de 2,5 mg/dia, durante 5 dias (do 3º-7º dia do ciclo) e pode ser aumentada até 7,5 mg/dia, caso não haja ovulação. Não há diferença nas taxas de abortamento e malformações fetais entre os grupos.

GONADOTROFINAS

A indução da ovulação com gonadotrofinas é indicada quando houver falha dos fármacos orais, em baixa complexidade, ou em mulheres com anovulação de causa central (hipogonadismo hipogonadotrófico). As preparações mais utilizadas são:

Tabela 41.1 – Distúrbios ovulatórios ovarianos e não ovarianos

	ETIOLOGIA	PERFIL HORMONAL	TRATAMENTO
Ovarianos			
Hipogonadismo hipogonadotrófico (5-15%)	Distúrbios alimentares, anorexia, estresse, exercício em excesso, idiopático, síndrome de Kallman (quando há anosmia associada), sarcoidose, tuberculose, doenças infiltrativas, câncer, doenças disabsortivas	FSH ↓ E2 ↓ AMH ↓	Tratamento da doença primária Gonadotrofinas ou GnRH
Normogonadismo normogonadotrófico (70-80%)	Síndrome dos ovários policísticos ou ovários androgênicos ou androgenicidade ovariana	LH normal ou ↑ E2 ↑ AMH ↑	Citrato de clomifeno Letrozol Metformina Gonadotrofinas
Hipogonadismo hipergonadotrófico (5-10%)	Insuficiência ovariana primária, defeitos genéticos (síndrome de Turner, galactosemia, deleções cromossômicas, permutação do cromossomo X), quimioterapia ou radioterapia, infecções, doenças autoimunes, alterações enzimáticas	FSH ↑ E2 ↓ AMH ↓	Fertilização *in vitro* com doação de oócitos
Não ovarianos			
Hiperprolactinemia	Fármacos antagonistas dopaminérgicos, craniofaringioma, prolactinoma, sarcoidose, amiloidose, doenças autoimunes	PRL ↑ FSH/LH ↓ E2 ↓	Agonistas dopaminérgicos Cabergolina 2,5-5 mg 2×/semana
Hipotireoidismo	Autoimune, iatrogênico, deficiência de iodo, medicamentos, doenças infiltrativas	TSH ↑ T_{4L} normal ou ↓	Levotiroxina 25 µg/dia
Hiperplasia suprarrenal congênita não clássica	Deficiência enzimática: 21-hidroxilase (CYP21A2), 11-β-hidroxilase, 3-β-hidroxiesteroide-desidrogenase	17-OH-progesterona ↑ Androstenediona ↑ SDHEA ↑	Glicocorticoide: prednisona 5 mg/dia

AMH, hormônio antimülleriano; E2, estradiol; FSH, hormônio folículo-estimulante (*follicle-stimulating hormone*); GnRH, hormônio liberador de gonadotrofina (*gonadotropin-releasing hormone*); LH, hormônio luteinizante (*luteinizing hormone*); PRL, prolactina; SDHEA, sulfato de desidroepiandrosterona; T_{4L}, tiroxina livre; TSH, tireotrofina.

o FSH recombinante ou urinário purificado, LH recombinante e FSH associado ao LH em diferentes proporções. A meia-vida da maioria das gonadotrofinas disponíveis é de 24 horas, portanto de aplicação diária. Existem também gonadotrofinas com meia-vida de 7 dias.

Com frequência, inicia-se o uso da gonadotrofina com dose de 75 UI/dia, a partir do 3º dia do ciclo menstrual, SC, até a detecção de um folículo pré-ovulatório. Caso não haja desenvolvimento folicular, a dose de gonadotrofina pode ser aumentada gradativamente até 300 UI/dia.

Em pacientes com ovários androgênicos, resistentes aos medicamentos orais, torna-se necessário o uso de gonadotrofinas com cautela, pois pode ser difícil predizer a sua resposta folicular ao estímulo com gonadotrofinas. Além da dificuldade em recrutar um único folículo maduro, as doses devem ser individualizadas conforme as características da paciente (idade, dosagem de AMH, contagem de folículos antrais), com o objetivo de reduzir complicações, como hiperestímulo ovariano e gravidez múltipla.

Usa-se, também, gonadotrofina coriônica humana (hCG, *human chorionic gonadotropin*), urinária ou recombinante, para a maturação oocitária, processo chamado de *trigger*, detalhado adiante.

Nos casos em que se utilizam as gonadotrofinas para estimulação ovariana, é mandatória a monitoração da ovulação com USTV.

ANÁLOGO AGONISTA DE GnRH

Os análogos agonistas de GnRH são medicamentos com estruturas similares às do hormônio natural. São usados com o objetivo de bloquear o receptor de GnRH na hipófise, evitando a produção e a liberação de gonadotrofinas endógenas. Ao aplicar a primeira dose, há um estímulo inicial ao receptor de GnRH hipofisário que resulta na liberação de gonadotrofinas, efeito conhecido como *flare-up*. No entanto, com a sua manutenção, há a dessensibilização e a redução dos receptores, gerando um bloqueio da produção e da liberação de gonadotrofinas.[18]

Essa medicação pode ser utilizada para tratamento de endometriose, adenomiose e, em tratamentos de reprodução assistida, é usada para evitar o pico de LH, a ovulação e a luteinização dos folículos ovarianos, antes da realização da aspiração folicular.

ANÁLOGO ANTAGONISTA DE GnRH

Os análogos antagonistas de GnRH exercem, assim como os análogos agonistas de GnRH, o bloqueio dos receptores hipofisários, porém de modo mais imediato e sem o efeito *flare-up*. O protocolo de bloqueio hipofisário com antagonista de GnRH é o tratamento preferencial em pacientes com ovários policísticos e com risco de hiperestímulo ovariano, pois seu uso reduziu significativamente o risco de síndrome de hiperestímulo ovariano (SHO) quando comparado com o protocolo com agonista de GnRH.[18]

■ Protocolos de estimulação ovariana

INDUÇÃO DA OVULAÇÃO EM BAIXA COMPLEXIDADE

COITO PROGRAMADO

O coito programado consiste em identificar o período fértil, que se estende de 5 dias antes a poucas horas após a ovulação, e orientar o momento adequado para que ocorra a relação sexual, aumentando a chance de concepção, conforme demonstrado na Figura 41.1. O coito programado pode ser realizado em ciclo espontâneo ou em ciclo com estimulação ovariana.

👉 Os métodos de predição da ovulação incluem detecção urinária de LH, curva de

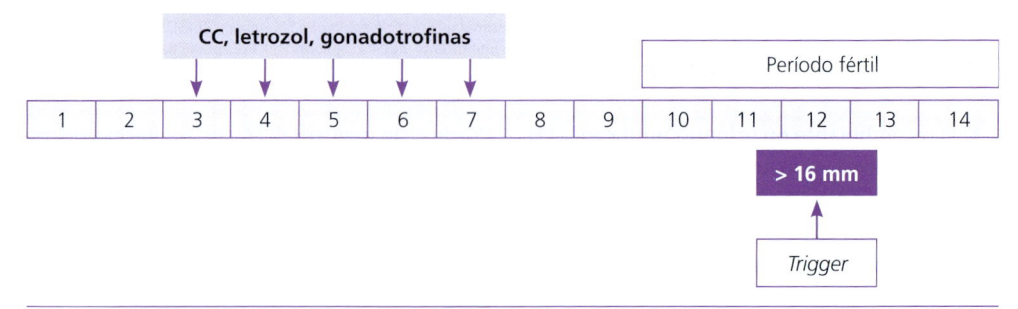

FIGURA 41.1 – Ciclo ovulatório com indicação de período para possível estimulação ovariana e realização de oito programado.
CC, citrato de clomifeno.

temperatura basal, padrão do muco cervical, calendário e US pélvica.

As principais indicações para a realização de coito programado incluem infertilidade sem causa aparente (ISCA) e quadros de anovulação crônica, como SOP, hiperprolactinemia e hipogonadismo hipogonadotrófico.

A escolha dos fármacos para indução da ovulação deve ser individualizada. Os mais utilizados são o citrato de clomifeno, o letrozol e as gonadotrofinas para estimulação ovariana. A ovulação pode se dar de maneira espontânea ou desencadeada (trigger) por medicações.

INSEMINAÇÃO INTRAUTERINA

A inseminação intrauterina (IIU) consiste na deposição de sêmen processado e concentrado na cavidade uterina, sincronizada com a ovulação, em um ciclo natural ou estimulado, conforme demonstrado na Figura 41.2. A inseminação pode ser homóloga, quando realizada com sêmen do próprio parceiro, ou heteróloga, quando o sêmen é de um doador de banco de espermatozoides ou de um familiar de até quarto grau.

Os requisitos mínimos para a realização do procedimento são ovulação espontânea ou induzida, permeabilidade tubária e concentração espermática móvel mínima de 10 milhões/mL. Além disso, a idade materna e o tempo de infertilidade foram fatores preditivos de gestação em estudos anteriores.[6,7]

As indicações para IIU homóloga são oligospermia leve ou moderada, disfunções sexuais ou ejaculatórias, fator cervical, endometriose mínima ou leve, fator ovulatório e ISCA.

A inseminação heteróloga é indicada em casos de parceiro com azoospermia irreversível, parceiro com distúrbio hereditário com alto risco de transmissão à prole, parceiro Rh-positivo e mulher com isoimunização grave, mulheres solteiras ou casais homoafetivos.

A estimulação da ovulação é realizada com citrato de clomifeno, letrozol ou gonadotrofinas a partir do segundo ou terceiro dia do ciclo, e administram-se 5.000 UI de hCG para deflagrar a ovulação quando detectado um folículo > 16 a 18 mm de diâmetro médio, com IIU realizada 36 horas após.

O objetivo das diversas técnicas de preparo do sêmen para a IIU é obter uma amostra mais concentrada de espermatozoides viáveis e móveis, além de separar elementos prejudiciais, como leucócitos, espermatozoides mortos, vírus e bactérias. Além disso, separa-se o plasma seminal, que contém prostaglandinas indutoras de cólicas uterinas. O volume inseminado não deve ultrapassar 0,5 mL, e a injeção deve ser lenta, para evitar refluxo e contrações uterinas.

As taxas de sucesso na IIU não aumentam após três ciclos de tentativas.[19,20]

INDUÇÃO DA OVULAÇÃO EM ALTA COMPLEXIDADE

Os protocolos de estimulação ovariana realizados em tratamentos de reprodução assistida de alta complexidade são divididos em alguns estágios: EOC, supressão hipofisária, maturação ooci-

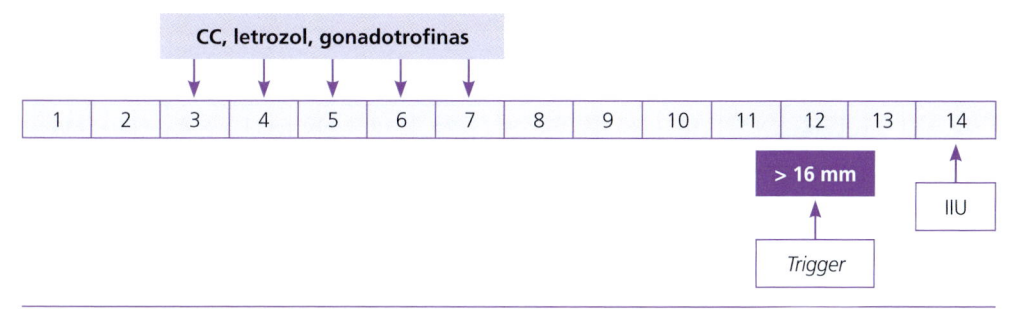

FIGURA 41.2 – Ciclo ovulatório com indicação de período para possível estimulação ovariana e realização de inseminação intrauterina.
CC, citrato de clomifeno; IIU, inseminação intrauterina.

tária ou *trigger* ovulatório. Os processos de aspiração folicular, FIV, injeção intracitoplasmática de espermatozoides (ICSI, *intracytoplasmic sperm injection*) e transferência de embriões são detalhados no Capítulo 42 – Reprodução assistida.

ESTÍMULO OVARIANO CONTROLADO

O EOC pode ser realizado tanto com medicamentos orais quanto com gonadotrofinas injetáveis, conforme discutido previamente. Os protocolos de EOC em alta complexidade (ciclos para FIV) podem ser realizados de diversas maneiras e devem ser individualizados conforme idade da paciente, reserva ovariana e estimulação ovariana em ciclos anteriores. As doses das gonadotrofinas variam de 150 a 300 UI ao dia, com início no segundo ou terceiro dia do ciclo, podendo-se associar ou não citrato de clomifeno e letrozol. O EOC deve ser acompanhado com USTV a cada 2 a 3 dias para avaliação de espessura endometrial, número de folículos recrutados e tamanho do diâmetro médio dos folículos.

SUPRESSÃO HIPOFISÁRIA

Após o recrutamento folicular realizado pelas gonadotrofinas no EOC, as células da granulosa começam a apresentar receptores de LH, o que é fundamental para o aumento da síntese de estradiol. Contudo, o aumento dos níveis séricos de estradiol pode desencadear a liberação de LH, a luteinização precoce dos folículos e a perda do ciclo. Os principais protocolos de supressão hipofisária existentes são realizados com análogos agonistas e antagonistas de GnRH e, mais recentemente, com a utilização da progesterona.

Protocolo longo com análogo agonista de GnRH

No protocolo longo, administra-se agonista de GnRH em depósito na metade da fase lútea do ciclo anterior ao ciclo da EOC, cerca de 7 dias antes da data provável da menstruação, conforme demonstrado na Figura 41.3. Em metanálise da Cochrane com 27 ensaios clínicos randomizados, o protocolo longo mostrou-se extremamente eficiente em evitar o pico precoce de LH, aumentando o número de oócitos aspirados e a taxa de nascidos vivos, sendo o protocolo recomendado pela Sociedade Europeia de Reprodução Humana (ESHRE) quando comparado com os protocolos curtos e ultracurtos.[21]

Protocolo flexível com antagonista de GnRH

No protocolo flexível para bloqueio hipofisário, utiliza-se a aplicação do antagonista de GnRH quando um dos folículos atinge diâmetro médio de 14 mm, com posologia de 0,25 mg/dia SC, conforme demonstrado na Figura 41.4. O uso dos antagonistas de GnRH não demonstrou taxas superiores de nascidos vivos em ensaios clínicos randomizados, mas há evidência de menos casos de SHO grave/moderada em pacientes que receberam antagonistas de GnRH em comparação com as que receberam agonistas de GnRH, o que torna esse protocolo de EOC mais seguro.[22]

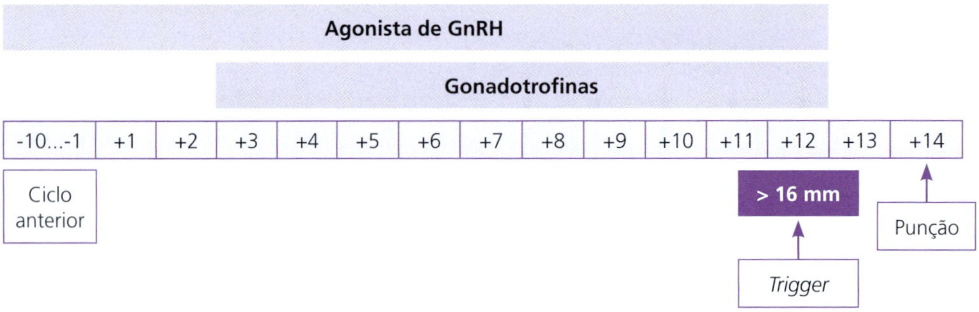

FIGURA 41.3 – Protocolo longo de bloqueio hipofisário com análogo agonista de GnRH.
GnRH, hormônio liberador de gonadotrofina (*gonadotropin-releasing hormone*).

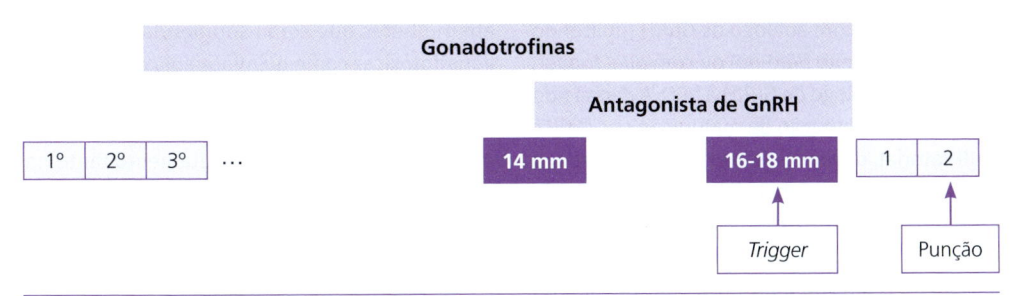

FIGURA 41.4 – Protocolo flexível de bloqueio hipofisário com uso de antagonista de GnRH.
GnRH, hormônio liberador de gonadotrofina (*gonadotropin-releasing hormone*).

Protocolo fixo com antagonista de GnRH

Os antagonistas de GnRH também podem ser utilizados em protocolos fixos, com início da aplicação no quinto ou no sexto dia do estímulo ovariano, mantendo-se a posologia de 0,25 mg/dia SC até a realização do *trigger*, conforme demonstrado na Figura 41.5. Não há evidência de que o protocolo fixo seja superior ao protocolo flexível, mas o custo do protocolo fixo é maior em comparação com o flexível.[22]

Progesterona

O uso da progesterona oral é uma opção terapêutica relativamente nova para promover o bloqueio hipofisário e evitar o pico de LH sem o uso de análogos de GnRH. A progesterona apresenta fácil posologia, sendo administrada VO, iniciando junto com o estímulo ovariano e mantida durante toda a indução da ovulação. Além dos benefícios já citados, apresenta baixo custo quando comparada com o uso dos análogos de GnRH.

O uso da progesterona, contudo, apresenta a grande desvantagem de promover atrofia endometrial, o que limita a transferência de embriões no mesmo ciclo da indução e aspiração folicular, promovendo a obrigatoriedade de criopreservar todos os oócitos ou embriões, processo conhecido como *freeze-all*. Desse modo, as principais indicações do uso da progesterona são em ciclos de preservação de fertilidade, em doadoras de oócitos, em ciclos *freeze-all*, em que todos os embriões serão vitrificados e transferidos em ciclo após o preparo endometrial, em ciclos com teste genético pré-implantacional para aneuploidias ou para doenças monogênicas (PGT-a/PGT-m), em protocolos experimentais não convencionais ou em ciclos de FIV com alto risco de SHO.[21,23]

MATURAÇÃO OOCITÁRIA (*TRIGGER*)

O último processo da estimulação ovariana é deflagrar a maturação oocitária para que, por fim, sejam realizadas a aspiração e a FIV. O *trigger* da ovulação pode ser realizado com hCG urinária ou

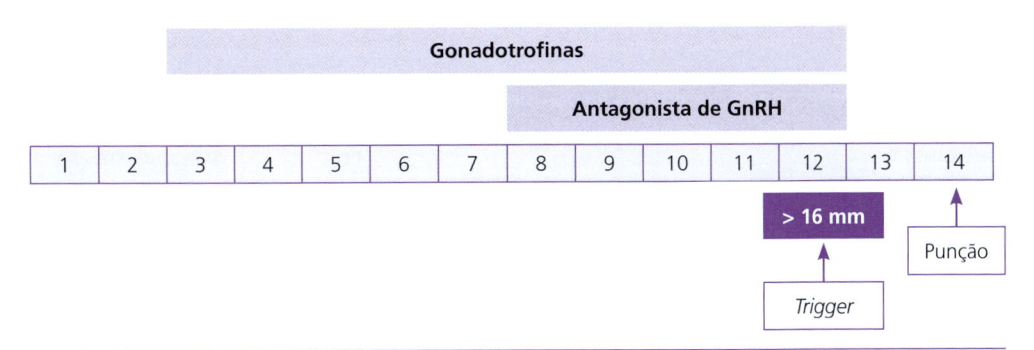

FIGURA 41.5 – Protocolo fixo de bloqueio hipofisário com antagonista de GnRH.
GnRH, hormônio liberador de gonadotrofina (*gonadotropin-releasing hormone*).

recombinante, com análogo de GnRH (utilizando novamente o efeito *flare-up*) ou com *dual trigger*, associando análogo de GnRH à hCG. A decisão do momento da realização da maturação oocitária é multifatorial, devendo-se analisar o tamanho, o crescimento e o número de folículos, a duração do estímulo ovariano, a experiência dos ciclos anteriores, entre outros fatores. Na maioria dos casos, o *trigger* é realizado quando se identificam, na USTV, três ou mais folículos com diâmetro médio acima de 17 mm. A medicação para o *trigger* deve ser administrada 36 horas antes da hora agendada para aspiração folicular, e a maneira de aplicação está apresentada na Tabela 41.2.[9,23]

PACIENTES MÁS RESPONDEDORAS

Uma das grandes dificuldades da EOC é realizar o estímulo ovariano em pacientes com baixa reserva ovariana ou que responderam mal ao estímulo anterior com gonadotrofinas. Tendo-se em vista que o manejo das pacientes más respondedoras ainda é um desafio para o médico especialista em reprodução assistida, novos protocolos estão sendo criados e pesquisas estão sendo realizadas com o objetivo de aumentar a taxa de gestação clínica nessa população.[21,24]

ESTÍMULO OVARIANO EMERGENCIAL

Quando há o planejamento de realizar estímulo ovariano para FIV, aguarda-se a menstruação e inicia-se o estímulo ovariano no começo do ciclo. Contudo, existem situações emergenciais em que há necessidade de captação oocitária no menor tempo possível, em que o estímulo ovariano é iniciado em qualquer fase do ciclo, principalmente em mulheres que serão submetidas a terapias gonadotóxicas como quimioterapia e/ou radioterapia. Isso é possível com base na teoria das múltiplas ondas de recrutamento folicular do ciclo menstrual, em que há o recrutamento tanto na fase folicular quanto na fase lútea.

Para iniciar o estímulo ovariano emergencial, recomenda-se a realização de USTV para identificação da fase do ciclo menstrual. Caso a mulher esteja na fase folicular inicial, inicia-se o EOC conforme antes descrito. Na presença de dominância folicular com folículo acima de 14 mm, administram-se gonadotrofinas associadas a antagonista de GnRH. Caso a paciente esteja na fase lútea, o estímulo com gonadotrofinas é iniciado imediatamente. Da mesma maneira, na presença de dois ou mais folículos com diâmetro médio superior a 17 mm, administra-se hCG ou agonista de GnRH, com aspiração folicular em 36 horas. Caso o primeiro ciclo seja insatisfatório, um novo ciclo de estímulo ovariano pode ser iniciado logo após a captação oocitária, protocolo conhecido como duplo estímulo (ou DuoStim).

O estímulo ovariano emergencial é usado principalmente antes do tratamento quimioterápico. Em caso de neoplasias estrogênio-dependentes, como câncer de mama com imuno-histoquímica luminal A ou B, associa-se um inibidor da aromatase (letrozol 5 mg/dia VO) durante o estímulo ovariano, com o objetivo de reduzir os níveis suprafisiológicos de estradiol durante o EOC. Com a utilização desse protocolo, aparentemente não há aumento do risco de recorrência da doença.[25]

Tabela 41.2 – Doses, via de administração dos medicamentos utilizados para *trigger*

MEDICAMENTO	DOSE	VIA DE ADMINISTRAÇÃO
hCG urinária	10.000 UI	SC
hCG recombinante	250 µg	SC
Agonista de GnRH (apenas em ciclos com protocolos de bloqueio hipofisário com antagonistas de GnRH)	0,2 mg	SC

GnRH, hormônio liberador de gonadotrofina (*gonadotropin-releasing hormone*); hCG, gonadotrofina coriônica humana (*human chorionic gonadotropin*); SC, subcutâneo.

SÍNDROME DO HIPERESTÍMULO OVARIANO

A SHO é uma complicação iatrogênica do estímulo ovariano que pode ser definida como uma resposta exagerada à terapia de EOC. A sua fisiopatologia está relacionada com o aumento da permeabilidade vascular mediada pela elevação da expressão do fator de crescimento endotelial vascular (VEGF, *vascular endothelial growth factor*), que, por sua vez, é desencadeada pela hCG. Com isso, ocorre perda de líquido para o terceiro espaço, o que pode ocasionar ascite, derrame pleural, distúrbios hidreletrolíticos, diminuição da perfusão e insuficiência renal e hepática em graus variados. Além disso, há maior propensão a eventos trombóticos venosos ou arteriais.

A forma precoce, na ausência de gestação, frequentemente é autolimitada, e os sintomas regridem após cerca de 7 dias. Já na forma tardia, mediada pela ação de hCG endógena na ocorrência de gestação, o quadro costuma ser mais grave e duradouro.

O manejo depende da gravidade do quadro e envolve tratamento de suporte, hidratação, correção de distúrbios hidreletrolíticos e, quando necessário, culdocentese de alívio e profilaxia de eventos tromboembólicos. Nos casos mais graves, pode ser necessária internação hospitalar em unidade de terapia intensiva.

> Os principais fatores de risco para ocorrência de SHO são alta reserva ovariana (AMH > 3,3 ng/mL ou contagem de folículos antrais > 15), SOP, episódio prévio de SHO, altos níveis séricos de estradiol durante o estímulo ovariano (> 3.500 pg/mL), grande número de folículos recrutados (> 20 folículos > 10 mm) e de oócitos coletados. Nesses casos, a administração de hCG para maturação oocitária ou suporte de fase lútea, bem como a gestação após a transferência embrionária, aumentam ainda mais o risco da ocorrência da síndrome.

A chave para a prevenção está na identificação precoce dos fatores de risco. Doses menores de gonadotrofinas (de 100-150 UI de FSH ao dia) para estímulo ovariano devem ser utilizadas. A monitoração do número de folículos recrutados e dos níveis séricos de estradiol permite a tomada de medidas, como redução da dose de gonadotrofinas ou *coasting*, que consiste no bloqueio hipofisário com antagonista de GnRH e suspensão das gonadotrofinas por 1 a 3 dias, o que provoca atresia de folículos menores e redução dos níveis de estradiol.

A maturação oocitária com agonistas de GnRH, em ciclos bloqueados com antagonista de GnRH, reduz o risco da ocorrência de SHO. Além disso, a criopreservação de todos os oócitos ou embriões para transferência em ciclo subsequente é recomendada na presença de risco para a síndrome. Em mulheres com SOP, a administração prévia de metformina parece diminuir o risco de SHO.

> A cabergolina, pertencente à classe dos agonistas dopaminérgicos, inibe a ação do VEGF e reduz a ocorrência de SHO moderada a grave e não altera a taxa de gravidez clínica. A posologia mais utilizada é de 0,5 mg/dia VO, durante 5 a 7 dias, a partir do dia do *trigger* ou da aspiração folicular. Não há evidências suficientes que sustentem o uso de ácido acetilsalicílico ou de albumina humana para profilaxia da SHO.[26]

REFERÊNCIAS

1. Passos EP. History of assisted reproduction: lessons learnt and future challenges. Rev Gync Pract. 2004;4(4):199-202.
2. Practice Committee of American Society for Reproductive Medicine. Current evaluation of amenorrhea. Fertil Steril. 2008;90(5 Suppl):S219-25.
3. Legro RS, Dodson WC, Kunselman AR, Stetter CM, Kris-Etherton PM, Williams NI, et al. Benefit of delayed fertility therapy with preconception weight loss over immediate therapy in obese women with PCOS. J Clin Endocrinol Metab. 2016;101(7):2658-66.
4. Legro RS, Brzyski RG, Diamond MP, Coutifaris C, Schlaff WD, Casson P, et al. Letrozole versus clomiphene for infertility in the polycystic ovary syndrome. N Engl J Med. 2014;371(2):119-29.
5. Franik S, Eltrop SM, Kremer JA, Kiesel L, Farquhar C. Aromatas e inhibitors (letrozole) for subfertile women with polycystic ovary syndrome. Cochrane Database Syst Rev. 2018;5:CD010287.
6. Practice Committee of the American Society for Reproductive Medicine. Electronic address: ASRM@asrm.org, Practice Committee of the American Society for Reproductive Medicine. Role of metformin for ovulation induction in infertile patients with

polycystic ovary syndrome (PCOS): a guideline. Fertil Steril. 2017;108(3):426-41.

7. Hughes E, Collins J, Vandekerckhove P. Ovulation induction with urinary follicle stimulating hormone versus human menopausal gonadotropin for clomiphene-resistant polycystic ovary syndrome. Cochrane Database Syst Rev. 2000;(2):CD000087.

8. Nahuis M, Bayram N, Van der Veen F, van Wely M. WITHDRAWN: Recombinant FSH versus urinary gonadotrophins or recombinant FSH for ovulation induction in subfertility associated with polycystic ovary syndrome. Cochrane Database Syst Rev. 2015;(8):CD002121.

9. European Society for Human Reproduction and Embryology (ESHRE) Guideline Group on POI, Webber L, Davies M, Anderson R, Bartlett J, Braat D, et al. ESHRE Guideline: management of women with premature ovarian insufficiency. Hum Reprod. 2016;31(5):926-37.

10. National Institute for Health and Care Excellence. Fertility problems: assessment and treatment. London: NICE; 2017.

11. Practice Committee of the American Society for Reproductive Medicine. Subclinical hypothyroidism in the infertile female population: a guideline. Fertil Steril. 2015;104(3):545-53.

12. Baker VL, Rone HM, Pasta DJ, Nelson HP, Gvakharia M, Adamson GD. Correlation of thyroid stimulating hormone (TSH) level with pregnancy outcome in women undergoing in vitro fertilization. Am J Obstet Gynecol. 2006;194(6):1668-74; discussion 1674-5.

13. Carmina E, Dewailly D, Escobar-Morreale HF, Kelestimur F, Moran C, Oberfield S, et al. Non-classic congenital suprarrenal hyperplasia due to 21-hydroxylase deficiency revisited: an update with a special focus on adolescent and adult women. Hum Reprod Update. 2017;23(5):580-99.

14. Reichman DE, White PC, New MI, Rosenwaks Z. Fertility in patients with congenital suprarrenal hyperplasia. Fertil Steril. 2014;101(2):301-9.

15. Lekarev O, Lin-Su K, Vogiatzi MG. Infertility and reproductive function in patients with congenital suprarrenal hyperplasia: pathophysiology, advances in management, and recent outcomes. Endocrinol Metab Clin North Am. 2015;44(4):705-22.

16. Montenegro IS. Avaliação da maturidade endometrial em ciclo espontâneo e estimulado com citrato de clomifeno: uma coorte pareada [tese]. Porto Alegre: UFRGS; 2018.

17. Montenegro IS, Kuhl CP, Schneider R de A, Zachia S de A, Durli ICL de O, Terraciano PB, et al. Use of clomiphene citrate protocol for controlled ovarian stimulation impairs endometrial maturity. JBRA Assist Reprod. 2021;25(1):90-6.

18. Montenegro IS, Faller M, Almeida ICA de, Passos EP. Ovarian stimulation with GnRH analogues. JBRA Assist Reprod. 2014;18(2):42-6.

19. Merviel P, Heraud MH, Grenier N, Lourdel E, Sanguinet P, Copin H. Predictive factors for pregnancy after intrauterine insemination (IUI): an analysis of 1038 cycles and a review of the literature. Fertil Steril. 2010;93(1):79-88.

20. Steures P, van der Steeg JW, Mol BWJ, Eijkemans MJC, van der Veen F, Habbema JDF, et al. Prediction of an ongoing pregnancy after intrauterine insemination. Fertil Steril. 2004;82(1):45-51.

21. Ovarian Stimulation TEGGO, Bosch E, Broer S, Griesinger G, Grynberg M, Humaidan P, et al. ESHRE guideline: ovarian stimulation for IVF/ICSI†. Hum Reprod Open. 2020;2020(2):hoaa009.

22. Siristatidis CS, Gibreel A, Basios G, Maheshwari A, Bhattacharya S. Gonadotrophin-releasing hormone agonist protocols for pituitary suppression in assisted reproduction. Cochrane Database Syst Rev. 2015;(11):CD006919.

23. La Marca A, Capuzzo M. Use of progestins to inhibit spontaneous ovulation during ovarian stimulation: the beginning of a new era? Reprod Biomed Online. 2019;39(2):321-31.

24. Ferraretti AP, La Marca A, Fauser BCJM, Tarlatzis B, Nargund G, Gianaroli L, et al. ESHRE consensus on the definition of "poor response" to ovarian stimulation for in vitro fertilization: the Bologna criteria. Hum Reprod. 2011;26(7):1616-24.

25. Azim AA, Costantini-Ferrando M, Oktay K. Safety of fertility preservation by ovarian stimulation with letrozole and gonadotropins in patients with breast cancer: a prospective controlled study. J Clin Oncol. 2008;26(16):2630-5.

26. Leitao VMS, Moroni RM, Seko LMD, Nastri CO, Martins WP. Cabergoline for the prevention of ovarian hyperstimulation syndrome: systematic review and meta-analysis of randomized controlled trials. Fertil Steril. 2014;101(3):664-75.

42

REPRODUÇÃO ASSISTIDA*

EDUARDO PANDOLFI PASSOS
ISABEL CIRNE LIMA DE OLIVEIRA DURLI
IVAN SERENO MONTENEGRO
PAULA BARROS TERRACIANO
RODRIGO ULIANO MOSER DA SILVA

Após a avaliação do casal com infertilidade e a conclusão do diagnóstico, é importante traçar um plano de tratamento conforme a idade da mulher e a causa da infertilidade. Muitas vezes, o manejo da doença de base é suficiente para restabelecer a fertilidade do casal.

Em contrapartida, em algumas situações, como quando não é possível o tratamento da doença de base da infertilidade, as técnicas de reprodução assistida são a alternativa para atingir o objetivo do casal, que é a gravidez, seguida do nascimento de um bebê.

As técnicas de reprodução assistida englobam métodos de baixa complexidade, como o coito programado com ou sem indução da ovulação e a inseminação intrauterina. Já as técnicas de alta complexidade envolvem a manipulação *in vitro* de sêmen, oócitos e embriões e incluem a fertilização *in vitro* (FIV) e a injeção intracitoplasmática de espermatozoide (ICSI, *intracytoplasmic sperm injection*) com transferência de embriões. Procedimentos auxiliares, como a recuperação cirúrgica de espermatozoides, podem ser utilizados como parte do processo de reprodução assistida e, por isso, também são discutidos neste capítulo.

Os avanços alcançados no campo da reprodução assistida acontecem em sintonia com os avanços tecnológicos em geral. O conhecimento endocrinológico aplicado no processo de estimulação ovariana trouxe a possibilidade de obtenção de melhor desenvolvimento folicular e melhor qualidade dos oócitos aspirados, bem como a diminuição dos efeitos colaterais e dos aspectos negativos psicossociais e éticos envolvidos nesse tratamento, tanto para a mulher quanto para a sociedade.[1]

O entendimento da embriologia e a possibilidade de cultivo de embriões em seus primeiros momentos de existência avançou e trouxe o alicerce para o desenvolvimento de melhores meios de cultura celulares, de melhores incubadores para cultivo celular, de técnicas para a classificação morfológica do embrião e da possibilidade de sua avaliação genética por diferentes métodos e com diferentes objetivos. A compreensão dos detalhes da implantação embrionária no endométrio materno, ainda não totalmente elucidada, direciona as pesquisas científicas na busca da aprendizagem desse processo nos níveis embrionário e endometrial, a fim de que os tratamentos ofereçam um melhor resultado.[2]

■ Recuperação cirúrgica de espermatozoides

A azoospermia é encontrada em até 1 a 3% da população masculina e em até 10 a 15% dos homens inférteis.[3,4] Em cerca de dois terços desses homens, a azoospermia está associada a defeitos intratesticulares intratáveis que resultam em

---
*Os coautores agradecem a Deborah Beltrami Gomez pela contribuição dada à construção deste capítulo na edição anterior.

insuficiência espermatogênica, que é reconhecida como a apresentação mais grave da infertilidade masculina.[5] No entanto, isso não implica impossibilidade de se iniciar uma gestação. Com o advento da ICSI, em 1992, um único espermatozoide testicular é capaz de induzir uma fertilização normal, o desenvolvimento de um embrião e o nascimento de um bebê saudável.[6,7]

AZOOSPERMIA NÃO OBSTRUTIVA

O ejaculado de homens com azoospermia não obstrutiva (ANO) em geral apresenta volume normal (> 1,5 mL) e pH normal (> 7,2), o que indica ductos ejaculatórios patentes e vesículas seminais funcionantes.[8] A ANO está relacionada com um defeito testicular intrínseco causado por diversas condições que afetam profundamente a produção de espermatozoides.[9] As principais etiologias para a ANO incluem causas relacionadas com falha na espermatogênese (microdeleção do cromossomo Y, aplasia das células germinativas, falência testicular congênita, síndrome de Klinefelter, criptorquidismo, pós-infecciosas [orquite viral], radioterapia, quimioterapia, trauma testicular, torção testicular, doenças sistêmicas, idiopáticas) e relacionadas com hipogonadismo hipogonadotrófico congênito (síndrome de Kallman, Prader-Willi) e adquirido (tumor de hipófise, abuso de esteroides).

AZOOSPERMIA OBSTRUTIVA

A azoospermia obstrutiva (AO) resulta de um bloqueio mecânico ao longo do trato reprodutivo (ductos deferentes, epidídimo, ducto ejaculatório).[9] Diferentemente da ANO, a espermatogênese está preservada, de modo que procedimentos para captação de espermatozoides ou reconstrução têm altas taxas de sucesso. As principais etiologias para AO incluem condições pós-cirúrgicas (vasectomia, remoção de cistos de epidídimo, correção de hérnias, cirurgias no escroto, prostatectomia), agenesia bilateral dos ductos deferentes, síndrome de Young (tríade clínica de sinusite crônica, bronquiectasia e azoospermia obstrutiva), condições pós-infecciosas, obstrução do ducto ejaculatório, causas iatrogênicas e idiopáticas.

De modo geral, a aquisição de espermatozoides provenientes do epidídimo apenas deverá ser indicada em casos de AO. Já a obtenção de espermatozoides originários do testículo poderá ser realizada tanto nos casos de AO quanto nos casos de ANO. Para isso, é importante a propedêutica adequada, baseada em anamnese, exame físico, espermograma e avaliação hormonal. Esses fatores fornecem uma previsão de mais de 90% do tipo de azoospermia.[10]

Durante a recuperação de espermatozoides, deve-se ter como objetivos a aquisição de um número adequado de espermatozoides para uso imediato e criopreservação, a recuperação da mais alta qualidade de espermatozoides e a minimização dos danos ao trato reprodutivo, preservando, assim, a opção de futuras tentativas de recuperação e função testicular.[4] Os principais procedimentos consistem em aspiração percutânea de espermatozoide epididimário (Figura 42.1), aspiração microcirúrgica de espermatozoide epididimário (Figura 42.2), aspiração de espermatozoides testiculares (Figuras 42.3 e 42.4), extração de espermatozoides testiculares (Figura 42.5) e extração microscópica de espermatozoides testiculares (Figura 42.6).

Os principais métodos, com suas vantagens e desvantagens resumidas, estão descritos na Tabela 42.1, e um resumo das indicações das técnicas a serem empregadas é apresentado na Tabela 42.2.[4]

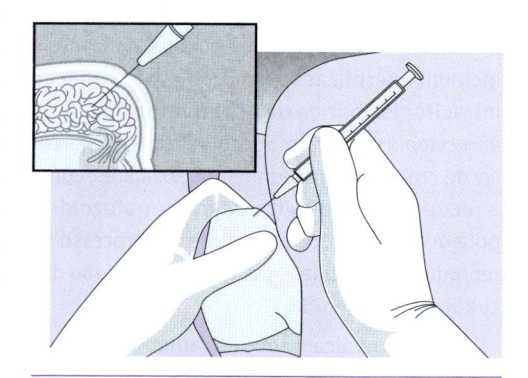

FIGURA 42.1 – Aspiração percutânea de espermatozoide epididimário (PESA, *percutaneous epididymal sperm aspiration*).
Fonte: Elaborada com base em Esteves e colaboradores.[4]

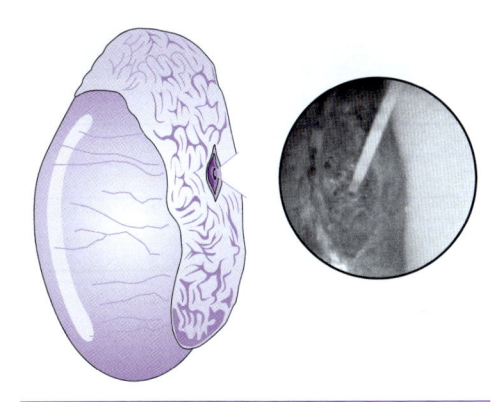

FIGURA 42.2 – Aspiração microcirúrgica de espermatozoide epididimário (MESA, *microsurgical epididymal sperm aspiration*).
Fonte: Elaborada com base em Esteves e colaboradores.[4]

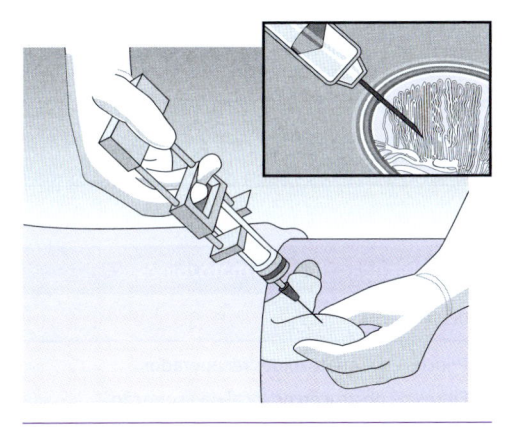

FIGURA 42.3 – Aspiração de espermatozoides testiculares (TESA, *testicular sperm aspiration*).
Fonte: Elaborada com base em Esteves e colaboradores.[4]

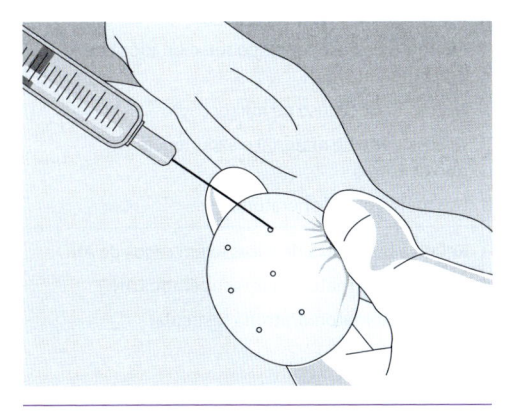

FIGURA 42.4 – Aspiração de espermatozoides com agulha fina (TEFNA, *testicular fine needle aspiration*).
Fonte: Elaborada com base em Esteves e colaboradores.[4]

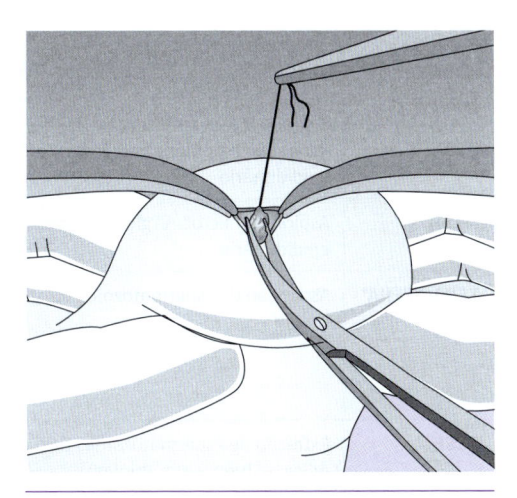

FIGURA 42.5 – Extração de espermatozoides testiculares (TESE, *testicular sperm extraction*).
Fonte: Elaborada com base em Esteves e colaboradores.[4]

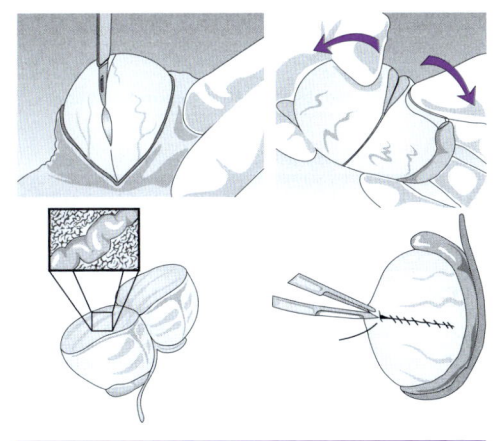

FIGURA 42.6 – Extração microscópica de espermatozoides testiculares (microTESE, *microscopic testicular sperm extraction*).
Fonte: Elaborada com base em Flannigan e colaboradores.[11]

Já está bem estabelecido que as taxas de recuperação de espermatozoides de pacientes com AO são muito altas, chegando até 100%.[12] Em contrapartida, a recuperação dos espermatozoides de homens inférteis com ANO tem sucesso em apenas cerca de 50% dos casos.[13-15]

Recentemente, uma revisão sistemática e metanálise publicada por Corona e colaboradores[16] mostrou que não há diferença estatisticamente significativa entre TESE e microTESE, devendo-se levar em consideração as vantagens e desvanta-

Tabela 42.1 – Técnica de obtenção de espermatozoides, acrônimo e indicações

ACRÔNIMO	TÉCNICA	INDICAÇÃO
PESA	Aspiração percutânea de espermatozoide epididimário	AO
MESA	Aspiração microcirúrgica de espermatozoide epididimário	AO
TESA/TEFNA*	Aspiração de espermatozoides testiculares	AO Falha da PESA/MESA na AO Agenesia epididimária Histologia favorável na ANO†
TESE	Extração de espermatozoides testiculares (biópsia única ou biópsias múltiplas)	AO Falha da PESA/MESA ou TESA/TEFNA na AO Casos de ANO
microTESE	Extração microscópica de espermatozoides testiculares	ANO

*Aspiração testicular com agulha fina.
†Hipoespermatogênese.
ANO, azoospermia não obstrutiva; AO, azoospermia obstrutiva.

Tabela 42.2 – Vantagens e desvantagens das técnicas de obtenção de espermatozoides

TÉCNICA	VANTAGEM	DESVANTAGEM
PESA	Rápida e de baixo custo Mínima morbidade, repetível Sem necessidade de experiência em microcirurgia Sem exploração cirúrgica aberta	Poucos espermatozoides recuperados Fibrose e obstrução no local da aspiração Risco de hematoma e espermatocele
MESA	Grande número de espermatozoides recuperados Risco reduzido de hematoma Possível reconstrução*	Exploração cirúrgica aberta Aumento de custo e tempo relacionados com o procedimento Necessidade de uso de microscópio Necessidade de material e experiência em microcirurgia Desconforto pós-operatório
TESA	Rápida e de baixo custo Repetível Sem necessidade de experiência em microcirurgia Poucos instrumentos e materiais Desconforto pós-operatório mínimo/leve	Relativa baixa taxa de sucesso em casos de ANO Poucos espermatozoides recuperados ANO Risco de hematoma/atrofia testicular

(Continua)

Tabela 42.2 – Vantagens e desvantagens das técnicas de obtenção de espermatozoides (Continuação)		
TÉCNICA	VANTAGEM	DESVANTAGEM
TEFNA	Rápida e de baixo custo Repetível Sem necessidade de experiência em microcirurgia Poucos instrumentos e materiais Desconforto pós-operatório mínimo/leve	Poucos espermatozoides recuperados em caso de ANO Risco de hematoma/atrofia testicular Não validada em grandes séries de pacientes
TESE	Sem necessidade de experiência em microcirurgia Repetível	Aumento de custo e tempo relacionados com o procedimento Necessidade de exploração cirúrgica aberta Relativa pequena quantidade de espermatozoides recuperados em ANO Risco de atrofia testicular Risco de comprometimento da produção de androgênios testiculares Desconforto pós-operatório
microTESE	Taxas de recuperação mais altas em casos de ANO Maior número de espermatozoides recuperados Baixo risco de complicações	Necessidade de exploração cirúrgica aberta Aumento de custo e tempo relacionados com o procedimento Necessidade de uso de microscópio Necessidade de material e experiência em microcirurgia Desconforto pós-operatório

*Em caso de vasectomia.
ANO, azoospermia não obstrutiva; MESA, aspiração microcirúrgica de espermatozoide epididimário; microTESE, extração microscópica de espermatozoides testiculares; PESA, aspiração percutânea de espermatozoide epididimário; TEFNA, aspiração de espermatozoides com agulha fina; TESA, aspiração de espermatozoides testiculares; TESE, extração de espermatozoides testiculares.

gens de cada método, como descrito antes. Contudo, ensaios clínicos randomizados bem delineados e com poder suficiente devem ser executados para determinar se a microTESE é superior à TESE em homens com ANO.

Coito programado

O coito programado (Figura 42.7) consiste em identificar o período fértil, que se estende de 5 dias antes a poucas horas depois da ovulação, além de orientar o momento adequado para que ocorra a relação sexual, visando a aumentar a chance de concepção.

As indicações para esse tratamento incluem a infertilidade sem causa aparente e quadros de anovulação, como síndrome dos ovários policísticos (SOP), hiperprolactinemia e hipogonadismo hipogonadotrófico. Não há benefício do coito programado em casos de anovulação por falência ovariana primária, obstrução tubária ou oligo, asteno ou teratospermia mais graves (Quadro 42.1).

O tratamento pode ser realizado em ciclo espontâneo, desde que a paciente seja eumenorreica. Nas pacientes com quadros de anovulação, a indução da ovulação e a escolha dos fármacos devem ser individualizadas (ver Cap. 41 – Estimulação ovariana).

Inseminação intrauterina

A inseminação intrauterina consiste na deposição de sêmen processado e concentrado na cavi-

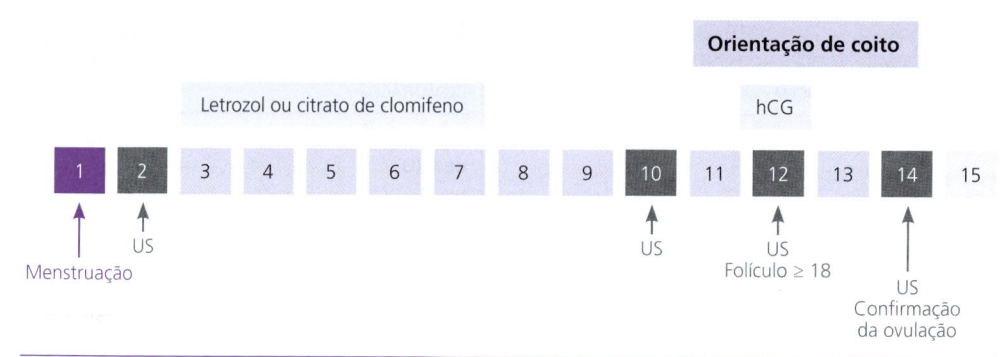

FIGURA 42.7 – Coito programado.
hCG, gonadotrofina coriônica humana; US, ultrassonografia.

Quadro 42.1 – Etapas e indicações do coito programado

Etapas
1. Estimulação ovariana
2. Acompanhamento do desenvolvimento folicular
3. Determinação do período periovulatório
4. Orientação de coito
5. Determinação ultrassonográfica da ovulação

Indicações
- Infertilidade sem causa aparente
- Anovulação
- Síndrome dos ovários policísticos
- Hiperprolactinemia
- Hipogonadismo hipogonadotrófico

dade uterina, sincronizada com a ovulação, em um ciclo natural ou estimulado (Figura 42.8). A inseminação pode ser homóloga, quando realizada com sêmen do próprio parceiro, ou heteróloga, quando o sêmen é de um doador.

Os requisitos mínimos para a realização do procedimento são ovulação espontânea ou induzida, patência tubária e concentração espermática móvel mínima de 10 milhões/mL.[17] Além disso, a idade materna, o tempo de infertilidade e o tipo de cateter utilizado foram fatores preditivos de gestação em estudos anteriores.[17,18]

As indicações (Quadro 42.2) para inseminação intrauterina homóloga são oligospermia leve

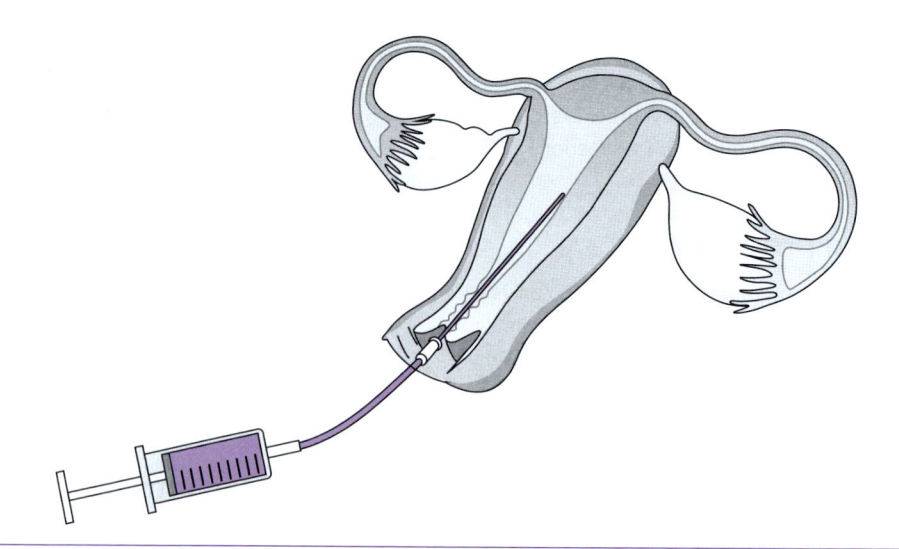

FIGURA 42.8 – Inseminação intrauterina.

> **Quadro 42.2** – Etapas e indicações de inseminação intrauterina
>
> **Etapas**
> 1. Estimulação ovariana
> 2. Acompanhamento do desenvolvimento folicular
> 3. *Trigger* ovulatório
> 4. Preparo seminal
> 5. Exame especular
> 6. Inseminação intrauterina
>
> **Indicações**
> - Oligospermia leve a moderada
> - Disfunções sexuais ou ejaculatórias
> - Fator cervical
> - Endometriose mínima ou leve
> - Anovulação
> - Síndrome dos ovários policísticos
> - Hiperprolactinemia
> - Infertilidade sem causa aparente
> - Casais sorodiscordantes
> - Uso de sêmen de doador
> - Mulheres sem parceiros

ou moderada, disfunções sexuais ou ejaculatórias, fator cervical, endometriose mínima ou leve, fator ovulatório, infertilidade sem causa aparente e casais infectados pelo vírus da imunodeficiência humana (HIV, *human immunodeficiency virus*) ou outras infecções virais sexualmente transmissíveis. No caso de casais sorodiscordantes com parceiro masculino infectado, o processamento seminal reduz de forma significativa o risco de transmissão viral. Já a inseminação heteróloga é indicada para casos de parceiro com azoospermia irreversível, distúrbio hereditário com alto risco de transmissão à prole e em caso de parceiro Rh-positivo e mulher com isoimunização grave.

A estimulação ovariana é mandatória nas pacientes com quadros anovulatórios, mas a sua utilização, mesmo nas pacientes com ciclos regulares, parece aumentar as chances de gravidez. Os protocolos de estimulação ovariana são discutidos no Capítulo 41 – Estimulação ovariana.

No dia da inseminação intrauterina, após o desencadeamento da ovulação, sob exame especular, insere-se um cateter de inseminação, contendo os espermatozoides preparados por meio da técnica de capacitação (ver Seção Procedimentos do laboratório de reprodução assistida deste capítulo), através do colo uterino, evitando pinçar o colo e tocar o fundo uterino, o que pode ocasionar cólicas e sangramento. O volume total inseminado não deve ultrapassar 0,5 mL, e a injeção deve ser lenta, para evitar refluxo e contrações uterinas (ver Figura 42.8 e Quadro 42.2).

Fertilização *in vitro* e injeção intracitoplasmática de espermatozoide

A princípio, a FIV foi criada para solucionar a infertilidade relacionada com o fator tubário, quando este não era corrigido por cirurgia. Com o passar dos anos, as indicações para a técnica foram se ampliando, principalmente em razão de sua rápida evolução. Desenvolveram-se novas medicações e novos esquemas para a indução e o acompanhamento da ovulação. A aspiração dos óvulos, antes feita por laparoscopia, passou a ser realizada por via vaginal, guiada por ultrassonografia. O laboratório se sofisticou, novos meios de cultura e equipamentos foram desenvolvidos, e as equipes elaboraram protocolos e controles de qualidade rigorosos.[1]

> ★ A FIV é um tratamento de reprodução assistida no qual a fertilização do oócito pelo espermatozoide ocorre dentro de uma placa de laboratório. Na FIV, a seleção do espermatozoide que fecundará o oócito acontece pela "seleção natural" entre os espermatozoides que estão em contato com o oócito na placa de cultivo. Já na ICSI, um único espermatozoide, selecionado previamente, será injetado dentro do oócito, dando início ao processo de fertilização. Se o óvulo fertilizar e começar a divisão celular, o embrião é transferido para o útero da mulher, onde se espera que ocorra a implantação no endométrio, seguida pelo desenvolvimento da gestação até o nascimento de um bebê.

As indicações de FIV e ICSI e o detalhamento das etapas de cada um desses tratamentos estão listados nos Quadros 42.3 e 42.4, respectivamente.

Quadro 42.3 – Indicações de FIV e ICSI

FIV
- Obstrução tubária
- Lesão tubária irreparável
- Endometriose
- Alterações seminais
- Infertilidade sem causa aparente
- Anovulação
- Baixa reserva ovariana
- Falha das técnicas de baixa complexidade
- Falência ovariana precoce (associada à ovodoação)
- Anormalidades uterinas
- Preservação da fertilidade
- Realização de teste genético pré-implantacional

ICSI
- Alterações seminais graves
- Falha de fertilização em FIV prévia
- Uso de oócitos criopreservados para tratamento

FIV, fertilização *in vitro*; ICSI, injeção intracitoplasmática de espermatozoide.

Quadro 42.4 – Etapas da FIV e da ICSI

FIV
1. Estimulação ovariana controlada
2. *Trigger* ovulatório
3. Aspiração folicular
4. Recuperação oocitária
5. Preparo seminal
6. Inseminação dos oócitos
7. Cultivo embrionário nas incubadoras
8. Transferência embrionária
9. Suporte de fase lútea
10. Criopreservação dos embriões excedentes

ICSI
1. Estimulação ovariana controlada
2. *Trigger* ovulatório
3. Aspiração folicular
4. Recuperação oocitária
5. Preparo seminal
6. Injeção intracitoplasmática de espermatozoide
7. Cultivo embrionário nas incubadoras
8. Transferência embrionária
9. Suporte de fase lútea
10. Criopreservação dos embriões excedentes

FIV, fertilização *in vitro*; ICSI, injeção intracitoplasmática de espermatozoide.

ESTIMULAÇÃO OVARIANA E *TRIGGER* OVULATÓRIO

A estimulação ovariana e o *trigger* ovulatório são detalhados no Capítulo 41 – Estimulação ovariana.

ASPIRAÇÃO FOLICULAR

A aspiração folicular é realizada preferencialmente sob sedação. Com o auxílio de uma agulha acoplada ao transdutor de ultrassonografia transvaginal, os folículos ovarianos estimulados são identificados e seu conteúdo é aspirado, conforme mostra a Figura 42.9. O líquido folicular aspirado é enviado ao laboratório de reprodução assistida para processamento.

Procedimentos do laboratório de reprodução assistida

RECUPERAÇÃO OOCITÁRIA

O líquido folicular aspirado, ao chegar ao laboratório de reprodução assistida, é depositado sobre uma placa de Petri, e, sob visualização microscópica, os oócitos são identificados, separados e colocados em meio de cultura (Figura 42.10). Subsequentemente, eles passam por contagem e avaliação morfológica de maturidade e qualidade oocitária e são mantidos em incubadora por período variável, conforme o seu grau de maturidade.

Nos casos em que é necessária a realização da técnica de ICSI, os oócitos passam por um proces-

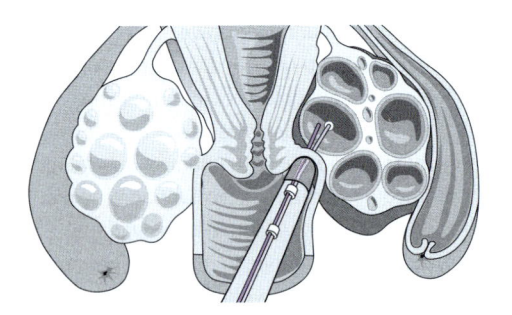

FIGURA 42.9 – Aspiração folicular.

CAPACITAÇÃO ESPERMÁTICA

O objetivo das diversas técnicas de preparo do sêmen para a inseminação intrauterina é obter uma amostra concentrada de espermatozoides viáveis e móveis e separar elementos potencialmente prejudiciais, como leucócitos, espermatozoides mortos, vírus e bactérias. Além disso, separa-se o plasma seminal, que contém prostaglandinas indutoras de cólicas uterinas. As técnicas mais utilizadas na capacitação do sêmen são a migração ascendente (*swim-up*) e o gradiente descontínuo de densidade (Figura 42.11).

No *swim-up*, os espermatozoides são selecionados por sua capacidade de nadar para fora do plasma seminal e entrar no meio de cultura. Nessa técnica, o sêmen liquefeito é depositado sob camadas de meio de cultura com densidades diferentes. Os espermatozoides móveis, então, nadam através dessas camadas até a superfície. Esse procedimento tem um rendimento menor de espermatozoides em comparação com o gradiente descontínuo de densidade, mas seleciona-os por

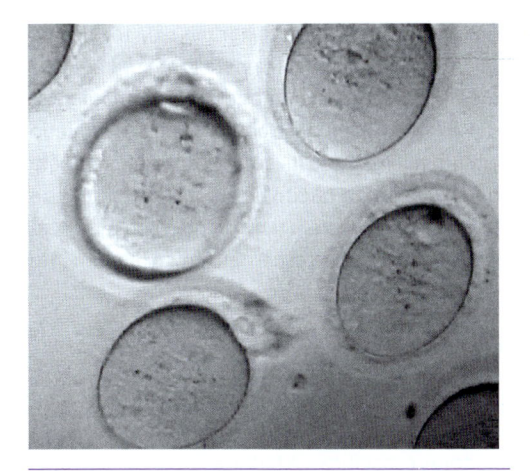

FIGURA 42.10 – Oócitos recuperados.

samento, em que as células do *cumulus oophoro* e da granulosa são retiradas em um processo chamado de denudação. Esse procedimento envolve a incubação dos oócitos com hialuronidase, o que é seguido pela retirada mecânica das células ao redor do oócito mediante a sua manipulação com pipetas específicas.

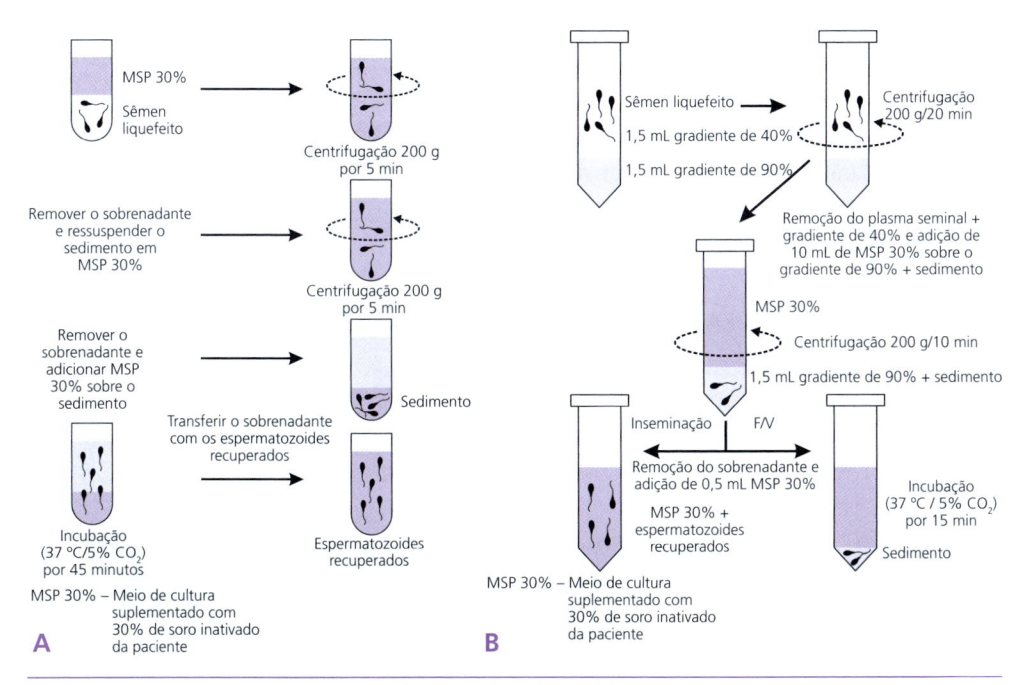

FIGURA 42.11 – Capacitação espermática. (**A**) Técnica de *swim-up*. (**B**) Técnica de gradiente descontínuo de densidade.
FIV, fertilização *in vitro*.

sua motilidade e é útil quando a porcentagem de espermatozoides móveis no sêmen é baixa.[19]

O gradiente descontínuo de densidade fornece uma melhor seleção de espermatozoides de boa qualidade, proporcionando uma boa separação de outros tipos de células e detritos, além de ser mais fácil de padronizar do que a técnica de *swim-up*. Esse método utiliza a centrifugação do plasma seminal sobre meios de cultivo com densidades diferentes e progressivamente mais densos, em geral com uma camada superior de densidade de 40% e uma camada inferior de densidade de 80%. Os espermatozoides móveis nadam ativamente através do material gradiente para formar um depósito concentrado de espermatozoides no fundo do tubo. A preparação de espermatozoides usando centrifugação em gradiente de densidade costuma resultar em uma fração de espermatozoides altamente móveis, livres de detritos, leucócitos contaminantes, células não germinativas e células germinativas em degeneração.[19]

INSEMINAÇÃO DOS OÓCITOS

Em uma placa de cultura preparada com meio de cultura envolto por óleo mineral (utilizado para manter a temperatura estável), cada oócito é colocado em um microgota de meio de cultura específico para FIV. Uma quantidade que varia entre 50 e 500 mil espermatozoides com motilidade progressiva é depositada com os oócitos dentro de cada microgota contendo um oócito (Figura 42.12).

INJEÇÃO INTRACITOPLASMÁTICA DE ESPERMATOZOIDE

Na técnica de ICSI, um único espermatozoide selecionado é depositado diretamente dentro do citoplasma oocitário, por meio da técnica de micromanipulação de gametas com um equipamento específico, chamado de micromanipulador (Figura 42.13). Esse equipamento é instalado em um microscópio invertido; com a micropipeta de preensão do oócito e com a micropipeta de injeção conectada em um sistema, é possível realizar a colocação do espermatozoide diretamente dentro do citoplasma do oócito.

CULTIVO EMBRIONÁRIO

Após o procedimento, as placas de Petri são mantidas em um ambiente controlado dentro de incubadoras específicas. A fertilização e o desenvolvimento embrionários são avaliados ao longo dos dias que se seguem, de acordo com o Quadro 42.5 e a Figura 42.14.

TRANSFERÊNCIA EMBRIONÁRIA

A transferência é realizada com a mulher em posição ginecológica, sob visualização ultrassonográfica do útero transabdominal com sonda convexa e repleção vesical (Figura 42.15). Durante o exame especular, visualiza-se o colo uterino, retira-se o excesso de muco do orifício cervical e

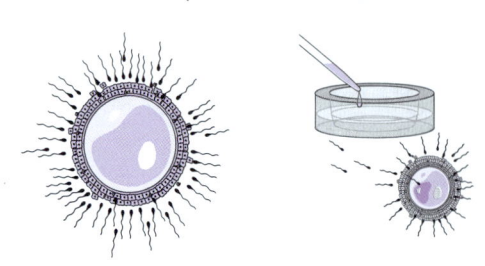

FIGURA 42.12 – Fertilização *in vitro* clássica.

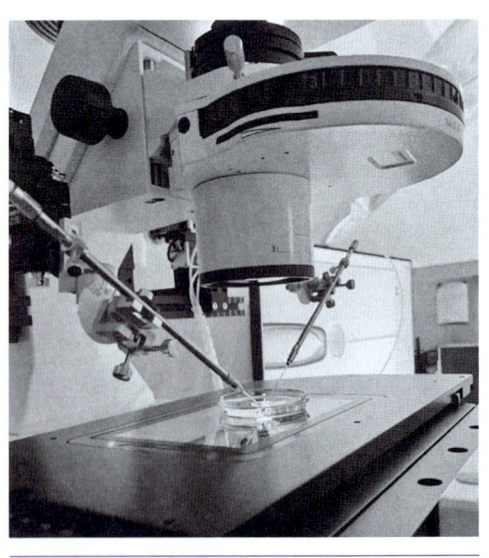

FIGURA 42.13 – Sistema de microscópio invertido acoplado ao micromanipulador, no primeiro plano, e injeção intracitoplasmática de espermatozoide, ao fundo, na tela de monitor.

> **Quadro 42.5** – Cultivo e desenvolvimento embrionário
>
> **Dia 1** Verificação da fertilização adequada entre 16-18 horas após o procedimento. É possível visualizar os pró-núcleos dos gametas se fundindo.
>
> **Dia 2** Verificação da divisão celular. Os embriões podem ter de 2-4 células, chamadas de blastômeros.
>
> **Dia 3** Verificação do desenvolvimento embrionário. Os embriões podem ter de 4-8 blastômeros.
>
> **Dia 4** Verificação do desenvolvimento embrionário. As células do embrião começam a se fundir, e o embrião passa a ser chamado de mórula.
>
> **Dia 5** Verificação do desenvolvimento embrionário. Os embriões têm muitas células e uma cavidade contendo líquido, sendo chamados de blastocistos.

introduz-se o cateter de transferência, sob visualização ultrassonográfica, contendo os embriões e o meio de cultura. Devem-se evitar manipulações desnecessárias do colo uterino, e a introdução do cateter, preferencialmente flexível, deve ser cuidadosa, para evitar tocar o fundo uterino, o que pode provocar sangramentos de origem endometrial. A deposição da gota é realizada entre 1,5 e 2,0 cm do fundo uterino, e o cateter deve ser devolvido ao laboratório para garantir que não houve retenção embrionária.[20]

⚠ De acordo com a Resolução do CFM nº 2.294/2021,[21] o número de embriões a serem transferidos varia de acordo com a idade da mulher (Quadro 42.6). A mesma resolução determina que são proibidos procedimentos de redução embrionária após a transferência de embriões.

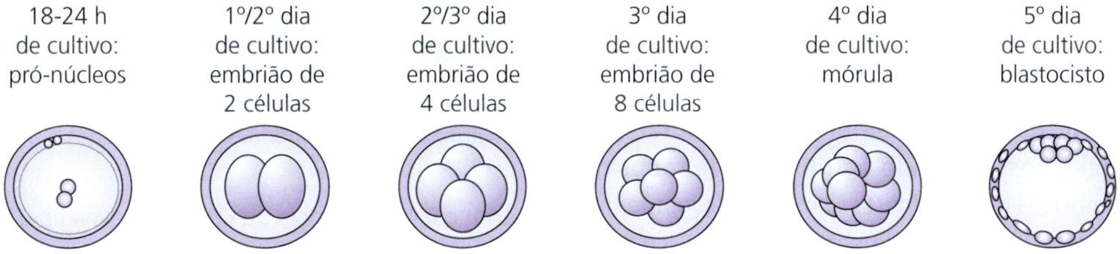

| 18-24 h de cultivo: pró-núcleos | 1º/2º dia de cultivo: embrião de 2 células | 2º/3º dia de cultivo: embrião de 4 células | 3º dia de cultivo: embrião de 8 células | 4º dia de cultivo: mórula | 5º dia de cultivo: blastocisto |

FIGURA 42.14 – Desenvolvimento embrionário esperado.

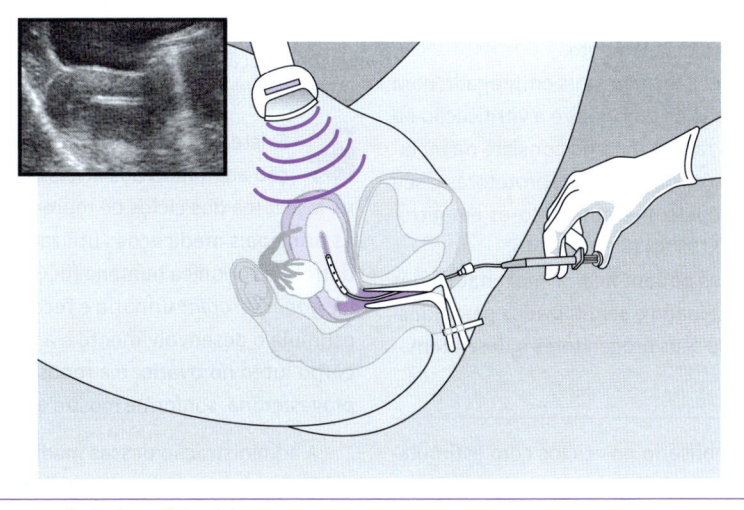

FIGURA 42.15 – Transferência embrionária.

Quadro 42.6 – Número de embriões que podem ser transferidos de acordo com a Resolução nº 2.294/2021 do Conselho Federal de Medicina

- Até 37 anos: máximo de 2 embriões
- Acima de 37 anos: máximo de 3 embriões
- Embriões euploides por diagnóstico genético: máximo de 2 embriões, independentemente da idade
- Nas situações de doação de oócitos, considera-se a idade da doadora.

⚠ Não há evidências de que intervenções como repouso, abstinência sexual, uso de selantes de fibrina ou oclusão mecânica do colo aumentem a taxa de gravidez após a transferência embrionária.[22]

CRIOPRESERVAÇÃO DOS EMBRIÕES EXCEDENTES

A criopreservação dos embriões excedentes nos ciclos de tratamento de reprodução assistida permitiu um melhor aproveitamento dos embriões produzidos e um melhor resultado final, por ciclo, possibilitando a utilização de todos os embriões produzidos. Esse melhor desempenho se deve ao desenvolvimento de meios de cultura, sistemas de fertilização e técnicas de criopreservação superiores, que melhoraram a chance de sobrevida do embrião após os processos de congelamento e descongelamento.

Atualmente, a técnica mais empregada para a criopreservação de embriões é a vitrificação ou congelamento rápido,[23,24] que consiste na inclusão do embrião em líquidos crioprotetores e seu resfriamento rápido, mergulhando-os em nitrogênio líquido (– 196 ºC) (Figura 42.16).

Os embriões podem ficar armazenados por tempo indeterminado e ser utilizados para transferência quando seus progenitores o desejarem.

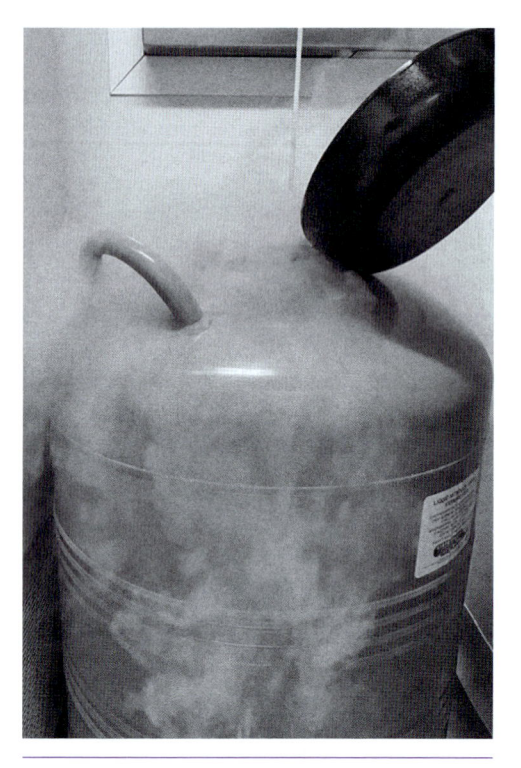

FIGURA 42.16 – Tanque de nitrogênio líquido onde ficam armazenados os embriões criopreservados.

SUPORTE DE FASE LÚTEA

O bloqueio hipofisário nos ciclos com estimulação ovariana controlada tem o objetivo de evitar o pico de hormônio luteinizante (LH, *luteinizing hormone*) e a luteinização precoce dos folículos ovarianos. A deficiência de LH, responsável pela luteinização dos folículos, associada ao aumento suprafisiológico de estradiol, pode levar à deficiência da produção de progesterona, motivo pelo qual a sua reposição está indicada em ciclos de reprodução assistida que necessitaram de bloqueio hipofisário.

Existem diversas formas para a manutenção adequada dos níveis de progesterona na fase lútea dos ciclos de reprodução assistida. As principais medicações utilizadas são a gonadotrofina coriônica humana (hCG, *human chorionic gonadotropin*) urinária e recombinante, que estimula o desenvolvimento e a manutenção do corpo lúteo no ovário, e a reposição da própria progesterona, conforme mostra a Tabela 42.3.

A administração dessas medicações é necessária até o início do funcionamento da placenta, que, a partir desse ponto, assume a sua função de manutenção da gestação e a produção hormonal

Tabela 42.3 – Suporte de fase lútea		
MEDICAMENTO	VIA	DOSE
Progesterona micronizada	Vaginal	400-800 mg/dia, divididos em 2 ou 3 tomadas
Progesterona (gel)	Vaginal	90 mg/dia
Di-hidrogesterona	Intramuscular	25-100 mg/dia
Gonadotrofina coriônica	Subcutânea	1.500-2.500 UI em dias alternados

UI, unidades internacionais.

necessária para o desenvolvimento e a manutenção da gestação até o nascimento.[25,26]

TRANSFERÊNCIA DE EMBRIÃO CRIOPRESERVADO

A transferência de embriões criopreservados (TEC) possibilita a prevenção do risco de gestação múltipla pela transferência eletiva de um único embrião, o planejamento das biópsias e as avaliações genéticas (testes genéticos pré-implantacionais para aneuploidias e doenças monogênicas [PGTa e PGTm] – ver Cap. 45 – Avaliação genética pré-concepcional) nos centros de reprodução assistida, a prevenção da síndrome do hiperestímulo ovariano (ver Cap. 41 – Estimulação ovariana), além de permitir o adequado preparo endometrial, evitando a transferência quando o endométrio se apresenta fino, com fluido na cavidade uterina e nos casos de elevação prematura de progesterona no dia do *trigger*. Assim, a TEC resulta em aumento da efetividade e das taxas de gestações por ciclo de reprodução assistida iniciados.

Existem diversos protocolos de preparo endometrial para TEC, sendo o ciclo natural, o ciclo artificial e o ciclo estimulado os mais utilizados.

PREPARO ENDOMETRIAL

Ciclo natural

Baseia-se na produção endógena de esteroides e no desenvolvimento folicular, sem uso de medicações. Está indicado para mulheres com ciclos regulares e ovulatórios. A sincronização da transferência requer um rigoroso controle ultrassonográfico ou endócrino, pois é necessária a determinação precisa da ovulação ou do pico de LH para o agendamento do procedimento de transferência embrionária.

O controle ultrassonográfico pode ser realizado por ultrassonografia transvaginal periódica, acompanhando o desenvolvimento e o crescimento folicular. Na fase pré-ovulatória, o acompanhamento deve ser intensificado para determinar, com a maior precisão possível, o evento ovulatório. Já o controle endócrino pode ser realizado pela dosagem de LH urinário ou plasmático, mas esse método apresenta variações, o que dificulta a sua interpretação e uma adequada sincronização. Ambos podem ser utilizados em conjunto, aumentando a chance de melhor determinação da ovulação e planejamento de TEC.

Ciclo natural modificado

Deve ser utilizado em mulheres com ciclos ovulatórios e baseia-se no desenvolvimento e na produção de esteroides endógena, como no ciclo natural. Entretanto, durante o acompanhamento ultrassonográfico, ao identificar o folículo dominante no tamanho pré-ovulatório, com diâmetro médio maior que 17 mm, e o endométrio, com padrão trilaminar com mais de 7 mm de espessura, administra-se a hCG urinária ou recombinante para que ocorra a ovulação. A sincronização e o agendamento da TEC são determinados pela data e hora da aplicação da hCG.

Ciclo artificial

É indicado para mulheres com ciclos irregulares e amenorreia, mas também pode ser utilizado para pacientes ovulatórias. Tem a vantagem de permitir uma melhor programação da data da TEC.

Nesse protocolo de preparo endometrial, são utilizados estradiol e progesterona, mimetizando o ciclo menstrual. O estradiol tem o papel de estimular a proliferação endometrial e suprimir o desenvolvimento folicular, ao passo que a progesterona transforma o endométrio proliferado em secretor, preparando-o para o recebimento do embrião. Em geral, inicia-se o preparo no início do ciclo, com a administração de valerato de estradiol na dose de 4 a 8 mg/dia por via oral em doses fixas ou crescentes, seguido de acompanhamento ultrassonográfico periódico até a visibilização de endométrio com padrão trilaminar com, pelo menos, 7 mm de espessura. Nesse momento, inicia-se a utilização de progesterona, e o agendamento da TEC é determinado pelo início do uso da progesterona e de acordo com o estágio de desenvolvimento embrionário no momento da criopreservação.

A suplementação hormonal artificial deve ser mantida até o momento em que a placenta assume a sua função de manutenção da gestação e a produção hormonal necessária para o desenvolvimento e a manutenção da gestação entre 10 e 12 semanas de gestação.

Ciclo artificial com agonistas do hormônio liberador de gonadotrofina (GnRH)

A administração exógena de hormônios não garante a completa supressão hipofisária e, eventualmente, o desenvolvimento folicular e a luteinização precoce podem ocorrer independentemente do uso adequado do valerato de estradiol. Para essas situações, o uso de análogos agonistas de GnRH permite um adequado controle e bloqueio hipofisário, seguido de preparo endometrial, conforme descrito no ciclo artificial.

Ciclo estimulado

A estimulação leve com gonadotrofinas, citrato de clomifeno ou inibidores da aromatase é uma opção de preparo endometrial para TEC. A descrição desses protocolos de estimulação ovariana pode ser encontrada no Capítulo 41 – Estimulação ovariana.

Devido ao seu efeito antiestrogênico endometrial, o citrato de clomifeno tem sido evitado para preparo endometrial.[27] Já o preparo endometrial com letrozol, um inibidor da aromatase, tem sido utilizado com resultados interessantes, apresentados a partir de relatos de casos.[28]

REFERÊNCIAS

1. Passos EP. History of assisted reproduction: lessons learnt and future challenges. Rev Gynaecol Pract. 2004;4(4):199-202.
2. Montenegro IS. Avaliação da maturidade endometrial em ciclo espontâneo e estimulado com citrato de clomifeno: uma coorte pareada [tese]. Porto Alegre: UFRGS; 2018.
3. Aziz N. The importance of semen analysis in the context of azoospermia. Clinics (São Paulo). 2013;68(Suppl 1):35-8.
4. Esteves SC, Miyaoka R, Agarwal A. An update on the clinical assessment of the infertile male. [corrected]. Clinics (São Paulo). 2011;66(4):691-700.
5. Esteves SC, Agarwal A. The azoospermic male: current knowledge and future perspectives. Clinics (São Paulo). 2013;68(Suppl 1):1-4.
6. Palermo G, Joris H, Devroey P, Van Steirteghem AC. Pregnancies after intracytoplasmic injection of single spermatozoon into an oocyte. Lancet. 1992;340(8810):17-8.
7. Palermo GD, O'Neill CL, Chow S, Cheung S, Parrella A, Pereira N, et al. Intracytoplasmic sperm injection: state of the art in humans. Reproduction. 2017;154(6):F93-110.
8. Esteves SC. Clinical management of infertile men with nonobstructive azoospermia. Asian J Androl. 2015;17(3):459-70.
9. Andrade DL, Viana MC, Esteves SC. Differential diagnosis of azoospermia in men with infertility. J Clin Med. 2021;10(14):3144.
10. Schlegel PN. Causes of azoospermia and their management. Reprod Fertil Dev. 2004;16(5):561-72.
11. Flannigan R, Bach PV, Schlegel PN. Microdissection testicular sperm extraction. Transl Androl Urol. 2017;6(4):745-52.
12. Ghanem M, Bakr NI, Elgayaar MA, El Mongy S, Fathy H, Ibrahim A-HA. Comparison of the outcome of intracytoplasmic sperm injection in obstructive and non-obstructive azoospermia in the first cycle: a report of case series and meta-analysis. Int J Androl. 2005;28(1):16-21.
13. Krausz C. Male infertility: pathogenesis and clinical diagnosis. Best Pract Res Clin Endocrinol Metab. 2011;25(2):271-85.
14. Tournaye H, Krausz C, Oates RD. Concepts in diagnosis and therapy for male reproductive impairment. Lancet Diabetes Endocrinol. 2017;5(7):554-64.
15. Pan MM, Hockenberry MS, Kirby EW, Lipshultz LI. Male infertility diagnosis and treatment in the era of in vitro fertilization and intracytoplasmic sperm injection. Med Clin North Am. 2018;102(2):337-47.

16. Corona G, Minhas S, Giwercman A, Bettocchi C, Dinkelman-Smit M, Dohle G, et al. Sperm recovery and ICSI outcomes in men with non--obstructive azoospermia: a systematic review and meta-analysis. Hum Reprod Update. 2019;25(6):733-57.

17. Merviel P, Heraud MH, Grenier N, Lourdel E, Sanguinet P, Copin H. Predictive factors for pregnancy after intrauterine insemination (IUI): an analysis of 1038 cycles and a review of the literature. Fertil Steril. 2010;93(1):79-88.

18. Steures P, van der Steeg JW, Mol BWJ, Eijkemans MJC, van der Veen F, Habbema JDF, et al. Prediction of an ongoing pregnancy after intrauterine insemination. Fertil Steril. 2004;82(1):45-51.

19. World Health Organization. WHO laboratory manual for the examination and processing of human semen. 6th ed. Geneva: WHO; 2021.

20. Penzias A, Bendikson K, Butts S, Coutifaris C, Falcone T, Fossum G, et al. Performing the embryo transfer: a guideline. Fertil Steril. 2017;107(4):882-96.

21. Conselho Federal de Medicina. Câmara Técnica de Reprodução Assistida. Resolução CFM nº 2.294/2021 [Internet]. Brasília: CFM; 2021 [capturado em 27 fev. 2022]. Disponível em: https://sistemas.cfm.org.br/normas/arquivos/resolucoes/BR/2021/2294_2021.pdf.

22. Abou-Setta AM, Peters LR, D'Angelo A, Sallam HN, Hart RJ, Al-Inany HG. Post-embryo transfer interventions for assisted reproduction technology cycles. Cochrane Database Syst Rev. 2014;(8):CD006567.

23. Nagy ZP, Shapiro D, Chang C-C. Vitrification of the human embryo: a more efficient and safer in vitro fertilization treatment. Fertil Steril. 2020;113(2):241-7.

24. Pomeroy KO, Comizzoli P, Rushing JS, Lersten IL, Nel-Themaat L. The ART of cryopreservation and its changing landscape. Fertil Steril. 2022;117(3):469-76.

25. Zhao J, Hao J, Li Y. Individualized luteal phase support after fresh embryo transfer: unanswered questions, a review. Reprod Health. 2022;19(1):19.

26. Dashti S, Eftekhar M. Luteal-phase support in assisted reproductive technology: An ongoing challenge. Int J Reprod Biomed. 2021;19(9):761-72.

27. Montenegro IS, Kuhl CP, Schneider R de A, Zachia S de A, Durli ICL de O, Terraciano PB, et al. Use of clomiphene citrate protocol for controlled ovarian stimulation impairs endometrial maturity. JBRA Assist Reprod. 2021;25(1):90-6.

28. Atkinson M, Crittenden J, Smith H, Sjoblom C. Retrospective cohort study on preparation regimens for frozen embryo transfer. Reprod Fertil. 2021;2(4):308-16.

43

PRESERVAÇÃO DA FERTILIDADE

EDUARDO PANDOLFI PASSOS
IVAN SERENO MONTENEGRO
LAURA GAZAL PASSOS
RODRIGO ULIANO MOSER DA SILVA

Preservação da fertilidade feminina

A sobrevida de pacientes oncológicos potencializou-se graças à evolução do tratamento contra o câncer, havendo, inclusive, remissão e cura da doença. Como as terapias usadas para esse fim tendem a ser gonadotóxicas, a infertilidade afeta de forma significativa tal população.[1] Essa situação, acrescida da postergação eletiva da maternidade e da existência de doenças crônicas que sabidamente diminuem a reserva ovariana, torna o aconselhamento reprodutivo quanto à preservação da fertilidade um tema de extrema importância no cuidado das pacientes.

Hoje, existem vários métodos para garantir a preservação da fertilidade, os quais são abordados ao longo deste capítulo. O Quadro 43.1 apresenta as técnicas de preservação da fertilidade feminina, que são discutidas na sequência.

As indicações para o aconselhamento reprodutivo incluem: câncer, pois as terapias utilizadas estão associadas à insuficiência ovariana prematura (IOP); postergação da maternidade, a qual é acompanhada da queda em número e qualidade dos oócitos; doenças autoimunes, cujo tratamento tende a ser feito com imunossupressores com agentes alquilantes; doenças genéticas, como síndrome de Turner e síndrome do X frágil, que cursam com diminuição da reserva ovariana; galactosemia, por haver associação com IOP; mutação no gene *BRCA*, relacionada com câncer de mama e ovários; e endometriose, pois trata-se de uma condição que tende a ser acompanhada por diminuição da reserva ovariana.[2]

CONGELAMENTO DE ÓVULOS

A postergação da maternidade, decorrente de fenômenos como a inserção da mulher no mercado de trabalho e o controle contraceptivo, é notória na sociedade contemporânea. No entanto, a fisiologia feminina não acompanha essa tendência, visto que a chance de gestação diminui com a idade da mulher, decaindo de 35% a cada tentativa mensal em mulheres até 30 anos para menos de 10% após os 40 anos.[3] Além disso, o avanço na idade, sobretudo após os 35 anos,

---

Quadro 43.1 – Técnicas de preservação da fertilidade feminina

- Congelamento de óvulos
- Congelamento de embriões
- Congelamento de tecido ovariano
- Maturação *in vitro*
- Uso de análogos de GnRH
- Cirurgia de transposição ovariana
- Cirurgia ginecológica conservadora

GnRH, hormônio liberador de gonadotrofina (*gonadotropin-releasing hormone*).

está associado à queda da reserva ovariana, bem como à diminuição da qualidade dos oócitos e da integridade dos seus cromossomos.[4]

Além da idade e do câncer, as doenças crônicas de origem reumática, a síndrome de Turner e a presença de mutação do gene *BRCA* estão associadas à diminuição da reserva ovariana, sendo indicada a orientação quanto à criopreservação de óvulos.

Vale ressaltar que a criopreservação de oócitos é uma técnica estabelecida e segura, tendo deixado de ser considerada experimental desde 2012.[5,6] Há relatos na literatura do primeiro congelamento e descongelamento de óvulos em 1986, embora a técnica utilizada não tenha sido a vitrificação, estabelecida em 2005 e hoje considerada segura e efetiva.[7] A criopreservação de oócitos não exige parceiro ou espermatozoides, levando a uma maior autonomia e poder de decisão da mulher. As indicações para criopreservação de oócitos são apresentadas no Quadro 43.2.

CONGELAMENTO DE EMBRIÕES

O procedimento de congelamento de embriões foi realizado pela primeira vez em 1983 e, desde então, fomenta, eventualmente, discussões e conflitos ético-religiosos.[8]

Quadro 43.2 – Indicações para criopreservação de oócitos

- Câncer
- Postergação eletiva da maternidade (social)
- Situação emergencial – Ausência de espermatozoides na coleta seminal ou dificuldade de coleta durante a FIV
- Endometriose
- Doenças crônicas
- Diminuição de reserva ovariana
- Participação em programa de ovodoação
- Doenças autoimunes
- Galactosemia
- Previsão de ooforectomia
- Doenças e condições genéticas – Mutação no *BRCA*, síndrome de Turner
- Pacientes transgênero

FIV, fertilização *in vitro*.

A execução requer estímulo ovariano para a obtenção dos oócitos, bem como a sua fertilização por espermatozoides, obtidos com essa finalidade. O congelamento de embriões segue o mesmo protocolo de estimulação da fertilização, porém sem realizar a transferência dos embriões para o útero, mantendo-os criopreservados.[9]

⚠ Os embriões criopreservados não têm prazo de manutenção ou validade, mas, segundo o Conselho Federal de Medicina (CFM), só podem ser descartados após decorridos 3 anos da criopreservação e, atualmente, após autorização judicial.[10]

CONGELAMENTO DE TECIDO OVARIANO

⭐ O congelamento de tecido ovariano é indicado para pacientes jovens com risco de IOP decorrente de condições como síndrome de Turner, galactosemia, doenças reumáticas e câncer. Entre as vantagens dessa técnica, ressalta-se a dispensa da necessidade de estimulação ovariana, sendo uma alternativa principalmente para pré-púberes.[9] Todavia, em alguns países, ainda é considerada experimental, pois está sujeita a complicações cirúrgicas e, sobretudo, à reintrodução de células neoplásicas em casos de doenças ovarianas e hematológicas.

Embora esse procedimento seja mais associado a pacientes pré-puberes, mulheres na menacme também podem ser favorecidas por toda a situação hormonal decorrente dessa preservação.[11] Portanto, mulheres com menos de 35 anos, com chance de sobrevida maior que 5 anos e com mais de 50% de risco de IOP são beneficiadas por essa técnica, segundo diretriz da Sociedade Europeia de Reprodução Humana e Embriologia (ESHRE).

MATURAÇÃO *IN VITRO*

A maturação *in vitro*, apesar da existência de alguns estudos, é considerada um procedimento novo, sendo proposta quando a estimulação ovariana não é factível. Ela tem menor efetividade quando comparada com a criopreservação de tecido, porém não deve ser totalmente descartada como alternativa em casos específicos nos quais as demais técnicas não sejam possíveis.[11]

SUPRESSÃO OVARIANA COM ANÁLOGOS DE GnRH

Os análogos agonistas do hormônio liberador de gonadotrofina (GnRH, *gonadotropin-releasing hormone*) induzem uma supressão ovariana temporária e um estado hipoestrogênico. Esse método consiste no uso de agonista GnRH de longa duração (entre 1-12 meses) durante a quimioterapia, a fim de diminuir a circulação ovariana e, consequentemente, reduzir a exposição aos elementos tóxicos da quimioterapia.[1]

A supressão ovariana com análogos de GnRH está indicada para mulheres com câncer de mama, visando à diminuição extrínseca, e para portadoras de doenças hematológicas com pancitopenia ou plaquetopenia, pois diminui o sangramento vaginal. Contudo, o uso dessa técnica ainda é controverso, requerendo maiores comprovações de sua efetividade. Para isso, é necessário avaliar desfechos relativos à função e à reserva ovarianas, além de analisar a presença de gestação em médio e longo prazos após os tratamentos.[11]

TRANSPOSIÇÃO OVARIANA

A transposição ovariana, indicada para casos em que haja necessidade de radiação pélvica, consiste na técnica de retirar o tecido ovariano da área de irradiação e implantá-lo em outro local. Para isso, pode-se usar a técnica ortotópica, quando a inserção é feita na própria cavidade pélvica, ou heterotópica, quando é posicionada em outra região.

CIRURGIAS CONSERVADORAS

Em casos oncológicos, nos quais protocolos agressivos são priorizados, uma alternativa é personalizar o caso considerando a idade da mulher e sua perspectiva reprodutiva. Por exemplo, para câncer de colo do útero, às vezes, é possível considerar a traquelectomia em detrimento de uma pan-histerectomia.

Preservação da fertilidade masculina

Nas últimas décadas, a sobrevida dos pacientes com câncer tem melhorado de modo significativo, apesar do aumento da incidência de todos os tipos de câncer naqueles com menos de 65 anos.[12] Isso se deve basicamente a uma melhora nos tratamentos, incluindo quimioterapia, radioterapia e procedimentos cirúrgicos. Além do próprio efeito deletério que o câncer tem sobre o potencial fértil do homem, essas modalidades terapêuticas também podem ter um efeito gonadotóxico, predispondo a falência testicular ou distúrbios ejaculatórios, o que prejudica a fertilidade masculina.[13]

Assim, é importante discutir a fertilidade masculina tanto com pacientes oncológicos quanto com portadores de condições não oncológicas, como pacientes soropositivos para o vírus da imunodeficiência humana (HIV, *human immunodeficiency virus*), pacientes que farão vasectomia, pacientes transgênero que desejam manter a fertilidade antes da cirurgia de redesignação sexual e pacientes portadores de doenças autoimunes. Nessas situações, a criopreservação de espermatozoides é crucial para a fertilidade futura, sendo as principais indicações para oferecer manutenção da fertilidade masculina abordadas na sequência.

CÂNCER

O comprometimento da fertilidade masculina pode ser consequência das próprias manifestações sistêmicas da doença maligna. Os tumores podem induzir um estado inflamatório sistêmico, mediado pela secreção de citocinas metabolicamente ativas, manifestando-se em sintomas constitucionais que podem danificar diretamente o epitélio germinativo.[14]

O tratamento oncológico, todavia, também exerce grande influência sobre a fertilidade masculina. Adultos jovens que costumam ser acometidos por tumores de testículo e linfoma de Hodgkin têm altas taxas de sobrevida graças ao tratamento quimioterápico.[15] Contudo, o efeito deletério da quimioterapia, sobretudo dos agentes alcalinizantes, da cisplatina e da carboplatina, nas células germinativas é catastrófico.[13] Os espermatócitos, as células germinativas que se dividem mais rapidamente, estão sob maior risco.

A radioterapia, que pode ser usada para o tratamento direto de lesões testiculares, porém é mais utilizada para lesões em retroperitônio ou pelve, também tem o seu papel. Assim como na quimioterapia, os espermatócitos são as células mais sensíveis e as mais precocemente acometidas por baixas doses de radiação.[13]

Assim como a quimioterapia e a radioterapia, o tratamento cirúrgico, principalmente a orquiectomia unilateral, para pacientes com tumores de testículo pode reduzir a concentração e a contagem total de espermatozoides em até 85% daqueles submetidos ao tratamento cirúrgico. Destes, até 9% podem ficar azoospérmicos.[16,17] Além desse efeito direto da cirurgia no potencial fértil masculino, cirurgias para tratamento de lesões no retroperitônio ou na pelve podem comprometer a inervação simpática e parassimpática, causando ejaculação retrógrada e disfunção erétil.

Com relação às doenças urológicas, a prostatectomia e a cistectomia radicais podem estar relacionadas com a fertilidade masculina, uma vez que as modalidades de tratamento dessas condições podem resultar em azoospermia obstrutiva (tratamento cirúrgico) e azoospermia não obstrutiva (bloqueio hormonal, quimioterapia ou radioterapia). Vale ressaltar que aproximadamente 40% dos pacientes com diagnóstico de câncer de próstata e 25% dos pacientes com diagnóstico de câncer de bexiga têm menos de 64 anos.[18]

PRÉ-VASECTOMIA

A anticoncepção é um tema relevante por si só, seja pelo número de pessoas que a empregam no mundo inteiro, seja pela duração do seu uso. Ao abordar o tema de planejamento familiar, a vasectomia surge como uma das principais opções contraceptivas para o casal e a única técnica cirúrgica segura até este momento a ser ofertada aos homens. Trata-se de um dos métodos mais efetivos de contracepção, com um risco de 0,05% de falha quando realizado por cirurgiões experientes.[19] Nos Estados Unidos, estima-se que foram realizadas aproximadamente 527.476 vasectomias no ano de 2015.[20]

⚠️ Estima-se que até 6% dos homens submetidos à vasectomia desejarão a reversão do procedimento. Por isso, é necessário discutir com os pacientes a possibilidade de realizar o congelamento de espermatozoides antes da vasectomia ou a extração do epidídimo durante o ato cirúrgico.

CIRURGIA DE REDESIGNAÇÃO SEXUAL

O número de pacientes procurando tratamento para disforia de gênero tem aumentado cada vez mais. Tanto a terapia hormonal, que busca suprimir a produção de testosterona, bloquear os efeitos da testosterona e aumentar os níveis de estradiol, quanto o tratamento cirúrgico, que inclui a orquiectomia bilateral e a penectomia, são os pilares nesse procedimento complexo.[21] Tendo-se em vista que essas duas abordagens comprometem diretamente o potencial fértil desses pacientes, a preservação da fertilidade deve ser abordada preferencialmente antes de se iniciar qualquer tipo de tratamento.

REFERÊNCIAS

1. Hunt S, Vollenhoven B. Fertility preservation in women with cancer and afterward. Climacteric. 2019;22(6):579-83.
2. Hussein RS, Khan Z, Zhao Y. Fertility Preservation in Women: Indications and Options for Therapy. Mayo Clin Proc. 2020;95(4):770-83.
3. Chronopoulou E, Raperport C, Sfakianakis A, Srivastava G, Homburg R. Elective oocyte cryopreservation for age-related fertility decline. J Assist Reprod Genet. 2021;38(5):1177-86.
4. Cobo A, García-Velasco JA, Remohí J, Pellicer A. Oocyte vitrification for fertility preservation for both medical and nonmedical reasons. Fertil Steril. 2021;115(5):1091-101.
5. Cobo A, Diaz C. Clinical application of oocyte vitrification: a systematic review and meta-analysis of randomized controlled trials. Fertil Steril. 2011;96(2):277-85.
6. Practice Committees of the American Society for Reproductive Medicine and the Society for Assisted Reproductive Technology.

Mature oocyte cryopreservation: a guideline. Fertil Steril. 2013;99(1):37-43.

7. Pai HD, Baid R, Palshetkar NP, Pai A, Pai RD, Palshetkar R. Oocyte cryopreservation - current scenario and future perspectives: a narrative review. J Hum Reprod Sci. 2021;14(4):340-9.

8. Khorshid A, Alvero R. Consenting and ethical considerations in embryo cryopreservation. Curr Opin Obstet Gynecol. 2020;32(5):380-4.

9. Dolmans M-M, Manavella DD. Recent advances in fertility preservation. J Obstet Gynaecol Res. 2019;45(2):266-79.

10. Conselho Federal de Medicina. Câmara Técnica de Reprodução Assistida. Resolução CFM nº 2.294/2021 [Internet]. Brasília: CFM; 2021 [capturado em 27 fev. 2022]. Disponível em: https://sistemas.cfm.org.br/normas/arquivos/resolucoes/BR/2021/2294_2021.pdf.

11. The ESHRE Guideline Group on Female Fertility Preservation, Anderson RA, Amant F, Braat D, D'Angelo A, Chuva de Sousa Lopes SM, et al. ESHRE guideline: female fertility preservation†. Hum Reprod Open. 2020;2020(4):hoaa052.

12. Abram McBride J, Lipshultz LI. Male fertility preservation. Curr Urol Rep. 2018;19(7):49.

13. Grin L, Girsh E, Harlev A. Male fertility preservation-methods, indications and challenges. Andrologia. 2021;53(2):e13635.

14. Lip SZL, Murchison LED, Cullis PS, Govan L, Carachi R. A meta-analysis of the risk of boys with isolated cryptorchidism developing testicular cancer in later life. Arch Dis Child. 2013;98(1):20-6.

15. Crha I, Ventruba P, Zakova J, Huser M, Kubesova B, Hudecek R, et al. Survival and infertility treatment in male cancer patients after sperm banking. Fertil Steril. 2009;91(6):2344-8.

16. Liguori G, Trombetta C, Bucci S, Benvenuto S, Amodeo A, Ocello G, et al. Semen quality before and after orchiectomy in men with testicular cancer. Arch Ital Urol Androl. 2008;80(3):99-102.

17. Petersen PM, Skakkebaek NE, Rørth M, Giwercman A. Semen quality and reproductive hormones before and after orchiectomy in men with testicular cancer. J Urol. 1999;161(3):822-6.

18. Huang Z, Berg WT. Iatrogenic effects of radical cancer surgery on male fertility. Fertil Steril. 2021;116(3):625-9.

19. World Health Organization, Reproductive Health and Research, K4Health. Family planning: a global handbook for providers : evidence-based guidance developed through worldwide collaboration. Geneva: WHO; 2018.

20. Ostrowski KA, Holt SK, Haynes B, Davies BJ, Fuchs EF, Walsh TJ. Evaluation of vasectomy trends in the United States. Urology. 2018;118:76-9.

21. Da Silva RUM, Abreu FJ da S, da Silva GMV, Dos Santos JVQV, Batezini NS da S, Silva B, et al. Step by step male to female transsexual surgery. Int Braz J Urol. 2018;44(2):407-8.

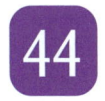

CIRURGIA GINECOLÓGICA CONSERVADORA PARA PRESERVAÇÃO DA FERTILIDADE

SUZANA ARENHART PESSINI
EDUARDO PANDOLFI PASSOS
VALENTINO MAGNO

O aparelho reprodutor feminino é um sistema complexo que precisa funcionar adequadamente para a ocorrência de uma gestação espontânea. Por esse motivo, qualquer alteração anatômica ou funcional dos órgãos envolvidos na reprodução pode afetar de forma negativa as gestações futuras.

Alterações benignas e malignas podem demandar uma abordagem cirúrgica nas mulheres, e qualquer procedimento cirúrgico deve ser realizado com cautela e planejamento naquelas que ainda não possuem prole completa.

A avaliação da real necessidade de cirurgia ou de outras opções terapêuticas, a escolha da melhor técnica, do melhor profissional ou ambiente hospitalar e do momento ideal para realizar a cirurgia são os fatores determinantes para que a paciente seja tratada e possa manter a perspectiva de gestar no futuro.

Este capítulo aborda pontos fundamentais para a preservação da fertilidade em pacientes submetidas a cirurgias ginecológicas para condições benignas e malignas.

DOENÇAS BENIGNAS

Diversas alterações benignas podem demandar tratamento cirúrgico nas mulheres. Apesar de causarem preocupação nos casais que desejam gestar, essas doenças ginecológicas não inviabilizam, necessariamente, a gravidez, sobretudo quando diagnosticadas cedo e tratadas de forma adequada por profissionais habilitados em centros especializados.

Atualmente, além do surgimento de diversas terapias medicamentosas que podem substituir a necessidade de cirurgias em doenças benignas, técnicas modernas e minimamente invasivas podem ser utilizadas para tratar o problema sem repercutir de modo negativo em gestações futuras, podendo, inclusive, facilitar uma gestação espontânea.

As alterações anatômicas do sistema reprodutor feminino estão entre as principais causas da infertilidade. Muitas são hereditárias, como as malformações müllerianas (útero unicorno, bicorno, didelfo e septado), mas outras podem ser causadas por distorções da arquitetura estrutural dos órgãos decorrentes de cirurgias ou da própria doença, como nos miomas, na endometriose e nas lesões ovarianas.

As intervenções cirúrgicas são normalmente benéficas para a cura das doenças, porém, se forem realizadas sem necessidade ou com técnicas inadequadas, prejudicam a saúde das pacientes, podendo, entre outros problemas, causar infertilidade.

Entre as cirurgias mais comuns realizadas na mulher, estão as cirurgias de miomas, cistos de ovário, septo uterino, pólipos endometriais, cirurgias tubárias, sinequias uterinas e endometriose. Diante de qualquer uma dessas doenças em pacientes com desejo de gestação, cabe à equipe médica avaliar a real necessidade de indicação cirúrgica, a melhor técnica e o momento adequado para sua realização.[1]

Na sequência, são abordados, resumidamente, os pontos fundamentais a serem avaliados nas principais doenças benignas em pacientes com desejo reprodutivo. Capítulos específicos para cada uma dessas doenças estão disponíveis ao longo deste livro. Para informações mais detalhadas, sugere-se que o leitor consulte os capítulos correspondentes.

Miomas uterinos

Os miomas uterinos são tumores benignos que acometem mulheres em idade fértil. Dependendo do seu tamanho e da sua localização, eles alteram o formato do útero e dificultam a implantação do embrião.[2]

Conforme o método utilizado para o diagnóstico de miomatose, a sua incidência, em mulheres em idade fértil, pode variar de 5,4 a 77%. A taxa de miomas aumenta progressivamente com o decorrer da idade, sendo mais frequentes entre os 35 e 40 anos e na população negra, em uma proporção de 9:1, quando comparada com a população branca.

A miomatose é a indicação mais comum de laparotomia em mulheres não grávidas nos Estados Unidos, sendo portanto um procedimento frequente em pacientes que ainda desejam gestar.[3,4]

Miomas uterinos são tumores benignos que se desenvolvem a partir das células musculares lisas do miométrio. São assintomáticos na maioria das pacientes (em torno de 75% dos casos), mas podem levar a manifestações importantes, como hemorragia, desconforto abdominal, alterações urinárias e infertilidade. Muitas vezes, os miomas uterinos precisam ser tratados para resolver os problemas apresentados pelas pacientes ou até mesmo para aumentar a possibilidade de gestação.[5] Podem ser classificados como intramurais (localizados na camada miometrial), submucosos (localizados na camada interna do miométrio, com projeção para a cavidade uterina), subserosos (quando têm mais de 50% do seu volume projetado na camada serosa do útero) e pediculados (ligados ao útero por um pedículo).[3]

A relação entre miomas e infertilidade é motivo de debate há muitos anos. Especula-se, desde muito tempo atrás, que miomas uterinos diminuem a fertilidade e que a sua remoção aumenta as taxas de gestação. Acredita-se que os miomas podem estar presentes em 5 a 10% dos casais inférteis, no mínimo, mas somente em 1 a 2,4% são a causa isolada da infertilidade.

O mioma prejudica a fertilidade quando distorce a cavidade endometrial, dificultando a implantação e aumentando a chance de aborto, o que ocorre sobremaneira nos submucosos, independentemente do tamanho. Os miomas intramurais estão menos associados à infertilidade, mas, quando grandes e próximos à cavidade uterina, também podem deformar a arquitetura do útero ou causar alterações circulatórias locais e processo inflamatório, prejudicando a implantação dos embriões. Quando próximos dos óstios tubários, também podem provocar obstrução, dificultando a gravidez espontânea. Miomas intramurais podem, ainda, levar à disfunção na contratilidade uterina, prejudicando o transporte dos espermatozoides. Quando todas as outras causas possíveis de infertilidade são excluídas, entretanto, eles são responsáveis por apenas 2 a 3% dos casos.[1,3,5,6]

Além da presença do mioma por si só, como demonstrado antes, as cirurgias para o tratamento das lesões podem gerar distorções da cavidade uterina, sinequias ou até mesmo a perda do útero.[5] Esses fatores são determinantes para a equipe médica elaborar a forma ideal de tratar uma mulher que ainda deseja gestar.

O principal objetivo da cirurgia, nos miomas sem suspeita de malignidade (ver

Cap. 9 – Miomatose uterina), é melhorar a qualidade de vida das mulheres. Nos casos assintomáticos, o mioma só deverá ser tratado nas pacientes com suspeita de infertilidade causada pelo mioma, diante da suspeita de malignidade ou naquelas que serão submetidas a tratamento para gestar, conforme necessidade definida pelo médico especialista em reprodução assistida. A decisão pela miomectomia deve respeitar a idade da paciente, as características específicas do tamanho e da localização do mioma e, principalmente, o seu desejo de gestar. É importante lembrar de que mesmo mulheres com idade superior a 40 anos podem engravidar com técnicas de ovodoação, portanto a idade da paciente isoladamente não pode ser motivo para a opção pela histerectomia.[1-5]

No contexto puramente da infertilidade, a miomectomia é controversa, sendo abordada em capítulos específicos ao longo deste livro. Embora diversos estudos na literatura mostrem que pacientes inférteis portadoras de miomas apresentam maior taxa de gravidez após a cirurgia, uma metanálise recente demonstrou que os miomas submucosos, intramurais e subserosos têm efeitos diferentes na fertilidade, e, principalmente, que as lesões submucosas são aquelas que resultam em defeitos de implantação, sendo, portanto, as mais importantes de serem tratadas como causa de infertilidade.[7-9]

Uma revisão sistemática da literatura a respeito da influência de miomas e de sua ressecção na taxa de fertilidade demonstrou que as mulheres inférteis com miomas intracavitários têm menores taxas de gestação, implantação e parto após a fertilização *in vitro* (FIV) do que o grupo-controle (mulheres inférteis sem miomas) e do que mulheres inférteis com miomas sem componente intracavitário.[8] O tamanho tumoral não influenciou significativamente os resultados terapêuticos, conclusão também sugerida por outros autores.[10,11]

Na série de Donnez, houve a diminuição significativa das taxas de gestação após FIV em pacientes com deformação da cavidade uterina (consequência, sobretudo, de miomas submucosos), quando comparadas com mulheres sem alteração da cavidade ou com infertilidade não associada a miomas.[12]

Com relação à infertilidade causada pelos miomas, é consenso que cada caso deverá ser avaliado individualmente pelo médico e, muitas vezes, por equipe multidisciplinar composta de profissionais especialistas em cirurgia ginecológica e em reprodução assistida em conjunto. Aspectos específicos são tratados em outras seções deste livro, mas, do ponto de vista de melhora da fertilidade, é demonstrado, conforme os estudos citados anteriormente, que miomas submucosos e intramurais com distorção importante da cavidade uterina devem ser retirados se forem causa de infertilidade ou nos casos de fertilização assistida, a fim de melhorar as taxas de fertilidade e diminuir as taxas de abortamento. Os demais miomas devem ser tratados apenas quando a paciente apresentar sintomas importantes, nos casos suspeitos de malignidade e na falha aos tratamentos não cirúrgicos disponíveis atualmente.[7-12]

Nesse contexto, definir se há necessidade ou não da retirada do mioma é o ponto principal diante do problema em uma paciente que deseja gestar. Entretanto, é importante lembrar de que não somente a presença do mioma pode levar à infertilidade ou ao abortamento, mas também que a cirurgia para a sua retirada, por si só, pode levar a complicações prejudiciais à fertilidade. Uma delas é o risco de evoluir para a histerectomia no transoperatório por sangramento descontrolado, impossibilitando uma futura gestação. Outras complicações menos graves, porém muito mais frequentes, são as aderências nas cirurgias para o tratamento dos miomas intramurais e subserosos, que podem distorcer a anatomia do sistema reprodutor feminino e gerar infertilidade, e as sinequias intrauterinas, especialmente as secundárias às histeroscopias para a retirada de miomas submucosos. O enfraquecimento da parede uterina, com risco de ruptura durante o parto e a gestação, também pode ser ocasionado por miomectomias e deve ser levado em consideração na decisão pela cirurgia.[1,5]

Os principais resultados de ensaios clínicos em relação ao tratamento cirúrgico dos miomas e ao futuro reprodutivo são apresentados de forma sucinta na sequência. Todavia, a escolha da melhor técnica de miomectomia dependerá da localização, do tamanho do mioma e da experiência do cirurgião.

- **Miomectomia ou nenhuma intervenção?**

Nas pacientes assintomáticas, sem infertilidade, sem suspeita de malignidade ou que não irão ser submetidas a tratamento de reprodução assistida, a conduta expectante deve ser a adotada. Nos casos sintomáticos em pacientes sem prole completa e sem infertilidade, as diversas opções não cirúrgicas medicamentosas, disponíveis atualmente, devem ser preferidas. Há, ainda, a opção de embolização da artéria uterina, que, pelo risco de levar à falência ovariana, é vista com ressalva em pacientes que desejam gestação, não sendo utilizada como rotina nesse grupo de pacientes.[4-6] Nas pacientes inférteis, a avaliação junto ao especialista em reprodução assistida é essencial. As taxas de gestação a termo pós-miomectomia publicadas variam entre 40 e 50%. Entretanto, até 50% das pacientes permanecem inférteis nos 5 anos subsequentes à miomectomia primária.[3] Esses resultados devem ser levados em consideração diante da avaliação pré-operatória da paciente. A miomectomia parece ser a melhor opção para pacientes com miomas submucosos e intramurais com distorção da cavidade, preferencialmente, por via histeroscópica. Entretanto, uma metanálise da Cochrane ainda considera incerto o papel da miomectomia nos casos de infertilidade e reforça os riscos desse procedimento e a importância de determinar a real necessidade da cirurgia em cada caso.[5]

- **Qual é a melhor via para a miomectomia?**

A experiência do cirurgião e do centro especializado, bem como o tamanho e a localização do mioma, devem ser levados em consideração quando a miomectomia for indicada. Dois grandes estudos compararam miomectomia laparoscópica com miomectomia por laparotomia e foram avaliados em uma recente metanálise. Não houve certeza de se a miomectomia laparoscópica, quando comparada com a laparotomia, melhora a taxa de nascidos vivos (razão de chances [RC] 0,80; intervalo de confiança [IC] 95%, 0,42-1,50), taxa de parto prematuro (RC 0,70; IC 95%, 0,11-4,29), taxa de gravidez clínica (RC 0,96; IC 95%, 0,52-1,78) ou taxa de aborto espontâneo (RC 1,25; IC 95%, 0,40-3,89).[5] Um estudo de 2022 que avaliou 1.095 pacientes submetidas à miomectomia (388 à laparotomia, 273 à histeroscopia e 434 à laparoscopia) não encontrou diferença significativa entre os tipos de abordagem cirúrgica e as taxas de gestação ou nascidos vivos.[13] A sutura das camadas do útero deve ser precisa, para que o órgão se reconstrua adequadamente e com o mínimo de aderências. Portanto, a videolaparoscopia, bem como a cirurgia robótica, que vem crescendo em nível mundial, pressupõem boa experiência em sutura laparoscópica.

Concluindo, os miomas uterinos são altamente prevalentes em mulheres em idade reprodutiva, e, à medida que as mulheres continuam a postergar a gravidez, um número crescente de pacientes exigirá opções de tratamento para preservação da fertilidade. Os diversos tratamentos médicos dos miomas uterinos podem proporcionar alívio dos sintomas relacionados com os miomas uterinos, com a oportunidade de manter a fertilidade. A escolha do tratamento depende dos objetivos pessoais da paciente, bem como da eficácia e da necessidade de intervenções repetidas.

A definição de cirurgia para as pacientes com miomas sintomáticos e prole incompleta ou com infertilidade causada pelo mioma deve ser individualizada e avaliada por uma equipe composta de especialistas em reprodução assistida e cirurgia ginecológica, levando em consideração todos os fatores apresentados previamente para definir a melhor abordagem. Independentemente da técnica adotada, a cirurgia preservadora da fertilidade deve sempre ser a alternativa escolhida nos casos de pacientes com desejo de gestação futura.

Tumores ovarianos benignos

Os ovários podem ser afetados por lesões benignas que prejudicam a ovulação ou causam o comprometimento do tecido ovariano. Além disso, diversos tumores ovarianos precisam ser tratados em pacientes que ainda desejam gestar, por serem sintomáticos, apresentarem risco de torção ovariana ou para descartar o risco de malignidade. Além da preocupação com a manutenção da fertilidade, cirurgias preservadoras do tecido ovariano devem ser preferidas, quando possível, em mulheres antes da menopausa para preservar a função hormonal ovariana.

As lesões ovarianas são comuns em mulheres de todas as idades. Cerca de 70% dos tumores ovarianos ocorrem em idade reprodutiva, com maior incidência entre 21 e 40 anos. Aproximadamente 10% da população feminina é submetida a cirurgias para avaliar massas anexiais em algum momento da vida, podendo comprometer de forma significativa a função ovariana. Além da possibilidade de perda do ovário, algumas abordagens cirúrgicas podem comprometer o tecido ovariano, repercutindo tanto na produção hormonal quanto na possibilidade de gestações futuras.

> Os tumores ovarianos benignos mais frequentes na mulher em idade reprodutiva são os teratomas maduros císticos ou cistos dermoides, que correspondem a 20% de todas as neoplasias ovarianas e têm pico de incidência em mulheres de 20 a 40 anos, sendo unilaterais em 90% dos casos.[14,15] Diversos outros cistos e tumores sólidos benignos, felizmente a maioria de caráter benigno, podem acometer a mulher que ainda deseja gestar.

> Na abordagem cirúrgica de massas anexiais benignas, a preservação da fertilidade e da função hormonal deve sempre ser considerada, levando-se em consideração as características da lesão e o tipo histológico, a idade, o desejo de gestar e o estado menopausal da paciente. Na menacme, essencialmente em mulheres com prole incompleta, a ressecção isolada da lesão por métodos que possibilitem a tumorectomia ou cistectomia com preservação dos dois anexos deve ser priorizada. Nas mulheres menopáusicas, a remoção cirúrgica de ambos os anexos e do útero deve ser realizada.[14]

As lesões ovarianas podem incluir desde lesões funcionais do próprio tecido ovariano até neoplasias malignas de potencial extremamente agressivo. Todos os aspectos pré-operatórios, incluindo características das pacientes, dosagens laboratoriais e exames de imagem, auxiliam o processo de diagnóstico diferencial e devem ser avaliados com muito cuidado em pacientes na menacme, especialmente nas pacientes que ainda desejam gestar. A preservação do tecido ovariano, sempre que possível, deve ser a regra para essas pacientes, e a experiência do cirurgião é o ponto-chave no processo. Embora haja consenso na literatura sobre a importância da preservação dos ovários na menacme, Derchain verificou que um número elevado de mulheres na menacme é submetida a ooforectomias para o tratamento de tumores benignos de ovário.[14]

Com relação à abordagem cirúrgica dos tumores anexiais benignos, a cirurgia preconizada nas mulheres jovens é a tumorectomia com preservação de parênquima ovariano, sempre que possível. O tecido ovariano remanescente, mesmo escasso, contém folículos que irão suprir as funções hormonais e de fertilidade. A retirada isolada do cisto ou tumor por laparoscopia é segura para tumores ou cistos de até 10 cm, considerando-se um risco de ruptura de cisto de 12 a 18%, com baixa incidência de peritonite (0,2%).[14,16,17] Atualmente, a via laparoscópica ou robótica é a preferida para a abordagem das lesões anexiais benignas. É essencial que a hemostasia criteriosa seja realizada quando não são utilizadas suturas para evitar o dano térmico no tecido ovariano restante, e, sempre que possível, a lesão deverá ser retirada sem ruptura intra-abdominal.[18,19]

Com relação à recorrência das lesões após a cirurgia conservadora, o esforço deve ser no sentido de retirada de toda a cápsula do cisto ou do tecido tumoral para diminuir o risco de recidivas. A literatura mostra que, quando bem realizada, a taxa de recorrência é baixa na cirurgia preservadora do ovário. Em um estudo com 382 pacientes com teratoma maduro tratadas por cirurgia conservadora, a taxa de recorrência foi de 4,2%. Entre os fatores de risco para recidiva, estavam idade inferior a 30 anos, tumores maiores que 8 cm e tumores bilaterais (dados que reforçam a necessidade de conservação dos ovários nas mulheres mais jovens).[20]

Com base nos dados da literatura, pode-se concluir de modo sucinto que, na maioria das vezes, as cirurgias radicais, como ooforectomia, podem ser evitadas nas lesões benignas de pacientes jovens. A ooforoplastia ou tumorectomia com a retirada somente do cisto ou tumor são opções conservadoras eficazes em diversas lesões ovarianas. A videolaparoscopia é sempre preferível em relação à laparotomia, pois, além de oferecer recuperação rápida no pós-operatório, é menos agressiva e causa poucos danos ao ovário, desde que a utilização do cautério seja feita de forma precisa. Evidências sugerem que o uso do cautério bipolar nas cirurgias conservadoras do ovário, em vez do monopolar, seja preferível, pelo fato de causar menos aderências pós-operatórias e menos dano ao tecido ovariano restante, porém a habilidade técnica do cirurgião é essencial para o melhor desfecho.[21]

Atualmente, além da correta avaliação da indicação pré-operatória com relação à necessidade de cirurgia e à técnica a ser empregada, diversas outras opções estão disponíveis para garantir a fertilidade das pacientes. Entre elas, citam-se a criopreservação de tecido ovariano, óvulos ou embriões, além da possibilidade de ovodoação.[22] Todas essas ténicas precisam ser analisadas individualmente em cada caso e requerem, muitas vezes, conversa prévia à cirurgia com o especialista em reprodução assistida.

■ Endometriose

A endometriose é a presença do tecido que, normalmente, reveste o útero em outros locais que não a cavidade uterina, como os ovários, as tubas uterinas e a pelve. É uma condição clínica comum em mulheres em idade reprodutiva, com prevalência em torno de 10% da população. A ampla gama de sintomas, como dor pélvica crônica, dismenorreia, infertilidade, dispareunia, disúria, disquezia e fadiga, que caracterizam essa condição estrogênio-dependente resulta muitas vezes em um diagnóstico tardio. Devido à variedade de sintomas associados à endometriose, um grande número de tratamentos está disponível atualmente (ver Cap. 14 – Endometriose). Entre os tratamentos, a cirurgia é um dos mais realizados.[23]

⚠ Entretanto, não só a própria endometriose como também a cirurgia para o tratamento da doença podem gerar diversas sequelas capazes de prejudicar o futuro reprodutivo das pacientes. Pelo fato de ocorrer em pacientes na menacme, o planejamento cirúrgico, quando indicado, é essencial para garantir que o dano operatório supere o prejuízo da própria doença na fertilidade.

As principais diretrizes mundiais recomendam a laparoscopia, em vez da laparotomia, quando houver necessidade de cirurgia para tratar sintomas como dor crônica e infertilidade associados à endometriose, devido ao menor desconforto pós-operatório, à menor duração da hospitalização, à recuperação mais rápida e ao melhor resultado cosmético. As diretrizes relatam que a laparotomia e a laparoscopia são igualmente eficazes no tratamento da dor associada à endometriose.[23] Uma metanálise dos estudos disponíveis não mostrou outra diferença nos resultados perioperatórios entre a cirurgia robótica e a laparoscópica convencional, exceto o maior tempo necessário na cirurgia robótica. Procedimentos cirúrgicos múltiplos devem ser evitados, devido a aderências e à redução das reservas ovarianas com potencial de impacto negativo e significativo nas pacientes que ainda desejam gestar.[24]

Diversas sociedades recomendam o tratamento da endometriose superficial em pacientes com dor associada à endometriose, mas há divergências quanto à melhor técnica cirúrgica (ablação ou excisão). As recomendações também concordam que mulheres com suspeita de endometriose leve e infertilidade devem ser consideradas candidatas ao tratamento cirúrgico. Uma metanálise da Cochrane mostrou um aumento da RC da taxa de natalidade de 1,94, IC 95% de 1,20 a 3,16 para pacientes com infertilidade que foram submetidas à cirurgia para excisão dos implantes endometriais.[23,25-27] Cuidado especial deve ser tomado para minimizar o risco de aderências peritoneais ou distorções da anatomia pélvica que possam comprometer a fertilidade das pacientes operadas. Nesse critério, a habilidade da equipe cirúrgica é fundamental.

Apesar desses consensos apresentados, uma recente metanálise demonstrou que, em comparação apenas com a laparoscopia diagnóstica, é incerto se a cirurgia laparoscópica reduz a dor geral associada à endometriose mínima a grave. Nesse estudo, não foram informados dados sobre nascidos vivos, mas há evidências de qualidade moderada de que a cirurgia laparoscópica aumenta as taxas de gravidez intrauterina. Segundo os autores, mais pesquisas são necessárias para considerar o manejo de diferentes subtipos de endometriose e comparar intervenções laparoscópicas com estilo de vida e intervenções médicas. Com relação aos eventos adversos ocasionados pelas cirurgias para endometriose, não havia evidência suficiente para permitir que qualquer conclusão fosse tirada em relação à segurança das cirurgias.[28]

Quanto ao tratamento da endometriose ovariana, uma grande metanálise concluiu que a cistectomia laparoscópica de endometriomas medindo mais de 3 cm foi superior à drenagem e à ablação com eletrocoagulação em termos de menor recorrência de dismenorreia, dispareunia, recorrência de cistos e necessidade de novas intervenções cirúrgicas. A drenagem simples tem pouco valor terapêutico, pois a taxa de recorrência é de 80 a 100% e, portanto, não é mais realizada.[26]

O American College of Obstetricians and Gynecologists (ACOG) ressalta que a parede do cisto deve ser removida para obter uma amostra histológica, sobretudo em mulheres sem diagnóstico prévio de endometriose, a fim de excluir o pequeno risco de malignidade. A via de preferência é a laparoscópica ou robótica, e o tecido ovariano restante deve ser cuidadosamente preservado utilizando técnica cirúrgica adequada. O tratamento cirúrgico dos endometriomas por cistectomia ou ablação pode reduzir a reserva ovariana, com implicações negativas na fertilidade. O risco aumenta para mulheres com endometriomas grandes, recorrentes ou bilaterais. Em pacientes inférteis, a cirurgia de endometrioma não melhora o resultado da FIV, de acordo com a mesma diretriz.[27]

É importante lembrar de que todos os estudos mencionados recomendam que o congelamento de oócitos deve ser discutido com mulheres jovens antes da cirurgia de endometrioma. Assim, independentemente do método cirúrgico de intervenção, o conceito de minimizar os efeitos negativos sobre a reserva ovariana deve ser uma prioridade.

Nos casos de endometriose profunda, as orientações atuais recomendam a excisão de nódulos de endometriose infiltrantes profundos para alívio da dor; já o manejo sobre fertilidade é controverso. Esse procedimento, devido à complexidade, deve ser realizado por especialistas e com minuciosa programação por imagem pré-operatória. A cirurgia de mulheres com endometriose profunda está associada a taxas substanciais de complicações intra e pós-operatórias, como fístulas, disfunção retal e atonia vesical, causadas por alteração cirúrgica do plexo hipogástrico. Todas essas cirurgias são capazes de causar dano reprodutivo, seja pela perda de órgãos essenciais para a fertilidade, seja por deformações da anatomia pélvica. Por esses motivos, a abordagem em centros especializados e por equipe multidisciplinar bem treinada é essencial, independentemente do desejo reprodutivo da paciente.[23]

As evidências atuais recém-apresentadas permitem concluir que o papel da cirurgia no tratamento da dor relacionada com a endometriose é importante, independentemente do grande número de opções não cirúrgicas disponíveis hoje. Nesses casos, a excisão dos implantes endometriais, bem como a excisão dos endometriomas, deve ser o método de escolha. É aconselhável manusear o tecido ovariano com o menor trauma possível a fim de evitar a diminuição da reserva ovariana.

Com relação à infertilidade, as opções terapêuticas disponíveis e as estratégias terapêuticas precisam ser avaliadas por especialistas em reprodução. Nesse cenário, parecem ainda mais recomendados os procedimentos cirúrgicos, como excisão de endometriomas e excisão de endometriose, como abordagem-padrão. A ablação da endometriose ovariana é uma terapia de segunda linha. Por ser uma doença muito prevalente e com potencial de causar graus de doença muito variados, todo o cuidado deve ser realizado durante qualquer abordagem cirúrgica nas pacientes que ainda desejam gestar. Em muitos casos, diante do quadro clínico e das características da paciente, a equipe médica pode optar por manejo conservador ou por medidas terapêuticas não cirúrgicas.

O papel da utilização de substâncias capazes de prevenir as aderências secundárias às cirurgias ginecológicas ainda é incerto e necessita de novos estudos.[29]

Outras cirurgias para doenças benignas também podem ter impacto negativo, porém menor, sobre as pacientes que ainda desejam gestar, tais como as histeroscopias para pólipos endometriais, as sinequias uterinas e os septos e as curetagens. O emprego de técnicas adequadas nos procedimentos cirúrgicos é essencial para os profissionais que os executam.

CÂNCER GINECOLÓGICO

A conduta no câncer pélvico ginecológico tem por base a retirada dos órgãos reprodutores e/ou a utilização de quimioterapia e radioterapia, com efeitos gonadotóxicos que levam à perda da função ovariana e da capacidade reprodutiva. A perda da fertilidade resulta em consequências emocionais adicionais ao tratamento oncológico, e, com a perda súbita da função ovariana, os sintomas de menopausa são mais intensos e agregam desconforto. No entanto, pacientes devidamente selecionadas, em estádios iniciais de câncer ginecológico, podem ser tratadas com modalidades preservadoras da fertilidade e da função ovariana, sem comprometimento do resultado oncológico.

A American Society for Clinical Oncology (ASCO) e a American Society for Reproductive Medicine (ASRM) recomendam que pacientes em idade fértil com diagnóstico de doença maligna passem por aconselhamento reprodutivo antes da decisão terapêutica. Quando recebem esse aconselhamento, elas apresentam menores taxas de arrependimento, mesmo quando optam por renunciar ao tratamento conservador.[30] A avaliação pré-tratamento aborda questões relativas ao tumor e à fertilidade – com as respectivas informações e a compreensão dos resultados oncológicos e reprodutivos –, bem como aspectos relacionados com as limitações terapêuticas, tanto no que diz respeito ao tumor e seu estadiamento quanto no que se refere à disponibilidade de técnicas de reprodução, como criopreservação de oócitos, embriões e tecido ovariano.

■ Câncer de colo do útero

A incidência em mulheres de 20 a 29 anos aumentou anualmente em 10,3% entre 2000 e 2009.[31] Na América do Norte, metade das mulheres férteis com diagnóstico de câncer cervical em estádio inicial se enquadram nos critérios para cirurgia conservadora. É o câncer ginecológico pélvico em que a cirurgia conservadora faz mais sentido, permitindo que mulheres jovens preservem seu potencial fértil.

CONIZAÇÃO

No estádio IA1 sem invasão do espaço linfovascular (IELV), a conização com margens livres de lesão intraepitelial invasora ou pré-invasora de alto grau (LIEAG) é o diagnóstico e o tratamento em mulheres que desejam preservar a fertilidade. A peça deve ser única e não fragmentada.[32-34]

TRAQUELECTOMIA RADICAL COM LINFADENECTOMIA

A retirada do colo do útero, dos paramétrios e da porção superior da vagina, acompanhada de linfonodo-sentinela e/ou linfadenectomia pélvica bilateral, com conservação do corpo uterino, das tubas uterinas e dos ovários, é o tratamento para os estádios IA1 com IELV, IA2 e IB1 independentemente da IELV.

Os seguintes critérios de seleção devem ser seguidos: desejo de preservar a fertilidade, tipo histológico escamoso, adenocarcinoma ou adenoescamoso, diâmetro tumoral maior do que 2 cm, distância mínima entre o tumor e o orifício cervical interno (OCI) de 1 cm, ausência de doença metastática, de invasão parametrial e de infertilidade conjugal.[32-35]

A ressonância magnética (RM) é o melhor método de imagem para a avaliação do conjunto de informações necessárias: tamanho tumoral, profundidade da invasão estromal, distância entre a parte superior do tumor e o orifício interno, metástase linfonodal e invasão parametrial.[32-34]

A traquelectomia radical, descrita por via vaginal associada à linfadenectomia videolaparoscópica, pode ser feita por via abdominal laparotômica ou minimamente invasiva (MIS, *minimal invasive surgery*), videolaparoscópica ou robótica assistida. O estudo IRTA, que comparou a cirurgia aberta com MIS, não encontrou diferença em sobrevida e recorrência, porém são necessários mais estudos para confirmar a segurança da MIS.[36] A necessidade de parametrectomia e a utilização do linfonodo-sentinela são discutidas no Capítulo 22 – Neoplasia de colo do útero.

A Federação Internacional de Ginecologia e Obstetrícia (Figo) sugere, para a cirurgia conservadora, a congelação dos linfonodos-sentinela e, sendo negativos, a realização da traquelectomia no mesmo tempo cirúrgico ou, como alternativa, em um segundo tempo, após o anatomopatológico em parafina da linfadenectomia.[32] A cerclagem, por via vaginal ou abdominal, realizada no mesmo tempo cirúrgico ou após, é necessária.

A quimioterapia neoadjuvante é uma possibilidade em tumores entre 2 e 4 cm, mas há dúvidas quanto à sequência de tratamento e ao melhor regime de quimioterapia. Uma recente metanálise resultou em 39% de resposta completa e 45,6% de resposta parcial.[37] O estudo multicêntrico CONTESSA, com previsão de término em 2025, estima boa resposta em mais de 70% dos casos.

RESULTADOS ONCOLÓGICOS

As taxas de recorrência e de mortalidade em 5 anos em pacientes submetidas à traquelectomia radical variam de 3 a 6% e de 2 a 5%, respectivamente, comparáveis com a histerectomia radical abdominal. As taxas de recorrência associam-se a tumor com tamanho maior do que 2 cm e IELV.[38,39]

RESULTADOS REPRODUTIVOS

A infertilidade após a traquelectomia radical varia de 14 a 41%, devido a muco cervical reduzido ou alterado, estenose cervical ou aderências. A taxa de aborto no primeiro trimestre é comparável à da população em geral, mas a perda fetal no segundo trimestre é mais frequente. A perda no segundo trimestre e a prematuridade antes de 32 semanas são secundárias à ruptura prematura das membranas amnióticas por colo curto e insuficiência istmocervical. Prematuridade (< 37 semanas) ocorre em 28 a 38% das gestantes e, antes das 32 semanas, em 12%.[39,40] As taxas de gestação variam de 55 a 65,8%, e a taxa de recém-nascidos vivos em casa é de 70% dos casos.[39]

Uma metanálise que comparou traquelectomia simples ou conização com traquelectomia radical em estádios IA2 e IB1 mostrou resultados oncológicos semelhantes, com menos perda fetal nos grupos de conização.[41] A gestação é considerada de alto risco, e o pré-natal é conduzido preferencialmente em centro de referência.

SEGUIMENTO

Sugerem-se revisões a cada 3 a 4 meses nos dois primeiros anos, a cada 6 meses nos próximos três anos até o quinto ano e, após, anualmente.[32-34] É aconselhado um seguimento de 6 a 12 meses para a gestação. Não há indicação de tratamento radical após a gestação.

OUTRAS POSSIBILIDADES DE CIRURGIAS CONSERVADORAS

TRANSPOSIÇÃO OVARIANA OU OOFOROPEXIA

É a retirada do ovário do campo de radiação, fixando-o acima das cristas ilíacas, com a manutenção do pedículo vascular e a colocação de um clipe para orientação do planejamento radioterápico. Se foi indicada criopreservação, a aspiração pode ser realizada durante o procedimento. A manutenção da função ovariana após a braquiterapia é de cerca de 90% e, após a radioterapia externa, de 60%.[42]

A idade é um fator importante, observando-se diferenças entre as faixas etárias: dos 25 aos 30 anos, a resposta é de 87,5%, dos 31 aos 35 anos, de 62,5%, e dos 35 aos 40 anos, de 42,6%.[43] É contraindicada em mulheres com mais de 40 anos e/ou baixa reserva ovariana e/ou risco de metástase ovariana. A cirurgia minimamente invasiva é a abordagem de escolha.

TRANSPOSIÇÃO UTERINA

Proposta no início para câncer de reto e outros tumores pélvicos que necessitam de radioterapia, foi descrita em 2020 em uma paciente com câncer de colo submetida à cirurgia conservadora de fertilidade que necessitou de radioterapia externa por micrometástase em linfonodos pélvicos. Após 20 meses, a paciente permanecia com função ovariana e sem recorrência.[44]

Câncer de endométrio

Afeta principalmente mulheres na pós-menopausa, mas 4% ocorrem antes dos 40 anos.[45]

A RM é o exame de imagem que melhor define invasão miometrial, invasão cervical e metástase linfonodal.[46,47]

TRATAMENTO CONSERVADOR NÃO CIRÚRGICO

O tratamento conservador medicamentoso hormonal é realizado com progestógeno contínuo por via oral (VO) ou intramuscular (IM) com acetato de medroxiprogesterona (AMP) ou acetato de megestrol (AM), ou com sistema intrauterino liberador de levonorgestrel (SIL-LNG). As doses de AMP variam de 2,5 a 1.500 mg/dia, mais frequentemente entre 400 e 600 mg/dia, e as de AM, de 10 a 400 mg/dia, em geral de 160 a 320 mg/dia.[46-48] As evidências são limitadas para se concluir qual é mais efetivo, qual é o tempo de tratamento e qual é a dose mais segura, mas parece que doses menores são tão efetivas quanto doses maiores. Alguns estudos sugerem boa resposta com doses menores, como 10 mg/dia de AMP e de 160 mg/dia de AM. O SIL-LNG pode ser usado isoladamente ou em associação com progestógeno sistêmico, sendo considerada preferencial a combinação. Outras medicações são citadas, em associação com progestógeno, como análogos do hormônio liberador de gonadotrofina (GnRH, *gonadotropin-releasing hormone*), metformina e inibidores da aromatase.

A ressecção histeroscópica seguida de progestógenos resulta em melhores taxas de resposta completa e maiores taxas de gestação.[49]

As taxas de resposta completa variam de 48 a 96%, considerando todos os tipos de tratamento.[50,51] A recorrência entre as pacientes que obtiveram resposta completa é de 25 a 47%.[30,48,50] O tratamento com SIL-LNG, associado ou não a progestógeno oral, resulta em resposta completa entre 63 e 96% e recorrência de 35,3%.[50,52,53]

A taxa de gestação está em torno de 35%, variando de 32 a 53%, e a de recém-nascidos vivos, de 28 a 69,4%.[48,53]

Recomenda-se que a gestação ocorra tão logo a regressão da neoplasia se instale (duas biópsias negativas), uma vez que existe o risco de recorrência, e o estadiamento cirúrgico é indicado após a gestação.

TRATAMENTO CIRÚRGICO CONSERVADOR

Uma alternativa de cirurgia conservadora em pacientes jovens com câncer de endométrio de baixo risco é a preservação dos ovários macroscopicamente normais. A metástase ovariana microscópica parece ser menor que 1% e está associada a G3, invasão miometrial profunda ou envolvimento extrauterino.[54] Essa abordagem não resulta em aumento de mortalidade, e, conforme um estudo com mulheres com carcinoma endometrial G1 com menos de 50 anos submetidas à cirurgia, a sobrevida foi significativamente maior no grupo que teve seus ovários conservados, pelo menor risco cumulativo de doença cardiovascular.[55]

Câncer de ovário

A maioria ocorre na pós-menopausa, mas 11,8% ocorrem antes dos 45 anos, em geral em estádio inicial e com melhor prognóstico.[45,56]

As bases do tratamento cirúrgico do câncer de ovário estão descritas no Capítulo 25 – Neoplasia de ovário e de tuba uterina.

CIRURGIA DE PRESERVAÇÃO DA FERTILIDADE

Consiste na conservação do útero com ou sem a preservação do anexo contralateral. As candidatas ideais são pacientes jovens, com boa reserva ovariana, submetidas a estadiamento radiológico e cirúrgico rigoroso e com histologia de baixo potencial maligno (*borderline*), epitelial de baixo grau estádio IA e não epiteliais (tumores de células germinativas, tumores do estroma do cordão sexual) estádios IA/IC.[57,58]

A suspeição das condições descritas é feita no pré-operatório com base na anamnese, no exame físico, nos exames de imagem e em marcadores tumorais. A paciente deve ser informada de que o diagnóstico histológico é feito no trans ou pós-operatório, por congelação ou por diagnóstico definitivo na parafina, e pode modificar o planejamento cirúrgico preservador de fertilidade ainda na cirurgia ou após o resultado histopatológico final. O aconselhamento reprodutivo e os esclarecimentos sobre criopreservação de oócitos, embriões ou tecido ovariano são importantes para a paciente com desejo de gestar.

Os tipos histológicos mais frequentes na infância e na adolescência são os de células germinativas, e na idade adulta reprodutiva, os epiteliais.

Os epiteliais de baixo potencial maligno ou *borderline* ocorrem em um terço dos casos antes dos 40 anos. No estádio I, a sobrevida das pacientes é de até 99%. Naquelas que querem gestar, a cirurgia conservadora proposta é a salpingo-ooforectomia unilateral associada à coleta do lavado peritoneal, omentectomia e biópsia de qualquer alteração peritoneal.[57-59]

RESULTADOS

Em tumores não epiteliais, a cirurgia conservadora resulta em sobrevida global equivalente à cirurgia radical.[60] Quanto à questão reprodutiva, uma revisão sistemática relatou taxa de gestação de 54% em pacientes com tumores *borderline*.[61] A complementação da cirurgia é recomendada após o término da gestação para pacientes com doença epitelial invasora, não sendo necessária para os tumores não epiteliais ou *borderline*.

SEGUIMENTO

O seguimento é trimestral nos dois primeiros anos e semestral entre o 3º e o 5º ano. É recomendável realizar exame de imagem anualmente.

Considerações finais

O atendimento da paciente candidata a tratamento conservador deve ser multidisciplinar e em centro de referência.

O aconselhamento reprodutivo com especialista em reprodução assistida é recomendável.

A análise histológica deve ser feita por patologista experiente, e sua revisão é aconselhada.

Nenhuma imagem prediz com exatidão a extensão do tumor.

O tratamento preservador da fertilidade para mulheres com câncer ginecológico tem como premissa o desejo e o potencial da paciente em gestar, sem, no entanto, piorar o desfecho oncológico. Portanto, a criteriosa seleção das pacientes candidatas é uma das fases mais críticas desse processo.

REFERÊNCIAS

1. Centro de Recuperação Humana do IPGO. As cirurgias e o comprometimento da fertilidade. Cirurgias do bem e as cirurgias do mal [Internet]. São Paulo: Grupo IPGO; 2021 [capturado em 6 ago. 2022]. Disponível em: https://ipgo.com.br/as-cirurgias-e-o-comprometimento-da-fertilidade-cirurgias-do-bem-e-as-cirurgias-do-mal-grupo-ipgo.

2. Videolaparoscopia e a preservação da fertilidade feminina[Internet]. São Paulo: SCOPE; 2020 [capturado em 7 ago. 2022]. Disponível em https://www.scopegineco.com.br/videolaparoscopia-e-a-preservacao-da-fertilidade-feminina.

3. Silva ALB da, Seibel SA, Capp E, Corleta H von E. Miomas e infertilidade: bases fisiopatológicas e implicações terapêuticas. Rev Bras Saude Mater Infant. 2005;5(1):13-8.

4. American Society for Reproductive Medicine. Removal of myomas in asymptomatic patients to improve fertility and/or reduce miscarriage rate: a guideline. Fertil Steril. 2017;108(3):416-25.

5. Metwally M, Cheong YC, Horne AW. Surgical treatment of fibroids for subfertility. Cochrane Database Syst Rev. 2012;11:CD003857.
6. Sohn GS, Cho S, Kim YM, Cho C-H, Kim M-R, Lee SR, et al. Current medical treatment of uterine fibroids. Obstet Gynecol Sci. 2018;61(2):192-201.
7. Jayakrishnan K, Menon V, Nambiar D. Submucous fibroids and infertility: Effect of hysteroscopic myomectomy and factors influencing outcome. J Hum Reprod Sci. 2013;6(1):35-9.
8. Pritts EA, Parker WH, Olive DL. Fibroids and infertility: an updated systematic review of the evidence. Fertil Steril. 2009;91(4):1215-23.
9. Zepiridis LI, Grimbizis GF, Tarlatzis BC. Infertility and uterine fibroids. Best Pract Res Clin Obstet Gynaecol. 2016;34:66-73.
10. Bernard G, Darai E, Poncelet C, Benifla JL, Madelenat P. Fertility after hysteroscopic myomectomy: effect of intramural myomas associated. Eur J Obstet Gynecol Reprod Biol. 2000;88(1):85-90.
11. Vercellini P, Maddalena S, De Giorgi O, Pesole A, Ferrari L, Crosignani PG. Determinants of reproductive outcome after abdominal myomectomy for infertility. Fertil Steril. 1999;72(1):109-14.
12. Donnez J, Jadoul P. What are the implications of myomas on fertility? A need for a debate? Hum Reprod. 2002;17(6):1424-30.
13. Wise LA, Thomas L, Anderson S, Baird DD, Anchan RM, Terry KL, et al. Route of myomectomy and fertility: a prospective cohort study. Fertil Steril. 2022;117(5):1083-93.
14. Souza E, Yoshida A, Peres H, Andrade L de A, Sarian LO, Derchain S. Preservação da fertilidade e dos ovários em mulheres com tumores anexiais benignos. Rev Bras Ginecol Obstet. 2015;37(1):36-41.
15. Kurman R, Ellenson L. Blaustein's pathology of the female genital tract. 6th ed. New York: Springer; 2011.
16. Gobbi D, Fascetti Leon F, Aquino A, Melchionda F, Lima M. Metachronous bilateral ovarian teratoma: a germ-line familial disorder and review of surgical management options. J Pediatr Adolesc Gynecol. 2013;26(5):e105-7.
17. Medeiros LR, Rosa DD, Bozzetti MC, Fachel JM, Furness S, Garry R, et al. Laparoscopic versus laparotomy for benign ovarian tumour. Cochrane Database Syst Rev. 2009;(2):CD004751.
18. Wu M, Chu C. Surgical trends for benign ovarian tumors among hospitals of different accreditation levels: an 11 year nationwide population based descriptive study in Taiwan. Taiwan J Obstet Gynecol. 2013;52(4):498-504.
19. Gadalla MA, Norman RJ, Tay CT, Hiam DS, Melder A, Pundir J, et al. Medical and surgical treatment of reproductive outcomes in polycystic ovary syndrome: an overview of systematic reviews. Int J Fertil Steril. 2020;13(4):257-70.
20. Harada M, Osuga Y, Fujimoto A, Fujimoto A, Fujii T, Yano T, et al. Predictive factors for recurrence of ovarian mature cystic teratomas after surgical excision. Eur J Obstet Gynecol Reprod Biol. 2013;171(2):325-8.
21. Darwish AM, Metwally A, Shaaban MM, Mohamed S. RETRACTED ARTICLE: Monopolar versus bipolar laparoscopic ovarian drilling in clomiphene-resistant polycystic ovaries (PCO): a preliminary study. Gynecol Surg. 2016;13(3):179-85.
22. Sonmezer M, Oklay K. Overview of fertility and reproductive hormone preservation prior to gonadotoxic therapy or surgery [Internet]. Waltham: UpToDate; 20212 [capturado em 5 ago. 2022]. Disponível em: https://www.uptodate.com/contents/fertility-and-reproductive-hormone-preservation-overview-of-care-prior-to-gonadotoxic-therapy-or-surgery.
23. Kalaitzopoulos DR, Samartzis N, Kolovos GN, Mareti E, Samartzis EP, Eberhard M, et al. Treatment of endometriosis: a review with comparison of 8 guidelines. BMC Women's Health. 2021;21(1):397.
24. Restaino S, Mereu L, Finelli A, Spina MR, Marini G, Catena U, et al. Robotic surgery vs laparoscopic surgery in patients with diagnosis of endometriosis: a systematic review and meta-analysis. J Robot Surg. 2020;14(5):687-94.
25. Duffy JM, Arambage K, Correa FJ, Olive D, Farquhar C, Garry R, et al. Laparoscopic surgery for endometriosis. Cochrane Database Syst Rev. 2014;4:CD011031.
26. Hart RJ, Hickey M, Maouris P, Buckett W. Excisional surgery versus ablative surgery for ovarian endometriomata. Cochrane Database Syst Rev. 2008;2:CD004992.
27. Kalaitzopoulos DR, Mitsopoulou A, Iliopoulou SM, Daniilidis A, Samartzis EP, Economopoulos KP. Association between endometriosis and gynecological cancers: a critical review of the literature. Arch Gynecol Obstet. 2020;301(2):355-67.
28. Bafort C, Beebeejaun Y, Tomassetti C, Bosteels J, Duffy JM. Laparoscopic surgery for endometriosis. Cochrane Database Syst Rev. 2020;10:CD011031.
29. Ahmad G, O'Flynn H, Hindocha A, Watson A. Barrier agents for adhesion prevention after gynaecological surgery. Cochrane Database Syst Rev. 2015;(4):CD000475.
30. Stewart K, Campbell S, Frumovitz M, Ramirez PT, McKenzie LJ. Fertility considerations prior to conservative management of gynecologic cancers. Int J Gynecol Cancer. 2021;31(3):339-44.
31. Patel A, Galaal K, Burnley C, Faulkner K, Martin-Hirsch P, Bland MJ, et al. Cervical cancer incidence in young women: a historical and geographic controlled UK regional population study. Br J Cancer. 2012;106(11):1753-9.
32. Bhatla N, Aoki D, Sharma DN, Sankaranarayanan R. Cancer of the cervix uteri: 2021 update. Int J Gynecol Obstet. 2021;155(S1):28-44.
33. Federação Brasileira das Associações de Ginecologia e Obstetrícia. Preservação da fertilidade em mulheres com câncer ginecológico. São Paulo: FEBRASGO; 2021.
34. Cibula D, Pötter R, Planchamp F, Avall-Lundqvist E, Fischerova D, Haie Meder C, et al. The European Society of Gynaecological Oncology/European Society for Radiotherapy and Oncology/European Society of Pathology guidelines for the management of patients with cervical cancer. Int J Gynecol Cancer. 2018;28:641-55.
35. Guimarães YM, Godoy LR, Longatto-Filho A, Reis RD. Management of early-stage cervical cancer: a literature review. Cancers (Basel). 2022;14(3):575.
36. Salvo G, Ramirez PT, Leitao MM, Cibula D, Wu X, Falconer H, et al. Open vs minimally invasive radical trachelectomy in early-stage cervical cancer: International Radical Trachelectomy Assessment Study. Am J Obstet Gynecol. 2021;226(1):97.e1-16.
37. Gwacham NI, McKenzie ND, Fitzgerald ER, Ahmad S, Holloway RW. Neoadjuvant chemotherapy followed by fertility sparing surgery in cervical cancers size 2–4 cm; emerging data and future perspectives. Gynecol Oncol. 2021;162(3):809-15.
38. Smith ES, Moon AS, O'Hanlon R, Leitao MM, Sonoda Y, Abu-Rustum NR, et al. Radical trachelectomy for the treatment of early-stage cervical cancer: a systematic review. Obstet Gynecol. 2020;136(3):533-42.
39. Bentivegna E, Gouy S, Maulard A, Chargari C, Leary A, Morice P. Oncological outcomes after fertility-sparing surgery for cervical cancer: a systematic review. Lancet Oncol. 2016;17(6):e240-53.

40. Gien LT, Covens A. Fertility-sparing options for early stage cervical cancer. Gynecol Oncol. 2010;117(2):350-7.
41. Zhang Q, Li W, Kanis MJ, Qi G, Li M, Yang X, et al. Oncologic and obstetrical outcomes with fertility-sparing treatment of cervical cancer: a systematic review and meta-analysis. Oncotarget. 2017;8(28):46580-92.
42. Morice P, Juncker L, Rey A, El-Hassan J, Haie-Meder C, Castaigne D. Ovarian transposition for patients with cervical carcinoma treated by radiosurgical combination. Fertil Steril. 2000;74(4):743-8.
43. Hoekman EJ, Knoester D, Peters AAW, Jansen FW, de Kroon CD, Hilders CGJM. Ovarian survival after pelvic radiation: transposition until the age of 35 years. Arch Gynecol Obstet. 2018;298(5):1001-7.
44. Marques RM, Tsunoda AT, Dias RS, Pimenta JM, Linhares JC, Ribeiro R. Robotic uterine transposition for a cervical cancer patient with pelvic micrometastases after conization and pelvic lymphadenectomy. Int J Gynecol Cancer. 2020;30(6):898-9.
45. Ferlay J, Ervik M, Lam F, Colombet M, Mery L, Piñeros M, et al. Cancer today [Internet]. Global Cancer Observatory: Cancer Today. Lyon: International Agency for Research on Cancer; 2020 [capturado em 15 jun. 2022]. Disponível em: http://gco.iarc.fr/today/.
46. Koskas M, Amant F, Mirza MR, Creutzberg CL. Cancer of the corpus uteri: 2021 update. Int J Gynaecol Obstet. 2021;155 Suppl 1:45-60.
47. Concin N, Matias-Guiu X, Vergote I, Cibula D, Mirza MR, Marnitz S, et al. ESGO/ESTRO/ESP guidelines for the management of patients with endometrial carcinoma. Radiotherapy and Oncology. 2021;154:327-53.
48. Qin Y, Yu Z, Yang J, Cao D, Yu M, Wang Y, et al. Oral progestin treatment for early-stage endometrial cancer: a systematic review and meta-analysis. Int J Gynecol Cancer. 2016;26(6):1081-91.
49. Lucchini SM, Esteban A, Nigra MA, Palacios AT, Alzate-Granados JP, Borla HF. Updates on conservative management of endometrial cancer in patients younger than 45 years. Gynecol Oncol. 2021;161(3):802-9.
50. Kesterson JP, Goff B, Dizon DS, Chakrabarti A, Vora SR. Fertility preservation in patients with endometrial carcinoma[Internet]. Waltham: UpToDate; 20212 [capturado em 5 ago. 2022]. Disponível em: https://www.uptodate.com/contents/fertility-preservation-in-patients-with-endometrial-carcinoma.
51. Laurelli G, Falcone F, Gallo MS, Scala F, Losito S, Granata V, et al. Long-Term Oncologic and Reproductive Outcomes in Young Women With Early Endometrial Cancer Conservatively Treated: A Prospective Study and Literature Update. Int J Gynecol Cancer. 2016;26(9):1650-7.
52. Novikova OV, Nosov VB, Panov VA, Novikova EG, Krasnopolskaya KV, Andreeva YY, et al. Live births and maintenance with levonorgestrel IUD improve disease-free survival after fertility-sparing treatment of atypical hyperplasia and early endometrial cancer. Gynecol Oncol. 2021;161(1):152-9.
53. Herrera Cappelletti E, Humann J, Torrejón R, Gambadauro P. Chances of pregnancy and live birth among women undergoing conservative management of early-stage endometrial cancer: a systematic review and meta-analysis. Hum Reprod Update. 2022;28(2):282-95.
54. Lin KY, Miller DS, Bailey AA, Andrews SJ, Kehoe SM, Richardson DL, et al. Ovarian involvement in endometrioid adenocarcinoma of uterus. Gynecol Oncol. 2015;138(3):532-5.
55. Matsuo K, Machida H, Shoupe D, Melamed A, Muderspach LI, Roman LD, et al. Ovarian Conservation and Overall Survival in Young Women With Early-Stage Low-Grade Endometrial Cancer. Obstet Gynecol. 2016;128(4):761-70.
56. Hanatani M, Yoshikawa N, Yoshida K, Tamauchi S, Ikeda Y, Nishino K, et al. Impact of age on clinicopathological features and survival of epithelial ovarian neoplasms in reproductive age. Int J Clin Oncol. 2020;25(1):187-94.
57. Berek JS, Renz M, Kehoe S, Kumar L, Friedlander M. Cancer of the ovary, fallopian tube, and peritoneum: 2021 update. Int J Gynecol Obstet. 2021;155(S1):61-85.
58. National Comprehensive Cancer Network. Ovarian cancer including fallopium tube cancer and primary peritoneal cancer. Plymouth: NCCN; 2022.
59. Morice P, Camatte S, El Hassan J, Pautier P, Duvillard P, Castaigne D. Clinical outcomes and fertility after conservative treatment of ovarian borderline tumors. Fertil Steril. 2001;75(1):92-6.
60. Johansen G, Dahm-Kähler P, Staf C, Flöter Rådestad A, Rodriguez-Wallberg KA. Fertility-sparing surgery for treatment of non-epithelial ovarian cancer: Oncological and reproductive outcomes in a prospective nationwide population-based cohort study. Gynecol Oncol. 2019;155(2):287-93.
61. Daraï E, Fauvet R, Uzan C, Gouy S, Duvillard P, Morice P. Fertility and borderline ovarian tumor: a systematic review of conservative management, risk of recurrence and alternative options. Hum Reprod Update. 2013;19(2):151-66.

AVALIAÇÃO GENÉTICA PRÉ-CONCEPCIONAL

OSVALDO ARTIGALÁS
RAQUEL DE ALMEIDA SCHNEIDER
EDUARDO PANDOLFI PASSOS

Uma preocupação cada vez maior na prática clínica se refere aos possíveis riscos existentes para um casal que está planejando uma futura gestação. O médico deve estar habilitado a fornecer planejamento pré-concepcional adequado, com vistas a otimizar a saúde e o bem-estar do casal e de seu futuro concepto.[1]

Uma ampla variedade de testes genéticos vem sendo oferecida para identificar riscos potenciais para o futuro filho de um casal. Tais exames, além de terem custos cada vez menores, estão mais facilmente acessíveis, sendo muitas vezes realizados sem atendimento e solicitação médica (*direct to consumer tests, DTC tests*).

No entanto, é importante salientar que, como quaisquer exames laboratoriais complementares na prática médica, antes da solicitação, são fundamentais a indicação adequada para cada situação clínica, a correta interpretação de seus resultados, a plena compreensão de suas limitações, bem como a melhor conduta a ser tomada a partir de alguma alteração identificada. Sem esse adequado norteamento, há o risco de tais exames terem efeitos mais danosos do que benéficos para os pacientes em questão.

Dentro do processo de avaliação genética pré-concepcional, uma etapa crítica é a avaliação de risco do casal. Nessa etapa, o médico, com base no exame físico e na anamnese (em especial, a coleta adequada da história familiar e a realização do heredograma), identificará os diferentes fatores de risco do casal, possibilitando a indicação da investigação adequada e, consequentemente, do aconselhamento genético para os pacientes.

Avaliação de risco

No centro do processo da avaliação genética pré-concepcional, está a consulta clínica para avaliação do casal, durante a qual profissionais de saúde, como clínicos gerais, médicos de família, obstetras ou médicos geneticistas, dão informações iniciais acerca de promoção da saúde, avaliam o potencial de risco específico para cada casal, iniciam o aconselhamento e encaminham exames complementares ou avaliações com outros especialistas, conforme indicado para cada situação. A avaliação do risco envolve a tomada da história médica, social e familiar do casal.

O fato de quase metade das gestações (entre 40-50%) não serem planejadas, aliado a um percentual significativo de gestantes que iniciam o seu acompanhamento pré-natal de forma tardia (no segundo ou terceiro trimestre gestacional), impede ações preventivas no período crítico da organogênese fetal (que se inicia 17 dias depois da concepção e representa o momento de maior sensibilidade ambiental para o feto em desenvolvimento). Após esse período, a grande maioria das intervenções preventivas mostra-se relativamente ineficaz para reduzir os riscos fetais. Dessa forma, o aconselhamento genético pré-concepcional deve ser oferecido a todas as mulheres em idade reprodutiva ao longo dos anos em que procuram cuidados de saúde.[2]

Doenças maternas crônicas, como diabetes e epilepsia, têm conhecidos efeitos sobre a saúde materno-fetal e não podem ser subestimadas. Desse modo, durante o aconselhamento pré-concepcional, é crucial fornecer a informação acerca dos riscos inerentes, a otimização do manejo terapêutico e o eventual ajuste de dose ou troca de medicamentos. Nesse momento, assuntos como abuso de substâncias, medicamentos, teratógenos ambientais e ocupacionais, imunizações e exposições virais precisam ser abordados e esclarecidos, devendo passar por intervenções médicas, se necessário. Casais portadores (heterozigotos) de doenças genéticas autossômicas recessivas ou ligadas ao X devem ser identificados na história familiar e aconselhados antes da concepção. O aconselhamento genético pré-concepcional também oferece a oportunidade de informar sobre riscos relacionados com idade materna e paterna, permitindo, em todos os cenários citados, promover uma intervenção precoce e a redução de risco.

ANOMALIAS CONGÊNITAS

São um grupo de alterações estruturais ou funcionais que ocorrem durante a vida intrauterina, sendo uma importante causa de mortalidade fetal, em recém-nascidos e em crianças.[3]

Estima-se que as anomalias congênitas estejam presentes em cerca de 3 a 6% dos nascimentos mundiais, e uma fração importante será identificada ao longo do desenvolvimento da criança.[4] Dessa forma, o risco basal para casais de qualquer idade de ter um filho nascido com uma anomalia congênita importante (de causa genética ou não genética: malformação, disrupção ou deformação) é bastante significativo. A frequência de anomalias congênitas em gêmeos monozigóticos é maior, estimada em torno de 10%.

Em todos os casos, a descrição adequada da anomalia, bem como a identificação do seu mecanismo causal, é fundamental para o estabelecimento do prognóstico e o aconselhamento do casal sobre o risco de recorrência. Antes de buscar causas genéticas, todavia, é fundamental excluir/confirmar possíveis causas, como:

- Forças físicas agindo no útero e causando deformações fetais (miomas, anidrâmnio, etc.).
- Interrupções vasculares, causando disrupções fetais.
- Exposição a teratógenos (álcool, valproato, isotretinoína, diabetes materno, etc.).[5]

A importância da suplementação de ácido fólico antes da concepção e durante todo o primeiro trimestre como medida de prevenção primária para anomalias congênitas, em especial para diminuir o risco de defeito do tubo neural, está bem documentada na literatura. A necessidade de uma alimentação saudável e balanceada é discutida com as mulheres nessa fase, devendo-se realizar a orientação de suplementação vitamínica com folato no atendimento médico pré-concepcional.

A recomendação atual para a prevenção da primeira ocorrência de defeitos do tubo neural é o uso materno de 400 µg de ácido fólico, via oral, 1 ×/dia, pelo menos quatro semanas (um mês) antes da concepção até a 12ª semana de gestação. Na prevenção da recorrência de defeitos do tubo neural, doses maiores são recomendadas (> 4 mg) pelo mesmo período. A disponibilidade comercial do ácido fólico na dose de 5 mg mostrou-se uma opção eficaz, não havendo evidências de efeitos adversos nem contraindicações nessas dosagens.[6,3]

Foi demonstrado que o folato reduz a incidência de defeitos do tubo neural e pode reduzir a incidência de outras malformações, como fissura orofacial, deficiências de membros, defeitos cardíacos, defeitos do trato urinário e onfalocele. Mulheres com história de condições clínicas, como epilepsia e diabetes melito, ou gestação anterior com defeito do tubo neural podem necessitar de aumento da ingestão de folato.[7]

Casais com história prévia de perda gestacional recorrente (classicamente definida como dois abortos espontâneos ou mais) e casais com perdas fetais ou neonatais de filhos com anomalias congênitas maiores ou polimalformados, sem diagnóstico estabelecido ou sem cariótipo realizado antes do óbito, devem ser avaliados para condições genéticas, como anomalias cromossômicas, com indicação de realização de análise cromossômica (cariótipo) em sangue periférico. No caso de ser identificada alguma alteração, como uma translocação balanceada, é necessário o encaminhamento para aconselhamento genético e a discussão de alternativas reprodutivas (p. ex., fertilização in vitro com diagnóstico genético pré-implantacional).[7] O rastreamento adequado para estudo cromossômico de recém-nascidos com anomalias congênitas múltiplas revela que, com exceção da síndrome de Down, em cerca de 30% dos casos, detecta-se uma cromossomopatia.[8]

HISTÓRIA FAMILIAR

A história médica familiar continua a ser o método mais custo-efetivo para identificar indivíduos em risco de doenças genéticas, sendo o heredograma um dos melhores testes genéticos nos cuidados pré-concepcionais,[9] trazendo informações sobre pelo menos três gerações de ambos os lados da família (materno e paterno), bem como informações sobre ancestralidade/etnia.

Nesse processo de coleta da história familiar, a educação quanto a alguns conceitos de hereditariedade acerca de determinado distúrbio para o qual o casal está em risco permite a tomada da melhor decisão reprodutiva para si, de forma informada e esclarecida. Alguns casais serão informados de que o risco de recorrência é menor do que o esperado, ao passo que outros poderão ficar sabendo de um risco significativo que desconheciam anteriormente. Realizar essa análise antes da concepção permite a discussão de todas as questões pertinentes na ausência do estresse e das restrições de tempo de uma gravidez.[2]

Algumas situações identificadas na história pessoal ou familiar do paciente/casal devem incitar uma investigação mais detalhada e aconselhamento adicional, conforme indicado no **Quadro 45.1**.[7]

A orientação sobre o padrão de herança (autossômico recessivo ou dominante, ligado ao X, mitocondrial, multifatorial ou esporádico) é possível por meio da história familiar. Isso fornece ao profissional e ao paciente/casal informações sobre o risco de recorrência e permite o planejamento reprodutivo, orientando a indicação de testes genéticos para a melhor tomada de decisão reprodutiva.[9]

Quando é identificada na família uma condição para a qual há teste disponível, o processo

Quadro 45.1 – Situações que demandam investigação detalhada e aconselhamento adicional

- Múltiplos membros da família afetados pela mesma condição (ou condições correlacionadas)
- Doença com idade de início muito precoce (p. ex., doença de Alzheimer ou de Parkinson antes dos 50 anos) ou acometendo indivíduos do sexo menos afetado (p. ex., câncer de mama em homens)
- Doença multifocal ou bilateral (em geral, câncer)
- Ocorrência de doença na ausência de fatores de risco ambientais comuns (p. ex., câncer ou cardiopatias em jovens sem fatores de risco)
- Atraso no desenvolvimento/deficiência intelectual
- Uma ou mais anomalias congênitas maiores (p. ex., defeitos cardíacos, defeitos do tubo neural, fissuras orofaciais, malformações abdominais)
- Distúrbios hematológicos, como distúrbios de coagulação, talassemias, doença ou traço falciforme, trombofilias
- Perdas gestacionais recorrentes (duas ou mais)
- Morte infantil precoce ou síndrome de morte súbita infantil
- Distúrbios cromossômicos
- Outros distúrbios genéticos conhecidos (p. ex., fenilcetonúria, síndrome de Marfan)
- Perda auditiva e visual de etiologia genética ou ainda indefinida

de teste costuma ser complexo, podendo envolver vários membros da família e, além disso, ser demorado. Se o processo for iniciado antes da gravidez, todas as opções reprodutivas estarão disponíveis para o casal. Todavia, muitas vezes, nenhum teste diagnóstico está disponível, sendo necessária a utilização de estimativas de risco empíricas. Existem mais de 7 mil doenças genéticas cuja base molecular já foi elucidada, e esse número vem aumentando progressivamente. Os tipos de herança mais comuns são:

- **Autossômica recessiva** – O risco para a prole do casal em que ambos são portadores/heterozigotos é de 25%. Exemplos de condições autossômicas recessivas incluem fibrose cística, atrofia muscular espinal e doença de Tay-Sachs.
- **Ligada ao X** – O risco para a prole do sexo masculino de mulher portadora/heterozigota é de 50%; entre as condições ligadas ao X, citam-se síndrome do X frágil, hemofilias A e B e distrofia muscular de Duchenne.
- **Autossômica dominante** – Quando um dos progenitores é afetado (heterozigoto), o risco de recorrência para a sua prole é de 50%. São exemplos de doenças autossômicas dominantes acondroplasia, doença de Huntington ou síndrome de predisposição hereditária ao câncer de mama e ovário.

No entanto, o aconselhamento genético dessas situações, muitas vezes, é um processo complexo, em que muitas particularidades devem ser analisadas, como penetrância, expressividade, heterogeneidade alélica e de lócus, mosaicismo gonadal e mutações novas, o que exige do profissional o conhecimento das especificidades da doença em questão, bem como a capacidade de informar a situação para o casal/paciente em atendimento. Além disso, em diversas situações, trata-se de condições com herança multifatorial, como fendas labiais e palatinas, defeitos do tubo neural e cardiopatias congênitas, em que o risco de recorrência estabelecido empiricamente para um feto com pai ou irmão afetado é muitas vezes de cerca de 2 a 5%.[10]

CONSANGUINIDADE

⚠ Casamentos consanguíneos, ainda que não sejam comuns em nossa sociedade (menos de 5%), são bastante frequentes em outras partes do mundo, onde chegam a representar quase 50% do total (partes do Oriente Médio). O principal risco genético envolvendo esse tipo de união é o aumento da probabilidade de ter filhos com condições autossômicas recessivas (AR), em razão de os pais serem aparentados e, por isso, apresentarem mais chances de terem variantes genéticas patogênicas em comum.[11]

Em um estudo realizado em Birmingham (Inglaterra), a frequência de doenças genéticas AR foi de 0,28% (taxa de consanguinidade de 0,4% dos casamentos), ao passo que, em ingleses de origem paquistanesa (taxa de casamentos consanguíneos de 69%), foi de 3,3%.[11] Além disso, já está bem estabelecido por diversos estudos que o risco de anomalias congênitas, doença genética, natimorto ou morte neonatal para prole de um casal consanguíneo de primos em primeiro grau (primos-irmãos) é de 3 a 5%, aproximadamente o dobro do risco para a população em geral, que é de 2 a 3%.[12,13]

No aconselhamento genético pré-concepcional de casais consanguíneos, mais do que nunca, uma história familiar detalhada deve ser obtida, muitas vezes exigindo um heredograma mais expandido, além do padrão de três gerações. Isso é fundamental para que seja possível identificar algum diagnóstico prévio de doenças genéticas, bem como estabelecer a proporção de genes nucleares compartilhados entre os cônjuges (p. ex., gêmeos monozigóticos compartilham 100%, e primos de primeiro grau, 12,5%)[5] – informações fundamentais para quaisquer encaminhamentos de testes genéticos apropriados e aconselhamento genético a ser dado aos futuros pais.

Além do aconselhamento sobre os riscos gerais associados à consanguinidade, o rastreamento de portadores (heterozigotos) pode ser oferecido para condições relevantes para a população/grupo étnico específico ou pela história familiar do casal envolvido, permitindo um resultado mais acurado, minimizando a possibilidade de um exame normal, mas não realizado para as condições em que exista um risco pertinente e específico para o casal atendido.[14]

IDADE MATERNA E PATERNA

⭐ A idade materna é um aspecto que merece atenção especial no planejamento gestacional e no aconselhamento genético pré-concepcional. Boa parte das mulheres está ciente da idade materna avançada, mas muitas não compreendem completamente as implicações para si mesmas e para a gestação, com muitos equívocos (tanto positivos quanto negativos) sobre o avanço da idade, cujo esclarecimento pode reduzir a ansiedade e ajudar a entender melhor as opções disponíveis para gestar.[2]

Os principais riscos relacionados com a idade materna estão listados no Quadro 45.2. O clínico pode utilizar tabelas de risco de cromossomopatias (ou calculadoras de risco ou aplicativos), conforme a idade materna, para mensurar e informar o risco para a paciente em atendimento de forma mais acurada.[17]

👆 Diferentemente da idade materna, a idade paterna muitas vezes é um fator não lembrado na avaliação pré-concepcional. Mulheres com idade avançada tendem a ter parceiros também com idade avançada, e esse é um fator de risco bem estabelecido há décadas[18] para uma série de doenças genéticas autossômicas dominantes (via mutações *de novo*), como acondroplasia e síndrome de Apert. Além do aumento de mutações em células germinativas, em homens mais velhos, a qualidade do esperma é reduzida pelo déficit nos mecanismos de reparo do ácido desoxirribonucleico (DNA, *deoxyribonucleic acid*) e pela apoptose.[19]

Com relação ao risco de aneuploidias, em especial trissomia dos cromossomos 21, 18, 13, Klinefelter, Turner, triplo X e triploidias, há pouca evidência do aumento de risco relacionado com a idade paterna, com alguns estudos evidenciando a ausência de associação.[20] Diversos estudos em larga escala demonstraram a associação entre idade paterna avançada e condições psiquiátricas (esquizofrenias e transtorno bipolar) e do neurodesenvolvimento (autismo e atraso no desenvolvimento), com a descrição do aumento de pequenas alterações cromossômicas e gênicas *de novo* de origem paterna.[21] Por exemplo, a chance de um casal com cerca de 20 anos ter um filho com algum distúrbio do neurodesenvolvimento é de 0,24% (~2,5/1.000 nascidos vivos), cerca da metade do risco de um casal com cerca de 45 anos, que é de 0,47% (~5/1.000 nascidos vivos), decorrente principalmente da idade paterna avançada.[22]

🟪 Rastreamento expandido de portadores

Nos últimos anos, os avanços tecnológicos na área de genômica, em especial com as técnicas de sequenciamento genético massivo em paralelo, permitiram o desenvolvimento de uma ampla gama de testes genéticos de grande aplicabilidade clínica e com acessibilidade, em termos de custos, a uma parcela maior da popu-

---

Quadro 45.2 – Riscos relacionados com a idade materna avançada

- **Subfertilidade** (o aumento da incidência de conceptos com anormalidades cromossômicas é a principal causa de redução da fertilidade por taxa de implantação menor desses embriões)
- **Abortamentos espontâneos** (com o avanço da idade materna, aumenta o risco de aneuploidias e, consequentemente, há maior taxa de perda gestacional; além disso, a taxa de perda gestacional é maior também em gestações euploides – p. ex., o risco de perda gestacional precoce em uma mulher com 40 anos é de cerca de 30-40%)
- **Aneuploidias** (a não disjunção na meiose I é altamente dependente da idade materna, o que resulta em um aumento exponencial de risco, sobretudo para trissomias dos cromossomos 13, 18 e 21, 47,XXX e 47,XXY)
- **Gemelaridade dizigótica**
- **Aumento em mutações novas** (*de novo*) em genes com padrão de herança autossômica dominante (ainda que em taxa menor quando comparada com a idade paterna avançada)

Fonte: Firth e Hurst,[5] Munné[15] e Márquez e colaboradores.[16]

lação.²³ Painéis multigênicos, sequenciamento completo do exoma ou sequenciamento completo do genoma tornaram possível o diagnóstico de novas condições genéticas, bem como o desenvolvimento de novas abordagens de rastreamento genético pré-concepcional.²⁴

O objetivo principal do rastreamento expandido de portadores, no cenário de aconselhamento genético pré-concepcional, é oferecer informações mais detalhadas para o paciente ou casal acerca dos riscos de doenças genéticas, para que assim possam tomar as melhores decisões reprodutivas, de forma mais ampla, e não apenas direcionada pelos achados de sua história familiar ou ancestralidade. Entre as grandes vantagens, estão a possibilidade de identificação de diversas condições genéticas autossômicas recessivas que não seriam testadas de rotina porque, na maioria das vezes, cursam com história familiar negativa. Além disso, em populações cada vez mais miscigenadas, como a brasileira, o direcionamento de testes genéticos baseados na ancestralidade apresenta uma série de limitações,²⁵ já estando determinada a maior custo-efetividade do rastreamento expandido na identificação de casais de risco em comparação com o rastreamento classicamente estabelecido.²⁶

O processo de rastreamento expandido de portadores é um procedimento médico de alta complexidade, que, embora já esteja inserido na prática assistencial, ainda permanece com uma série de pontos a serem mais bem esclarecidos e definidos, como:²⁷⁻²⁹

- A seleção de quais genes (e, portanto, quais doenças genéticas) devem ser testados – Painéis multigênicos de rastreamento expandido já incluem mais de 300 genes, prioritariamente de condições autossômicas recessivas ou ligadas ao X, embora ainda não haja consenso entre as diversas entidades médicas e especialistas na área.
- Inclusão de condições raras (com frequência de portador menor do que 1/100).
- Genes relacionados com condições na idade adulta e com penetrância reduzida.
- Ausência de conhecimento sobre o risco residual de genes incluídos (o que impede o aconselhamento genético adequado).
- Identificação de variantes genéticas cujo significado fenotípico ainda é desconhecido (também chamadas de VUS, *variant of uncertain significance*), que não embasam condutas médicas e que podem erroneamente ser usadas para a tomada de condutas clínicas.

Além disso, muitos laboratórios comerciais passaram a disponibilizar o rastreamento expandido de portadores diretamente ao consumidor, gerando uma preocupação contínua na comunidade profissional em relação à falta de regulamentação e responsabilidade para com esses testes.²⁹

Pelo fato de se tratar de um teste genético, que não muda nos indivíduos com o passar do tempo, esse tipo de exame é definitivo, não havendo indicação de retestagem, embora diferentes laboratórios rastreiem diferentes distúrbios, levando alguns pacientes a desejarem ser novamente testados com painéis maiores ou diferentes. Tal comportamento aumenta os custos e, na imensa maioria das vezes, não altera sensivelmente as informações obtidas em relação a resultados prévios.

O rastreamento expandido de portadores não é uma panaceia na elucidação dos riscos, e os pacientes devem ser informados de que um teste de rastreamento negativo (ausência de variantes genéticas patogênicas) não confirma que o indivíduo não tem quaisquer alterações genéticas deletérias – confirma somente que o paciente não tem alterações genéticas nos genes testados nesse rastreamento específico. Portanto, como nem todas as variantes genéticas que causam a doença são conhecidas, deve-se entender que um casal com resultados de teste discordantes para um distúrbio específico tem um risco residual diminuído, mas ainda assim persistente, de ter um filho afetado.³⁰

Em vista das complexidades recém-descritas, a realização do rastreamento expandido de portadores na prática assistencial deve ser sempre acompanhada por aconselhamento genético pré e pós-teste bem estruturado por profissionais devidamente habilitados. Ainda que possa ser indicada de forma universal nas condições antes citadas,[27] as suas principais indicações hoje são:

- Casais consanguíneos.
- Casais inférteis em processo de reprodução assistida, com vistas a uma possível indicação de teste genético pré-implantacional para doenças monogênicas (PGT-M, *preimplantation genetic testing for monogenic disorders*) ou melhor seleção de doador de gametas.
- Casais com história familiar definida de condição genética com gene conhecido.
- Casais com ancestralidade ou de grupos étnicos com risco específico.

Dessa forma, é importante salientar alguns pontos essenciais na testagem genética no contexto do rastreamento expandido de portadores (heterozigotos):[30]

- São testes voluntários, não havendo obrigatoriedade quanto à sua realização, com aconselhamento genético não diretivo na sua indicação.
- Uma vez realizada, teoricamente, a testagem não deve ser repetida. No entanto, à medida que a tecnologia evolui, os pacientes podem considerar testes mais abrangentes (inclusão de novos genes não testados antes).

- O aconselhamento pré e pós-teste é essencial para compreender as implicações do rastreamento de portadores, devendo sempre ser oferecido.
- A testagem idealmente deve ser concluída no período pré-concepcional, mas também pode ser concluída no cenário pré-natal.
- Um casal identificado como portador de uma doença específica deve ser encaminhado imediatamente para aconselhamento genético.
- Opções reprodutivas para casais portadores devem sempre ser oferecidas e incluem fertilização *in vitro* com diagnóstico genético pré-implantacional, diagnóstico pré-natal e doação de gametas.

■ Quando referenciar uma paciente ou casal para avaliação genética

Um dos questionamentos mais frequentes que o clínico se faz é quando encaminhar determinada paciente ou casal para o especialista em genética médica. Ainda que o objetivo não seja limitar as indicações, nem listar de forma exaustiva todas as possíveis situações clínicas, a Tabela 45.1 traz os principais cenários em que o referenciamento ao médico geneticista se faz indicado, com base nas diretrizes do American College of Medical Genetics and Genomics (ACMG Guideline).[31]

Tabela 45.1 – Indicações para referenciamento de uma paciente ou casal para avaliação genética

MOTIVO	CONDUTA
Mulheres com 35 anos ou mais no momento do parto	Discutir riscos associados a cromossomopatias relacionadas com a idade materna e manejo apropriado
Casal consanguíneo	Realização de heredograma, definição de grau de parentesco e discussão de riscos fetais adicionais e opções de testagem genética pré-concepcionais, pré e pós-natais
Pacientes com **exposição a teratógenos** ou potenciais teratógenos, como radiação, infecções de alto risco (citomegalovirose, toxoplasmose, rubéola), drogas recreacionais, álcool, tabaco, medicações	Discutir riscos, opções de testagem ou modificação de manejo/exposição

(Continua)

Tabela 45.1 – Indicações para referenciamento de uma paciente ou casal para avaliação genética
(Continuação)

MOTIVO	CONDUTA
História pessoal ou familiar de **complicações gestacionais reconhecidamente associadas a fatores genéticos**, como doença hepática gordurosa da gestação	Excluir riscos materno-fetais, incluindo doenças metabólicas/erros inatos do metabolismo
Qualquer membro do casal que tenha um **teste genético de rastreamento de portador positivo** para doenças como fibrose cística, talassemia, anemia falciforme, doença de Tay-Sachs, etc.	Discutir estratégias de testagem adicionais, padrões de herança e riscos reprodutivos
Qualquer membro do casal que tenha **história pessoal prévia de natimortos, hidropsia fetal, perdas gestacionais recorrentes**, ou síndrome da morte súbita do lactente em filho anterior	Excluir causas genéticas cromossômicas, metabólicas ou sindrômicas que possam estar relacionadas com os cenários descritos
Qualquer membro do casal que tenha **doença neurológica progressiva com possível base genética**, como neuropatias periféricas, miopatias, ataxias progressivas, demências de início precoce ou história familiar de distúrbio do movimento	Discutir potenciais diagnósticos, diagnósticos diferenciais, padrões de herança, riscos de recorrência e opções de testagem genética
História pessoal ou familiar de anomalia congênita, como fissura lábio-palatina, espinha bífida, cardiopatia congênita	Discutir potenciais diagnósticos, diagnósticos diferenciais, padrões de herança, riscos de recorrência e opções de testagem genética e suplementação de folato
História pessoal ou familiar de anormalidade cromossômica, como translocações, cromossomos marcadores ou mosaicismo cromossômico	Discutir riscos fetais, opções de testagem e manejo
História pessoal ou familiar de perda auditiva ou visual significativa	
História pessoal ou familiar de autismo ou deficiência intelectual	

Considerações finais

O aconselhamento genético pré-concepcional exige do profissional a integração de habilidades clínicas tradicionais (como anamnese e coleta de história familiar detalhada), o uso de ferramentas de baixo custo, mas de grande impacto clínico (como a elaboração detalhada do heredograma), e o conhecimento atualizado das indicações e limitações de novas tecnologias genômicas (como painéis multigênicos para rastreamento expandido de portadores).

As recomendações resumidas para a avaliação genética pré-concepcional são apresentadas na Figura 45.1.

Todas essas complexidades técnicas ocorrem dentro de um cenário clínico que envolve implicações psicossociais muitas vezes múltiplas, nas quais os casais em atendimento podem experienciar dificuldades na tomada de decisão e opções reprodutivas. Desse modo, profissionais de saúde experientes e bem treinados são essenciais para o auxílio do planejamento de uma gravidez em situações especiais.

FIGURA 45.1 – Fluxograma com recomendações para a avaliação genética pré-concepcional.
AD, autossômica dominante; AR, autossômica recessiva; DM, diabetes melito; HAS, hipertensão arterial sistêmica; XL, ligada ao cromossomo X.

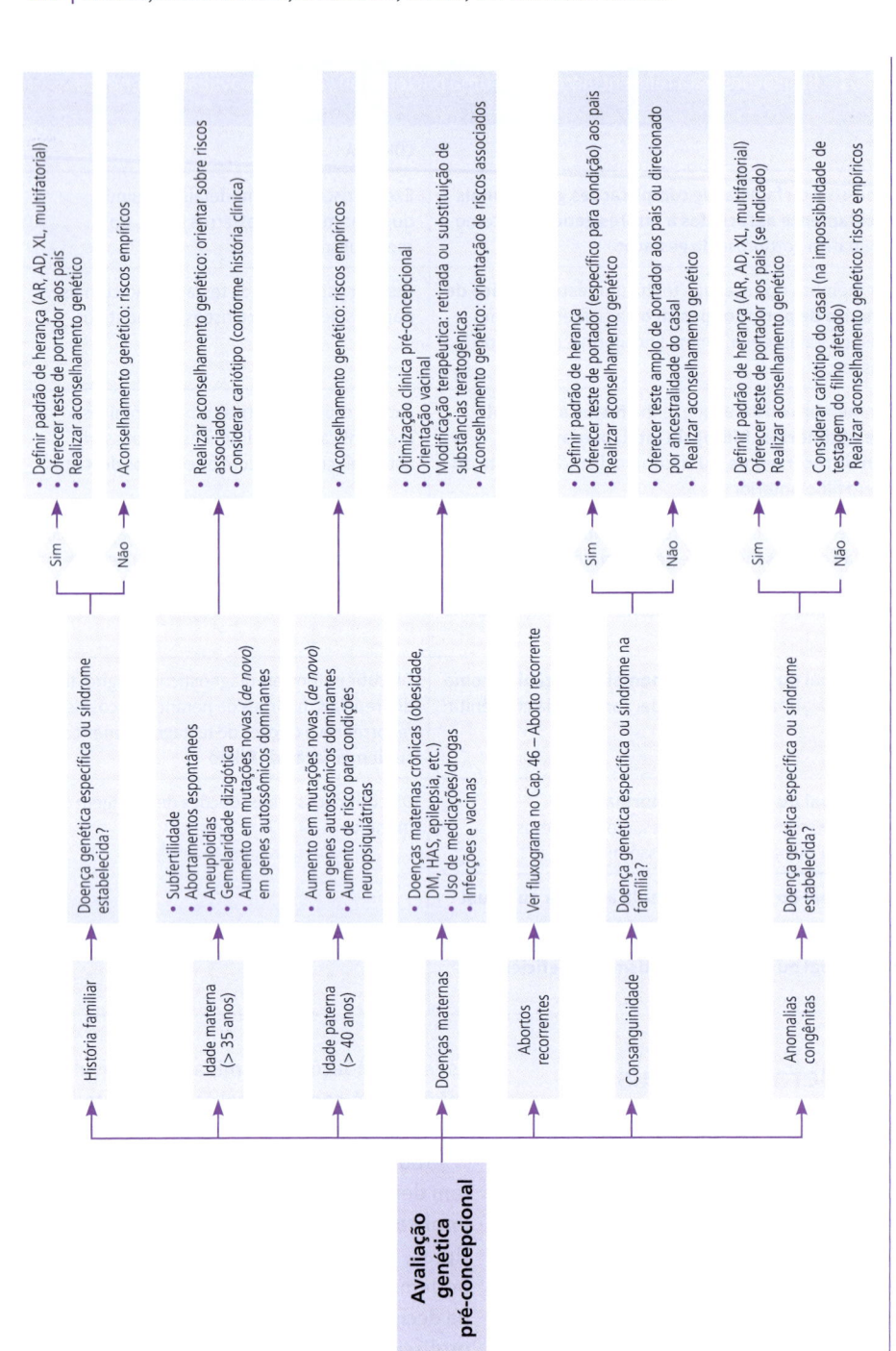

REFERÊNCIAS

1. Delatycki MB, Laing NG, Moore SJ, Emery J, Archibald AD, Massie J, et al. Preconception and antenatal carrier screening for genetic conditions: The critical role of general practitioners. Aust J Gen Pract. 2019;48(3):106-10.
2. Wille MC, Weitz B, Kerper P, Frazier S. Advances in preconception genetic counseling. J Perinat Neonatal Nursr. 2004;18(1):28-40.
3. Brasil. Ministério da Saúde. Health Brazil 2020/ 2021: priority congenital anomalies for surveillance at birth. Brasília: MS; 2021.
4. World Health Organization. Congenital anomalies. Genebra: WHO; 2020.
5. Firth H, Hurst J. Oxford desk reference: clinical genetics and genomics. 2nd ed. Oxford: Oxford University; 2017.
6. Field, MS, Stover PJ. Safety of folic acid. Ann NY Acad Sci. 2018;1414(1):59-71.
7. Solomon BD, Jack WB, Feero WG. The clinical content of preconception care: genetics and genomics. Am J Obstet Gynecol. 2008;199(Suppl 2):S340-4.
8. Brunoni D, Martins AM, Cavalcanti DP, Cernach MCSP. Avaliação genético-clínica do recém-nascido. São Paulo: AMB/CFM; 2002.
9. Bennett RL. The family medical history as a tool in preconception consultation. J Community Genet. 2012;3:175-83.
10. Bennett RL, Motulsky AG, Bittles A, Hudgins L, Uhrich S, Doyle DL, et al. Genetic counseling and screening of consanguineous couples and their offspring: recommendations of the National Society of Genetic Counselors. J Genet Couns. 2002;11(2):97-119.
11. Bundey S, Alam H. A five-year prospective study of the health of children in different ethnic groups, with particular reference to the effect of inbreeding. Eur J Hum Genet. 1993;1(3):206-19.
12. Shieh JT, Bittles AH, Hudgins L. Consanguinity and the risk of congenital heart disease. Am J Med Genet A. 2012;158(5):1236e41.
13. Kapurubandara S, Melov S, Shalou E, Alahakoon I. Consanguinity and associated perinatal outcomes, including stillbirth. Aust N Z J Obstet Gynaecol. 2016;56(6):599-604.
14. Bishop M, Metcalfe S, Gaff C. The missing element: consanguinity as a component of genetic risk assessment. Genet Med. 2008;10(8):612e20.
15. Munné S. Preimplantation genetic diagnosis and human implantation--a review. Placenta. 2003;24(Suppl B):S70-6.
16. Márquez C, Sandalinas M, Bahçe M, Alikani M, Munné S. Chromosome abnormalities in 1255 cleavage-stage human embryos. Reprod Biomed Online. 2000;1(1):17-26.
17. Gardner RJM, Sutherland GR, Shaffer LG. Chromosome abnormalities and genetic counseling. 4th ed. Oxford: Oxford University Press; 2011.
18. Penrose LS. Parental age in acondroplasia and mongolismo. Am J Hum Genet. 1957;9(3):167-9.
19. Rolf C, Nieschlag E. Reproductive functions, fertility and genetic risks of ageing men. Exp Clin Endocrinol Diabetes. 2001;109(2):68-74.
20. Wyrobek AJ, Eskenazi B, Young S, Arnheim N, Tiemann-Boege I, Jabs EW, et al. Advancing age has differential effects on DNA damage, chromatin integrity, gene mutations, and aneuploidies in sperm. Proc Natl Acad Sci U S A. 2006;103(25):9601-6.
21. Iossifov I, Ronemus M, Levy D, Wang Z, Hakker I, Rosenbaum J, et al. De novo gene disruptions in children on the autistic spectrum. Neuron. 2012;74(2):285-99.
22. DDD Study Group - Deciphering Developmental Disorders Study. Prevalence and architecture of de novo mutations in developmental disorders. Nature. 2017;542(7642):433-8.
23. Koboldt DC, Steinberg KM, Larson DE, Wilson RK, Mardis ER. The next-generation sequencing revolution and its impact on genomics. Cell. 2013;155(1):27-38.
24. Edwards JG, Feldman G, Goldberg J, Gregg AR, Norton ME, Rose NC, et al. Expanded carrier screening in reproductive medicine--points to consider: a joint statement of the American College of Medical Genetics and Genomics, American College of Obstetricians and Gynecologists, National Society of Genetic Counselors, Perinatal Quality Foundation, and Society for Maternal-Fetal Medicine. Obstet Gynecol. 2015;125(3):653-62.
25. Ioannides AS. Preconception and prenatal genetic counselling. Best Pract Res Clin Obstet Gynaecol. 2017;42:2-10.
26. Haque IS, Lazarin GA, Kang HP, Evans EA, Goldberg JD, Wapner RJ. Modeled fetal risk of genetic diseases identified by expanded carrier screening. JAMA. 2016;316(7):734-42.
27. American College of Obstetricians and Gynecologists. Committee Opinion No. 690: carrier screening in the age of genomic medicine. Obstet Gynecol. 2017;129(3):e35-e40.
28. Grody WW, Thompson BH, Gregg AR, Bean LH, Monaghan KG, Schneider A, et al. ACMG position statement on prenatal/preconception expanded carrier screening. Genet Med. 2013;15(6):482-3.
29. Wilson RD, De Bie I, Armour CM, Brown RN, Campagnolo C, Carroll JC, et al. Joint SOGC-CCMG opinion for reproductive genetic carrier screening: an update for all canadian providers of maternity and reproductive healthcare in the era of direct-to-consumer testing. J Obstet Gynaecol Can. 2016;38(8):742-762.e3.
30. Rose NC, Wick M. Carrier screening for single gene disorders. Semin Fetal Neonatal Med. 2018;23(2):78-84.
31. Pletcher BA, Toriello HV, Noblin SJ, Seaver LH, Driscoll DA, Bennett RL, et al. Indications for genetic referral: a guide for healthcare providers. Genet Med. 2007;9(6):385-9.

46

ABORTO RECORRENTE*

EDUARDO PANDOLFI PASSOS
IVAN SERENO MONTENEGRO
LAURA GAZAL PASSOS
OSVALDO ARTIGALÁS

O aborto recorrente é uma doença definida por dois ou mais abortos, podendo ser consecutivos ou alternados com uma gestação. Embora seja difícil calcular a sua prevalência, estima-se que entre 1 e 3% das mulheres em idade reprodutiva podem apresentar dois ou mais abortos ao longo da menacme e, assim, serem incluídas nessa definição.[1,2]

O aborto é definido como a perda de uma gravidez documentada por dosagem de gonadotrofina coriônica humana beta (β-hCG, *beta-human chorionic gonadotropin*) sérica ou urinária, ultrassonografia ou exame histopatológico.[1–3] O termo aborto recorrente precoce pode ser utilizado quando o casal experimenta dois ou mais abortos antes de 10 semanas de gestação.[2,3]

Etiologia

Os principais estudos relacionados com aborto recorrente avaliam causas ligadas a história pessoal e familiar, problemas genéticos, trombofilias (adquiridas ou hereditárias), problemas imunes, distúrbios hormonais ou metabólicos, anomalias uterinas e fatores masculinos.

IDADE, ESTILO DE VIDA E FATORES AMBIENTAIS E OCUPACIONAIS

A idade da mulher está diretamente relacionada com a chance de gravidez. O risco de aborto é menor em mulheres com menos de 35 anos. Da mesma forma, o risco desse evento aumenta de maneira importante após os 40 anos (ver Cap. 13 – Abortamento no livro *Rotinas em Obstetrícia*).

A história médica, obstétrica e familiar, assim como informações sobre o estilo de vida da mulher e do homem, podem ser fonte de informações valiosas e ajudar a encontrar pistas sobre suspeitas diagnósticas para os casos de aborto recorrente.

Devem ser feitas recomendações acerca da interrupção do hábito do tabagismo e do uso de drogas ilícitas, do consumo excessivo de álcool e da manutenção de um índice de massa corporal (IMC) entre 18 e 25 kg/m². O uso de tabaco está associado a um efeito adverso sobre a função trofoblástica e ao risco aumentado de perda gestacional. Outros hábitos de estilo de vida, tais como uso de cocaína, consumo excessivo de álcool (de 3-5 doses por semana), têm sido associados a risco de aborto.[1] Tanto a obesidade quanto a magreza extrema estão associadas a risco aumentado de aborto recorrente em mulheres que concebem naturalmente.

---
*Os coautores agradecem a Mona Lúcia Dall'Agno pela contribuição dada à construção deste capítulo na edição anterior.

PROBLEMAS GENÉTICOS

Cerca de 15% das gestações clinicamente reconhecidas terminam em perda gestacional, com a maioria ocorrendo durante o primeiro trimestre. Desse total de perdas, 50% são causadas por anormalidades cromossômicas, como aneuploidias,[4] e podem ser detectadas por análise citogenética convencional (cariótipo). Estima-se que 86% dessas anormalidades sejam numéricas, 6% estruturais e 8% devidas a outros mecanismos genéticos, como mosaicismo cromossômico e gravidez molar.[5] A frequência dessas alterações cromossômicas reduz conforme avança a idade gestacional no momento da perda, sendo observada em até 90% das amostras obtidas a partir de abortos com idades entre 0 e 6 semanas de gestação e chegando a 6 a 12% em perdas gestacionais acima de 20 semanas.[6]

Em geral, as aneuploidias resultam de erros aleatórios por não disjunção meiótica, em sua grande maioria de origem materna. Em alguns casos, identificar uma aneuploidia como causa da perda gestacional pode ser considerado um fator prognóstico positivo, indicando que este foi um evento esporádico, com menor probabilidade de recorrência. As aneuploidias esporádicas são menos comuns em casais com abortamentos de repetição quando comparadas com todas as perdas, mas este é um evento que também tem sido relatado nessa população.[7] Translocações equilibradas (balanceadas) em um dos progenitores, resultando em um complemento cromossômico desequilibrado no concepto, são a causa genética mais bem estudada de perda gestacional recorrente, podendo ser identificadas em 2 a 5% dos casais que investigam esse problema.[1]

As diretrizes mais recentes recomendam (quando possível) a análise genética do produto da concepção (POC, *product of conception*) e que o teste de escolha realizado seja a hibridização genômica comparativa baseada em *array* (a-CGH, *array comparative genomic hybridization*), em vez da cariotipagem convencional.[2]

A análise de cariótipo convencional identifica rearranjos cromossômicos balanceados e não balanceados e variantes de número de cópias (CNVs, *copy number variants*) de segmentos genômicos em uma resolução de aproximadamente 5 Mb (alterações iguais ou maiores que 5 milhões de bases), ao passo que a a-CGH pode identificar CNVs desbalanceadas menores que 1 Mb, com resolução que pode chegar até 1 kb (cerca de 1.000 bases), algo que permite determinar alterações no nível de éxons de genes em regiões específicas do genoma.[4] Além disso, a a-CGH é menos laboriosa e operador-dependente, pois baseia-se na análise de ácido desoxirribonucleico (DNA, *deoxyribonucleic acid*), em vez de células cultivadas, permitindo uma taxa de sucesso mais alta, em um tempo menor e com amostras de tecidos de menor qualidade (apesar de a qualidade do tecido afetar a taxa de sucesso a falha tanto da cariotipagem convencional quanto da a-CGH).

No entanto, é importante destacar que a a-CGH pode não revelar alguns rearranjos cromossômicos equilibrados, não identificar uma possível contaminação por células maternas e ser incapaz de identificar outras causas não genéticas de aborto de repetição.[1] Tradicionalmente, a análise citogenética do POC tem sido realizada para identificar causas genéticas e, assim, indicar a necessidade de análises adicionais de amostras parentais buscando possíveis rearranjos cromossômicos balanceados (p. ex., translocação) em um dos progenitores.

É importante identificar quaisquer erros cromossômicos numéricos, como trissomia, monossomia ou poliploidia, pois essas são causas de perda gestacional que costumam ocorrer esporadicamente e têm baixa probabilidade de recorrência em gestações subsequentes. Quando há uma translocação equilibrada em um dos pais, o aconselhamento genético é fundamental, pois é provável que haja aumento do risco de recorrência em futuras gestações.

Em contrapartida, é importante ressaltar que, nos casos em que não é possível realizar a citogenética do POC, o exame de escolha para a investigação genética do casal é o cariótipo convencional com bandeamento em sangue periférico, pois somente essa técnica (e não a a-CGH) é capaz de identificar alterações estruturais (translocações, inversões, etc.) balanceadas.[8]

Abortos de repetição também são associados a vários distúrbios de um único gene, que incluem erros inatos do metabolismo (alguns exemplos são distúrbios lisossômicos e mitocondriopatias), hemoglobinopatias (como α-talassemia major ou síndrome de Bart) e doenças ligadas ao X (que podem contribuir para perdas recorrentes quando o concepto é do sexo masculino, como ocorre na síndrome de Rett), muitas vezes associadas à identificação de hidropsia fetal não imune no concepto antes da perda.[9] Historicamente, a investigação de causas gênicas de abortos de repetição por sequenciamento de apenas um ou poucos genes se restringia a situações clínicas específicas baseadas em uma forte suspeita clínica, com hipótese diagnóstica bem definida. O alto custo inviabilizava ampliar a testagem quando esses exames iniciais eram negativos, de forma que não existem dados consistentes acerca da incidência desse grupo etiológico nos abortos de repetição.

Todavia, com a crescente robustez e acessibilidade de sequenciamento genético massivo paralelo, exames como painéis multigênicos, sequenciamento do exoma ou genoma completo para avaliação de causas gênicas de abortos de repetição estão cada vez mais viáveis. Dessa forma, um número crescente de genes altamente penetrantes foram identificados como estando associados à perda gestacional.[10] Nesse contexto, devem-se considerar causas genéticas de todas as origens (materna, paterna, fetal, placentária) como importantes na investigação etiológica dos abortos de repetição. Contudo, é preferível que esse tipo de análise genética se dê em forma de trio (mãe-pai-concepto), para que o aconselhamento genético mais preciso possa ser fornecido.

⚠️ Além das variantes patogênicas de um único gene, é provável que existam outras variantes genéticas ao longo do genoma que não garantem a ocorrência da perda gestacional, mas aumentam a sua probabilidade. Essas variantes genéticas, quando ocorrem de forma isolada, aumentam apenas discretamente o risco de perda, mas não interferem de maneira tão impactante a ponto de serem consideradas a causa da perda gestacional. Em contrapartida, a sua ocorrência em conjunto (vários polimorfismos de pequeno efeito em diferentes genes na mesma gestante e/ou concepto) possivelmente aumenta de modo importante o risco individual. Além disso, tais variações genéticas agem de maneira aditiva e/ou multiplicativa umas com outras ao longo do genoma do mesmo indivíduo, assim como interagem com outras exposições ambientais, ocasionando a perda (p. ex., exposição a cigarro, obesidade, má nutrição, etc.).

Embora essas variantes genéticas comuns na população em geral sejam intensamente estudadas, ainda não existem testes genéticos disponíveis em nível assistencial que possam auxiliar de maneira prática o manejo individualizado da gestação.[9]

Apesar do crescente avanço em técnicas de investigação das causas genéticas de perdas gestacionais recorrentes, a taxa de diagnóstico no período pré-natal (ou em análise de POC) é significativamente menor do que as taxas de diagnóstico no contexto pós-natal, limitando o número de casais que podem se beneficiar de maneira custo-efetiva desses testes em um cenário assistencial.[8] De toda forma, tais exames são importantes nos aspectos relacionados com o aconselhamento genético, procedimento fundamental no manejo de casais nos quais um fator genético é identificado. A probabilidade de se ter um nascimento saudável depende da alteração cromossômica ou gênica envolvida e do tipo de rearranjo cromossômico identificado no casal ou do estado de portador (heterozigoto) dos dois parceiros.

🎗️ Quando identificada uma alteração genética causadora da perda gestacional em um dos parceiros, existem opções de diagnóstico pré-natal (p. ex., amniocentese ou biópsia de vilosidade coriônica), diagnóstico genético pré-implantacional (PGD, *pre-implantation genetic diagnosis*), para translocações específicas ou mutações gênicas previamente identificadas em gestações anteriores, com transferência de embriões não afetados, ou uso de gametas de doadores – opções em que será necessário um tratamento de reprodução assistida com realização de fertilização *in vitro* (FIV) ou injeção intracitoplasmática de espermatozoide (ICSI, *intracytoplasmic sperm injection*).[11] O PGD é uma opção já bem estabelecida como alternativa ao diagnóstico pré-natal invasivo, que minimiza o risco de interrupção da gravidez em pais portadores de uma anormalidade genética e diminui o risco de aborto espontâneo. O PGD deve ser recomendado no manejo de casos com etiologia genética conhecida, devendo ser detalhado em aconselhamento genético o fato de ter benefício limitado nos casos de abortos recorrentes inexplicados.[12]

SÍNDROME DO ANTICORPO ANTIFOSFOLIPÍDICO

A síndrome do anticorpo antifosfolipídico (SAAF) está associada a abortos recorrentes. Os critérios diagnósticos são descritos no Quadro 46.1, e os testes utilizados para confirmação do diagnóstico, com os critérios clínicos, são o lúpus anticoagulante (LA), o anticorpo anticardiolipina (ACL) e a anti-β_2-glicoproteína I.[4] Os anticorpos antifosfolipídicos têm uma variedade de efeitos sobre o trofoblasto, incluindo: a inibição da diferenciação das vilosidades coriônicas e a invasão do citotrofoblasto extraviloso na decídua; a indução de apoptose do trofoblasto; e o desencadeamento de vias inflamatórias maternas na superfície do trofoblasto.[1]

A investigação para SAAF está indicada nos seguintes casos: na presença de história de três ou mais abortos espontâneos antes da 10ª semana de gestação, quando anormalidades anatômicas ou hormonais maternas e causas cromossômicas paternas e maternas foram excluídas; quando ocorre uma única perda inexplicada de um feto morfologicamente normal após 10 semanas de gestação; ou quando há um ou mais nascimentos prematuros de um recém-nascido morfologicamente normal, antes de 34 semanas de gestação, em razão de eclâmpsia, pré-eclâmpsia grave ou na presença de características de insuficiência placentária.[1]

O tratamento para SAAF, embora controverso, é realizado com a administração de ácido acetilsalicílico (100 mg/dia), iniciando-se antes da concepção, e de heparina (não fracionada ou de baixo peso molecular) em doses profiláticas.[2] As doses recomendadas estão apresentadas na Tabela 46.1.

Quadro 46.1 – Critério de classificação da síndrome do anticorpo antifosfolipídico consenso internacional

É necessária a presença de, pelo menos, um critério clínico e um critério laboratorial.

Critérios clínicos
1. Episódio anterior de trombose
2. Desfecho gestacional desfavorável:
   a. Uma ou mais mortes fetais, inexplicadas, de fetos morfologicamente normais após 10 semanas de gestação.
   b. Um ou mais nascimentos prematuros, de recém-nascidos morfologicamente normais, após 34 semanas de gestação, associado(s) à eclâmpsia, pré-eclâmpsia ou insuficiência placentária.
   c. Três ou mais abortos espontâneos, consecutivos, antes da 10ª semana de gestação, quando excluídas as causas anatômicas e hormonais maternas e as causas cromossômicas, tanto maternas quanto paternas.

Critérios laboratoriais
1. Anticoagulante lúpico presente no plasma em duas ou mais ocasiões, com intervalo de, pelo menos, 12 semanas entre as dosagens.
2. Anticorpo anticardiolipina IgM ou IgG presente em duas ou mais ocasiões, com intervalo de, pelo menos, 12 semanas entre as dosagens.
3. Anticorpo anti-β_2-glicoproteína I IgM ou IgG presente em duas ou mais ocasiões, com intervalo de, pelo menos, 12 semanas entre as dosagens.

IgG, imunoglobulina G; IgM, imunoglobulina M.
Fonte: Practice Committee of the American Society for Reproductive Medicine.[1]

TROMBOFILIAS HEREDITÁRIAS

O rastreamento para trombofilias hereditárias (especificamente fator V de Leiden, mutação do gene da protrombina, proteína C, proteína S e antitrombina) pode ser clinicamente justificado quando uma paciente tem história pessoal de tromboembolia venosa no contexto de um fator de risco não recorrente ou história familiar de

Tabela 46.1 – Medicações e doses utilizadas em aborto recorrente com diagnóstico de síndrome do anticorpo antifosfolipídico

MEDICAÇÃO	DOSE	POSOLOGIA	VIA DE ADMINISTRAÇÃO	PERÍODO DE USO
Ácido acetilsalicílico	100 mg	1×/dia	Oral	Iniciar antes da concepção Manter até 6 semanas após o parto
Heparina não fracionada	5.000 UI	2×/dia	Subcutânea	Iniciar na descoberta da gestação Manter até 6 semanas após o parto
Heparina de baixo peso molecular	0,5 mg/kg	1×/dia	Subcutânea	Iniciar na descoberta da gestação Manter até 6 semanas após o parto

UI, unidades internacionais.

trombofilia de alto risco, conhecida ou suspeita, em familiares de primeiro grau. Embora a associação entre trombofilias hereditárias e perda fetal tenha sido sugerida, os estudos de coorte prospectivos não conseguiram confirmar tal ligação. Sabendo disso, os testes de rotina em mulheres com aborto de repetição para trombofilias hereditárias não estão recomendados.[1,13] Além disso, duas metanálises e o consenso da Sociedade Europeia de Reprodução Humana e Embriologia (ESHRE)[2,14,15] relatam que o tratamento com heparina de baixo peso molecular não apresenta benefício nos casos de aborto recorrente em pacientes com trombofilias hereditárias.

FATORES ANATÔMICOS

As anomalidades uterinas congênitas estão associadas à perda da gravidez no segundo trimestre, além de outras complicações, incluindo trabalho de parto prematuro, anormalidades da apresentação fetal e aumento das taxas de cesariana. Embora o papel de malformações uterinas no abortamento recorrente do primeiro trimestre seja discutível, a avaliação da anatomia do útero é amplamente recomendada.[1]

★ Anomalias müllerianas congênitas do trato genital potencialmente relevantes incluem útero unicorno, didelfo, bicorno, septado ou arqueado. Na suspeita diagnóstica de alguma anormalidade mülleriana, o exame com maior sensibilidade e especificidade para o diagnóstico adequado é a ultrassonografia 3D. Quando essa tecnologia não estiver disponível, a ressonância magnética, a histerossonografia, a ultrassonografia transvaginal convencional e a histerossalpingografia são exames que podem auxiliar o diagnóstico de doenças uterinas.[2,16] Pode-se tentar a correção cirúrgica do útero septado por histeroscopia, mas não há opções cirúrgicas para corrigir o útero unicorno ou didelfo.[1,13]

Uma análise de um grande número de estudos concluiu que as anomalias uterinas congênitas estavam presentes em 4,3% (2,7-16,7%) da população geral de mulheres em idade fértil e em 12,6% (1,8-37,6%) das pacientes com abortamento de repetição. Foi encontrada uma alta incidência de aborto em pacientes com útero septado (n = 499, perda de 44,3%), bicorno (n = 627, perda de 36,0%) e arqueado (n = 241, perda de 25,7%). A correção de septo pode ter efeitos benéficos (n = 366, taxa de nascidos vivos de 83,2%, com intervalo de confiança de 77,4-90,9%) e deve ser considerada em mulheres com aborto de repetição. A principal limitação desses dados é a falta de ensaios clínicos terapêuticos controlados e randomizados.[1]

O manejo clínico de pacientes com perda gestacional e síndrome de Asherman ou sinequia intrauterina, miomas e pólipos uterinos também é controverso, não havendo nenhuma evidência conclusiva de que o tratamento cirúrgico reduza o risco de perda. A histeroscopia é um método de escolha para diagnóstico de aderências uterinas.[17] Os miomas submucosos e pólipos endometriais podem ser detectados com ultrassonografia 3D, histerossonografia, ultrassonografia transvaginal convencional ou histerossalpingografia. Não há fortes evidências sobre a técnica preferida, mas a histeroscopia é considerada o padrão-ouro.[18]

Tendo-se em vista que os ensaios clínicos randomizados nessa área são escassos e difíceis de conduzir, o consenso é de que se deve considerar a correção cirúrgica de defeitos significativos da cavidade uterina. No caso de anomalias uterinas anatômicas irreparáveis e abortamento de repetição, deve-se considerar a fertilização *in vitro* e a utilização de útero de substituição.[1,13]

FATORES HORMONAIS

Distúrbios endócrinos e metabólicos maternos podem estar associados ao aborto recorrente e devem ser avaliados e tratados.

DISFUNÇÃO TIREOIDIANA

Disfunções do hormônio tireoidiano e doenças autoimunes da tireoide estão associadas a distúrbios na foliculogênese, espermatogênese, fertilização e embriogênese, bem como a casos de aborto.[19]

Mulheres com hipertireoidismo, em especial doença de Graves, têm risco aumentado de várias complicações na gravidez, incluindo abortos, pré-eclâmpsia, parto prematuro e insuficiência cardíaca congestiva. No entanto, não existem, até o momento, estudos que associem o hipertireoidismo ao aborto recorrente.[2]

Alguns estudos identificaram maior prevalência de hipotireoidismo em mulheres com história de aborto recorrente e uma clara associação com a presença de anticorpos antitireoperoxidase.[2,20-22] Essa mesma associação não pode ser feita quando a paciente com aborto recorrente apresenta um quadro de hipotireoidismo subclínico.[2,23-25]

Assim, devido à alta prevalência de doença tireoidiana e à sua associação com aborto recorrente, deve-se solicitar dosagem de tireotrofina (TSH) e de anticorpos antitireoperoxidase, estabelecendo o tratamento, se necessário, conforme os distúrbios encontrados e as diretrizes locais.[2]

HIPERPROLACTINEMIA

A prolactina é um hormônio essencial durante a gestação, pois ajuda na manutenção da função do corpo lúteo e na secreção de progesterona. Entretanto, ainda não foi encontrada uma clara associação entre hiperprolactinemia e aborto recorrente.[26] A dosagem e a pesquisa de prolactina devem ser reservadas para as pacientes que, além do aborto recorrente, apresentam quadro clínico compatível com hiperprolactinemia.[2] Os exames indicados e o tratamento recomendado podem ser encontrados no Capítulo 30 – Hiperprolactinemia.

OUTRAS DISFUNÇÕES ENDÓCRINAS

Outros distúrbios endócrinos foram avaliados, porém sem evidência clara de associação com episódios de aborto recorrente e/ou benefício de seu tratamento para um melhor desfecho em gestação subsequente. Devido à falta de evidência, não está recomendado rastreamento de rotina para síndrome dos ovários policísticos, resistência à insulina, avaliação da reserva ovariana, avaliação de deficiência de fase lútea, distúrbios androgênicos, hipovitaminose D e hiperomocisteinemia.[2]

FATORES MASCULINOS

Para o homem, deve-se considerar a solicitação de espermograma e pesquisa de fragmentação do DNA espermático. Os parâmetros seminais dos parceiros no casal com diagnóstico de aborto recorrente podem mostrar redução significativa da motilidade progressiva, da morfologia normal, da viabilidade, além de uma maior taxa de fragmentação do DNA. Tabagismo, ingestão excessiva de bebida alcoólica e exposição ocupacional e a fatores ambientais também estão relacionados com o diagnóstico de aborto recorrente.[27-31]

Há de se considerar que o dano ao DNA do espermatozoide pode ser causado por estilos de vida pouco saudáveis (como tabagismo, obesidade e exercícios excessivos). Assim, mesmo sabendo que não há tratamento específico para alteração da avaliação da fragmentação do DNA espermático, o clínico pode conscientizar os casais sobre o benefício de um estilo de vida saudável.[2,31]

FATORES ALOIMUNES

Estudos de tipagem de antígeno leucocitário humano (HLA, *human leukocyte antigen*), fatores embriotóxicos, perfis de citocinas deciduais, dosagem de anticorpos antipaternos, polimorfismo de HLA-G, de anticorpos antinucleares, dosagem de células *natural killer* (NK) e outras características ou fatores imunes produziram uma série de dados inconsistentes que, em geral, não foram reproduzidos em mais de um laboratório.[2]

O uso de imunomoduladores para tratamento de aborto de repetição na configuração de um ou mais desses achados não tem se mostrado eficaz. Uma metanálise de estudos sobre a imunização materna com glóbulos brancos paternos concluiu que inexiste qualquer efeito benéfico. O tratamento com imunoglobulina intravenosa (IgIV) também tem sido proposto para a perda inexplicável da gravidez. No entanto, vários estudos e metanálises concluíram que a IgIV é ineficaz para o tratamento de perda gestacional, motivo pelo qual não é recomendada;[1,32,33] além disso, a nota técnica nº 05/2016 da Agência Nacional de Vigilância Sanitária (Anvisa), em resposta ao ofício nº 2586/2015 do Conselho Federal de Medicina, proibiu a sua comercialização no Brasil, permitindo o seu uso apenas em pesquisas aprovadas pelos comitês de ética em pesquisa.[34,35]

FATORES PSICOLÓGICOS

É claro que a perda da gravidez exige um equilíbrio psicológico imenso dos casais afetados e que, durante o atendimento desses casais, o clínico precisa ter uma maior sensibilidade para lidar com os anseios de quem pretende ter filhos e está passando por dificuldades. As pacientes com abortos recorrentes manifestam sentimentos de raiva, depressão, ansiedade, tristeza e culpa.[1]

Embora os dados para sustentar um papel psicológico na etiologia da perda gestacional recorrente não sejam conclusivos, é claramente recomendável oferecer a esses pacientes apoio psicológico e aconselhamento. Dois estudos não randomizados mostraram uma melhora significativa dos resultados das gestações subsequentes com um rigoroso acompanhamento e apoio em uma clínica especializada em tratamento de abortos recorrentes.[36,37]

■ Abortos recorrentes inexplicáveis

Nenhuma causa aparente é identificada em até 50 a 75% dos casais com aborto recorrente. É importante ressaltar para as mulheres com aborto recorrente inexplicável que a chance de uma futura gravidez bem-sucedida pode exceder 50 a 60% dos casos, dependendo da idade e da paridade da paciente.[1,38]

A Figura 46.1 apresenta um fluxograma para investigação do aborto recorrente.

ROTINAS EM GINECOLOGIA | 655

Aborto recorrente

- Avaliação e mudança do estilo de vida
  - Cessar tabagismo
  - Controlar obesidade
  - Cessar uso excessivo de álcool
  - Cessar uso de cocaína

- Avaliação genética
  - Análise do produto da concepção
    - 1ª opção: a-CGH
    - 2ª opção: citogenética
  - Análise materna e paterna
    - Cariótipo
    - Teste de compatibilidade genética
  - Avaliação genética pré-implantacional do embrião
    - PGT-A
    - PGT-M

- Síndrome do anticorpo antifosfolipídico
  - Anticoagulante lúpico
  - Anticorpo anticardiolipina IgG e IgM
  - Anticorpo anti-β_2-glicoproteína I Igm e IgG

- Trombofilias hereditárias (Somente em caso de história pessoal ou familiar de trombose)
  - Fator V de Leiden
  - Mutação do gene da protrombina
  - Proteína C
  - Proteína S
  - Antitrombina

- Avaliação anatômica
  - Ultrassonografia transvaginal 3D
  - Ultrassonografia transvaginal 2D
  - Histerossonografia
  - Histerossalpingografia
  - Histeroscopia
  - Ressonância magnética

- Avaliação hormonal
  - TSH
  - Anticorpo anti-TPO
  - PRL

- Avaliação masculina
  - Espermograma
  - Pesquisa de fragmentação do DNA espermático
  - Avaliação e modificação de hábitos de vida

- Avaliação psicológica

FIGURA 46.1 – Fluxograma de investigação do aborto de repetição.
a-CGH, hibridização genômica comparativa baseada em *array*; DNA, ácido desoxirribonucleico; IgG, imunoglobulina G; IgM, imunoglobulina M; PGT-A, teste genético pré-implantacional para aneuploidias; PGT-M, teste genético pré-implantacional para doenças monogênicas; PRL, prolactina; TPO, tireoperoxidase; TSH, tireotrofina.

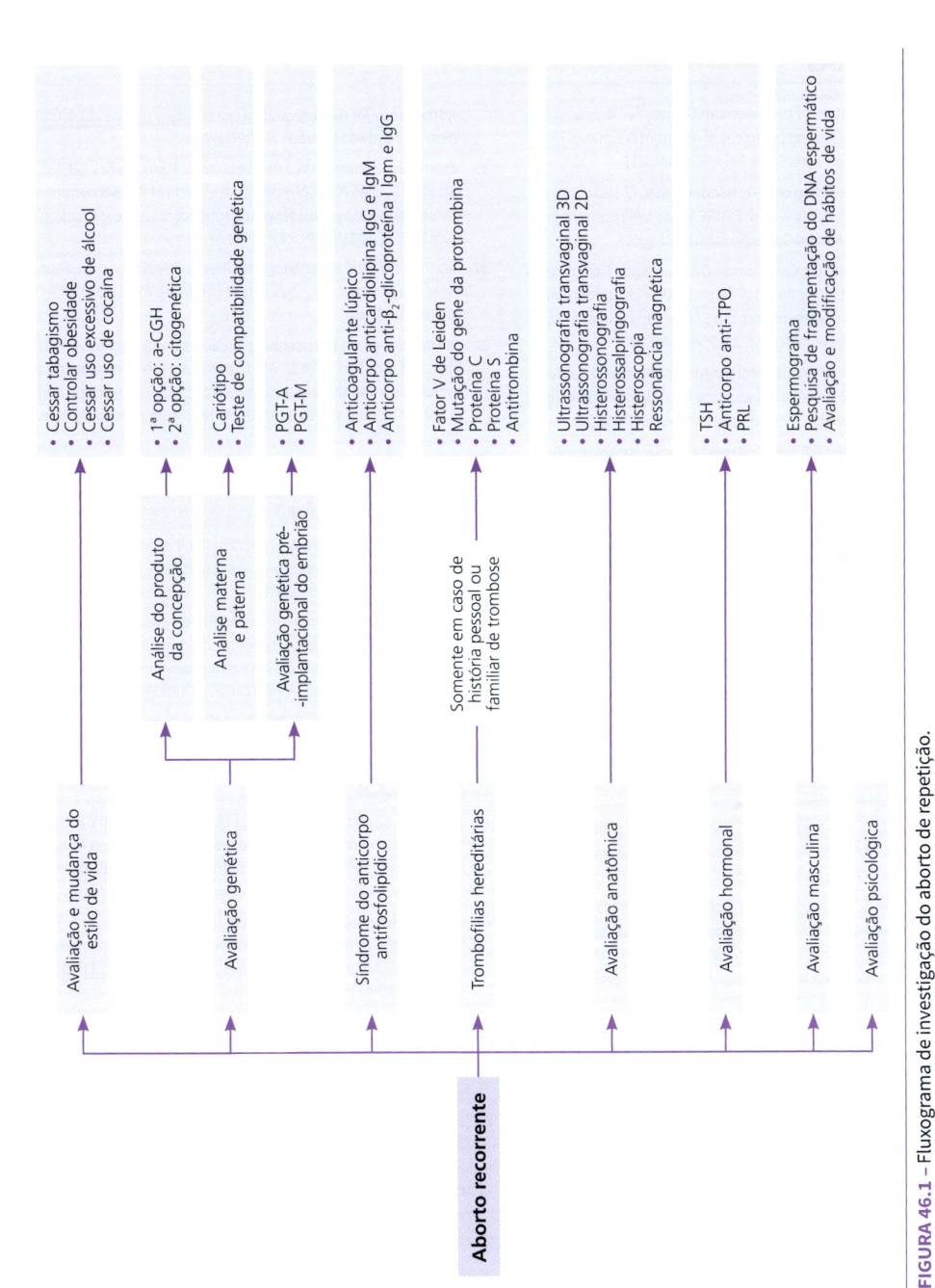

REFERÊNCIAS

1. Practice Committee of the American Society for Reproductive Medicine. Evaluation and treatment of recurrent pregnancy loss: a committee opinion. Fertil Steril. 2012;98(5):1103-11.

2. ESHRE Guideline Group on RPL, Bender Atik R, Christiansen OB, Elson J, Kolte AM, Lewis S, et al. ESHRE guideline: recurrent pregnancy loss. Hum Reprod Open. 2018;2018(2):hoy004.

3. Kolte AM, Bernardi LA, Christiansen OB, Quenby S, Farquharson RG, Goddijn M, et al. Terminology for pregnancy loss prior to viability: a consensus statement from the ESHRE early pregnancy special interest group. Hum Reprod. 2015;30(3):495-8.

4. Colley E, Hamilton S, Smith P, Morgan NV, Coomarasamy A, Allen S. Potential genetic causes of miscarriage in euploid pregnancies: a systematic review. Hum Reprod Update. 2019;25(4):452-72.

5. Goddijn M, Leschot NJ. Genetic aspects of miscarriage. Baillieres Best Pract Res Clin Obstet Gynaecol. 2000;14(5):855-65.

6. Hyde KJ, Schust DJ. Genetic considerations in recurrent pregnancy loss. Cold Spring Harb Perspect Med. 2015;5(3):a023119.

7. Tise CG, Byers HM. Genetics of recurrent pregnancy loss: a review. Curr Opin Gynecol Obstet. 2021;33(2):106-11.

8. Tsonis O, Balogun S, Adjei JO, Mogekwu O, Iliodromiti S. Management of recurrent miscarriages: an overview of current evidence. Curr Opin Gynecol Obstet. 2021;33(5):370-7.

9. Blue NR, Page JM, Silver RM. Genetic abnormalities and pregnancy loss. Semin Perinatol. 2019;43(2):66-73.

10. Stanley KE, Giordano J, Thorsten V, Buchovecky C, Thomas A, Ganapathi M, et al. Causal Genetic Variants in Stillbirth. N Engl J Med. 2020;383(12):1107-16.

11. Brezina PR, Anchan R, Kearns WG. Preimplantation genetic testing for aneuploidy: what technology should you use and what are the differences? J Assist Reprod Genet. 2016;33(7):823-32.

12. Iews M, Tan J, Taskin O, Alfaraj S, AbdelHafez FF, Abdellah AH, et al. Does preimplantation genetic diagnosis improve reproductive outcome in couples with recurrent pregnancy loss owing to structural chromosomal rearrangement? A systematic review. Reprod Biomed Online. 2018;36(6):677-85.

13. Bailey AP, Jaslow CR, Kutteh WH. Minimally invasive surgical options for congenital and acquired uterine factors associated with recurrent pregnancy loss. Womens Health (Lond). 2015;11(2):161-7.

14. Zhang T, Ye X, Zhu T, Xiao Y, Liu Y, Wei X, et al. antithrombotic treatment for recurrent miscarriage: bayesian network meta-analysis and systematic review. Medicine (Baltimore). 2015;94(45):e1732.

15. Skeith L, Carrier M, Kaaja R, Martinelli I, Petroff D, Schleußner E, et al. A meta-analysis of low-molecular-weight heparin to prevent pregnancy loss in women with inherited thrombophilia. Blood. 2016;127(13):1650-5.

16. Sadro CT. Pictorial Review of Complications of Uterine Anomalies. Can Assoc Radiol J. 2015;66(4):368-76.

17. Bohlmann MK, von Wolff M, Luedders DW, Beuter-Winkler P, Diedrich K, Hornemann A, et al. Hysteroscopic findings in women with two and with more than two first-trimester miscarriages are not significantly different. Reprod Biomed Online. 2010;21(2):230-6.

18. Makris N, Kalmantis K, Skartados N, Papadimitriou A, Mantzaris G, Antsaklis A. Three-dimensional hysterosonography versus hysteroscopy for the detection of intracavitary uterine abnormalities. Int J Gynaecol Obstet. 2007;97(1):6-9.

19. Vissenberg R, Manders VD, Mastenbroek S, Fliers E, Afink GB, Ris-Stalpers C, et al. Pathophysiological aspects of thyroid hormone disorders/thyroid peroxidase autoantibodies and reproduction. Hum Reprod Update. 2015;21(3):378-87.

20. Rao VRC, Lakshmi A, Sadhnani MD. Prevalence of hypothyroidism in recurrent pregnancy loss in first trimester. Indian J Med Sci. 2008;62(9):357-61.

21. van den Boogaard E, Vissenberg R, Land JA, van Wely M, van der Post JAM, Goddijn M, et al. Significance of (sub)clinical thyroid dysfunction and thyroid autoimmunity before conception and in early pregnancy: a systematic review. Hum Reprod Update. 2011;17(5):605-19.

22. Marai I, Carp H, Shai S, Shabo R, Fishman G, Shoenfeld Y. Autoantibody panel screening in recurrent miscarriages. Am J Reprod Immunol. 2004;51(3):235-40.

23. Bernardi LA, Cohen RN, Stephenson MD. Impact of subclinical hypothyroidism in women with recurrent early pregnancy loss. Fertil Steril. 2013;100(5):1326-31.

24. van Dijk MM, Vissenberg R, Bisschop PH, Dawood F, van Wely M, Goddijn M, et al. Is subclinical hypothyroidism associated with lower live birth rates in women who have experienced unexplained recurrent miscarriage? Reprod Biomed Online. 2016;33(6):745-51.

25. Lata K, Dutta P, Sridhar S, Rohilla M, Srinivasan A, Prashad GRV, et al. Thyroid autoimmunity and obstetric outcomes in women with recurrent miscarriage: a case-control study. Endocr Connect. 2013;2(2):118-24.

26. Li W, Ma N, Laird SM, Ledger WL, Li TC. The relationship between serum prolactin concentration and pregnancy outcome in women with unexplained recurrent miscarriage. J Obstet Gynaecol. 2013;33(3):285-8.

27. Ruixue W, Hongli Z, Zhihong Z, Rulin D, Dongfeng G, Ruizhi L. The impact of semen quality, occupational exposure to environmental factors and lifestyle on recurrent pregnancy loss. J Assist Reprod Genet. 2013;30(11):1513-8.

28. Anifandis G, Bounartzi T, Messini CI, Dafopoulos K, Sotiriou S, Messinis IE. The impact of cigarette smoking and alcohol consumption on sperm parameters and sperm DNA fragmentation (SDF) measured by Halosperm(®). Arch Gynecol Obstet. 2014;290(4):777-82.

29. Jensen TK, Gottschau M, Madsen JOB, Andersson A-M, Lassen TH, Skakkebæk NE, et al. Habitual alcohol consumption associated with reduced semen quality and changes in reproductive hormones; a cross-sectional study among 1221 young Danish men. BMJ Open. 2014;4(9):e005462.

30. Pacey AA, Povey AC, Clyma J-A, McNamee R, Moore HD, Baillie H, et al. Modifiable and non-modifiable risk factors for poor sperm morphology. Hum Reprod. 2014;29(8):1629-36.

31. Showell MG, Mackenzie-Proctor R, Brown J, Yazdani A, Stankiewicz MT, Hart RJ. Antioxidants for male subfertility. Cochrane Database Syst Rev. 2014;(12):CD007411.

32. Regan L, Backos M, Rai R. The investigation and treatment of couples with recurrent first-trimester and second-trimester miscarriage. London: Royal College of Obstetricians and Gynaecologists; 2011.

33. Wong LF, Porter TF, Scott JR. Immunotherapy for recurrent miscarriage. Cochrane Database Syst Rev. 2014;(10):CD000112.

34. Agência Nacional de Vigilância Sanitária. Nota Técnica nº 005/2016/GSTCO/GGMED/DIARE/ANVISA [Internet]. Brasília: ANVISA; 2016 [capturado em 26 fev. 2022]. Disponível em: https://www.gov.br/anvisa/pt-br/centraisdeconteudo/publicacoes/sangue-tecidos-celulas-e-orgaos/notas-tecnicas/ nota-tecnica-no-05-de-2016.

35. Conselho Federal de Medicina, Coordenação das Comissões de Câmaras Técnicas, Câmara Técnica de Ginecologoa e Obstetrícia. Ofício n.o 2586/2015 [Internet]. Brasília: CFM; 2015 [capturado em 26 fev. 2022]. Disponível em: https://www.gov.br/anvisa/pt-br/centraisdeconteudo/publicacoes/sangue-tecidos-celulas-e-orgaos/ notas-tecnicas/nota-tecnica-no-05-de-2016.

36. Clifford K, Rai R, Regan L. Future pregnancy outcome in unexplained recurrent first trimester miscarriage. Hum Reprod. 1997;12(2):387-9.

37. Brigham SA, Conlon C, Farquharson RG. A longitudinal study of pregnancy outcome following idiopathic recurrent miscarriage. Hum Reprod. 1999;14(11):2868-71.

38. Saravelos SH, Regan L. Unexplained recurrent pregnancy loss. Obstet Gynecol Clin North Am. 2014;41(1):157-66.

47

ANTICONCEPÇÃO

JAQUELINE NEVES LUBIANCA
MARIA CELESTE OSÓRIO WENDER
MONA LÚCIA DALL'AGNO

Dos 40 milhões de mulheres com vida sexual ativa nos Estados Unidos, verificou-se que somente 10% não usavam nenhum método anticoncepcional. Nessa pequena parcela, ocorreram cerca de 53% das gestações não planejadas registradas nesse país. As demais (47%) ocorreram em usuárias de algum método contraceptivo, provavelmente devido ao uso inadequado.

No Brasil, em um levantamento realizado pelo Ministério da Saúde em 2006[1] com mulheres com idade entre 15 e 44 anos, verificou-se que 81,6% utilizavam algum método anticoncepcional, sendo esterilização feminina em 21,1% dos casos, anticoncepcional oral em 22,3%, preservativo masculino em 10,6% e outros métodos em 5,7%. Comparando esses dados com informações anteriores (de 1996), houve a diminuição da realização de ligadura tubária como método anticoncepcional e o consequente aumento de anticoncepcional oral, porém a esterilização cirúrgica continua sendo preferida pelas pacientes de menor renda.[1] O uso de métodos anticoncepcionais é maior nas pacientes com idade superior a 30 anos.

Entretanto, em pacientes mais jovens, o controle da natalidade ainda é um problema. Segundo o Departamento de Informática do Sistema Único de Saúde (Datasus), em 2014,[2] do total de 2.979.259 nascidos vivos no Brasil, 18,88% correspondiam a filhos de mães com até 19 anos, o que comprova a falta de orientação e de adesão aos métodos anticoncepcionais entre adolescentes.[2]

A eficácia da contracepção (resultado obtido com o uso em condições ideais, ou uso perfeito) é expressa por meio do índice de Pearl (falha teórica), que corresponde ao número de gestações (falha) em cem mulheres que utilizaram o método corretamente durante um ano. Já a efetividade (falha de uso) do método resulta do uso corrente, tanto correto como incorreto, ou uso típico.[3]

Para a escolha do método contraceptivo, é preciso conhecer os diferentes métodos, comparar seus resultados e avaliar a continuidade de uso (Tabela 47.1) e os principais riscos (Tabela 47.2). Este último parâmetro é importante porque a contracepção é geralmente necessária durante um período prolongado, sendo a adesão condicionada, entre outros fatores, pela maior facilidade de uso. Dados de eficácia, efetividade e falha são variáveis nos diferentes estudos.

A falha existe em todos os métodos, mas é maior nos utilizados durante a relação sexual. Os métodos naturais apresentam a necessidade de abstinência sexual durante muitos dias ao longo do ciclo como causa de descontinuidade e falha. A maior variação entre a eficácia e a efetividade ocorre com o método do ritmo, e a menor, com os métodos contraceptivos reversíveis de longa duração (LARCs, *long-acting reversible contraception*) e a esterilização.

Na escolha do método contraceptivo, o médico deverá considerar as necessidades e as condições dos pacientes se a gravidez é proibitiva ou opcional para o casal e se o relacionamento sexual é eventual ou sistemático, estável ou não, com um ou mais parceiros. Idade, condi-

Tabela 47.1 – Falha teórica (eficácia), falha de uso (efetividade) e descontinuidade de uso de diferentes métodos contraceptivos

MÉTODOS	FALHA TEÓRICA*	FALHA DE USO*	DESCONTINUIDADE[†] EM 1 ANO (%)
IRREVERSÍVEIS			
Ligadura tubária	0,5	0,5	–
Vasectomia	0,10	0,15	–
REVERSÍVEIS			
Anticoncepção hormonal			
Combinados	0,3	9,0	33
Progestógenos isolados	0,3	9,0	33
Injetável combinado	0,2	6,0	44
Injetável trimestral	0,2	6,0	44
Implante subdérmico	0,05	0,05	16
DIU	0,6	0,8	22
SIU-LNG	0,2	0,2	20
Métodos de barreira			
Preservativo masculino	2,0	18,0	57
Diafragma	6,0	12,0	43
Métodos comportamentais	Falha teórica desconhecida	25,0	49
NENHUM MÉTODO	–	85	–

*Número de gestações a cada cem mulheres por ano.
[†]Desistência de uso do método após 1 ano.
DIU, dispositivo intrauterino; SIU-LNG, sistema uterino de levonorgestrel.
Fonte: Adaptada de Trussel.[3]

ção socioeconômico-cultural, paridade e estado de saúde são fatores que interessam no aconselhamento.[4]

Métodos reversíveis

MÉTODOS COMPORTAMENTAIS

Os métodos comportamentais são baseados na percepção da fertilidade pela mulher, impondo conhecimento adequado do ciclo menstrual, abstinência sexual periódica ou interrupção do coito. A eficácia, a efetividade e a descontinuidade de diferentes métodos contraceptivos podem ser vistas na Tabela 47.1.

⭐ Além dos métodos comportamentais classicamente conhecidos como "tabelinha", aplicativos móveis vêm sendo desenvolvidos nos últimos anos como métodos contraceptivos alternativos para aquelas mulheres que não desejam usar métodos hormonais ou invasivos. São inúmeros os aplicativos disponíveis, mas o único com aprovação para uso e reconhecido como contraceptivo nos Estados Unidos, na Europa e, mais recentemente, na Austrália é o sueco Natural

Tabela 47.2 – Comparação dos riscos potenciais de diferentes métodos contraceptivos

MÉTODOS	RISCOS
IRREVERSÍVEIS	
Esterilização (ligadura tubária e vasectomia)	Cirúrgicos
REVERSÍVEIS	
Anticoncepção hormonal parenteral	
Progestógenos injetáveis	Sangramento irregular, amenorreia, edema, ganho de peso, cefaleia, depressão
Implante subcutâneo	Inserção profunda, sangramento irregular, amenorreia
Anel vaginal	Aumento do fluxo vaginal, expulsão
Anticoncepção hormonal oral	
Estrogênios + progestógenos	Náuseas e vômitos, cefaleia, enxaqueca, cloasma, amenorreia pós-pílula, aumento da PA e da coagulabilidade sanguínea, icterícia colestática, aumento de incidência de adenoma hepático
Apenas progestógenos	Sangramento irregular, amenorreia, redução do colesterol HDL, retardo no retorno da fecundidade (média de 5,5 meses)
DIU	Perfuração (rara), dismenorreia, menorragia, expulsão
Métodos de barreira	
Preservativo masculino	Ausentes, exceto gravidez (falha)
Capuz cervical	Lesão do tecido cervical
Diafragma	Infecção urinária
Espermicida	Síndrome do choque tóxico (rara), desconforto vaginal e peniano, irritação, prurido, disúria, inflamação local, ulcerações de vulva, facilitação da transmissão homem-mulher de Aids e outras ISTs
Métodos comportamentais	Ausentes, exceto gravidez

Aids, síndrome da imunodeficiência adquirida (*acquired immunodeficiency syndrome*); DIU, dispositivo intrauterino; HDL, lipoproteína de alta densidade (*high-density lipoprotein*); ISTs, infecções sexualmente transmissíveis; PA, pressão arterial.

Cycles®. Esse aplicativo móvel funciona com base na determinação do período fértil a partir de informações referentes ao ciclo menstrual e à temperatura corporal basal, fornecidas pela própria usuária. É sugerido que se associe outro método contraceptivo ou se evitem as relações sexuais durante o período fértil.[5] Estudos recentes mostraram eficácia variando de 1 a 2%, efetividade variando de 6 a 8% e taxa de descontinuidade em 12 meses de 54%.[5-8]

MÉTODOS DE BARREIRA

PRESERVATIVO MASCULINO

O preservativo masculino de látex é um método acessível e de escolha para prevenção de infecções sexualmente transmissíveis (ISTs). Apresenta índice de Pearl muito acima do recomendado pela Organização Mundial da Saúde (OMS), conforme mostra a **Tabela 47.1**. A sua falha de uso, na prática, é de 15 gestações a cada cem mulheres por ano. Para obter o máximo de eficácia, é necessária a utilização correta, quando ocorrem apenas duas gestações a cada cem mulheres por ano.

Em geral, o preservativo masculino não apresenta efeitos colaterais, salvo casos raros de reação alérgica aguda – na maioria das vezes, ao látex.

PRESERVATIVO FEMININO

O preservativo feminino é uma bolsa cilíndrica feita de plástico fino, transparente e suave, limitado por dois anéis flexíveis, um em cada extremidade. Pode ser inserido antes da relação sexual, não se desloca durante a ereção peniana e não precisa ser retirado imediatamente após a ejaculação.

O preservativo feminino também é eficaz em prevenir ISTs, pois protege os órgãos genitais internamente e, inclusive, a base do pênis. Contudo, ele apresenta baixa adesão por ser caro e pouco prático. Além disso, provoca ruídos inconvenientes e é inadequado para algumas posições sexuais.

O preservativo feminino tem menor eficácia que o preservativo masculino, com até 21 gravidezes a cada cem mulheres por ano no uso corrente e 5 gravidezes a cada cem mulheres por ano em condições ideais de uso.

ESPERMICIDA

Disponível em tabletes de espuma, geleia ou creme, o espermicida funciona provocando a morte dos espermatozoides ou desacelerando seus movimentos. O mais utilizado é o nonoxinol-9. Ele é introduzido no interior da vagina, antes da relação sexual, podendo acompanhar o diafragma. O seu uso com preservativos masculinos foi proscrito pela OMS, pois pode aumentar o risco de contaminação pelo vírus da imunodeficiência humana (HIV, *human immunodeficiency virus*).

DIAFRAGMA

O diafragma é um dispositivo de látex em formato de capuz que cobre o colo uterino. Apresenta-se em diferentes tamanhos, e o tamanho ideal deve ser indicado pelo ginecologista. Tem ação mecânica, impedindo a ascensão dos espermatozoides no trato genital. A eficácia do diafragma depende da colocação correta antes da relação sexual.

ANTICONCEPÇÃO HORMONAL ORAL

ANTICONCEPCIONAIS ORAIS COMBINADOS

Os anticoncepcionais orais combinados (ACOs) são formulações que incluem etinilestradiol, valerato de estradiol ou 17-β-estradiol associados a diversos progestógenos. Se a concentração dos dois hormônios for a mesma em todos os comprimidos da cartela, eles são monofásicos. Em associações com etinilestradiol, os bifásicos (duas concentrações) ou trifásicos (três concentrações) não apresentam nenhuma vantagem em relação aos monofásicos, não havendo justificativas para seu emprego.[9,10] Nas combinações com valerato de estradiol, as diferentes concentrações garantem estabilidade endometrial.

A eficácia dos ACOs é de 99,9%, e sua efetividade varia entre 97 e 98%.

A classificação dos ACOs em gerações, frequentemente adotada, parece variar de forma substancial, não havendo consenso entre diferentes publicações. Essa classificação (Quadro 47.1) parece ter razões puramente cronológicas e comerciais (momento do lançamento do produto no mercado farmacêutico), referindo-se à dose de etinilestradiol e ao tipo de progestógeno ou ao tipo de progestógeno unicamente; também se

---

Quadro 47.1 – Classificação dos ACOs quanto à geração

Primeira geração
- 50 µg ou mais de etinilestradiol

Segunda geração
- 35 ou 30 µg de etinilestradiol, associado a levonorgestrel ou ciproterona

Terceira geração
- 30 µg ou menos de etinilestradiol associado a progestógenos de terceira geração (desogestrel, gestodeno ou norgestimato)

ACOs com drospirenona

ACOs, anticoncepcionais orais combinados.

refere à seletividade do progestógeno (derivado de estranas ou gonanas) ou, ainda, não apresenta definição clara. Pela discordância de informações, é preferível conhecer as diferentes combinações e suas respectivas dosagens hormonais.

⭐ Os ACOs inibem a secreção de gonadotrofinas, impedindo a ovulação. O componente progestogênico inibe de modo predominante a secreção de hormônio luteinizante (LH, *luteinizing hormone*), bloqueando o pico desse hormônio necessário para a ovulação. Já o componente estrogênico age predominantemente sobre o hormônio folículo-estimulante (FSH, *follicle-stimulating hormone*), impedindo o desenvolvimento folicular e a emergência do folículo dominante. Mesmo havendo algum recrutamento folicular, a ação sobre o LH garantirá a eficácia contraceptiva. Os estrogênios apresentam duas outras funções: estabilizar o endométrio, evitando a descamação irregular (*spotting*), e potencializar a ação do progestógeno, por meio do aumento dos receptores intracelulares para esse hormônio. Assim, apenas uma mínima dose de estrogênio é necessária para manter a eficácia da pílula combinada.

Como o efeito progestacional é predominante nas pílulas combinadas, endométrio, muco cervical e função tubária refletem esse estímulo: o endométrio é atrófico, não receptivo à nidação, o muco cervical é espesso e hostil à ascensão dos espermatozoides, e o transporte tubário do óvulo é prejudicado. Todas essas ações aumentam a eficácia contraceptiva.

Seleção

🎁 Os ACOs estão preferencialmente indicados para mulheres sadias, não fumantes, com idade inferior a 35 anos e sem fatores de risco para trombose venosa profunda (TVP) (sedentarismo, história familiar ou pessoal de TVP ou tromboembolia pulmonar [TEP], obesidade), pois muitos dos efeitos deletérios desses fármacos se expressam predominantemente quando há condições adicionais de risco.[11]

O uso em pacientes acima dos 40 anos é recomendado pela Comissão sobre Fertilidade e Saúde Materna da Food and Drug Administration (FDA) e do American College of Obstetricians and Gynecologists (ACOG) para mulheres sadias e com perfil de risco conhecido, de preferência em baixas concentrações de estrogênios e progestógenos.[12,13]

⚠️ No entanto, sabendo-se que idade e obesidade são fatores de risco independentes para eventos cardiovasculares e para tromboembolia venosa (TEV) (marcadamente em usuárias de ACOs com mais de 39 anos), a relação risco-benefício deverá ser individualizada, em particular em mulheres com sobrepeso.

Outro ponto a se considerar seria o desconhecido excesso de risco de câncer de mama em mulheres entre 45 e 50 anos imposto pelo uso de ACO, uma vez que ainda são escassas as publicações sobre o assunto. O ACOG[14] sugere que, na ausência de melhor evidência, assuma-se que o risco de câncer de mama decorrente do uso de contraceptivos nessas mulheres seja semelhante ao encontrado com a terapia hormonal na menopausa.

Em relação à escolha da formulação quanto à concentração dos estrogênios, atualmente não existe justificativa para o emprego de ACOs de concentração estrogênica alta, pois estudos epidemiológicos demonstraram que aqueles com menos de 50 µg de etinilestradiol (inclusive os com 15 µg de etinilestradiol) têm a mesma eficácia contraceptiva, com definida redução de risco de fenômenos tromboembólicos (TVP e TEP) e cardiovasculares.[15]

Comparando-se ACOs com diferentes concentrações de etinilestradiol (35, 30, 20 ou 15 µg), todos apresentam eficácia similar. As progressivas reduções nas concentrações estrogênicas foram devidas à preocupação com efeitos adversos associados ao estrogênio. A vantagem da redução hormonal seria uma provável redução de risco cardiovascular, mas não existem estudos comparativos avaliando a superioridade de compostos de dose baixa (30 ou 20 µg de etinilestradiol) ou ultrabaixa (15 µg de etinilestradiol) em desfechos relevantes. Além disso, sabe-se que o uso da dosagem ultrabaixa está associado ao menor controle do ciclo menstrual (menos ciclos normais, mais sangramentos de escape, mais ausência de sangramento de retirada).[16]

Em relação aos tipos de progestógenos, os compostos com levonorgestrel continuam sendo os ACOs de escolha, já que parecem estar associados a menor risco de trombose. Desde a publicação de Kemmeren[17] de uma metanálise que exclui os estudos patrocinados pela indústria farmacêutica, está definido que os ACOs com progestógenos de terceira geração apresentam o dobro do risco relativo (RR 1,7; intervalo de confiança [IC] 95%, 1,4-2,0) de fenômenos tromboembólicos daqueles combinados com levonorgestrel. Várias publicações reproduziram os mesmos resultados, e novos estudos – incluindo a avaliação da drospirenona – demonstraram que também estes estavam associados ao maior risco de tromboembolia.[18]

Em 2015, um grande levantamento de base de dados populacionais,[19] com prescrições de ACOs comumente realizadas no Reino Unido, demonstrou mais uma vez que preparações com gestodeno (RR 3,64; IC 95%, 3-4,43), desogestrel (RR 4,28; IC 95%, 3,66-5,01), drospirenona (RR 4,12; IC 95%, 3,43-4,96) e ciproterona (RR 4,27; IC 95%, 3,57-5,11) têm maior risco que o levonorgestrel (RR 2,38; IC 95%, 2,18-2,59) ou o norgestimato (RR 2,53; IC 95%, 2,17-2,96). Os RRs foram ajustados para índice de massa corporal (IMC), tabagismo, etnia, uso de álcool, doenças agudas ou crônicas e uso prévio de outros contraceptivos. O número de casos de TEV por ano em 10 mil usuárias é menor com levonorgestrel e maior com desogestrel, ciproterona e drospirenona. Nesse estudo, ficou definido que o número necessário para produzir dano (TVP/TEP) ao longo de um ano é de 1.739 pacientes tratadas com ACOs com levonorgestrel e 766 pacientes usuárias das combinações com drospirenona, com idade entre 15 e 49 anos. Resultados sobre risco de fenômenos tromboembólicos com ACO são sumarizados na Tabela 47.3, que inclui diferentes estudos.

Assim, não parece haver nenhuma indicação para a prescrição de ACO que inclua esses progestógenos na associação como fármacos de referência. Para pacientes que vão iniciar o ACO ou para aquelas com perfil de risco para TVP (com história familiar, sobrepeso ou sedentarismo), deve-se preferir sempre as combinações com levonorgestrel, e, para aquelas com perfil de risco para TVP, principalmente na presença de mais de um fator de risco, é necessário considerar métodos não hormonais ou pílulas de progestógenos isolados,[18] uma vez que seu uso não acarreta risco de TEV.

Em relação ao risco de infarto agudo do miocárdio (IAM) e de acidente vascular encefálico (AVE) isquêmico, uma metanálise Cochrane demonstrou que usuárias de ACOs têm maior risco de sofrer esses eventos do que não usuárias: RR 1,6 (IC 95%, 1,2-2,1) para IAM e RR 1,7 (IC 95%, 1,5-1,9) para AVE isquêmico, sendo sempre maior nas preparações com maior concentração estrogênica e naquelas que empregam progestógenos diferentes do levonorgestrel. Se combinado com os dados de TVP/TEP, os ACOs com levonorgestrel (com no máximo 30 μg de etinilestradiol) são a forma mais segura de anticoncepção hormonal oral.[20]

Na busca de um melhor perfil de tolerabilidade e efeitos adversos dos ACOs, novas formulações surgiram nos últimos anos, empregando formas de estrogênios naturais, como 17-β-estradiol (E) ou valerato de estradiol (VE), associadas a progestógenos. Ambas as apresentações são compostas de comprimidos ativos (24 ou 26), seguidos de comprimidos inativos (4 ou 2), totalizando 28 comprimidos tomados de forma ininterrupta. Uma das combinações atualmente disponíveis, valerato de estradiol + dienogeste (VE + DNG), em regime de quatro fases, mostrou-se efetiva no controle do ciclo[21] e na eficácia contraceptiva.[22] Um estudo observacional envolvendo centros nos Estados Unidos e na Europa determinou que a combinação VE + DNG não apresenta o dobro de risco para TVP e graves eventos cardiovasculares quando comparada com outros ACOs, incluindo aqueles com levonorgestrel. É importante considerar que se trata de um estudo de não inferioridade com dados preliminares, e ainda são necessários seguimento mais longo e maior número de casos para elucidar este e outros riscos associados ao uso das combinações com estrogênios. Esse contraceptivo é aprovado pela FDA para tratamento de sangramento

Tabela 47.3 – Risco de fenômenos tromboembólicos com métodos contraceptivos (compilação de diversos estudos)

MÉTODO	RISCO ABSOLUTO (10 MIL MULHERES/ANO)	RC AJUSTADA PARA TVP/TEP (VS. NÃO EXPOSIÇÃO)	NÚMERO NECESSÁRIO PARA CAUSAR DANO (EVENTO TROMBOEMBÓLICO) EM 1 ANO
Não usuárias	1-5	1 (referência)	
Gestantes	5-20		
Puérperas	40-65		
ACO de segunda geração (levonorgestrel)	5,47*	2,38 (IC 95%, 2,18-2,59)[†]	1.739 (IC 95%, 1.506-2.028)[†]
ACO de terceira geração (gestodeno)	6,82*	3,64 (IC 95%, 3-4,43)[†]	905 (IC 95%, 697-1.198)[†]
ACO de terceira geração (desogestrel)	6,82*	4,28 (IC 95%, 3,66-5,01)[†]	729 (IC 95%, 597-899)[†]
ACO com ciproterona		4,27 (IC 95%, 3,57-5,10)[†]	731 (IC 95%, 583-932)[†]
ACO com drospirenona	7,83*	4,12 (IC 95%, 3,43-4,96)**	766 (IC 95%, 604-986)[†]
ACO com estradiol	7,2 (IC 95%, 3,3-13,7)	Ainda não definido pelos estudos disponíveis***	
Anel vaginal	7,75****	6,48 (IC 95%, 4,69-8,94)****	
Adesivo transdérmico	9,71****	7,90 (IC 95%, 3,54-17,65)****	
Desogestrel 75 µg	3,32*	1,10 (IC 95%, 0,35-3,41)*	
Implante subdérmico	1,7****	1,40 (IC 95%, 0,58-3,38)****	
DIU TCu		1 (equivalente às não usuárias)	
SIU-LNG	1,38****	0,57 (IC 95%, 0,41-0,81)****[†]	

*Lidegaard O. BMJ, 2009.
**Vinogradova Y. BMJ, 2015.
***Dinger J., 2016.
****Lidegaard O. BMJ, 2010.
[†]Ausência de risco.
ACO, anticoncepcional oral combinado; DIU, dispositivo intrauterino; IC, intervalo de confiança; RC, razão de chances; SIU-LNG, sistema intrauterino de levonorgestrel; TEP, tromboembolia pulmonar; TVP, trombose venosa profunda.
Fonte: Lidegaard e colaboradores,[18] Vinogradova e colaboradores[19] e Dinger e colaboradores.[23]

uterino aumentado, pois, em um estudo clínico, foi demonstrado sua eficácia na diminuição do sangramento uterino excessivo em 43,8% *versus* 4,2% no grupo-placebo,[24] efeito nitidamente conhecido para ACOs com etinilestradiol, mas não documentado.

Outra opção é a formulação de 17-β-estradiol + acetato de nomegestrol (NOMAC-E2), um regime monofásico contendo 1,5 mg de 17-β-estradiol (E2) e 2,5 mg do progestógeno nomegestrol (NOMAC), utilizado diariamente (1 pílula/dia), durante 24 dias e seguido de 4 dias de placebo, período em que poderá ocorrer o sangramento de privação. Em estudo de não inferioridade, mostrou-se equivalente à pílula combinada de etinilestradiol + levonorgestrel (LNG) do ponto de vista de risco tromboembólico e cardiovascular, ou seja, não apresentou maior risco quando comparado com a formulação combinada de referência.[25] Além disso, a efetividade dessa formulação parece ser maior, já que o número de gestações não planejadas para usuárias de 17-β-estradiol + acetato de nomegestrol foi significativamente menor quando comparado com a formulação etinilestradiol + LNG. Esse resultado é corroborado pelo intervalo livre de hormônios curto (4 dias) e pela longa meia-vida do NOMAC de cerca de 46 horas.[26]

Com o objetivo de orientar a prescrição de métodos contraceptivos conhecidos, os critérios de elegibilidade publicados pela OMS[27] categorizam os diferentes métodos de acordo com a relação risco-benefício nas mais diversas situações (Quadro 47.2).

A Tabela 47.4 apresenta algumas situações de risco de eventos adversos com uso de ACO, presentes nas diretrizes da OMS. Os critérios de elegibilidade podem ser acessados em conteúdo integral

Quadro 47.2 – Categorias utilizadas para definir os critérios de elegibilidade segundo a OMS

Categoria 1
- O método pode ser empregado sem restrições

Categoria 2
- O método pode ser empregado, pois as vantagens geralmente superam os riscos comprovados e possíveis

Categoria 3
- O método não deve ser empregado, a menos que o profissional de saúde julgue que a paciente possa usá-lo com segurança; os riscos comprovados e possíveis superam os benefícios do método; deve ser o método de última escolha e, caso seja utilizado, necessita de acompanhamento rigoroso

Categoria 4
- O método não deve ser empregado, pois apresenta risco inaceitável

OMS, Organização Mundial da Saúde.
Fonte: World Health Organization.[27]

Tabela 47.4 – Critérios de elegibilidade para uso de ACOs em condições especiais, segundo a OMS

CONDIÇÃO	CATEGORIAS DA OMS
Tabagismo	
Tabagista com < 35 anos	Categoria 2
Tabagista com > 35 anos	< 15 cigarros/dia – Categoria 3
	> 15 cigarros/dia – Categoria 4 (risco aumentado para AVE e IAM)
Hipertensão	
História de HAS, quando a PA não pode ser aferida	Categoria 3
PA controlada, a PA pode ser avaliada	Categoria 3
PA não controlada	PAS ≥ 140-159 ou PAD ≥ 90-99 mmHg – Categoria 3
	PAS ≥ 160 ou PAD ≥ 100 mmHg – Categoria 4 (risco aumentado para AVE e IAM)
	Doença vascular – Categoria 4
Eventos tromboembólicos	
História de AVE, história ou doença cardíaca isquêmica atual, história ou episódio agudo de TVP/TEP (mesmo em uso de anticoagulantes)	Categoria 4

(Continua)

Tabela 47.4 – Critérios de elegibilidade para uso de ACOs em condições especiais, segundo a OMS *(Continuação)*

CONDIÇÃO	CATEGORIAS DA OMS
Trombose de veia superficial	Categoria 2
História familiar de TVP/TEP (1º grau)	Categoria 2
Veias varicosas	Categoria 1
Hipercoagulabilidade	
Trombofilias familiares (mutação do fator V de Leiden, mutação de protrombina G2010A, deficiência de proteína C, proteína S ou protrombina)	Categoria 4 (Contraindicado, pois há 8 vezes mais risco de TVP/TEP nessas pacientes, 30 vezes mais na vigência de ACO)
Diabetes melito	
Sem doença vascular	DM1 – Categoria 2 DM2 – Categoria 2
DM complicado	Categorias 3 ou 4 (conforme grau de doença de base)
Vasculopatia ou DM > 20 anos	Categorias 3 ou 4 (conforme grau de doença de base)
Hipercolesterolemia	Categoria 2 (sem outros riscos cardiovasculares)
Múltiplos fatores de risco cardiovasculares*	Categorias 3 ou 4 – risco > benefício ou risco inaceitável, dependendo do fator de risco
Enxaqueca	
Sem aura** e < 35 anos	Para início – Categoria 2 Para continuação – Categoria 3
Sem aura** e > 35 anos	Para início – Categoria 3 Para continuação – Categoria 4
Com aura, em qualquer idade	Categoria 4
Câncer de mama	Doença atual – Categoria 4 Doença passada (inativa > 5 anos) – Categoria 3 História familiar – Categoria 1 (pequeno aumento de risco em portadoras de mutação em *BRCA1*)

*****Fatores de risco cardiovascular:** tabagismo, diabetes, obesidade, HAS, história familiar de doença arterial coronariana precoce, colesterol HDL < 35 mg/dL e triglicerídeos > 250 mg/dL.
******Aura:** sintomas visuais, reversíveis, que duram de 5 a 60 minutos antes da cefaleia, manifestando-se como linha em zigue-zague na periferia do campo visual e escotomas cintilantes com perda parcial ou total do campo visual.
ACOs, anticoncepcionais orais combinados; AVE, acidente vascular encefálico; DM, diabetes melito; HAS, hipertensão arterial sistêmica; HDL, lipoproteína de alta densidade (*high-density lipoprotein*); IAM, infarto agudo do miocárdio; OMS, Organização Mundial da Saúde; PA, pressão arterial; PAD, pressão arterial diastólica; PAS, pressão arterial sistêmica; TEP, tromboembolia pulmonar; TVP, trombose venosa profunda.
Fonte: World Health Organization.[27]

no *site* da OMS[27] ou no aplicativo Contraception, do Centers for Disease Control and Prevention (CDC), disponível para iOS ou Android.

Os Quadros 46.3 e 46.4 apresentam as orientações para uso de ACO de 15 µg de etinilestradiol e de 20 a 35 µg de etinilestradiol. As pílulas com-

Quadro 47.3 – Orientações para uso de anticoncepcional oral combinado de 15 μg de etinilestradiol

Tomar 1 comprimido, VO, 1×/dia, no mesmo horário por 24 dias; parar 4 dias (sangramento de privação) e reiniciar no 5º dia de pausa

Observações
- A primeira cartela deve ser iniciada no 1º dia do ciclo menstrual
- Na troca de contraceptivo, iniciar no dia posterior ao término da cartela anterior (**não fazer a pausa**)
- Não reiniciar se não houver menstruação; excluir possibilidade de gestação
- Se esquecer 1 comprimido por menos de 12 horas, tomar o comprimido esquecido assim que lembrar (inclui a possibilidade de tomar 2 comprimidos de uma só vez) e o seguinte no horário habitual (não há perda de eficácia); se esquecer 1 comprimido por mais de 12 horas, a proteção contraceptiva pode ser reduzida

VO, via oral.

Quadro 47.4 – Orientações para uso de anticoncepcional oral combinado de 20 a 35 μg de etinilestradiol

Tomar 1 comprimido, VO, 1×/dia, no mesmo horário por 21 dias; parar 7 dias (sangramento de privação) e iniciar nova cartela no 8º dia

Observações
- A primeira cartela deve ser iniciada no 1º dia de fluxo menstrual; são necessários 7 dias de uso contínuo para obter efeito contraceptivo (se tiver relações antes desse período, usar preservativos)
- Não reiniciar o uso se não houver fluxo menstrual, pela possibilidade de gestação
- Se esquecer 1 comprimido por menos de 12 horas, tomar o comprimido esquecido assim que lembrar (inclui a possibilidade de tomar 2 comprimidos de uma só vez) e o seguinte no horário habitual (não há perda de eficácia); se esquecer 1 comprimido por mais de 12 horas, a proteção contraceptiva pode ser reduzida
- Não fazer pausa anual para preservar a ovulação, pois, mesmo em uso prolongado, a pílula é reversível

VO, via oral.

postas de estrogênios naturais seguem os mesmos critérios de elegibilidade utilizados para a prescrição de contraceptivos combinados com etinilestradiol.[27]

Das gestações que ocorrem durante o uso, pouquíssimas podem ser atribuídas à falha do método. Na maioria dos casos, a concepção ocorre por irregularidade na tomada ou por má absorção do fármaco (vômitos, gastrenterite, colite ulcerativa, doença de Crohn, interações com indutores enzimáticos que reduzem a concentração plasmática dos ACOs).

A utilização concomitante de ACOs e outros fármacos pode acarretar interações medicamentosas. É o caso de alguns anticonvulsivantes e antibióticos, conforme os Quadros 47.5 e 47.6. Nessas situações, pode ser necessário reforçar ou substituir as medidas contraceptivas nas mulheres submetidas a tratamentos com esses fármacos, especialmente se prolongados.[27]

Em relação à concentração dos antirretrovirais, na vigência de ACOs, a maioria não se altera ou não há dados publicados.[27] As recomendações quanto ao uso de ACOs e antirretrovirais estão na Tabela 46.5.

Seguimento

⚠ Usuárias de ACO devem ser vistas após os primeiros 3 meses de uso e, depois, a cada

Quadro 47.5 – Interações de antibióticos e antifúngicos com anticoncepcionais orais combinados

Diminui a concentração do ACO
- Rifampicina

Não alteram a concentração do ACO
- Ampicilina
- Doxiciclina
- Metronidazol
- Quinolonas
- Tetraciclinas
- Fluconazol
- Miconazol*

*A administração vaginal reduz a concentração hormonal em usuárias de anel vaginal contraceptivo.
ACO, anticoncepcional oral combinado.
Fonte: Adaptado de World Health Organization.[27]

Quadro 47.6 – Interação entre anticonvulsivantes e anticoncepcionais orais combinados

Diminuem a concentração do ACO	Não alteram a concentração do ACO
- Barbitúricos (fenobarbital e primidona) - Carbamazepina e oxcarbazepina - Fenitoína - Topiramato - Lamotrigina	- Etossuximida* - Gabapentina** - Zonisamida - Levetiracetam - Tiagabina - Ácido valproico

*Sem dados disponíveis.
**Estudos farmacocinéticos empregaram doses anticonvulsivantes menores do que as utilizadas na prática clínica.
ACO, anticoncepcional oral combinado.
Fonte: Adaptado de World Health Organization.[27]

Tabela 47.5 – Interação entre antirretrovirais e anticoncepcionais orais combinados

ANTIRRETROVIRAL	INTERAÇÃO COM ACO
Inibidores da transcriptase reversa nucleosídeos	
Abacavir, zidovudina, tenofovir, lamivudina, didanosina e estavudina	Categoria 1
Inibidores da transcriptase reversa não nucleosídeos	
Nevirapina e efavirenz	Categoria 2
Rilpivirina e etravirina	Categoria 1
Inibidores de proteases	
Ritonavir e outros	Categoria 2

ACO, anticoncepcional oral combinado.
Fonte: Adaptada de World Health Organization.[27]

6 a 12 meses, na busca de efeitos adversos menores, controle de pressão arterial (PA) e peso. As pacientes devem ser alertadas para os sinais e sintomas dos efeitos adversos maiores, basicamente para TVP e TEP, quando é necessário atendimento médico imediato. Em cada consulta, deve ser reforçada a adesão da paciente ao tratamento.[28]

O uso de ACOs de baixa dosagem está associado ao baixo risco absoluto de doença cardiovascular em mulheres saudáveis. Mesmo quando os potenciais riscos à saúde decorrentes dos ACOs são contemplados, o resultado final é o benefício para essas mulheres, sobretudo devido à alta eficácia em evitar a gravidez e à redução de risco de câncer de ovário (redução de risco diretamente relacionada com a duração de uso, p. ex., redução de 50% em 5 anos, iniciando dentro de 10 anos do primeiro uso e persistindo 10-20 anos após a sua descontinuação).

Uma importante recomendação deve ser feita em relação à PA. Sabe-se que o uso de ACOs aumenta em duas vezes a chance de hipertensão em longo prazo. Em pacientes já hipertensas, o aumento da PA pode ser agravado com a pílula. Lubianca e colaboradores,[29] em um estudo realizado no Hospital de Clínicas de Porto Alegre (HCPA), encontraram quase o triplo de chance de usuárias de ACOs hipertensas não terem a sua PA controlada – definida como níveis menores ou iguais a 140/90 mmHg – quando comparadas com não usuárias (razão de chances [RC] 2,67). Outro estudo dos mesmos autores demonstrou que a suspensão dos ACOs em mulheres hipertensas reduziu a pressão arterial sistólica (PAS) em 15 mmHg e a pressão arterial diastólica (PAD) em 10 mmHg, medida superior inclusive ao tratamento anti-hipertensivo.[30]

Ocorre diminuição da mortalidade por câncer ovariano e aumento da mortalidade por doenças cerebrovasculares em mulheres em uso corrente de ACOs. Já em mulheres que os suspenderam há mais de 10 anos, a mortalidade foi similar entre usuárias e nunca usuárias, mostrando que não há efeito persistente. A Tabela 47.6 sumariza os principais riscos.

Tabela 47.6 – Estimativa de risco para anticoncepcional oral combinado de baixa dose, conforme o tipo de evidência disponível

RISCO	TIPO DE EVIDÊNCIA	NÍVEL DE EVIDÊNCIA	RISCO INDEPENDENTEMENTE DA IDADE (TODAS AS MULHERES)	RISCO ACIMA DOS 35 ANOS
Câncer de mama	Casos e controles	III	Ausente	Provável risco adicional
	Reanálise de 54 estudos	II	Aumento de 24%	
Cálculo biliar	Coorte retrospectiva	II	Aumento de 10%	Sem aumento adicional de risco
TEV	ECR	I	Aumento de 10%	Provável aumento de risco
	Coorte retrospectiva	II	Aumento em 5 vezes	
IAM	Coorte	II	Ausente	Ausente ou aumento em 3,5 vezes
	Casos e controles	III	Ausente ou aumento em 5 vezes	
AVE isquêmico	Casos e controles	III	Ausente	Ausente ou aumento em 2 vezes
	Metanálise	I	Aumento em 2 vezes	
HAS	Coorte	II	Aumento em 2 vezes	Não avaliado
	Transversal	II	Aumento em 2,6 vezes de não ter PA controlada em usuárias hipertensas de ACO (vs. não usuárias)	
	Coorte	II	Efeito da suspensão do ACO em mulheres hipertensas: redução de 15 mmHg na PAS e 10 mmHg na PAD	

ACO, anticoncepcional oral combinado; AVE, acidente vascular encefálico; ECR, ensaio clínico randomizado; HAS, hipertensão arterial sistêmica; IAM, infarto agudo do miocárdio; PA, pressão arterial; PAD, pressão arterial diastólica; PAS, pressão arterial sistólica; TEV, tromboembolia venosa.

ANTICONCEPCIONAIS SOMENTE COM PROGESTÓGENOS

A maior vantagem do emprego de anticoncepcionais somente com progestógenos (POPs, *progestagen only-pill*) é a ausência de risco de fenômenos tromboembólicos.[12,31]

⭐ Para POPs, é importante reconhecer que existem dois tipos de formulações: aquelas que atuam mediante espessamento do muco cervical, alteração da motilidade tubária e atrofia endometrial (noretindrona, levonorgestrel), conhecidas como minipílulas, e aquelas que, além desses mecanismos, promovem a inibição do pico de LH e, portanto, da ovulação. São exemplos desse último tipo os compostos com desogestrel isolado e drospirenona (DRSP) isolada.

Minipílulas

Os progestógenos utilizados isoladamente (minipílulas) são compostos de acetato de noretindrona e levonorgestrel. As minipílulas têm maior índice de falha (índice de Pearl de 0,5:100 mulheres/ano). A eficácia contraceptiva pode ser perdida em 27 horas após a última dose. A sua ação envolve espessamento do muco cervical e inibição da implantação do embrião no endométrio. As concentrações de progestógenos encontradas em minipílulas são insuficientes para bloquear a ovulação.

As minipílulas estão indicadas quando há intolerância ou contraindicação formal aos estrogênios e durante a amamentação, pois não inibem a produção de leite. Nessa circunstância, também se admitem os ACOs de baixas concentrações estrogênicas, desde que se mantenha alta a frequência das mamadas (aleitamento materno exclusivo).

O uso de minipílulas é contínuo. Quando prescritas no puerpério de mulheres que amamentam, podem ser iniciadas com menos de 6 semanas após o parto (categoria 2 da OMS),[27] 6 semanas após o parto (categoria 1 da OMS)[27] ou, no mínimo, 14 dias antes do retorno da atividade sexual. O uso deve ser bastante regular, respeitando-se rigorosamente o horário de tomada. Se a paciente esquecer 1 ou 2 comprimidos, deve tomar um assim que lembrar e outro no horário habitual, utilizando métodos adicionais até que 14 comprimidos tenham sido tomados. Se esquecer mais de dois comprimidos, deve iniciar outro método de contracepção até que ocorra o fluxo menstrual.

Progestógeno isolado – desogestrel e drospirenona

Desogestrel

Constituído de 75 μg de desogestrel, provoca anovulação em 97% das usuárias e torna o muco cervical espesso, dificultando a ascensão dos espermatozoides. É mais eficaz que as minipílulas, pois, como os ACOs, é capaz de inibir o eixo hipotálamo-hipófise-ovariano.

A sua eficácia contraceptiva é excelente e seu índice de Pearl é de 0,4:100 mulheres/ano. Está indicado durante a amamentação e para mulheres que não podem ou não desejam usar pílulas com estrogênio. O uso deve ser contínuo, isto é, uma pílula por dia, sem pausa entre cartelas. O desogestrel tem a vantagem de poder ser tomado com atraso de até 12 horas, sem comprometer a sua eficácia. Os anticonvulsivantes, a rifampicina e a griseofulvina podem diminuir a sua eficácia.

Os eventos adversos mais comuns são sangramento irregular, oligomenorreia ou amenorreia, acne, mastalgia, náuseas, aumento de peso, alterações do humor e diminuição da libido.

Drospirenona

A DRSP isolada foi recentemente lançada na Europa, nos Estados Unidos e, em 2021, no Brasil. Os comprimidos contêm 4 mg de drospirenona para uso no regime 24 comprimidos ativos e 4 comprimidos de placebo, período em que ocorrerá o sangramento de privação. É o primeiro regime 24/4 sem estrogênio em sua composição e com sangramento previsto na pausa aprovado pela FDA para adolescentes a partir de 12 anos e, no Brasil, pela Agência Nacional de Vigilância Sanitária (Anvisa), a partir de 16 anos. Seu índice de Pearl é de 0,73.[32]

Uma vantagem especial em relação aos demais POPs é que o bloqueio à ovulação se mantém mesmo com atraso de 24 horas na ingestão dos comprimidos, com baixíssimas taxas de falha (0,8% de ovulação com atraso de 24 h de 4 comprimidos ativos em dias alternados em 1 ciclo), semelhante ao ocorrido com o atraso de ACOs (1,1-2% ovulação) e superior ao desogestrel isolado (1,75 de ovulação com 3 atrasos programados de 12 h em 1 ciclo).[33,34]

O padrão de sangramento não previsível (escape/spotting) é significativamente menor com o POP de DRSP do que com o POP de desogestrel desde os primeiros quatro ciclos, mantendo-se até o nono ciclo.[35] Também reduz de modo significativo o sangramento prolongado (mais de 10 dias) quando comparado com o desogestrel (9 vs. 16% no ciclo 7-9) e houve menor descontinuação do tratamento por sangramento ou eventos adversos do que com desogestrel.[36]

Estudos em adolescentes demonstraram redução da dismenorreia e do uso de analgésicos após 6 meses de POP de DRSP, o que também é esperado com o uso de ACOs,[33] porém devem-

-se considerar os riscos inerentes à adição do etinilestradiol/valerato de estradiol. Para algumas adolescentes, entretanto, como aquelas com acne ou outros sinais de hiperandrogenismo, provavelmente os combinados apresentam superioridade e indicação estabelecida.

Em relação à massa óssea, uma grande coorte nos Estados Unidos com usuárias de métodos contraceptivos por mais de 5 anos evidenciou que pacientes com mais de 2 anos cumulativos de uso de ACOs e POPs apresentavam menor risco de fraturas quando comparadas com as usuárias de outros métodos (RR 0,88; IC 95%, 0,80-0,97) ou mulheres que nunca usaram ACOs (RRa 0,85; IC 95%, 0,76-0,96), não existindo essa preocupação em usuárias de POPs.[37]

Os POPs estão especialmente indicados em pacientes com contraindicação ao estrogênio (p. ex., hipertensão arterial sistêmica, dislipidemia, tabagismo, obesidade, enxaqueca com aura e trombofilias), havendo uma forte tendência atual para uso prioritário desses contraceptivos em relação aos ACOs por questões de segurança. (Tabela 47.7) Os critérios de elegibilidade

Tabela 47.7 – Critérios de elegibilidade do uso de contraceptivos somente de progestógeno em condições especiais, segundo a OMS

CONDIÇÃO	CATEGORIA DA OMS
Tabagismo	Categoria 1
Hipertensão	
História de HAS, quando a PA não pode ser aferida	Categoria 2
PA controlada, a PA pode ser avaliada	Categoria 1
PA não controlada	PAS ≥ 140-159 ou PAD ≥ 90-99 mmHg – Categoria 1 PAS ≥ 160 ou PAD ≥ 100 mmHg – Categoria 2 Doença vascular – Categoria 2
Eventos tromboembólicos	
TVP aguda	Categoria 3
História de TVP (mesmo em uso de anticoagulante)	Categoria 4
Trombose de veia superficial	Categoria 1
História familiar de TVP/TEP (1º grau)	Categoria 1
Veias varicosas	Categoria 1
Doença cardiovascular	
Doença cardíaca isquêmica (atual ou história)	Para início – Categoria 2 Para continuação – Categoria 3
História de AVE	Para início – Categoria 2 Para continuação – Categoria 3
Hipercoagulabilidade	
Trombofilias familiares (mutação do fator V de Leiden, mutação de protrombina G2010A, deficiência de proteína C, proteína S ou protrombina)	Categoria 2

(Continua)

Tabela 46.7 – Critérios de elegibilidade do uso de contraceptivos somente de progestógeno em condições especiais, segundo a OMS (Continuação)

CONDIÇÃO	CATEGORIA DA OMS
Diabetes melito	
Sem doença vascular	DM1 – Categoria 2
	DM2 – Categoria 2
DM complicado	Categorias 3 ou 4 (conforme grau de doença de base)
Vasculopatia ou DM > 20 anos	Categorias 3 ou 4 (conforme grau de doença de base)
Hipercolesterolemia	Categoria 2 (sem outros riscos cardiovasculares)
Múltiplos fatores de risco cardiovascular*	Categorias 3 ou 4 – Risco > benefício ou risco inaceitável, dependendo do fator de risco
Enxaqueca	
Sem aura**	Para início – Categoria 1
	Para continuação – Categoria 2
Com aura,** em qualquer idade	Para início – Categoria 2
	Para continuação – Categoria 3
Lactação	Antes de 6 semanas – Categoria 2
	Após 6 semanas – Categoria 1
Câncer	Câncer de mama (atual) – Categoria 4
	Câncer cervical (antes do tratamento) – Categoria 1
	Tumor hepático benigno (HNF) – Categoria 2
	Tumor hepático benigno (AHC) – Categoria 3
	Carcinoma hepático – Categoria 3

*****Fatores de risco cardiovascular:** tabagismo, diabetes, obesidade, HAS, história familiar de doença arterial coronariana precoce, colesterol HDL < 35 mg/dL e triglicerídeos > 250 mg/dL.
******Aura:** sintomas visuais, reversíveis, que duram de 5 a 60 minutos antes da cefaleia, manifestando-se como linha em zigue-zague na periferia do campo visual, escotomas cintilantes com perda parcial ou total do campo visual.
AHC, adenoma hepatocelular; AVE, acidente vascular encefálico; DM, diabetes melito; DM1, diabetes melito tipo 1; DM2, diabetes melito tipo 2; HAS, hipertensão arterial sistêmica; HDL, lipoproteína de alta densidade (high-density lipoprotein); HNF, hiperplasia nodular focal; OMS, Organização Mundial da Saúde; PA, pressão arterial; PAD, pressão arterial diastólica; PAS, pressão arterial sistólica; TEP, tromboembolia pulmonar; TVP, trombose venosa profunda.
Fonte: World Health Organization.[27]

podem ser acessados em conteúdo integral no site da OMS[23] ou no aplicativo Contraception, do CDC, disponível para iOS ou Android.

ANTICONCEPÇÃO HORMONAL NÃO ORAL

ANEL VAGINAL (MENSAL)

É um anel de evastane, transparente, leve e flexível, que tem diâmetro externo de 54 mm e espessura de 4 mm. Cada anel contém 2,7 mg de etinilestradiol e 11,7 mg de etonogestrel, metabólito biologicamente ativo do desogestrel, dispersos de modo uniforme no núcleo de evastane. A membrana de evastane circundante controla a liberação diária de 15 µg de etinilestradiol e 120 µg de etonogestrel. É comparável a uma pílula contendo 30 µg de etinilestradiol e 150 µg de desogestrel. As orientações para uso do anel vaginal estão no **Quadro 47.7**.

Quadro 47.7 – Orientações para uso do anel vaginal

- Iniciar o uso entre o 1º e o 5º dias do ciclo
- Inserir em formato de "8"; não necessita circundar o colo
- Deve ser utilizado por 3 semanas consecutivas e retirado ao fim da terceira semana (21º dia) para ocorrer sangramento de privação
- Realizar pausa de 7 dias; após a pausa, é iniciado um novo ciclo com a colocação de outro anel

Observação

- Usar preservativos nos primeiros 7 dias na ausência de método contraceptivo prévio ou na troca de outros métodos (exceto para uso prévio de ACO)

ACO, anticoncepcional oral combinado.

A taxa de falha, o perfil de efeitos adversos e as contraindicações são similares aos dos ACOs. Poucas mulheres ou parceiros relataram sentir a presença do anel durante a relação sexual. As vantagens são não exigir a administração diária, como o contraceptivo oral, e manter a proteção contraceptiva por mais 7 dias em caso de esquecimento da data da troca.

Os efeitos adversos podem ser sangramento de escape, cefaleia, vaginite, leucorreia, ganho de peso, náuseas e expulsão do anel.

Uma publicação[38] que analisou dados de três estudos abertos e multicêntricos quanto à frequência de sangramento irregular (também referido como *spotting* – definido como < 1 absorvente ou tampão por dia) para anel e ACOs encontrou menor ocorrência desse desfecho em usuárias do anel vaginal. O padrão de sangramento intencional (um ciclo com presença de sangramento de privação, sem antecipação ou atraso e sem sangramento irregular/*spotting*) diferiu significativamente daquele obtido com os ACOs desde o primeiro ciclo de uso, sendo mais frequente com o anel. Apesar de envolver estudos abertos e ser a análise de desfechos secundários, o resultado está de acordo com estudos experimentais que demonstraram menor flutuação nos níveis séricos de etinilestradiol com o uso do anel vaginal, tornando-o uma boa alternativa para pacientes com escapes/*spotting* na vigência de ACOs.

ANEL VAGINAL ANUAL

Um anel vaginal anual foi aprovado pela FDA em 2018 e recentemente ficou disponível nos Estados Unidos.[39] É composto de etinilestradiol e acetato de segesterona (nesterona). Esse anel, de total controle pela usuária, dura 13 ciclos de 28 dias e é comercializado para uso cíclico, sendo retirado por 7 dias a cada mês. Para os norte-americanos, apresenta a vantagem de exigir nova receita A (conforme o estado americano, pode ser mensal ou trimestral) ou a solicitação de refis. O anel é estável em temperatura ambiente (não requer refrigeração antes do uso) e dura 4 meses após a dispensação. O modo de uso é semelhante ao do anel vaginal mensal (regime 21/7): se inserido do segundo ao quinto dia do ciclo, não exige *backup* com preservativos; após o quinto dia, exige *backup* por 7 dias; deve-se manter intravaginal por 21 dias e remover por 7 dias, inserindo o mesmo anel no oitavo dia.

Não é necessário removê-lo para relação sexual; o menor número de remoções está associado à menor falha do método. A tolerância fora do corpo é de 2 horas. O mecanismo de ação é o mesmo de todos os métodos combinados. A via vaginal não determina primeira passagem hepática, o que garante maior biodisponibilidade. O índice de Pearl em mulheres com menos de 35 anos é 2,10 em quem não removeu o anel da vagina por mais de 2 horas fora do período da pausa.

Os critérios de elegibilidade da OMS são os mesmos para os ACOs.[27]

ADESIVO TRANSDÉRMICO

O adesivo transdérmico é uma importante alternativa em mulheres que esquecem de tomar o anticoncepcional com frequência, pois é necessária apenas a troca semanal do produto. Ele libera diariamente 30 μg de etinilestradiol e 150 μg de norelgestromina, que, após o metabolismo hepático, resulta em levonorgestrel, altamente ligado à proteína (97% ligado, 3% livre). Concentrações séricas hormonais são obtidas rapidamente após a colocação. Entretanto, a farmacocinética do adesivo difere da via oral: flutuações hormonais são evitadas, e a concentração sérica atingida é capaz de manter a eficácia contraceptiva mesmo que haja atraso de até 2 dias na substituição do adesivo. É importante considerar que pacientes com mais de 90 kg podem apresentar redução de eficácia, não sendo recomendado o emprego dessa via. As orientações para uso do adesivo transdérmico estão no Quadro 47.8.

Os critérios de elegibilidade são semelhantes aos dos ACOs combinados.[27]

ANTICONCEPÇÃO COMBINADA INJETÁVEL

A anticoncepção hormonal combinada (estrogênio + progestógeno) injetável é especialmente recomendada para pacientes com dificuldade de aderir à tomada diária do ACO ou que apresentam problemas de absorção entérica (doença inflamatória intestinal). As seguintes combinações estão disponíveis: enantato de estradiol 10 mg + acetato de di-hidroxiprogesterona 150 mg; valerato de estradiol 5 mg + enantato de noretisterona 50 mg; e cipionato de estradiol 5 mg + acetato de medroxiprogesterona 25 mg. As orientações para uso da anticoncepção combinada injetável estão no Quadro 47.9.

O mecanismo de ação é o mesmo dos ACOs: supressão da ovulação, supressão do desenvolvimento folicular, espessamento do muco cervical e redução de espessura endometrial.

O padrão de sangramento menstrual com a anticoncepção injetável mensal é previsível, com fluxos ocorrendo por privação hormonal a cada 3 semanas após a injeção (22° dia). Quando comparada com os ACOs, a anticoncepção injetável mensal está relacionada com menor sangramento intermenstrual e maior ocorrência de amenorreia.

Os critérios de elegibilidade da OMS são os mesmos dos ACOs.[27]

PROGESTÓGENO INJETÁVEL

Na ausência de contraindicações, o acetato de medroxiprogesterona de depósito (AMPD) pode ser empregado por qualquer paciente que deseje contracepção segura, especialmente para aquelas que não podem utilizar estrogênios ou têm dificuldades de adesão a métodos que exijam uso diário. As orientações para progestógeno injetável estão no Quadro 47.10.

O mecanismo de ação é inibição da secreção de LH, maior viscosidade do muco e atrofia endo-

---

Quadro 47.8 – Orientações para uso do adesivo transdérmico

- Aplicar o adesivo sobre a pele limpa e seca, podendo ser aplicado no abdome inferior, na parte externa do braço ou na parte superior das nádegas; pressionar o adesivo por 10 segundos, até que as bordas estejam bem aderidas
- Usar um adesivo a cada 7 dias, realizando a troca no mesmo dia da primeira aplicação (o horário não precisa ser o mesmo)
- Usar por 3 semanas consecutivas, retirando o terceiro adesivo ao fim dos 21 dias, e aguardar o sangramento de privação

Observações
- O primeiro adesivo deverá ser aplicado no 1º dia da menstruação
- Se a paciente desejar, também poderá ser empregado o uso contínuo, sem pausa
- Evitar aplicar sobre locais em que não haja contato com roupas apertadas e na região das mamas
- Trocar semanalmente os locais de aplicação
- Se ocorrer descolamento total ou parcial do adesivo (5% dos adesivos), por menos de 24 horas, recolocar o mesmo adesivo (se permanecer bem aderido) ou colar um novo adesivo (não há perda da eficácia); se ficar descolado por mais de 24 horas, colar um novo adesivo e iniciar um novo ciclo, com novo dia de troca; empregar método de barreira por 7 dias

---

Quadro 47.9 – Orientações para uso de anticoncepcional combinado injetável

Aplicar uma ampola IM profunda (no deltoide) a cada 30 dias, com tolerância de cerca de 3 dias para a aplicação; a primeira ampola deverá ser administrada idealmente no 1º dia do ciclo menstrual (no máximo até o 8º dia do ciclo)

Observação
- Não se deve massagear ou colocar bolsa de água quente no local da aplicação para não acelerar a sua absorção

IM, intramuscular.

> **Quadro 47.10** – Orientações para uso de progestógeno injetável
>
> - Aplicar 150 mg de AMPD por via IM profunda (na nádega ou no deltoide) a cada 3 meses
> - A primeira dose deverá ser aplicada nos primeiros 5 dias da menstruação para confirmar ausência de gestação; se aplicada nesse período, o **efeito contraceptivo é alcançado em 24 horas**; após esse período, usar preservativos por 2 semanas
> - Aplicações subsequentes deverão ser realizadas a cada 90 dias (cerca de 12 semanas)
>
> **Observações (em caso de esquecimento)**
> - Se a última dose foi administrada há menos de 14 semanas (atraso na aplicação de 14 dias), uma nova injeção poderá ser aplicada
> - Se a última dose foi administrada há mais de 14 semanas, uma nova injeção só poderá ser aplicada se a paciente não teve relações sexuais nos últimos 10 dias e a β-hCG for negativa; deve-se usar preservativos por 2 semanas por segurança (*backup*)
> - Se a paciente teve relações sexuais nos últimos 10 dias e a β-hCG for negativa, ela poderá fazer a aplicação, mas deverá repetir a β-hCG em 2 semanas (pois só é positiva após 8 dias da concepção); deve-se usar preservativos por duas semanas por segurança (*backup*)
>
> AMPD, acetato de medroxiprogesterona de depósito; β-hCG, fração β da gonadotrofina coriônica humana (*human chorionic gonadotropin*); IM, intramuscular.

metrial. Ocorre retorno lento à fertilidade (ovulação) cerca de 9 meses após a última injeção. A eficácia desse método é igual à da ligadura tubária e superior a todos os outros métodos reversíveis, com exceção do implante subdérmico. Além da contracepção, outros efeitos benéficos podem resultar do emprego dessa medicação, como a amenorreia com alívio da dismenorreia e melhora da anemia, redução dos sintomas associados à endometriose, à tensão pré-menstrual e à dor pélvica crônica, redução do câncer de endométrio, diminuição da ocorrência de convulsões e possível redução das crises na anemia falciforme.

As contraindicações do AMPD são poucas, devido à ausência de estrogênio em sua composição. Não pode ser usado na suspeita de gravidez, quando houver sangramento vaginal de etiologia desconhecida, nem na presença de doença trofoblástica e doenças malignas.

Durante seu uso, pode ocorrer sangramento intermenstrual (ciclos menstruais imprevisíveis nos primeiros meses, com melhora após uso prolongado), amenorreia, edema, ganho de peso, acne, náuseas, mastalgia, cefaleia, alterações do humor e redução da densidade mineral óssea (DMO).

Os critérios de elegibilidade da OMS são semelhantes aos dos progestógenos isolados,[27] devendo-se observar que, em adolescentes, o AMPD é categoria 2, pois tem efeitos deletérios sobre a DMO.[27,40] Além disso, para o emprego bastante comum dos progestógenos de depósito no puerpério, deve-se considerar que são categoria 3 para uso com menos de 6 semanas, pelos efeitos desconhecidos de altas doses de progestógenos nos recém-nascidos (via amamentação), como efeitos cerebrais desse medicamento, demonstrados em alguns estudos em animais. Entretanto, o AMPD pode ser empregado nesse período em muitos cenários nos quais o acesso aos serviços de saúde é limitado e o risco de morbimortalidade gestacional é alto.

Uma formulação de dose menor de AMPD (104 mg/0,65 mL) foi desenvolvida para uso subcutâneo (SC). Devido à sua maior disponibilidade global e à sua relevância em saúde pública, o AMPD-SC está sendo referenciado para ser incluído como novo método nos critérios de elegibilidade médica para uso de contraceptivos da OMS.[27]

Dragoman e colaboradores[41] revisaram toda a literatura disponível (PubMed e Cochrane Database) sobre o assunto, desde a sua introdução até junho de 2015, considerando a segurança do AMPD-SC entre mulheres com várias características e condições clínicas. Os estudos foram categorizados por grau de evidência segundo o United States Preventive Services Task Force. Catorze estudos atingiram os critérios de inclusão. Dez estudos relataram resultados relevantes do AMPD em usuárias de idades variadas ou com obesidade, endometriose ou HIV; quatro compararam a segurança de AMPD-SC *versus* AMPD intramuscular (IM) quando empregado em populações saudáveis. Um ensaio clínico randomizado avaliou alterações na DMO entre adultas usuárias de AMPD-SC *versus* AMPD-IM e não encontrou diferenças ao longo de

2 anos de acompanhamento. Evidências limitadas demonstraram ausência de diferenças em alteração de peso e padrão de sangramento de acordo com a idade. Adolescentes (menores de 18 anos) não foram incluídas em nenhum estudo.

Não houve diferença em eficácia contraceptiva, peso corporal, padrão de sangramento e ocorrência de outros efeitos adversos entre usuárias de AMPD-SC obesas e não obesas. Com aplicação SC, não houve gestações no primeiro, no segundo e no terceiro anos de uso (total de 3.565 ciclos/ano), e, para via IM, a taxa de gestação foi de 0,75% no primeiro ano e 0,8% no segundo ano.[27]

Pacientes com endometriose em uso de AMPD-SC por 6 meses tiveram mínima redução de DMO, mínimo ganho de peso e poucos efeitos adversos graves e tiveram uma importante melhora da dor.[41]

Pacientes com HIV também toleraram bem o uso SC. O AMPD-SC, empregado na população em geral, demonstrou equivalência terapêutica e efeitos similares em peso, padrão de sangramento e eventos adversos, quando comparado com o AMPD-IM. Assim, o AMPD-SC parece ser seguro em pacientes saudáveis e nas situações especiais antes referidas (idade, obesidade, endometriose, HIV), mostrando ser promissor como contraceptivo.[41] Os resultados dessa revisão foram enviados para o Grupo de Desenvolvimento de Diretrizes da OMS, com o objetivo de incluir recomendações para elegibilidade dessa apresentação como contraceptivo (revisada pelo United States Medical Elegibility Criteria [USMEC]).[41]

CONTRACEPTIVOS REVERSÍVEIS DE LONGA AÇÃO

Os LARCs são representados pelos dispositivos intrauterinos (DIUs) e pelo implante subdérmico. São métodos altamente eficazes e com duração contraceptiva igual ou superior a 3 anos.[42]

Por não dependerem da usuária, o uso típico e o uso perfeito são equivalentes, o que diminui o risco de falhas associadas aos métodos e torna a opção pelos LARCs a mais segura e eficaz, principalmente para pacientes com fatores de risco para baixa adesão a métodos anticoncepcionais, como adolescentes e usuárias de álcool e drogas.

Um estudo americano prospectivo (Contraceptive CHOICE Project)[43] observou maiores taxas de satisfação e adesão entre as usuárias de LARCs após aconselhamento e orientação. As taxas de continuidade e de satisfação entre as usuárias de LARCs foram de 87% em 12 meses e 77% em 24 meses, ao passo que os métodos de curta duração tiveram taxas de continuidade variando entre 38 e 43% em 24 meses. Os LARCs devem ser oferecidos como primeira linha de escolha para todas as mulheres que desejam anticoncepção.

IMPLANTE SUBDÉRMICO

O implante subdérmico consiste em dispositivos contendo progestógenos, como o etonogestrel. As orientações para uso do implante subdérmico estão no Quadro 47.11.

O implante de etonogestrel é composto de um bastonete único, que contém cerca de 68 mg de etonogestrel (um metabólito ativo do desogestrel) e tem duração de aproximadamente 3 anos. Ele libera cerca de 60 a 70 µg/dia, reduzindo para 40 µg/dia em 1 ano e para 25 a 20 µg/dia em 3 anos. O seu mecanismo de ação consiste em inibir a ovulação, aumentar a viscosidade do muco cervical, inibindo a penetração do espermatozoide, e diminuir a espessura endometrial. A taxa de gravidez

---

Quadro 47.11 – Orientações para uso de implante subdérmico

- O implante deve ser introduzido pelo médico com um aplicador específico (acompanha o produto) sob anestesia local no consultório
- O implante deve ser inserido abaixo da derme, na face interna do braço, entre os músculos bíceps e tríceps;[36] para ser retirado, necessita de uma pequena incisão sob anestesia local; normalmente, não há necessidade de realizar pontos, colocando-se apenas um pequeno curativo com esparadrapo
- Os implantes têm **efeito contraceptivo imediato** quando inseridos nos primeiros 7 dias do ciclo menstrual; contudo, se a inserção ocorrer após o 7º dia do ciclo menstrual, é necessária contracepção adicional por pelo menos 3 dias

acumulada entre 2 e 5 anos foi igual a zero, sendo o índice de Pearl 0,0 (IC 95%, 0,0-0,09).

Os principais efeitos adversos do uso desse anticoncepcional são sangramento irregular (amenorreia e *spotting*), acne, dismenorreia e aumento de peso corporal. Após a remoção do implante, o retorno à fertilidade é rápido, podendo variar em média de 1 a 18 semanas.

O implante de etonogestrel tem uso seguro durante a amamentação, e não foram observadas diferenças no crescimento de crianças em mães que usavam o implante e amamentavam.[44] Estudos internacionais mostraram altos índices de adesão ao método, superando 60% em 2 anos, sendo o sangramento irregular a maior causa de descontinuação.[45-48]

As indicações e contraindicações seguem os critérios de elegibilidade da OMS.[27]

⭐ Em março de 2021, a Comissão Nacional de Incorporação de Tecnologias no Sistema Único de Saúde (Conitec) recomendou a incorporação dos implantes subdérmicos na lista dos medicamentos disponíveis para o Sistema Único de Saúde (SUS) para prevenção de gestação não planejada em mulheres entre 18 e 45 anos com vulnerabilidade social, como moradoras de rua, usuárias de drogas, mulheres *cis* trabalhadoras do sexo, HIV-positivas tomando dolutegravir, em idade fértil em uso de talidomida, aminoglicosídeos ou em tratamento para tuberculose.[49]

DISPOSITIVOS INTRAUTERINOS LIBERADORES DE LEVONORGESTREL

Os dispositivos intrauterinos liberadores de levonorgestrel (DIU-LNG) são endoceptivos que consistem em uma matriz de plástico em formato de T com um reservatório contendo levonorgestrel. No Brasil, existem dois tipos de DIU-LNG aprovados e que liberam quantidades diferentes de LNG.

Múltiplos mecanismos contribuem para a sua ação contraceptiva. Há efeitos sobre o muco cervical, que fica espesso e funciona como barreira para o trato genital superior, efeitos endometriais (decidualização endometrial e atrofia glandular) – o que prejudica uma possível implantação embrionária, inibição da motilidade espermática, reação a corpo estranho e mecanismos moleculares. A absorção sistêmica de levonorgestrel é pequena, causando um efeito mínimo no eixo hipotálamo-hipófise-ovariano, com mais de 85% das mulheres mantendo a ovulação durante o seu uso. O percentual de ovulação está relacionado com a dosagem de LNG liberada pelo DIU.[50]

A inserção deve ser realizada por profissional médico experiente, no consultório. O procedimento pode ser realizado em qualquer momento do ciclo menstrual, desde que se tenha certeza da ausência de gestação.[36]

A eficácia contraceptiva do DIU-LNG é comparável à esterilização feminina, com índice de Pearl de 0,1 no primeiro ano e taxa cumulativa de falha de 0,7 a 1% em 5 anos de uso.[50,51]

As indicações são as mesmas para os dois modelos de DIU-LNG e seguem os critérios de elegibilidade da OMS (Tabela 46.8).[27]

Sistema intrauterino de levonorgestrel 52 mg (DIU-LNG 52)

Lançado globalmente em 1991, o DIU-LNG 52 apresenta uma taxa de liberação de levonorgestrel de 20 µg/dia no primeiro ano da inserção, diminuindo de forma progressiva com o passar dos anos de uso. A durabilidade contraceptiva do método aprovada pelos órgãos regulamentadores no Brasil é de 5 anos, apesar de, em alguns outros países, como nos Estados Unidos, já possuir liberação para uso contraceptivo por 7 anos.[52,53]

O dispositivo em formato de T mede 32 × 32 mm, contém 52 mg de levonorgestrel em seu reservatório vertical e o diâmetro de seu insertor é de 4,4 mm.[51]

Além das indicações contraceptivas, como uso em pacientes com contraindicação ao estrogênio, o DIU-LNG 52 também está relacionado com diversos benefícios não contraceptivos. O mais estudado é o uso no tratamento para sangramento uterino aumentado devido ao padrão menstrual favorável que a maioria das usuárias experimenta, com diminuição progressiva do volume de fluxo menstrual e altas taxas de amenorreia. O tratamento já foi aprovado em mais de cem países e tem efeitos comparáveis à ablação endometrial e à histerectomia.[54-57] Além disso, o uso em

Tabela 47.8 – Critérios de elegibilidade do uso de DIU e SIU-LNG em condições especiais, segundo a OMS

CONDIÇÃO	CATEGORIAS DA OMS PARA SIU-LNG	CATEGORIAS DA OMS PARA DIU DE COBRE
Lactação	Até 48 h do parto – Categoria 2	Até 48 h do parto – Categoria 1
	48 h a 4 semanas pós-parto – Categoria 3	48 h a 4 semanas pós-parto – Categoria 3
	4 semanas pós-parto – Categoria 1	4 semanas pós-parto – Categoria 1
Sepse puerperal (puerpério e pós-aborto)	Categoria 4	Categoria 4
Pós-abortamento	Inserção imediata após abortamento de primeiro trimestre – Categoria 1	Inserção imediata após abortamento de primeiro trimestre – Categoria 1
	Inserção imediata após abortamento de segundo trimestre – Categoria 2	Inserção imediata após abortamento de segundo trimestre – Categoria 2
	Imediatamente após aborto infectado – Categoria 4	Imediatamente após aborto infectado – Categoria 4
Câncer	Câncer de mama (atual) – Categoria 4	Câncer de mama (atual) – Categoria 1

	Câncer cervical (antes do tratamento)
	  Para iniciar – Categoria 4
	  Para continuar – Categoria 2
		Câncer cervical (antes do tratamento)
		  Para iniciar – Categoria 4
		  Para continuar – Categoria 2

	Câncer endometrial (antes do tratamento)
	  Para iniciar – Categoria 4
	  Para continuar – Categoria 2
		Câncer endometrial (antes do tratamento)
		  Para iniciar – Categoria 4
		  Para continuar – Categoria 2

	Câncer de ovário
	  Para iniciar – Categoria 3
	  Para continuar – Categoria 2
		Câncer de ovário
		  Para iniciar – Categoria 3
		  Para continuar – Categoria 2

Sangramento vaginal inexplicado	Para iniciar – Categoria 4 Para continuar – Categoria 2	Para iniciar – Categoria 4 Para continuar – Categoria 2

DIP	Atual
	  Para iniciar (atual) – Categoria 4
	  Para continuar (atual) – Categoria 2
		Atual
		  Para iniciar (atual) – Categoria 4
		  Para continuar (atual) – Categoria 2

	Passada – Categoria 1	Passada – Categoria 1

ISTs	Gonorreia ou clamídia sintomáticas
	  Para iniciar – Categoria 4
	  Para continuar – Categoria 2
		Gonorreia ou clamídia sintomáticas
		  Para iniciar – Categoria 4
		  Para continuar – Categoria 2

	Outras ISTs e vaginites – Categoria 2	Outras ISTs e vaginites – Categoria 2
	Risco aumentado para ISTs – Categorias 2 ou 3	Risco aumentado para ISTs – Categorias 2 ou 3

(Continua)

Tabela 47.8 – Critérios de elegibilidade do uso de DIU e SIU-LNG em condições especiais, segundo a OMS *(Continuação)*

CONDIÇÃO	CATEGORIAS DA OMS PARA SIU-LNG	CATEGORIAS DA OMS PARA DIU DE COBRE
HIV/Aids	Categoria 2	Categoria 2
	Doença avançada 　Para iniciar – Categoria 3 　Para continuar – Categoria 2	Doença avançada 　Para iniciar – Categoria 3 　Para continuar – Categoria 2
Trombocitopenia	Categoria 2	Para iniciar – Categoria 3 Para continuar – Categoria 2
Anormalidades anatômicas que distorcem a cavidade uterina	Categoria 4	Categoria 4

Aids, síndrome da imunodeficiência adquirida (*acquired immunodeficiency syndrome*); DIP, doença inflamatória pélvica; DIU; dispositivo intrauterino; HIV, vírus da imunodeficiência humana (*human immunodeficiency virus*); ISTs, infecções sexualmente transmissíveis; OMS, Organização Mundial da Saúde; SIU-LNG, sistema intrauterino de levonorgestrel.
Fonte: World Health Organization.[27]

pacientes com dismenorreia associada ou não à endometriose e em pacientes com adenomiose parece ser efetivo, devido ao bom controle do ciclo menstrual, com redução do fluxo ou amenorreia e melhora da dor pélvica associada a essas doenças. O tratamento de hiperplasia endometrial também pode ser realizado com DIU-LNG 52.[54]

No HCPA, o DIU-LNG 52 foi inserido em 676 pacientes entre março de 2007 e junho de 2016. Na maioria das vezes, optou-se pelo método devido ao desejo de anticoncepção associado a contraindicações a métodos hormonais combinados ou a padrões anormais de sangramento menstrual.

Sistema intrauterino de levonorgestrel 19,5 mg (DIU-LNG 19,5)

Lançado em 2017 e disponível no Brasil desde 2020, o DIU-LNG 19,5 oferece taxa de liberação hormonal diária 40% menor quando comparado com o DIU-LNG 52: 12 µg/dia no primeiro ano de uso.

Semelhante ao seu antecessor, o DIU-LNG 19,5 é um dispositivo em formato de T. As suas dimensões são menores (28 × 30 mm), bem como o diâmetro do seu insertor (3,8 mm). Também possui um anel de prata no topo de seu reservatório vertical de levonorgestrel, auxiliando a diferenciação do DIU-LNG 52 nos exames de imagem, como a ultrassonografia. É radiopaco.

O uso do DIU-LNG 19,5 é recomendado apenas para contracepção e parece ser muito bem indicado para nulíparas e adolescentes, por ser um dispositivo menor, com insertor de menor diâmetro e com menor liberação de hormônios para o ambiente intrauterino. Até o momento, não há dados suficientes na literatura que corroborem o seu emprego para outros fins.[51]

Além da facilidade de inserção devido aos seus diâmetros menores, a percepção de dor pelas usuárias de DIU-LNG 19,5 é menor do que as de DIU-LNG 52. A realização de bloqueio intracervical com mepivacaína a 1% ou com lidocaína a 2% reduz a percepção de dor durante o procedimento de inserção para ambos os dispositivos.[58] Fatores biológicos como nuliparidade, cesariana prévia e história de dismenorreia estão associados à maior percepção de dor.[59]

O principal efeito colateral do DIU-LNG é a mudança no padrão do sangramento menstrual devido à ação progestogênica sobre o endométrio. Sangramento prolongado ou *spottings* podem ocorrer em aproximadamente metade das novas usuárias no primeiro ano de uso. Contudo, a maioria das mulheres tem padrão menstrual favorável, com diminuição do fluxo menstrual em 74 a 98%, seguida de amenorreia em 20 a 60% para usuárias de DIU-LNG 52.[57] Quando se comparou o padrão de sangramento menstrual entre os dois modelos ao longo de 1 ano de uso, houve aumento da proporção de mulheres com nenhum ou poucos dias de sangramento menstrual (e/ou de escape), bem como redução daquelas que tiveram sangramento prolongado, para ambos os DIUs-LNG. O padrão de redução de sangramento uterino manteve-se quando foi analisado apenas o DIU-LNG 19,5 durante 1 ano de uso e 5 anos de uso, ou seja, o efeito no padrão de sangramento é comparável.[60-62] A redução de volume de sangramento esperado é de 24% de amenorreia em 1 ano de uso para o DIU-LNG 19,5.[60]

Outros efeitos adversos incluem alguns efeitos sistêmicos, como acne, cefaleia, mastalgia e depressão. Esses efeitos têm baixa incidência e parecem ser máximos no terceiro mês após a inserção, com redução gradual posteriormente.[50] O aparecimento de cistos ovarianos funcionais é comum para o DIU-LNG 52. Tais cistos são foliculares e ocorrem porque a dose do LNG liberada diariamente não inibe o eixo hipotálamo-hipófise-ovariano, mas pode ser suficiente para alterar os processos de desenvolvimento e atresia folicular. Costumam ser assintomáticos e de resolução espontânea, por isso, não está recomendada investigação, e o tratamento deve ser expectante.[57] As usuárias de DIU-LNG 19,5 parecem ter 60% menos cistos ovarianos do que as usuárias do DIU-LNG 52.[58,61-65] As evidências são limitadas quanto ao ganho de peso relacionado com o uso do DIU-LNG. Há dificuldade na interpretação dos dados, já que os estudos acompanham pacientes ao longo do tempo e demonstram ganho de peso entre usuárias de diferentes métodos, inclusive os não hormonais, sugerindo relação com fatores externos.[66]

Em relação à satisfação e aceitabilidade, 96% das mulheres em uso de DIU-LNG 19,5 disseram estar muito satisfeitas ou parcialmente satisfeitas com o método. A taxa de descontinuação com esse modelo foi de 19,1% em 1 ano. Não existem comparações entre os DIUs-LNG 52 e 19,5 em relação à taxa de descontinuação.

DISPOSITIVOS INTRAUTERINOS NÃO HORMONAIS

Dispositivo intrauterino de cobre (TCu 380A)

O DIU de cobre é um dos métodos contraceptivos mais utilizados no mundo. Ele é empregado por milhões de mulheres, principalmente em países emergentes, como os do Sudoeste da Ásia e da China (41%). Entretanto, é subutilizado na Europa (entre 3-24%) e nos Estados Unidos (entre 2-8%). No Brasil, o uso do DIU representa 1,9% dos métodos utilizados, incluindo a ligadura tubária.[1]

O DIU de cobre é uma estrutura de polietileno, revestida parcialmente por cobre. No Brasil, está disponível o DIU TCu 380A, com duração contraceptiva de 10 anos. A inserção deve ser realizada por profissional médico experiente, no consultório, sem anestesia. O procedimento pode ser realizado em qualquer momento do ciclo menstrual, desde que se tenha certeza da ausência de gestação.[50]

O DIU age por meio de uma resposta inflamatória citotóxica que é espermicida, com aumento na produção local de prostaglandinas e inibição da implantação. Além disso, há alteração na mobilidade espermática, com menor ascensão dos espermatozoides para o trato genital superior. A ação contraceptiva depende de um complexo e variado conjunto de alterações espermáticas, ovulares, cervicais, endometriais e tubárias que dificultam a fertilização.[50]

O índice de Pearl desse método varia de 0,5 a 0,7 a cada cem mulheres por ano. Em 10 anos, a efetividade do DIU pode ser comparada à da esterilização tubária, devendo ser sempre uma alternativa à esterilização, principalmente em mulheres jovens e com contraindicações ao procedimento cirúrgico.[50,67]

Uma publicação Cochrane[68] avaliou dor e dificuldade de inserção do DIU em nulíparas e multíparas, mas a grande maioria dos resultados envolveu apenas poucos estudos, impedindo a metanálise. Não foi encontrada diferença significativa na comparação entre bloqueio paracervical com 10 mL de lidocaína a 1% e ausência de bloqueio. Assim, não existem justificativas até o momento para recomendar essa prática, que gera aumento de custos e do tempo do procedimento.

Já na comparação placebo *versus* misoprostol 400 µg via vaginal, houve redução significativa do escore de dor durante a inserção do DIU com o placebo (n = 400; RC 0,27; IC 95%, 0,07-0,46) em nulíparas, tendo as usuárias de misoprostol apresentado mais dor antes de deixar o consultório e mais cólicas pós-inserção. Entretanto, em um ensaio clínico em nulíparas e em usuárias de misoprostol pré-inserção, houve redução significativa do critério de dor moderada a intensa na inserção com o medicamento (RC 0,30; IC 95%, 0,16-0,55). A satisfação e a aceitação do método não diferem entre as que usaram o misoprostol e as que não usaram, nem na taxa de recomendação do DIU para uma amiga, medida 7 dias após a inserção.

O uso de naproxeno 550 mg uma hora antes da inserção em multíparas produziu redução significativa na média do escore de dor durante o procedimento (RC 1,94; IC 95%, 2,35-1,53) quando comparado com o placebo, aumentando significativamente a satisfação e a aceitabilidade do método. O ibuprofeno 800 mg não produziu os mesmos resultados.

O DIU de cobre pode aumentar o fluxo e a irregularidade menstrual, além de aumentar a chance de *spotting*, sobretudo nos primeiros 3 a 6 meses após a inserção, com diminuição dos dias de sangramento com o passar do tempo. Também pode ocorrer dismenorreia, causa de descontinuidade em 6% das novas usuárias.[50,69]

O risco de doença inflamatória pélvica está aumentado apenas nos primeiros 20 dias após a inserção do DIU, estando relacionado com infecções preexistentes, muitas assintomáticas, e não ao DIU em si.[70]

Além disso, complicações podem estar associadas, como o risco de deslocamento parcial ou total do DIU, podendo resultar em expulsão. A expulsão parcial pode ser identificada por meio do alongamento dos fios do DIU que protruem pelo orifício cervical externo ou, em alguns casos, pode ser percebida pelo parceiro no ato sexual.

Já as expulsões completas normalmente são acompanhadas de dor pélvica intensa, em cólica, e sangramento extemporâneo. Com frequência, ocorrem nos primeiros ciclos menstruais. São mais comuns em pacientes com sangramento aumentado, dismenorreia, idade mais jovem, formato uterino atípico, presença de miomas intrauterinos e expulsão prévia. A nuliparidade não está associada a maiores taxas de expulsão.[65,70]

Em 2005, a FDA liberou o uso do DIU de cobre TCu 380A para nulíparas e para mulheres com história prévia de IST sem infecção no momento da inserção. Também excluiu a necessidade de citologia cervical pré-colocação e rastreamento de infecções do trato genital inferior nas pacientes assintomáticas.[70]

A OMS estabeleceu critérios de elegibilidade para uso do DIU em condições especiais,[27] sendo categoria 1 para quase todas as situações em que está contraindicada anticoncepção hormonal, como tabagismo, hipertensão e doença cardiovascular; as demais são vistas na Tabela 46.8.

Dispositivo intrauterino de cobre e prata (Cu 380Ag)

O DIU de cobre e prata é um dispositivo intrauterino semelhante ao de cobre. A diferenciação está no núcleo vertical de prata desse dispositivo, utilizado a fim de retardar a fragmentação do cobre que reveste esse núcleo, aumentando a vida útil do metal.[71] No Brasil, dois dispositivos estão disponíveis: Cu 380Ag e Cu 380Ag Mini. Ambos têm o conhecido formato de T e o mesmo conteúdo de cobre (380 mm^2), disposto apenas na haste vertical. O que difere entre os dois são as dimensões: 36 × 32 mm e 30 × 24 mm, respectivamente.

Um dos objetivos da adição de prata ao dispositivo seria a redução dos efeitos indesejáveis de sangramento e dismenorreia associados ao DIU TCu 380A, principais motivos de descontinuação do uso.[71] A quantidade de cobre no dispositivo é o que garante a eficácia do método, porém também é o que determina o aumento do sangramento e a dismenorreia, ou seja, quanto mais cobre, mais eficaz, porém mais chance de efeitos indesejados.[72] A comparação direta entre TCu 380A e Cu 380Ag avaliando desfechos, eficácia e taxa de descontinuidade não foi realizada. As informações presentes na literatura são de estudos antigos avaliando ambos de forma individual e sem evidências de diferença entre os dois no que diz respeito à redução de hemoglobina associada ao uso,[73,74] à taxa de dismenorreia e ao fluxo menstrual.[75,76]

Não existem estudos mostrando diferença de eficácia entre o DIU de cobre e o de cobre e prata.

A duração do DIU de cobre e prata é de 5 anos, e a inserção deve ser realizada por profissional médico experiente, no consultório. O procedimento pode ser realizado em qualquer momento do ciclo menstrual, desde que se tenha certeza da ausência de gestação.[50]

As indicações e os critérios de elegibilidade para o uso do DIU Cu 380Ag são os mesmos do DIU TCu 380A e estão detalhados na Tabela 47.8.[27]

Anticoncepção no puerpério

Os métodos contraceptivos podem ser utilizados no puerpério conforme a Figura 47.1, segundo os critérios de elegibilidade da OMS.[27]

A primeira escolha para puérperas são os anticoncepcionais contendo apenas progestógenos (POP), já que apresentam eficácia elevada e não interferem na amamentação. Para essa escolha, deve-se levar em consideração os seguintes itens:

- A gestação atual foi planejada.
- A paciente era usuária regular de contraceptivos orais, e a suspensão destes ocorreu apenas quando desejou gestar.
- A paciente utilizava o contraceptivo corretamente, e o esquecimento não era comum para ela (falha teórica e de uso mais próximas).
- Boa tolerância aos eventos adversos/colaterais esperados com o progestógeno isolado, como amenorreia, quando suspender a amamentação.

Caso a paciente não possa arcar com o custo desse medicamento, a opção recai sobre o uso de minipílulas (naquelas que estão amamentando), que têm eficácia ligeiramente inferior, mas são distribuídas pelo SUS. É importante considerar os itens supracitados e orientar a paciente para que observe estritamente o horário de tomada.

No HCPA, sugere-se que o uso de AMPD no puerpério imediato seja evitado em pacientes menores de 16 anos (devido à influência negativa sobre a massa óssea) e nas pacientes com sobrepeso antes da gestação. Para uso precoce (antes de 3 semanas), ele apresenta categoria 3, pelo já descrito anteriormente. Em situações de alto risco para nova gestação (como gestação não planejada, uma ou mais gestações na adolescência, pacientes com situações de vulnerabilidade social, usuárias de substâncias psicoativas, institucionalizadas) e na necessidade de início de contracepção eficaz com brevidade, o AMPD pode ser utilizado, inclusive antes da alta hospitalar (categoria 3), levando-se em consideração o fácil acesso e o baixo custo do medicamento. Entretanto, essas pacientes têm indicação formal de uso de LARCs, como o DIU inserido no pós-parto imediato (< 48 horas após o parto), já disponível em algumas maternidades do SUS. Nas pacientes com comorbidades, a inserção de LARCs no puerpério também é a melhor opção.

Vários autores têm documentado menor desconforto e dor na inserção do DIU logo após a dequitação placentária em comparação com a técnica-padrão, entre 6 e 8 semanas após o parto.[77] As pacientes parecem estar mais focadas em seus recém-nascidos e distraídas do procedimento, o que parece levar à redução do desconforto durante a inserção do DIU no pós-parto imediato.[3]

As taxas de expulsão do DIU variam com o momento de inserção, variando entre 0 e 5% na inserção *standard*, ou seja, entre 6 e 8 semanas após o parto, 8% se inserido antes da histerorrafia na cesariana e de 5 a 25% no pós-parto vaginal.[78] Contudo, a maioria desses estudos são coortes pequenas, o que reduz a acurácia desses resultados. A ocorrência de perfuração uterina ou transfixação do DIU durante a inserção no pós-parto é pouco provável, uma vez que o útero está mais complacente e de maior tamanho do que o habitual. As taxas de expulsão tendem a ser menores quando o DIU é inserido em menos de 10 minutos após a dequitação placentária em

Paciente pós-parto

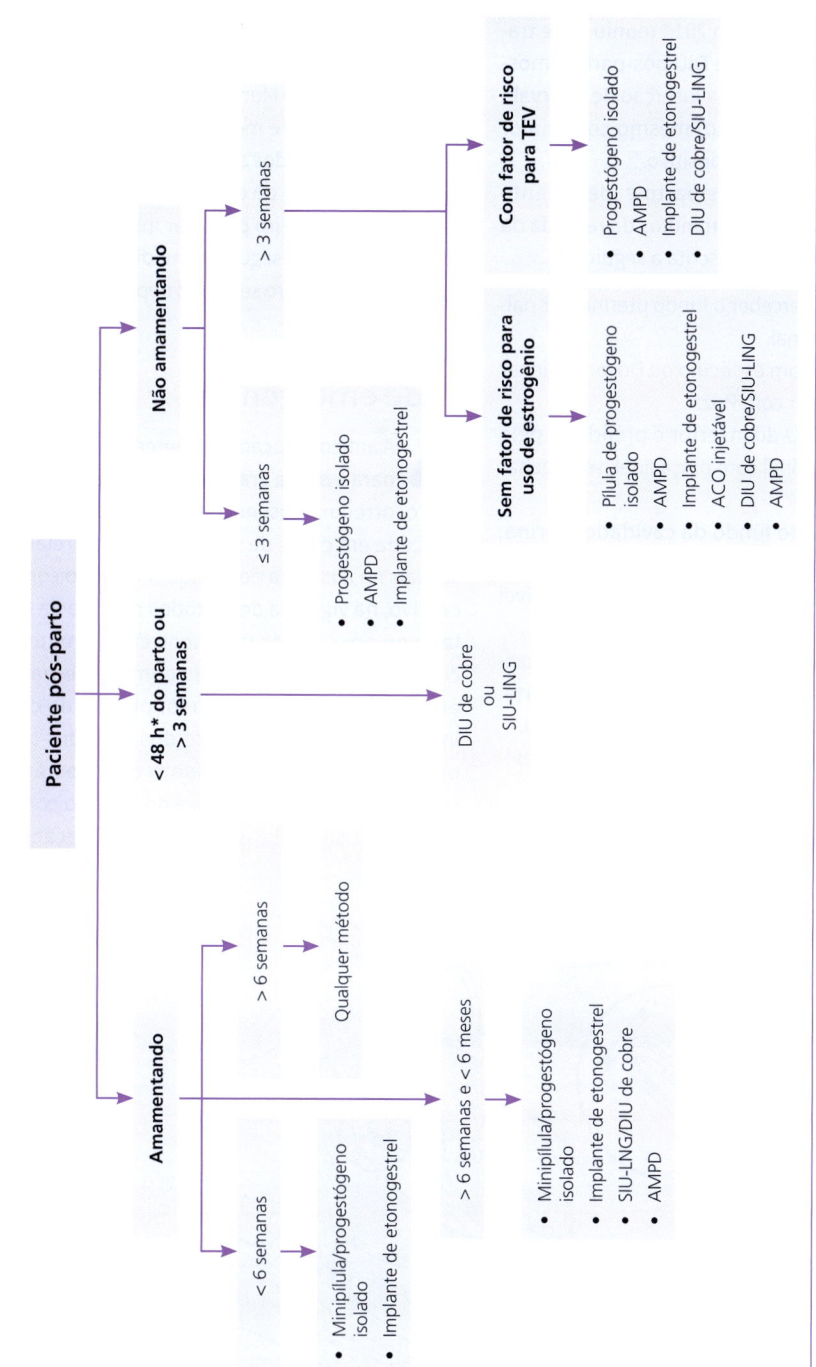

Amamentando

- < 6 semanas
  - Minipílula/progestógeno isolado
  - Implante de etonogestrel
- > 6 semanas → Qualquer método
- > 6 semanas e < 6 meses
  - Minipílula/progestógeno isolado
  - Implante de etonogestrel
  - SIU-LNG/DIU de cobre
  - AMPD

Não amamentando

- < 48 h* do parto ou > 3 semanas → DIU de cobre ou SIU-LNG
- ≤ 3 semanas
  - Progestógeno isolado
  - AMPD
  - Implante de etonogestrel
- > 3 semanas
  - Sem fator de risco para uso de estrogênio
    - Pílula de progestógeno isolado
    - AMPD
    - Implante de etonogestrel
    - ACO injetável
    - DIU de cobre/SIU-LNG
    - AMPD
  - Com fator de risco para TEV
    - Progestógeno isolado
    - AMPD
    - Implante de etonogestrel
    - DIU de cobre/SIU-LING

FIGURA 47.1 – Fluxograma para anticoncepção no puerpério.

*Nos primeiros 10 minutos após a dequitação placentária.
ACO, anticoncepcional oral combinado; AMPD, acetato de medroxiprogesterona de depósito; DIU, dispositivo intrauterino; SIU-LNG, sistema intrauterino de levonorgestrel; TEV, tromboembolia venosa.

comparação com a inserção entre 10 minutos e 72 horas pós-parto.[79] Uma revisão sistemática da Cochrane publicada em 2014 reuniu nove trabalhos sobre a inserção de DIU pós-parto e mostrou ser tão segura quanto a inserção de intervalo (4-6 semanas após o parto) mesmo com maior chance de expulsão do dispositivo.[80]

A inserção do DIU pós-parto é idealmente realizada nos primeiros 10 minutos da retirada da placenta, com a técnica descrita a seguir:

1. Massagear e perceber o fundo uterino por palpação abdominal.
2. Expor o colo com espéculo ou Doyan e pinçar o lábio anterior com Pozzi.
3. Remover o DIU do insertor e prendê-lo pela haste longitudinal com pinça anel, sem fechar a cremalheira.
4. Inserir o DIU no fundo da cavidade uterina, confirmando o alcance da pinça na palpação abdominal, e abrir a pinça o máximo possível para liberar o DIU (Figura 47.2).
5. Para fazer a retirada da pinça, depois de posicionar o DIU, girar a pinça levemente aberta, 45 graus no sentido horário ou anti-horário.
6. Deixar os fios para corte na consulta de revisão em 4 a 6 semanas pós-parto.

Nas situações em que o retorno da paciente aos serviços de saúde for mais previsível, pode-se orientar a colocação do DIU sob regime ambulatorial em quatro semanas após o parto (inserção de intervalo), caso a paciente assim deseje.

Em Porto Alegre, conforme projeto e dispensação pela Secretaria Municipal de Saúde, pacientes portadoras do HIV e moradoras desse município têm acesso a métodos anticoncepcionais de longa duração (implante de etonogestrel ou DIU-LNG), sendo que o primeiro pode ser inserido antes da alta hospitalar, e o segundo, imediatamente após o parto ou em quatro semanas depois do parto.

■ Anticoncepção de emergência

A anticoncepção de emergência é utilizada para evitar a gravidez após relação sexual que ocorreu na ausência de contracepção. Está indicada em casos de violência sexual, relações sexuais na ausência de qualquer método contraceptivo, na vigência de métodos de eficácia limitada ou em caso de uso incorreto de métodos contraceptivos (acidentes com preservativo antes e durante o intercurso, prática de coito interrompido, uso incorreto dos métodos comportamentais e esquecimento de ingestão de contraceptivos orais, de troca do adesivo contraceptivo ou do anel vaginal ou da aplicação dos injetáveis).

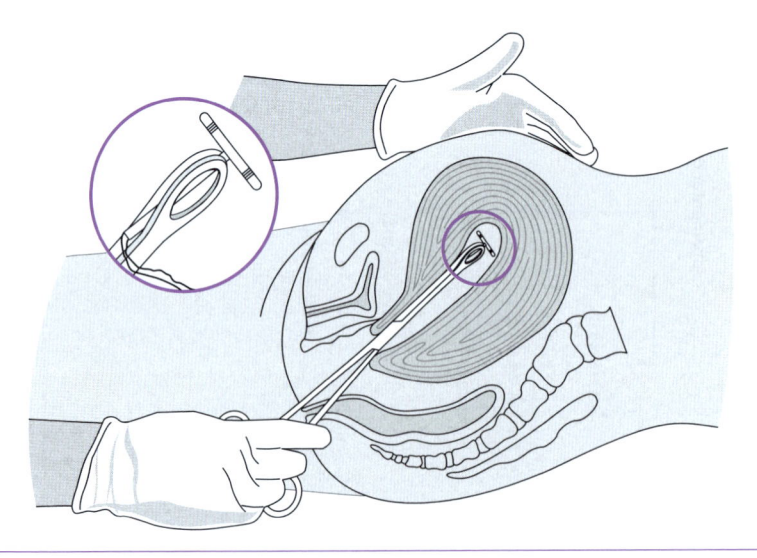

FIGURA 47.2 – Inserção do dispositivo intrauterino no fundo da cavidade uterina.

Com a anticoncepção de emergência, a chance de gravidez é reduzida em torno de 85%.

Para a anticoncepção de emergência, utiliza-se levonorgestrel isolado ou acetato de ulipristal (modulador seletivo dos receptores da progesterona, ainda não comercializado no Brasil). Também há o uso *off-label* de combinação de anticoncepcionais orais (método de Yuzpe). O levonorgestrel isolado, na dose de 1,5 mg, é considerado seguro em todas as idades, e, desde 2003, foi liberado sem prescrição médica.[81] O levonorgestrel isolado tem eficácia superior à do método de Yuzpe.[82]

O método de Yuzpe consiste no emprego de ACOs em altas doses (100 µg de etinilestradiol e 0,5 mg levonorgestrel, 2 doses com intervalo de 12 horas).[82] Nesse método, pode-se empregar 2 comprimidos de ACOs de alta dosagem de 12/12 horas (50 µg de etinilestradiol cada) ou 4 comprimidos de ACOs de 30 µg de 12/12 horas. A sua eficácia é de cerca de 57%. A perda de eficácia está muito associada à ocorrência de vômitos (devido à dose elevada de estrogênios) e ao esquecimento da tomada da segunda dose. Além disso, não pode ser empregado na vigência de contraindicação ao estrogênio.[82]

Não existem contraindicações para a pílula de emergência com levonorgestrel (categorias 1 ou 2 da OMS), e ela pode ser empregada quantas vezes forem necessárias sem perda da eficácia. Obviamente, o uso repetido de anticoncepção de emergência sinaliza para a necessidade de instituir uma forma permanente de contracepção, cuja eficácia é superior.[82]

Ressalta-se que a administração de qualquer um dos métodos em até 72 horas leva à menor ocorrência de falhas. Administrar a primeira dose após 72 horas da relação sexual aumenta as chances de gestação em 50%, mas a tentativa de evitá-la ainda deve ser proposta diante da pequena ocorrência de efeitos adversos.[83]

Uma alternativa foi estudada em mulheres que procuraram atendimento para obter anticoncepção de emergência. Avaliou-se a inserção de DIU de cobre (TCu 380A) (36% das participantes) ou emprego de 1,5 mg de levonorgestrel oral mais a inserção do DIU-LNG (64%), tendo como desfecho primário o resultado do ato sexual sem contracepção, 5 dias antes da inserção do DIU ou da tomada do progestógeno oral. Não houve falhas (gestações) em nenhum dos grupos. Mais mulheres optaram pela estratégia conjunta, alegando desejarem anticoncepção de emergência, mas já iniciando anticoncepção altamente eficaz a partir desse momento.[84]

A anticoncepção de emergência deve ser feita com dose única de 1,5 mg de levonorgestrel, administrada preferencialmente até 72 horas após relação sexual na ausência de contracepção.

Métodos irreversíveis

ANTICONCEPÇÃO CIRÚRGICA: VASECTOMIA E LIGADURA TUBÁRIA

A anticoncepção cirúrgica, tanto masculina como feminina, deve ficar reservada a casais que têm a prole planejada e estão absolutamente conscientes da irreversibilidade do método.

A vasectomia liga o ducto deferente e pode ser realizada com anestesia local. É segura e tem alta efetividade. A vasectomia não altera o aspecto do sêmen e não afeta o desempenho sexual do homem. Para ter certeza de que o procedimento foi eficaz, é indicado realizar um espermograma 3 meses após o procedimento ou após 20 ejaculações.

Na ligadura tubária (LT), realiza-se a obstrução do lúmen tubário, impedindo o transporte do óvulo e o encontro dos gametas femininos e masculinos. O local ideal para o procedimento cirúrgico é a região ístmica. Pode ser realizada por via videolaparoscópica, laparotômica (minilaparotomia) ou através do fundo de saco vaginal (culdotomia). A anestesia deve ser geral para a via laparoscópica e condutiva para a culdotômica. A via videolaparoscópica é a mais utilizada.[85]

Entre as técnicas abertas de LT descritas, estão a ligadura com fio cirúrgico e posterior secção da tuba na porção ligada (técnicas de Pomeroy, Parkland, Uchida, Irving) e a ressecção de um segmento tubário (salpingectomia) (técnicas de Kroener, Madlener, Aldrich). Além dessas técnicas, pode-se realizar a obstrução mecânica utilizando clipes ou anéis ou pode-se proceder à eletrocoagulação com cautério, com ou sem secção. A eletrocoagulação associa-se à menor morbidade do que os outros métodos, mas uma das complicações mais frequentes desse método é a lesão térmica de alça intestinal. Ao se optar por algum dos métodos, é importante observar custos, capacitação do profissional e qualidade do material cirúrgico.[86]

O índice de Pearl (falha teórica) das diversas técnicas é de 0,1 a 0,3 a cada cem mulheres por ano.

No HCPA, a esterilização por ligadura tubária tem sido realizada por videolaparoscopia, por eletrocoagulação com cautério bipolar. Contudo, a eletrocauterização unipolar pode ser utilizada, havendo aumento nos procedimentos via fundo de saco posterior. No HCPA, segue-se a legislação brasileira sobre planejamento familiar, promulgada em 12 de janeiro de 1996 (Lei nº 9.263;[87] Quadro 47.12), a qual está prestes a ser modificada pelo Congresso Nacional, com tendência à maior flexibilização para as suas indicações.

Todas as pacientes são informadas sobre a irreversibilidade do método e da resposta pequena nos casos de reversão de ligadura tubária por salpingoplastia. No momento da consulta, deve-se oferecer à paciente a possibilidade de uso de todos os métodos reversíveis disponíveis. Em caso de recusa, devem ser registrados no prontuário os motivos que a levam a optar por um método definitivo, bem como seu desejo de não ter mais filhos. Se houver percepção de dúvida pela paciente, discordância entre o casal ou idade muito precoce (entre 25-30 anos), é recomendado encaminhamento para avaliação da equipe da psicologia. As demais pacientes recebem orientações sobre todos os métodos anticoncepcionais durante os 60 dias que antecedem a cirurgia, conforme previsto em lei, o que garante a certeza da paciente sobre o procedimento definitivo.

O atendimento das pacientes com interesse em ligadura tubária no Ambulatório de Planejamento Familiar do HCPA segue a Figura 46.3.

Quadro 47.12 – Legislação brasileira sobre planejamento familiar

Lei nº 9.263, de 12 de janeiro de 1996, artigo 10

Somente é permitida a esterilização voluntária nas seguintes situações:

1. Em homens e mulheres com capacidade civil plena e **maiores de vinte e 25 anos ou, pelo menos, com dois filhos vivos**, desde que observado o **prazo mínimo de 60 dias entre a manifestação da vontade e o ato cirúrgico**, período no qual será propiciado à pessoa interessada acesso a serviço de regulação da fecundidade, incluindo aconselhamento por equipe multidisciplinar, visando a desencorajar a esterilização precoce.

2. **Risco à vida ou à saúde da mulher ou do futuro concepto**, testemunhado em relatório escrito e assinado por dois médicos.

§ 1º É condição para que se realize a esterilização o registro da expressa manifestação da vontade em documento escrito e firmado, após a informação a respeito dos riscos da cirurgia, possíveis efeitos colaterais, dificuldade de sua reversão e opções de anticoncepção reversíveis existentes.

§ 2º É vedada a esterilização cirúrgica em mulher durante os períodos de parto ou aborto, exceto nos casos de comprovada necessidade, por cesarianas sucessivas anteriores.

§ 3º Não será considerada a manifestação da vontade, na forma do § 1º, expressa durante ocorrência de alterações na capacidade de discernimento por influência de álcool, drogas, estados emocionais alterados ou incapacidade mental temporária ou permanente.

§ 4º A esterilização cirúrgica como método contraceptivo somente será executada através da laqueadura tubária, vasectomia ou de outro método cientificamente aceito, sendo vedada através da histerectomia e ooforectomia.

§ 5º Na vigência de sociedade conjugal, a esterilização depende do consentimento expresso de ambos os cônjuges.

§ 6º A esterilização cirúrgica em pessoas absolutamente incapazes somente poderá ocorrer mediante autorização judicial, regulamentada na forma da Lei.

Fonte: Adaptado de Brasil.[87]

```
┌─────────────────────────────────────────────┐
│ Primeira consulta: paciente com desejo de ligadura tubária │
└─────────────────────────────────────────────┘
                      ↓
              Oferecer LARCs
                      ↓
              Paciente mantém
               desejo de LT
                      ↓
        ┌─────────────┴─────────────┐
        ↓                           ↓
```

- 25-30 anos ou pelo menos 2 filhos com
  - Discordância entre o casal e/ou
  - Demonstração de dúvida quanto ao procedimento

- \> 30 anos
- Escolaridade igual ou inferior a 4 anos
- Nova gestação com fatores de risco
- Doença crônica agravada pela gestação
- ≥ 2 cesarianas anteriores
- Parceiro atual com filhos de outro relacionamento sob a responsabilidade do casal
- Filhos anteriores não criados pela paciente (situação de incapacidade/abandono)
- Usuárias de drogas psicoativas ou alcoolistas
- Pacientes com situação de vulnerabilidade social
- Pacientes com doenças de transmissão vertical

Tempo mínimo de 60 dias

↓
Avaliação psicológica

↓
Equipe de enfermagem apenas explana os diferentes métodos anticoncepcionais, conforme previsto na Lei nº 9.263

↓
Paciente mantém desejo de LT

↓
Agenda-se procedimento

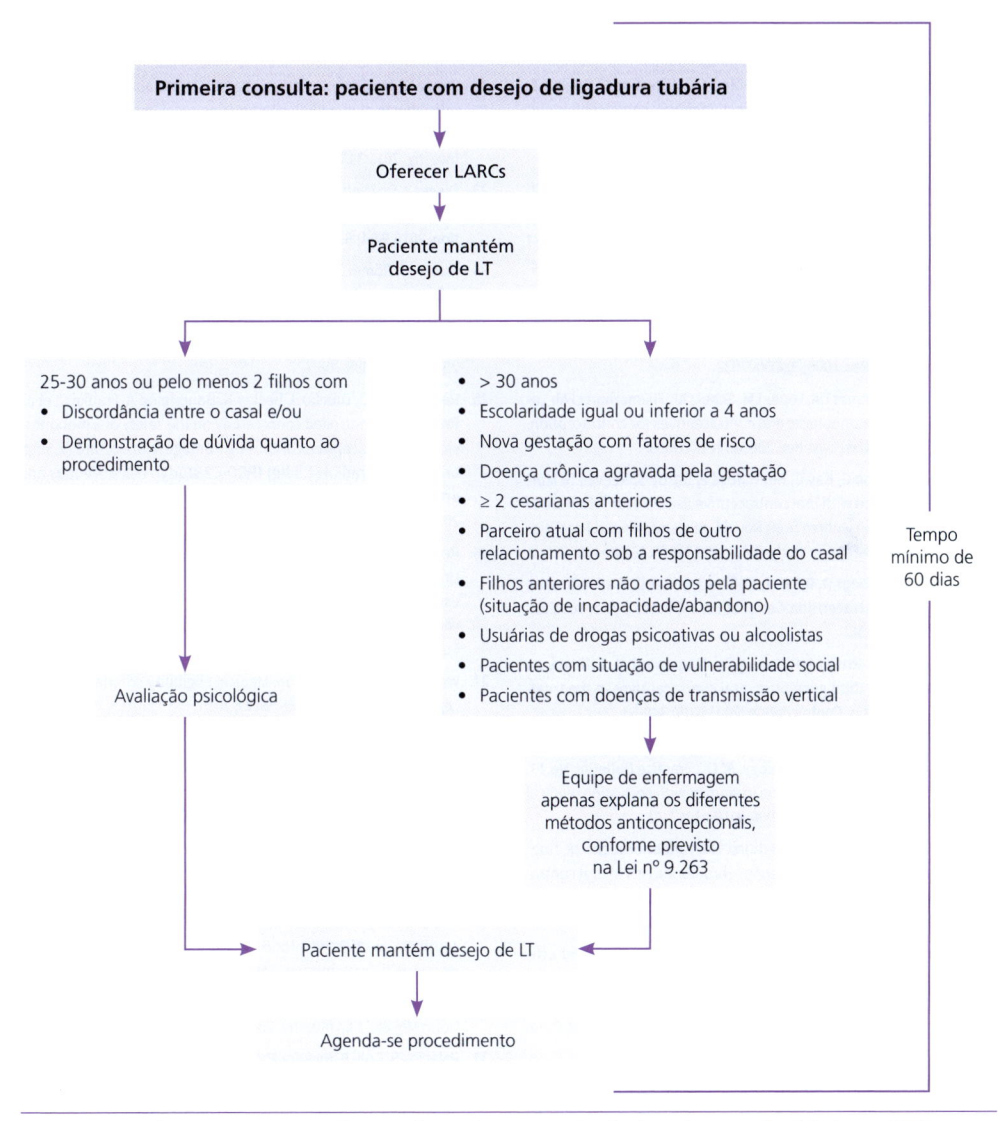

FIGURA 47.3 – Fluxograma para atendimento das pacientes com desejo de anticoncepção cirúrgica no HCPA.
HCPA, Hospital de Clínicas de Porto Alegre; LARCs, métodos contraceptivos reversíveis de longa duração (*long-acting reversible contraception*); LT, ligadura tubária.

REFERÊNCIAS

1. Brasil. Ministério da Saúde. Pesquisa nacional de demografia e saúde da criança e da mulher - PNDS 2006: dimensões do processo reprodutivo e da saúde da criança. Brasília: MS; 2009.

2. Brasil. Ministério da Saúde. Departamento de Informática do SUS (DATASUS). Informações de Saúde (TABNET) [Internet]. Rio de Janeiro: DATASUS; c2008 [capturado em 30 nov. 2016]. Disponível em: http://tabnet.datasus.gov.br.

3. Trussel J. Contraceptive failure in the United States. Contraception. 2011;83(5):397-404.

4. Frost JJ, Darroch JE. Factors associated with contraceptive choice and inconsistent method use, United States, 2004. Perspect Sex Reprod Health. 2008; 40(2):94-104.

5. Berglund Scherwitzl E, Lundberg O, Kopp Kallner H, Gemzell Danielsson K, Trussell J, Scherwitzl R. Perfect-use and typical-use Pearl Index of a contraceptive mobile app. Contraception. 2017;96(6):420-5.

6. Pearson JT, Chelstowska M, Rowland SP, Benhar E, Kopp-Kallner H, Berglund Scherwitzl E, et al. Contraceptive effectiveness of an

7. Pearson JT, Chelstowska M, Rowland SP, Mcilwaine E, Benhar E, Berglund Scherwitzl E, et al. Natural Cycles app: contraceptive outcomes and demographic analysis of UK users. Eur J Contracept Reprod Health Care. 2021;26(2):105-10.

8. Bull J, Rowland S, Lundberg O, Berglund-Scherwitzl E, Gemzell-Danielsson K, Trussell J, et al. Typical use effectiveness of Natural Cycles: postmarket surveillance study investigating the impact of previous contraceptive choice on the risk of unintended pregnancy. BMJ Open. 2019;9(3):e026474.

9. Van Vliet HA, Grimes DA, Helmerhorst FM, Schulz KF. Biphasic versus monophasic oral contraceptives for contraception. Cochrane Database Syst Rev. 2006;(3):CD002032.

10. Van Vliet HA, Grimes DA, Lopez LM, Schulz KF, Helmerhorst FM. Triphasic versus monophasic oral contraceptives for contraception. Cochrane Database Syst Rev. 2006;(3):CD003553.

11. Beral V, Hermon C, Kay C, Hannaford P, Darby S, Reeves G. Mortality associated with oral contraceptive use: 25 year follow up of cohort of 46 000 women from Royal College of General Practitioners' oral contraception study. BMJ. 1999;318(7176):96-100.

12. Black A, Francoeur D, Rowe T, Collins J, Miller D, Brown T, et al. Canadian Contraception Consensus. J Obstet Gynaecol Can. 2004;26(2):143-56.

13. Breitkopf DM, Rosen MP, Young SL, Nagamani M. Efficacy os second versus third generation oral contraceptives in the treatment of hirsutism. Contraception. 2003;67(5):349-53.

14. American College of Obstetricians and Gynecologists Committee on Practice Bulletins-Gynecology. ACOG Practice Bulletins No 73: use of hormonal contraception in women with coexisting medical conditions. Obstet Gynecol. 2006;107(6):1453-72.

15. Van Hylckama Vlieg A, Helmerhorst FM, Vandenbroucke JP, Doggen CJ, Rosendaal FR. The venous thrombotic risk of oral contraceptives, effects of oestrogen dose and progestogen type: results of the MEGA case-control study. BMJ. 2009;339:b2921.

16. Gestodene Study Group 324. Cycle control, safety and efficacy of a 24-day regimen of gestodene 60 microg/ ethinylestradiol 15 microg and a 21-day regimen of desogestrel 150 microg/ ethinylestradiol 20 microg. Eur J Contracept Reprod Health Care. 1999;4(Suppl 2):17-25.

17. Kemmeren JM, Algra A, Grobbee DE. Third generation oral contraceptives and risk of venous thrombosis: meta-analysis. BMJ. 2001;323(7305):131-4.

18. Lidegaard O, Nielsen LH, Skovlund CW, Skjeldestad FE, Løkkegaard E. Risk of venous thromboembolism from use of oral contraceptives containing different progestogens and oestrogen doses: Danish cohort study, 2001-9. BMJ. 2011;343:d6423.

19. Vinogradova Y, Coupland C, Hippisley-Cox J. Use of combined oral contraceptives and risk of venous thromboembolism: nested case-control studies using the QResearch and CPRD databases. BMJ. 2015;350:h2135.

20. Roach RE, Helmerhorst FM, Lijfering WM, Stijnen T, Algra A, Dekkers OM. Combined oral contraceptives: the risk of myocardial infarction and ischemic stroke. Cochrane Database Syst Rev. 2015;(8):CD011054.

21. Ahrendt HJ, Makalová D, Parke S, Mellinger U, Mansour D. Bleeding pattern and cycle control with an estradiol-based oral contraceptive: a seven-cycle, randomized comparative trial of estradiol valerate/dienogest and ethinyl estradiol/levonorgestrel. Contraception. 2009;80(5):436-44.

22. Junge W, Mellinger U, Parke S, Serrani M. Metabolic and haemostatic effects of estradiol valerate/dienogest, a novel oral contraceptive: a randomized, open-label, single-centre study. Clin Drug Investig. 2011;31(8):573-84.

23. Dinger J, Do Minh T, Heinemann K. Impact of estrogen type on cardiovascular safety of combined oral contraceptives. Contraception. 2016;94(4):328-39.

24. Fraser IS, Römer T, Parke S, Zeun S, Mellinger U, Machlitt A, et al. Effective treatment of heavy and/or prolonged menstrual bleeding with an oral contraceptive containing estradiol valerate and dienogest: a randomized, double-blind Phase III trial. Hum Reprod. 2011;26(10):2698-708.

25. Reed S, Koro C, DiBello J, Becker K, Bauerfeind A, Franke C, et al. Prospective controlled cohort study on the safety of a monophasic oral contraceptive containing nomegestrol acetate (2.5mg) and 17β-oestradiol (1.5mg) (PRO-E2 study): risk of venous and arterial thromboembolism. Eur J Contracept Reprod Health Care. 2021;26(6):439-46.

26. Reed S, Koro C, DiBello J, Becker K, Bauerfeind A, Franke C, et al. Unintended pregnancy in users of nomegestrol acetate and 17-o-estradiol (NOMAC-E2) compared with levonorgestrel-containing combined oral contraceptives: final results from the PRO-E2 study. Eur J Contracept Reprod Health Care. 2021;26(6):447-53.

27. World Health Organization. Medical eligibility criteria for contraceptive use. 5th ed. Geneva: WHO; 2015.

28. Lubianca JN. Anticoncepção hormonal oral. In: Fuchs, FD, Wannmacher L, Ferreira MB. Farmacologia clínica: fundamentos da terapêutica racional. 5. ed. Rio de Janeiro: Guanabara Koogan; 2017. p. 688-99.

29. Lubianca JN, Faccin CS, Fuchs FD. Oral contraceptives: a risk factor for uncontrolled blood pressure among hypertensive women. Contraception. 2003;67(1):19-24.

30. Lubianca JN, Moreira LB, Gus M, Fuchs FD. Stopping oral contraceptives: an effective blood pressure lowering intervention in women with hypertension. J Hum Hypertens. 2005;19(6):451-5.

31. Skouby SO, Sidelmann JJ. Impact of progestogens on hemostasis. Horm Mol Biol Clin Investig. 2019;37(2):20180041.

32. Palacios S, Colli E, Regidor P-A. Multicenter, phase III trials on the contraceptive efficacy, tolerability and safety of a new drospirenone-only pill. Acta Obstet Gynecol Scand. 2019;98(12):1549-57.

33. Duijkers IJM, Heger-Mahn D, Drouin D, Colli E, Skouby S. Maintenance of ovulation inhibition with a new progestogen-only pill containing drospirenone after scheduled 24-h delays in pill intake. Contraception. 2016;93(4):303-9.

34. Apter D, Colli E, Gemzell-Danielsson K, Peters K. Multicenter, open-label trial to assess the safety and tolerability of drospirenone 4.0 mg over 6 cycles in female adolescents, with a 7-cycle extension phase. Contraception. 2020;101(6):412–9.

35. Palacios S, Colli E, Regidor PA. A multicenter, double-blind, randomized trial on the bleeding profile of a drospirenone-only pill 4 mg over nine cycles in comparison with desogestrel 0.075 mg. Arch Gynecol Obstet. 2019;300(6):1805-12.

36. Regidor P-A, Colli E, Palacios S. Overall and bleeding-related discontinuation rates of a new oral contraceptive containing 4 mg drospirenone only in a 24/4 regimen and comparison to 0.075 mg desogestrel. Gynecol Endocrinol. 2021;37(12):1121-7.

37. Bachrach LK. Hormonal contraception and bone health in adolescents. Front Endocrinol (Lausanne). 2020;11:603.
38. Bjarnadóttir RI, Tuppurainen M, Killick SR. Comparison of cycle control with a combined contraceptive vaginal ring and oral levonorgestrel/ethinyl estradiol. Am J Obstet Gynecol. 2002;186(5):389-95.
39. Archer DF, Merkatz RB, Bahamondes L, Westhoff CL, Darney P, Apter D, et al. Efficacy of the 1-year (13-cycle) segesterone acetate and ethinylestradiol contraceptive vaginal system: results of two multicentre, open-label, single-arm, phase 3 trials. Lancet Glob Health. 2019;7(8):e1054-64.
40. Berenson AB, Breitkopf CR, Grady JJ, Rickert VI, Thomas A. Effects of hormonal contraception on bone mineral density after 24 months of use. Obstet Gynecol. 2004;103(5 Pt 1):899-906.
41. Dragoman MV, Gaffield ME. The safety of subcutaneously administered depot medroxyprogesterone acetate (104mg/0.65mL): a systematic review. Contraception. 2016;94(3):202-15.
42. Espey E, Ogburn T. Long-acting reversible contraceptives: intrauterine devices and the contraceptive implant. Obstet Gynecol. 2011;117(3):705-19.
43. Secura GM, Allsworth JE, Madden T, Mullersman JL, Peipert JF. The contraceptive CHOICE Project: reducing barriers to long-acting reversible contraception. Am J Obst Gynecol. 2010;203(2):115.e1-7.
44. Taneepanichskul S, Reinprayoon D, Thaithumyanon P, Praisuwanna P, Tosukhowong P, Dieben T. Effects of the etonogestrel-releasing implant Implanon and nonmedicated intrauterine device on the growth of breast feeding infants. Contraception. 2006;73(4):368-71.
45. Lakha F, Glasier A. Continuation rates of Implanon in the UK: data from an observational study in a clinical setting. Contraception. 2006;74(4):287-9.
46. Flores JB, Balderas ML, Bonilla MC, Vázquez-Estrada L. Clinical experience and acceptability of the etonogestrel subdermal contraceptive implant. Int J Gynaecol Obstet. 2005;90(3):228-33.
47. Croxatto HB, Urbancsek J, Massai R, Coelingh Bennink H, van Beek A. A multicenter efficacy and safety study of the single contraceptive implant Implanon. Human Reproduc. 1999;14(4):976-81.
48. Funk S, Miller MM, Mishell DR Jr, Archer DF, Poindexter A, Schmidt J, et al. Safety and efficacy of Implanon, a single-rod implantable contraceptive containing etonogestrel. Contraception. 2005; 71(5):319-26.
49. Brasil. Ministério da Saúde. Implante subdérmico de etonogestrel na prevenção da gravidez não planejada por mulheres adultas em idade reprodutiva entre 18 e 49 anos, Brasília: MS; 2021.
50. Wu JP, Pickle S. Extended use of the intrauterine device: a literature review and recommendations for clinical practice. Contraception. 2014;89(6):495-503.
51. Bahamondes L, Fernandes A, Monteiro I, Bahamondes MV. Long-acting reversible contraceptive (LARCs) methods. Best Pract Res Clin Obstet Gynaecol. 2020;66:28-40.
52. Bayer. Mirena Extension Trial: NCT02985541: multi-center, open-label, uncontrolled study to assess contraceptive efficacy and safety of mirena during extended use beyond 5 years in women 18 to 35 years of age including a subgroup evaluation of treatment effect on heavy menstrual bleeding. ClinicalTrials.gov; 2021.
53. Ali M, Bahamondes L, Bent Landoulsi S. Extended effectiveness of the etonogestrel-releasing contraceptive implant and the 20 mg levonorgestrel-releasing intrauterine system for 2 Years beyond U.S. Food and Drug administration product labeling. Glob Health Sci Pract. 2017;5(4):534-9.
54. Bahamondes L, Bahamondes MV, Shulman LP. Non-contraceptive benefits of hormonal and intrauterine reversible contraceptive methods. Hum Reprod Update. 2015;21(5):640-51.
55. Kaunitz AM, Meredith S, Inki P, Kubba A, Sanchez-Ramos L. Levonorgestrel-releasing intrauterine system and endometrial ablation in heavy menstrual bleeding: a systematic review and meta-analysis. Obstet Gynecol. 2009;113(5):1104-16.
56. Hurskainen R, Teperi J, Rissanen P, Aalto AM, Grenman S, Kivelä A, et al. Clinical outcomes and costs with the levonorgestrel-releasing intrauterine system or hysterectomy for treatment of menorrhagia: randomized trial 5-year-follow-ap JAMA. 2004;291(12):1456-63.
57. Hidalgo M, Bahamondes L, Perrotti M, Diaz J, Dantas-Monteiro C, Petta C. Bleeding patterns and clinical performance of the levonorgestrel-releasing intrauterine system (Mirena) up to two year. Contraception. 2002;65(2):129-32.
58. De Nadai MN, Poli-Neto OB, Franceschini SA, Yamaguti EMM, Monteiro IMU, Troncon JK, et al. Intracervical block for levonorgestrel-releasing intrauterine system placement among nulligravid women: a randomized double-blind controlled trial. Am J Obstet Gynecol. 2020;222(3):245.e1-10.
59. Ferreira LS, de Nadai MN, Poli-Neto OB, Franceschini SA, Juliato CRT, Monteiro IMU, et al. Predictors of severe pain during insertion of the levonorgestrel 52 mg intrauterine system among nulligravid women. Contraception. 2020;102(4):267-9.
60. Gemzell-Danielsson K, Apter D, Dermout S, Faustmann T, Rosen K, Schmelter T, et al. Evaluation of a new, low-dose levonorgestrel intrauterine contraceptive system over 5 years of use. Eur J Obstet Gynecol Reprod Biol. 2017;210:22-8.
61. Goldthwaite LM, Creinin MD. Comparing bleeding patterns for the levonorgestrel 52 mg, 19.5 mg, and 13.5 mg intrauterine systems. Contraception. 2019;100(2):128-31.
62. Beckert V, Ahlers C, Frenz AK, Gerlinger C, Bannemerschult R, Lukkari-Lax E. Bleeding patterns with the 19.5 mg LNG-IUS, with special focus on the first year of use: implications for counseling. Eur J Contracept Reprod Health Care. 2019;24(4):251-9.
63. Gemzell-Danielsson K, Schellschmidt I, Apter D. A randomized, phase II study describing the efficacy, bleeding profile, and safety of two low-dose levonorgestrel-releasing intrauterine contraceptive systems and Mirena. Fertil Steril. 2012;97(3):616-22.e1-3.
64. Madden T, McNicholas C, Zhao Q, Secura GM, Eisenberg DL, Peipert JF. Association of age and parity with intrauterine device expulsion. Obstet Gynecol. 2014;124(4):718-26.
65. Gemzell-Danielsson K, Apter D, Hauck B, Schmelter T, Rybowski S, Rosen K, et al. The effect of age, parity and body mass index on the efficacy, safety, placement and user satisfaction associated with two low-dose levonorgestrel intrauterine contraceptive systems: subgroup analyses of data from a phase III trial. PLoS One. 2015;10(9):e0135309.
66. Lopez LM, Ramesh S, Chen M, Edelman A, Otterness C, Trussell J, et al. Progestin-only contraceptives: effects on weight. Cochrane Database Syst Rev. 2016;(8):CD008815.
67. Grimes DA, Lopez LM, Manion C, Schulz KF. Cochrane systematic reviews of IUD trials: lessons learned. Contraception 2007;75(6 Suppl):S55e9.
68. Lopez LM, Bernholc A, Zeng Y, Allen RH, Bartz D, O'Brien PA, et al. Interventions for pain with intrauterine device insertion. Cochrane Database Syst Rev. 2015;(7):CD007373.

69. Aoun J, Dines VA, Stovall DW, Mete M, Nelson CB, Gomez-Lobo V. Effects of age, parity, and device type on complications and discontinuation of intrauterine devices. Obstet Gynecol. 2014;123(3):585-92.

70. American College of Obstetricians and Gynecologists. ACOG Practice Bulletin No. 121: Long-acting reversible contraception: Implants and intrauterine devices. Obstet Gynecol. 2011;118(1):184-96.

71. O'Brien PA, Kulier R, Helmerhorst FM, Usher-Patel M, d'Arcangues C. Copper-containing, framed intrauterine devices for contraception: a systematic review of randomized controlled trials. Contraception. 2008;77(5):318-27.

72. Milsom I, Rybo G, Lindstedt G. The influence of copper surface area on menstrual blood loss and iron status in women fitted with an IUD. Contraception. 1990;41(3):271-81.

73. Kelekci S, Kelekci KH, Yilmaz B. Effects of levonorgestrel-releasing intrauterine system and T380A intrauterine copper device on dysmenorrhea and days of bleeding in women with and without adenomyosis. Contraception. 2012;86(5):458-63.

74. Sivin I, Stern J, Diaz J, Diaz MM, Faundes A, el Mahgoub S, et al. Two years of intrauterine contraception with levonorgestrel and with copper: a randomized comparison of the TCu 380Ag and levonorgestrel 20 mcg/day devices. Contraception. 1987;35(3):245-55.

75. Farr G, Amatya R, Betancourt JD, David M, Alfonso L, Dacalos E. Clinical performance of the TCu 380A and TCu 220C IUDs in four developing country family planning clinics. Contraception. 1994;50(5):417-29.

76. Sivin I, Alvarez F, Diaz J, Diaz S, el Mahgoub S, Coutinho E, et al. Intrauterine contraception with copper and with levonorgestrel: a randomized study of the TCu 380Ag and levonorgestrel 20 mcg/day devices. Contraception. 1984;30(5):443-56.

77. Kanakuze CA, Kaye DK, Musabirema P, Nkubito P, Mbalinda SN. Factors associated with the uptake of immediate postpartum intrauterine contraceptive devices (PPIUCD) in Rwanda: a mixed methods study. BMC Pregnancy Childbirth. 2020;20(1):650.

78. Singh S, Das V, Agarwal A, Dewan R, Mittal P, Bhamrah R, et al. A Dedicated Postpartum Intrauterine Device Inserter: Pilot Experience and Proof of Concept. Glob Health Sci Pract. 2016;4(1):132-40.

79. Rodriguez MI, Evans M, Espey E. Advocating for immediate postpartum LARC: increasing access, improving outcomes, and decreasing cost. Contraception. 2014;90(5):468-71.

80. Lopez LM, Bernholc A, Hubacher D, Stuart G, Van Vliet HAAM. Immediate postpartum insertion of intrauterine device for contraception. Cochrane Database Syst Rev. 2015;(6):CD003036.

81. Johnson J. Emergency contraception for adolescents: a political battle. J Pediatr Adolesc Gynecol. 2016;29(2):95-6.

82. Task Force on Postovulatory Methods of Fertility Regulation. Randomized controlled trial of levonorgestrel versus Yuzpe regimen of combined oral contraceptives for emergency contraception. Lancet. 1998;352(9126):428-33.

83. Lubianca JN, Cioba C, Martins DE, Fischer F, Cunha VT, Capp E, et al. Knowledge about emergency contraception among women referred for treatment at a university hospital in Brazil. Clin Biomed Res. 2014;34(1):60-6.

84. Turok DK, Sanders JN, Thompson IS, Royer PA, Eggebroten J, Gawron LM. Preference for and efficacy of oral levonorgestrel for emergency contraception with concomitant placement of a levonorgestrel IUD: a prospective cohort study. Contraception. 2016;93(6):526-32.

85. Kulier R, Boulvain M, Walker D, Candolle G, Campana A. Minilaparotomía y técnicas endoscópicas para la esterilización tubárica. Cochrane Database Syst Rev. 2004;(3):CD001328.

86. Nardin JM, Kulier R, Bouvalain M. Técnicas para la interrupción de La permeabilidad tubárica para La esterilización de mujeres. Cochrane Database Syst Rev. 2008;(1):CD003034.

87. Brasil. Presidência da República. Lei nº 9.263, de 12 de janeiro de 1996. Regula o § 7º do art. 226 da Constituição Federal, que trata do planejamento familiar, estabelece penalidades e dá outras providências. Diário Oficial da União. 1996;134(Seção 1):561-3.

PARTE 8

GINECOLOGIA OPERATÓRIA

48

AVALIAÇÃO PRÉ-OPERATÓRIA E MANEJO PÓS-OPERATÓRIO

OLY CAMPOS CORLETA
PATRÍCIA WAJNBERG GAMERMANN
VALENTINO MAGNO
HELENA VON EYE CORLETA

A cirurgia no aparelho reprodutor feminino requer uma discussão particularmente cuidadosa com a paciente. A repercussão dos procedimentos sobre a capacidade reprodutiva ou a interferência na função sexual devem ser esclarecidas e constar no consentimento, pois costumam ser aspectos muito valorizados pela paciente. É importante que a discussão prévia à cirurgia seja clara e honesta: o ginecologista não deve prometer a preservação nem a restauração da fertilidade. Em casos específicos, métodos de preservação da fertilidade devem ser oferecidos. A doença primária pode demandar ressecções, sobretudo nas cirurgias oncológicas, o que tem particular relevância em pacientes jovens.

A paciente deve ter assegurado o direito de decidir sobre o seu tratamento. O ginecologista deve se esforçar para que as demandas da paciente não entrem em conflito com as necessidades médicas de tratamento. É de grande importância envolver os familiares nos esclarecimentos pré-operatórios sobre as expectativas dos resultados terapêuticos e sobre os riscos de complicações pós-operatórias. Com o aumento da média de idade da população feminina, mais pacientes com problemas clínicos são candidatas a tratamento cirúrgico. O procedimento cirúrgico poderá exacerbar problemas clínicos e resultar em piores desfechos cirúrgicos.

Portanto, é fundamental que as condições clínicas sejam otimizadas e que a paciente e seus familiares sejam informados quanto à cirurgia e aos seus potenciais riscos.

Cuidados pré-operatórios

A internação hospitalar para cirurgias ocorre geralmente algumas horas antes dos procedimentos, e, por isso, a orientação pré-operatória é realizada em consultas ambulatoriais. A internação pré-operatória pode ser necessária, dependendo do estado de saúde da paciente, do tipo de cirurgia e da necessidade de preparo não rotineiro. Em geral, as cirurgias oncológicas radicais necessitam de maior tempo de preparo, tanto orgânico como psicológico. Pacientes nessa condição são as que mais apresentam comprometimento do estado nutricional e imunológico, demandando maior atenção.

O cirurgião ginecologista é responsável principalmente por três itens:

1. **Avaliação pré-operatória** – Inclui a investigação diagnóstica, a documentação da história e do exame físico, a determinação da proposta de procedimento e o esclarecimento adequado à paciente sobre os riscos e os tratamentos alternativos disponíveis.
2. **Obtenção do consentimento** – Após o esclarecimento da paciente sobre a proposta cirúr-

gica, as opções de tratamento e os seus riscos, ela deverá consentir com a realização do plano. O registro desse consentimento deve ser documental, explicado e proposto pelo médico. A assinatura do termo deve ser feita no ambulatório. Nos casos de urgência, o consentimento pode ser documentado momentos antes da cirurgia, logo após a decisão médica. Há casos em que é impossível obter essa documentação, como inconsciência da paciente com risco iminente de morte e ausência de responsáveis.

3. **Solicitação de exames pré-operatórios** – Não existe benefício na solicitação de exames pré-operatórios de rotina em todas as pacientes que serão submetidas a procedimentos eletivos. Essa abordagem é ineficiente e de alto custo. Em pacientes sem fatores de risco, um resultado anormal dos exames tem mais chance de representar resultado falso-positivo. Entretanto, exames selecionados são adequados para algumas pacientes, de acordo com a condição clínica, os sintomas e o tipo de procedimento planejado. O objetivo da solicitação dos exames é identificar doenças que podem afetar o cuidado anestésico, avaliar doenças já conhecidas e, com isso, auxiliar a formulação de um plano anestésico-cirúrgico adequado à paciente. Na Quadro 48.1 estão as indicações de exames pré-operatórios.

Quadro 48.1 – Indicação de exames pré-operatórios

Hemograma
Procedimentos com risco de sangramento, história de sangramento ou anemia, doença hematológica, renal ou hepática, quimioterapia recente, radioterapia, uso de corticosteroides ou anticoagulantes, estado nutricional ruim, trauma ou extremos de idade

Função renal
Pacientes idosas, doença cardiovascular, uso de contraste, diabetes, HAS, desidratação, anorexia, edema periférico, ascite, doença renal ou hepática, quimioterapia

Radiografia de tórax*
- Anormalidades identificadas no exame cardiopulmonar ou na entrevista, como roncos, DPOC avançada, suspeita de lesão pulmonar ou mediastinal, aneurisma de aorta, cardiomegalia, hipertensão pulmonar, ICC descompensada, infecção pulmonar ativa
- Cirurgia aórtica abdominal ou abdominal alta
- Pacientes morbidamente obesas (IMC > 40)
- Cirurgia torácica

Função pulmonar
- Cirurgia torácica para redução pulmonar
- Ressecção pulmonar oncológica
- Cirurgia de correção de escoliose
- Doença neurológica com componente restritivo pulmonar
- Correção de aneurisma da aorta abdominal em pacientes com DPOC

ECG**
- História de cardiopatia isquêmica, HAS, DM, DRC, história de arritmia, doença periférica vascular ou sintomas sugestivos de ICC, doença cerebrovascular ou outras doenças cardíacas estruturais
- Pacientes assintomáticas em cirurgias de alto risco
- Pacientes morbidamente obesas com fatores de risco
- Pacientes com baixa capacidade funcional candidatas a procedimento de risco intermediário ou alto
- Pacientes em uso de medicamentos que podem afetar o ECG, como antiarrítmicos, metadona, entre outros
- Qualquer paciente cujo ECG pré-operatório possa mudar o manejo perioperatório

Testes de coagulação***
Suspeita de coagulopatia, sangramento exagerado em procedimentos anteriores, doença hepática, estado nutricional ruim, uso de anticoagulantes ou outros fármacos que afetem a coagulação

(Continua)

> **Quadro 48.1** – Indicação de exames pré-operatórios (Continuação)
>
> **Glicemia**
> Pacientes com DM suspeito ou conhecido
>
> **Bioquímica sérica**
> Solicitar de acordo com a condição clínica da paciente. Doenças endócrinas, extremos de idade, disfunção renal e hepática e uso de fármacos que desencadeiam distúrbios eletrolíticos
>
> **Potássio**
> Solicitar em casos de DRC em estágios avançados
>
> **Tipagem sanguínea**
> Previsão de transfusão sanguínea
>
> **Função hepática**
> História de hepatite, icterícia, cirrose, hipertensão porta, doença biliar, uso de fármacos hepatotóxicos e distúrbios hemorrágicos
>
> **Teste de gestação**
> A pedido da paciente ou se houver suspeita de gestação
>
> **Urocultura**
> Pacientes sintomáticas, alguns procedimentos urológicos, específicos, implantação de próteses
>
> **Teste para Covid-19**
> Pacientes programadas para cirurgias eletivas devem ser questionadas sobre exposição ou sintomas relacionados com Covid-19
> A realização de testes pré-operatórios depende do protocolo institucional de cada local

*Não deve ser solicitado em pacientes assintomáticas, já que a maioria dos achados radiológicos são crônicos, como sinais de DPOC e cardiomegalia.
**O ECG não está indicado para pessoas assintomáticas em procedimentos de baixo risco (cirurgias superficiais, endoscópicas, de catarata, de mama e procedimentos ambulatoriais).
***Não devem ser solicitados testes de rotina. Os testes anormais obtidos de pacientes sem história positiva de sangramento em geral são falso-positivos e devem ser repetidos antes de se iniciar qualquer outra investigação. O tipo de exame deve ser solicitado de acordo com a suspeita clínica.
DM, diabetes melito; DPOC, doença pulmonar obstrutiva crônica; DRC, doença renal crônica; ECG, eletrocardiografia; HAS, hipertensão arterial sistêmica; ICC, insuficiência cardíaca congestiva; IMC, índice de massa corporal.
Fonte: Gammermann e colaboradores.[1]

Avaliação pré-anestésica

A avaliação pré-anestésica da paciente é um elemento fundamental do cuidado perioperatório. O principal objetivo dessa avaliação é obter informações sobre as condições clínicas e a história de anestesias prévias. A anamnese e o exame físico focado visam a assegurar que a paciente apresenta condições clínicas otimizadas para ser submetida ao procedimento planejado.

ANAMNESE, EXAME FÍSICO E MEDIDAS INICIAIS

As informações obtidas durante a avaliação pré-anestésica guiam o planejamento anestésico e o plano de analgesia pós-operatório. A maioria dos serviços utiliza protocolos padronizados como guia de avaliação. No Quadro 48.2, está descrito o modelo de avaliação pré-anestésica empregado no Serviço de Anestesiologia e Medicina Perioperatória (Sampe) do Hospital de Clínicas de Porto Alegre (HCPA).

A avaliação pré-operatória em pacientes de baixo risco é realizada pelo cirurgião. O fluxograma da Figura 48.1 auxilia o cirurgião na decisão de encaminhar ou não a paciente para o ambulatório de avaliação pré-anestésica e para a solicitação de exames adicionais.

PROCEDIMENTO PROPOSTO E INDICAÇÃO CIRÚRGICA

⭐ O tipo de procedimento cirúrgico planejado é importante para determinar a técnica anestésica e o nível esperado de dor pós-operatória. O procedimento também determina o posicionamento, a previsão de perda sanguínea e

Quadro 48.2 – Roteiro da avaliação pré-anestésica

1. **História da doença atual (HDA)**
   A. Nome do procedimento proposto
   B. Detalhar o motivo da indicação do procedimento
   C. Identificar problemas médicos atuais; questionar sobre doenças comuns, como diabetes, hipertensão, doença arterial coronariana e asma; verificar o grau de controle, intensidade, atividade e exacerbação dessas comorbidades
   D. Listar as medicações (dose/frequência de uso), incluindo suplementos e medicamentos naturais; identificar medicamentos que mesmo interrompidos há tempo interferem na anestesia (p. ex., corticosteroides)
   E. Avaliar o sistema circulatório – Investigar desconforto precordial (duração, fatores precipitantes e de alívio), dispneia, ortopneia, edema periférico e dispneia paroxística noturna; determinar se a capacidade funcional é superior a 4 METs
   F. Pesquisar alergias a medicamentos e a materiais (p. ex., látex, contrastes); focar no tipo de reação apresentada, para diferenciar alergia verdadeira dos efeitos adversos esperados do medicamento (p. ex., náuseas com opioides)

2. **História mórbida pregressa (HMP)**
   A. Cirurgias e internações prévias
   B. Complicações prévias relacionadas com a anestesia
   C. Doenças passadas e tratamentos realizados
   D. História de câncer e quimioterapia/radioterapia
   E. Transfusões

3. **Perfil psicossocial (PPS)**
   Uso de álcool/cigarro e drogas ilícitas

4. **História familiar (HF)**
   Complicações anestésicas em familiares, como pseudocolinesterase atípica, hipertermia maligna, parada cardíaca durante anestesia e recuperação anestésica prolongada

5. **Revisão de sistemas (RS)**
   A. Perguntar principalmente sobre os sistemas pulmonar, hepático, endócrino e renal
   B. Identificar risco de síndrome da apneia/hipopneia obstrutiva do sono (SAHOS)
   C. Mulheres em idade fértil – Determinar o último período menstrual
   D. Pesquisar sangramento espontâneo e complicações hemorrágicas

6. **Exame físico (EF)**
   A. Sinais vitais, peso e altura (IMC)
   B. Exame da via aérea – Determinar classificação de Mallampati, estado dos dentes, mobilidade cervical, principalmente em extensão, distância tireomentoniana menor do que 7 cm
   C. Exame cardiovascular – Realizar ausculta cardíaca e verificar pulsos; determinar presença de edema em extremidades, distensão jugular, hepatomegalia ou ascite
   D. Exame pulmonar – Auscultar, observar cianose e uso de musculatura respiratória auxiliar
   E. Exame neurológico – Determinar alteração no estado mental e déficits motores ou sensoriais

7. **Descrição dos exames**
   A. Laboratoriais
   B. Imagem

8. **Impressão**
   A. Determinar a urgência do procedimento: eletivo, tempo-sensível, urgência, emergência
   B. Determinar a presença de condições cardíacas maiores que contraindiquem o procedimento
   C. Quantificar em METs a capacidade funcional (≥ 4 METs, < 4 METs ou não avaliável)
   D. Determinar o risco cirúrgico (usar índice cardíaco revisado ou calculadora de risco) Definir se as comorbidades estão otimizadas
   E. Sinalizar a suspeita de via aérea difícil

9. **Condutas**
   A. Propor e explicar a técnica anestésica e a monitorização recomendada
   B. Solicitar exames, indicar técnicas especiais, encaminhar ao especialista e marcar retorno, quando necessário; reservar leito em unidade de terapia intensiva conforme necessidade
   C. Determinar a continuação ou suspensão de medicamentos
   D. Orientar o jejum pré-operatório
   E. Liberar ou não a realização da cirurgia

IMC, índice de massa corporal; METs, equivalentes metabólicos.
Fonte: Gammermann e colaboradores.[1]

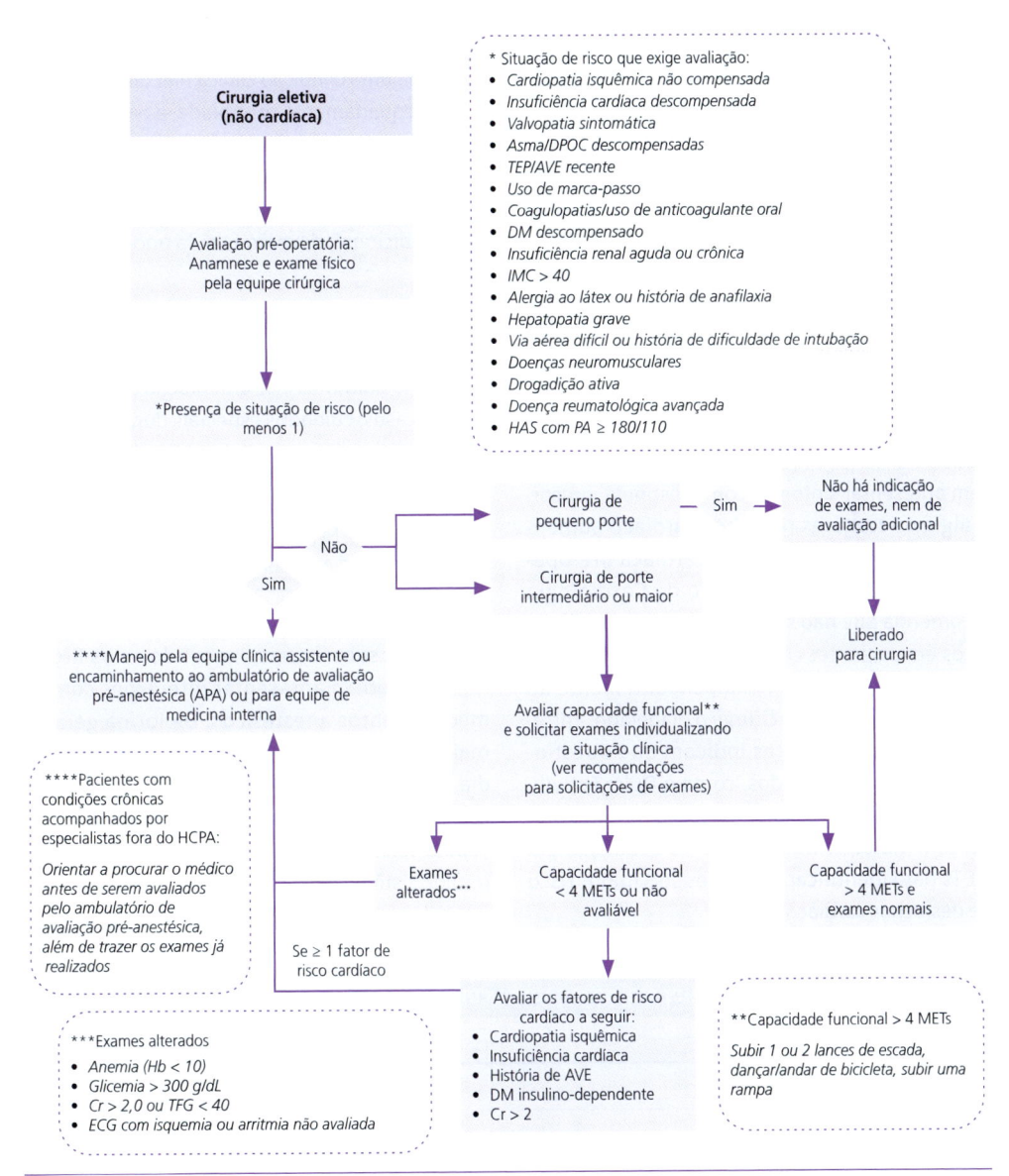

FIGURA 48.1 – Fluxograma para encaminhamento ao ambulatório de avaliação pré-anestésica.

AVE, acidente vascular encefálico; Cr, creatinina; DM, diabetes melito; DPOC, doença pulmonar obstrutiva crônica; ECG, eletrocardiografia; HAS, hipertensão arterial sistêmica; Hb, hemoglobina; HCPA, Hospital de Clínicas de Porto Alegre; IMC, índice de massa corporal; METs, equivalentes metabólicos; PA, pressão arterial; TEP, tromboembolia pulmonar; TFG, taxa de filtração glomerular.

Fonte: Gammermann e colaboradores.[1]

a necessidade de monitorização invasiva. O entendimento da indicação cirúrgica é essencial para estabelecer o risco de complicações pós-operatórias. Cirurgias realizadas em caráter de urgência estão associadas a aumento da morbimortalidade pós-operatória.

HISTÓRIA MÉDICA ATUAL E PASSADA

A história médica é mais completa com a utilização de uma abordagem sistematizada (ver Quadro 48.2).

Todas as pacientes devem ser questionadas a respeito de sua capacidade de exercício como parte da avaliação pré-anestésica. A capacidade de exercício é um determinante importante do risco perioperatório global, e, de modo geral, pacientes com boa tolerância ao exercício apresentam baixo risco de complicações perioperatórias. A capacidade funcional pode ser estimada de forma subjetiva em equivalentes metabólicos (METs, *metabolic equivalents*). Um MET corresponde ao consumo basal de oxigênio (O_2) de um adulto sentado, em repouso. Pacientes que não conseguem atingir 4 METs em suas atividades diárias (p. ex., subir 1-2 lances de escada) sem apresentar sintomas como dispneia, precordialgia ou tonturas têm risco cardíaco aumentado. A diretriz de avaliação cardíaca pré-operatória do Colégio Americano de Cardiologia recomenda que não sejam feitos testes cardiológicos em pacientes com boa capacidade funcional (ao menos 4 METs), independentemente do risco do procedimento cirúrgico planejado. Entretanto, estudos recentes indicam que questionários mais estruturados, como o Duke Activity Status for Cardiovascular Diseases (DASI), apresentam maior acurácia do que a avaliação em METs para identificar pacientes sob maior risco de desfechos cardíacos.

Quando a revisão dos sistemas evidenciar alguma condição clínica não diagnosticada ou inadequadamente controlada, a paciente deve ser encaminhada ao especialista para otimização clínica (ver **Figura 48.1**). Casos urgentes, que não podem ter cirurgia adiada e que precisam de avaliação adicional, deverão fazê-la após o procedimento.

Uma história de asma ou de infecção recente de vias aéreas pode predispor a broncospasmo durante a instrumentação da via aérea. Nesses casos, cuidados especiais durante a indução anestésica devem ser tomados pelo anestesiologista.

MEDICAMENTOS EM USO E ALERGIAS MEDICAMENTOSAS

As medicações em uso devem ser revisadas, já que várias substâncias, incluindo-se os fitoterápicos, podem apresentar interações com os medicamentos anestésicos. De forma geral, a maioria das medicações deve ser mantida até o dia da cirurgia. Considerações sobre a interrupção e o uso de medicamentos estão descritas na **Tabela 48.1**. Pacientes que fazem uso de corticosteroide sistêmico devem manter essa medicação no perioperatório. Aquelas que usam doses equi-

Tabela 48.1 – Orientações pré-operatórias sobre as medicações em uso

MEDICAMENTO	MANTER ATÉ O DIA DA CIRURGIA
β-Bloqueadores/digoxina	✓
Antiarrítmicos	✓
Antidepressivos, ansiolíticos e outras medicações de uso psiquiátrico	✓
Fármacos para o tratamento das doenças da tireoide	✓
Contraceptivos e terapia de reposição hormonal*	✓
Colírios	✓
Medicamentos contra DRGE	✓
Anticonvulsivantes	✓
Fármacos para o tratamento da asma	✓
Corticosteroides (orais e inalatórios)	✓

(Continua)

Tabela 48.1 – Orientações pré-operatórias sobre as medicações em uso (Continuação)	
MEDICAMENTO	**MANTER ATÉ O DIA DA CIRURGIA**
Estatinas	✓
Anti-hipertensivos**	✓

Ácido acetilsalicílico:*** Descontinuar 7 dias antes se usado para profilaxia primária; se profilaxia secundária, avaliar risco cardiovascular *versus* risco de sangramento para a tomada de decisão
- Deve ser interrompido 7-10 dias antes se:
  - Risco de sangramento > risco de trombose
  - Procedimentos com consequências graves caso ocorra sangramento (p. ex., intracraniano)
  - Usado para profilaxia primária (sem doença vascular associada)
- Deve ser mantido em caso de:
  - Paciente com doença vascular
  - Paciente com *stents* medicados com menos de 12 meses de implantação
  - Pacientes com *stent* metálico com menos de 1 mês de implantação
  - Cirurgia de catarata

MEDICAMENTO
Tienopiridinas***(clopidogrel e ticlopidina) – Se a reversão do efeito plaquetário for necessária, a ticlopidina deve ser interrompida 14 dias antes, e o clopidogrel, 7 dias antes; não se deve interromper o uso dessas medicações em paciente com *stent* há menos de 6 meses da implantação
Insulina – Todas as pacientes devem interromper o uso das insulinas de curta ação (regular) no dia da cirurgia; para evitar a cetoacidose nas pacientes com DM1, deve-se aplicar um terço ou metade da dose habitual matinal da insulina (intermediária ou lenta); para as pacientes com DM2, pode-se suspender a insulina matinal ou aplicar metade da dose da insulina (intermediária ou lenta); monitorizar HGT de 4/4 horas e suplementar insulina regular, se necessário; SG a 5%, 100 mL/h, desde a manhã da cirurgia até o término do NPO
Medicamentos tópicos – Descontinuar no dia da cirurgia
Hipoglicemiantes orais – Descontinuar no dia da cirurgia
Diuréticos – Descontinuar no dia da cirurgia, com exceção dos tiazídicos usados para tratamento da hipertensão
Sildenafila – Interromper 24 horas antes
IMAO – Continuar, realizar anestesia com cuidados referentes à interação medicamentosa
Medicamentos herbais – Recomenda-se, de forma geral, que sejam interrompidos 1 semana antes

*Podem ser descontinuados por 4-6 semanas se o procedimento for de alto risco para evento tromboembólico.
**Em pacientes candidatas a procedimentos com perda de fluidos importante ou que apresentem comorbidades nas quais a hipotensão seja particularmente prejudicial, é prudente a interrupção de IECA ou de BRAII.
***Para mais informações sobre antiplaquetários, ver Capítulo 7 – Desordens da diferenciação sexual, do útero e da vagina.
BRA II, bloqueador do receptor de angiotensina II; DM, diabetes melito; DRGE, doença do refluxo gastresofágico; HGT, hemoglicoteste; IECA, inibidor da enzima conversora de angiotensina; IMAO, inibidor da monoaminoxidase; NPO, nada por via oral; SG, soro glicosado.
Fonte: Miller,[2] Valentine e Fleisher[3] e Bader e Hepner.[4]

valentes a mais do que 5 mg de prednisona ao dia estão sob risco de insuficiência suprarrenal e podem precisar de suplementação de corticosteroide no perioperatório (Quadro 48.3).

HISTÓRIA ANESTÉSICA PASSADA

A entrevista deve incluir as complicações anestésicas pessoais e com familiares. Doenças como a

> **Quadro 48.3** – Manejo perioperatório de pacientes em uso de corticosteroides
>
> - Para procedimentos de pequeno porte, tomar a dose matinal costumeira de corticosteroide. Não é necessária suplementação
> - Para procedimentos de porte moderado, tomar a dose matinal costumeira de corticosteroide. Administrar 50 mg de hidrocortisona IV antes da indução anestésica e 25 mg de 8/8 horas, durante 24 horas
> - Para procedimentos maiores, tomar a dose matinal costumeira de corticosteroide. Administrar 100 mg de hidrocortisona IV antes da indução anestésica e 50 mg de 8/8 horas, durante 24 horas
>
> IV, intravenosa.
> **Fonte:** Gammermann e colaboradores.[1]

hipertermia maligna, embora extremamente rara, apresentam risco de complicações graves e morte.

EXAME FÍSICO FOCADO

Os componentes do exame físico de maior interesse na avaliação pré-anestésica são os sistemas cardíaco, pulmonar, neurológico e a via aérea. A aferição da pressão arterial pode identificar pacientes hipertensas sem diagnóstico ou mal controladas. A ausculta de sopros cardíacos pode indicar avaliação adicional para a exclusão de valvopatia significativa.

Pacientes com sibilos, roncos ou outros sons pulmonares anormais devem ser investigadas e, se indicado, tratadas com broncodilatadores e corticosteroides no período pré-operatório. Pacientes com insuficiência cardíaca descompensada devem ser encaminhadas para o médico assistente para estabilização do quadro. A identificação de dano neurológico prévio interfere no posicionamento cirúrgico e deve ser considerada na decisão de realização de anestesia neuroaxial ou bloqueio de nervo periférico.

Fatores relacionados com a dificuldade de acesso à via aérea devem ser valorizados (Quadro 48.4) para se definir a melhor abordagem, que pode incluir inclusive o uso de videolaringoscópio ou fibrobroncoscópio. A classificação de Mallampati (Figura 48.2) relaciona o tamanho da língua

> **Quadro 48.4** – Fatores relacionados com via aérea difícil
>
> - Obesidade
> - Ausência de dentes
> - História de roncos
> - SAHOS
> - Circunferência cervical maior do que 17 cm
> - Distância tireomentoniana menor do que 7 cm em extensão
> - Língua grande
> - Incapacidade de protrusão mandibular
> - Deformidades faciais e cervicais
> - Radioterapia prévia em cabeça e pescoço
> - Trauma cervical ou cirurgia espinal prévia
> - Artrite reumatoide
> - Síndrome de Down
>
> SAHOS, síndrome da apneia/hipopneia obstrutiva do sono.
> **Fonte:** Gammermann e colaboradores.[1]

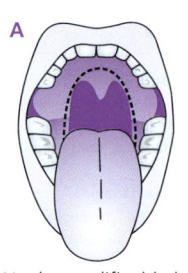

A	B	C	D
Nenhuma dificuldade	Nenhuma dificuldade	Dificuldade moderada	Grande dificuldade

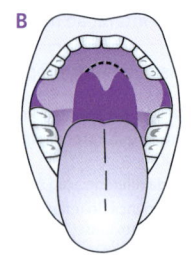

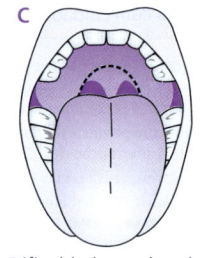

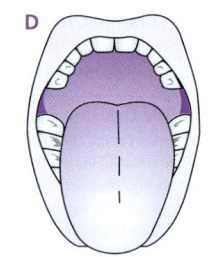

FIGURA 48.2 – Classificação de Mallampati. (**A**) Classe I – Podem ser vistos por completo os pilares tonsilares, o palato mole e a úvula. (**B**) Classe II – A língua esconde parcialmente os pilares tonsilares e a úvula; o palato mole é visível. (**C**) Classe III – Os pilares tonsilares e a úvula não são visíveis, apenas o palato mole. (**D**) Classe IV – Apenas o palato duro é visível.
Fonte: Gammermann e colaboradores.[1]

ao tamanho da faringe e é usada para prever o grau de dificuldade da intubação orotraqueal. O teste é realizado com a paciente sentada, com a cabeça erguida, a boca aberta e a língua o máximo para fora. A classificação varia em quatro classes, numeradas de I a IV em ordem crescente de dificuldade prevista.

ESTRATIFICAÇÃO DO RISCO CARDÍACO

⚠ As complicações cardiovasculares são uma fonte importante de mortalidade e morbidade perioperatória. Assim, a identificação do risco de tais complicações e a tomada de ações para a redução desse risco representam um dos principais objetivos da equipe de pré-operatório. O risco de eventos cardíacos maiores ou de morte depende de fatores relacionados com a paciente e o tipo de procedimento cirúrgico. O método mais utilizado entre os anestesiologistas para verificar o risco perioperatório é a classificação de estado físico da American Society of Anesthesiologists (ASA) (Quadro 48.5). Outras ferramentas de estimativa de risco podem ser utilizadas, entre elas o índice cardíaco revisado (ICR). Para a avaliação de risco cardíaco pré-operatório, sugere-se o uso do fluxograma (Figura 48.3) que utiliza o ICR. Esse índice leva em consideração seis fatores, e pacientes com mais de um fator são consideradas de alto risco (> 1%).

Quadro 48.5 – Classificação de risco perioperatório da American Society of Anesthesiologists (ASA)

I	Paciente saudável
II	Doença sistêmica moderada, sem limitação das funções vitais
III	Doença sistêmica grave, com funções vitais comprometidas
IV	Doença sistêmica grave com ameaça à vida
V	Paciente moribunda, com morte esperada nas próximas 24 horas com ou sem intervenção cirúrgica
E	Em cirurgias de emergência, acrescentar o E ao número

PACIENTES COM STENT CORONARIANO

Todos os procedimentos devem, se possível, ser postergados por 4 semanas após a implantação de um stent metálico e por, no mínimo, 6 meses após um stent medicamentoso. Se for possível, deve-se manter a terapia dupla antiplaquetária ou, pelo menos, o ácido acetilsalicílico no perioperatório.

PACIENTES COM DISPOSITIVOS CARDÍACOS IMPLANTÁVEIS

Os dispositivos cardíacos eletrônicos implantáveis incluem os marca-passos, os cardioversores desfibriladores implantáveis, os ressincronizadores cardíacos e os dispositivos de assistência ventricular. A interferência eletromagnética oriunda de diversas fontes, como o eletrocautério monopolar cirúrgico, pode levar ao mau funcionamento desses dispositivos. Essas pacientes devem ser avaliadas antes do procedimento por seu cardiologista, e, quando indicado, os dispositivos devem ser reprogramados.

HIPERTENSÃO ARTERIAL

As pacientes hipertensas, principalmente as mal controladas, apresentam maiores alterações pressóricas intraoperatórias. Embora os estudos não tenham identificado redução das complicações cardiovasculares em pacientes que tiveram o procedimento postergado para o controle pressórico, pacientes com níveis tensionais elevados (pressão arterial [PA] sistólica > 180 mmHg ou PA diastólica > 100 mmHg) e com doença em órgão-alvo devem ter os índices otimizados antes da cirurgia.

ESTRATIFICAÇÃO DO RISCO PULMONAR

⚠ As complicações pulmonares ocorrem com frequência significativamente maior do que as complicações cardíacas e são estimadas na faixa de 5 a 10% de incidência pós-operatória. O risco de sua ocorrência relaciona-se a fatores da paciente e da cirurgia (Quadro 48.6). As complicações mais frequentes incluem atelectasia, pneumonia, necessidade de ventilação mecânica

*Condições cardíacas ativas que contraindicam procedimento eletivo
- Síndrome coronariana instável
- Insuficiência cardíaca congestiva descompensada
- Arritmia grave
  (BAV de segundo grau, Mobitz tipo II, BAV de terceiro grau, arritmia supraventricular com FC descontrolada, bradicardia sintomática, taquicardia ventricular)
- Valvopatia grave
  (estenose aórtica grave-gradiente médio > 40 mmHg, área valvar < 1 cm³ ou presença de sintomas; estenose mitral sintomática)

**Índice de risco cardíaco revisado
- História de doença cardíaca isquêmica
- História de insuficiência cardíaca
- História de doença cerebrovascular
- Diabetes melito insulinodependente
- Insuficiência renal (Cr > 2)
- Cirurgia intra-abdominal maior, intratorácica ou vascular

Nº de fatores	Risco
0	0,4%
1	0,9%
2	2,4%
3	5,4%

Obs.: Pacientes com 2 ou 3 fatores de risco são classificados como pacientes de alto risco.

Fluxograma:

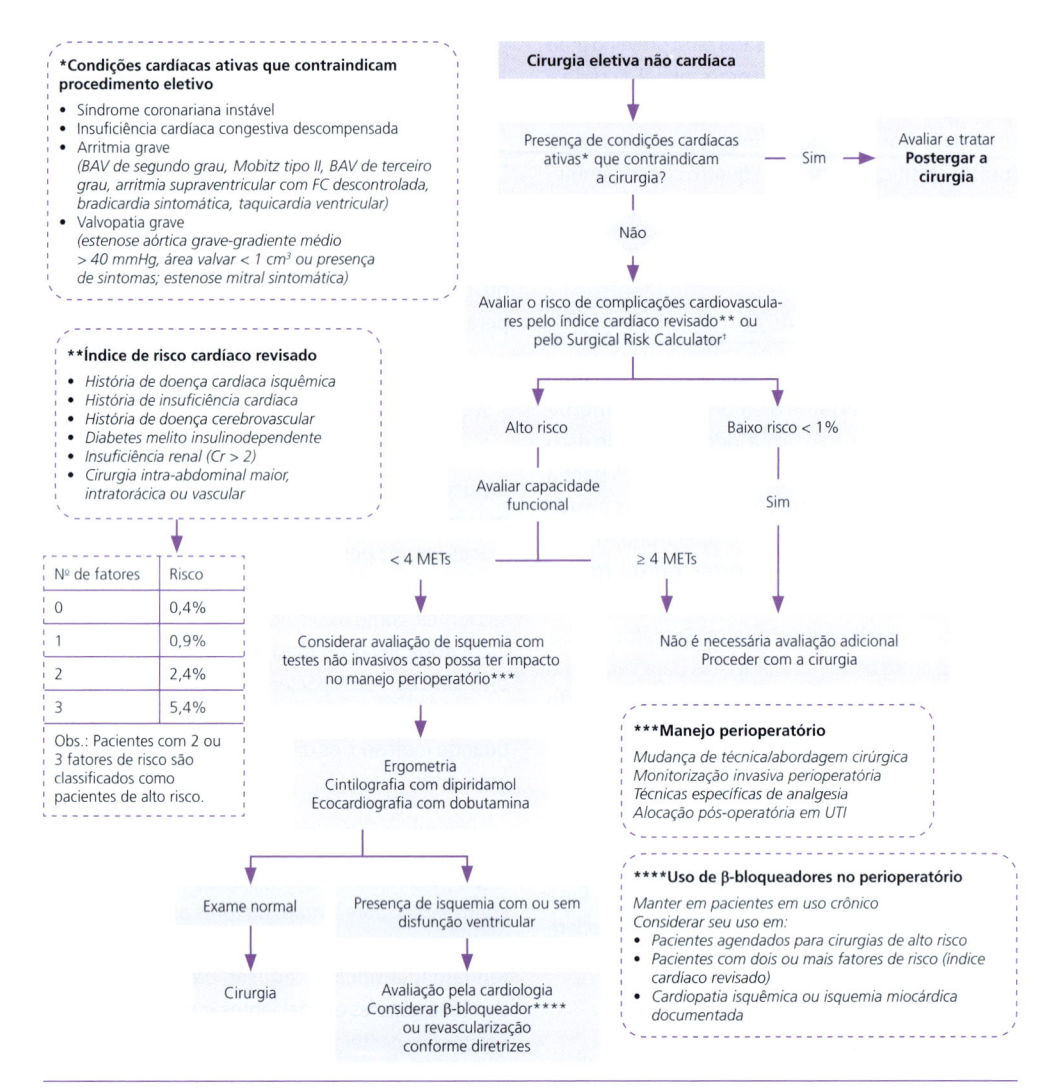

Cirurgia eletiva não cardíaca → Presença de condições cardíacas ativas* que contraindicam a cirurgia?
- Sim → Avaliar e tratar. **Postergar a cirurgia**
- Não → Avaliar o risco de complicações cardiovasculares pelo índice cardíaco revisado** ou pelo Surgical Risk Calculator†
  - Alto risco → Avaliar capacidade funcional
    - < 4 METs → Considerar avaliação de isquemia com testes não invasivos caso possa ter impacto no manejo perioperatório*** → Ergometria / Cintilografia com dipiridamol / Ecocardiografia com dobutamina
      - Exame normal → Cirurgia
      - Presença de isquemia com ou sem disfunção ventricular → Avaliação pela cardiologia. Considerar β-bloqueador**** ou revascularização conforme diretrizes
    - ≥ 4 METs → Não é necessária avaliação adicional. Proceder com a cirurgia
  - Baixo risco < 1% → Sim → Não é necessária avaliação adicional. Proceder com a cirurgia

***Manejo perioperatório
Mudança de técnica/abordagem cirúrgica
Monitorização invasiva perioperatória
Técnicas específicas de analgesia
Alocação pós-operatória em UTI

****Uso de β-bloqueadores no perioperatório
Manter em pacientes em uso crônico
Considerar seu uso em:
- Pacientes agendados para cirurgias de alto risco
- Pacientes com dois ou mais fatores de risco (índice cardíaco revisado)
- Cardiopatia isquêmica ou isquemia miocárdica documentada

FIGURA 48.3 – Avaliação do risco cardíaco perioperatório.
†, www.surgicalriskcalculator.com.
BAV, bloqueio atrioventricular; Cr, creatinina; FC, frequência cardíaca; METs, equivalentes metabólicos; UTI, unidade de terapia intensiva.
Fonte: Gammermann e colaboradores.[1]

Quadro 48.6 – Fatores de risco associados ao aumento de complicações pulmonares

Fatores da paciente – Idade avançada, tabagismo, DPOC, obesidade e SAHOS

Fatores cirúrgicos – Incisões próximas ao diafragma, procedimentos prolongados, procedimentos sob anestesia geral

DPOC, doença pulmonar obstrutiva crônica; SAHOS, síndrome da apneia/hipopneia obstrutiva do sono.

---

prolongada, exacerbação da doença pulmonar preexistente e broncospasmo. Pacientes com doença pulmonar preexistente, incluindo doenças obstrutivas, como asma ou doença pulmonar obstrutiva crônica (DPOC), e doenças restritivas, como fibrose pulmonar, apresentam risco pulmonar aumentado. O tratamento dessas doenças deve estar otimizado antes do procedimento cirúrgico.

O local da cirurgia é um fator importante para o desenvolvimento de complicações pulmonares no pós-operatório. Pacientes com cirurgias torácicas e de abdome superior são de alto risco. O tempo do procedimento também está associado a complicações, e cirurgias prolongadas apresentam maior incidência. As técnicas anestésicas neuroaxiais podem reduzir o risco de complicações pulmonares quando comparadas com a anestesia geral.

CESSAÇÃO OU INTERRUPÇÃO DO TABAGISMO

O tabagismo aumenta a produção de secreção brônquica, reduz a função ciliar, estimula o sistema circulatório e aumenta o nível de carboxiemoglobina. Embora a interrupção do tabagismo melhore a depuração mucociliar, a maioria dos estudos indica que é necessário um período de 8 semanas sem fumar para a redução das complicações pulmonares. Portanto, as pacientes deverão ser estimuladas a interromper o hábito de fumar pelo menos 8 semanas antes da cirurgia, especialmente aquelas com DPOC.

SÍNDROME DA APNEIA/HIPOPNEIA OBSTRUTIVA DO SONO

A síndrome da apneia/hipopneia obstrutiva do sono (SAHOS) caracteriza-se pela obstrução periódica da via aérea superior durante o sono, que leva à dessaturação arterial de oxigênio e à retenção de dióxido de carbono, à privação de sono e à sonolência diurna. A maioria das pacientes não tem conhecimento prévio do diagnóstico da doença. Os fatores de risco para SAHOS incluem obesidade, aumento da circunferência cervical, história de roncos noturnos, doenças endócrinas e consumo de álcool. As pacientes com o diagnóstico e que usam dispositivo de pressão positiva contínua nas vias aéreas (CPAP, *continuous positive airway pressure*) devem ser orientadas a trazer o aparelho no dia da cirurgia, para que seu uso seja reiniciado logo após a cirurgia. Essas pacientes são particularmente suscetíveis aos efeitos depressores dos opioides e apresentam maior risco de eventos pulmonares. Deve-se, portanto, minimizar o uso de opioides e sedativos e empregar outras classes de medicamentos para o tratamento da dor pós-operatória.

JEJUM PRÉ-ANESTÉSICO

O jejum pré-anestésico tem como objetivo minimizar o risco de aspiração pulmonar do conteúdo gástrico. As recomendações sobre o período de jejum da ASA encontram-se descritas na Tabela 48.2.

Tabela 48.2 – Recomendações de jejum pré-operatório para anestesia regional, geral, sedação/analgesia ou suporte vital*

TIPO DE ALIMENTO	TEMPO DE JEJUM	OBSERVAÇÃO
Líquidos claros	2 horas	São considerados líquidos claros: café preto, chá, suco sem polpa, solução de carboidratos (bebidas alcoólicas estão excluídas)
Leite materno	4 horas	
Fórmulas infantis	6 horas	
Refeição leve	6 horas	São considerados refeição leve alimentos como bolachas, biscoitos e torradas (não se incluem alimentos fritos ou com alto teor de gordura)
Refeição livre	8 horas	Inclui alimentos fritos ou com alto teor de gordura
Mascar chicletes	Sem espera	
Chupar balas	Sem espera	

*Inclui cesarianas eletivas; as orientações não são válidas para gestantes em trabalho de parto. Essas recomendações não garantem o esvaziamento gástrico completo. Pacientes obesas, portadoras de doença do refluxo gastroesofágico, diabéticas e gestantes fora do trabalho de parto podem seguramente seguir as recomendações.
Fonte: Gammermann e colaboradores.[1]

PROFILAXIA COM ANTIMICROBIANOS

Os antimicrobianos são administrados antes dos procedimentos cirúrgicos potencialmente contaminados (penetração no intestino, bexiga, vagina) para a prevenção de infecção do sítio cirúrgico, que ocorre em 2 a 5% das pacientes. Os princípios do uso de antimicrobianos para profilaxia da infecção em cirurgia são os seguintes:

- Antimicrobianos usados para controle de infecções sistêmicas não devem ser empregados na profilaxia.
- A concentração tecidual adequada do antimicrobiano deve estar presente no início e durante o procedimento.
- A via venosa é a preferida para administração.
- Para a maioria das cirurgias, apenas uma dose será suficiente; a dose deve ser repetida se o tempo cirúrgico for maior do que duas vezes a meia-vida do fármaco escolhido.
- A escolha do antimicrobiano deve levar em consideração os padrões de sensibilidade da microbiota no hospital, a microbiota normal das cavidades ou superfícies abordadas e a história de alergia da paciente.

Muitas cirurgias ginecológicas não são potencialmente contaminadas e não requerem antimicrobianos. Outras, sobretudo as de médio e grande portes, são potencialmente contaminadas; nelas, há benefício com o uso de antimicrobianos profiláticos. As indicações específicas em ginecologia são as seguintes:

- Histerectomias vaginal e abdominal.
- Cromotubagem para investigação de infertilidade.
- Cirurgia com baixo risco de infecção; porém, se a infecção ocorrer, há consequências graves (uso de próteses).
- Pacientes portadoras de valvopatias ou próteses valvares cardíacas ou com história de endocardite.

ESQUEMA DE PROFILAXIA ANTIMICROBIANA

A microbiota do trato genital é polimicrobiana, constituída de bacilos aeróbios gram-positivos e gram-negativos e bacilos anaeróbios gram-positivos e gram-negativos, em especial *Bacteroides fragilis*, enterococos e estreptococos do grupo B.[5] Portanto, a maioria dos agentes patogênicos é conhecida, e a atividade antimicrobiana deverá ser suficiente para coibi-los parcialmente.

O início do antimicrobiano deve ocorrer no máximo uma hora antes da incisão. Toda infusão deve terminar antes da incisão ou de garroteamento de extremidade, quando for o caso. Para pacientes que necessitem utilizar vancomicina, a infusão deve iniciar 120 minutos antes da incisão. Em cesarianas, o tempo para o início da profilaxia segue a mesma rotina e não há necessidade de clampeamento do cordão para início da infusão.

As cefalosporinas têm sido os agentes mais estudados e testados em profilaxia, principalmente quando a microbiota envolvida é a do tubo digestivo, do geniturinário ou da pele. Parece não haver vantagens no uso de cefalosporinas de segunda e terceira gerações em relação às de primeira geração. Na atualidade, o regime mais usado é o de 2 g por via intravenosa (IV) de cefazolina antes da cirurgia, na indução anestésica. Se o peso da paciente for maior do que 120 kg, usa-se dose de 3 g de cefazolina. Se o tempo cirúrgico exceder 4 horas, uma nova dose de 1 g deve ser administrada (2 h para cefoxitina, 6 h para clindamicina). Outra indicação de segunda dose é o sangramento maior do que 1.500 mL. O tempo máximo de uso de antimicrobiano profilático deve ser de 24 horas.

Quando houver risco ou planejamento de penetração intestinal, deverá ser realizada cobertura para os germes anaeróbios. Isso atualmente é feito por uma das seguintes opções:

- Substituir a cefazolina por cefoxitina 2 g IV.
- Metronidazol 1 g IV e gentamicina 60 a 80 mg IV.
- Clindamicina 600 mg IV e gentamicina 60 a 80 mg IV.

O uso do metronidazol também é uma opção na curetagem pós-aborto, nesse caso associado à doxiciclina. Quando não tiverem sido feitos exame e tratamento para vaginose, alguns autores recomendam, em histerectomias, associar metronidazol com cefalosporina.

Para pacientes colonizadas com *Staphylococcus aureus* resistente à meticilina (MRSA, *methicillin-resistant Staphylococcus aureus*), uma dose única de vancomicina é a indicação, já que a cefazolina não cobre esse agente patogênico.

Pacientes em tratamento de infecção devem receber dose adicional do antimicrobiano em uso, no máximo, 60 minutos antes da cirurgia, se este oferecer cobertura contra os germes mais prováveis do sítio cirúrgico. Caso contrário, o esquema profilático é acrescentado ao terapêutico.

TRANSFUSÃO DE SANGUE

As provas cruzadas e a tipagem sanguínea deverão ser realizadas previamente pelo serviço de hematologia, sempre que houver probabilidade de sangramento e consequente reserva pré-operatória de concentrado de hemácias.[6] O limiar para a transfusão em pacientes anêmicas e hemodinamicamente estáveis segue em debate. A controvérsia está entre os riscos inerentes da transfusão de hemácias e o benefício desta para o tratamento da anemia. A maior parte das sociedades preconiza uma postura restritiva em relação à transfusão na maioria das pacientes estáveis no perioperatório. Pacientes saudáveis hemodinamicamente estáveis e sem evidência de hipóxia tecidual (aumento do nível sérico de lactato, saturação venosa central dentro da normalidade) em geral toleram níveis de hemoglobina tão baixos quanto 7 g/dL.

PROFILAXIA DA ÚLCERA PÉPTICA DE ESTRESSE

A profilaxia da úlcera de estresse deve ser realizada em pacientes com história prévia de doença péptica, em uso de anti-inflamatórios ou corticosteroides, com história de sangramento digestivo alto e em todas aquelas que serão submetidas a procedimentos de grande porte, com previsão de internação em unidade de terapia intensiva (UTI) no pós-operatório. A profilaxia é feita pela administração de bloqueadores da bomba de prótons (p. ex., omeprazol).[7]

PREPARO DA PELE E TRICOTOMIA

As pacientes devem ser orientadas a não realizar tricotomia da área a ser operada. A tricotomia aumenta a taxa de infecções de parede, especialmente se realizada com lâmina, devido às lesões provocadas no tegumento cutâneo, propiciando a invasão de bactérias já presentes. Com o objetivo de diminuir a taxa de infecção, as tricotomias devem ser realizadas momentos antes da cirurgia. Após a tricotomia, a pele da região a ser operada deve ser higienizada com esponja e antisséptico não alcoólico ou escovação e, após, com solução antisséptica alcoólica.

PREPARO DA BEXIGA E DA VAGINA

O esvaziamento prévio da bexiga por micção espontânea é suficiente como preparo para cirurgias de curta duração. No preparo de procedimentos de maior porte ou que envolvam a uretra, o cateterismo vesical de demora deve ser realizado na sala cirúrgica no momento da higiene da cavidade vaginal (solução aquosa iodada, clorexidina) ou imediatamente após a colocação de campos nas cirurgias vaginais.

PREPARO INTESTINAL

O preparo completo do intestino é um procedimento que tem poucas indicações atualmente, ficando restrito a cirurgias em que é grande a possibilidade de comprometimento ou dano ao reto. Para todos os outros casos de cirurgia ginecológica, esse processo pode ser abandonado com segurança.[8] Quando realizado, o preparo pode ser feito pela administração via oral (VO) de 500 mL de solução de manitol a 20%, acrescidos de mais 500 mL de suco de laranja, ingeridos em uma hora, devendo ser iniciado, no mínimo, com 12 horas de antecedência em relação à cirurgia. O preparo intestinal provoca diarreia aguda, aquosa, com grande espoliação eletrolítica e deve, portanto, ser evitado em pacientes idosas, cardiopatas, nefropatas e em mau estado geral. Imediatamente antes da ingestão da solução, inicia-se hidratação parenteral acrescida de eletrólitos, incluindo potássio. O potássio sérico deve ser dosado antes da cirurgia.

⚠️ A trombose venosa profunda (TVP) das veias pélvicas e dos membros inferiores é um problema frequente e potencialmente fatal em pacientes ginecológicas. Estima-se que 38% das pacientes com doença ginecológica maligna teriam TVP se não fosse feita a profilaxia. O risco para TVP em pacientes ginecológicas foi estratificado. A Figura 48.4 apresenta parte do protocolo

```
                    ┌──────────────────────────────────────┐         Lembrete:
                    │  Paciente hospitalizado com cirurgia │  ◄───   O protocolo não se aplica a
                    │      não ortopédica realizada        │         pacientes em uso de anticoagulação
                    └──────────────────────────────────────┘         terapêutica, que devem ser avaliadas
                                       ▼                             conforme protocolo
Fatores de risco para sangramento:     ┌──────────────────────┐      de anticoagulação.
• Úlcera gastroduodenal ativa          │ Estimular deambulação│
• Episódio de sangramento              │ sempre que possível  │
  clinicamente significativo na semana └──────────────────────┘
  prévia à internação                              ▼
• Plaquetas < 50 mil/mm³              ┌──────────────────────┐                 Medidas mecânicas
• INR > 1,5 (avaliar risco-benefício em│ Presença de fator de │  Sim  ───►     Reavaliar a persistência da
  pacientes com cirrose hepática)     │  risco para sangramento?             contraindicação a cada 2 dias
                                       └──────────────────────┘
                                               Não
```

Fatores de risco para sangramento:
- Úlcera gastroduodenal ativa
- Episódio de sangramento clinicamente significativo na semana prévia à internação
- Plaquetas < 50 mil/mm³
- INR > 1,5 (avaliar risco-benefício em pacientes com cirrose hepática)

Aplicar escore de Caprini

1 ponto	2 pontos
Idade 41-60 anos	Idade 61-74 anos
Cirurgia maior prévia (< 1 mês)	Artroscopia
Cirurgia menor	Câncer
Doença inflamatória intestinal	Cateter venoso central
Doença pulmonar grave	Cirurgia maior (> 45 min)
Doença pulmonar obstrutiva crônica	Imobilização gessada
Edema de membros inferiores	Laparoscopia (> 45 min)
Gravidez e pós-parto (< 1 mês)	Restrição ao leito (> 72 h)
Hormônio	**3 pontos**
Infarto agudo do miocárdio	Idade ≥ 75 anos
Insuficiência cardíaca congestiva	Anticoagulante lúpico
Obesidade	Anticorpos anticardiolipinas
Perda fetal/aborto	Fator V de Leiden
Restrição ao leito	História familiar de tromboembolia venosa
Sepse (< 1 mês)	História prévia de tromboembolia venosa
Varizes	
Outros	Homocisteína elevada
5 pontos	Protrombina 20210A
Acidente vascular encefálico (< 1 mês)	Trombocitopenia induzida por heparina
Artroplastia	Outros
Fratura de quadril/pelve	
Politrauma	Total de pontos
Trauma raquimedular	

Indicações de meia elástica:
- Contraindicação à profilaxia farmacológica
- Internação atual em unidade clínica (não UTI)

Indicações de compressão pneumática intermitente:
- Contraindicação à profilaxia farmacológica
- Internação atual em UTI sem evidência de isquemia e/ou necrose em membros inferiores

*Em pacientes com fator de risco para sangramento, com cirurgia com duração superior a 4 horas, considerar utilização de compressão pneumática intermitente desde o transoperatório.

0 pontos
Risco muito baixo
Deambulação precoce

1-2 pontos
Risco baixo
Profilaxia mecânica

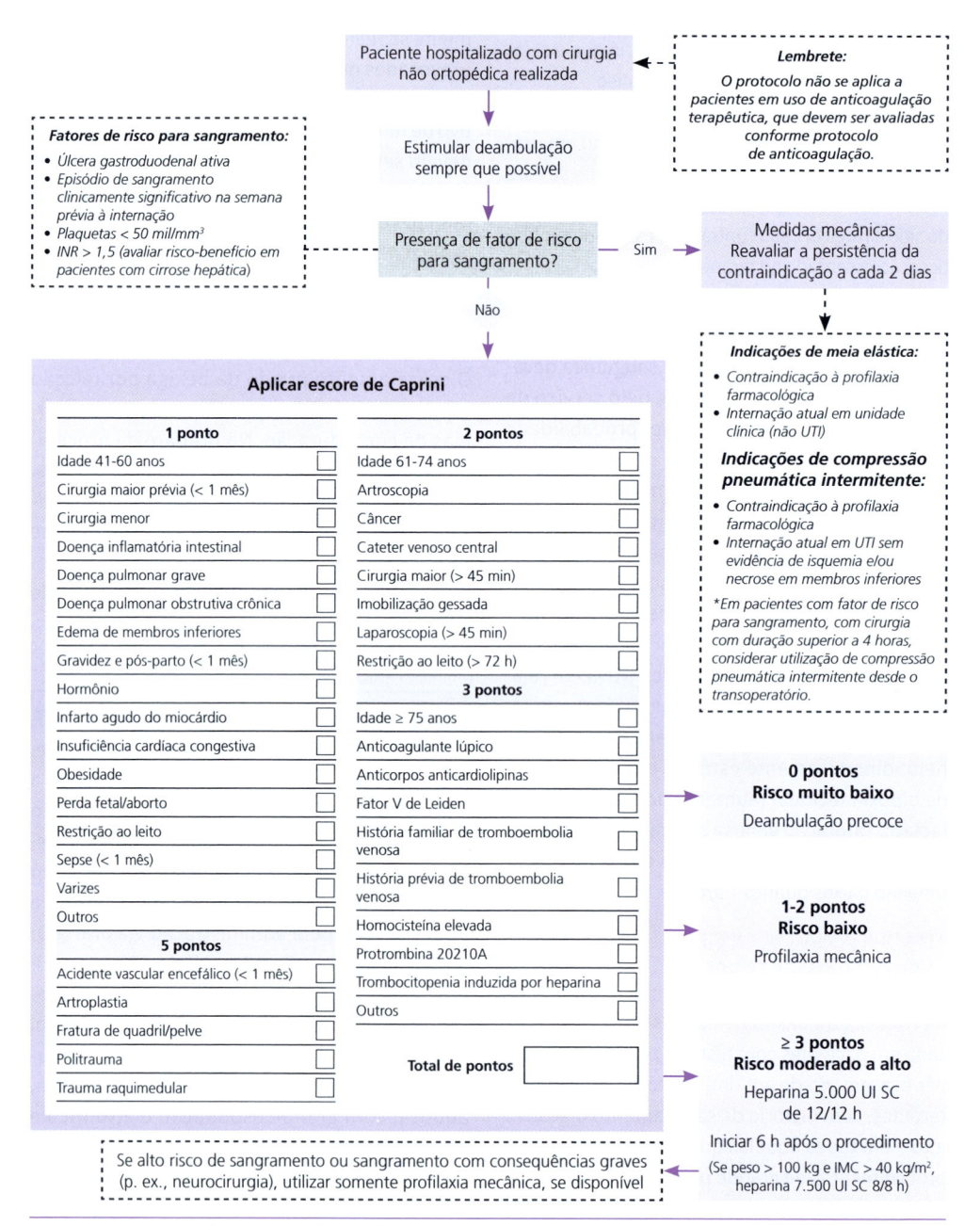

≥ 3 pontos
Risco moderado a alto
Heparina 5.000 UI SC de 12/12 h
Iniciar 6 h após o procedimento
(Se peso > 100 kg e IMC > 40 kg/m², heparina 7.500 UI SC 8/8 h)

Se alto risco de sangramento ou sangramento com consequências graves (p. ex., neurocirurgia), utilizar somente profilaxia mecânica, se disponível

FIGURA 48.4 – Protocolo assistencial de profilaxia de tromboembolia venosa do Hospital de Clínicas de Porto Alegre (HCPA).
IMC, índice de massa corporal; INR, índice normalizado internacional; SC, subcutâneo; UI, unidades internacionais; UTI, unidade de terapia intensiva.
Fonte: Elaborada com base em Caprini.[10]

assistencial de profilaxia de tromboembolia venosa do HCPA (PROT-0013).

A realização de anestesia neuroaxial (raquianestesia ou bloqueio epidural) está condicionada à administração de anticoagulantes: não deve ser realizada antes de um intervalo de 4 horas da administração de heparina não fracionada, 12 horas antes da administração de heparina de baixo peso molecular e 22 a 26 horas antes da administração de rivaroxabana.

Cuidados pós-operatórios

Essa rotina tem por objetivo orientar o tratamento no pós-operatório imediato, visando ao conforto da paciente e à prevenção das complicações. A cooperação e a motivação da paciente são mais facilmente obtidas quando uma educação preparatória adequada tiver sido oferecida e quando toda a equipe assistencial tiver adotado atitudes positivas e de suporte para as necessidades físicas e emocionais da paciente.

ANALGESIA PÓS-OPERATÓRIA

O planejamento da analgesia pós-operatória é uma parte importante da recuperação e deve considerar as necessidades individuais da paciente, especialmente idade, presença de comorbidades, tipo de cirurgia realizada (Quadro 48.7), resposta prévia a agentes analgésicos e presença de contraindicações para uso destes. O adequado tratamento da dor no período pós-operatório proporciona conforto à paciente, mobilização precoce e redução de tempo de hospitalização e dos custos hospitalares. Um recurso muito utilizado e valioso em cirurgia pélvica é o da analgesia via cateter epidural. Essa modalidade é indicada no pós-operatório de cirurgias de grande e médio portes e pode ser mantida por até 72 horas. A analgesia é obtida pela infusão contínua em bomba mecânica de anestésico local ou opiáceos. Quando utilizada a analgesia epidural contínua, toda a prescrição de analgesia deve ficar sob a supervisão do médico anestesiologista. A presença de infecção sistêmica ou próxima do local de punção e a presença de déficit de coagulação por medicamentos ou doenças são as contraindicações mais frequentes da instalação do cateter epidural.[9]

A analgesia com opiáceos controlada pela paciente (PCA, *patient controlled opioid analgesia*) é uma modalidade que apresenta vantagens sobre a analgesia intermitente e, nos locais com estrutura para sua aplicação, é uma boa alternativa à analgesia com cateter epidural.

No pós-operatório das cirurgias de menor porte e na ausência do recurso da PCA, a analgesia intermitente é a modalidade mais utilizada. A prescrição de medicamentos analgésicos deverá ser preferencialmente por via IV, a intervalos fixos, respeitando-se a meia-vida dos agentes. A associação de agentes analgésicos de diferentes grupos farmacológicos é claramente vantajosa. No Quadro 48.8, está descrito o esquema analgésico sugerido para o manejo da dor pós-operatória em pacientes que não estejam em uso de cateter epidural. No pós-operatório de cirurgias para incontinência urinária, os opiáceos devem ser evitados.

DIETA

Alimentação deve ser oferecida à paciente tão logo esteja acordada e conforme tolerância e ausência de náuseas e vômitos. A dieta sólida pode ser reiniciada assim que o nível de consciência estiver plenamente recuperado. Uma revisão da literatura

---

Quadro 48.7 – Previsão da intensidade da dor pós-operatória em procedimentos ginecológicos

Dor de alta intensidade
- Cirurgias convencionais do abdome superior
- Incisão tipo lombotomia (subcostal posterior)

Dor de moderada intensidade
- Cesariana
- Histerectomia abdominal

Dor de baixa intensidade
- Procedimentos videolaparoscópicos
- Cirurgias superficiais de mama
- Parto com episiotomia
- Procedimentos cirúrgicos superficiais
- Histerectomia e cirurgias vaginais

> **Quadro 48.8** – Manejo da dor pós-operatória em pacientes sem cateter epidural

1. **Pós-operatório de procedimentos associados à dor de alta intensidade**
   - **Primeiras 48 h**
     - Morfina – 0,05 mg/kg IV de 3/3 h ou SC de 4/4 h em doses fixas. Dose de resgate: se houver dor nos intervalos, utilizar 50% da dose calculada IV, com intervalos-limite de 1/1 h
     - Dipirona – 1.000 mg IV de 6/6 h em doses fixas. Se via oral disponível, utilizar paracetamol 750 mg de 6/6 h em doses fixas
     - Tenoxicam – 20 a 40 mg IV 1×/dia em dose fixa ou trometamol cetorolaco 30 mg IV de 6/6 h
   - **Após 48 h, se resposta adequada à analgesia e via oral liberada**
     - Codeína – 30 a 60 mg, associada a paracetamol 750 mg de 6/6 h em doses fixas, em associação ou não com ibuprofeno 600 mg VO de 8/8 h ou diclofenaco 50 mg VO de 8/8h em doses fixas
     - Resgate – Morfina 0,025 mg/kg IV de 1/1 h
   - **Após 48 h, se resposta adequada à analgesia e via oral não liberada**
     - Tramadol – 100 mg IV de 6/6 h em doses fixas, e dipirona 1.000 mg IV de 6/6 h em doses fixas, em associação ou não com:
       - Tenoxicam – 40 mg IV 1×/dia em dose fixa, ou trometamol cetorolaco 30 mg IV de 6/6 h
     - Resgate – Morfina 0,025 mg/kg IV de 1/1 h
2. **Procedimentos associados à dor de moderada intensidade**
   - **Via oral liberada**
     - Codeína – 30 a 60 mg, associada a paracetamol 750 mg VO de 6/6 h em doses fixas, em associação ou não com:
       - Ibuprofeno – 600 mg VO de 8/8 h ou diclofenaco 50 mg VO de 8/8 h em doses fixas
     - Resgate – Morfina 0,025 mg/kg IV de 1/1 h
   - **Via oral não liberada**
     - Tramadol – 100 mg IV de 6/6 h em doses fixas, e dipirona 1.000 mg IV de 6/6 h em doses fixas, em associação ou não com:
       - Tenoxicam – 40 mg IV 1×/dia em doses fixas, ou trometamol cetorolaco 30 mg IV de 6/6 h
     - Resgate – Morfina 0,025 mg/kg IV de 1/1 h
3. **Procedimentos associados à dor de leve intensidade**
   - **Via oral liberada**
     - Paracetamol – 750 mg VO de 6/6 h em doses fixas, em associação ou não com:
       - Ibuprofeno – 600 mg VO de 6/6 h ou diclofenaco 50 mg VO de 8/8 h em doses fixas
     - Resgate – Codeína, 30-60 mg VO de 6/6 h se a dor ainda persistir
   - **Via oral não liberada**
     - Dipirona – 1.000 mg IV de 6/6 h em doses fixas, em associação ou não com:
       - Tenoxicam – 40 mg IV 1×/dia em dose fixa, ou trometamol cetorolaco 30 mg IV de 6/6 h
     - Resgate – Tramadol 50-100 mg IV de 6/6 h

IV, intravenosa; SC, subcutânea; VO, via oral.

mostra que alimentar pacientes após cirurgias ginecológicas no primeiro dia de pós-operatório, mesmo na ausência de ruídos hidroaéreos ou eliminação de gases, é seguro e reduz o período de internação hospitalar.[11]

ATIVIDADE FÍSICA

A saída do leito e a deambulação devem ser incentivadas o mais precocemente possível. Essa medida está associada a menor intensidade de atelectasias pulmonares à menor incidência de TVP. Quando no leito, devem ser incentivados exercícios de inspiração profunda e movimentos dos membros inferiores.

HIDRATAÇÃO PÓS-OPERATÓRIA

Apesar de haver uma grande controvérsia a respeito da hidratação pós-operatória, a modalidade mais restritiva de administração de líquidos tem mostrado efeitos positivos sobre a função gastrintestinal, a cicatrização e a função pulmonar. No entanto, essa estratégia não está padronizada e varia desde a oferta de apenas 1.000 mL de solução salina acrescida das perdas até um volume de 2.000 mL.[12]

Um cálculo elaborado do balanço hídrico diário normalmente não é necessário. A reposição pode ser planejada a partir do conhecimento das perdas habituais de fluidos e eletrólitos. Os carboidratos na forma de glicose (50-100 g/dia) são utilizados para minimizar o catabolismo proteico e prevenir a cetose. As soluções de Ringer com lactato são mais próximas da composição do líquido extracelular (Tabela 48.3).

Na Tabela 48.4, estão listadas as necessidades diárias de líquidos e eletrólitos para o cálculo do balanço hídrico.

As perdas insensíveis de água, por meio da pele e do trato digestivo, ficam entre 500 e 1.000 mL/dia e dependem de temperatura ambiente, umidade e temperatura corporal. A perda de líquido aumenta 100 a 150 mL/dia para cada grau de temperatura corporal acima de 37 °C. A perda de fluidos por meio do suor varia bastante e depende da atividade física e corporal e do ambiente. A reposição de perdas insensíveis deverá ser feita por meio de soluções salinas hipotônicas ou com glicose a 5%.

Em geral, é desnecessário administrar potássio durante as primeiras 24 horas de pós-operatório, uma vez que ele é liberado do compartimento intracelular pelo trauma tecidual. Sódio e água sofrem retenção no pós-operatório imediato, devido à ação da aldosterona e da arginina-vasopressina (hormônio antidiurético). Portanto, em pacientes idosas ou com déficit de função cardíaca ou renal, a quantidade de líquidos a serem administrados deverá ser diminuída. Para a maioria das pacientes, uma regra útil para as primeiras 24 horas de pós-operatório é administrar de 1.500 a 2.000 mL de glicose a 5% com cloreto de sódio. Isso pode ser modificado se as perdas durante a cirurgia não forem repostas ou se houver evidência de sequestro de líquido para o interstício, em média de 500 a 750 mL, especialmente em procedimentos como linfadenectomia para-aórtica ou pélvica.

MONITORAMENTO DA DIURESE

O fluxo urinário desejado para um adulto médio é de 30 a 50 mL/h. Após cirurgias de médio e

Tabela 48.4 – Necessidades diárias para cálculo do balanço hídrico

COMPONENTE	QUANTIDADE
Água (IMC até 30)	40 mL/kg
Água (IMC > 30)	30 mL/kg
Na	50-250 mEq
K	30-200 mEq
Cl	150 mEq
Ca	1.000-1.200 g
Calorias	30 cal/kg

Obs.: 1 mL de NaCl a 20% = 3,4 mEq; 1 mL de KCl a 10% = 1,3 mEq.

IMC, índice de massa corporal.

Tabela 48.3 – Composição das soluções parenterais comumente utilizadas para hidratação pós-operatória

SOLUÇÃO	Na (mEq/L)	Cl (mEq/L)	K (mEq/L)	GLICOSE (gm/L)	OSMOL (mOsm/kg)
Ringer com lactato	130	109	4		272
Solução salina a 0,9%	154	154			308
Glicose a 5%				50	252
Glicose a 10%				100	505

grande portes, a diurese é monitorizada pelo débito da sonda vesical. A sonda deve ser retirada o mais cedo possível, quando a paciente apresentar estabilidade hemodinâmica. A decisão de retirar a sonda vesical deve ser ponderada, considerando-se, de um lado, o benefício do monitoramento da diurese e o risco de infecção urinária proporcional ao tempo de permanência e, de outro, o benefício de deambulação mais precoce e o risco de retenção urinária, que demanda uma nova sondagem vesical e implica maior risco de infecção.

Uma revisão sistemática recente mostra que, após a histerectomia abdominal, a retirada precoce da sonda teve menor risco de infecção urinária sintomática (risco relativo [RR] 0,23) e maior risco de nova sondagem (RR 3,32).[13]

CONTROLE GLICÊMICO EM PACIENTES COM DIABETES

O controle glicêmico perioperatório contribui muito para diminuir as chances de complicações em pacientes com diabetes. As pacientes devem suspender o uso dos agentes orais no dia da cirurgia. De preferência, a cirurgia deve ser a primeira da manhã. As apresentações de insulina de curta ação (regular) também são interrompidas no dia da cirurgia. Para evitar a cetoacidose nas pacientes com diabetes melito tipo 1 (DM1), deve-se aplicar um terço ou metade da dose habitual matinal da insulina (intermediária ou lenta). Para as pacientes com diabetes melito tipo 2 (DM2), pode-se suspender a insulina matinal ou aplicar metade da dose da insulina (intermediária ou lenta). O nível glicêmico deve ser monitorizado por medida da glicemia capilar (HGT) de 4/4 horas e deve-se suplementar insulina regular, se necessário. Indica-se a instalação de soro glicosado a 5%, 100 mL/h, desde a manhã da cirurgia até o término do período de jejum (NPO).

Durante a cirurgia, níveis glicêmicos acima de 200 mg/dL causam glicosúria e desidratação, devendo ser ativamente evitados. No entanto, o controle rígido da glicemia durante a cirurgia, com alvo entre 80 e 110 mg/dL, mostrou associação com eventos de hipoglicemia e aumento de mortalidade. Atualmente, recomenda-se iniciar o tratamento a partir de níveis glicêmicos acima de 180 mg/dL e manter um alvo de 140 a 180 mg/dL. Uma vez reiniciadas a alimentação e a atividade normal, as necessidades prévias de insulina devem ser restabelecidas.

AVALIAÇÃO DA FERIDA CIRÚRGICA

A ferida cirúrgica deverá ser inspecionada diariamente. Feridas suturadas e sem drenagem de secreções não requerem cobertura com curativos após 24 horas. De todas as infecções pós-operatórias, a da ferida cirúrgica é a mais frequente. Dor progressiva, eritema, calor local e edema são indicativos dessa possibilidade. Quando o quadro é muito suspeito, a retirada de um ou mais pontos cirúrgicos, seguida de exploração com pinça, sob técnica asséptica, deve ser realizada. Se houver drenagem de secreção, esta deverá ser coletada e submetida a exame bacteriológico. A simples exposição de toda a área com secreção em geral é suficiente para a resolução do processo.

A ferida cirúrgica poderá ser mantida com curativos para fechamento por segunda intenção ou, após estar limpa, sem secreção purulenta ou áreas necróticas, ser suturada novamente. A presença de áreas de necrose de pele ou tecido celular subcutâneo e de secreção com odor fétido, sobretudo em pacientes toxêmicas, deve levantar imediatamente a suspeita de infecção necrosante de tecidos moles. Nesses casos, uma avaliação com o cirurgião geral pode ser útil.

Complicações pós-operatórias

As complicações pós-operatórias podem ser classificadas, para fins didáticos, em imediatas ou tardias. A detecção precoce das complicações é muito importante, e o cirurgião deve manter um alto grau de suspeição e realizar avaliações frequentes. Alterações dos sinais vitais são um importante adjunto para corroborar a hipótese de uma complicação em andamento.

FEBRE NO PERÍODO PÓS-OPERATÓRIO

Apesar de não haver unanimidade sobre a definição desse sinal semiológico, muitos consideram que a temperatura axilar entre 37,4 e 37,8 °C é considerada febrícula e, acima disso, febre. Para o raciocínio clínico, é útil classificar a febre segundo o momento do seu aparecimento no período pós-operatório.[14]

FEBRE PRECOCE

Febrícula isoladamente pode ocorrer nas primeiras 48 horas de pós-operatório, como consequência de trauma tecidual e hematomas, o que não tem maior significado clínico. Quando a temperatura for maior do que 37,8 a 38 °C, o motivo deve ser pesquisado. Atelectasias pulmonares são uma complicação muito frequente no pós-operatório e causam febre. Exercícios de expansão pulmonar podem ser suficientes para o tratamento dessa complicação. Reação a medicamentos ou transfusão sanguínea são outras possíveis causas. Se a febre for alta, acompanhada de taquicardia e quadro de bacteriemia, deve-se afastar imediatamente a possibilidade de infusão de soluções contaminadas e iniciar protocolo de tratamento de sepse. Uma temperatura acima de 38 °C associada à ausculta pulmonar anormal deve levantar a possibilidade de aspiração. Se houver disfunção respiratória, a hipótese de embolia pulmonar também deverá ser considerada.

HIPERTERMIA APÓS 48 HORAS DE PÓS-OPERATÓRIO

⚠️ As causas frequentes de hipertermia que se desenvolve após 48 horas são flebite, pneumonia, infecção do trato urinário e formação de abscesso.

HIPERTERMIA APÓS O TERCEIRO DIA PÓS-OPERATÓRIO

Em geral, na paciente com pico febril a partir do terceiro dia pós-operatório, deverá ser pesquisada a presença de sinais inflamatórios nos locais de introdução de cateteres intravenosos. A maioria das infecções do sítio operatório são diagnosticadas entre o 4º e o 10º dia de pós-operatório. Nessa fase, toda paciente com hipertermia e sem indício de infecção urinária deve ter a suspeita desse diagnóstico. A TVP e complicações de suturas intestinais também entram no diagnóstico diferencial. O quadro de tromboflebite pélvica é de febre intermitente, calafrios (devido à eliminação de pequenos êmbolos sépticos) e dor vaga no baixo-ventre, às vezes com empastamento pélvico, mais comumente à direita. O tratamento consiste na anticoagulação da paciente, inicialmente com heparina. A resposta ao tratamento costuma ser rápida, e a paciente torna-se apirética em 36 a 48 horas.

COMPLICAÇÕES PULMONARES

As complicações pulmonares são um problema frequente no pós-operatório, especialmente na presença de fatores de risco: idade acima de 70 anos, tabagismo, DPOC, imunodepressão, obesidade, depressão do nível de consciência e doença sistêmica grave.

As atelectasias são as complicações mais precoces, a maioria ocorrendo nas primeiras 48 horas, e são responsáveis por 90% dos episódios de febre nesse período. Exercícios de expansão pulmonar, saída do leito e mudança de decúbito são suficientes para o tratamento, e antimicrobianos em geral não são necessários.

⚠️ A pneumonia é a terceira causa de infecção pós-operatória (após infecção urinária e do sítio cirúrgico) e a maior causa de óbito pós-operatório. Os sinais clínicos de pneumonia no pós-operatório são febre, taquipneia, aumento da secreção brônquica e achados semiológicos e radiológicos de consolidação pulmonar. O tratamento consiste na administração de antimicrobianos, exercícios de expansão pulmonar e nebulização. As pneumonias adquiridas no ambiente hospitalar têm microbiota dependente do local, e as regras para a escolha dos antimicrobianos são indicadas pela Comissão de Controle de Infecções Hospitalares.

COMPLICAÇÕES VASCULARES

A tromboflebite superficial dos membros inferiores é um problema frequente após cirurgias ginecológicas, sobretudo as realizadas em posição de litotomia. A presença de varizes nos membros inferiores aumenta o risco. O quadro clínico é de dor, aumento de temperatura local e eritema em trajeto venoso da perna. O repouso com os membros inferiores elevados, a aplicação de calor local e o uso de anti-inflamatórios costumam resolver o quadro em 48 horas.

Raramente, a tromboflebite assume um caráter ascendente no membro inferior; nessa condição, um cirurgião vascular deve participar do tratamento, pois pode ser necessário ligar a crossa da veia safena. A tromboflebite também ocorre na inserção e no trajeto de cateteres venosos periféricos, sobretudo quando estes permanecem por mais de 48 horas. O quadro clínico é de dor, eritema e edema no trajeto do vaso puncionado. O tratamento, além das medidas referidas, é a retirada do dispositivo vascular.

> ⚠ A TVP é uma complicação venosa mais grave e ocorre com especial frequência em pacientes submetidas a cirurgias oncológicas. Na maioria das vezes, o quadro clínico é pouco expressivo (50%). Pode haver dor na panturrilha, com discreto empastamento desta, edema de pé e tornozelo e dor à dorsiflexão forçada do pé (sinal de Homans). O diagnóstico clínico é confirmado por ultrassonografia Doppler. Assim que o diagnóstico for confirmado, anticoagulantes deverão ser administrados para prevenir a principal complicação, a embolia pulmonar, que pode ser fatal. Pode ser usada heparina não fracionada, heparina de baixo peso molecular (HBPM) ou fondaparinux. A HBPM e o fondaparinux são tão efetivos quanto a heparina não fracionada de uso contínuo no tratamento da TVP. O risco do uso de anticoagulantes é o sangramento. A heparina pode ser rapidamente revertida pelo uso de sulfato de protamina.

> ⚠ A embolia pulmonar é uma das complicações pós-operatórias mais sérias, pois, em geral, é insuspeita e potencialmente fatal. Os sintomas dependem do tamanho e do número de êmbolos na árvore respiratória. A maior parte das pacientes com essa complicação será tratada em UTI.

COMPLICAÇÕES DO APARELHO URINÁRIO

INSUFICIÊNCIA RENAL AGUDA

A insuficiência renal aguda é o declínio abrupto da função de filtração renal, que é responsável pela eliminação dos resíduos, pela concentração da urina e pela manutenção do equilíbrio hídrico e eletrolítico. A expressão clínica da insuficiência renal aguda no pós-operatório é a oligúria ou a anúria. As causas mais comuns nesse período são a diminuição do volume circulante efetivo, o uso de medicamentos nefrotóxicos e a obstrução ureteral bilateral. A diminuição do volume circulante efetivo (hipovolemia) pode ser causada por desidratação, sangramento ou perda para o terceiro espaço.

A diminuição da volemia pode causar isquemia renal, levando a uma condição chamada de uremia pré-renal.[15] Essa é a causa mais comum de oligúria pós-operatória. A densidade urinária está acima de 1.018 na maioria dos casos e já pode haver elevação de ureia e creatinina. Resposta com aumento da diurese após a infusão rápida de líquidos indica esse diagnóstico, quase sempre reversível. Um parâmetro prático para monitorizar a reposição hidreletrolítica é a pressão venosa central. O débito urinário horário deve ser aferido e é um parâmetro que pode indicar a adequação das medidas. Se o quadro de isquemia renal não se desfaz, ocorre lesão parenquimatosa renal. Essa lesão aguda pode ser causada ou agravada pelo uso de medicamentos nefrotóxicos, como os aminoglicosídeos e os anti-inflamatórios não esteroides. O tratamento dessa condição envolverá um nefrologista e consiste na suspensão das medicações nefrotóxicas e na correção do estado de hipoperfusão. Persistindo a oligoanúria, poderá haver congestão, causada pela retenção de líquidos. A congestão circulatória associada a níveis séricos elevados de creatinina e potássio poderá ser indicação de tratamento dialítico.

> No pós-operatório de cirurgias pélvicas, é importante considerar a obstrução ureteral bilateral como causa de anúria. Essa condição também pode causar lesão do parênquima, originando um tipo de insuficiência de causa pós-re-

nal. A maioria das pacientes parecerá bem perfundida, com estabilidade hemodinâmica. Diante dessa condição, a medida inicial é a verificação da permeabilidade da sonda vesical. O diagnóstico de obstrução ureteral bilateral pode ser firmado por ultrassonografia, que mostrará sinais de hidronefrose e bexiga vazia. A desobstrução dos ureteres pela introdução de cateter, reoperação ou drenagem da urina por nefrostomia percutânea são as opções para se tratar a obstrução ureteral. Ela deve ser realizada em caráter de urgência, para evitar perda da função renal. Um urologista deverá participar do planejamento terapêutico.

RETENÇÃO URINÁRIA

Após a manipulação do trato urinário, costuma ocorrer retenção urinária, especialmente depois de procedimentos vaginais. Em cirurgias radicais, em que há grande interferência nos suprimentos vascular e nervoso da bexiga, o dano é maior, e o restabelecimento da motricidade normal da bexiga pode levar meses.

A hiperdistensão da bexiga deve ser evitada, pois causa dor, propicia infecção e pode causar deiscência de sutura da vagina. Sondagens vesicais de alívio a cada 4 a 6 horas, segundo alguns autores, são preferíveis à sondagem de demora.

Nas situações em que a retenção se prolonga por vários dias, o que não é incomum nas cirurgias oncológicas, as pacientes deverão ser orientadas a promover o esvaziamento vesical a intervalos mais curtos, com auxílio da pressão suprapúbica (manobras de Credé). Após a micção, pode ser útil medir o resíduo vesical, por meio de sondagem, o que pode ser feito pela própria paciente. Quando o resíduo for inferior a 50 mL, o cateterismo pós-miccional poderá ser suspenso. Para evitar infecção urinária, as pacientes que precisam de sondagem intermitente devido à retenção devem receber quimioterápico (nitrofurantoína 100 mg/dia). As pacientes que necessitam de controle do resíduo vesical por tempo mais prolongado são instruídas a praticar autossondagem, ainda no ambiente hospitalar. Após a alta, a paciente poderá fazer o procedimento no seu domicílio e será controlada com reavaliações ambulatoriais.

CHOQUE CIRCULATÓRIO

O choque circulatório é uma condição de déficit circulatório com redução da oferta de oxigênio aos tecidos, o que resulta em hipóxia tecidual e disfunção de órgãos. No período pós-operatório, os tipos mais frequentes de choque são o hipovolêmico e o séptico. Uma vez estabelecido o diagnóstico de choque, todas as pacientes deverão ter acesso venoso seguro e monitoramento da diurese por sondagem vesical. Outros procedimentos invasivos poderão ser necessários na UTI, entre eles o cateter de Swan-Ganz, para monitorizar a pressão na artéria pulmonar, e o cateter arterial, para a pressão arterial invasiva. O uso da ultrassonografia à beira do leito tem se tornado uma ferramenta muito útil no diagnóstico e manejo dessas condições.

CHOQUE HIPOVOLÊMICO

Em cirurgia ginecológica, a causa mais importante de choque hipovolêmico é a anemia aguda por hemorragia. O estado de choque tem seu reconhecimento clínico facilitado quando há exteriorização da hemorragia ou distensão abdominal no pós-operatório. O quadro clínico é principalmente resultante da anemia aguda e da reação simpática: pele fria e sudorética, palidez e taquicardia.

Apesar de muito citada no passado como critério diagnóstico, a hipotensão pode não estar presente e não é condição para o diagnóstico de choque. O tratamento será voltado para o controle da hemorragia, ressuscitação volêmica e tratamento da possível coagulopatia. Acidose e a hipotermia potencializam a coagulopatia, de modo que a manutenção da temperatura corporal e a correção da acidose são muito importantes. O tratamento inicial consiste na administração de líquidos e hemocomponentes. Vasopressores são acrescidos quando necessários para a manutenção dos níveis pressóricos. Em revisão recente da literatura, recomenda-se, para o tratamento de hemorragias maciças, a transfusão de concentrado de hemácias, plasma fresco, plaquetas e fibrinogênio em proporções unitárias iguais (1:1:1:1). Recomenda-se, também, que o tratamento seja iniciado com a administração de uma injeção de fibrinogênio (2-4 g IV) e que os eventuais distúrbios da coagulação sejam tratados conforme os exames.[16]

CHOQUE SÉPTICO

O choque séptico é uma das principais causas de morte em pacientes com condições clínicas graves e tem mortalidade de 10 a 50%. Há consenso sobre o fato de que o diagnóstico precoce do choque séptico melhora o resultado do tratamento.

⚠️ A definição de sepse e choque séptico evoluiu muito ao longo dos anos. A resposta inflamatória sistêmica não está mais incluída na definição de sepse, já que muitas vezes não é causada por infecção. A definição atual de sepse consiste em uma infecção com risco de vida causada por uma resposta desregulada do hospedeiro. O choque séptico ocorre quando, após a adequada ressuscitação volêmica, a paciente segue necessitando de vasopressores para a manutenção de uma pressão arterial média maior ou igual a 65 mmHg e apresenta um valor de lactato sérico maior que 2 mmol/L (Quadro 48.9).[17] O reconhecimento da condição e de seu tratamento deve ser feito nas primeiras horas do início do quadro. A restauração da perfusão tecidual adequada deve ser buscada pela ressuscitação com líquidos, vasopressores, inotrópicos e concentrado de hemácias, quando necessário. O tratamento com antimicrobiano de largo espectro de forma empírica deve ser iniciado o quanto antes. O tratamento inicial do choque séptico está resumido no Quadro 48.10.

Quadro 48.9 – Critérios diagnósticos de sepse

Sepse
- Suspeita/documentação de infecção + 2 ou 3 critérios do Quick SOFA (qSOFA):
    1. Alteração do estado mental
    2. PAS < 100 mmHg
    3. FR > 22 mpm

    Positivo: 2 ou 3 critérios

OU
- Aumento de 2 pontos no escore SOFA

Sepse grave
- Definição excluída

Choque séptico
- Sepse + necessidade de vasopressor para PAM > 65 mmHg e lactato > 2 mmol/L após resposição hídrica adequada

Quadro 48.10 – Tratamento inicial do choque séptico

- Reposição volêmica inicial de pelo menos 30 mL/kg de cristaloide intravenoso nas primeiras 3 h
- Preferência por parâmetros dinâmicos para guiar a ressuscitação hídrica
- Utilização de valores de lactato sérico para guiar a resposta ao tratamento
- Internação da paciente na UTI em até 6 h do diagnóstico
- Administração de antimicrobiano preferencialmente em até 1 h do reconhecimento do quadro
- Alvo de pressão arterial média de 65 mmHg
- Uso de norepinefrina como vasopressor preferencial

UTI, unidade de terapia intensiva.
Fonte: Evans e colaboradores.[18]

REFERÊNCIAS

1. Miller RD. Miller's Anesthesia. 9th ed. New York: Churchill Livingstone; 2020.
2. Gamermann PW, Stefani LC, Felix EA. Rotinas em anestesiologia e medicina perioperatória. Porto Alegre: Artmed; 2017.
3. Miller RD. Miller's anesthesia. 8th ed. Philadelphia: Saunders/ Elsevier; 2015.
4. Valentine EA, Fleisher LA. Who should have a preoperative 12-lead electrocardiogram? In: Fleisher LA. Evidence-based practice of anesthesiology. 3rd ed. Philadelphia: Elsevier/Saunders; 2013. p. 20-5.
5. Bader AM, Hepner DL. Update on preprocedure testing. In: Fleisher LA. Evidence-based practice of anesthesiology. 3rd ed. Philadelphia: Elsevier/Saunders; 2013. p. 8-13.
6. Hemsell DL. Infections after gynecologic surgery. Obstet Gynecol Clin North Am. 1989;16(2):381-400.
7. Vassallo R, Goldman M, Germain M, Lozano M; BEST Collaborative. Preoperative autologous blood donation: waining indications in an era of improved blood safety. Transfus Med Rev. 2015; 29(4):268-75.

8. Danielou AC, Rohr S. Prophylaxie de l'ulcère de stress en chirurgie: quelle attitude en pratique? J Chir (Paris). 2006;143(4):226-9.

9. American College of Obstetricians and Gynecologists. Committee on Gynecologic Practice. Committee opinion no 610: chronic antithrombotic therapy and gynecologic surgery. Obstet Gynecol. 2014;124(4):856-62.

10. Caprini JA. Thrombosis risk assessment as a guide to quality patient care. Dis Mon. 2005;51(2-3):70-8.

11. McNicol ED, Ferguson MC, Hudcova J. Patient controlled opioid analgesia versus non-patient controlled opioid analgesia for postoperative pain. Cochrane Database Syst Rev. 2015;(6):CD003348.

12. Charoenkwan K, Matovinovic E. Early versus delayed oral fluids and food for reducing complications after major abdominal gynaecologic surgery (Review). Cochrane Database Syst Rev. 2014;(12):CD004508.

13. Kayilioglu SI, Dinc T, Sozen I, Bostanoglu A, Cete M, Coskun F. Postoperative fluid management. World J Crit Care Med. 2015; 4(3):192-201.

14. Zhang P, Hu WL, Cheng B, Cheng L, Xiong XK, Zeng YJ. A systematic review and meta-analysis comparing immediate and delayed catheter removal following uncomplicated hysterectomy. Int Urogynecol J. 2015;26(5):665-74.

15. Mustafa NA, Papalois VE, Hakin NS. Surgical infections. In: Hakin NS, Papalois VE. Surgical complications: diagnosis and treatment. London: Imperial College Press; 2007. p. 113-38.

16. Schrier RW, Wang W, Poole B, Mitra A. Acute renal failure: definitions, diagnosis, pathogenesis, and therapy. J Clin Invest. 2004;114(1):5-14.

17. Cecconi M, Evans L, Levy M, Rhodes A. Sepsis and septic shock. Lancet. 2018 Jul 7;392(10141):75-87.

18. Evans L, Rhodes A, Alhazzani W, Antonelli M, Coopersmith CM, French C, et al. Surviving Sepsis Campaign: International Guidelines for Management of Sepsis and Septic Shock 2021. Crit Care Med. 2021;49(11):e1063-1143.

LEITURAS RECOMENDADAS

American College of Surgeons. National Surgical Quality Improvement Program. Surgical Risk Calculator [Internet]. Chicago: ACS NSQIP; c2007-2016 [capturado em 27 nov. 2016]. Disponível em: www.riskcalculator.facs.org.

Clifford V, Daley A. Antibiotic prophylaxis in obstetric and gynaecological procedures: a review. Aust N Z J Obstet Gynaecol. 2012;52(5):412-9.

Committee on Standards and Practice Parameters, Apfelbaum JL, Connis RT, Nickinovich DG; American Society of Anesthesiologists Task Force on Preanesthesia Evaluation, Pasternak LR, et al. Practice advisory for preanesthesia evaluation: an updated report by the American Society of Anesthesiologists Task Force on Preanesthesia Evaluation. Anesthesiology. 2012;116(3):522-38.

Duke JC, Keech BM. Duke's anesthesia secrets. Philadelphia: Elsevier; 2016.

Ferri FF. Ferri's clinical advisor 2016. Philadelphia: Elsevier; 2016.

Fleisher LA. Does perioperative hyperglycemia increase risk? Should we have aggressive glucose control peri-operatively? In: Fleisher LA. Evidence-based practice of anesthesiology. 3rd ed. Philadelphia: Elsevier/Saunders; 2013. p. 184-94.

Gamermann PW, Alboim C, Vidal RM. Avaliação e manejo do paciente com diabetes melito. In: Gamermann PW, Stefani LC, Felix EA. Rotinas em anestesiologia e medicina perioperatória. Porto Alegre: Artmed; 2016. p. 48-57.

Gupta PK, Gupta H. Surgical Risk Calculator [Internet]. Memphis; 2011- [capturado em 27 nov. 2016]. Disponível em: www.surgicalriskcalculator.com.

Holt NF. Preoperative Evaluation and Management. In: Barash PG, Cullen BF, Stoelting RK, Cahalan M, Stock MC, Ortega R, et al. Clinical anesthesia fundamentals. Philadelphia: Wolters Kluwer Health/Lippincott Williams & Wilkins; 2015. p. 297-320.

Kushnir CL, Díaz-Montes TP. Perioperative care in gynecologic oncology. Curr Opin Obstet Gynecol. 2013; 25(1):23-8.

Mismetti P, Laporte-Simitsidis S, Tardy B, Cucherat M, Buchmüller A, Juillard-Delsart D, et al. Prevention of venous thromboembolism in internal medicine with unfractionated or low molecular weight heparins: a meta analysis of randomised clinical trials. Thromb Haemost. 2000; 83(1):14-9.

Odonkor P, Passannante AN, Rock P. When should pulmonary function tests be performed preoperatively? In: Fleisher LA. Evidence-based practice of anesthesiology. 3rd ed. Philadelphia: Elsevier/Saunders; 2013. p. 98-102.

Stefani DS, Barros E, organizadores. Clínica médica: consulta rápida. Porto Alegre: Artmed; 2002.

Stoelting RK, Hillier SC. Pharmacology & physiology in anesthetic practice. 5th ed. Philadelphia: Wolters Kluwer Health; 2015.

Sweitzer B. Preoperative evaluation and medication. In: Miller RD, Pardo MC, Stoelting RK. Basics of anesthesia. 6th ed. Philadelphia: Elsevier/Saunders; 2011. p. 165-89.

Wijeysundera DN, Sweitzer BJ. Preoperative evaluation. In: Miller RD. Miller's anesthesia. 8th ed. Philadelphia: Saunders/Elsevier; 2015. p. 1085-155.

Protocolos assistenciais do Hospital de Clínicas de Porto Alegre - versões vigentes em janeiro de 2022 - Protocolo Assistencial de Profilaxia do Tromboembolismo Venoso (PROT-0013) e Protocolo Assistencial de Prevenção de Infecções em Pacientes Cirúrgicos (PROT-0014) - disponíveis por acesso ao Sistema AGHUse (limitado a usuários autorizados) na aba Protocolos Assistenciais.

49

CIRURGIA LAPAROSCÓPICA E ROBÓTICA EM GINECOLOGIA*

JOSÉ GERALDO LOPES RAMOS
ROSI PEREIRA BALBINOTTO
THOMAS HECK MUNHOZ
IVAN SERENO MONTENEGRO
CARLOS AUGUSTO BASTOS DE SOUZA

■ Fundamentos em laparoscopia

A introdução da laparoscopia na ginecologia teve início com os primeiros trabalhos desenvolvidos por Raoul Palmer, na década de 1950. O francês idealizou um procedimento sistemático e, por meio do desenvolvimento de instrumentos e de critérios para insuflação de dióxido de carbono na cavidade abdominal, permitiu o estudo endoscópico das doenças pélvicas. Os seus estudos serviram para divulgar o método por toda a Europa.

O desenvolvimento de eletrocirurgias e o aprimoramento das lentes e da iluminação permitiram a evolução da laparoscopia operatória, que, na ginecologia, teve marco importante com o Dr. Kurt Semm, na década de 1970. Com os avanços da tecnologia e dos instrumentais, foi possível a realização das primeiras cirurgias tubárias e abordagens ovarianas e, posteriormente, a realização de histerectomias, miomectomias e outros procedimentos.

Hoje, a laparoscopia é uma grande aliada de procedimentos diagnósticos e, sempre que possível, a via de escolha para a terapêutica cirúrgica das doenças ginecológicas.

*Os coautores agradecem a Ana Luiza Gutierrez pela contribuição dada à construção deste capítulo na edição anterior.

PRINCÍPIOS TÉCNICOS

A realização de qualquer procedimento cirúrgico requer informar à paciente sobre os riscos potenciais e, no caso específico da laparoscopia, deve incluir a possibilidade de conversão do procedimento para laparotomia. Essa informação é fornecida por meio do termo de consentimento livre e esclarecido (TCLE), aplicado previamente à cirurgia.

AVALIAÇÃO PRÉ-OPERATÓRIA

O pneumoperitônio e a posição de Trendelenburg ocasionam sobrecarga cardiovascular às pacientes. Dessa forma, na avaliação pré-operatória, deve-se atentar para as doenças preexistentes que possam interferir na realização do procedimento.

POSICIONAMENTO

Após a anestesia, o cirurgião e os auxiliares devem ficar atentos ao posicionamento da paciente na mesa cirúrgica, a fim de possibilitar uma cirurgia com adequada manipulação uterina e evitar a compressão de vasos da região poplítea e lesões nervosas. A posição adequada é a litotomia com perneiras baixas, permitindo o correto acesso vaginal e abdominal para o procedimento.

ESVAZIAMENTO VESICAL E INTESTINAL

São realizadas sondagem vesical de alívio para procedimentos de curta duração e sondagem vesical de demora para procedimentos mais longos. O esvaziamento intestinal não é feito de rotina na cirurgia laparoscópica ginecológica, mas, em procedimentos maiores, como histerectomias, o esvaziamento do reto e do sigmoide facilita a abordagem cirúrgica e pode ser realizado.

MANIPULAÇÃO UTERINA

Um manipulador uterino é normalmente inserido via vaginal no início do procedimento para auxiliar a mobilização e a exposição cirúrgica. Ele tem diversas configurações, podendo propiciar a delimitação do colo uterino, o tamponamento vaginal e a injeção de contraste intrauterino, a depender do modelo empregado. Um exemplo de manipulador uterino com copo cervical utilizado em histerectomia está ilustrado na Figura 49.1.

ENTRADA NA CAVIDADE

No Serviço de Ginecologia e Obstetrícia do Hospital de Clínicas de Porto Alegre (SGO/HCPA), utiliza-se a técnica fechada de entrada, com a primeira punção abdominal sendo realizada preferencialmente na região umbilical, pela menor distância entre a pele e o peritônio. A punção é feita com uma agulha de Veress, inclinada 45º ou mais, caso apresente maior camada de tecido adiposo subcutâneo, com a extremidade direcionada para a pelve verdadeira, sempre na linha média.

Em pacientes com cirurgias abdominais medianas prévias, ou com anormalidades umbilicais (como hernioplastia umbilical), a primeira punção pode ser feita em locais alternativos, como no ponto de Palmer (localizado 3 cm abaixo do rebordo costal esquerdo, na linha hemiclavicular) ou no ponto de McBurney esquerdo (ponto médio entre a cicatriz umbilical e a sínfise púbica esquerda). Ainda podem ser realizadas punção transuterina ou punção do fundo de saco vaginal posterior como alternativas para a primeira punção.

Após a punção, confirma-se a posição da agulha por meio de alguns testes, como: aspiração para verificar a presença de sangue ou conteúdo intestinal; injeção de solução fisiológica na cavidade; e técnica da "gota pendente", em que uma gota de solução salina flui para a cavidade abdominal sem resistências. A pressão intra-abdominal nesse momento deve ser menor que 10 mmHg. Após a confirmação da posição da agulha de Veress na cavidade, inicia-se a insuflação com gás a um fluxo de 1 a 1,5 L/min. Após a perda da macicez hepática, o fluxo é aumentado, até o estabelecimento de pressão intra-abdominal de 12 a 16 mmHg.

Outras técnicas de entrada na cavidade, utilizadas menos frequentemente pelos profissio-

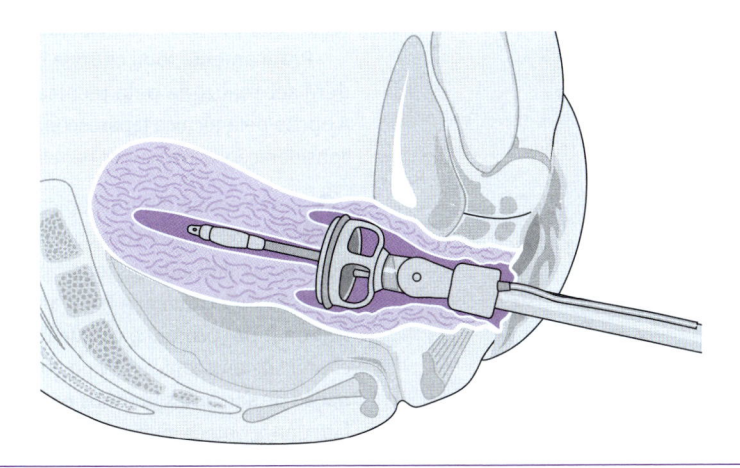

FIGURA 49.1 – Exemplo de manipulador uterino com copo cervical.
Fonte: Elaborada com base em Clinical Innovations.[1]

nais do SGO/HCPA, são a técnica aberta e a técnica de entrada direta. Uma revisão de 2019 da Cochrane concluiu que não há evidências de que alguma técnica seja superior, devendo a escolha se basear na habilidade do cirurgião e na situação apresentada.[2]

COLOCAÇÃO DO TROCARTE

Um trocarte de 10 mm é introduzido no mesmo local da punção inicial, levemente angulado em direção à pelve, para permitir a introdução do laparoscópio e a revisão do sítio da primeira punção.

Após o posicionamento da paciente em Trendelenburg, os trocartes acessórios são introduzidos sob visão direta. O número e a posição dos trocartes podem variar, de acordo com a cirurgia proposta. Para cirurgias pélvicas, em geral são inseridos lateralmente aos músculos retos abdominais, a 3 a 4 cm da sínfise púbica, após a transiluminação da pele, evitando, assim, a lesão dos vasos epigástricos. Os sítios de punção mais frequentes estão esquematizados na **Figura 49.2**.

REVISÃO DA CAVIDADE PERITONEAL

Após a colocação dos trocartes, é realizada a revisão sistemática das cavidades pélvica e abdominal em busca de possíveis lesões relacionadas à punção abdominal. Além disso, a revisão permite a identificação de aderências, sangramentos e outras eventuais doenças em órgãos abdominais e pélvicos.

Ao fim do procedimento, a revisão deve ser feita novamente, com o objetivo de identificar possíveis lesões que ocorreram durante a cirurgia. Após a revisão, o pneumoperitônio é desfeito.

◼ Cirurgias laparoscópicas

Em geral, a via laparoscópica oferece menor dano tecidual, menor sangramento, menor dor pós-operatória e menor necessidade de uso de analgésico. A via aberta, por outro lado, tem maior custo e tempo operatório mais prolongado. Outra característica da laparoscopia é a curva de aprendizagem mais longa para a realização de procedimentos mais complexos.

Com o aumento da tecnologia, já é possível o uso de bisturis harmônicos que promovem a hemostasia e o posterior corte dos tecidos, diminuindo o tempo cirúrgico e as complicações transoperatórias. Também ocorreu crescimento tecnológico nos fios de sutura, com a introdução de fios barbados e clipes hemostáticos, permitindo a diminuição do número e do tempo de suturas. A qualidade da imagem vem crescendo, o que facilita a visualização da cirurgia. O desafio constante é manter-se atualizado diante do incremento da tecnologia e do custo dos equipamentos.

Praticamente toda cirurgia laparotômica poderá ser realizada pela técnica laparoscópica. A opção pela técnica laparoscópica deve levar em consideração os riscos e os benefícios.

A remoção laparoscópica de órgãos volumosos ou de lesões com potencial maligno pode trazer dificuldades técnicas e risco de disseminação metastática. A Food and Drug Administration (FDA) proibiu o uso de morceladores em cirurgia laparoscópica, devido ao risco de disseminação de sarcomas uterinos não diagnosticados, fato que acontece muito raramente.

Uma recente publicação do National Institute for Health and Care Excellence (NICE) flexibilizou

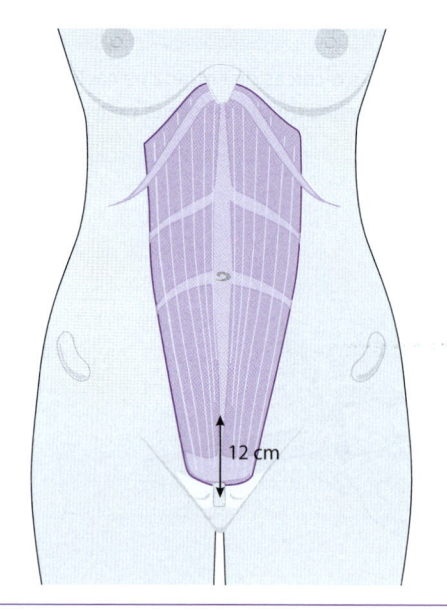

FIGURA 49.2 – Punções abdominais na cirurgia laparoscópica ginecológica.

o uso de morceladores em cirurgia laparoscópica, que deve ser discutido em pacientes pré-menopáusicas com idade inferior a 50 anos. Pacientes acima de 50 anos ou na menopausa têm maior risco de disseminação de sarcomas uterinos não diagnosticados previamente,[3] e o American College of Obstetricians and Gynecologists (ACOG) recomenda que, após a explicação dos riscos e benefícios às pacientes e a assinatura de TCLE, o morcelamento pode ser considerado para cirurgias de baixo potencial maligno em mulheres com menos de 50 anos ou antes da menopausa.[4]

LAPAROSCOPIA DIAGNÓSTICA

A laparoscopia diagnóstica é utilizada para diagnóstico e eventual tratamento concomitante de diversas doenças ginecológicas. Os seus objetivos são evitar laparotomias desnecessárias, promover o correto diagnóstico de doenças pélvicas e contribuir, quando possível, para o tratamento imediato destas.

As principais indicações para a laparoscopia diagnóstica na ginecologia são avaliação tubária em pacientes com infertilidade, suspeita de endometriose e dor pélvica crônica. Os dados de Guerin e colaboradores demonstraram que a infertilidade foi a principal indicação de laparoscopia no HCPA em 1999 (43,9% das indicações).[5] Atualmente, realizam-se cada vez menos cirurgias diagnósticas para infertilidade (ver Cap. 40 – Infertilidade).

Para fazer a avaliação tubária em pacientes com infertilidade, são realizadas a cateterização do colo uterino e a instilação de azul de metileno através do colo. O extravasamento de azul de metileno pelas tubas uterinas é chamado de cromotubagem positiva (tuba permeável). A não visualização do azul de metileno após o teste indica cromotubagem negativa (tuba obstruída). Nesse momento, também são avaliadas outras características da tuba uterina, como formato, mobilidade, vascularização, e presença de aderências e de doenças que possam comprometer o funcionamento tubário, como endometriose e sequela de doença inflamatória pélvica.

A laparoscopia para casais inférteis tem sido realizada no SGO/HCPA em todos os casais que apresentam imunofluorescência indireta positiva para clamídia, independentemente do resultado da histerossalpingografia, pois estima-se que 20 a 68% das mulheres têm alguma alteração no exame videolaparoscópico, mesmo com histerossalpingografia normal. Outra indicação são casais inférteis com avaliação inicial normal e sem sucesso gestacional após 3 a 6 meses de observação com ciclo estimulado.[6]

Durante a laparoscopia diagnóstica, pode ser realizada a lise de aderências, bem como o diagnóstico de malformações uterinas.

ENDOMETRIOSE

Outra doença que apresenta seu diagnóstico por meio da laparoscopia é a endometriose. O diagnóstico por visualização das lesões apresenta alta acurácia, quando comparado com a histologia, apresentando sensibilidade de 94% e especificidade de 85%. Todavia, esses resultados dependem da experiência do cirurgião. Em um estudo com 110 mulheres sintomáticas, nas quais foram realizadas 544 biópsias de lesões suspeitas, a confirmação histológica de endometriose foi encontrada em apenas 65% das lesões.[7] Quando há visualização de lesões suspeitas, é necessário que se realize, no mesmo momento cirúrgico, o tratamento dessas lesões, visto que está associado à redução da dor pélvica e ao aumento das taxas de gestação nessas mulheres.[8,9]

Além dos implantes típicos e atípicos, podem ser identificadas lesões císticas, denominadas endometriomas. Essas lesões – que, na maioria das vezes, se encontram nos ovários –, quando apresentam indicação de tratamento cirúrgico, devem ser tratadas por cistectomia. Essa é a abordagem preferencial, uma vez que se mostrou superior à aspiração do cisto (taxas de recorrência de 80-100%) e à ablação da parede interna do cisto. Este último procedimento demonstrou ter maior recidiva e menores taxas de gestação subsequente, quando comparado com a cistectomia, em uma metanálise realizada em 2008 que avaliou mulheres subférteis com endometriomas.[10] A ooforectomia fica reservada para mulheres com cistos recorrentes, com prole completa, pós-menopáusicas ou quando há suspeita de doença maligna.

Os casos de endometriose profunda com acometimento de múltiplas áreas da pelve, como bexiga, ureter e intestino, podem ser manejados de forma adequada e segura por via laparoscópica.

ESTERILIZAÇÃO TUBÁRIA

A esterilização tubária videolaparoscópica é a forma mais comum de esterilização realizada. Consiste em um procedimento simples, minimamente invasivo, feito na maioria das vezes através de duas punções abdominais (uma umbilical, para acesso da câmera, e outra suprapúbica, para os outros instrumentos). No SGO/HCPA, após a correta identificação das tubas, é realizada a cauterização da porção média do istmo tubário, seguida pela secção da tuba uterina.

Além da cauterização, outras técnicas laparoscópicas podem ser usadas, como a inserção de bandas ou clipes tubários, embora não sejam muito frequentes, pois a sua realização é tecnicamente mais difícil que a da cauterização. Uma metanálise comparando métodos de esterilização laparoscópica verificou maior dor nas primeiras 24 horas após o procedimento em mulheres que utilizaram bandas ou clipes, em comparação com a eletrocirurgia.[11]

SALPINGOSTOMIA E SALPINGECTOMIA

A abordagem cirúrgica da tuba uterina é utilizada no tratamento da gravidez ectópica e da infertilidade.

No tratamento da gestação ectópica, a cirurgia é feita quando há suspeita ou risco de ruptura tubária, contraindicação ao uso do metotrexato ou falha terapêutica. Para o tratamento cirúrgico, podem ser realizadas duas abordagens: a salpingostomia e a salpingectomia.

A salpingostomia consiste em abertura da tuba na borda antimesentérica, retirada da gestação por sucção e homeostasia delicada com uso de cautério bipolar. O fechamento da tuba ocorre por segunda intenção. Essa abordagem é realizada quando há o intuito de preservação da tuba para futuro reprodutivo, exigindo controle dos níveis de gonadotrofina coriônica humana (hCG, *human chorionic gonadotropin*) semanal até que sejam indetectáveis. A salpingostomia laparoscópica tem resultados superiores, quando comparada com a laparotomia, resultando em menor tempo cirúrgico, menor perda sanguínea e menor tempo de internação. Apesar de resultar em maior taxa de persistência de tecido trofoblástico do que quando comparada com a salpingostomia via laparotomia, não há diferença na taxa de gestação intrauterina subsequente ou na taxa de recorrência de gravidez ectópica.[12]

A salpingectomia é a retirada de toda a tuba uterina, sendo a técnica preferida quando há ruptura tubária, sangramento importante ou saco gestacional maior que 5 cm. Além disso, é a escolha nas pacientes com prole completa ou naquelas com indicação já estabelecida de fertilização *in vitro*.

Estudos comparativos entre salpingostomia e salpingectomia para o tratamento da gravidez ectópica encontraram taxas semelhantes de recorrência da gravidez ectópica, morbidade, complicações pós-operatórias e gravidez espontânea intrauterina nos primeiros dois anos após a cirurgia.[13,14]

No tratamento da infertilidade, a salpingectomia laparoscópica prévia à realização da fertilização *in vitro* é responsável pelo aumento da taxa de gestação, quando comparada com nenhum tratamento. A salpingostomia também tem sido utilizada para o mesmo fim; todavia, embora pequenos estudos afirmem que o aumento da taxa de gestação seja semelhante ao da salpingectomia, ainda faltam dados mais consistentes para afirmar isso.

CIRURGIAS PARA DOENÇAS OVARIANAS

⭐ A maioria das cirurgias ovarianas ocorre para o tratamento de doenças benignas e pode ser realizada laparoscopicamente. Nesses casos, as maiores vantagens da laparoscopia sobre a laparotomia são a redução do tempo de internação pós-operatória, o retorno mais rápido às atividades laborais e a diminuição do custo e da formação de aderências. Entretanto, para o tratamento de lesões ovarianas suspeitas de malignidade, a laparoscopia deixa de ser a cirurgia de eleição, e a laparotomia realizada por cirurgião oncológico é indicada, devendo ser considerada individualmente.

Para a adequada seleção de pacientes, são necessárias história clínica completa e avaliação anexial por imagem. A ultrassonografia pélvica transvaginal é altamente efetiva para determinar quais massas anexiais são "provavelmente benignas" e quais "têm uma chance razoável de malignidade", de acordo com o maior estudo de acurácia diagnóstica realizado pelo grupo International Ovarian Tumor Analysis (IOTA), mostrando que o objetivo é categorizar os achados em risco de malignidade.[15] Entre os principais achados ultrassonográficos associados à malignidade, estão cistos com componente sólido ou septações grosseiras. Em situações de suspeita de malignidade, será dada preferência à via laparotômica.

MIOMECTOMIA

A miomectomia é uma opção de tratamento para pacientes sintomáticas que desejam a preservação do útero. A via laparoscópica é possível, e, em uma revisão sistemática incluindo 576 pacientes comparando miomectomia abdominal e laparoscópica, ficou demonstrado que esta última apresenta, apesar do tempo cirúrgico superior, taxas semelhantes de complicações importantes (sangramento que necessita de transfusão, lesão de outros órgãos, tromboembolia), taxa semelhante de recorrência de miomas após a cirurgia e recuperação pós-operatória mais rápida.[16] Outra vantagem da laparoscopia seria a menor formação de aderências, o que foi observado em um estudo prospectivo que envolveu a realização de laparoscopias *second look* em pacientes submetidas a miomectomias abdominais e laparoscópicas.

A miomectomia é associada ao aumento de risco de ruptura uterina em gestação subsequente. Alguns fatores, como sutura inadequada dos defeitos do miométrio, homeostasia ineficiente que causa hematomas uterinos ou uso excessivo de eletrocirurgia e posterior desvascularização, interferem na cicatrização do miométrio, e poderiam interferir no potencial de ruptura. Para evitar essa complicação, a miomectomia laparoscópica deve ser realizada de acordo com técnicas já estabelecidas na miomectomia aberta, como o fechamento do miométrio em múltiplas camadas.[17] Koo e colaboradores encontraram taxa de 0,6% de ruptura uterina em uma série de 523 gestações pós-miomectomias laparoscópicas,[17] ao passo que Kim e colaboradores verificaram taxa de ruptura de 3,7% em uma série de 340 gestantes.[18] Ainda não há estudos suficientes para concluir se a miomectomia laparoscópica está associada ou não ao aumento de risco de ruptura uterina em gestação futura.[19]

HISTERECTOMIA

A histerectomia é a segunda cirurgia mais realizada pelos ginecologistas, atrás apenas da cesariana. Tentando diminuir a supremacia da histerectomia abdominal, surgiram avanços tecnológicos que permitiram o desenvolvimento da cirurgia minimamente invasiva nos últimos 25 anos. Em 1988, Harry Reich executou a primeira histerectomia laparoscópica.

A histerectomia laparoscópica apresenta diversos subtipos, incluindo:

- **Histerectomia total** – Compreende a remoção completa do útero e do colo uterino. Todo o procedimento, incluindo a sutura da cúpula vaginal, é realizado por via laparoscópica. O útero é removido pela vagina ou por morcelamento. Alguns cirurgiões preferem fazer a sutura da cúpula por via vaginal, após a retirada do útero.
- **Histerectomia supracervical** – Também conhecida como laparoscópica subtotal, consiste na remoção do útero, porém com conservação do colo uterino. O útero é morcelado e removido através das incisões abdominais.
- **Histerectomia vaginal assistida por laparoscopia** – A abordagem laparoscópica é utilizada para abordagem anexial, e, em seguida, o restante do procedimento é realizado por via vaginal, incluindo a abertura peritoneal e a ligadura de artérias uterinas.

Quando comparada com as vias abdominal e vaginal, os riscos de lesão do trato urinário e de deiscência de cúpula vaginal são aumentados.[20,21] A via vaginal apresenta vantagens, principalmente devido ao custo e ao tempo de cirurgia; contudo, a laparoscopia apresenta melhor retorno às atividades laborais. A escolha da via dependerá muito da escolha da paciente e de doenças concomitantes, como a presença de prolapsos vaginais.

TRAQUELECTOMIA

A traquelectomia envolve a retirada do colo uterino com a preservação do corpo, utilizada em pacientes com câncer de colo do útero com desejo de preservação da fertilidade. A realização desse procedimento de forma minimamente invasiva ainda carece de maiores estudos, mas dados recentes apontam sobrevida livre de doença similar quando comparada com a abordagem laparotômica. A traquelectomia tem sido empregada em estádios mais agressivos do câncer de colo do útero, podendo ser usada com quimioterapia neoadjuvante em pacientes que pretendem preservar a fertilidade.[22]

SACROPROMONTOFIXAÇÃO

A sacropromontofixação é o procedimento para correção do prolapso de cúpula vaginal, que promove a fixação da cúpula vaginal no promontório. Tradicionalmente, é realizada pela via abdominal. Entretanto, abordagens laparoscópicas vêm ganhando popularidade.

A análise de uma coorte sugere que, quando o procedimento é realizado por laparoscopia, apresenta menor tempo de internação, recuperação pós-operatória mais rápida e menos dor que os procedimentos feitos por laparotomia.[23] Entre as desvantagens da abordagem laparoscópica, estão o maior tempo cirúrgico e o custo elevado.[24]

Cirurgia robótica

O surgimento da robótica ocorreu com o desenvolvimento do Sistema da Vinci® pelo Stanford Research Institute. Primeiramente, esse sistema tinha o intuito de permitir a telecirurgia em soldados feridos, mantendo o cirurgião em uma área remota aos campos de batalha. Entretanto, seu uso prático foi limitado por diversos fatores. Posteriormente, os robôs foram desenvolvidos e comercializados para uso clínico, culminando na sua aprovação pela FDA, em 2001, para a realização de procedimentos urológicos.

A primeira histerectomia robótica foi realizada em 1998, mas apenas em abril de 2005 a FDA liberou o Sistema Da Vinci® para uso em procedimentos ginecológicos, com base em dados preliminares que garantiam a segurança do método, observados durante miomectomias e histerectomias executadas na University of Michigan. Nos anos posteriores à aprovação da FDA, a adoção da robótica para a realização da cirurgia ginecológica difundiu-se nos Estados Unidos e no mundo.[25]

O primeiro robô brasileiro foi adquirido pelo Hospital Sírio-Libanês, em São Paulo, em março de 2008, sendo primeiramente utilizado para procedimentos urológicos. Hoje, o Brasil já conta com unidades em todas as capitais, e a quantidade de procedimentos realizados por ano cresce de forma progressiva.

A cirurgia robótica apresenta várias vantagens sobre a tradicional laparoscopia. A visão tridimensional do Sistema Da Vinci® permite que o cirurgião identifique estruturas com magnificação de 10 vezes. As ferramentas articuladas (tecnologia EndoWrist®) permitem movimentos que mimetizam a mão humana e tornam mais fácil o acesso a regiões profundas da pelve e, além de serem capazes de realizar movimentos ambidestros, possibilitam ao cirurgião um maior controle dos instrumentos e a redução do tremor. A melhor ergonomia – resultando em mais conforto ao cirurgião durante a cirurgia – e a possibilidade de controle da câmera pelo cirurgião são grandes diferenciais em relação à cirurgia laparoscópica clássica.[26]

As limitações relacionadas com os procedimentos assistidos por robô incluem a falta de *feedback* háptico, requisitos de treinamento não padronizados e dificuldades em medir o valor devido à variabilidade no relatório de custos em contratos de compra baseados em uso, preferências do cirurgião e fatores específicos do local.[26]

Assim, essa tecnologia pode ser considerada uma ferramenta para abordagem cirúrgica minimamente invasiva dentro da ginecologia, mas as situações nas quais ela pode ser empregada devem ser avaliadas, e os casos precisam ser selecionados com base em critérios como probabilidade de melhores resultados, complexidade dos casos, fatores relacionados com a paciente e custos do procedimento.[26]

Embora seja uma tecnologia recente e de alto custo, a cirurgia robótica está ganhando cada vez mais espaço na prática clínica. O crescente aumento do número de robôs nos Estados Unidos vem se refletindo no mundo inteiro. As vantagens da cirurgia robótica sobre a laparoscopia tornam a formação do cirurgião mais rápida e efetiva, uma vez que não é necessário ter contato prévio com laparoscopia para o aprendizado da técnica. Embora os dados comparativos ainda sejam de baixa a moderada qualidade, o uso de cirurgia assistida por robô aumentou rapidamente desde a sua aprovação, o que destaca a necessidade de desenvolver estratégias eficazes e ponderadas para a sua implementação.[26]

O grande interesse por essa tecnologia estimula a pesquisa e o desenvolvimento de novos consoles, aumentando a oferta e a disponibilidade e diminuindo os custos. Essa perspectiva pode facilitar o acesso à tecnologia, aumentar a capacidade de desenvolvimento e treinamento de médicos habilitados e proporcionar novas opções de tratamento às pacientes que necessitam de cirurgia.

PRINCÍPIOS TÉCNICOS

PREPARO E POSICIONAMENTO DA PACIENTE

Os princípios são muito semelhantes aos da cirurgia laparoscópica tradicional, antes descritos. Na maioria das vezes, a internação ocorre no mesmo dia do procedimento cirúrgico. Após a internação e a aplicação do TCLE, a paciente é submetida à anestesia geral. Posteriormente, segue-se o posicionamento e a fixação da paciente na cama cirúrgica, com os braços ao longo do corpo, em posição de litotomia, com perneiras baixas. São realizadas a sondagem vesical de demora e a inserção de manipulador uterino.

PNEUMOPERITÔNIO E POSICIONAMENTO DOS TROCARTES

O princípio de punção abdominal é semelhante ao da laparoscopia, e as diferenças são o calibre dos trocartes utilizados (12 mm e 8 mm) e a posição das punções abdominais. A primeira punção é feita na linha média, cerca de 3 a 5 cm acima da cicatriz umbilical, e é o local de posicionamento da câmera. Três punções acessórias são realizadas, distanciadas entre si por pelo menos 10 cm, sendo as mais inferiores próximas às espinhas ilíacas anteriores esquerda e direita, e a terceira, triangulada entre o trocarte supraumbilical e a espinha ilíaca anterior esquerda. Um quarto trocarte de 10 mm é inserido no quadrante superior esquerdo do abdome (acima e à direita da câmera), o que permite o posicionamento do cirurgião auxiliar, utilizando materiais de videolaparoscopia convencional. A paciente é colocada em posição de Trendelenburg acentuada. As punções abdominais estão esquematizadas na Figura 49.3.

DOCKING DO ROBÔ

Pelo comando do cirurgião, o robô é posicionado próximo à paciente, e é feito o acoplamento dos braços robóticos aos trocartes abdominais.

TEMPO DE CONSOLE

É o tempo cirúrgico em si. A técnica cirúrgica empregada segue a rotina de cada procedimento. Durante essa etapa, o cirurgião permanece no console cirúrgico, afastado da paciente.

UNDOCKING DO ROBÔ

Consiste na retirada da ligação entre o robô e os trocartes abdominais. Após, é desfeito o pneumoperitônio e é a realizada sutura da aponeurose supraumbilical e da pele.

CIRURGIAS REALIZADAS

Todos os procedimentos feitos por videolaparoscopia são também realizados pela cirurgia robó-

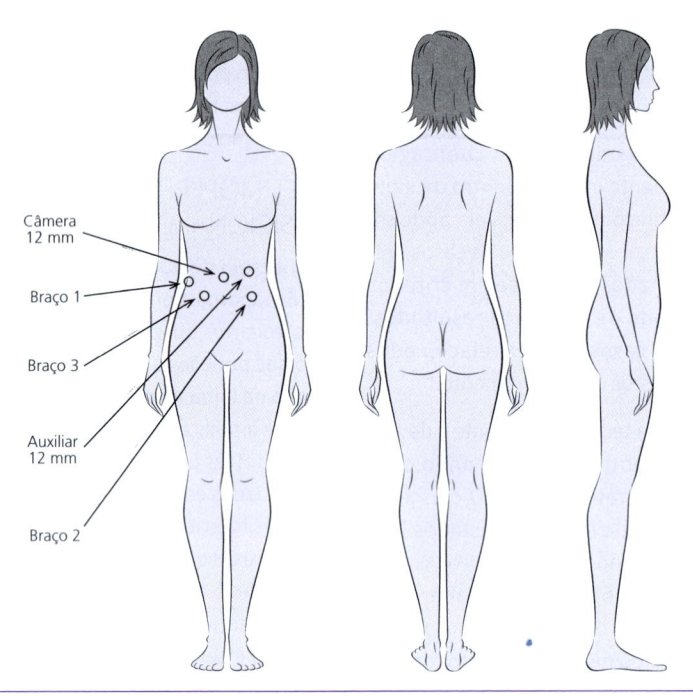

FIGURA 49.3 – Punções abdominais na cirurgia robótica ginecológica.
Fonte: Shutterstock.

tica na ginecologia, incluindo cirurgias tubárias, para tratamento de doenças anexiais, histerectomias e tratamento do câncer ginecológico.

O procedimento mais realizado é a histerectomia benigna, que é a cirurgia de treinamento e fundamental para a implantação do uso do robô em um hospital. Estudos de base populacional incluindo mais de 800 mil pacientes, desenvolvidos nos Estados Unidos, notaram aumento significativo do uso da robótica, fato responsável pelo aumento da taxa de histerectomias minimamente invasivas. Uma revisão da Cochrane de 2019 reforça que, para histerectomia em doença benigna, não parece haver vantagem da robótica quando comparada com a laparoscopia, visto que as duas abordagens têm taxas semelhantes de complicações pós-operatórias e tempo semelhante de recuperação até a alta.[27] Já o ACOG, em 2020, relata que não foram encontradas diferenças nos resultados perioperatórios, incluindo perda sanguínea, tempo de internação, tipo ou número de complicações, níveis de dor pós-operatória, uso de analgésicos ou tempo de recuperação. Em contrapartida, os resultados revelaram controvérsia sobre o tempo operatório, mostrando maior tempo cirúrgico em artigos de 2012 e 2013[28,29] e tempos similares em artigos de 2015 e 2016,[30,31] atribuindo essa diferença à curva de aprendizagem dos cirurgiões.[26]

Estudos preliminares conduzidos no HCPA, avaliando dados referentes às primeiras cirurgias robóticas feitas no SGO/HCPA, demonstraram tempo cirúrgico maior quando comparadas com outras abordagens já realizadas no HCPA (laparoscopia, vaginal e abdominal). Entretanto, o tempo de recuperação até a alta foi significativamente menor do que nas outras histerectomias, com média de internação pós-operatória de 23,7 horas.[32] Esse achado é compatível com os resultados de outros estudos, que demonstraram possibilidade da alta hospitalar em menos de 24 horas de pós-operatório.

Ainda faltam estudos bem-conduzidos para concluir qual seria a verdadeira vantagem do uso da robótica na cirurgia ginecológica. A histerectomia benigna robótica ainda não demonstrou superioridade em relação a outras técnicas já realizadas. Pacientes obesas mórbidas e pacientes com múltiplas aderências abdominais poderiam ser beneficiadas pela cirurgia minimamente invasiva por meio do sistema robótico. A sacropromontofixação e a miomectomia realizadas por técnica robótica, sobretudo quando os miomas se apresentam em localizações desfavoráveis, têm demonstrado resultados superiores, inclusive com custos menores, quando comparadas com o procedimento por via aberta.[26]

Em relação ao tratamento do câncer endometrial, a cirurgia robótica está apresentando vantagens, embora os dados disponíveis até o momento venham de revisões sistemáticas abrangendo estudos retrospectivos. Quando comparada com a abordagem laparoscópica, a cirurgia robótica apresenta leve redução do tempo cirúrgico, mas grande vantagem com relação ao tempo de internação até a alta e à redução da perda sanguínea transoperatória. Quando comparada com o procedimento abdominal, a robótica apresenta maior tempo cirúrgico, mas também tem menor internação e parece ser mais econômica, quando são incluídos os gastos indiretos na comparação de custo. Com relação ao número de linfonodos retirados, não há diferenças na comparação entre a cirurgia abdominal, a laparoscopia e a cirurgia robótica.

REFERÊNCIAS

1. Clinical Innovations. Clear View – Uterine Manipulator. Quick Reference Guide [Internet]. Utah: Clinical Innovations; 2021 [capturado em 8 ago. 2022]. Disponível em: https://www.laborie.com/wp-content/uploads/2021/07/ClearViewQuickReference.pdf.
2. Ahmad G, Baker J, Finnerty J, Phillips K, Watson A. Laparoscopic entry techniques. Cochrane Gynaecology and Fertility Group, organizador. Cochrane Database Syst Rev. 2019;(1):CD006583.
3. National Institute for Health and Care Excellence. Laparoscopic removal of uterine fibroids with power morcellation. London: NICE; 2021.
4. American College of Obstetricians and Gynecologists. Uterine Morcellation for Presumed Leiomyomas: ACOG Committee Opinion, Number 822. Obstet Gynecol. 2021;137(1):e63-74.
5. Guerin Y. Estudo retrospectivo de casos de laparoscopia ginecológica. Rev Med ATM. 1999;19(1):18-21.
6. Passos EP, Ramos JGL, Martins-Costa SH, Magalhães JA, Menke CH, Freitas F, organizadores. Rotinas em ginecologia. 7. ed. Porto Alegre: Artmed; 2017.
7. Stegmann BJ, Sinaii N, Liu S, Segars J, Merino M, Nieman LK, et al. Using location, color, size, and depth to characterize and identify endometriosis lesions in a cohort of 133 women. Fertil Steril. 2008;89(6):1632-6.
8. Brown J, Farquhar C. Endometriosis: an overview of Cochrane Reviews. Cochrane Database Syst Rev. 2014;(8):CD009590.
9. Duffy JM, Arambage K, Correa FJ, Olive D, Farquhar C, Garry R, et al. Laparoscopic surgery for endometriosis. Cochrane Database Syst Rev. 2014;(4):CD011031.
10. Hart RJ, Hickey M, Maouris P, Buckett W. Excisional surgery versus ablative surgery for ovarian endometriomata. Cochrane Database Syst Rev. 2008;(2):CD004992.
11. Lawrie TA, Kulier R, Nardin JM. Techniques for the interruption of tubal patency for female sterilisation. Cochrane Database Syst Rev. 2016;(8):CD003034.
12. Cheng X, Tian X, Yan Z, Jia M, Deng J, Wang Y, et al. Comparison of the fertility outcome of salpingotomy and salpingectomy in women with tubal pregnancy: a systematic review and meta-analysis. PLOS One. 2016;11(3):e0152343.
13. Fernandez H, Capmas P, Lucot JP, Resch B, Panel P, Bouyer J, et al. Fertility after ectopic pregnancy: the DEMETER randomized trial. Hum Reprod. 2013;28(5):1247-53.
14. Mol F, van Mello NM, Strandell A, Strandell K, Jurkovic D, Ross J, et al. Salpingotomy versus salpingectomy in women with tubal pregnancy (ESEP study): an open-label, multicentre, randomised controlled trial. Lancet. 2014;383(9927):1483-9.
15. Kaijser J, Sayasneh A, Van Hoorde K, Ghaem-Maghami S, Bourne T, Timmerman D, et al. Presurgical diagnosis of adnexal tumours using mathematical models and scoring systems: a systematic review and meta-analysis. Hum Reprod Update. 2014;20(3):449-62.
16. Koh C, Janik G. Laparoscopic myomectomy: the current status. Curr Opin Obstet Gynecol. 2003;15(4):295-301.
17. Koo Y-J, Lee J-K, Lee Y-K, Kwak D-W, Lee I-H, Lim K-T, et al. Pregnancy outcomes and risk factors for uterine rupture after laparoscopic myomectomy: a single-center experience and literature review. J Minim Invasive Gynecol. 2015;22(6):1022-8.
18. Kim MS, Uhm YK, Kim JY, Jee BC, Kim YB. Obstetric outcomes after uterine myomectomy: Laparoscopic versus laparotomic approach. Obstet Gynecol Sci. 2013;56(6):375.
19. Bhave Chittawar P, Franik S, Pouwer AW, Farquhar C. Minimally invasive surgical techniques versus open myomectomy for uterine fibroids. Cochrane Database Syst Rev. 2014;(10):CD004638.
20. Wong JMK, Bortoletto P, Tolentino J, Jung MJ, Milad MP. Urinary tract injury in gynecologic laparoscopy for benign indication: a systematic review. Obstet Gynecol. 2018;131(1):100-8.
21. Hur H-C, Donnellan N, Mansuria S, Barber RE, Guido R, Lee T. Vaginal cuff dehiscence after different modes of hysterectomy. Obstet Gynecol. 2011;118(4):794-801.
22. Smith ES, Moon AS, O'Hanlon R, Leitao MM, Sonoda Y, Abu-Rustum NR, et al. Radical trachelectomy for the treatment of early-stage cervical cancer: a systematic review. Obstet Gynecol. 2020;136(3):533-42.
23. De Gouveia De Sa M, Claydon LS, Whitlow B, Dolcet Artahona MA. Robotic versus laparoscopic sacrocolpopexy for treatment of prolapse of the apical segment of the vagina: a systematic review and meta-analysis. Int Urogynecology J. 2016;27(3):355-66.

24. Coolen A-LWM, van Oudheusden AMJ, Mol BWJ, van Eijndhoven HWF, Roovers J-PWR, Bongers MY. Laparoscopic sacrocolpopexy compared with open abdominal sacrocolpopexy for vault prolapse repair: a randomised controlled trial. Int Urogynecology J. 2017;28(10):1469-79.
25. Diaz-Arrastia C, Jurnalov C, Gomez G, Townsend C. Laparoscopic hysterectomy using a computer-enhanced surgical robot. Surg Endosc. 2002;16(9):1271-3.
26. American College of Obstetricians and Gynecologists. Robot-assisted surgery for noncancerous gynecologic conditions: ACOG Committee Opinion, no 810. Obstet Gynecol. 2020;136(3):e22-30.
27. Lawrie TA, Liu H, Lu D, Dowswell T, Song H, Wang L, et al. Robot-assisted surgery in gynaecology. Cochrane Database Syst Rev. 2019;(4):CD011422.
28. Paraiso MFR, Ridgeway B, Park AJ, Jelovsek JE, Barber MD, Falcone T, et al. A randomized trial comparing conventional and robotically assisted total laparoscopic hysterectomy. Am J Obstet Gynecol. 2013;208(5):368.e1-368.e7.
29. Sarlos D, Kots L, Stevanovic N, von Felten S, Schär G. Robotic compared with conventional laparoscopic hysterectomy: a randomized controlled trial. Obstet Gynecol. 2012;120(3):604-11.
30. Lönnerfors C, Reynisson P, Persson J. A randomized trial comparing vaginal and laparoscopic hysterectomy vs robot-assisted hysterectomy. J Minim Invasive Gynecol. 2015;22(1):78-86.
31. Deimling TA, Eldridge JL, Riley KA, Kunselman AR, Harkins GJ. Randomized controlled trial comparing operative times between standard and robot-assisted laparoscopic hysterectomy. Int J Gynecol Obstet. 2017;136(1):64-9.
32. Gutierrez A, Binda M, Ramos J. Early experience of robotic hysterectomy for treatment of benign uterine disease. Rev Bras Ginecol Obstet. 2016;38(09):450-5.

ÍNDICE

As letras *f*, *q*, *t* indicam, respectivamente, figuras, quadros e tabelas

A

Aborto recorrente, 648-657
  aborto de repetição, 655f
  etiologia, 648
    disfunções endócrinas, 653
    doses, 652t
    estilo de vida, 648
    fatores aloimunes, 654
    fatores ambientais e ocupacionais, 648
    fatores anatômicos, 652
    fatores hormonais, 653
    fatores masculinos, 653
    fatores psicológicos, 654
    hiperprolactinemia, 653
    idade, 648
    medicações, 652t
    problemas genéticos, 649
    síndrome do anticorpo antifosfolipídico, 651, 651q
    trombofilias hereditárias, 651
  inexplicáveis, 654
Amenorreia, 437-449
  amenorreias primárias, 441, 441f
  amenorreias secundárias, 442, 443f
  avaliação clínica, 437
    anamnese, 437, 439t-440t
    causas, 438q
    classificação, 437q
    exame físico, 437, 439t-440t
    exames de imagem, 439
    exames laboratoriais, 439
  causas e manejo, 444
    anovulação, 444
    causas anatômicas uterinas, 448
    causas hipofisárias, 447
    causas hipotalâmicas, 446
    causas ovarianas, 447
    dosagens hormonais, 445t
    outras causas, 448

classificação, 437
etiologia, 437
definição, 437
Anticoncepção, 658-690
  de emergência, 684
  no puerpério, 682, 683f
    DIU no fundo da cavidade uterina, 684f
  métodos irreversíveis, 685
    anticoncepção cirúrgica, 685
    atendimento das pacientes, 687f
    legislação brasileira sobre planejamento familiar, 686q
    ligadura tubária, 685
    vasectomia, 685
  métodos reversíveis, 659
    anticoncepção hormonal não oral, 672
      adesivo transdérmico, 673, 674q
      anel vaginal, 672-673, 673q
      anticoncepção combinada injetável, 674, 674q
      progestógeno injetável, 674
      progestógeno injetável, 675q
    anticoncepção hormonal oral, 661
      anticoncepcionais orais combinados, 661
      anticonvulsivantes, 668q
      antirretrovirais, 668t
      condições especiais, 665t-66t
      critérios de elegibilidade, 665q
      fenômenos tromboembólicos, 664t
      geração, 661
      interações de antibióticos, 667q

      interações de antifúngicos, 667q
      risco de baixa dose, 669t
      seguimento, 667
      seleção, 662
    anticoncepcionais somente com progestógenos, 669
      critérios de elegibilidade, 671t-672t
      desogestrel, 670
      drospirenona, 670
      minipílulas, 669
      progestógeno isolado, 670
    contraceptivos reversíveis de longa ação, 676
      DIU, 677-681, 678t,
      implante subdérmico, 676, 676q
      sistema intrauterino de levonorgestrel 19,5 mg, 679
    métodos comportamentais, 659-660, 659t, 660t
    métodos de barreira, 660
      diafragma, 661
      espermicida, 661
      preservativo feminino, 661
      preservativo masculino, 660
Anticoncepção na adolescência, 219-230
  médico e adolescente, 229
  métodos anticoncepcionais, 219
    adesivo transdérmico, 219
    anel vaginal, 219
    anticoncepcionais injetáveis combinados, 223
    anticoncepcionais injetáveis de progestógeno isolado, 223
    anticoncepcionais orais combinados, 219
    anticoncepcionais orais só de progestógenos, 222

anticonvulsivantes, 241q
benefícios não contraceptivos, 233q
contracepção de emergência, 228
contracepção em situações especiais, 228
DIU, 225
efeitos adversos, 233q
esterilização, 228
fatores de risco, 232q
implantes subdérmicos, 224
métodos comportamentais, 227
métodos de barreira, 227
preservativos, 227
regimes de uso estendido, 221
sistema intrauterino de levonorgestrel, 226
taxa de falha, 232t
vantagens de uso estendido, 234q
Assistência à mulher vítima de violência sexual, 161-171
acompanhamento ambulatorial, 169
aspectos éticos e legais, 163
avaliação de serviço social, 168
avaliação psicológica, 168
avaliação psiquiátrica, 168
consequências, 162
definição, 161
estatísticas, 162
etapas do atendimento, 163
acolhimento, 163
coleta de vestígios, 165
exame físico, 164
exames laboratoriais, 165
história, 164
lesões corporais, 164t-165t
notificação compulsória, 165
prevenção da gravidez indesejada, 165
profilaxia das infecções sexualmente transmissíveis, 166
em adolescentes com mais de 45 kg, 166t
em adultos com mais de 45 kg, 166t
hepatites virais, 167
infecção pelo HIV doses de antirretroviral, 168q
infecção pelo HIV pós-exposição sexual, 168q
infecção pelo HIV, 167
ISTs não virais, 167
ISTs virais, 167
papilomavírus humano, 167
reconhecimento, 164
tratamento das lesões, 164
gravidez decorrente, 169
implicações em longo prazo, 169
incidência no Brasil, 163f
legislação, 161
métodos para interrupção da gestação, 170q
prevalência no mundo em 2018, 162f
Assistência em ginecologia, qualidade e segurança da, 3-10
avaliação da segurança assistencial, 4-5, 5q
definições, 4
qualidade assistencial, 4
eventos adversos, 4
evento-sentinela, 4
briefing, 4
debriefing, 4
time-out, 4
intervenções para melhorar a qualidade e a segurança, 5
metas internacionais de segurança das pacientes, 4q
organização das práticas assistenciais, 6
segurança em cirurgia ginecológica, 6-10, 7q
sistematização das práticas assistenciais, 6
Avaliação genética da saúde da mulher, 231-242
cuidados obstétricos de mulheres com doenças genéticas, 231
anemia falciforme, 233
cuidados obstétricos, 235t
doenças metabólicas, 231
fibrose cística, 233
síndrome de Marfan, 232
síndrome de Turner, 232
genética das doenças ginecológicas, 234
endometriose, 234
menopausa precoce, 235
miomas, 234
genética dos cânceres na mulher, 236
câncer de colo do útero, 239
câncer de endométrio, 238
câncer de mama, 236
câncer de ovário, 238
câncer de vulva, 239
indicações de avaliação oncogenética, 237q
medicina personalizada, 239
síndromes com manifestações malignas associadas ao câncer, 239t
Avaliação genética pré-concepcional, 638-647
avaliação de risco, 638
aconselhamento adicional, 640q
anomalias congênitas, 639
consanguinidade, 641
história familiar, 640
idade materna, 642, 642q
idade paterna, 642
investigação detalhada, 640q
quando referenciar, 644
indicações, 644t-645t
recomendações, 646f
rastreamento expandido de portadores, 642
Avaliação pré-operatória e manejo pós-operatório, 693-715
avaliação pré-anestésica, 695
alergias medicamentosas, 698
anamnese, 695
avaliação pré-anestésica, 696q
encaminhamento ao ambulatório, 697f
estratificação do risco cardíaco, 701
avaliação do risco cardíaco perioperatório, 702f
classificação de risco perioperatório, 701q
hipertensão arterial, 701
pacientes com dispositivos cardíacos implantáveis, 701
pacientes com stent coronariano, 701
estratificação do risco pulmonar, 701
cessação do tabagismo, 703
fatores de risco, 702q
interrupção do tabagismo, 703
síndrome da apneia/hipopneia obstrutiva do sono, 703
exame físico, 695
exame físico focado, 700
classificação de Mallampati, 700f
via aérea difícil, 700q
história
anestésica passada, 699

médica atual, 697
médica passada, 697
indicação cirúrgica, 695
medicamentos em uso, 698, 698t-699t
medidas iniciais, 695
jejum pré-anestésico, 703
   anestesia geral, 703t
   anestesia regional, 703t
   sedação/analgesia, 703t
   suporte vital, 703t
preparo da bexiga, 705
preparo da pele, 705
preparo da vagina, 705
preparo intestinal, 705
procedimento proposto, 695
profilaxia com antimicrobianos, 704
profilaxia da úlcera péptica de estresse, 705
transfusão de sangue, 705
tricotomia, 705
tromboembolia venosa, 706f
uso de corticosteroides, 700q
complicações pós-operatórias, 710
   choque circulatório, 713
      choque hipovolêmico, 713
      choque séptico, 714, 714q
      sepse, 714q
   complicações do aparelho urinário, 712
   complicações pulmonares, 711
   complicações vasculares, 711
   febre, 711
      febre precoce, 711
      hipertermia após 48 horas, 711
      hipertermia após o terceiro dia, 711
cuidados pós-operatórios, 707
   analgesia, 707
      dor em pacientes sem cateter epidural, 708q
      dor em procedimentos ginecológicos, 707q
   atividade física, 708
   avaliação da ferida cirúrgica, 710
   controle glicêmico em pacientes com diabetes, 710
   dieta, 707
   hidratação, 708
      balanço hídrico, 709t
      composição das soluções parenterais, 709t
      monitoramento da diurese, 709
   cuidados pré-operatórios, 693, 694q-695q

C

Ciclo menstrual, 11-20, 16f, 17f
   ciclo endometrial, 18
      fase lútea, 19f
      fase pré-ovulatória, 19f
      fase proliferativa inicial, 19f
      fase proliferativa tardia, 19f
      fase secretora, 19f
      folículos antrais, 19f
      ultrassonográficas endometriais, 19f
      ultrassonográficas ovarianas, 19f
   hipotálamo, hipófise e ovários, 11
      controle ovariano da secreção de gonadotrofinas, 18
      crescimento folicular, 13
      duas células, 14, 15f
      duas gonadotrofinas, 14, 15f
      eixo hipotálamo-hipófise, 12f
      estradiol, 14f
      foliculogênese, 14f
      FSH, 14f
      inibina, 14f
      inter-relações hormonais, 13f
      neuro-hormônios hipotalâmicos, 12q
      sistema portal-hipofisário, 12f
Cirurgia laparoscópica e robótica em ginecologia, 716-726
   cirurgias laparoscópicas, 718
      doenças ovarianas, 720
      endometriose, 719
      esterilização tubária, 720
      histerectomia, 721
      laparoscopia diagnóstica, 719
      miomectomia, 721
      sacropromontofixação, 722
      salpingectomia, 720
      salpingostomia, 720
      traquelectomia, 722
   cirurgia robótica, 722
      cirurgias realizadas, 723
      docking do robô, 723
      pneumoperitônio, 723
      posicionamento da paciente, 723
      posicionamento dos trocartes, 723
      preparo da paciente, 723
      princípios técnicos, 723
      punções abdominais, 724f
      tempo de console, 723
      undocking do robô, 723
   fundamentos em laparoscopia, 716
      avaliação pré-operatória, 716
      colocação do trocarte, 718
      entrada na cavidade, 717
      esvaziamento intestinal, 717
      esvaziamento vesical, 717
      manipulação uterina, 717
      manipulador uterino com copo cervical, 717f
      posicionamento, 716
      princípios técnicos, 716
      punções abdominais, 718f
      revisão da cavidade peritoneal, 718
Climatério, 463-482
   alterações hormonais, 464
      manifestações do hipoestrogenismo em longo prazo, 468
         alterações atróficas, 468
         alterações cognitivas, 468
         alterações sexuais, 468
         cabelo, 469
         composição corporal, 469
         doença cardiovascular, 470
         osteoporose, 471
         pele, 469
         síndrome metabólica, 471q
      manifestações precoces do hipoestrogenismo, 466
         alterações do humor, 467
         ciclo menstrual, 466
         distúrbios do sono, 467
         sangramento uterino anormal, 466q
         sintomas vasomotores, 466
      quadro clínico, 466
   avaliação da mulher climatérica, 471, 471q
   Stages of Reproductive Aging Workshop + 10, 464f
   tratamento, 471
      contraindicações, 477q
      sintomas vasomotores, 472f
      terapia hormonal oral, 471, 473t, 474, 475,
      terapia hormonal não oral, 474q
      terapias não hormonais, 477
         sintomas vasomotores, 478t
         terapias farmacológicas, 478
         terapias não farmacológicas, 477

tipos de progestógenos, 476t
Consulta ginecológica, 21-36, 33
   anamnese, 22
      5 As, 24q
      abordagem da obesidade, 24q
      antecedentes familiares, 24
      antecedentes ginecológicos, 23
      antecedentes mórbidos, 23
      antecedentes obstétricos, 23
      condições, 24
      hábitos de vida, 24
      história da doença atual, 22
      identificação, 22
      perfil psicossocial, 24
      queixa principal, 22
      revisão de sistemas, 23
   avaliação clínica, 21
   calendário de vacinação, 25t-28t
   ensino atual do exame ginecológico aos estudantes, 34, 35f
   exame das mamas, 29
      exame físico, 29f
      inspeção dinâmica, 29
      inspeção estática, 29
      palpação de linfonodos, 30
      palpação de mamas, 30
   exame do abdome, 30
   exame físico, 24
   exame pélvico, 30
      coleta de raspado do colo uterino, 32f
      colo uterino normal, 31f
      escova endocervical, 32f
      espátula de Ayre, 32f
      espéculo de Collins, 31f
      exame da vulva, 30
      exame do períneo, 30
      exame especular, 30
      exame vaginal bimanual, 32f
      toque retal, 32
      toque vaginal bimanual, 31
   exames complementares, 32

D

Diferenciação sexual, do útero e da vagina, desordens da, 91-118
   agenesia vaginal e síndrome de Mayer-Rokitansky-Küster-Hauser, 109
      dilatador de teflon, 111f
      dilatadores de Frank, 110
      neovagina
      técnica de creatsas, 112
      técnica de enxerto de pele do abdome, 112
      vaginoplastia com enxerto de pele, 112f
   anomalias congênitas müllerianas, 103
   anomalias de fusão uterina, 110f
   classificação, 107
      das malformações genitais müllerianas, 108f-109f
      de Buttram, 77q
      de Gibbons, 77q
   efeitos clínicos, 107
   embriologia, 107
   aspectos psicológicos, 113, 116
   diagnóstico neonatal e na infância/adolescência, 95
      anamnese, 96
      avaliação laboratorial, 98
         gônadas impalpáveis, 99
         gônadas palpáveis, 99
         recém-nascido com genitália feminina normal, 100f
         recém-nascido com genitália indiferenciada, 100f
      avaliação por métodos invasivos, 98
      escala de Prader, 97f
      exame físico, 96
      exames de imagem, 97
      tamanho peniano para diferentes idades, 96t
      ultrassonografia, 98f
   diagnóstico pré-natal, 91-94, 92f, 92t, 93t, 94t
   etiologia das desordens da diferenciação sexual, 92-95
   tratamento, 99
      cirúrgico, 101
      clínico, 101
      hiperplasia suprarrenal congênita, 103f, 104f, 106f
      hormonal, 101
      PAIS, 105f
Doença inflamatória pélvica, 137-144
   apresentação clínica, 137
   complicações, 143
   diagnóstico, 138-139, 138q
   fatores de risco, 137
   fisiopatologia, 137
   tratamento, 139
      abscesso tubo-ovariano, 141
      doença inflamatória pélvica na gestação, 143
      doença inflamatória pélvica na presença de DIU, 142
      doença inflamatória pélvica, 142t
      protocolo de tratamento, 140f-141f
Doenças benignas da mama, 369-384
   alterações funcionais, 376
      adensamentos, 378
      classificação das condições, 376t
      macrocistos, 378
      macrocistos, 379f
      mastalgia, 376
   anomalias do desenvolvimento, 369
      gigantomastia, 369f
      ginecomastia, 370
      hipertrofia, 370f
      linha láctea, 370f
      mamas axilares, 370f
      número, 370
      volume, 369
   condições benignas da mama e risco para câncer, 383
      risco relativo com base na avaliação histológica, 383q
   princípios gerais no manejo das alterações benignas, 383
   processos inflamatórios, 371
      abscesso
         mamário, 371
         subareolar crônico com fístula, 373f
         subareolar crônico recidiva, 373
      doença de mondor, 375
      doença de Paget, 375q
      ectasia ductal, 374
      eczema areolar, 375, 275q
      galactocele, 375
      investigação de ginecomastia, 372f
      mastite aguda, 371
      mastite crônica, 373
      necrose gordurosa, 375
   tumores benignos, 380
      lesões fibroepiteliais, 380
         adenose esclerosante, 382
         atipia epitelial plana, 382
         cicatrizes radiais, 382
         exérese de pequenas lesões com diagrama cirúrgico, 381f
      fibroadenomas, 380
      hamartoma, 381
      hiperplasias, 382
      lipomas, 382

ÍNDICE | 731

papiloma intraductal, 381
tumores filoides, 380
Doenças benignas de vulva, 172-175
dermatoses inflamatórias, 172
doença de behçet, 174
eczemas, 172
farmacodermia, 173
hidradenite supurativa, 174
líquen escleroso, 173
psoríase, 172
discromias e tumores benignos, 174
ceratose seborreica, 175
melanose benigna de mucosas, 175
nevos melanocíticos, 175
vitiligo, 174
Doenças da vulva e da vagina na pré-púbere, 209-218
diagnóstico, 214
indicações de vaginoscopia, 215q
outras doenças, 213
líquen escleroso vulvar, 213
prolapso de uretra, 213
sinequia de pequenos lábios, 213
ulcerações vulvares, 214
verrugas genitais, 214
secreção vaginal sanguinolenta, 212
tratamento, 215
outras condições, 215, 216t-217t
vulvovaginites específicas, 215, 216t
vulvovaginite inespecífica, 215
vulvovaginite na pré-púbere, 209
achados clínicos, 210q
definição, 209
fatores de risco, 209
quadro clínico, 209
vulvovaginite específica, 210
Candida albicans, 211
Chlamydia trachomatis, 212
Gardnerella vaginalis, 211
microbiota entérica, 212
microbiota respiratória, 212
microbiota vaginal normal, 210q, 211
Neisseria gonorrhoeae, 212
outros fungos, 211
parasitoses intestinais, 212
Trichomonas vaginalis, 211
vulvovaginites na infância, 211q
vulvovaginite inespecífica, 210, 211q
Dor pélvica crônica, 187-195
abordagem clínica, 189
avaliação psicológica, 190
condições comuns associadas à dor pélvica crônica, 188q
etiologia, 188
manejo, 190
agentes hormonais, 192
agonistas do GnRH, 192
analgésicos, 191
anticoncepcionais orais, 192
antimicrobianos, 193
fisioterapia do assoalho pélvico, 192
progestógenos, 192
manejo cirúrgico, 193
aderências pélvicas, 193
histerectomia, 194

E

Endometriose, 176-186
adenomiose, 179
câncer, 177
classificação/tipos, 178
definição, 176
diagnóstico, 180
epidemiologia, 176
infertilidade, 177
patogênese, 176
representação, 179f
sequência de avaliação, 181f
sintomatologia, 180
tratamento, 181
anticoncepcionais orais combinados, 182
cirúrgico, 181, 184
DIU de levonorgestrel, 184
dor, 182
esquema, 184t
GnRH, 183
infertilidade, 181
medicamentoso, 181, 182, 182t-183t
outras opções, 184
progestógenos, 183
Estimulação ovariana, 593-604
distúrbios ovulatórios não ovarianos, 595, 597t
hiperplasia suprarrenal congênita não clássica, 595
hiperprolactinemia, 595
hipotireoidismo, 595
distúrbios ovulatórios ovarianos, 593, 597t
hipogonadismo hipergonadotrófico, 595
hipogonadismo hipogonadotrófico, 593
normogonadismo normogonadotrófico, 594
medicamentos utilizados, 596
análogo agonista de gnrh, 598
análogo antagonista de GnRH, 598
citrato de clomifeno, 596
gonadotrofinas, 596
letrozol, 596
protocolos, 598
indução da ovulação em baixa complexidade, 598
ciclo ovulatório, 598f, 599f
coito programado, 598, 598f
estimulação ovariana, 599f
inseminação intrauterina, 599
indução da ovulação em alta complexidade, 599
doses, 602t
estímulo ovariano, 600-602
maturação oocitária, 601
pacientes más respondedoras, 602
progesterona, 601
protocolo fixo
antagonista de GnRH, 601
bloqueio hipofisário com antagonista de GnRH, 601f
protocolo flexível
antagonista de GnRH, 600
bloqueio hipofisário com antagonista de GnRH, 601f
protocolo longo
análogo agonista de GnRH, 600
bloqueio hipofisário com análogo agonista de GnRH, 600f
síndrome do hiperestímulo ovariano, 603
supressão hipofisária, 600

G

Ginecologia endócrina, 411-501
Ginecologia geral, 61-263
Ginecologia operatória, 691-726

H

Hiperandrogenismo, 450-462
avaliação diagnóstica, 453
anamnese, 453

732 | ÍNDICE

diagnóstico, 453, 455f, 457f
escala de Ferriman-Gallwey, 454f
exame físico, 453
exames de imagem, 456
conceito, 450
etiologia, 456
    hiperandrogenismo iatrogênico, 458
    hiperplasia suprarrenal congênita forma não clássica, 457
    hipertecose ovariana, 458
    hirsutismo idiopático, 457
    medicamentos associados à hipertricose, 459q
    medicamentos associados ao hiperandrogenismo, 459q
    neoplasias produtoras de androgênios, 457
    outras causas, 458
    síndrome de Cushing, 458
    síndrome dos ovários policísticos, 456
síntese dos androgênios, 450
    androgênios circulantes na mulher, 452f
    biodisponibilidade da testosterona, 452f
    esteroidogênese ovariana, 451f-452f
    metabolização periférica da testosterona, 451f-452f
    suprarrenal, 451f-452f
tratamento, 458
    mecânico para o hirsutismo, 460t
    medicamentoso sistêmico, 460t-461t
    tópico para o hirsutismo, 460t
Hiperprolactinemia, 425-436
características moleculares, 426
causas, 425q-426q
diagnóstico etiológico, 429, 430f
    exames de imagem, 433
    hiperprolactinemia idiopática, 432
    macroprolactinemia, 432
    níveis habituais, 431t
    tratamento, 430f
    tumores hipofisários, 432
dosagem, 426
    efeito gancho, 427, 429f
    macroprolactina, 428f
    macroprolactinemia, 427
fertilidade, 435
fisiologia da prolactina, 425

gestação, 435
prolactinomas, 435
quadro clínico, 428
tratamento, 433
    bromocriptina, 434t
    carbegolina, 434t
Incontinência anal feminina, 568-577
etiologia, 568
    fisiopatologia, 569t
    lesões do esfincter anal de causa obstétrica, 569q
exame clínico, 570
    anamnese, 570
    escore de incontinência fecal da Cleveland Clinic, 570t
    escores de incontinência, 570
    exame físico, 571
exames complementares, 571
    colonoscopia, 572
    lesão anterior do esfincter anal externo, 571f
    manometria anorretal, 572
    outros exames, 572
    ultrassonografia anorretal, 571
tratamento, 572
    cirúrgico, 574
        esfincteroplastia anal, 575
        esfincteroplastia primária, 575
        esfincteroplastia secundária, 575
        neuromodulação sacral, 575
    não cirúrgico, 572
        aparelho de biofeedback domiciliar, 574f
        cuidados locais, 573
        estimulação do nervo tibial posterior, 573
        exercícios de reabilitação do assoalho pélvico, 573
        medicamentos, 573
        modificações dietéticas, 573
        orientações comportamentais, 572
Incontinência urinária feminina, avaliação da, 528-544
anatomia, 530, 531f, 532f,
classificação, 535-536
diagnóstico, 536
    avaliação urodinâmica, 538
    contrações involuntárias na fase de enchimento, 542f
    diário miccional, 536q
    eletromiografia, 543
    estudo miccional, 543
    estudo urodinâmico, 539f

    exame físico, 537
    exames de imagem, 538
    fluxometria normal, 540f
    hiperatividade detrusora, 542f
    história clínica, 536, 536q
    incontinência urinária de esforço, 541f
    pad test, 538
    perda urinária associada à tosse, 541f
    perfil pressórico uretral, 543
    Q-tip test, 538
    qualidade de vida, 537q
    questionários, 536q
    rotina da avaliação urodinâmica, 539q
    sintomas, 537q
    teste do absorvente, 538
    teste do cotonete, 538
    uretrocistoscopia, 538
    urodinâmica ambulatorial, 543
    valores normais da cistometria, 543t
    videourodinâmica, 543
exercício físico, 529
fatores de risco, 529
fisiologia, 533
    enchimento, 534q
    fisiologia do trato urinário, 533q
    micção, 534q
    neurofisiologia, 534f
    sistema autonômico, 534f
    sistema nervoso, 533q
    sistema somático, 534f
função sexual, 530
síndrome geniturinária da menopausa, 529
Incontinência urinária feminina, tratamento da, 545-567, 546f
abordagem inicial, 546, 547f
    aplicativos para smartphones, 552
    biofeedback, 550
    eletroestimulação, 550
        do assoalho pélvico, 550f
    escala de Oxford, 549q
    escala para grau de força muscular, 549q
    estimulação do nervo tibial posterior, 551f
    fisioterapia pélvica, 548
    manejo conservador, 546
    modificações na dieta, 548
    modificações na ingestão hídrica, 548
    perda de peso, 546
    retreinamento vesical, 548

tabagismo, 548
terapia hormonal, 552
tratamento da constipação, 548
treinamento dos músculos do assoalho pélvico, 548
incontinência urinária de esforço, 555
   injeções periuretrais, 562
   métodos físicos, 555
   tratamento cirúrgico, 556
      procedimentos retropúbico, 557
      cirurgia de Burch, 557, 557f
      procedimentos de cinta, 557
      uso de telas, 559
      escolha do melhor procedimento, 559
      comparação entre os procedimentos, 560
      presença de prolapso genital, 560
      incontinência urinária oculta, 560
      deficiência esfincteriana intrínseca, 561
      acompanhamento pós-operatório, 561
      diferentes técnicas cirúrgicas, 561t, 562t
   tratamento farmacológico, 555
incontinência urinária de urgência, 552
   acupuntura, 555
   neuromodulação sacral, 555
   quarta linha de tratamento, 555
   terapias alternativas, 555
   toxina botulínica, 554
   tratamento farmacológico da hiperatividade vesical, 553t
   tratamento farmacológico, 552
   intervenções não terapêuticas, 545
outras incontinências urinárias, 562
   incontinência urinária mista, 562
   incontinência urinária por transbordamento, 563
populações especiais, 563
   mulheres idosas, 563
   mulheres obesas, 563
Infecções sexualmente transmissíveis, 145-160
cancro mole, 152
   diagnóstico, 153
   quadro clínico, 152
   recomendação para parcerias sexuais, 153
   tratamento, 153, 153q
cervicites, 149
   diagnóstico, 150
   outras infecções por clamídia, 151t
   outras infecções por gonococo, 151t
   tratamento, 150
donovanose, 155
   diagnóstico, 156
   quadro clínico, 155
   recomendação para parcerias sexuais, 156
   tratamento, 156, 156f
herpes, 153
   complicações, 154
   diagnóstico, 154
   infecção não primária, 154
   primoinfecção, 154
   quadro clínico, 154
   recorrências, 154
   tratamento, 155
   tratamento do herpes genital, 155t
   tratamento supressivo, 155
linfogranuloma venéreo, 150
   diagnóstico, 151
   tratamento, 152
micoplasma, 157
   abordagem sindrômica, 158
   diagnóstico, 157
   quadro clínico, 157
   tratamento, 157, 158t
   úlcera com exames laboratoriais, 159f
   úlcera sem exames laboratoriais, 158f
molusco contagioso, 156
   diagnóstico, 157
   quadro clínico, 156
   tratamento, 157
sífilis, 146
   diagnóstico, 147
   estadiamento da doença, 148t
   tratamento, 147
Infertilidade, 581-592
definição, 581
etiologia, 582
fatores de risco, 582
incidência, 581
investigação diagnóstica do casal, 581q, 582
   avaliação anatômica e tuboperitoneal feminina, 589
      anormalidades uterinas, 589
      fatores cervicais, 589
      fatores peritoneais, 590
      histerossalpingografia, 590
      histerossonografia, 590
      imunofluorescência para clamídia, 590
      permeabilidade tubária, 589
      videolaparoscopia, 590
   avaliação hormonal feminina, 587
      baixo peso, 589
      ciclos ovulatórios, 587
      obesidade, 589
      prolactina, 589
      tireoide, 588
      reserva ovariana, 587, 558f
   avaliação masculina, 582
      anticorpos antiespermatozoide, 584
      causas, 583f
      condições clínicas, 586t
      distribuição, 583f
      espermograma, 582
      etiologia da infertilidade, 583t
      exame físico, 584t
      exames de imagem, 586
      endocrinológica, 583
      genética, 586
      história, 584t
      investigação, 585f, 587
      parâmetros seminais, 585t
      teste de fragmentação de DNA espermático, 586
planejamento terapêutico, 590, 591q
prevalência, 581

M

Mastologia, 353-409
Mastologia, propedêutica em, 355-368
   anatomia da mama, 355, 357f
   estrutura da mama, 356f
   exames complementares, 361
      classificação BI-RADS, 363t
      mamografia craniocaudal, 362f
      mamografia mediolateral oblíqua, 362f
      mamografia, 361
      ressonância magnética mamária, 364
      ultrassonografia axilar, 363
      ultrassonografia mamária, 363

procedimentos invasivos, 364
    biópsia percutânea com agulha grossa, 365
    mamotomia, 366
    punção aspirativa por agulha fina, 364
    técnicas invasivas, 367t
semiologia, 357
    anamnese, 357
    autoexame, 361
    exame clínico, 358
    inspeção dinâmica, 359f
    inspeção estática, 359f
    palpação de axilas, 360f
    palpação de fossas supraclaviculares, 360f
    palpação de mama, 360f
Miomatose uterina, 129-136
    diagnóstico, 130
    epidemiologia, 129
    fatores de risco, 129
    miomas e disfunções reprodutivas, 131
    quadro clínico, 130
    subclassificação dos miomas, 129f
    tratamento, 132
        cirúrgico/invasivo, 132
        clínico, 132
        opções, 133t
        outros tratamentos, 135

N

Neoplasia de colo do útero, 276-289
    classificação histológica, 277q
    diagnóstico, 277
    estadiamento, 278, 279q
    etiologia, 276
    fatores de risco, 276
    fatores prognósticos, 286
    padrão de propagação, 277
    prevenção, 277
    rastreamento, 277
    recorrência, 287
    seguimento, 286
    tratamento, 279
        cirurgias conservadoras, 284
        de acordo com o estádio, 280-282, 281f, 282f
        linfonodo-sentinela, 284
        tipos de histerectomia radical, 282-283, 283t
Neoplasia de corpo uterino, 290-316
    carcinoma de endométrio, 293
        algoritmo ProMisE, 300f
        avaliação de extensão da doença, 301
        avaliação inicial, 305
        avaliação pré-operatória, 305
        cirurgia de estadiamento, 303q
        classificação molecular, 299
        diagnóstico, 296
        epidemiologia, 293
        estádios, 301q, 306f, 307f, 306f
        fatores de risco, 294
        fatores prognósticos, 297
        histopatologia, 293
        linfadenectomia, 302
        peça cirúrgica, 309q
        preservação de fertilidade, 308f
        protocolo assistencial cirúrgico da equipe, 306
        protocolo de vigilância ambulatorial, 311t
        quadro clínico, 295
        rastreamento, 297
        seguimento, 310
        tratamento, 303- 309
        vias de disseminação, 300
    carcinossarcoma, 310
    hiperplasia do endométrio, 290
        classificação, 290
        diagnóstico, 291
        fatores de risco, 291
        potencial pré-maligno, 290
        quadro clínico, 291
        tratamento, 291
            hiperplasia benigna, 291
            hiperplasia com atipias, 292
            manutenção, 292
    sarcomas uterinos, 310
        estadiamento, 313, 314q
        epidemiologia e quadro clínico, 312
            adenossarcoma, 313
            leiomiossarcomas, 312
            sarcoma indiferenciado, 313
            sarcomas do estroma endometrial, 312
        tratamento, 313
            adenossarcoma, 314
            cirúrgico, 313
            leiomiossarcomas, 313
            sarcoma do estroma endometrial, 314
            sarcoma indiferenciado, 314
Neoplasia maligna da mama, 385-409
    carcinoma com apresentação clínica não usual, 393
        carcinoma de mama inflamatório, 394
        ciclo gravídico-puerperal, 395
        diagnóstico diferencial, 393q
        doença de Paget, 393
        homem, 395
    carcinoma invasor da mama, 389
        apresentação macroscópica, 390
        carcinoma ductal in situ, 389
        carcinoma ductal infiltrante, 389
        carcinoma lobular invasor, 391
        carcinoma medular, 392
        carcinoma metaplásico, 393
        carcinoma mucinoso, 392
        carcinoma papilífero, 393
        carcinoma tubular, 392
        classificação, 390q
        histologia, 391, 392
        tipos especiais, 392
    casos especiais de câncer de mama, 407
    classificação molecular, 396-397, 397t
    epidemiologia, 385
    estadiamento, 397
        anatômico, 398q
        clínico, 398q
        grupos prognósticos, 398q
    fatores de risco, 386
        álcool, 388
        aumento de peso, 387
        contraceptivos hormonais, 388
        densidade mamária, 387
        doenças benignas da mama, 387
        história familiar, 388
        idade, 387, 387t
        idade no primeiro parto a termo, 388
        menarca precoce, 388
        menopausa tardia, 388
        mutações genéticas, 388
        nuliparidade, 388
        obesidade, 387
        radiação ionizante, 388
        sexo, 387
        tabagismo, 388
        terapia hormonal na menopausa, 387
    patologia, 388
    tratamento cirúrgico, 399
        biópsia do linfonodo-sentinela, 401
        carcinoma in situ, 400
        carcinoma invasor, 400
        carcinoma subclínico, 399
        cirurgia conservadora, 401
        mastectomia, 400

reconstrução mamária, 402
tratamento conservador, 400
tumores localmente
   avançados, 401
tratamento cirúrgico da recidiva
   local, 402
tratamento complementar, 403
   adjuvância em pacientes *HER-2*
      negativo, 403
   adjuvância em pacientes *HER-2*
      positivo, 405
   hierarquia para indicação de
      adjuvância, 407
   hormonoterapia adjuvante,
      406
   radioterapia, 406
   terapia neoadjuvante, 405
Neoplasias de ovário e de tuba
   uterina, 327-351
   neoplasias de ovário, 328q
   neoplasias derivadas do epitélio
      celômico, 327
   neoplasias de tuba uterina, 349
      diagnóstico, 349
      estadiamento, 349
      sinais, 349
      sintomas, 349
      sobrevida, 350
      tratamento, 350
   neoplasias epiteliais, 327
   neoplasias epiteliais malignas ou
      adenocarcinomas, 329
      carcinogênese ovariana, 330
      doença recorrente, 344
      diagnóstico, 335
      disseminação do
         adenocarcinoma de ovário,
         337
      epidemiologia, 329
      exames complementares,
         338
      fatores de risco, 330
      introdução, 329
      lesões ovarianas que exigem
         investigação cirúrgica, 337q
      massas anexiais, 336q
      prevenção, 331
         aconselhamento genético,
            331
         cirurgia redutora de risco,
            333
         rastreamento, 334
         uso de anticoncepcional
            oral combinado, 332
      quadro clínico, 334
      tipos histológicos, 329
      tratamento, 338
         adjuvante, 343-344

cirurgia citorredutora, 340
cirurgia de intervalo, 341
cirurgia para preservação da
   fertilidade, 342, 343q
estadiamento para
   neoplasias de ovário,
   340q
estadiamento para
   peritoneal primária, 340q
estadiamento para tuba
   uterina, 340q
localização das metástases
   microscópicas, 339t
quimioterapia
   neoadjuvante, 341, 342q
rotina para estadiamento
   cirúrgico, 339
tumores borderline de ovário,
   345
neoplasias originárias das células
   germinativas, 327
neoplasias originárias do cordão
   sexual, 327
neoplasias originárias do estroma
   gonadal especializado, 327
neoplasias ovarianas não
   epiteliais, 346
   neoplasias de células
      germinativas, 346
      disgerminoma, 346
      gonadoblastoma, 348
      marcadores tumorais
         séricos, 347t
      teratoma imaturo, 347
      teratoma maduro, 347
      tumor do seio endodérmico,
         348
      tumor misto de células
         germinativas, 348
   neoplasias de estroma e de
      cordão sexual, 348
   outros tumores, 349
   tumores metastáticos, 349
Neoplasias de vulva e de vagina,
   317-326
   neoplasia da vagina, 323
      acompanhamento, 325
      apresentação clínica, 324
      diagnóstico, 324
      classificação histológica, 323q
      estadiamento, 324, 324q
      padrões de disseminação, 324
      patogênese, 323
      fatores de risco, 323
      tipos histológicos, 323
      tratamento, 325
   neoplasia de vulva, 317
      acompanhamento, 323

apresentação clínica e
   diagnóstico, 318
estadiamento, 319, 319q
padrões de disseminação, 318
patogênese e fatores de risco,
   317
tipos histológicos, 318
tratamento, 319-322

O

Oncologia genital, 265-351
Osteoporose na pós-menopausa,
   490-501
   causas, 493, 494q
   critérios densitométricos, 493q
   diagnóstico, 493
   epidemiologia, 490
   estrogênio na remodelação
      óssea, 492f
   fatores de risco em mulheres,
      492, 492q
   fisiopatologia, 491
   patogênese da fratura
      osteoporótica, 491f
   quadro clínico, 492
   tratamento, 494-499
      agentes anabólicos, 498-499
      agentes antirreabsortivos, 497-
         498, 497
      estratégias não
         farmacológicas, 495
      exames laboratoriais, 494q
      farmacológico, 495t, 497
      monitoramento, 499
      terapia hormonal, 497

P

Preservação da fertilidade, 620-624
   feminina, 620
      cirurgias conservadoras, 622
      congelamento de embriões,
         621
      congelamento de óvulos, 620
      congelamento de tecido
         ovariano, 621
      indicações para
         criopreservação de oócitos,
         621q
      maturação in vitro, 621
      supressão ovariana com
         análogos de GnRH, 622
      técnicas, 620q
      transposição ovariana, 622
   masculina, 622
      câncer, 622
      cirurgia de redesignação
         sexual, 623
      pré-vasectomia, 623

Preservação da fertilidade, cirurgia ginecológica conservadora para, 625-637
   câncer de endométrio, 634
      tratamento cirúrgico conservador, 634
      tratamento conservador não cirúrgico, 634
   câncer de ovário, 634
      cirurgia, 635
      resultados, 635
      seguimento, 635
   câncer ginecológico, 632
      câncer de colo do útero, 632
      conização, 632
      resultados oncológicos, 633
      resultados reprodutivos, 633
      seguimento, 633
      traquelectomia radical com linfadenectomia, 632
   doenças benignas, 625
      endometriose, 630
      miomas uterinos, 625
      tumores ovarianos benignos, 629
   outras possibilidades de cirurgias conservadoras, 633
      transposição ovariana ou ooforopexia, 633
      transposição uterina, 634
Prolapsos genitais, 505-527
   anatomia funcional da pelve feminina, 505
      assoalho pélvico, 507f
      fáscias, 506, 507f
      inervação, 508
      ligamentos, 506, 507f
      musculatura do assoalho pélvico, 506
      pelve óssea, 505 506f
      períneo, 507
   avaliação clínica, 509
      esquema comparativo das classificações de prolapso genital, 512f
      estadiamento, 509-511, 510f, 511f
      exame físico, 509, 512q
      exames complementares, 512
      investigação complementar no prolapso genital, 513t
      papel da avaliação urodinâmica, 513
      pesquisa de incontinência urinária oculta, 513
      prolapso na gestação, 509
      sintomatologia, 509, 509q
   definição, 505
   epidemiologia, 505
   etiologia, 508
   tratamento, 514
      cirúrgico, 516
         cirurgias obliterativas, 521
         cirurgias reconstrutivas, 517
         complicações, 522, 523q
         cuidados perioperatórios, 521
         disfunções miccionais, 522
         incontinência urinária, 522
         manejo das lesões, 522
         preservação uterina, 520
         prolapso de parede posterior, 519f
         prolapsos apicais, 519f
         reconhecimento das lesões, 522
         técnicas cirúrgicas para o prolapso genital, 517f
         técnicas para correção dos defeitos de parede anterior, 518f
         utilização de próteses sintéticas, 520
      conservador, 514
         medidas preventivas, 514
         papel do estrogênio, 516
         pessários, 515
         reabilitação do assoalho pélvico, 514
         tipos de pessários, 515f
Propedêutica ginecológica, 1-59
Puberdade precoce, 413-424
   avaliação diagnóstica, 415
      avaliação inicial, 415
      classificação quanto à fisiopatologia, 417
         puberdade dependente de gonadotrofinas, 417
         puberdade independente de gonadotrofinas, 417
         puberdade precoce central, 417
         puberdade precoce periférica, 417
      determinação/investigação da etiologia, 418
         PPDG, 418-419
         PPIG, 419-420
      determinação do tipo de puberdade precoce, 417
      investigação laboratorial e testes funcionais, 417
      teste de estímulo com análogo de GnRH, 418q
   variantes da normalidade, 420
      adrenarca prematura isolada, 421
      menarca prematura isolada, 421
      telarca prematura isolada, 420
   classificação, 415
   definição, 413
   desenvolvimento puberal, 414f
   protocolo de investigação de puberdade precoce, 416f
   puberdade precoce na pandemia de Covid-19, 422
   quadro clínico, 415
   tratamento, 421
      manejo das variantes da puberdade normal, 422
      seguimento, 422
      término do tratamento, 422
      tratamento de PPDG, 421
      tratamento de PPIG, 422
Puberdade, sangramento anormal e distúrbio menstrual na adolescência, 196-208
   dismenorreia na adolescência, 202
      anti-inflamatórios não esteroides, 205t
      diagnóstico, 203
      dismenorreia secundária, 203q
      investigação, 206f
      manifestações clínicas, 203
      tratamento, 204, 26f
   distúrbio menstrual na adolescência, 197
      ciclo menstrual normal em adolescentes, 197q
   puberdade, 196
   sangramento uterino anormal (SUA), 197
      avaliação, 198
         rastreio de distúrbios de hemostasia, 199q
         SUA com suspeita de coagulopatias, 199q
         SUA em adolescentes, 199q
      diagnóstico diferencial de sangramento, 198q
      tratamento, 200
         classificação, 200t
         conduta, 200t
         fase aguda, 200
         manutenção, 202
         SUA grave, 202q
         SUA leve, 201q
         SUA moderado, 201q

R

Rastreamento e prevenção da neoplasia de colo do útero, 267-275
  manejo das lesões cervicais, 272
  rastreamento, 267
    colposcopia, 269
    terminologia colposcópica da vagina, 272t
    terminologia colposcópica do colo do útero, 271t
  seguimento após o tratamento, 273
  vacina contra o HPV, 273
Reprodução assistida, 605-619
  coito programado, 609, 610q, 610f
  fertilização in vitro e injeção intracitoplasmática de espermatozoide, 611
    aspiração folicular, 612
    estimulação ovariana, 612
    etapas da FIV, 612q
    etapas da ICSI, 612q
    indicações de FIV, 612q
    indicações de ICSI, 612q
    trigger ovulatório, 612
  inseminação intrauterina, 609, 610f, 612q
  procedimentos do laboratório de reprodução assistida, 612
    aspiração folicular, 612f
    capacitação espermática, 613, 613f
    criopreservação dos embriões excedentes, 616
    cultivo embrionário, 614, 615q
    desenvolvimento embrionário, 615q, 615f
    injeção intracitoplasmática de espermatozoide, 614
    inseminação dos oócitos, 614
    número de embriões que podem ser transferidos, 616q
    recuperação oocitária, 612, 613f
    sistema de microscópio invertido, 614f
    suporte de fase lútea, 616, 617t
    tanque de nitrogênio líquido, 616f
    transferência de embrião criopreservado, 617-618
    transferência embrionária, 614, 615f
  recuperação cirúrgica de espermatozoides, 605
    aspiração de espermatozoides com agulha fina, 607f
    aspiração microcirúrgica de espermatozoide epididimário, 607f
    aspiração percutânea de espermatozoide epididimário, 606f
    azoospermia não obstrutiva, 606
    azoospermia obstrutiva, 606
    extração de espermatozoides testiculares, 607f
    obtenção de espermatozoides, acrônimo e indicações, 608t-609t
Reprodução humana, 579-690

S

Sangramento uterino anormal, 74-90
  classificação, 75
    adenomiose, 76f
    causas estruturais, 75
    causas não estruturais, 77
    coagulopatia, 77q
    desordens ovulatórias, 78f
    PALM-COEIN, 76f
  investigação, 78
    anamnese, 78
    biópsia endometrial, 81
    etiologia versus idade, 79q
    exame físico, 79
    exames complementares, 79
      avaliação uterina, 80
      exames laboratoriais, 79
      fluxograma para avaliação uterina, 81f
    exames de imagem, 80
      histeroscopia, 80
      histerossonografia, 80
      ultrassonografia, 80
    perda sanguínea, 78q
    sangramento em atividades diárias, 78q
  sangramento menstrual anormal, 75t
  sangramento menstrual normal, 75t
  tratamento, 82
    ablação endometrial, 87
    anticoncepcional oral combinado, 85, 87
    antifibrinolíticos, 86, 88
    anti-inflamatórios não esteroides, 86, 88
    cirúrgico, 89
    contraindicações, 87q
    curetagem uterina, 84
    DIU de levonorgestrel, 88
    embolização uterina, 85
    estrogênios equinos combinados, 85
    hormonal, 85, 87
    manejo, 84f
    não hormonal, 86, 88
    outros, 88
    paciente hemodinamicamente estável, 85
    paciente hemodinamicamente instável, 84
    pacientes anticoaguladas, 89
    princípios, 65q
    progestógenos, 88
    SUA agudo, 84
    SUA crônico, 87
    situações especiais, 89
Sexualidade feminina, 243-263
  ciclo da resposta sexual, 243, 244f
  classificação diagnóstica das disfunções sexuais, 246
    causas de desejo sexual hipoativo, 249q
    dor vulvar persistente, 251q
    dor vulvodínia, 251q
    transtorno da dor genitopélvica/penetração, 250
      dispareunia, 250
      dor vulvar, 250
      vaginismo, 251
      vulvodínia, 250
    transtorno da excitação genital persistente, 251
    transtorno do interesse/excitação sexual feminino, 248
    transtorno do orgasmo feminino, 249
  disfunções sexuais femininas, 248q
  epidemiologia, 246
  exames laboratoriais para avaliação da função sexual feminina, 247q
  fármacos, drogas e sexualidade, 253
  função sexual e o ciclo gravídico-puerperal, 252
  modelo circular de resposta sexual, 245f
  opções terapêuticas, 258
    ansiolíticos e antidepressivos, 258

antídotos para disfunção sexual secundária aos ISRSs, 259t
fisioterapia, 258
flibanserina, 260
hormonoterapia, 259
psicoterapia, 258
terapia androgênica, 259
terapias baseadas em energias, 260
relação entre disfunção sexual e medicamentos psicotrópicos, 254t
sexualidade e câncer, 257
sexualidade e LGBTQIA+, 255
sono, estresse e sexualidade, 257
Síndrome geniturinária da menopausa, 483-489
  abordagem, 485
    escore de saúde vaginal, 486t
  diagnóstico, 485
    anamnese, 485
    diagnóstico diferencial, 485q
    exame físico, 485
  epidemiologia, 483
  epitélio vaginal dos anos reprodutivos até a menopausa, 484f
  fisiopatologia, 483
  quadro clínico, 484
    sinais da síndrome geniturinária da menopausa, 484q
    sintomas da síndrome geniturinária da menopausa, 484q
  tratamento, 486
    hormonais, 486q
    não hormonais, 487q
Síndrome pré-menstrual, 63-73
  diagnóstico, 65
    critérios para o diagnóstico, 68q
    questionário DRSP, 66f-68f
    transtorno disfórico pré-menstrual, 69q
  epidemiologia, 63
  etiologia, 64
  quadro clínico, 63
  tratamento, 68
    antidepressivos serotoninérgicos, 70
    benzodiazepínicos, 71
    ISRSN, 70t
    ISRSs, 70t
    histerectomia, 72
    ooforectomia bilateral, 72
    supressão da ovulação, 71
    agonistas do GnRH, 71
    anticoncepcionais orais combinados, 71
    danazol, 71
  recomendações, 72

U

Ultrassonografia em ginecologia, 37-59
  aspectos técnicos, 37
  indicações, 37
  mamária, 55
    BI-RADS, 56t
  principais componentes, 38q
  sistematização do exame ginecológico, 38
    avaliação da bexiga, 38
    avaliação da vagina, 39
    avaliação dos anexos, 46
      achados anexiais normais, 46
      anecoica, 48f
      calculadora IOTA ADNEX, 53f
      características das imagens anexiais, 50t-51t
      características preditoras dos tumores ovarianos, 52q
      classificação de GI-RADS das massas anexiais, 54t
      descritores ultrassonográficos, 48
      ecogenicidade das lesões ovarianas, 48f
      GI-RADS, 52
      heterogênea, 48f
      hipoecoica, 48f
      isoecoica, 48f
      lesões anexiais, 47
      manejo conforme a faixa etária, 52
      paredes de lesões ovarianas, 49f
      projeção papilar, 48f
      torção ovariana, 47
      tubas uterinas, 47
    avaliação endometrial e da cavidade uterina, 43
      ecotextura endometrial conforme fase do ciclo menstrual, 43t
      hiperplasia endometrial, 45
      lesões intracavitárias, 43
      líquido intracavitário, 43
      pólipo endometrial, 44f
      pólipos uterinos, 45t
    avaliação no sangramento pós-menopáusico, 45
    avaliação uterina, 39
      adenomiose, 42
      classificação dos miomas, 41f
      dimensões uterinas normais, 40t
      malformações congênitas, 40
      massas cervicais, 42
      miomatose, 41
      sarcoma, 42
      DIU, 45
    transvaginal, 38q
Uroginecologia, 503-577

V

Vulvovaginites, 119-128
  abordagem sindrômica do fluxo genital, 126
    manejo de cervicite, 127f
    manejo de corrimento vaginal, 127f
  candidíase vulvovaginal, 122
    candidíase de repetição, 123
    considerações, 123
    infecção complicada, 123
    infecção não complicada, 123
    tratamento da candidíase, 124t
    visualização microscópica, 124f
  cervicites, 119
  mucorreia, 119
  outras causas de secreção vaginal aumentada, 125
    atrofia, 125
    dermatite vulvar, 126
    líquen escleroso vulvar, 125
    neoplasia intraepitelial vulvar, 126
  vaginite inflamatória descamativa, 124
  vaginite por Trichomonas vaginalis, 122
    considerações, 122
    tratamento da tricomoníase, 122t
    Trichomonas vaginalis à microscopia, 122f
  vaginite/vaginose bacteriana, 120
    considerações, 121
    diagnóstico, 120
    tratamento, 121t
    visualização microscópica de clue-cells, 122f
  vulvovaginites, 119
    agentes, 120t
    apresentação clínica, 120t
    diagnóstico, 120t